CB052427

INTERVENÇÕES PARA CRIANÇAS E ADOLESCENTES COM

PARALISIA CEREBRAL

Raciocínio Clínico para Tomada de Decisão Baseada em Evidência

INTERVENÇÕES PARA CRIANÇAS E ADOLESCENTES COM
PARALISIA CEREBRAL

Raciocínio Clínico para Tomada de Decisão Baseada em Evidência

Organizadores

HÉRCULES RIBEIRO LEITE

Fisioterapeuta (UFVJM).
Especialista em Fisiologia do Exercício (PUC-Minas).
Especialista Neurofuncional da Criança e do Adolescente (COFFITO-ABRAFIN).
Mestre e Doutor em Fisiologia com ênfase em Neurociências (UFMG).
Pós-Doutor em Fisioterapia pela The University of Sydney.
Professor Adjunto do Departamento de Fisioterapia da UFMG.
Docente Permanente do Programa de Pós-Graduação em Ciências da Reabilitação da UFMG.
Editor Associado da Revista *Physical and Occupational Therapy in Pediatrics* e
Membro da American Academy for Cerebral Palsy and Developmental Medicine (AACPDM).
Bolsista de Produtividade do CNPq, Nível II.

ANA CRISTINA RESENDE CAMARGOS

Fisioterapeuta (PUC-Minas).
Especialista em Fisioterapia em Neurologia (UFMG).
Mestre em Ciências da Reabilitação (UFMG).
Doutora em Ciências Fisiológicas (UFVJM).
Professora Adjunta da UFMG.
Docente Permanente do Programa de Pós-Graduação em Ciências da Reabilitação (UFMG).

REJANE VALE GONÇALVES

Fisioterapeuta (PUC-Minas).
Especialista em Fisioterapia Neurofuncional (UGF).
Mestre e Doutora em Ciências da Reabilitação (UFMG).
Docente Adjunta do Departamento de Fisioterapia da UFMG.

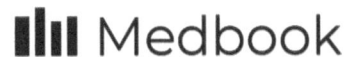

INTERVENÇÕES PARA CRIANÇAS E ADOLESCENTES COM PARALISIA CEREBRAL
Raciocínio Clínico para Tomada de Decisão Baseada em Evidência
Direitos exclusivos para a língua portuguesa
Copyright © 2024 by Medbook Editora Científica Ltda.

Nota da editora: Os organizadores e a editora não podem ser responsabilizados pelo uso impróprio nem pela aplicação incorreta de produto apresentado nesta obra. Apesar de terem envidado esforço máximo para localizar os detentores dos direitos autorais de qualquer material utilizado, os organizadores e a editora estão dispostos a acertos posteriores caso, inadvertidamente, a identificação de algum deles tenha sido omitida.

Editoração Eletrônica: LCM Produção Editorial.
Capa: Eduardo Nascimento

Reservados todos os direitos. É proibida a duplicação ou reprodução deste volume, no todo ou em parte, sob quaisquer formas ou por quaisquer meios (eletrônico, mecânico, gravação, fotocópia, distribuição na Web ou outros), sem permissão expressa da Editora.

CIP-BRASIL. CATALOGAÇÃO NA PUBLICAÇÃO
SINDICATO NACIONAL DOS EDITORES DE LIVROS, RJ

I48

Intervenções para crianças e adolescentes com paralisia cerebral : raciocínio clínico para tomada de decisão baseada em evidência / organização Hércules Ribeiro Leite, Ana Cristina Resende Camargos, Rejane Vale Gonçalves. - 1. ed. - Rio de Janeiro : Medbook, 2024.
    424 p. ; 28 cm.

    Apêndice
    Inclui bibliografia
    ISBN 978-65-5783-096-3

    1. Fisioterapia. 2. Paralisia cerebral - Tratamento. 3. Crianças com paralisia cerebral - Reabilitação. 4. Estimulação cerebral. I. Leite, Hércules Ribeiro. II. Camargos, Ana Cristina Resende. III. Gonçalves, Rejane Vale.

23-85514
    CDD: 618.92836
    CDU: 615.8:616.8-009.11-053.2

Gabriela Faray Ferreira Lopes - Bibliotecária - CRB-7/6643

08/08/2023   10/08/2023

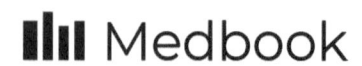

Editora Científica Ltda.
Avenida Treze de Maio 41/sala 804 – Cep 20.031-007 – Rio de Janeiro – RJ
Telefone: (21) 2502-4438 – www.medbookeditora.com.br – instagram: @medbookoficial
contato@medbookeditora.com.br – vendasrj@medbookeditora.com.br

*Este livro é dedicado a todas as crianças e adolescentes
com paralisia cerebral e a suas famílias*

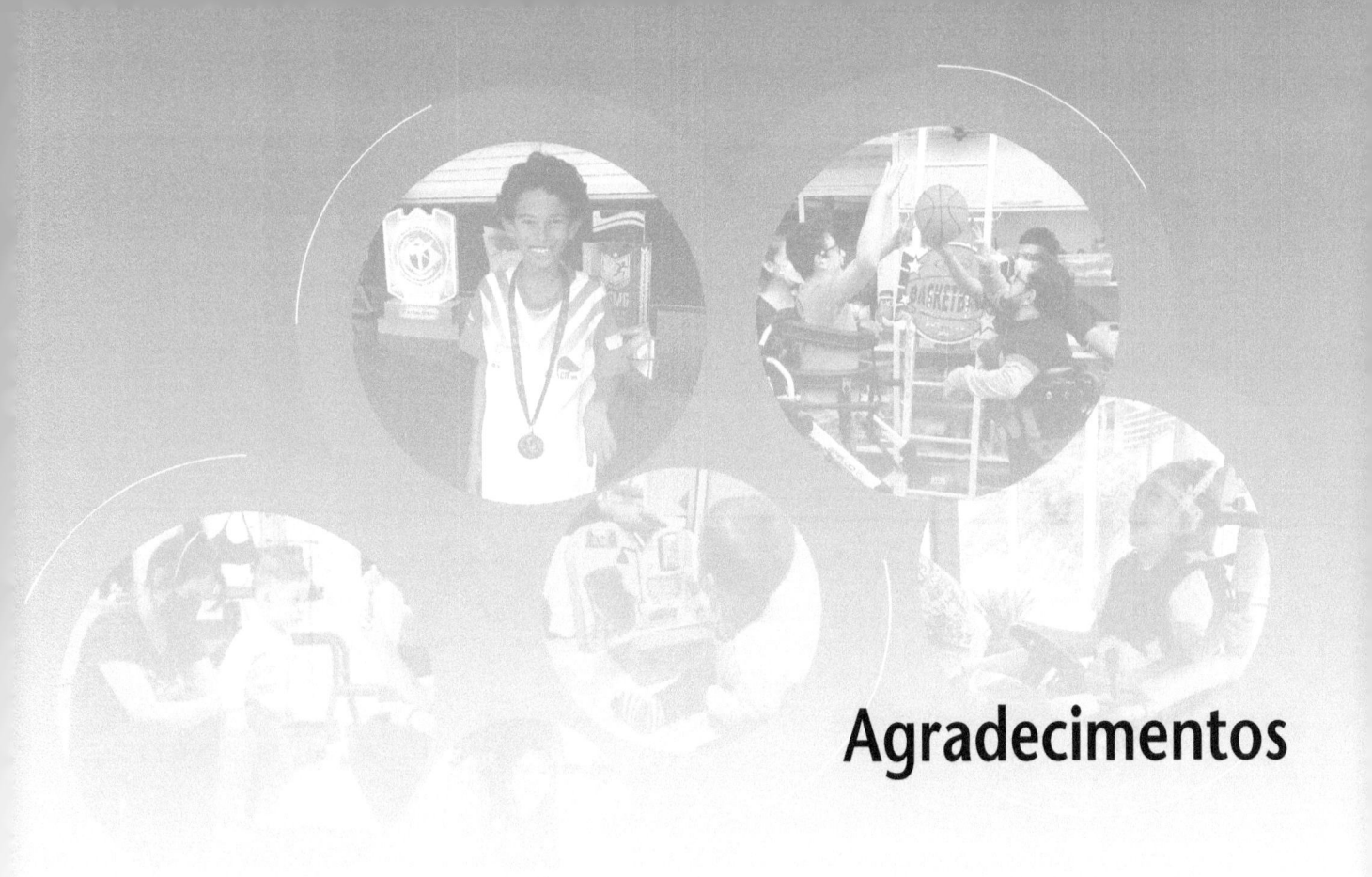

Agradecimentos

Como organizadores, estamos muito felizes com a concepção final desta obra. Gostaríamos de agradecer inicialmente a todas as crianças, adolescentes e familiares que compartilharam generosamente as informações para a elaboração dos casos clínicos. Ademais, agradecemos a dedicação de todos os colaboradores que abraçaram com maestria a proposta desta obra: **contribuir para o raciocínio clínico para tomada de decisão baseada em evidência por meio de casos clínicos**.

Especial agradecimento ao Prof. Dr. Peter Rosenbaum (Médico e Pesquisador da *CanChild*, Canadá), ao Prof. Dr. Robert Palisano (Fisioterapeuta e Pesquisador da Drexel University, EUA) e a Ana Karina, mãe do Lucas (uma criança de 11 anos com paralisia cerebral), que escreveram com brilhantismo os prefácios desta obra. Estendemos também nossos agradecimentos a Maria Angélica, mãe do João Gabriel (19 anos, adulto com paralisia cerebral), por nos abrilhantar e tocar com a epígrafe desta coletânea.

Obrigado à Universidade Federal de Minas Gerais, especialmente à Escola de Educação Física, Fisioterapia e Terapia Ocupacional (EEFFTO), ao Departamento de Fisioterapia e ao Programa de Pós-Graduação em Ciências da Reabilitação (PPGCr).

Agradecemos ainda às agências de fomento CAPES, CNPq e FAPEMIG.

Finalmente, nossos agradecimentos à MedBook Editora pela assistência e suporte durante todo o processo editorial.

Hércules Ribeiro Leite
Ana Cristina Resende Camargos
Rejane Vale Gonçalves

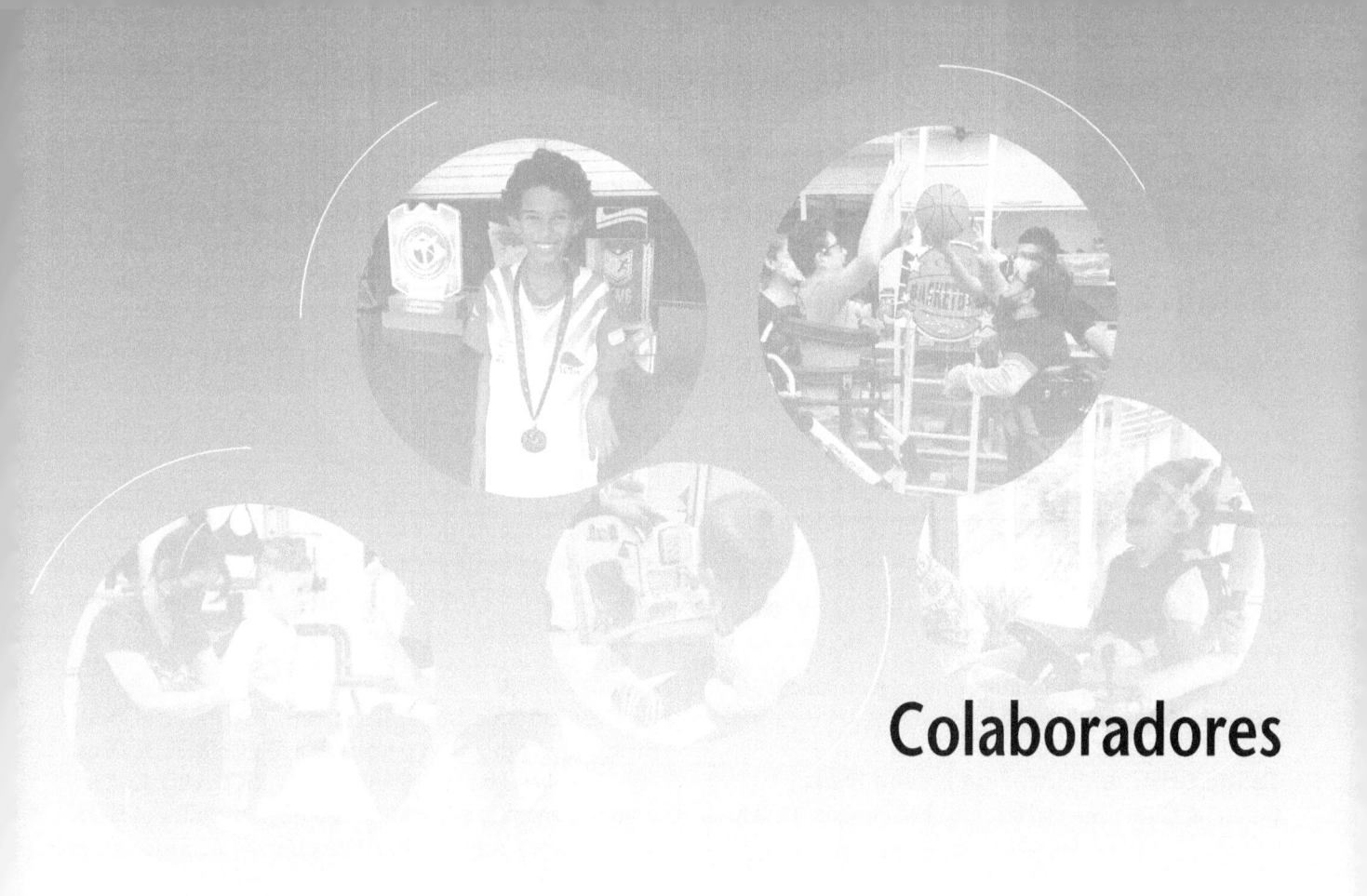

Colaboradores

Adriana Neves dos Santos
Fisioterapeuta. Doutorado em Fisioterapia (UFSCar). Professora Adjunta do Departamento de Ciência da Saúde e do Programa de Pós-Graduação em Ciências da Reabilitação da UFSC.

Agnes Flórida Santos da Cunha
Fisioterapeuta. Mestre e Doutoranda em Ciências da Reabilitação (UFMG).

Amanda Cristina Fernandes
Fisioterapeuta. Mestre em Reabilitação e Desempenho Funcional (UFVJM). Doutoranda em Ciências da Reabilitação (UFMG) e Pós-Graduanda em Applied Behavior Analysis (PUC-GO) – ABAEDU.

Ana Carolina Andrade Ramos de Souza
Terapeuta Ocupacional (UFMG).

Ana Carolina Cabral de Paula Machado
Fisioterapeuta. Pós-Graduada em Fisioterapia Neuromuscular (UNAERP). Mestre e Doutora em Ciências da Saúde da Criança e do Adolescente (UFMG).

Ana Carolina de Campos
Fisioterapeuta. Especialista em Fisioterapia em Neuropediatria (UFSCar). Mestre e Doutora em Fisioterapia (PPG-FT- UFSCar). Pós-Doutorado pelo Functional and Applied Biomechanics Laboratory, Rehabilitation Medicine Department, National Institutes of Health (EUA). Professora Adjunta do Departamento de Fisioterapia da UFSCar, área de Fisioterapia Neurofuncional na Infância e Adolescência.

Ana Cristina Resende Camargos
Fisioterapeuta (PUC-Minas). Especialista em Fisioterapia em Neurologia (UFMG). Mestre em Ciências da Reabilitação (UFMG). Doutora em Ciências Fisiológicas (UFVJM). Professora Adjunta da UFMG. Docente Permanente do Programa de Pós-Graduação em Ciências da Reabilitação (UFMG).

Ana Flávia de Souza Pascoal
Fisioterapeuta. Mestranda em Ciências da Reabilitação (UFMG).

Ana Gabriela de Figueiredo Araújo
Fisioterapeuta (UFPB). Especialista em Assistência Materno-Infantil (HUAB/UFRN). Especialista em Terapia Intensiva Pediátrica e Neonatal (ASSOBRAFIR/COFFITO). Mestre em Ciências da Reabilitação (FACISA/UFRN). Fisioterapeuta Intensivista Neonatal (HUAB/EBSERH). Professora Substituta de Fisioterapia (FACISA/UFRN).

Ana Paula de Sousa
Fisioterapeuta (UFMG). Especialista em Aprendizagem Motora (USP).

Angélica Cristina Sousa Fonseca Romeros
Fisioterapeuta. Especialista em Desenvolvimento Infantil e Intervenção Precoce (UFMG). Mestre e Doutoranda em Ciências da Reabilitação (UFMG), área de Avaliação do Desenvolvimento e Desempenho Infantil.

Bruna Baggio
Fisioterapeuta. Mestre em Neurociências. Fisioterapeuta Sócia-Proprietária da Clínica Neuroreabilitar.

Bruna Romão da Silva
Fisioterapeuta (UFSCar). Doutoranda em Fisioterapia com ênfase em Fisioterapia Neurofuncional na Infância e Adolescência (UFSCar).

Caline Cristine de Araújo Ferreira Jesus
Fisioterapeuta. Especialista em Fisioterapia Pediátrica (IMIP). Mestranda em Ciências da Reabilitação (UFRN-FACISA). Professora do Curso de Fisioterapia do Centro Universitário UNIFACEX.

Camila Aparecida de Oliveira Alberissi
Fisioterapeuta. Sócia-Proprietária da Clínica Interdisciplinar de Habilitação e Reabilitação Neurofuncional BraINcite. Mestre em Ciências (USP). Formação e Publicações em Reabilitação Neuropsicomotora, Instrumentos de Tecnologia e Comportamento Motor. Professora Convidada em Cursos de Graduação e Pós-Graduação.

Camila Araújo Santos Santana
Fisioterapeuta (UFSCar). Especialista em Fisioterapia em Neuropediatria (UFSCar). Mestre em Fisioterapia (UFSCar) com período de pesquisa no *CanChild* (McMaster University-Canadá). Doutoranda em Fisioterapia (UFSCar) com período de pesquisa no Centre for Excellence in Rehabilitation Medicine (University Medical Centre Utrecht, Holanda).

Camila Ceolin da Silva
Fisioterapeuta (Unipampa). Mestre em Educação Física (UFSM). Fisioterapeuta na Clínica Neuroreabilitar.

Carlos Bandeira de Mello Monteiro
Graduação em Fisioterapia e Educação Física. Mestre em Distúrbios do Desenvolvimento (Universidade Presbiteriana Mackenzie). Doutor em Ciências na área de Neurologia (USP). Pós-Doutorado (Departamento de Saúde Materno-Infantil da Faculdade de Saúde Pública da USP) com estágio na Vrije University (Holanda) e na Harvard Medical School (EUA). Livre-Docente pela Universidade de São Paulo (EACH/USP).

Déborah Ebert Fontes
Fisioterapeuta (UFMG). Aperfeiçoada em Reabilitação Infantil (AMR). Pós-Graduada em Fisioterapia Neurofuncional da Criança e do Adulto (FCMMG). Especialista em Fisioterapia Neurofuncional da Criança e do Adolescente (COFFITO-ABRAFIN). Mestre em Ciências da Reabilitação (UFMG).

Deisiane Oliveira Souto
Fisioterapeuta. Mestre e Doutora em Neurociências (UFMG). Pós-Doutoranda em Ciências da Reabilitação (UFMG). Docente do Departamento de Fisioterapia da Faculdade de Santa Luzia (UNIESP). Pós-Doutora pelo Programa de Pós-Graduação em Ciências da Reabilitação (UFMG).

Egmar Longo
Fisioterapeuta. Mestre em Saúde Coletiva (Universidade de Fortaleza). Doutora em Pesquisas sobre Deficiência (Universidade de Salamanca-Universidade de Utrecht). Ex-Professora Visitante Fulbright no National Institutes of Health. Professora Adjunta do Departamento de Fisioterapia da UFPB. Docente Permanente do Programa de Pós-Graduação em Fisioterapia e do Modelo de Decisões em Saúde da UFPB.

Ellen Armstrong
Fisioterapeuta. School of Health Sciences and Social Work, Griffith University, Australia.

Elton Duarte Dantas Magalhães
Fisioterapeuta. Mestre em Ciências da Reabilitação e Desempenho Físico-Funcional (UFJF). Doutorando em Ciências da Reabilitação (UFMG).

Flávia de Souza Bastos
Doutora em Engenharia Mecânica (UFMG). Professora Associada do Departamento de Mecânica Aplicada e Computacional da Faculdade de Engenharia da UFJF. Orientadora do PPG Modelagem Computacional.

Hércules Ribeiro Leite
Fisioterapeuta. Especialista em Fisiologia do Exercício (PUC-Minas). Especialista Neurofuncional da Criança e do Adolescente (COFFITO-ABRAFIN). Mestre e Doutor em Fisiologia com ênfase em Neurociências (UFMG). Pós-Doutor em Fisioterapia pela The University of Sydney. Professor Adjunto do Departamento de Fisioterapia da UFMG. Docente Permanente do Programa de Pós-Graduação em Ciências da Reabilitação da UFMG. Editor Associado da Revista *Physical and Occupational Therapy in Pediatrics* e Membro da American Academy for Cerebral Palsy and Developmental Medicine (AACPDM). Bolsista de Produtividade do CNPq, Nível II.

Isabella Pessóta Sudati
Fisioterapeuta. Aperfeiçoada em Intervenção Precoce (UFSCar). Pós-Graduada em Intervenção em Neuropediatria (UFSCar). Doutoranda em Fisioterapia com ênfase em Neuropediatria (UFSCar).

Isabella Saraiva Christovão
Fisioterapeuta. Especialista em Fisioterapia Neurofuncional na Criança e Adolescente (COFFITO-ABRAFIN). Mestre e Doutoranda em Ciências da Reabilitação (UFMG).

Isabelly Cristina Rodrigues Regalado
Fisioterapeuta. Especialista em Fisioterapia Neurofuncional (ESTÁCIO). Especialista Neurofuncional da Criança e do Adolescente (COFFITO-ABRAFIN). Mestre e Doutora em Fisioterapia (UFRN). Professora Adjunta da UFRN, campus Santa Cruz-RN. Docente Parceira do Programa de Pós-Graduação em Ciências da Reabilitação da UFRN.

Jean Bendito Felix
Terapeuta Ocupacional (UFPB). Aperfeiçoamento em Paralisia Cerebral (IEP/MG). Mestrando em Ciências da Reabilitação (UFRN/FACISA). Professor Substituto de Terapia Ocupacional (UFPE).

Júlia de Souza Castilho
Fisioterapeuta (UFJF). Mestranda em Ciências da Reabilitação e Desempenho Físico-Funcional (UFJF).

Júlia Martins de Moraes
Fisioterapeuta (UFMG). Pós-Graduanda em Fisioterapia nos Transtornos do Espectro Autista.

Juliana Barbosa Goulardins
Fisioterapeuta. Especialista em Neurofuncional da Criança e do Adolescente (COFFITO-ABRAFIN). Mestre em Ciências – Pediatria (USP). Doutora em Ciências – Biodinâmica do Movimento Humano (Escola de Educação Física e Esporte da USP, com estágio sanduíche na Curtin University). Pós-Doutoranda em Tecnologias em Saúde (Escola Bahiana de Medicina e Saúde Pública – EBMSP).

Juliana Maria Pimenta Starling
Fisioterapeuta. Especialista em Fisioterapia Neurofuncional (UFMG). Mestre em Ciências da Reabilitação (UFMG). Equoterapeuta habilitada pela Associação Nacional de Equoterapia (ANDE-Brasil). Fisioterapeuta pela Fundação Hospitalar do Estado de Minas Gerais (FHEMIG) e Equoterapeuta pelo Centro de Equoterapia do Regimento de Cavalaria Alferes Tiradentes (CERCAT).

Lara de Almeida Rodrigues
Fisioterapeuta (UFMG). Mestranda em Ciências da Reabilitação (UFMG).

Letícia Ribeiro Diogo
Fisioterapeuta (UFJF). Mestre em Ciências da Reabilitação e Desempenho Físico-Funcional (UFJF). Especialista em Acupuntura (INCISA). Docente e Supervisora de Estágio do Curso de Fisioterapia (Centro Universitário Presidente Antônio Carlos).

Lidiane Francisca Borges Ferreira
Fisioterapeuta. Pós-Graduada em Ortopedia e Traumatologia. Mestranda em Estudos da Ocupação com ênfase em Ocupação, Cuidado e Funcionalidade (UFMG). Docente do Curso de Fisioterapia do Centro Universitário UNA.

Lívia de Castro Magalhães
Terapeuta Ocupacional. Mestre em Terapia Ocupacional (Boston University). Doutora em Educação (University of Illinois em Chicago). Professora Emérita de Terapia Ocupacional e Docente do Mestrado em Estudos da Ocupação da Escola de Educação Física, Fisioterapia e Terapia Ocupacional (UFMG).

Lorena Costa Ferreira
Fisioterapeuta (UFMG). Especialização em Fisioterapia Neurofuncional do Adulto (UFMG). Mestranda em Ciências da Reabilitação (UFMG).

Luana Cristina da Silva
Fisioterapeuta. Aperfeiçoamento em Reabilitação Infantil (AMR). Mestranda em Ciências da Reabilitação na linha de Avaliação do Desenvolvimento e Desempenho Infantil (UFMG).

Mariane Gonçalves de Souza
Fisioterapeuta. Aperfeiçoamento em Reabilitação Infantil (AMR). Mestranda no Programa de Pós-Graduação em Ciências da Reabilitação (UFMG).

Marisa de Paula Paro
Fisioterapeuta (Unimep). Especialista em Fisioterapia em Intervenção Neuropediátrica (UFSCar). Mestre (UNIFESP). Doutoranda (UNIFESP) com Estudo do Gesso Seriado. Ministrante do Curso de Gesso Seriado no Brasil.

Michelle Alexandrina dos Santos Furtado
Fisioterapeuta (UFAM). Pós-Graduada em Fisioterapia em Terapia Intensiva (FASERRA). Mestre em Reabilitação e Desempenho Funcional (UFVJM). Doutoranda do Programa de Pós-Graduação em Ciências da Reabilitação (UFMG).

Michelle Antunes Coutinho Atherton
Fisioterapeuta. Pós-Graduada em Neurologia e Neuropediatria (UNIBH). Mestre em Cirurgia e Oftalmologia (UFMG). Docente Assistente do Programa de Pós-Graduação em Fisioterapia Neurofuncional da Criança e do Adulto (CMMG).

Natalia Duarte Pereira

Fisioterapeuta (UFScar). Docente do Departamento de Fisioterapia da UFScar. Coordenadora do Grupo de Funcionalidade e Inovação Tecnológica em Neurorreabilitação (GFIT-neuro). Doutora em Fisioterapia (UFScar). Mestre em Ciências do Movimento Humano na área de Comportamento Motor (UDESC-CS). Especialista em Neurologia Adulto e Infantil, Ambulatorial e Hospitalar (UNIFESP). Treinamento em *Constraint-Induced Movement Therapy* (University of Alabama at Birmingham – UAB-EUA). Instrutora em Terapia por Contensão Induzida. Diretora Executiva do I Simpósio Internacional em *Constraint-induced Movement Therapy*.

Nelci Adriana Cicuto Ferreira Rocha

Fisioterapeuta. Especialista em Ciências da Reabilitação (UFSCar). Mestre e Doutora em Fisioterapia (PPGFT-UFSCar). Pós-Doutorado em Fisioterapia (Virginia Commonwealth University – VCU). Professora Titular do Departamento de Fisioterapia da UFSCar, área de Fisioterapia Neurofuncional na Infância e Adolescência.

Palloma Pereira Santos

Profissional da Educação Física em Licenciatura. Graduanda em Educação Física Bacharelado (UFMG). Voluntária do projeto de extensão *Sports Stars* Brasil na UFMG.

Paula Ramos Campos

Terapeuta Ocupacional. Especialista em Desenvolvimento Infantil (UFMG). Especialista em Transtorno do Espectro Autista (UFMG). Certificação em Integração Sensorial, Formação em Método Pilates, Método Therasuit Básico, Estimulação Elétrica Funcional, TCI e BRMT. Formação em Estimulação Visual. Formação e atuação em estratégias naturalistas aplicadas ao comportamento.

Paula Silva de Carvalho Chagas

Doutora em Ciências da Reabilitação (UFMG). Pós-Doutora (*CanChild* – McMaster University, Canadá). Professora Associada do Departamento de Fisioterapia do Idoso, do Adulto e Materno-Infantil (Faculdade de Fisioterapia – UFJF). Orientadora do PPG Ciências da Reabilitação e Desempenho Físico-Funcional.

Paulo Victor de Freitas Aguilar

Profissional de Educação Física, Bacharel e Licenciado pela UFMG.

Rachel Toovey

Fisioterapeuta. Doutorado pela The University of Melbourne e Murdoch Children's Research Institute. Professora e Pesquisadora do Departamento de Fisioterapia da The University of Melbourne, Austrália.

Rafael Coelho Magalhães

Terapeuta Ocupacional. Especialista em Desenvolvimento Infantil (UFMG). Mestre e Doutor em Medicina Molecular (UFMG). Professor Adjunto do Departamento de Terapia Ocupacional da UFMG. Docente Permanente do Programa de Pós-Graduação em Estudos da Ocupação (PPGEO) da Escola de Educação Física, Fisioterapia e Terapia Ocupacional (UFMG).

Rafaela Guimarães Ferreira

Fisioterapeuta (UFMG). Aperfeiçoamento em Reabilitação Infantil (AMR). Mestranda em Ciências da Reabilitação (UFMG).

Raísa Marques de Sousa

Fisioterapeuta (UFSCar). Especialista em Fisioterapia em Neurologia Infantil (Unicamp). Mestre (UNIFESP). Doutoranda (UNIFESP) com Estudo do Gesso Seriado. Ministrante do Curso de Gesso Seriado no Brasil.

Rebeca de Barros Santos Rehder

Fisioterapeuta (UNIP). Especialização em Neurologia (FMU) e em Terapias Manuais (UMC). Delegada da ABRAFIN/SP. Proprietária das Clínicas Espaço Sete.

Rejane Vale Gonçalves

Fisioterapeuta (PUC-Minas). Especialista em Fisioterapia Neurofuncional (UGF). Mestre e Doutora em Ciências da Reabilitação (UFMG). Docente Adjunta do Departamento de Fisioterapia da UFMG.

Ricardo Rodrigues de Sousa Junior

Fisioterapeuta. Mestre e Doutorando em Ciências da Reabilitação na linha de Avaliação do Desenvolvimento e Desempenho Infantil na UFMG. Aperfeiçoamento em Reabilitação Infantil pela Associação Mineira de Reabilitação.

Rocío Palomo

Fisioterapeuta Pediátrica. Especialista em Avaliação e Abordagem Terapêutica do Membro Superior na Hemiparesia Infantil. Doutora em Fisioterapia. Professora da Universidad de Castilla-La Mancha, Espanha.

Rodolfo Alex Teles

Fisioterapeuta (FSG). Mestre em Neurociências (PUCRS). Fisioterapeuta Sócio-Proprietário da Clínica Neuroreabilitar.

Rosane Luzia de Souza Morais

Fisioterapeuta. Mestre em Ciências da Reabilitação (UFMG). Doutora em Ciências da Saúde da Criança e do Adolescente (UFMG). Professora Associada do Departamento de Fisioterapia e do Programa de Pós-Graduação em Reabilitação e Desempenho Funcional da UFVJM.

Talita Dias da Silva

Fisioterapeuta com especialização em Aprendizagem Motora (USP). Doutora em Ciências da Saúde (UNIFESP com período sanduíche na Harvard University). Pós-Doutora (Oxford Brookes University e USP). Fisioterapeuta e Sócia da Actum Neuromodulação e Reabilitação (São Paulo). Professora da Graduação em Medicina na UNICID. Orientadora de Mestrado e Doutorado no Departamento de Medicina da UNIFESP.

Tatiane Borges Zan

Fisioterapeuta. Especialista em Fisioterapia Neurofuncional (COFITTO) com área de atuação na Criança e no Adolescente.

Valeria Cury

Fisioterapeuta. Mestre em Ciências da Reabilitação (UFMG). Instrutora certificada do TheraSuit Method pelo TheraSuit LLC (EUA).

Viviann Alves de Pontes

Fisioterapeuta (UFPB). Mestranda em Fisioterapia (PPGFIS/UFPB).

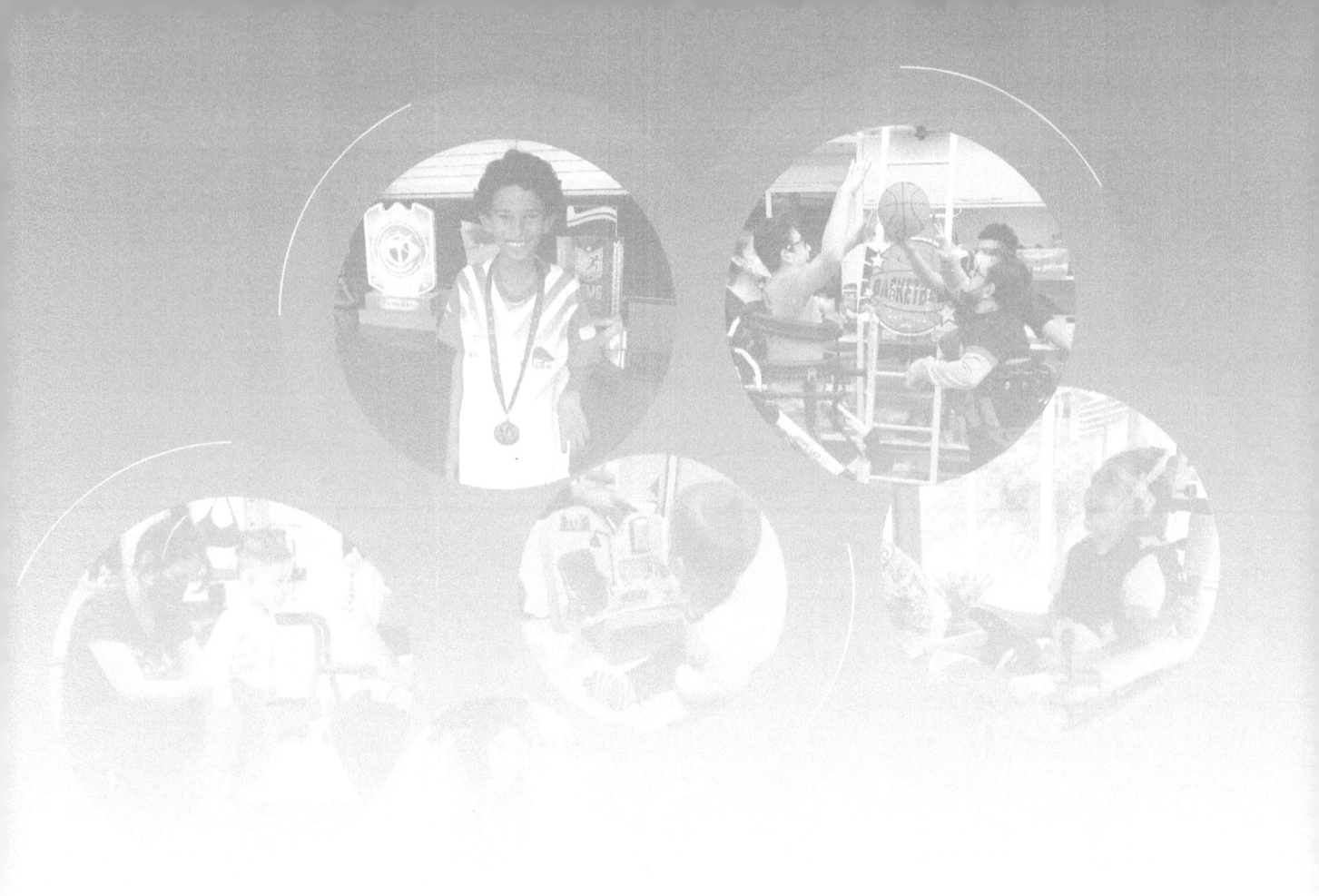

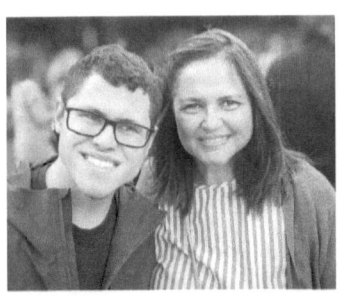

A fisioterapia e a terapia ocupacional me deixam muito feliz porque me sinto saudável. Sou grato a todas as terapeutas que me ajudaram a me fortalecer e evoluir.

(João Guilherme, 19 anos [adulto com paralisia cerebral])

Ser mãe de uma criança com paralisia cerebral me levou a trilhar um caminho cheio de expectativas, desafios e descobertas em que os profissionais de saúde, sobretudo os fisioterapeutas e terapeutas ocupacionais, sempre tiveram um papel muito especial. Desde que meu filho, João Guilherme, começou, bem pequeno, com as intervenções clínicas, ele demonstrou um grande interesse e prazer em fazer os exercícios e práticas clínicas, sendo acompanhado por profissionais competentes e humanizados. Assim, fico feliz em dar meu depoimento como mãe na introdução dessa coletânea de textos que visa, a partir de estudos de casos, reforçar que a prática da fisioterapia e da terapia ocupacional deve não só ser guiada por evidências, mas contar com a participação das pessoas atendidas e/ou de suas famílias. Para mim, é esse olhar humanizado e aberto ao diálogo dos profissionais de saúde que pode fazer toda a diferença, seja para o sucesso das terapias, seja para o sentimento de autoestima da criança ou a satisfação das famílias por se fazerem ativamente ouvidas.

Entendo que cada ser humano com paralisia cerebral é singular e acredito no poder do estudo e da partilha de diferentes experiências, de diferentes casos, para que se chegue a práticas cada vez mais efetivas e geradoras de inclusão social. Por isso, entendo o valor de uma coletânea dessa natureza, que avança na compreensão do ser humano que está por trás do paciente e que traz grandes contribuições para uma prática de saúde que coloca a pessoa com paralisia e sua família no centro do processo, em busca de uma maior funcionalidade da criança atendida e do engajamento da família nas tomadas de decisões.

Angélica Maia

Prefácio

Os Conceitos do Século 21 Sobre a Saúde das Crianças Podem Guiar Nossa Abordagem na Paralisia Cerebral?

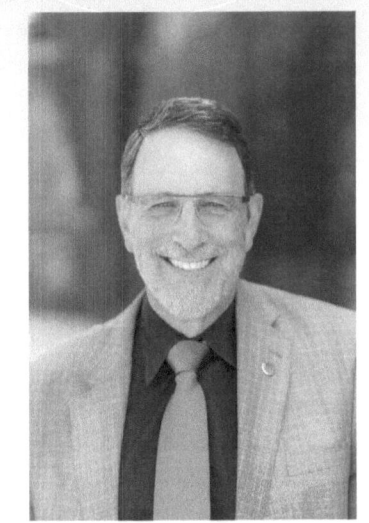

Peter Rosenbaum

MD, FRCP(C), DSc(HC), FRCPI Hons (Peds) RCPI,
Professor of Paediatrics, Faculty of Health Sciences, McMaster University
(Texto traduzido pelo prof. Hércules Ribeiro Leite.)

O mundo das disfunções de início precoce na infância tem mudado dramaticamente! Nosso pensamento e nossas ideias sobre "deficiência" são profundamente diferentes de 20 anos atrás. Como fica evidente neste novo livro de jovens líderes brasileiros, somos motivados por uma série de novas ideias e pensamentos. Esses se tornaram os princípios norteadores pelos quais devemos abordar todo o nosso trabalho com crianças com deficiências, suas famílias e as comunidades em que essas crianças e famílias vivem. Deixe-me resumir essas ideias brevemente com uma explicação de como elas são importantes.

Em primeiro lugar, a Estrutura da Classificação Internacional de Funcionalidade, Incapacidade e Saúde (CIF)[1] fornece uma visão muito mais ampla da saúde do que as ideias médicas tradicionais jamais forneceram. Estamos interessados em apoiar as pessoas em seus próprios ambientes – primeiro, é claro, em suas famílias! – para que se tornem capazes de fazer o que quiserem fazer. Sabemos que não podemos consertar condições de saúde como a paralisia cerebral (PC), mas podemos promover a funcionalidade e o envolvimento na vida de maneiras que são importantes para cada indivíduo, mesmo que façam as coisas de forma diferente do habitual. (Pense em quantas pessoas usam óculos ou têm aparelhos auditivos... se esses dispositivos melhorarem a função, eles "funcionarão". A mesma abordagem deve ser aplicada a crianças com PC!)

Um conceito relacionado tem sido as "palavras favoritas ou *F-words* para o desenvolvimento infantil"[2], que dão vida às ideias da CIF de uma maneira divertida para crianças e famílias e estão sendo usadas em todo o mundo e figuram na capa desta obra. (Veja em www.canchild.ca/f-words para ter acesso a um grande número de recursos e ferramentas das Minhas Palavras Favoritas.)

Em segundo lugar, estamos finalmente identificando os aspectos de "desenvolvimento" dessas condições de saúde[3], ou seja, estamos identificando e focando no impacto – no desenvolvimento da criança e da família – de qualquer deficiência com início na infância. Ao fazermos isso, estamos nos perguntando se e como quaisquer intervenções que oferecemos terão um efeito direto na funcionalidade, e não apenas nas estruturas do corpo, como tem sido nosso pensamento tradicional.

Em terceiro lugar, estamos reconhecendo a realidade de que são as famílias que devem ser o foco do nosso trabalho[4]. Os seus filhos têm deficiências, mas são os pais e as famílias que procuram o nosso conselho e apoio para ajudar no crescimento e desenvolvimento dos seus filhos. Isso significa que as observações de seus filhos são "dados" essenciais para o nosso trabalho – aprendendo o que eles sabem e veem no dia a dia típico da criança[5]. Seus valores e objetivos devem ser ouvidos e respeitados – eles são as pessoas que serão responsáveis por implementar nossas ideias, se essas ideias fizerem sentido para eles. Portanto, devemos garantir que nossas sugestões sejam claras e compreensíveis para eles! Também temos a responsabilidade de explicar as coisas em linguagem simples para que os pais nos entendam.

Quarto, uma perspectiva importante em nosso trabalho é a necessidade de ter uma visão de curso de vida. Quando as crianças com deficiências de desenvolvimento são pequenas, vemos os pais preocupados com o fato de que alguns aspectos da funcionalidade da criança não estão se desenvolvendo bem. As crianças, é claro, crescem e se tornam adultos com as mesmas deficiências! Há aqui duas ideias importantes a serem consideradas para as famílias e para nós mesmos:

(i) Precisamos ajudar *os pais* a verem e entenderem essa visão "desenvolvimentista" de seus filhos. Temos de ajudá-los a reconhecer as muitas maneiras pelas quais podem permitir que seus filhos se tornem competentes e capazes em tantos aspectos da vida cotidiana quanto possível. Isso inclui, é claro, as atividades da vida diária, como o autocuidado. As crianças também devem ter oportunidades de experimentar coisas novas – fazer suas próprias tarefas domésticas, aprender a ajudar na cozinha, cuidar do quarto e assim por diante. Essas atividades são muitas vezes negligenciadas tanto pelos pais quanto pelos profissionais, porque estamos nos concentrando em "terapias". Devemos também encorajar os pais a ajudarem seus filhos a aprender esses tipos de habilidades para a vida, porque, quando eles forem jovens adultos, essas habilidades serão muito mais importantes do que se as coisas forem feitas "bem" ou "normalmente"!

(ii) Quando *vemos* as crianças crescerem e se desenvolverem, aprendemos sobre suas capacidades e somos capazes de reconhecer e compreender os padrões de desenvolvimento que os jovens podem alcançar mesmo quando apresentam deficiências. Podemos então olhar para trás, para o que vimos, dissemos e esperamos – e muitas vezes ficamos positivamente surpresos! Isso nos ajuda a prever melhor a próxima vez que virmos uma criança pequena com deficiência no desenvolvimento.

Em resumo, mudamos nosso foco de "consertar" as deficiências das crianças para ver a criança como um todo, bem como suas famílias em um processo de desenvolvimento – **ser, tornar-se e pertencer**. Devemos oferecer quaisquer intervenções baseadas em evidências e que façam diferença na funcionalidade das crianças, mas também devemos estar preparados para expandir nossas ideias e nossos objetivos para muito além das "terapias" tradicionais. Essas formas de pensar e fazer funcionam e fazem a diferença.

Aproveite esta nova jornada de descoberta!

Referências

1. World Health Organization. International classification of functioning, disability and health (ICF). World Health Organization, 2001.
2. Rosenbaum PL & Gorter JW. The 'F-words' in childhood disability: I swear this is how we should think! Child: Care, Health and Development 2012; 38(4):457-63. https://doi.org/10.1111/j.1365-2214. 2011.01338.x.
3. Rosenbaum P. To enhance function, promote children's development. Editorial. Dev Med Child Neurol 2021: 628. doi: 10.1111/dmcn.14838.
4. Rosenbaum P. Developmental Disability: Families and Functioning in Child and Adolescence. Front Rehabilit Sci 2021: 23 August. https://doi.org/10.3389/fresc.2021.709984.
5. Rosenbaum. 'You have textbooks; we have story books.' Disability as perceived by professionals and parents. Editorial. Developmental Medicine and Child Neurology 2020; 62(6):660. https://doi.org/10.1111/dmcn.14491.

Os Estudos de Caso que Enfatizam o Raciocínio Clínico e o Processo de Tomada de Decisão

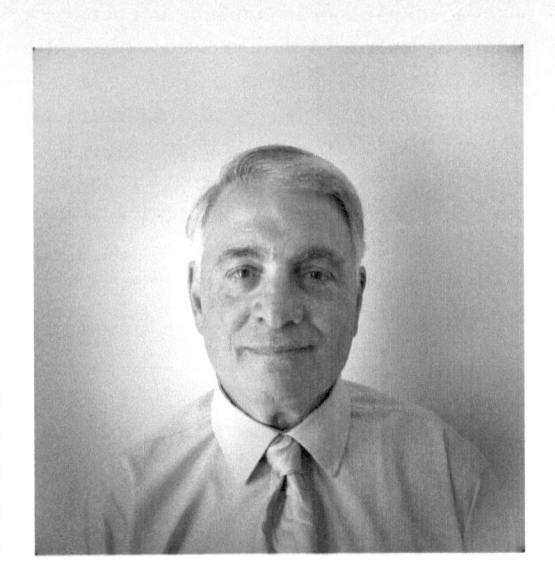

Robert J. Palisano

PT, ScD, FAPTA,
Distinguished Professor Emeritus
Physical Therapy & Rehabilitation Sciences
Drexel University, Philadelphia, PA, USA & Scientist CanChild Centre
McMaster University, Hamilton, ON, Canada
(Texto traduzido pelo prof. Hércules Ribeiro Leite.)

Os fisioterapeutas pediátricos estabelecem parcerias com as famílias, profissionais de saúde, educadores e agentes da comunidade a fim de permitir que crianças e adolescentes com paralisia cerebral (PC) otimizem suas habilidades funcionais, participem de papéis sociais desejados e alcancem objetivos pessoais. Diariamente, os fisioterapeutas tomam decisões que afetam a vida das crianças com PC e suas famílias:

Quem precisa de terapia e por quê?
Quais são os objetivos e os resultados/desfechos desejados?
Quais intervenções devem ser fornecidas?
Como as crianças e as famílias devem ser envolvidas no processo de intervenção?

No livro ***Intervenções para Crianças e Adolescentes com Paralisia Cerebral: Raciocínio Clínico para Tomada de Decisão Baseada em Evidência***, Hércules Ribeiro Leite, Ana Cristina Resende Camargos e Rejane Vale Gonçalves abordam essas questões por meio de estudos de caso que enfatizam o raciocínio clínico e o processo de tomada de decisão.

O livro inclui 34 capítulos, 29 dos quais abordam estudos de caso. Os estudos de caso discutem as principais intervenções baseadas em evidências para crianças e adolescentes com PC, fornecendo um recurso abrangente aos fisioterapeutas. São quatro as seções: (1) Bases teóricas, (2) Abordagens com foco na intervenção precoce, (3) Intervenções para crianças nas fases pré-escolar e escolar e (4) Intervenções voltadas para adolescência e transição para a vida adulta. Os capítulos da seção I são teóricos/introdutórios, e os primeiros capítulos das seções II, III e IV abordam as diretrizes de prática clínica. Os capítulos subsequentes são estudos de caso com o título identificando a intervenção (por exemplo, treino intensivo bimanual de mão e braço, treino de marcha no solo e fortalecimento muscular). Os estudos de caso são agrupados pelos componentes da Classificação Internacional de Funcionalidade, Incapacidade e Saúde (CIF) – funções e estruturas do corpo, atividades e participação. Assim, o leitor é capaz de identificar rapidamente a idade da criança e o foco da intervenção.

Os relatos sobre a colaboração entre o terapeuta e a família são uma característica marcante do livro. Na reabilitação pediátrica, os serviços centrados na família são considerados as melhores práticas. A colaboração entre o terapeuta e a família (trabalho em conjunto e parceria) para estabelecimento de metas, planejamento, implementação e avaliação das intervenções é fundamental para os serviços centrados na família. O modelo colaborativo entre o terapeuta e a família de An & Palisano (2014)[1] tem sido usado para demonstrar como crianças, adolescentes e famílias podem se envolver no processo de intervenção. Além disso, são destacadas a colaboração entre o terapeuta e a família no estabelecimento de metas e a importância de desfechos que sejam individualizados, mensuráveis e significativos na vida diária das crianças e suas famílias. Esse modelo colaborativo será adotado nesta obra.

Uma característica única do livro é que os casos são representativos da cultura brasileira. As vozes da família e da criança ilustram a dinâmica das interações do terapeuta com a família. É importante ressaltar que os casos fornecem exemplos de raciocínio clínico que incorporam não apenas evidências de pesquisa, mas também metas e preferências das famílias, bem como situações na casa e na comunidade comuns às famílias de crianças com PC no Brasil e ao sistema de saúde local. Além disso, o modelo baseado em evidências para tomada de decisão, de Novak e cols. (2021)[2] – modelo READ – é adotado neste livro e fornece um guia prático para definição de metas e decisões sobre o tipo, o modo e a dosagem da intervenção.

Intervenções para Crianças e Adolescentes com Paralisia Cerebral: Raciocínio Clínico para Tomada de Decisão Baseada em Evidência é uma fonte abrangente sobre a prática contemporânea recomendada para todos os terapeutas no Brasil que atendem crianças e adolescentes com PC e lidam com suas famílias. O livro é projetado para estudantes, recém-formados e profissionais experientes da área de reabilitação. Os estudos de caso se destinam também a promover atividades que incluem a discussão a respeito de sua aplicação pelos terapeutas em seu ambiente de prática. Estou confiante de que, depois de lerem o livro, os terapeutas concluirão que os estudos de caso encorajam novas formas de raciocínio clínico, colaboração entre terapeuta e família e uso de intervenções baseadas em evidências que levam em consideração às prioridades e necessidades de crianças e adolescentes com PC e suas famílias.

Referências

1. An M, Palisano RJ. Family-professional collaboration in pediatric rehabilitation: a practice model. Disabil Rehabil 2014; 36(5):434-40. doi: 10.3109/09638288.2013.797510. Epub 2013 May 29. PMID: 23713990.
2. Novak I, Te Velde A, Hines A et al. Rehabilitation Evidence-Based Decision-Making: The READ Model. Front Rehabil Sci 2021 Oct 5; 2:726410. doi: 10.3389/fresc.2021.726410. PMID: 36188787; PMCID: PMC9397823.

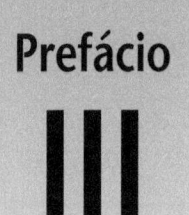

Prefácio

III

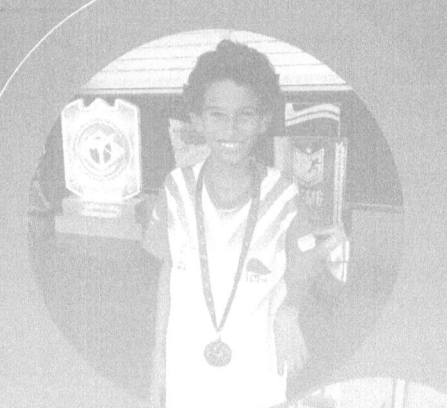

A Família no Centro da Tomada de Decisões: A Perspectiva de Uma Mãe

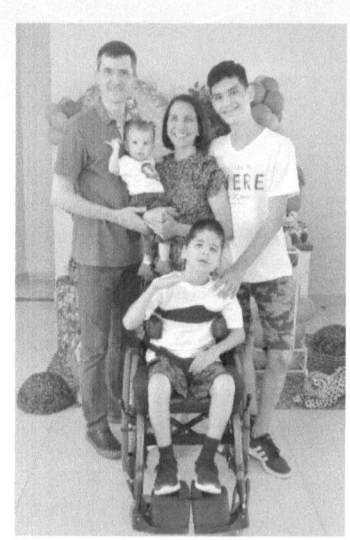

Ana Karina de Campos Carreira

É mãe de três meninos incríveis.
O filho do meio, Lucas Rafael de Campos Carreira, nasceu em 2011
com malformação cerebral e hidrocefalia, sem prognóstico.
Já passou por 10 cirurgias cerebrais. Hoje ele tem 11 anos.
Engatinha, fala, canta e tem um sorriso encantador.
O diagnóstico dele é PC com nível IV no GMCS.

Receber um diagnóstico sobre a saúde de um filho não é algo que está no horizonte de ninguém ao planejar sua família. É um momento singular em que sonhos se dissolvem em dúvidas, medos e incertezas. Fugir não é uma opção, então o amor faz recalcular a rota e adentrar em um mundo até então desconhecido.

Todos os esforços se concentram em garantir a sobrevivência e a qualidade de vida do filho, dure sua vida o quanto durar. Surgem tantas demandas, que a viagem se torna impossível de ser feita sozinha. Inicia-se uma força-tarefa interdisciplinar.

Nesse contexto é que entram os profissionais da reabilitação, pessoas que, com seu trabalho, cumprem a missão de devolver a esperança que havia se perdido. Eles traduzem o conhecimento científico em práticas reais que alavancam o desenvolvimento, exploram as habilidades e revelam o potencial de cada paciente.

A família amparada pelos profissionais tem condições emocionais e se apropria dos conhecimentos que podem ser incorporados no dia a dia, para além dos atendimentos terapêuticos. O profissional que acolhe a família e considera tudo o que ela traz tem um repertório bem mais amplo sobre o paciente, pois consegue ter informações de quem convive com ele, podendo personalizar os atendimentos com mais assertividade.

O fruto dessa parceria é um paciente com um ganho no desenvolvimento global, apto a desenvolver o máximo de sua capacidade, é uma família mais satisfeita e segura, e é um profissional mais completo e bem-sucedido.

Assim seria um cenário ideal. Infelizmente, para muitos ainda é uma utopia, pois em certos lugares até cuidados básicos de saúde são escassos. No entanto, graças a iniciativas como esta, o paciente acolhido como um todo tem uma vida com muito mais qualidade.

Ainda que ao longo da jornada permaneçam limitações, estas vão sendo superadas e, com alguma adaptação, **todos podem, sim, ocupar seus lugares no mundo, experimentar tudo o que a vida tem a oferecer e ser felizes ao seu modo**.

Que fique registrado aqui: a gratidão de uma mãe a tantos profissionais competentes e dedicados; o desejo de que novos profissionais se formem com essa visão integrativa, e a esperança de que muitos pacientes tenham acesso a essa realidade.

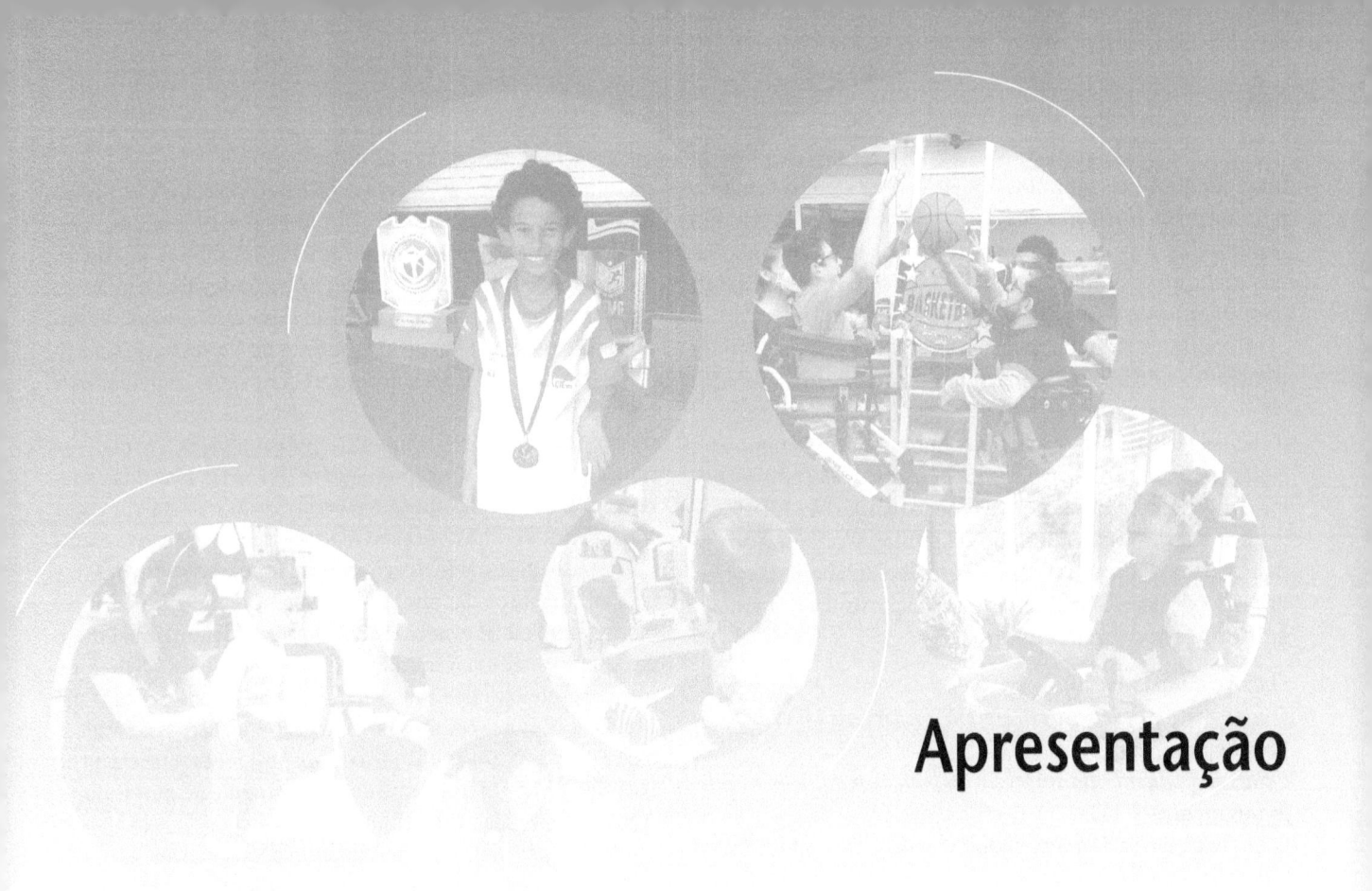

Apresentação

Os organizadores deste livro são de Minas Gerais, professores do Departamento de Fisioterapia da Universidade Federal de Minas Gerais, na área de Fisioterapia em Pediatria. Todos são fisioterapeutas, formados há mais de 15 anos, com ampla experiência clínica e também acadêmica na área da reabilitação em paralisia cerebral (PC). Apesar de elaborado por fisioterapeutas, este livro também conta, como autores, com outros profissionais, como terapeutas ocupacionais e educadores físicos, pois compreendemos a importância da atuação multi e interprofissional para alcançar os desejos de cada criança e de sua família. Desse modo, em alguns capítulos esse aspecto foi considerado durante sua escrita, como nos capítulos sobre terapia focada no contexto, esportes modificados, COPCA e terapia intensiva de mão e braço. Além disso, foram convidados profissionais de diversas regiões do Brasil, considerando a variedade dos fatores contextuais que cercam nosso país. Fomos agraciados, também, com dois capítulos escritos por profissionais e pesquisadores de renome de outros países – da Austrália (Treinamento de Habilidades em Bicicleta de Duas Rodas e *Activate CP*) e da Espanha (Terapia de Restrição Induzida pelo Movimento para Bebês). Nesse contexto, esta obra também é **um convite para que possamos cada vez mais trabalhar juntos em prol das metas desejadas pelas crianças, adolescentes e suas famílias**.

Os prefácios e a epígrafe desta coletânea foram escritos com maestria sob a perspectiva de dois dos maiores nomes da área da reabilitação de crianças e adolescentes com PC (Prof. Peter Rosenbaum e Prof. Robert Palisano) e também por duas mães e seus filhos com PC (Ana Karina [mãe do Lucas, 11 anos] e Angélica Maia [mãe de João Guilherme, 19 anos]). Por meio desses relatos foi possível observar como a área da reabilitação tem se modificado nos últimos anos, com destaque para o protagonismo das famílias dentro deste cenário, que não pode mais ser negligenciado pelos prestadores de serviço. **É nessa atmosfera que os leitores serão convidados a mergulhar durante a leitura desta obra**.

Este livro foi estruturado em quatro seções. Na *Seção I* o leitor será introduzido nas bases teóricas que fundamentaram esta obra, sendo apresentados aspectos relevantes sobre os sistemas de classificação na PC e suas trajetórias de desenvolvimento em diferentes domínios de funcionalidade e o estabelecimento de metas em reabilitação e modelo de tomada de decisão baseada em evidência. Na *Seção II* estão incluídas as abordagens com foco na intervenção precoce, na *Seção III* são apresentadas as intervenções para crianças nas fases pré-escolar e escolar e, finalmente, na *Seção IV* são abordadas as intervenções com foco na adolescência e transição para a vida adulta.

O sumário deste livro também foi estruturado de forma que o leitor consiga identificar áreas metas/alvo dentro dos domínios da CIF (por exemplo, estrutura e função corporal, mobilidade, autocuidado e participação). É sugerido ao leitor que inicie sua leitura pela seção I, haja vista conter todo o arcabouço e fundamentação teórica que estará presente ao longo de todos os capítulos. O leitor deve atentar também para os primeiros capítulos das seções II, III e IV, que são capítulos-chave e que trazem as diretrizes e recomendações das melhores evidências acerca das abordagens que serão apresentadas em cada seção.

Importante ressaltar que as intervenções escolhidas para figurar no sumário deste livro foram aquelas consideradas como recomendações do tipo *"faça"* ou *"provavelmente faça"*, de acordo com o sistema de luzes que apontam as melhores evidências científicas disponíveis para crianças e adolescentes com PC, com base no artigo de Novak e cols. (2019)[1].

Em relação à estrutura, cada capítulo foi organizado em duas partes. A **Parte I** contempla todo o arcabouço teórico das intervenções. Portanto, ao ler essa parte, o leitor conseguirá obter as seguintes informações:

O que é a intervenção?

Quais princípios teóricos norteiam a intervenção?

Qual o mecanismo de ação?

Quais ingredientes da intervenção podem modificar os desfechos ou alvos?

Quais os objetivos da intervenção e seus desfechos modificáveis?

Quais instrumentos de avaliação são recomendados a fim de verificar mudança nos desfechos ou alvos?

Quais evidências suportam o uso desta intervenção em crianças com PC?

Qual a dosagem necessária para atingir os desfechos esperados?

Quais crianças com PC podem se beneficiar com esta intervenção?

Quem pode aplicar esta intervenção?

Há algum risco nesta intervenção?

Na **Parte II**, os casos clínicos são apresentados detalhadamente conforme o modelo READ (*Rehabilitation Evidence bAsed Decision-Making*)[2]. Esse modelo propõe uma belíssima e clara descrição das camadas cruciais para uma tomada de decisão clínica adequada e inclui desde o estabelecimento de metas de forma colaborativa (família e terapeutas) até a etapa final: verificar se esses objetivos foram alcançados ou não e qual será o próximo passo dentro desse processo. Muitos capítulos apresentam um esquema/fluxograma que ilustra o modelo READ ao final, sumarizando todas as camadas do caso clínico. Fique atento!

Os casos clínicos foram descritos com riqueza de detalhes para auxiliar a organização do raciocínio clínico para uma tomada de decisões baseadas em evidência. Sabemos que, entre os níveis de evidência, o caso clínico é um dos desenhos metodológicos que apresentam os níveis mais baixos. Entretanto, o objetivo desta obra não foi apontar esse desenho como o mais adequado para a tomada de decisões clínicas assertivas, mas que os leitores possam captar todos os detalhes e nuances a partir de uma descrição completa dos casos clínicos, como já respaldado previamente no prefácio do Professor Palisano.

Nesta coletânea, os leitores também serão convidados a conhecer novos conceitos e nomenclaturas, como o Sistema de Especificação de Tratamento em Reabilitação (*Rehabilitation Treatment Specification System* [RTSS])[3]. Nas duas partes (Parte I e II) que compõem cada capítulo desta obra, são introduzidos conceitos como o de **mecanismos** (isto é, como é esperado que uma intervenção funcione), **ingredientes** (ou seja, os atributos da intervenção que podem influenciar os efeitos almejados) e **alvos** (isto é, domínio da funcionalidade em que é esperada a mudança das intervenções). Sabemos que na prateleira das intervenções/abordagens existem diversas opções a escolher; portanto, são inúmeros os rótulos, o que muitas vezes confunde os consumidores (ou seja, profissionais e familiares), que constantemente se perguntam: "Qual intervenção meu filho deverá receber?"

Assim, por meio do entendimento desses conceitos, os leitores compreenderão que muitos ingredientes e mecanismos se repetem para várias intervenções e podem ser identificados por rótulos ou nomes diferentes. Por exemplo, os ingredientes "prática ativa, repetitiva e intensiva da tarefa" irão figurar em inúmeras intervenções (por exemplo, treino intensivo de mão e braço, terapia de movimento induzido pela restrição, treino de marcha no solo ou esteira etc.), bem como o mecanismo "plasticidade dependente do uso e aprendizado pela experiência". Assim, compreender esses aspectos será extremamente útil para que o leitor possa aplicar os conhecimentos adquiridos para escolha de outras intervenções elencadas nesta obra. **A intenção dos organizadores é que os leitores se sintam empoderados para aplicar todo esse processo de raciocínio clínico em outras situações/problemas e até mesmo em outras condições de saúde.**

Por fim, esta obra é fruto de muita dedicação dos organizadores e dos colaboradores. Inúmeros profissionais cederam tempo e recursos para se dedicar à escrita dos capítulos, e esperamos que esta coletânea abra novas portas e saberes na área da reabilitação de crianças e adolescentes com PC.

Aproveite sem moderação!

Hércules Ribeiro Leite
Ana Cristina Resende Camargos
Rejane Vale Gonçalves

Referências

1. Novak I, Morgan C, Fahey M et al. State of the Evidence Traffic Lights 2019: Systematic Review of Interventions for Preventing and Treating Children with Cerebral Palsy. Curr Neurol Neurosci Rep 2020; 20(2):3.

2. Novak I., Velve A, Hines A et al. Rehabilitation Evidence-Based Decision_Making: The READ Model. Front Rehabil Sci 2021; 5(2):726410.

3. Hart T, Dijkers MP, Whyte J et al. A Theory-Driven System for the Specification of Rehabilitation Treatments. Arch Phys Med Rehabil 2019 Jan; 100(1):172-80.

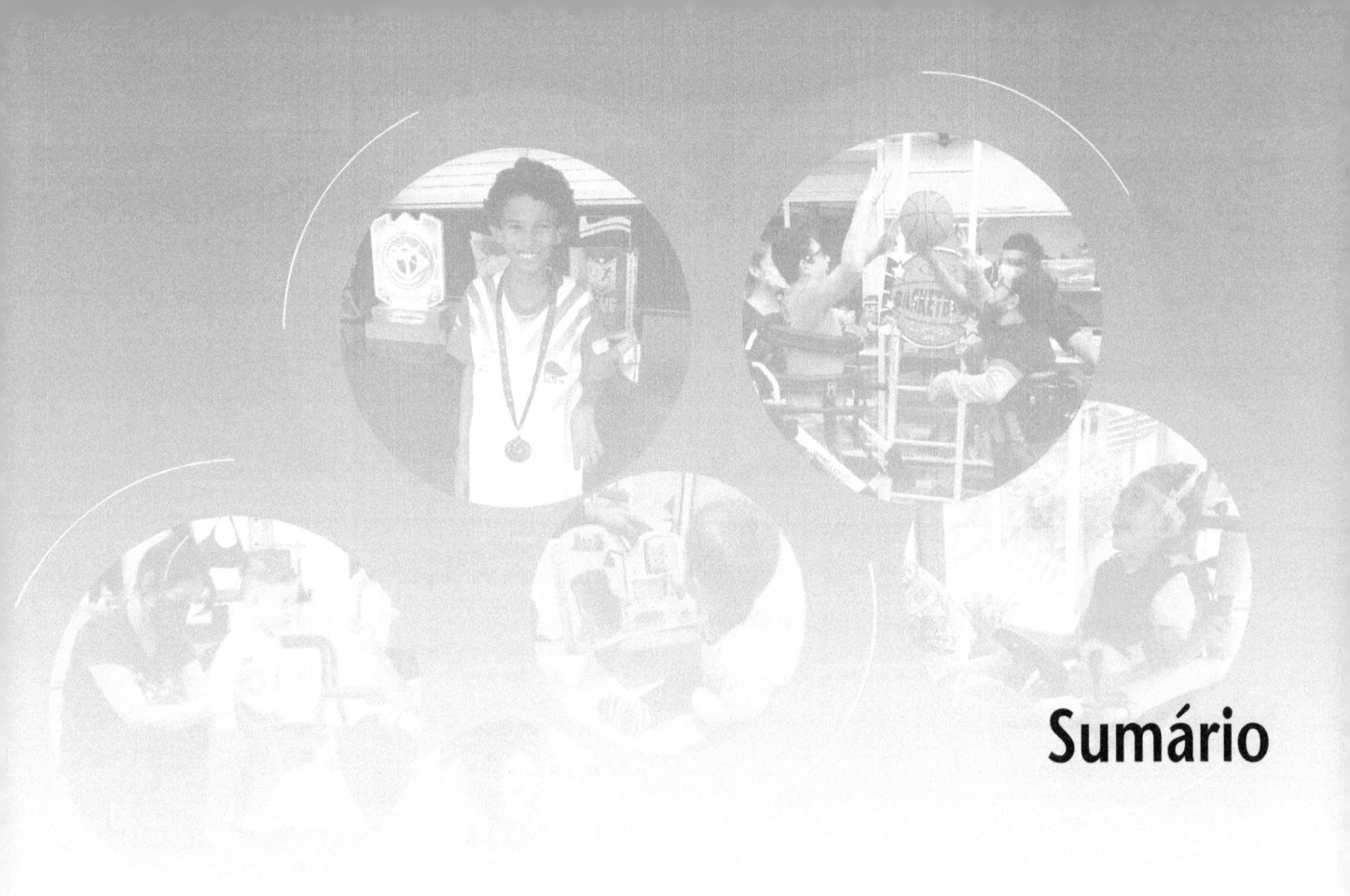

Sumário

Seção I

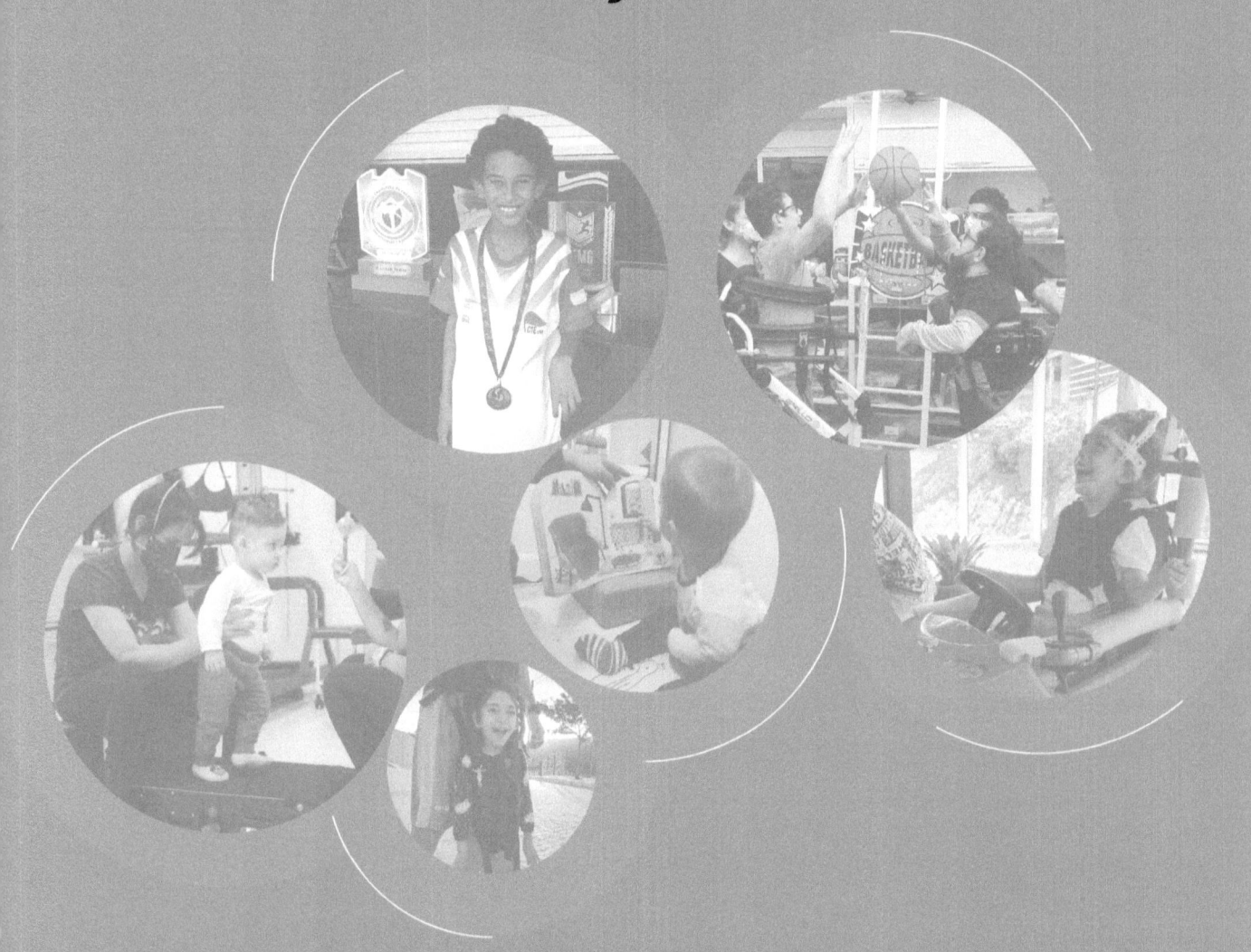

Bases Teóricas

Sistemas de Classificação da Paralisia Cerebral e Trajetórias de Desenvolvimento em Diferentes Domínios de Funcionalidade

Hércules Ribeiro Leite
Angélica Cristina Sousa Fonseca Romeros
Júlia de Souza Castilho
Paula Silva de Carvalho Chagas

INTRODUÇÃO

A paralisia cerebral (PC) descreve um grupo de desordens permanentes do desenvolvimento do movimento e da postura, as quais acarretam limitação da atividade e são atribuídas a distúrbios não progressivos no cérebro fetal ou infantil em desenvolvimento. Em geral, os distúrbios motores da PC são acompanhados por distúrbios de sensação, percepção, cognição, comunicação, comportamento e epilepsia, bem como por problemas musculoesqueléticos secundários[1].

Embora a PC não seja progressiva, podem ser observadas deficiências nas funções musculoesqueléticas ao longo da infância (principalmente nas crianças classificadas com o subtipo espástico)[2]. Alterações nos membros superiores e inferiores podem ocorrer durante o crescimento devido ao desequilíbrio na estrutura da unidade músculo-tendão, ocasionando contraturas, hiperalongamento muscular e anormalidades torcionais dos ossos em crescimento. Deficiências articulares progressivas, como subluxação e luxação, também podem ocorrer, particularmente nos quadris[2,3].

Quanto às limitações em atividades (por exemplo, mobilidade e autocuidado) e às restrições de participação, esses desfechos variam muito entre as crianças e adolescentes com PC. Os indivíduos que vivem com a deficiência serão potencialmente influenciados de maneira positiva ou negativa por fatores contextuais (fatores ambientais e pessoais). Atualmente, são muitas as possibilidades de mobilidade em decorrência de inovações tecnológicas, como mobilidade motorizada, andadores verticais e carros motorizados[4-6]. Assim, todos esses recursos, estejam disponíveis ou não, além de outros fatores contextuais (por exemplo, barreiras arquitetônicas e falta de acesso a serviços e oportunidades), poderão modificar as trajetórias de desenvolvimento dessas crianças e suas experiências como pessoas com deficiência.

Pais e cuidadores de crianças e adolescentes com PC frequentemente buscam o serviço de reabilitação com objetivos às vezes inatingíveis, especialmente quando seus filhos apresentam deficiências e limitações significativas[7,8]. Inúmeras perguntas podem surgir no cenário da prática clínica, como[9]:

- Meu filho irá andar? Sentar? Conseguir ficar de pé sozinho?
- Minha criança poderá ir à escola e brincar com os amigos?
- Meu adolescente conseguirá participar de atividades sociais na comunidade?
- Minha filha conseguirá pentear os cabelos para ir a uma festa?

Os estudos sobre as trajetórias de desenvolvimento, a exemplo dos estudos longitudinais, constituem os desenhos ideais para responder esses questionamentos dos pais e cuidadores. Esse conhecimento ajudará o terapeuta e os profissionais de saúde a determinarem e explicarem as possibilidades de abordagem para aumentar a funcionalidade e cumprirá um papel muito importante no processo que envolve o raciocínio clínico e o estabelecimento de metas realistas (veja o Capítulo 2).

Publicado por Rosenbaum e cols. (2002)[10] a partir de uma pesquisa com centenas de crianças canadenses com PC, o primeiro estudo sobre trajetórias ainda é utilizado por pesquisadores e clínicos para o entendimento adequado das trajetórias de mobilidade dessas crianças. Entretanto, a compreensão sobre mobilidade não é o bastante. Recentemente, Chagas e cols. (2022)[11] publicaram uma revisão de escopo em que mostraram que o foco dos estudos sobre trajetórias ainda se encontra no âmbito da atividade (com foco maior em mobilidade) e da estrutura e função corporal, os quais são realizados em países desenvolvidos. Assim, é necessária uma expansão de modo a aumentar o conhecimento acerca das trajetórias de outros domínios, como participação e fatores contextuais. Essa expansão se faz ainda mais necessária graças ao desenvolvimento de novos sistemas de classificação funcional da PC.

Neste capítulo serão apresentados os sistemas de classificação mais amplamente conhecidos e utilizados na prática clínica, como o Sistema de Classificação da Função Motora Grossa (GMFCS), o Sistema de Classificação da Habilidade Manual (MACS) e a Escala de Mobilidade Funcional (FMS). A partir da introdução desses sistemas de classificação, serão discutidos os resultados dos estudos sobre trajetórias de desenvolvimento a partir da perspectiva da Classificação Internacional de Funcionalidade, Incapacidade e Saúde (CIF). Ademais, as trajetórias de atividade (mobilidade e autocuidado) também serão descritas, considerando as diferenças entre os descritores capacidade (o que a criança é capaz de fazer – avaliações em ambientes padronizados) e desempenho (o que a criança realmente faz – avaliações que levam em consideração o contexto natural da criança)[11].

SISTEMAS DE CLASSIFICAÇÃO EM PARALISIA CEREBRAL – GMFCS, MACS E FMS

Sistema de Classificação da Função Motora Grossa (GMFCS)

O GMFCS consiste em um sistema de cinco níveis que descreve a função motora grossa de crianças e adolescentes com base no movimento iniciado voluntariamente, com ênfase no sentar, nas transferências e na mobilidade[12]. O GMFCS classifica o desempenho de autolocomoção e considera as limitações de mobilidade e a necessidade de dispositivos manuais para locomoção (como andadores, muletas ou bengalas) ou mobilidade sobre rodas[12,13]. O foco do GMFCS

está na determinação do nível que melhor representa o desempenho da criança em casa, na escola e na comunidade, e não em sua capacidade.

Assim, é importante classificar o desempenho atual da função motora grossa, e não incluir julgamentos sobre a qualidade do movimento ou o prognóstico de melhora. Ademais, devem ser considerados os dispositivos auxiliares com os quais a criança conta na vida real, em vez da estimativa de sua utilização por meio da observação com equipamentos de terceiros em ambiente clínico.

As diferentes versões disponíveis do GMFCS variam de acordo com a faixa etária (menores de 2 anos, entre 2 e 4 anos, 4 e 6 anos, 6 e 12 anos e 12 e 18 anos de idade). Todas elas podem ser encontradas em GMFCS – E & R *Portuguese Translation* (https://canchild.ca). Os cinco níveis desse sistema de classificação estão descritos na Figura 1.1. Além desses, existe também o Questionário de Relato Familiar do GMFCS, uma versão adaptada na qual quem classifica o nível de GMFCS da criança é a família, e não o profissional. Esse questionário está disponível para quatro faixas etárias (entre 2 e 4 anos, 4 e 6 anos, 6 e 12 anos e 12 e 18 anos de idade)[14]. A Figura 1.2 mostra um exemplo desse questionário para a faixa de 6 a 12 anos. Esse questionário apresenta boas propriedades de medida (as versões em português estão disponíveis no *site* da CanChild: https://www.canchild.ca/system/tenon/assets/attachments/000/000/576/original/GMFCS_Family_portuguese.pdf).

Sistema de Classificação da Habilidade Manual (MACS)

Utilizado para crianças de diferentes idades – de 4 a 18 anos – o MACS classifica as principais habilidades para manusear objetos em atividades diárias (por exemplo, ao brincar, no lazer, durante a alimentação e ao se vestir)[15]. Além disso, determina a habilidade da criança para iniciar sozinha a manipulação de objetos, se é independente ou se precisa de suporte ou adaptação para realizar atividades manuais na rotina diária. Assim como o GMFCS, o MACS consiste em um sistema com cinco níveis de classificação: o nível I representa o nível funcional mais alto e o V, o mais baixo. Um fluxograma com os cinco níveis desse sistema de classificação é mostrado na Figura 1.3.

Cabe destacar que o MACS avalia a habilidade global da criança na manipulação dos objetos no dia a dia e não distingue o uso de uma das mãos; portanto, não importa se ela realiza as atividades com uma ou com ambas as mãos. Para classificação da criança por meio do MACS, o profissional deve perguntar aos pais ou responsáveis (ou a alguém que a conheça bem) como ela desempenha atividades típicas para sua idade, como se vestir, se alimentar e brincar[15]. Diferentemente do GMFCS, o MACS não apresenta distinções por idade, embora já exista o Minissistema de Classificação da Habilidade Manual (Mini-MACS), uma versão adaptada

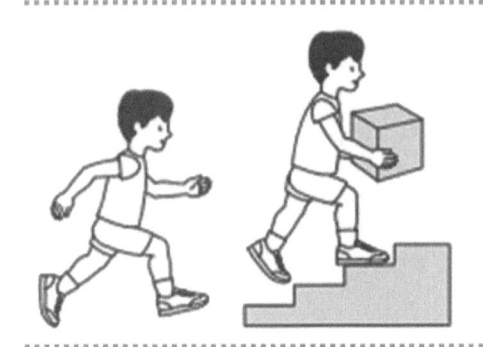

GMFCS nível I

As crianças caminham em casa, em espaços externos e na comunidade. São capazes de subir e descer escadas sem assistência e sem o uso de corrimão. Conseguem correr e saltar, mas a velocidade, o equilíbrio e a coordenação são limitados.

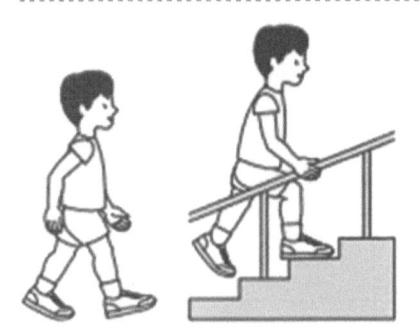

GMFCS nível II

As crianças caminham na maioria dos ambientes e sobem escadas com auxílio de um corrimão. Podem ter dificuldade de equilíbrio em terrenos irregulares. Podem precisar de assistência física em ambiente externo, um dispositivo manual de mobilidade, ou utilizar locomoção sobre rodas ao percorrer longas distâncias. Habilidade mínima para correr e pular.

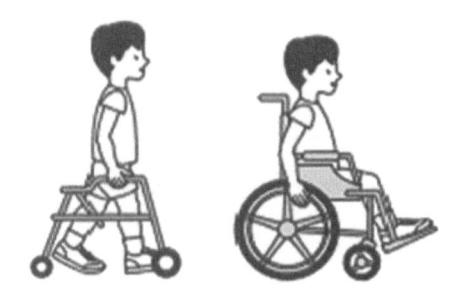

GMFCS nível III

As crianças andam utilizando um dispositivo manual de mobilidade na maioria dos espaços internos. Podem subir ou descer escadas segurando em um corrimão com assistência. Utilizam cadeiras de rodas para deslocamentos de longas distâncias e podem fazer a autopropulsão de uma cadeira de rodas por curtas distâncias.

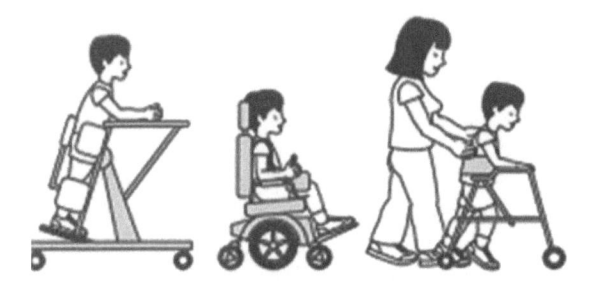

GMFCS nível IV

As crianças utilizam métodos de locomoção que requerem assistência física ou mobilidade motorizada na maioria dos ambientes. Em casa, as crianças andam curtas distâncias com assistência física ou utilizam mobilidade motorizada. Na escola, em espaços externos e na comunidade, as crianças são transportadas em uma cadeira de rodas manual ou utilizam mobilidade motorizada.

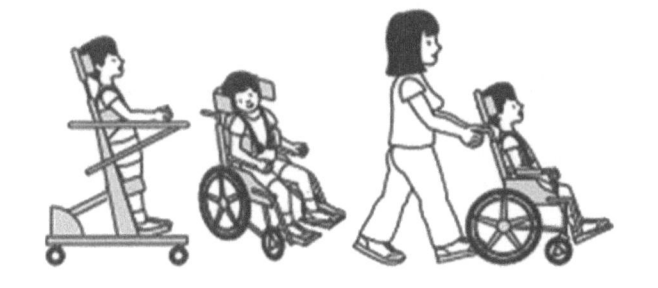

GMFCS nível V

As crianças são transportadas em uma cadeira de rodas manual em todos os ambientes. As crianças são limitadas em sua habilidade de manter as posturas antigravitacionais da cabeça e tronco e de controlar os movimentos dos braços e pernas.

Figura 1.1 Sistema de Classificação da Função Motora Grossa (GMFCS). (Traduzida e adaptada de Palisano *et al.*, 1997[12].)

GMFCS Questionário do Relato Familiar:
Crianças de 6 a <12 anos de idade

Por favor, leia os itens seguintes e marque apenas uma opção ao lado da descrição que melhor
represente as habilidades de movimento de sua criança.

Minha criança...

☐   **Tem dificuldade de sentar sozinho e de controlar a postura da cabeça e do corpo na maior parte das posições**

     e tem dificuldade em conseguir qualquer controle de movimento voluntário
     e necessita de uma cadeira de suporte especial para sentar-se confortavelmente
     e tem que ser levantado ou carregado por outra pessoa para mover-se

☐   **É capaz de sentar sozinho, mas não fica de pé ou anda sem suporte significativo**

     e portanto depende, na maioria das vezes, da cadeira de rodas em casa, na escola e na comunidade
     e frequentemente necessita de suporte extra para corpo/tronco para melhorar a função do braço e da mão
     e pode mover-se sozinho usando uma cadeira de rodas motorizada

☐   **É capaz de levantar sozinho e anda apenas usando equipamento auxiliar**
(como andador, andador com rodinhas, muletas, bengalas, etc.)

     e acha difícil subir escadas ou andar em superfícies irregulares
     e pode usar uma cadeira de rodas quando se move por longas distâncias ou em lugares cheios de pessoas

☐   **É capaz de andar sozinho sem usar equipamento auxiliar, mas necessita segurar o corrimão quando sobe ou desce escadas**

     e frequentemente acha difícil andar sobre superfícies irregulares, rampas ou em lugares cheios de pessoas

☐   **É capaz de andar sozinho sem usar equipamento auxiliar e é capaz de subir e descer escadas sem necessidade de segurar o corrimão**

     e anda para qualquer lugar que deseja (incluindo superfícies irregulares, rampas ou em lugares cheios de pessoas)
     e é capaz de correr e pular, embora sua velocidade, equilíbrio e coordenação possam ser levemente limitados

Figura 1.2 Questionário do Relato Familiar do GMFCS para crianças de 6 a 12 anos de idade com PC.

para crianças entre 1 e 4 anos de idade com PC[15]. (Para mais informações, consulte o *site*: https://www.macs.nu/level-identification-chat.php.)

Escala de Mobilidade Funcional (FMS)

Utilizada para classificação e avaliação das mudanças na mobilidade funcional de crianças com PC entre 4 e 18 anos de idade, a FMS considera os diferentes meios de mobilidade ou dispositivos de auxílio, de acordo com a necessidade e a distância que a criança precisa percorrer. Mais especificamente, a FMS classifica a habilidade de locomoção da criança em seis níveis para cada uma de três distâncias definidas – 5, 50 e 500 metros – as quais representam, respectivamente, o desempenho de mobilidade nos contextos de casa, escola e comunidade (Figura 1.4)[16].

A FMS é aplicada pelo profissional, o qual avalia a criança com base em perguntas direcionadas aos pais em uma entrevista semiestruturada, não exigindo nenhum equipamento ou treinamento para sua administração. (Para mais informações sobre a FMS, acesse www.rch.org.au/gait.)

TRAJETÓRIAS DE ATIVIDADE (MOBILIDADE E AUTOCUIDADO)

Mobilidade

Mobilidade, segundo a CIF[17], consiste na capacidade de se movimentar ao mudar o corpo de posição ou de lugar, carregar, mover ou manipular objetos, ao andar, correr ou escalar, e quando se utilizam várias formas de transporte. Esse domínio da CIF é o foco de muitas intervenções fisioterapêuticas[18] e a meta de muitos pais de crianças e adolescentes com PC[19].

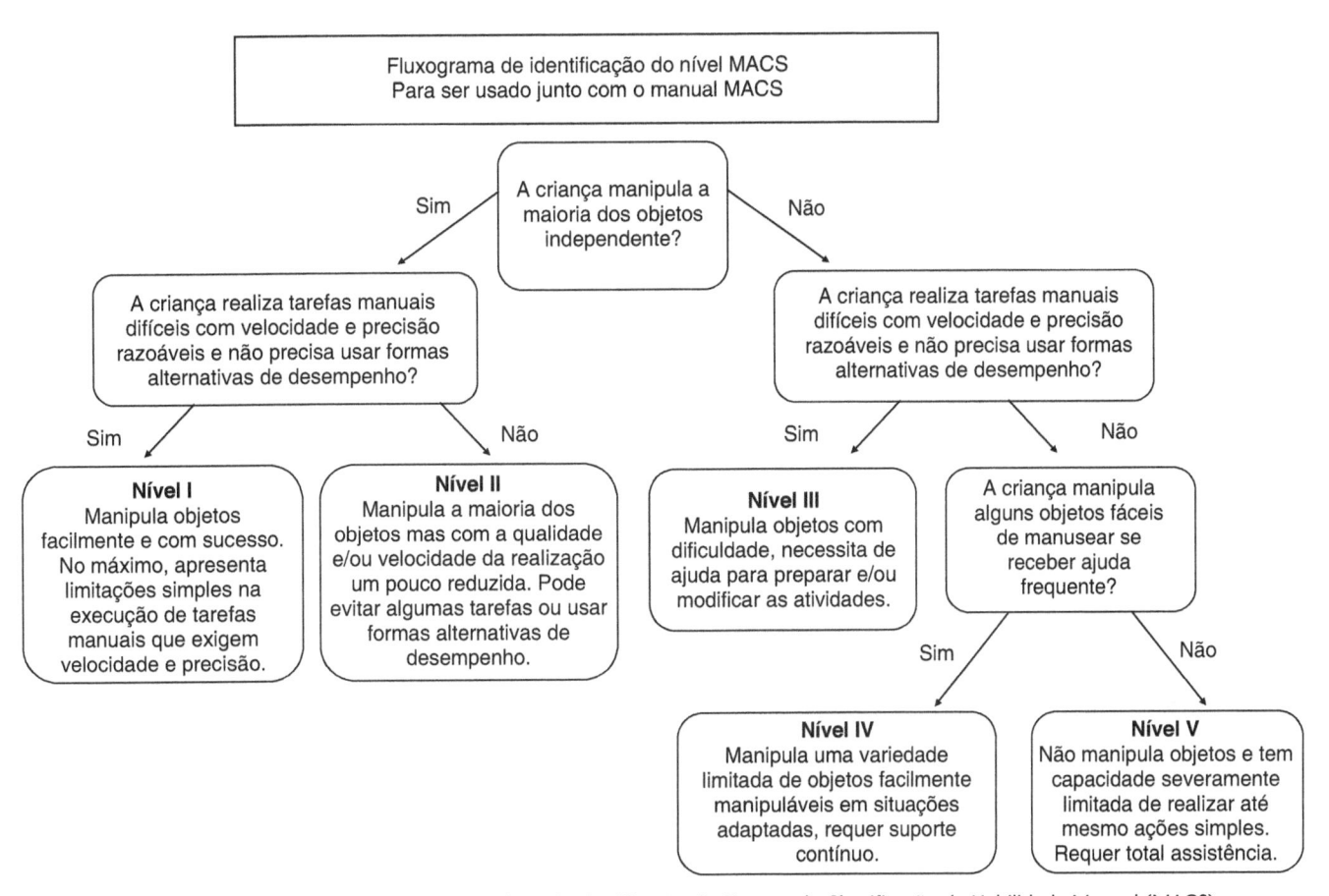

Figura 1.3 Fluxograma com os diferentes níveis de classificação do Sistema de Classificação da Habilidade Manual (MACS).

A mobilidade é o desfecho mais investigado em estudos longitudinais que acompanharam o desenvolvimento de crianças e adolescentes com PC[11]. Nesses estudos, os instrumentos mais utilizados para documentação da mobilidade foram a Medida da Função Motora Grossa (GMFM) – no componente de capacidade[20] – e o Inventário de Avaliação Pediátrica de Incapacidade (PEDI) e o Inventário de Avaliação Pediátrica de Incapacidade – Testagem Computadorizada Adaptativa (PEDI-CAT) – no componente de desempenho[21]. Além desses instrumentos, o GMFCS é o sistema de classificação mais utilizado para caracterizar a funcionalidade e estabelecer as trajetórias de desenvolvimento ao longo do tempo[22].

O primeiro estudo que se propôs a acompanhar longitudinalmente a mobilidade de crianças com PC foi o de Rosenbaum e cols. (2002)[10]. Um conjunto de cinco curvas de "desenvolvimento motor" foi criado a partir de dados longitudinais do GMFM-66. As curvas mostram os escores médios do GMFM-66 ao longo dos primeiros 12 anos de vida para cada nível do GMFCS com percentis de referência[10] e fornecem pontuações de comparação ao longo do tempo para crianças com idades e níveis do GMFCS semelhantes. Esse estudo se destinava a auxiliar a identificação do progresso ao longo do tempo, a definição de metas

motoras grossas realistas e a previsão quanto à capacidade motora futura[10,11,18]. Os detalhes das curvas estão disponíveis no *site* da *CanChild* (https://www.canchild.ca/en/resources/237-motor-growth-curves).

As curvas citadas ilustram a evolução das crianças ao longo dos anos, demonstrando que 90% delas, de acordo com o escore alcançado no GMFM-66 e o nível no GMFCS, tendem a exibir melhor capacidade motora até a idade de 5 anos. Aos 7 anos de idade, todas as curvas do GMFCS apresentam um platô, demonstrando pouca ou quase nenhuma mudança na capacidade motora (Figura 1.5)[10].

Esse estudo também definiu quatro itens do GMFM considerados diamantes para o "desenvolvimento motor" e que devem ser adquiridos até determinada idade, podendo ser utilizados como marcadores prognósticos. São eles[10]:

- **Diamante A** (item 21 do GMFM-66): manter a cabeça na posição vertical com suporte de tronco.
- **Diamante B** (item 24 do GMFM-66): sentar-se sem suporte por 3 segundos.
- **Diamante C** (item 69 do GMFM-66): dar 10 passos sem suporte.
- **Diamante D** (item 87 do GMFM-66): descer escada com quatro degraus, alternando os pés e com os braços livres.

Classificação

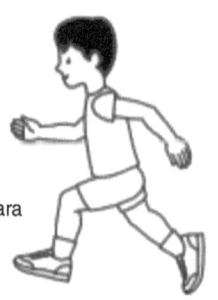

Independente em todas as superfícies:

A criança não usa apoio para locomoção e não precisa de ajuda de outra pessoa para andar em todas as superfícies, incluindo terreno desnivelado, calçadas etc, e em ambiente com multidão.

Classificação

Independente em superfície térrea:

Não usa apoio para locomoção nem precisa de ajuda de outra pessoa. * Precisa de corrimão para usar escadas.
* Caso use móveis, paredes, cercas, fachada de lojas para se apoiar, favor usar a classificação 4 como descrição apropriada.

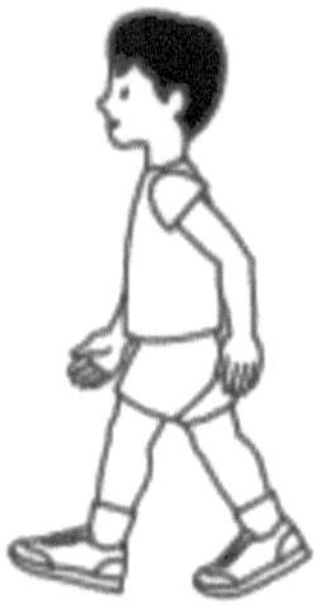

Classificação

Usa bengalas (uma ou duas):
Sem ajuda de outra pessoa.

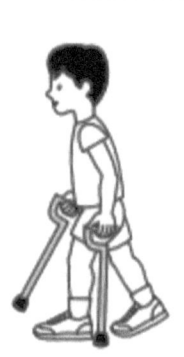

Distância	Classificação: selecione o número (1-6) que melhor descreve a função atual
5 metros (jardas)	
50 metros (jardas)	
500 metros (jardas)	

Classificação

Usa muletas:
Sem ajuda de outra pessoa.

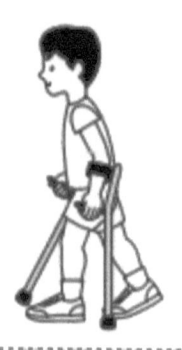

Classificação

Usa andador:
Sem ajuda de outra pessoa.

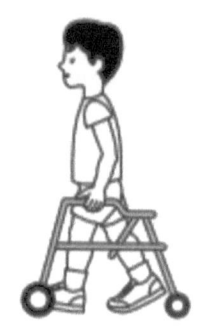

Classificação

Usa cadeira de rodas:
Pode se levantar para mudar de lugar, pode subir alguns degraus com ajuda de outra pessoa ou usando andador.

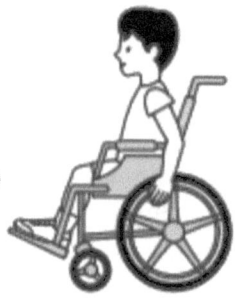

Classificação   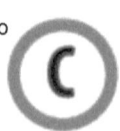   Engatinhando:
A criança engatinha para se locomover em casa (5m).

Classificação      N = sem dassificação
Por exemplo, a criança não completa a distância (500m).

Figura 1.4 Escala de Mobilidade Funcional (FMS).

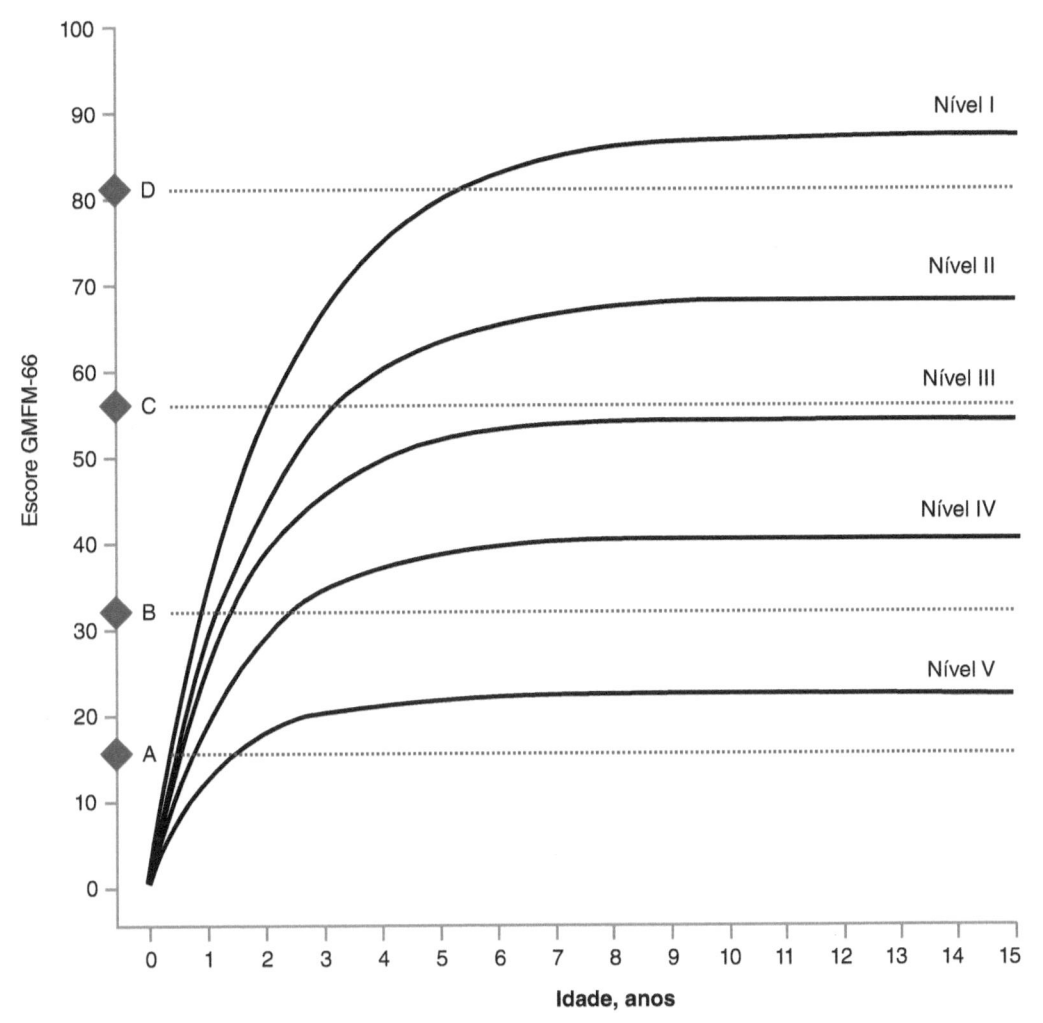

Figura 1.5 Curvas de desenvolvimento motor propostas por Rosenbaum e cols. (2002)[10]. Os diamantes A, B, C e D representam as idades médias em que se espera que essas habilidades motoras sejam alcançadas (50% de chance).

De acordo com a capacidade das crianças, os quatro itens sugerem que[10]:

A. Se a criança não conseguir concluir o Diamante A (item 21 do GMFM-66) até 1 ano de idade, ela provavelmente será classificada no nível V do GMFCS.
B. Se a criança não conseguir concluir os Diamantes A e/ou B (item 24) até a idade de 2 anos, provavelmente será classificada no nível IV ou V do GMFCS.
C. Se a criança não conseguir completar os Diamantes A, B e/ou C (item 69) até os 3 anos de idade, provavelmente será classificada no nível III, IV ou V do GMFCS.
D. Se ela não completar os Diamantes A, B, C e/ou D (item 87) até a idade de 5 anos, provavelmente será uma criança classificada no nível II, III, IV ou V do GMFCS.

Logo após esse estudo, Hanna e cols. (2009)[23] acompanharam o desenvolvimento das mesmas crianças até a adolescência e o início da vida adulta. As 657 crianças acompanhadas no estudo de Rosenbaum e cols. (2002)[10] foram seguidas longitudinalmente por mais 4 anos. Os autores queriam avaliar se haveria perda de mobilidade nesses indivíduos. Os adolescentes classificados nos níveis I e II do GMFCS não perderam mobilidade. No entanto, os classficados nos níveis III, IV e V alcançaram o pico de habilidades no GMFM-66 aos 7 anos e 11 meses, 6 anos e 11 meses e 6 anos e 11 meses, respectivamente. Após esse tempo, esses grupos tenderam a declinar 4,7 pontos, 7,8 pontos e 6,4 pontos, respectivamente, no escore do GMFM-66, conforme iniciaram a transição para a vida adulta (Figura 1.6).

Um estudo realizado na Austrália[24] acompanhou o desenvolvimento de 222 crianças entre 18 meses e 12 anos de idade com todos os níveis de GMFCS. As crianças com PC do nível I no GMFCS melhoraram a capacidade (GMFM) e o desempenho da mobilidade (PEDI-CAT) até 8 ou 12 anos, as com níveis II e III no GMFCS continuaram a desenvolver o desempenho de mobilidade após a capacidade se estabilizar em 5 anos, as com nível IV apresentaram estabilidade da mobilidade aos 5 anos tanto na capacidade como no desempenho e as com nível V do GMFCS não apresentaram alterações na capacidade e no desempenho de 18 meses a

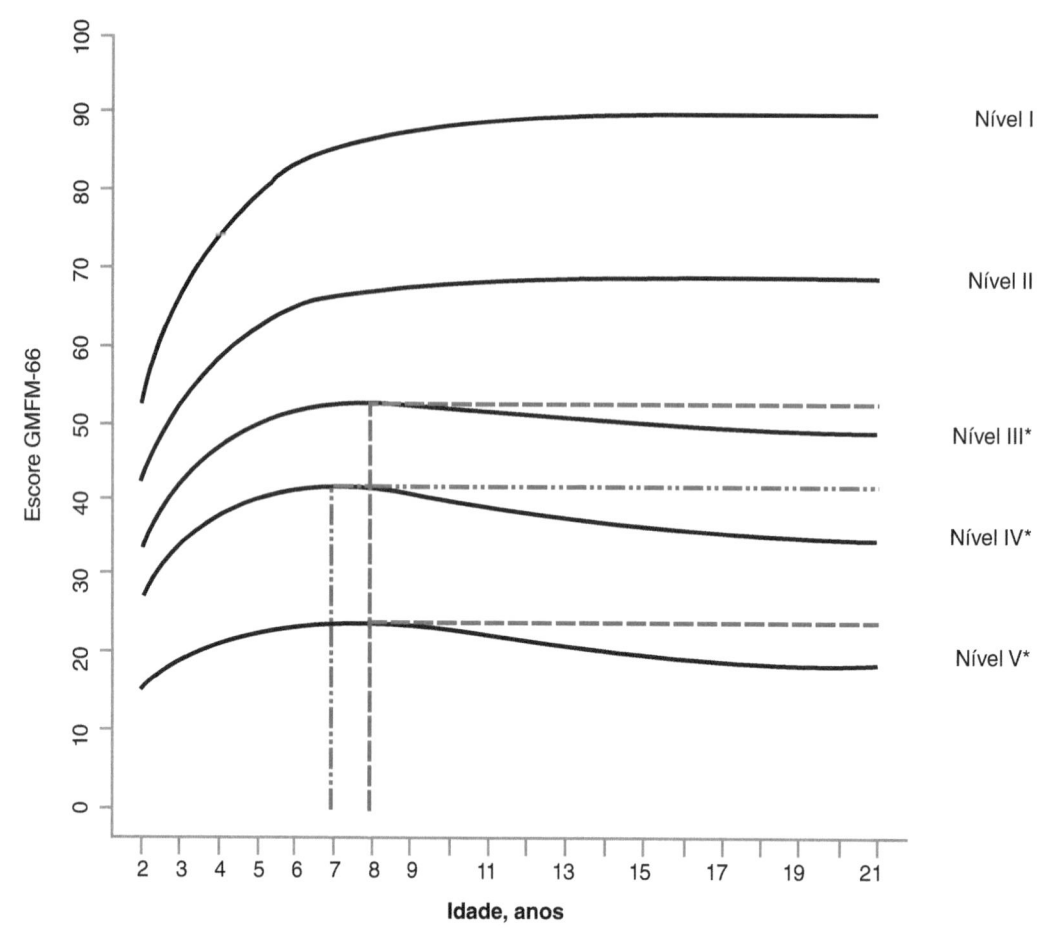

Figura 1.6 Curvas de declínio motor de 2 a 21 anos propostas por Hanna e cols. (2009)[23], demonstrando a média de idade em que as crianças classificadas como níveis III, IV e V pelo GMFCS atingem o pico de habilidades motoras segundo o GMFM-66, tendendo depois a perder mobilidade na transição para a vida adulta.

8 a 12 anos de idade. Os níveis do GMFCS apresentaram estabilidade em 73% dessas crianças.

Outro estudo, realizado em Uganda[25], país de nível socioeconômico baixo, e que incluiu 81 crianças e adolescentes entre 2 e 17 anos de idade, promoveu duas avaliações com 4 anos de diferença entre elas. As crianças e jovens com PC não apresentaram diferenças nas pontuações entre a primeira e a segunda avaliação para as habilidades de mobilidade analisadas pelo GMFM-66 e o PEDI, no qual, entretanto, apresentaram escores de habilidades de função social e autocuidado aumentados ao longo do tempo.

Em relação aos valores de referência obtidos em países de nível econômico alto, as crianças avaliadas em Uganda apresentaram escores inferiores ao longo do tempo em mobilidade pelo GMFM-66 e o PEDI[25]. Outro resultado contrastante com a literatura foi o fato de 33% das crianças terem piorado sua classificação funcional, mudando de nível no GMFCS ao longo de 4 anos[25]. Esse foi o primeiro estudo a questionar a possível influência de fatores contextuais no desenvolvimento da mobilidade em crianças e adolescentes pela diferença observada nos resultados em relação aos obtidos por países desenvolvidos. Estudos futuros devem investigar essa relação[11].

Desse modo, de posse desse conhecimento sobre a evolução da mobilidade ao longo do tempo, é possível orientar melhor os cuidadores de crianças e adolescentes com PC a se organizarem em relação a tratamento, mobiliário, necessidade de equipamentos adaptativos, moradia, acesso a serviços públicos e de previdência e previsão de complicações musculoesqueléticas de acordo com a literatura, entre outros[11,20].

Autocuidado

Aprender a cuidar de si por meio de atividades de autocuidado é uma habilidade considerada essencial no período da infância[17]. A CIF apresenta como autocuidado as seguintes atividades: comer, beber, lavar-se, cuidar de partes do corpo (dentes, pele, cabelo, nariz), ir ao banheiro, vestir-se e cuidar da própria saúde e segurança. Essas atividades de autocuidado têm sido apontadas pelos pais e cuidadores como metas essenciais dentro do contexto da reabilitação de muitos terapeutas ocupacionais e fisioterapeutas[17].

O autocuidado é um dos desfechos mais investigados pelos estudos de trajetórias longitudinais em crianças com PC[11]. Vários estudos têm elaborado trajetórias de desenvolvimento em autocuidado com base no GMFCS. Entretanto,

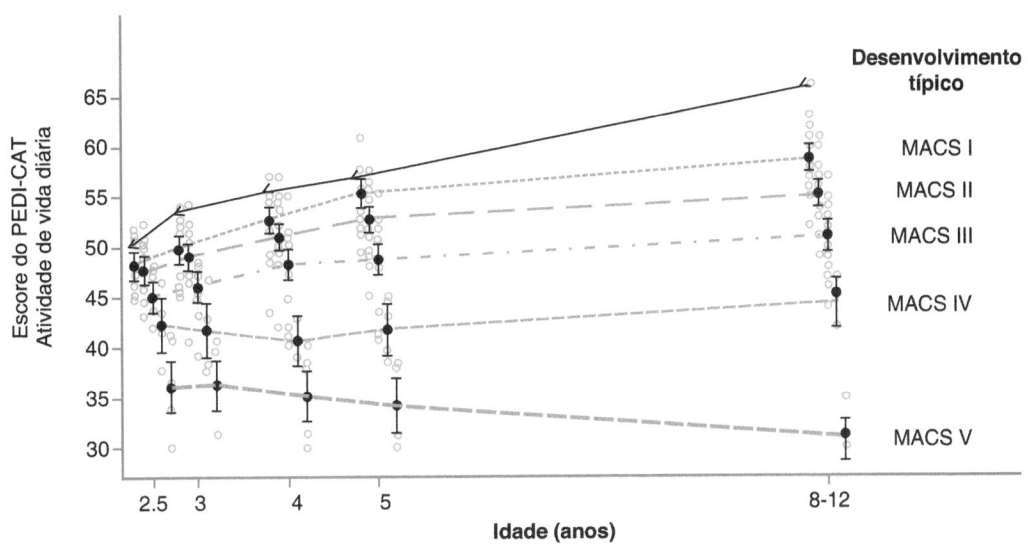

Figura 1.7 Trajetórias de desenvolvimento de autocuidado. (Traduzida e adaptada de Burgess *et al.*, 2020[24].)

tem sido apontado que o GMFCS não seria o melhor preditor do desenvolvimento do autocuidado, haja vista a grande variação encontrada entre crianças do mesmo nível no GMFCS e por ter um foco maior na mobilidade dessas crianças. Assim, tem sido sugerido o uso do MACS[26].

O *Australian CP Child Study*[24] foi o primeiro estudo a avaliar as trajetórias de desenvolvimento do autocuidado em crianças australianas de 18 meses a 5 anos de idade com PC. Os autores utilizaram o MACS e o PEDI. Esse estudo mostrou que as trajetórias de desenvolvimento do autocuidado foram mais progressivas em crianças com melhores habilidades manuais (níveis I a III do MACS). Outro ponto importante indicado pelos autores foi o fato de as crianças classificadas como níveis IV e V do MACS que tinham epilepsia não terem apresentado alteração no desempenho do autocuidado entre 18 meses e 5 anos de idade, enquanto aquelas sem epilepsia demonstraram ganhos, porém pequenos.

Com o objetivo de ampliar as trajetórias de autocuidado investigadas inicialmente pelo *Australian CP Child Study*, Burgess e cols. (2020)[24] avaliaram 71 crianças australianas com PC com idades variando de 2 anos e 6 meses a 12 anos. Foram aplicados os testes PEDI (aos 2 anos e 6 meses e aos 3, 4 e 5 anos) e PEDI-CAT (domínio de atividades de vida diária) entre 8 e 12 anos. Os dados foram analisados por meio de equações que incluíam informações de ambos os instrumentos, e os resultados evidenciaram diferenças significativas entre os níveis do MACS no período de 8 a 12 anos, bem como mudanças ao longo do tempo no autocuidado.

Entre as idades de 5 e 8 a 12 anos, as crianças classificadas nos níveis I, II e III do MACS continuaram a apresentar aumento do desenvolvimento do autocuidado, embora essa mudança tenha sido mais lenta do que a observada antes dos 5 anos de idade. As crianças no nível IV do MACS apresentaram possível tendência ascendente no desenvolvimento do autocuidado entre 5 e 8 a 12 anos. As crianças no nível

V do MACS mostraram declínio no autocuidado a partir dos 5 anos de idade.

Outro dado importante foi que as crianças com déficits cognitivos apresentaram menores habilidades de autocuidado. As crianças classificadas nos níveis de I a III do MACS e com déficits cognitivos apresentaram pior desempenho do que seus pares de mesmo nível no MACS sem comprometimentos. A relação entre epilepsia e pior desempenho de autocuidado também foi confirmada nesse estudo. Ademais, a maioria das crianças apresentou taxas menores no desfecho de autocuidado do que seus pares com desenvolvimento típico, e os dados demonstram uma estreita relação entre a habilidade manual e o autocuidado. A Figura 1.7 sumariza todos os dados apresentados nesse estudo.

Vale ressaltar que, apesar de pequenas, existem variações individuais nas trajetórias de desenvolvimento de autocuidado no mesmo nível do MACS, o que indica que, além do nível do MACS, outros fatores contextuais precisam ser considerados para o prognóstico e o manejo desses clientes. Ademais, esses dados são oriundos de países desenvolvidos, e fatores como acesso a serviços, tecnologias assistivas e intervenções podem influenciar esses achados. O Brasil, por exemplo, é um país em desenvolvimento considerado de baixo nível socioeconômico, apresentando inúmeras disparidades. O Projeto de Pesquisa PartiCipa Brasil, iniciado em 2021, é um estudo multicêntrico, longitudinal, que visa investigar essas trajetórias de funcionalidade em crianças e adolescentes brasileiros com PC[11].

TRAJETÓRIAS DE PARTICIPAÇÃO

Participação é definida como a frequência e o engajamento em situações de vida real, como em casa, na escola e na comunidade[17]. Imms e cols. (2016)[27] expandiram recentemente esse conceito para *família de construtos relacionados com a participação*. Integram essa família de construtos a frequência (estar lá) e o engajamento (estar motivado), considerados os protagonistas. Outros construtos seriam a competência, o senso de si e as preferências dos indivíduos. Ademais, todos esses componentes interagem em um processo dinâmico com influência importante do ambiente em que os indivíduos estão inseridos. A participação é considerada um dos desfechos finais mais importantes da reabilitação, além de ser considerada um direito de todos[27]. Sabe-se que crianças e adolescentes brasileiros com PC apresentam taxas menores de participação em comparação aos que vivem em países desenvolvidos (Austrália e Canadá), o que poderia ser explicado pelas diferenças contextuais[28].

As trajetórias longitudinais e as curvas percentuais de referência são dados importantes a serem compartilhados pelos terapeutas com as famílias. Sabe-se que a participação é influenciada por inúmeros fatores, principalmente aqueles relacionados com fatores contextuais (pessoais e ambientais). Assim, estudos sobre as trajetórias de desenvolvimento podem subsidiar a prática clínica dos terapeutas e das famílias por meio do estabelecimento de metas, seleção da intervenção mais adequada e acompanhamento e monitoramento do desempenho ao longo do tempo (comparando os valores de referência aos dos pares típicos), a fim de apoiar a participação das crianças ao longo da vida.

Os estudos sobre as trajetórias de participação são escassos na literatura[11]. Chiarello e cols. (2020)[19] desenvolveram trajetórias e percentis de referência quanto à frequência de participação em atividades em família e recreacionais de 708 crianças com PC entre 2 e 12 anos de idade por meio do teste *Child Engagement in Daily Life Measure* e do GMFCS. A partir dos dados coletados, observou-se que, em média, a frequência de participação na família e as atividades recreativas permaneceram estáveis entre os 2 e os 12 anos de idade, com pequeno declínio para as crianças classificadas nos níveis II e V do GMFCS. Os autores destacam as variações encontradas em cada nível e ressaltam a importância dos profissionais da saúde garantirem que a frequência de participação nas atividades familiares e recreativas esteja alinhada com o interesse das crianças, bem como que convém atentar para as barreiras ambientais, principalmente as facilmente modificáveis.

Como ressaltado neste tópico, a participação é mediada por inúmeros fatores. Assim, são necessários mais estudos que investiguem essas trajetórias de participação, considerando diferentes regiões e localidades, com níveis socioeconômicos e educacionais distintos. Além disso, instrumentos mais contemporâneos, como a Medida da Participação e do Ambiente – Crianças Pequenas (YC-PEM) e Medida da Participação e do Ambiente – Crianças e Jovens (PEM-CY), que investigam a participação ao mesmo tempo que as barreiras e suportes ambientais, podem também fornecer informações mais acuradas sobre essas trajetórias de participação. Não há dados sobre trajetórias em países em desenvolvimento, como o Brasil.

TRAJETÓRIAS EM ESTRUTURA E FUNÇÃO CORPORAL

Funções neuromusculares e ósseas

Como citado previamente, indivíduos com PC podem apresentar deficiências secundárias (incluindo espasticidade e contraturas) de maneira variável, o que leva a diferentes fenótipos clínicos que podem afetar as funções neuromusculoesqueléticas de modos distintos. Uma revisão narrativa apontou que o crescimento muscular na PC se desvia do desenvolvimento típico, que é mais evidente a partir dos 15 meses de idade. Além disso, os músculos dos indivíduos com PC, principalmente do tipo espástico, podem apresentar redução de até 40% em seu volume, podem ser mais curtos em comprimento, podem apresentar tendões mais longos e podem ter menos sarcômeros em série que são mais sobrecarregados quando analisados em relação aos pares típicos[29].

Essas alterações neuromusculares são mediadas também por alterações em nível celular. Dentro das fibras musculares, as células satélites podem estar reduzidas em até 40% a 70%, e a capacidade regenerativa das células satélites remanescentes parece comprometida. Essa regeneração muscular prejudicada na PC está associada à expansão da matriz extracelular e ao aumento da expressão de genes pró-inflamatórios. Por consequência, os músculos são menores, rígidos e mais fracos do que o músculo típico, também comprometendo estruturas adjacentes, como articulações, ligamentos e ossos. Todas essas alterações podem contribuir de alguma forma e explicar os menores níveis de engajamento e frequência em atividades físicas recreativas e esportivas (menos tolerância ao exercício físico, diminuindo, assim, as oportunidades de carga mecânica e iniciando um ciclo vicioso de perda muscular, desuso e sarcopenia secundária)[29]. A Figura 1.8 apresenta um modelo hipotético das trajetórias de alterações por nível no GMFCS.

Em vista das alterações musculares provocadas pela PC, essas crianças apresentam maior probabilidade de desenvolverem deslocamento/luxação do quadril[30]. O deslocamento da cabeça femoral lateralmente para fora do acetábulo é um grave problema musculoesquelético que pode se tornar progressivo, tornando necessária uma intervenção cirúrgica[31,32].

Mais de um terço das crianças com PC desenvolverá deslocamento do quadril ou displasia (uma em cada três crianças com PC), e mesmo as com PC leve estão em risco (uma em cinco); 20% das crianças com PC grave desenvolverão luxação do quadril e 50% das crianças com luxação do quadril desenvolverão dor e problemas para se sentar, mesmo que não andem[33].

O deslocamento do quadril em crianças com PC é decorrente de contraturas e espasticidade de adutores, flexores do quadril e isquiotibiais mediais, que não acompanham o crescimento dos ossos, encurtando-se[34]. O desequilíbrio muscular causa deformidade óssea secundária com aumento do deslocamento posterior do fêmur e displasia acetabular, levando à instabilidade da articulação do quadril em

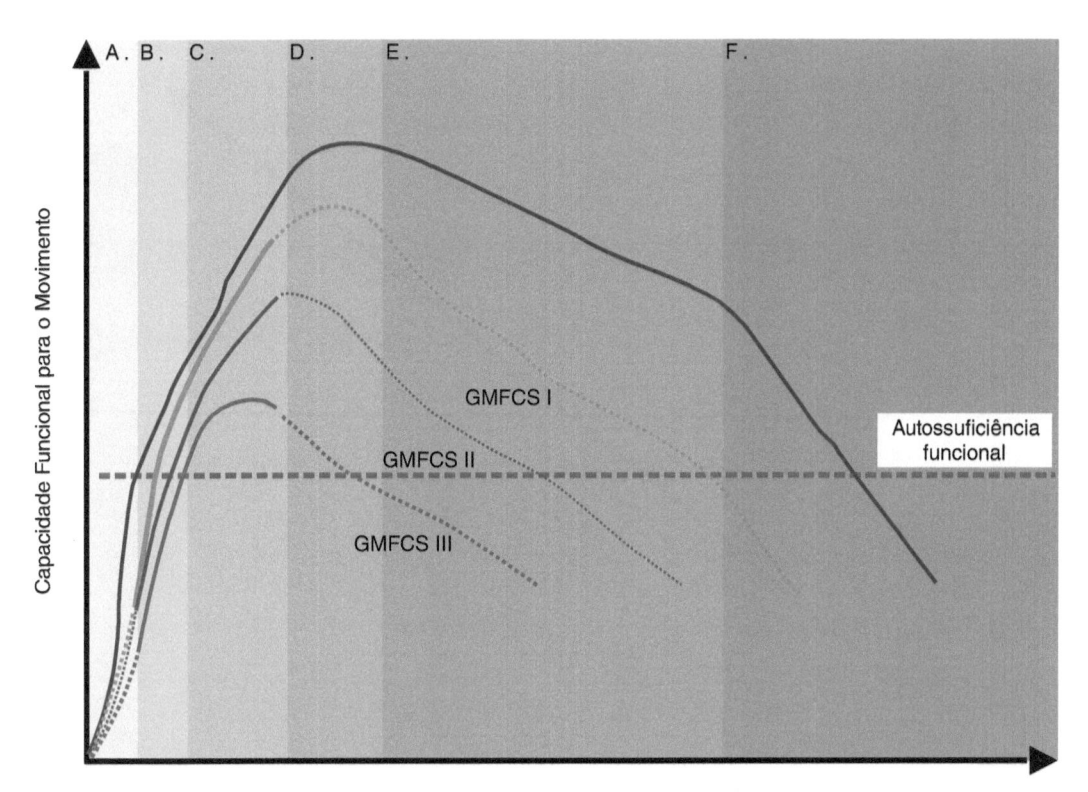

Figura 1.8 Trajetória hipotética da função muscular (eixo y) ao longo da vida (idade, eixo x) em indivíduos com desenvolvimento típico (DT) e indivíduos com PC com níveis I, II e III do GMFCS. As trajetórias propostas transitam de linhas sólidas para linhas tracejadas onde a literatura é escassa. A ausência dos níveis IV e V do GMFCS é um reflexo da escassez de dados sobre essas coortes. A linha horizontal tracejada representa o limiar hipotético para autossuficiência funcional. Os blocos sombreados representam os estágios da vida para marcar as variações nas taxas de crescimento: (A) primeira infância: período de rápido desenvolvimento; (B) infância: período de melhoria contínua; (C) adolescência: melhoria prolongada em DT com ganhos menores em PC; (D) idade adulta precoce: atingindo o pico; (E) idade adulta: declínio gradual; (F) idade avançada: declínio rápido. (Adaptada de Handsfield *et al.*, 2022, a partir do modelo proposto por Shortland no artigo Muscle deficits in cerebral palsy and early loss of mobility: can we learn something from our elders? Dev Med Child Neurol 2009; 51[suppl 4]:59-63. Disponível em: https://doi.org/10.1111/j.1469-8749.2009. 03434.x.[29].)

virtude do posicionamento do quadril em adução, flexão e rotação interna[34].

Em estágios posteriores, há aumento da rigidez e limitação da amplitude de movimento da articulação do quadril, o que pode dificultar o uso do banheiro e a manutenção da higiene[34]. Além disso, o atraso ou a ausência do ortostatismo precoce previne o remodelamento normal dos ossos e o fêmur acaba por persistir com valgo e anteversão aumentada, e essa condição óssea, juntamente com a contratura muscular, leva ao deslocamento progressivo da cabeça do fêmur e à displasia acetabular[34]. Outros problemas de posicionamento – sentar, ficar em pé, andar – e deformidades da coluna também podem ser afetados pelo deslocamento do quadril[32].

O grupo que apresenta risco maior de displasia do quadril é o de crianças classificadas nos níveis IV (automobilidade com limitações; podendo utilizar mobilidade motorizada) e V (transportadas em cadeira de rodas manual) no GMFCS[32,33,35]. Embora as crianças que não andam apresentem risco maior, mesmo aquelas com PC que deambulam, classificadas em níveis mais leves (II ou III do GMFCS),

podem ter displasia do quadril silenciosa, a qual pode tornar-se dolorosa se não tratada[36-38].

Uma revisão recente sobre o tema demonstrou que, além de causar dor, o deslocamento do quadril nessas crianças pode levar à redução da funcionalidade e à diminuição da qualidade de vida, tornando importante seu monitoramento[38].

A detecção da subluxação do quadril por meio de exames radiográficos do quadril é componente essencial da vigilância do quadril e demonstrou prevenir luxações do quadril, possibilitando detecção precoce e tratamento também precoce e eficaz[39-44]. Para avaliação dessas radiografias, é utilizado um método considerado padrão ouro: o método de Reimers (porcentagem de migração), que consiste na porcentagem de migração da cabeça femoral obtida através da porcentagem de cabeça femoral lateral à linha de Perkins em relação ao diâmetro total da epífise femoral proximal – em clientes com PC, índice de Reimers entre 10% e 30% é considerado quadril em risco; acima de 30% de migração, quadril subluxado; e entre 90% e 100%, quadril luxado[45].

Relação entre níveis do GMFCS e risco de deslocamento de quadril

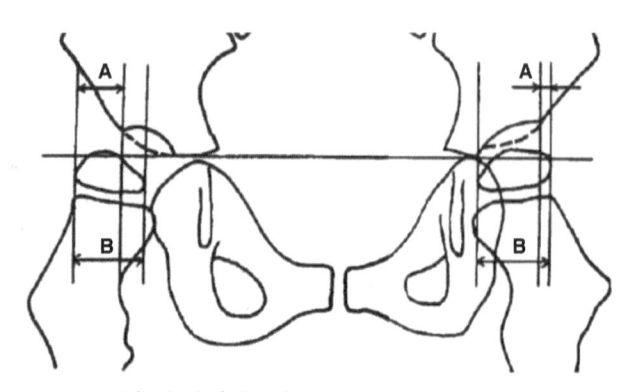

Figura 1.9 Relação entre os níveis do GMFCS e o percentual de chances de deslocamento do quadril com percentual de migração > 30%. (Adaptada de Soo *et al.*, 2006[35].)

Tolerância ao exercício físico

Tolerância ao exercício ou resistência à atividade física é definida pela CIF como o "nível geral de tolerância ao exercício ou resistência"[17]. Trajetórias longitudinais foram realizadas para avaliar o desenvolvimento da resistência à atividade física de crianças de 18 meses a 12 anos de idade com PC em diferentes níveis do GMFCS. As crianças demonstraram ligeiro aumento nos escores de tolerância para exercício físico entre as idades de 2 e 5 anos, a qual permaneceu relativamente estável após os 5 anos de idade. Em geral, à medida que os níveis funcionais das crianças diminuem,

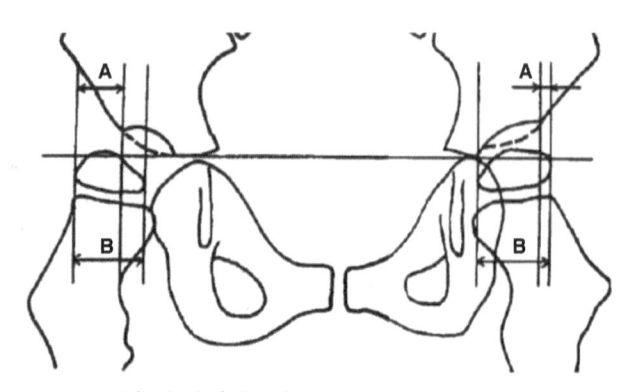

Figura 1.10 Cálculo do índice de Reimers (porcentagem de migração) a partir da porcentagem da cabeça femoral lateral à linha de Perkins em relação ao diâmetro total da epífise femoral proximal: IR = a/b × 100%. (Adaptada de Bozinovski *et al.*, 2008[46].)

sua tolerância ou resistência média para atividades também diminui[47]. Além disso, um estudo sobre a validação do uso de uma ferramenta para avaliação da resistência à atividade física em crianças brasileiras identificou que as mais novas (de 2 a 5 anos) com PC apresentaram níveis menores de resistência, comparadas às mais velhas (de 6 a 12 anos). A resistência diferiu significativamente entre as crianças nos diferentes níveis do GMFCS, com maior resistência para as deambulantes (níveis I, II e III), em comparação com as não deambulantes (níveis IV e V). As crianças com PC apresentaram ainda níveis mais baixos de resistência em comparação com aquelas com desenvolvimento típico da mesma faixa etária[48].

CONSIDERAÇÕES FINAIS

As crianças e adolescentes com PC apresentam distintos padrões e trajetórias quanto aos diferentes domínios da CIF (isto é, atividade, participação, estrutura e função do corpo), os quais, como discutido neste capítulo, são potencialmente influenciados pelos fatores contextuais (pessoais e ambientais). A literatura aponta que os estudos ainda dirigem mais foco para as trajetórias de atividade (mobilidade e autocuidado) e estrutura e função do corpo; portanto, pouco se sabe sobre as trajetórias de participação e seus determinantes, especialmente em países em desenvolvimento, como o Brasil.

Vimos neste capítulo que as crianças irão atingir diferentes trajetórias de acordo com o domínio da CIF investigado, a idade e o nível de classificação funcional. Cabe lembrar que, em especial no domínio atividade, as trajetórias podem variar quando são observados aspectos relacionados com capacidade ou desempenho, e os clínicos devem permanecer atentos a essas nuances, haja vista sua importância no processo de estabelecimento de metas, as quais são impactadas pelo nível de habilidade da criança – prognóstico (veja o Capítulo 2). O conhecimento sobre essa temática vem sofrendo constante atualização, e esperamos ter, no futuro, curvas e trajetórias referentes à realidade brasileira.

Referências

1. Rosenbaum P, Paneth N, Leviton A et al. A report: The definition and classification of cerebral palsy. April 2006. Dev Med Child Neurol 2007 Feb; 49:8-14.
2. Graham HK, Selber P. Musculoskeletal aspects of cerebral palsy. J Bone and Joint Surg Brit 2003 Mar; 85-B(2):157-66.
3. Peterson N, Walton R. Ambulant cerebral palsy. Orthopaedics and Trauma [Internet] 2016 Dec 1 [cited 2020 Sep 28]; 30(6):525–38. Disponível em: https://www.sciencedirect.com/science/article/pii/S1877132716301129.
4. Livingston R, Field D. Systematic review of power mobility outcomes for infants, children and adolescents with mobility limitations. Clinical Rehabilitation 2014 Apr 24; 28(10):954-64.
5. Rosenberg L, Maeir A, Gilboa Y. Evaluating a therapeutic powered mobility camp for children with severe cerebral palsy. Can J Occupat Therapy 2021 Aug 26; 88(4):294-305.
6. Field DA, Livingstone RW. Power mobility skill progression for children and adolescents: A systematic review of measures and their clinical application. Dev Med Child Neurol 2018 Mar 14; 60(10):997-1011.
7. Sala DA, Grant AD. Prognosis for ambulation in cerebral palsy. Dev Med Child Neurol Nov 1995; 37(11):1020-6.
8. Wu YW, Day SM, Strauss DJ, Shavelle RM. Prognosis for ambulation in cerebral palsy: A population-based study. Pediatrics Nov 2004; 114(5):1264-71.
9. Gefen N. Who sets the goals in pediatric rehabilitation? Dev Med Child Neurol 2020 Jan 26; 62(4):410-410.
10. Rosenbaum PL, Walter SD, Hanna SE et al. Prognosis for gross motor function in cerebral palsy: Creation of motor development curves. JAMA 2002; 288(11):1357-63.
11. Chagas PSC, Magalhães EDD, Sousa Junior RR et al. Development of children, adolescents, and young adults with cerebral palsy according to the ICF: A scoping review. Dev Med Child Neurol 2023 Jun;65(6): 745-53. doi: 10.1111/dmcn.15484. Epub 2022 Dec 5. PMID: 36469744.
12. Palisano R, Rosenbaum P, Walter S, Russell D, Wood E, Galuppi B. Development and reliability of a system to classify gross motor function in children with cerebral palsy. Dev Med Child Neurol 1997 Apr; 39(4):214-23. doi: 10.1111/j.1469-8749.1997.tb07414.x. PMID: 9183258.
13. Palisano RJ et al. Content validity of the expanded and revised Gross Motor Function Classification System. Dev Med Child Neurol 2008; 50(10):744-50.
14. Morris C, Galuppi BE, Rosembaum PL. Reliability of family report for the Gross Motor Function Classification System. Dev Med Child Neurol 2004; 46(7):455-60.
15. Eliasson AC et al. The Manual Ability Classification System (MACS) for children with cerebral palsy: Scale development and evidence of validity and reliability. Dev Med Child Neurol 2006; 48(7):549-54.
16. Graham HK et al. The Functional Mobility Scale (FMS). J Pediatr Orthop 2004; 24(5):514-20.
17. WHO. International classification of functioning, disability and health (ICF). WHO Library, 2001.
18. Furtado MAS, Ayupe KMA, Christovao IS et al. Physical therapy in children with cerebral palsy in Brazil: A scoping review. Dev Med Child Neurol 2022 May; 64(5):550-60.
19. Chiarello LA, Palisano RJ, Avery L, Hanna S, On Track Study Team. Longitudinal trajectories and reference percentiles for participation in family and recreational activities of children with cerebral palsy. Phys Occup Ther Pediatr 2021; 41(1):18-37.
20. Russell DJ, Wright M, Rosenbaum P, Avery L. Gross Motor Function Measure (GMFM-66 & GMFM-88) User's Manual. 3. ed. Mac Keith Press, 2021: 320.
21. Haley SM, Chafetz RS, Tian F et al. Validity and reliability of physical functioning computer-adaptive tests for children with cerebral palsy. J Pediatr Orthop 2010; 30(1):71-5.
22. Palisano RJ, Rosenbaum P, Bartlett D, Livingston MH. Content validity of the expanded and revised Gross Motor Function Classification System. Dev Med Child Neurol 2008; 50(10):744-50.
23. Hanna SE, Rosenbaum PL, Bartlett DJ et al. Stability and decline in gross motor function among children and youth with cerebral palsy aged 2 to 21 years. Dev Med Child Neurol 2009; 51(4):295-302.
24. Burgess A, Reedman S, Chatfield MD, Ware RS, Sakzewski L, Boyd RN. Development of gross motor capacity and mobility performance in children with cerebral palsy: A longitudinal study. Dev Med Child Neurol 2021 Nov 20. doi:10.1111/dmcn.15112.
25. Andrews C, Namaganda LH, Imms C et al. Participation of children and young people with cerebral palsy in activities of daily living in rural Uganda. Dev Med Child Neurol 2023 Feb; 65(2):274-84. doi: 10.1111/dmcn.15323.
26. Eliasson A, Nordstrand L, Backheden M, Holmefur M. Longitudinal development of hand use in children with unilateral spastic cerebral palsy from 18 months to 18 years. Dev Med Child Neurol 2022 Jul 28.
27. Longo E, Badia M, Orgaz BM. Patterns and predictors of participation in leisure activities outside of school in children and adolescents with Cerebral Palsy. Res Dev Disabil 2013 Jan; 34(1):266-75. doi: 10.1016/j.ridd.2012.08.017.
28. Souto DO, Cardoso de Sa CDS, de Lima Maciel FK et al. I Would Like to Do It Very Much! Leisure Participation Patterns and Determinants of Brazilian Children and Adolescents With Physical Disabilities. Pediatr Phys Ther 2023 Jul 1; 35(3):304-12. doi: 10.1097/PEP.0000000000001019. Epub 2023 Apr 24. PMID: 37095616.
29. Handsfield GG, Williams S, Khuu S, Lichtwark G, Stott NS. Muscle architecture, growth, and biological remodeling in cerebral palsy: A narrative review. BMC Musculoskeletal Disorders 2022 Mar 10; 23(1).
30. Terjesen T, Horn J. Risk factors for hip displacement in cerebral palsy: A population-based study of 121 nonambulatory children. J Child Orthop 2022 Aug; 16(4):306-12.
31. Adams CT, Lakra A. Clinical and functional outcomes of total hip arthroplasty in patients with cerebral palsy: A systematic review. J Orthop 2020 Sep; 21:19-24.
32. Aroojis A, Mantri N, Johari AN. Hip displacement in cerebral palsy: The role of surveillance. Indian J Orthop 2020 Jun 11; 55(1):5-19.
33. Wagner P, Hägglund G. Development of hip displacement in cerebral palsy: A longitudinal register study of 1,045 children. Acta Orthop 2022 Jan 3; 124-31.
34. Pruszczynski B, Sees J, Miller F. Risk factors for hip displacement in children with cerebral palsy. J Pediatr Orthop 2016 Dec; 36(8):829-33.
35. Soo B, Howard JJ, Boyd RN, Reid SM et al. Hip displacement in cerebral palsy. J Bone Joint Surg Am 2006 Jan; 88(1):121-9. doi: 10.2106/JBJS.E.00071.
36. Larsen SM, Ramstad K, Terjesen T. Hip pain in adolescents with cerebral palsy: A population based longitudinal study. Dev Med Child Neurol 2021 Jan 3.

37. Marcström A, Hägglund G, Alriksson-Schmidt AI. Hip pain in children with cerebral palsy: A population-based registry study of risk factors. BMC Musculoskeletal Disorders 2019 Feb 8; 20(1).

38. San Juan AM, Swaroop VT. Cerebral palsy: Hip surveillance. Pediatric Annals 2022 Sep; 51(9).

39. Huser A, Mo M, Hosseinzadeh P. Hip surveillance in children with cerebral palsy. Orthop Clin N Am 2018 Apr; 49(2):181-90.

40. Shrader MW, Wimberly L, Thompson R. Hip surveillance in children with cerebral palsy. J Am Acad Orthop Surg 2019 Oct; 27(20):760-8.

41. Shore BJ, Shrader MW, Narayanan U, Miller F, Graham HK, Mulpuri K. Hip surveillance for children with cerebral palsy. J Pediatr Orthop 2017; 37(7):e409-14.

42. Milks KS, Mesi EL, Whitaker AT, Ruess L. Standardized process measures in radiographic hip surveillance for children with cerebral palsy. Pediatric Quality & Safety 2021 Nov; 6(6):e485.

43. Miller SD, Shore BJ, Mulpuri K. Hip surveillance is important to children with cerebral palsy: Stop waiting, start now. JAAOS: Global Research and Reviews 2019 Apr; 3(4):e021.

44. Miller SD, Mayson TA, Mulpuri K, O'Donnell ME. Developing a province-wide hip surveillance program for children with cerebral palsy: From evidence to consensus to program implementation: A mini-review. J Pediatr Orthop B 2019 Dec 9; 29(6):517-22.

45. Reimers J. The stability of the hip in children: A radiological study of the results of muscle surgery in cerebral palsy. Acta Orthop Scand 1980 Jul; 51(sup184):1-100.

46. Bozinovski Z, Poposka A, Serafimoski V. Hip reduction in cerebral palsy with soft tissue operative procedures. Prilozi 2008, 29(1): 211-19.

47. Jeffries LM, Fiss ALF, McCoy SW, Bartlett D, Avery L, Hanna S, On Track Study Team. Developmental trajectories and reference percentiles for range of motion, endurance, and muscle strength of children with cerebral palsy. Phys Ther 2019 Mar 1; 99(1):328-38.

48. Fonseca Romeros ACS, Sousa Junior R, Souto D et al. Translation, reliability, and validity of the Brazilian-Portuguese version of the Early Activity Scale for Endurance (EASE). Disabil Rehabil 2023 Apr 7:1-6. doi: 10.1080/09638288.2023.2194682. Epub ahead of print. PMID: 37026412.

Estabelecimento de Metas em Reabilitação e Modelo de Tomada de Decisão Baseada em Evidência

Rejane Vale Gonçalves
Hércules Ribeiro Leite
Ana Cristina Resende Camargos

INTRODUÇÃO

O estabelecimento de metas é uma das etapas mais importantes no cenário da prática clínica dos profissionais da área da reabilitação. Neste capítulo iremos apresentar as perspectivas históricas e os modelos teóricos para o estabelecimento de metas, bem como as estratégias para seu planejamento e mensuração. Abordaremos os principais instrumentos e métodos utilizados para o estabelecimento de metas: o roteiro de entrevista inspirado na Medida Canadense de Desempenho Ocupacional (COPM) e a *Goal Attainment Scaling* (GAS). Por fim, discutiremos o modelo de tomada de decisão baseada em evidência (*Rehabilitation Evidence bAsed Decision-making* – modelo READ).

PERSPECTIVA HISTÓRICA

O estabelecimento de metas é um dos alicerces que organizam o raciocínio clínico do profissional da reabilitação infantil. Atualmente, é praticamente impossível pensar em reabilitação sem o estabelecimento de metas terapêuticas por meio da parceria entre a família e o profissional, mas sabemos que nem sempre foi assim. O direito dos pais de participarem da decisão para o estabelecimento de metas e o planejamento dos serviços de seus filhos foi adquirido a partir dos esforços de grupos de pais ativistas que culminaram

em mudanças legislativas nos EUA por meio da publicação da Lei Pública 94-142[1].

O estabelecimento de metas pelas crianças e/ou suas famílias constitui uma das recomendações de melhores práticas em reabilitação, sendo citado em livros didáticos, artigos e diretrizes na área da reabilitação infantil[1]. No entanto, foi consideravelmente marginalizado ou desconhecido da literatura acadêmica até o final da década de 1960. Isso não significa que clínicos experientes não estivessem estabelecendo metas com seus clientes antes desse período, mas havia pouco ou nenhum reconhecimento formal desse processo nos textos acadêmicos sobre o fornecimento de serviços em reabilitação às pessoas com deficiência[2].

Kiresuk & Sherman (1968)[3] foram dois dos primeiros autores a descreverem o estabelecimento de metas de forma estruturada por meio do desenvolvimento da *Goal Attainment Scaling* (GAS). Entretanto, essa escala só iria consolidar-se no cenário da reabilitação a partir de 1980, com a concomitante inclusão dos clientes como sujeitos ativos dentro desse processo[2].

Modelos teóricos para o estabelecimento de metas

O estabelecimento de metas na área da reabilitação pediátrica é influenciado pelas percepções dos pais, irmãos e cuidadores e pela capacidade de envolvimento da criança nesse processo. Conhecer o arcabouço teórico do processo de estabelecimento de metas é um elemento-chave da prática em reabilitação e uma competência primordial dos profissionais que atuam nessa área[4].

As teorias listadas a seguir forneceram a base para o desenvolvimento de uma estrutura teórica relevante para o estabelecimento de metas na área da reabilitação neurofuncional da criança, do adolescente e do adulto:

- Teoria social cognitiva[5].
- Teoria da autodeterminação[6].
- Teoria da abordagem do processo de ação em saúde[7].
- Proficiência ou capacidade de motivação[8].
- Teoria do estabelecimento de metas[9].

Essas teorias têm implicações claras para a pesquisa e a prática na área da reabilitação pediátrica. Entretanto, há consenso nos estudos da ciência comportamental de que a utilização de um único modelo teórico não é adequado e que uma estratégia que integre várias teorias cognitivas sociais e que compartilhe construtos ou conceitos semelhantes pode ser mais adequada para compreender a grandeza dos comportamentos humanos relacionados com a saúde[2]. Essas teorias de estabelecimento de metas, a partir do campo da psicologia, podem ser integradas a modelos mais amplos usados na reabilitação, como o modelo biopsicossocial da Classificação Internacional de Funcionalidade, Incapacidade e Saúde (CIF)[10].

A CIF consiste em uma estrutura para organização e registro de dados sobre a funcionalidade e a incapacidade de um indivíduo. Por meio do sistema organizacional da CIF é possível compreender como os três domínios de funcionalidade (estruturas e funções corporais, atividade e participação) se inter-relacionam de maneira dinâmica com a condição de saúde de uma pessoa e os fatores contextuais (fatores ambientais e fatores pessoais)[10].

No modelo apresentado por Siegert & Levack (2015)[2] é possível verificar que as crenças de autoeficácia (isto é, a capacidade da própria pessoa de se organizar e executar ações para atingir metas)[5] e os desfechos que são esperados para determinada criança ou adolescente (ou seja, resultados esperados, como conseguir aumentar a velocidade de marcha, andar ou alcançar determinado objeto) podem estar diretamente relacionados com as deficiências das estruturas e funções corporais e poderão contribuir para o estabelecimento de metas – que envolvem, na maior parte das vezes, as limitações de atividade (Figura 2.1). As limitações de atividade também contribuem para as crenças de autoeficácia e para os desfechos esperados pelas crianças e contribuem para o estabelecimento de metas de participação dessas crianças.

Todo esse raciocínio nos ajuda a entender por que é importante que as metas também estejam relacionadas "prioritariamente" com os domínios de atividade e participação. Cabe destacar também que, dentro desse modelo biopsicossocial, as metas em reabilitação podem ter como alvo (desfecho) melhorar ou restaurar as funções e estruturas corporais, dependendo das necessidades da criança e/ou de sua família[11].

Considere o exemplo de uma criança com paralisia cerebral (PC), 8 anos de idade, classificada no nível III do Sistema de Classificação da Função Motora Grossa (GMFCS [veja o Capítulo 1]), tipo espástica, marcha agachada (*crouch*), que acaba de ser submetida a uma cirurgia para alongamento do tendão do calcâneo bilateralmente. Sabe-se que essa intervenção cirúrgica pode afetar sua autoeficácia referente à habilidade de andar em diferentes terrenos com seu andador anterior, como ir ao quintal, sair da sala de aula e passear no *shopping*.

Essa criança é capaz de antever que poderá cair durante essas atividades (desfechos esperados). Ela então poderá modificar suas metas, evitando sair da sala e ir ao *shopping*

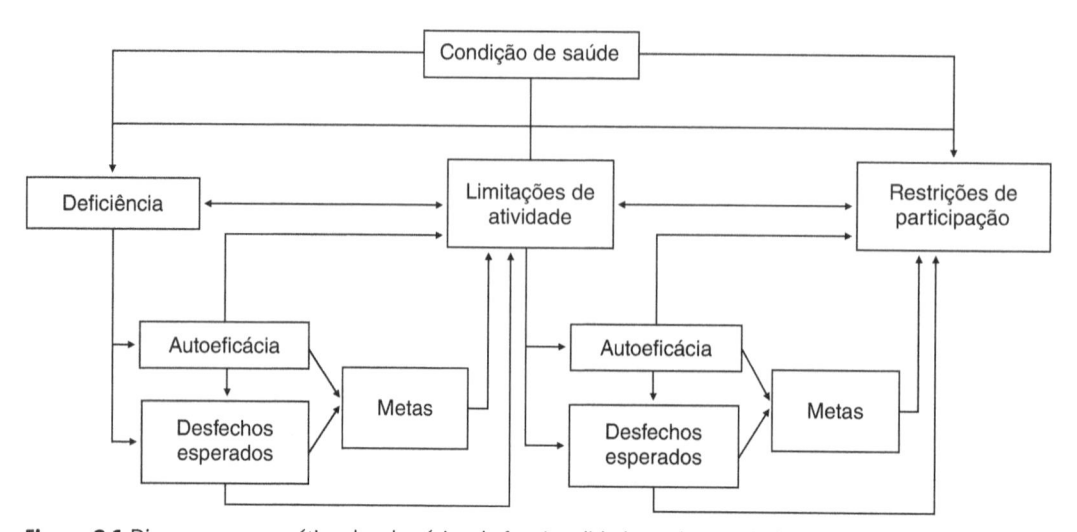

Figura 2.1 Diagrama esquemático dos domínios de funcionalidade e relações. (Adaptada de Siegert & Levack, 2015[2].)

(limitações de atividade). A experiência de limitações em atividades pode afetar seu envolvimento e frequência em diversas atividades sociais ou até mesmo individuais (restrição na participação), como brincar com os amigos no pátio da escola ou com os irmãos no quintal e ir ao *shopping* com seus amigos para assistir a um filme, uma vez que falta confiança em sua mobilidade e a criança acaba antecipando eventos negativos, como desequilibrar-se e cair.

Apesar de ser uma área ainda pouco investigada na literatura, tem sido apontado que crianças típicas com alto nível de eficácia podem selecionar metas mais desafiadoras, estar mais motivadas e, finalmente, apresentar maior desempenho nas metas estabelecidas, comparado ao de uma criança com baixa autoeficácia e habilidades similares.[12]

No tópico a seguir será discutido como esse arcabouço teórico pode estar associado às estratégias de planejamento/ação para um estabelecimento de metas mais assertivo na prática clínica.

ALINHAMENTO DAS TEORIAS PARA ESTABELECIMENTO DE METAS E ESTRATÉGIAS PARA PLANEJAMENTO E AÇÃO

Estratégias alinhadas com os modelos teóricos apresentados no tópico anterior serão apresentadas no Quadro 2.1, de acordo com as cinco fases de estabelecimento de metas propostas por Lenzen e cols. (2017)[13]: (1) preparação, (2) formulação de metas, (3) formulação do plano de ação, (4) planejamento de enfrentamento e (5) acompanhamento.

De acordo com Pritchard-Wiart, Thompson-Hodgetts & McKillop (2019)[4], nesse planejamento, convém adotar uma estratégia do tipo *child first*, ou seja, uma abordagem que enfatize o engajamento máximo da criança, ouvindo suas preferências, seja por meio de desenhos ou vídeos, seja mediante observação em ambiente natural ou por instrumentos padronizados com esse objetivo. Essa estratégia pode ser o pontapé inicial para explorar o estabelecimento de metas com a família.

A literatura tem destacado que as crianças sabem o que querem alcançar[11]. Ademais, tem sido observado que as metas autoidentificadas pelas crianças são alcançáveis na mesma medida que os objetivos identificados pelos pais, bem como permanecem estáveis ao longo do tempo[14]. Entretanto, muitas crianças mais jovens ou com deficiências nas funções de comunicação ou mentais irão precisar dos pais para representar seus interesses nesse processo.

No entanto, o estabelecimento de metas na área da reabilitação pediátrica pode ser otimizado para que mesmo nesses casos as metas sejam motivadoras e significativas por meio da identificação de suas ações e reações[2,15]. Assim, é possível confiar nas crianças para identificação de seus próprios objetivos de intervenção, influenciando, assim, seu envolvimento em seus programas de intervenção.

Quadro 2.1 Alinhamento das teorias e estratégias para estabelecimento de metas

Preparação	Compartilhe informações com as famílias sobre o propósito do estabelecimento de metas Faça um esforço conjunto para entender a visão de mundo de pais e filhos e por que certas atividades são importantes para eles Incentive os pais e as crianças a pensarem sobre seus objetivos antes da discussão (p. ex., peça às crianças para tirar fotos ou fazer vídeos ou desenhos das atividades que gostariam de discutir)
Formulação da meta	Identifique metas que são específicas, importantes para a criança e desafiadoras, mas não exceda as capacidades dos pais e filhos Certifique-se de que as metas sejam importantes e significativas para a criança e para os pais Considere as atividades que a criança está tentando, mas ainda não domina totalmente Considere o nível de autoeficácia da criança na tarefa em relação ao objetivo Considere definir metas de comportamento dos pais/responsáveis, além das metas com foco na criança (se for necessária a mudança de comportamento dos pais) Garanta que a conversa sobre as metas possibilite o estabelecimento das metas em conjunto Use ferramentas padronizadas, como o roteiro de entrevista inspirado na COPM e/ou a escala GAS
Formulação do plano de ação	Envolva pais e filhos no processo para identificar ideias para atividades de integração em suas rotinas diárias Certifique-se de que a criança/pais entenda(m) a lógica das estratégias de intervenção e conexão com as metas
Lidando com o plano	Discuta possíveis barreiras para as atividades terapêuticas em andamento, como elas podem ser abordadas e a confiança para abordá-las Aborde a confiança ao lidar com barreiras, especialmente se a autoeficácia de enfrentamento for baixa
Follow-up	Garanta o foco consistente no objetivo (alinhamento da atividade terapêutica com o objetivo, garantindo que a criança e os pais entendam essa relação) Use estratégias de aumento de confiança, especialmente se a autoeficácia para a tarefa for baixa (p. ex., encorajamento, *feedback* construtivo e modelos de terapia em grupo com crianças de níveis de habilidade semelhantes) Garanta a avaliação de progresso intermitente e *feedback* relacionado com o objetivo (p. ex., comparação por vídeo do antes e do depois)

COPM: Medida Canadense de Desempenho Ocupacional; GAS: *Goal Attainment Scaling*.
Fonte: adaptado de Pritchard-Wiart *et al.*, 2019[4].

Cabe salientar, também, que muitos pais não desejam ter a responsabilidade de elencar metas sozinhos e podem sentir-se mais confortáveis quando esse processo é conduzido de forma colaborativa[4].

INSTRUMENTOS E FERRAMENTAS PARA AUXILIAR O ESTABELECIMENTO DE METAS

Com o objetivo de empoderar e possibilitar que as famílias tenham contato com ideias e pensamentos contemporâneos sobre a funcionalidade, têm sido utilizadas as ferramentas *F-words* ou Minhas Palavras Favoritas[16,17]. A partir do modelo da CIF, pesquisadores canadenses desenvolveram as seis palavras favoritas ou *F-words*, que destacam as principais áreas que envolvem o desenvolvimento infantil: saúde (estrutura e função), funcionalidade (atividade), amigos (participação), família (fatores ambientais), diversão (fatores pessoais) e futuro (Figura 2.2).

A partir desse conjunto de ideias interligadas, a *CanChild*, em conjunto com familiares de crianças com deficiências, desenvolveu várias ferramentas, as *F-words tools*, que podem ser utilizadas pelos profissionais da saúde e gestores tanto com o objetivo de disseminar essas novas ideias como para auxiliar as famílias a identificarem metas terapêuticas relevantes para seus filhos. As ferramentas são: termo de compromisso, colagem de palavras, perfil das palavras favoritas e folha de metas, traduzidas para o português e encontradas no portal *hub* da *CanChild* (Português-Brasil), no *link* https://canchild.ca/en/resources/brazilian-portuguese-hub/minhas-palavras-favoritas.

Além das ferramentas para auxiliar a família no estabelecimento de metas, dois instrumentos de avaliação individualizados têm sido cada vez mais usados na reabilitação pediátrica: a COPM e a escala GAS[1].

A COPM é um instrumento de medida centrado no cliente e administrado em formato de entrevista semiestruturada com a família e a criança. Esse processo envolve perguntas sobre atividades de autocuidado, produtividade e lazer que a criança gostaria de realizar ou executa com dificuldade[19].

Originalmente desenvolvido para ser usado por terapeutas ocupacionais, já que o principal desfecho avaliado é o desempenho ocupacional, esse instrumento apresenta adequada validade de conteúdo e construto e se mostrou responsivo a mudanças no desempenho de crianças com PC antes e após a implementação de um programa de intervenção[20]. Entretanto, seu uso tem sido expandido para outros profissionais de saúde e equipes multidisciplinares de reabilitação com o objetivo de identificar as principais necessidades e preocupações da família e direcionar os membros da equipe que precisam estar envolvidos para o alcance das metas.

Desse modo, outras questões podem ser levantadas pela família, além das originalmente incluídas no instrumento. An & Palisano (2014)[21] desenvolveram um roteiro de entrevista semiestruturado inspirado na COPM com o objetivo de levantar questões de interesse e áreas de preocupação da família não necessariamente referentes à ocupação. A partir daí, outros estudos têm utilizado roteiros de entrevistas inspirados na COPM de modo a auxiliar a família na escolha de

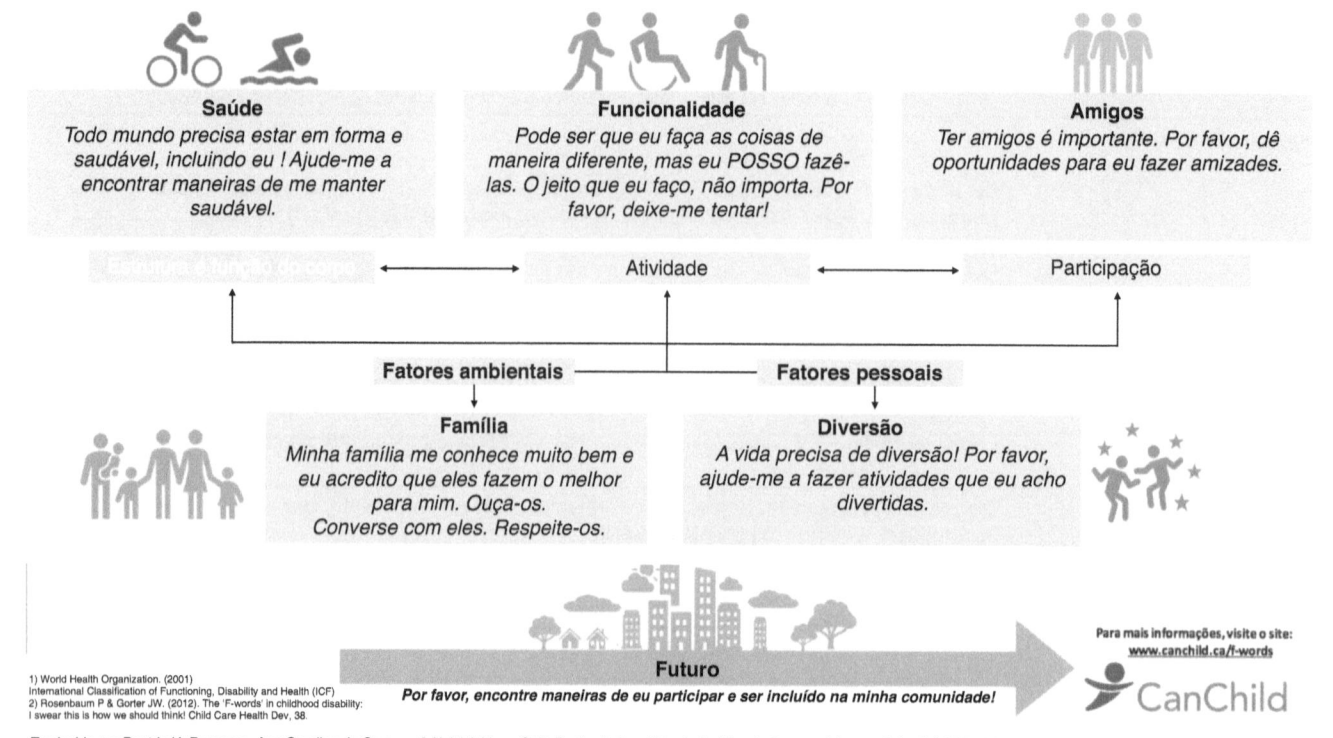

Figura 2.2 Estrutura da Classificação Internacional de Funcionalidade, Incapacidade e Saúde (CIF) e "Minhas Palavras Favoritas". (Disponível em: www.canchild.ca.)

metas de intervenção para desfechos motores[22-24]. Informações detalhadas sobre o formato original da COPM podem ser encontradas no *site* https://www.thecopm.ca.

O roteiro de entrevista inspirado na COPM inclui perguntas gerais sobre o que a criança ou a família gosta(m) de fazer, quais atividades já foram tentadas e o que dificultou o desempenho da atividade. Além disso, avalia se há alguma atividade que a criança gostaria muito de executar ou que a família gostaria que ela realizasse, mas que a criança não consegue concretizar. Para isso é necessário pensar em atividades que a criança e a família acreditam que possam ser alcançadas naquela fase específica do desenvolvimento. Recomenda-se que sejam escolhidas duas ou três atividades para que a intervenção possa focar no alcance dessas metas[21]. O Quadro 2.2 mostra exemplos de perguntas que podem ser feitas durante a entrevista com a família.

O próximo passo consiste em graduar, em uma escala de 1 a 10, a importância, para a criança e/ou para sua família, de conseguir realizar a atividade desejada. Nessa escala, 1 representa nenhuma importância e 10, extremamente importante, como mostrado na Figura 2.3. Caso a família aponte várias atividades almejadas, devem ser escolhidas duas ou três pontuadas como as mais importantes.

Depois de a criança e a família terem escolhido as metas, considerando a importância de cada atividade, recomenda-se quantificar o desempenho atual da criança em cada uma delas para que seja possível compará-lo com o alcançado ao final do período de intervenção. O terapeuta solicita que a família gradue, em uma escala de 1 a 10, como é o desempenho da criança, sendo 1 incapaz de fazer e 10 quando a criança realiza a atividade extremamente bem, como apresentado na Figura 2.4.

Quadro 2.2 Processo de entrevista focado na criança e em sua família para o estabelecimento de metas

Processo de entrevista focado na criança e em sua família	Exemplos de perguntas que podem ser feitas
Explorar interesses e necessidades da criança	"O que sua criança/família gosta(m) de fazer? "Quais são as atividades que sua criança gostaria de fazer?" "Sua criança tentou realizar esta atividade?" (em resposta a uma atividade desejada) "Há alguma parte da tarefa que é mais difícil para a criança?"
Graduar a importância da atividade de interesse para a criança e/ou família	"Eu gostaria que você imaginasse uma escala de 1 a 10, com 1 representando uma atividade não muito importante e 10 uma atividade extremamente importante. Quão importante é para sua família que (nome da criança) seja capaz de realizar essa atividade?"
Graduar o desempenho atual da criança na atividade	"Eu gostaria que você imaginasse uma escala de 1 a 10, em que 1 significa que sua criança não é capaz de fazer de forma alguma e 10 que sua criança é capaz de fazer a atividade muito bem; onde sua criança está hoje (1-10)?"
Determinar uma meta específica, observável para o futuro imediato	"Em 3 meses (quando completar o tratamento, por exemplo), quando você observar a criança realizando essa atividade, o que vai fazer você dizer, 'Uau, alguma coisa está diferente; ele/a está fazendo a atividade muito bem!'?"

Fonte: adaptado de An & Palisano, 2014[21].

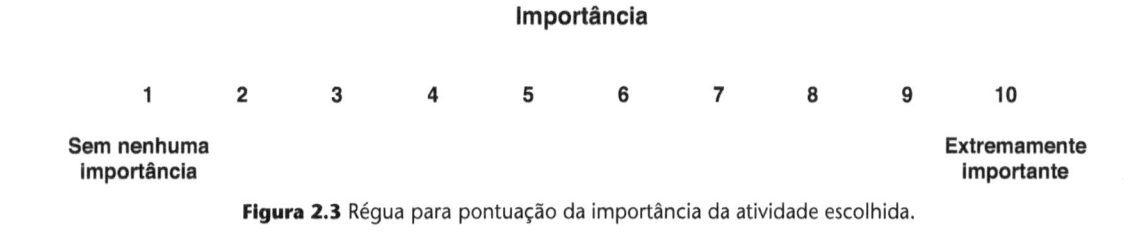

Figura 2.3 Régua para pontuação da importância da atividade escolhida.

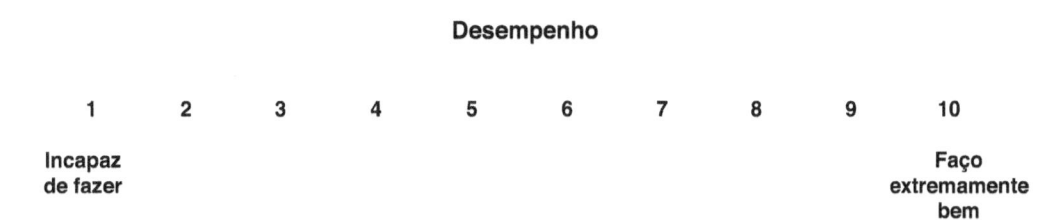

Figura 2.4 Régua para pontuação do desempenho da criança na atividade escolhida.

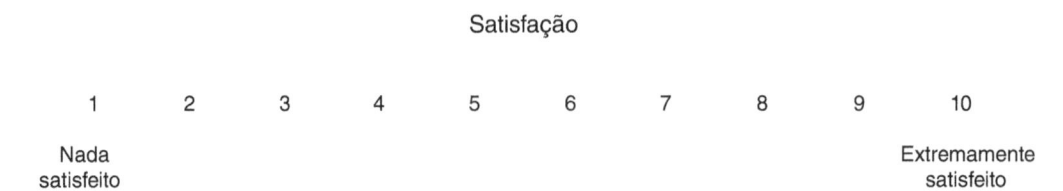

Figura 2.5 Régua para pontuação da satisfação dos pais com o desempenho da criança na atividade desejada.

Valores numéricos também podem ser atribuídos para definição dos níveis de satisfação da família com as atividades selecionadas como as mais importantes por meio da régua de pontuação da satisfação, na qual 1 representa nem um pouco satisfeita e 10, extremamente satisfeita, considerando o desempenho atual da criança (Figura 2.5).

Nesse roteiro de entrevista, o desempenho e a satisfação dos pais com o desempenho da criança devem ser pontuados no início do processo terapêutico, de modo a contribuir para o estabelecimento de metas, e posteriormente, após a intervenção, deve ser realizada nova pontuação, para verificar se foram identificadas mudanças. Uma mudança no desfecho acima de 2 pontos na COPM é considerada uma diferença mínima clinicamente importante, ou seja, uma mudança considerada clinicamente importante para a criança e/ou sua família[20].

Um método que pode ser usado em conjunto com o roteiro de entrevistas inspirado na COPM é a escala GAS, que quantifica de maneira personalizada o progresso da criança em relação aos objetivos definidos por meio de um método simples que pontua (quantifica) o alcance das metas de modo estruturado. É estabelecido o objetivo que se espera alcançar, acompanhado por dois estados acima do resultado esperado e dois abaixo, um dos quais costuma ser o estado atual. Por meio da GAS é possível afirmar se um objetivo foi ou não alcançado, bem como levar em conta os casos nos quais o desempenho excede à expectativa, enquanto em outras ocasiões o desempenho é menor do que o esperado, mas, mesmo assim, há algum progresso em direção ao objetivo, e (raramente) pode não haver progresso em direção às metas estabelecidas ou mesmo deterioração do desempenho[25,26].

Bovend'Eerdt e cols. (2009)[26] propuseram um guia prático com cinco passos para o estabelecimento de metas em reabilitação. O passo 1 inclui quatro partes, a primeira consistindo em especificar a atividade desejada, ou seja, qual atividade a criança e/ou a família gostaria(m) que a criança realizasse ou melhorasse o desempenho. Para essa primeira parte pode ser usado o roteiro de entrevista semiestruturada inspirado na COPM e descrito previamente neste capítulo. Após a escolha de cada atividade desejada pelos pais, o profissional responsável deve reescrever cada meta com uma frase curta e objetiva, com os verbos no infinitivo, considerando as características do acrônimo, em inglês, SMART.

O método SMART visa descrever, de maneira clara e objetiva, as metas escolhidas pela família e leva em consideração o significado de cada letra do acrônimo: S (*specific*) significa que a meta deve ser específica, ou seja, uma atividade bem definida e particular; M (*measurable*), que deve ter desfechos que possam ser mensurados (por exemplo, tempo, velocidade, distância); A (*achievable*), que a meta deve ser alcançável e realista de acordo com a capacidade do cliente; R (*relevant*), que deve ser relevante, significativa e importante para o cliente e a família; e T (*time-bound*), que deve ser temporalmente definida, sendo necessário estimar um período esperado para a aquisição da meta. A colaboração entre os profissionais de reabilitação e a família na definição de metas SMART é mais fácil no discurso do que na prática, uma vez que é necessário que todos os envolvidos concordem com as metas estabelecidas, o que exige grande habilidade e prática.[27]

A segunda parte envolve a descrição das modificações do ambiente ou tipos de suportes ambientais necessários para que a criança desempenhe a atividade. O suporte pode ser fornecido por pessoas do ambiente, na forma de assistência física (por exemplo, auxiliar em uma transferência, oferecer o apoio da mão para permanecer de pé ou arrumar a roupa para facilitar o vestir) ou mediante apoio emocional e de prontidão para aumentar a autoconfiança, ou cognitivo e estrutural (por exemplo, estimular e lembrar a criança do que fazer ou como deve ser feito). Modificações ambientais também incluem objetos específicos que precisam estar presentes no ambiente, como cadeira de rodas e andador, além da adaptação de itens pessoais, como roupas ou talheres, e ainda adaptações fixas no ambiente, como rampa ou corrimão na escada.

Na terceira parte é preciso escolher de que maneira o desempenho da criança será quantificado, ou seja, pelo tempo necessário para alcançar determinada atividade e/ou pela quantidade de uma atividade contínua realizada (por exemplo, distância) em um tempo definido e/ou, ainda, pela quantidade de uma atividade discreta ocorrendo em um período de tempo (por exemplo, frequência). O tempo é uma variável muito utilizada (por exemplo, o tempo gasto para ir andando da sala de aula até o pátio da escola). A contagem de frequência pode ser a variável que mais se aplica à atividade escolhida (por exemplo, a quantidade de quedas durante o desempenho de uma tarefa).

Finalmente, na última etapa do passo 1, é preciso especificar o tempo necessário ou uma data em que a meta deve ser alcançada. Muitos serviços de reabilitação estabelecem intervalos definidos para reavaliação dos clientes (por exemplo, a cada 6 semanas ou de 3 em 3 meses). Esse tempo irá variar de acordo com o objetivo estabelecido (se de curto ou médio prazo), a idade da criança, o estado atual e a condição de saúde, pois cada criança apresenta fatores prognósticos distintos. A mudança no desempenho demanda tempo, e a experiência clínica irá auxiliar o profissional a determinar o tempo necessário para a mudança em cada situação.

O passo 2 envolve ponderar cada meta a partir da própria importância e da dificuldade em uma escala de 3 pontos, sendo 1 pouco importante/um pouco difícil e 3, muito importante/difícil.

No passo 3 é conduzido o processo de dimensionamento do alcance de metas, ou seja, a definição de cinco níveis de desempenho. O objetivo inicial é o primeiro definido em termos de desempenho, pois é o nível que se espera que a criança atinja em um tempo especificado (que se refere ao nível de pontuação zero). Além dele, mais quatro níveis de desempenho precisam ser especificados: dois além do esperado e dois aquém da meta, como mostrado na Figura 2.6.

Para que essa etapa seja executada de maneira adequada, é preciso resgatar o que foi realizado no passo 1. Assim, os estados que indicarem superação da meta envolvem a obtenção do sucesso com menos apoio das pessoas ou em um ambiente físico menos favorável ou com menor suporte emocional ou cognitivo, ou ainda ter sido mais rápido (geralmente), ou o aumento na quantidade (por exemplo, distância) e/ou a execução da atividade com mais ou menos frequência. O estado que indicar ganho inferior ao esperado também envolverá uma graduação parecida.

Em sua totalidade, a escala GAS deve cumprir os seguintes critérios: (1) haver intervalos clinicamente iguais para todos os níveis da escala (por exemplo, a mudança de +1 para +2 não deve exigir mais do que a de -2 para o -1); (2) a mudança entre os níveis deve ser clinicamente relevante; e (3) a melhora deve ser mensurada por meio de uma variável de mudança apenas, sendo as outras mantidas constantes. Steenbeek e cols. (2015)[27] propuseram a adição de um sexto

nível à escala GAS (-3), para que seja possível documentar a deterioração do desempenho atual da criança.

Os cinco níveis da escala devem ser redigidos com os verbos no presente (por exemplo, a criança é capaz de..., a criança permanece de pé..., a criança senta... etc.). Além disso, todos os níveis devem ser expressos da maneira mais clara possível e devem especificar comportamentos observáveis.

O passo 4 consiste em reavaliar e verificar se a criança atingiu a meta ou em que nível ela se encontra após o período estabelecido para a intervenção, enquanto o passo 5 inclui o cálculo de um escore na escala GAS que não será descrito neste capítulo, mas que pode ser estudado com detalhes nas referências listadas ao final do capítulo[26,28]. Se o objetivo é avaliar o resultado de programas de intervenção, recomenda-se que o terapeuta calcule o escore total que reflete o alcance geral das metas dos clientes. Para isso, os escores de todas as metas de um cliente são calculados em escores T agregados por meio da fórmula desenvolvida por Kiresuk & Sherman (1968)[3].

O escore T é uma medida padronizada com média de 50 e desvio padrão de 10. Assim, se a meta é alcançada, o escore T equivale a 50. O escore T será superior ou inferior a 50 caso o alcance da meta exceda ou fique aquém das expectativas, respectivamente. Um aplicativo para *smartphones* foi desenvolvido com o objetivo de documentar a graduação das metas estabelecidas e calcular o escore T, facilitando a interpretação dos resultados após a intervenção (disponível em: https://play.google.com/store/apps/details?id=com.goaled&hl=pt_BR&gl=US&pli=1)[29].

O passo a passo para estabelecimento das metas é mostrado no Quadro 2.3.

A escala GAS mostrou ser capaz de documentar mudanças no desempenho de atividades de crianças com PC após um programa de intervenção[30]. No estudo de Steenbeek e cols. (2011)[31], os autores demonstraram que a escala GAS, o Inventário de Avaliação Pediátrica de Incapacidade (PEDI) e a Medida da Função Motora Grossa (GMFM) se revelaram complementares em seus níveis de responsividade no domínio de atividade da CIF. A responsividade da escala

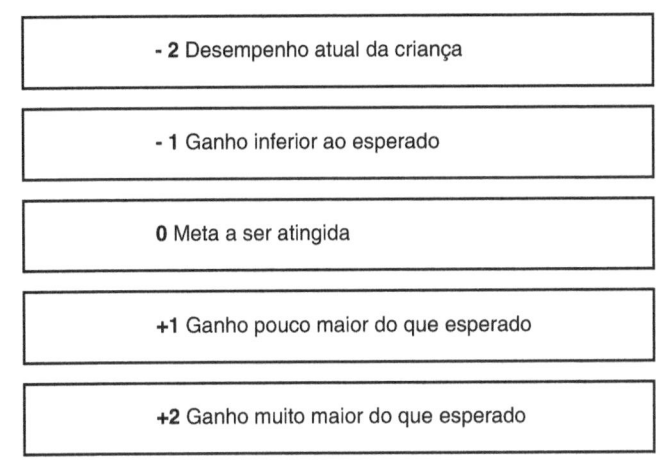

- **- 2** Desempenho atual da criança

- **- 1** Ganho inferior ao esperado

0 Meta a ser atingida

+1 Ganho pouco maior do que esperado

+2 Ganho muito maior do que esperado

Figura 2.6 Cinco níveis da escala GAS.

Quadro 2.3. Passo a passo para estabelecimento das metas

Passo	O que fazer	Exemplo
1	Parte 1 – Especificar a(s) atividade(s) desejada(s), usando o roteiro de entrevista, e registrá-la(s) com uma frase curta e objetiva, com os verbos no infinitivo	Permanecer sentado sozinho em um tapete no chão com o apoio das mãos à frente
	Parte 2 – Descrever as modificações do ambiente ou os tipos de suporte ambiental necessários	Tapete de E.V.A.; brinquedos que despertem o interesse da criança; suporte cognitivo e emocional: palavras de incentivo (terapeuta e família)
	Parte 3 –: Definir como o desempenho será quantificado (tempo, distância, frequência)	Quantidade de tempo em que a criança permanece sentada sem que se transfira para outras posturas: 1 minuto
	Parte 4 – Especificar o tempo necessário para alcance da meta	8 semanas
	Descrição da meta: em 8 semanas, a criança deve permanecer sentada no chão de forma independente com apoio das duas mãos à frente, acompanhada de estímulos verbais de incentivo por 1 minuto, enquanto brinca e interage com a irmã.	
2	Graduar cada meta por importância e dificuldade em uma escala de 3 pontos	Muito importante (3) Muito difícil (3)
3	Definir os cinco níveis de desempenho	**–2:** permanece sentada no chão com apoio de um adulto no tronco, por um período menor que 1 minuto, enquanto brinca e interage com a irmã **–1:** permanece sentada no chão com apoio de um adulto no tronco por 1 minuto, enquanto brinca ou interage com a irmã **0:** permanece sentada no chão de forma independente com apoio das duas mãos à frente, acompanhado de estímulos verbais de incentivo por 1 minuto, enquanto brinca e interage com a irmã **+1:** permanece sentada no chão de forma independente com apoio de uma mão à frente, acompanhado de estímulos verbais de incentivo por 1 minuto, enquanto brinca e interage com a irmã **+2:** permanece sentada no chão de forma independente por 1 minuto e usa as mãos para brincar ou interagir com a irmã
4	Reavaliar para verificar se a criança atingiu a meta	
5	Calcular o escore T na escala GAS	

GAS parece ser maior do que a do PEDI na documentação de mudanças individuais de desempenho[31].

É importante reconhecer que a escala GAS apresenta limitações por ser uma medida subjetiva que pode ser facilmente influenciada pelas expectativas do terapeuta. Por isso, recomenda-se que seja usada com instrumentos que possam quantificar especificamente o desempenho ou capacidade da criança nas atividades escolhidas, como a GMFM, caso a meta esteja relacionada com a mobilidade de uma criança com PC.[27]

MODELO DE TOMADA DE DECISÃO BASEADA EM EVIDÊNCIA – MODELO READ

A prática baseada em evidência (PBE) refere-se à integração da melhor evidência de pesquisa disponível com a experiência clínica e os valores dos clientes[32]. O objetivo principal da PBE é auxiliar o profissional no processo de tomada de decisão de modo a alcançar o melhor resultado (ou desfecho) para seu cliente. O desafio consiste em sempre tomar uma decisão bem fundamentada e que valorize os desejos e as necessidades da criança/adolescente e/ou de sua família[33].

Além dos conceitos da PBE, o profissional da área da reabilitação infantil também precisa compreender os princípios da prática centrada na família, um conjunto de valores, atitudes e abordagens no cuidado de crianças com deficiências e suas famílias. As principais premissas da prática centrada na família são: (1) os pais ou responsáveis são os que mais conhecem seus filhos e desejam o melhor para eles; (2) as famílias são únicas e diferentes, e (3) o desempenho ideal ocorre com o suporte da família no contexto em que ela vive[34]. Nesse sentido, é essencial que o profissional saiba compartilhar com a família as informações necessárias que possam contribuir para a tomada de decisão sobre a melhor intervenção para que seu/sua filho/a consiga alcançar a meta desejada.

A fim de auxiliar o profissional na condução desse processo de tomada de decisão, que considera os três pilares da PBE (melhor evidência disponível, julgamento clínico do profissional e preferências da família), foi desenvolvido o modelo READ, que consiste em um algoritmo de tomada de decisão baseada em evidência na reabilitação e descreve um processo em sete camadas que auxilia os profissionais de saúde no estabelecimento das metas e na seleção das intervenções mais apropriadas para que sejam alcançadas as metas desejadas pela família. As informações detalhadas em cada camada desse modelo serão descritas a seguir, de acordo com Novak e cols. (2021)[35].

Camada 1 – Definição das metas

Na primeira camada, a criança/adolescente e/ou a família estabelecem as metas da intervenção, devendo ser considerado o ponto de partida para todos os profissionais de saúde que adotam intervenções baseadas em evidências[35]. Nessa camada é recomendado o uso do roteiro de entrevista inspirado na COPM e da escala GAS para identificação do desempenho atual e mensuração do progresso após a implementação da intervenção. Conforme orientado anteriormente, o estabelecimento de metas deve considerar, em seu início, os desejos e as expectativas da família. Os pais pontuam o desempenho atual da criança e a satisfação com o desempenho atual em uma escala de 1 a 10. A partir daí, os profissionais descrevem as metas de forma clara e objetiva, considerando todos os elementos que envolvem o método SMART, e elaboram a GAS para cada uma das metas estabelecidas.

O estabelecimento de metas inicia nessa camada, mas é importante que o profissional esteja ciente de que podem ser necessários ajustes entre as camadas 1 e 3[35].

Camada 2 – Meta realista?

Baseada na primeira, na segunda camada os profissionais irão verificar se as metas são realistas, viáveis e alcançáveis. O objetivo dessa camada é garantir transparência na comunicação e no planejamento do serviço, pois muitas vezes os desejos e as expectativas da família podem não ser alcançáveis ou realistas, o que pode ocasionar a frustração da família e o abandono do serviço[35].

Às vezes, a meta pode ser alcançável, mas o profissional pode estar em um serviço que não conta com a estrutura apropriada para implementar uma intervenção efetiva ou a família pode não ter recursos para a aquisição de equipamentos que possam auxiliar o alcance da meta. Nesse caso, a família precisa ser informada de todos esses aspectos para tomar uma decisão[35].

Camada 3 – Prognóstico

A terceira camada envolve a comunicação sobre o prognóstico e o ajuste das metas, caso necessário. Desse modo, é necessário considerar se os objetivos do cliente são realistas, dadas as intervenções disponíveis e o nível de funcionalidade da criança/adolescente[35]. O compartilhamento apropriado de informações pode ajudar a família a compreender melhor o que é esperado em curto prazo para seu filho. Informações sobre o prognóstico da criança, considerando o nível do GMFCS ou MACS, conforme descrito no Capítulo 1, contribuem para que o profissional apresente informações concretas a respeito do que é esperado para o perfil de funcionalidade daquela criança/adolescente.

Todo o trabalho de estabelecimento de metas deve ser realizado em parceria com as famílias, e os profissionais devem compartilhar todas as informações necessárias para que elas tomem decisões informadas. Algumas estratégias, como as descritas no protocolo SPIKES[36], podem auxiliar os clínicos com dificuldade no compartilhamento de informações claras sobre o prognóstico das crianças/adolescentes que sejam muito diferentes das expectativas e desejos da família. No entanto, é importante destacar que todas essas questões precisam ser abordadas com empatia, sendo papel do profissional informar e não julgar. Em casos de discordância entre os profissionais e a família, a decisão final é sempre desta última, uma vez que seus membros são os principais responsáveis pelos filhos[35].

Costuma ser frequente a necessidade de ajuste das metas estabelecidas nessa fase. Os processos executados nas camadas de 1 a 3 podem ocorrer em uma única conversa ou podem necessitar de mais tempo para os ajustes necessários. Cabe ao profissional avaliar o desempenho da criança/adolescente na tarefa a fim de identificar quais fatores que limitam a meta podem ser modificados. Se o profissional ainda tiver dúvidas quanto ao fato de as metas serem realistas ou não, pode ser necessária uma nova avaliação. O importante é garantir, no final dessa camada, que as metas estabelecidas sejam não só realistas, mas também motivadoras para a criança/adolescente e sua família. Cabe lembrar que, caso ocorram ajustes nas metas, a COPM e a escala GAS deverão ser revistas e reescritas[35].

Camada 4 – Intervenção

Após a definição de metas realistas e viáveis em parceria com a família, o próximo passo consiste em selecionar a(s) intervenção(ões) mais apropriada(s) para alcançar a(s) meta(s) desejada(s)[34]. Inicialmente, é importante que o profissional saiba interpretar as evidências disponíveis. Atualmente são muitas as informações disponíveis sobre as intervenções baseadas em evidência[37,38], mas é necessário que o profissional saiba discernir a qualidade da evidência disponível e traduzir essa informação para as famílias. É comum as famílias buscarem informações sobre intervenções conhecidas em *sites* de pesquisa na *internet* e também nas mídias sociais. Entretanto, as famílias podem encontrar intervenções que ainda não foram avaliadas ou mesmo já com evidências de ausência de efeito. Portanto, é essencial que o profissional saiba buscar e interpretar as evidências para compartilhar com as famílias informações apropriadas e confiáveis.

Cabe ao profissional indicar às famílias a(s) principal(is) intervenção(ões) efetiva(s) para alcançar a meta desejada. Os estudos atuais têm disponibilizado informações a respeito de intervenções com alta qualidade de evidência para crianças e adolescentes com PC[37,38]. A revisão sistemática de Novak e cols. (2020)[37] indica que as intervenções efetivas para melhora de desfechos motores em indivíduos com PC devem envolver a prática ativa da meta ou objetivo que a criança e/ou sua família desejam alcançar no contexto natural da criança, em alta dosagem.

A fim de auxiliar os clínicos no processo de tomada de decisão de maneira objetiva e rápida sobre qual intervenção escolher, os autores citados desenvolveram um sistema

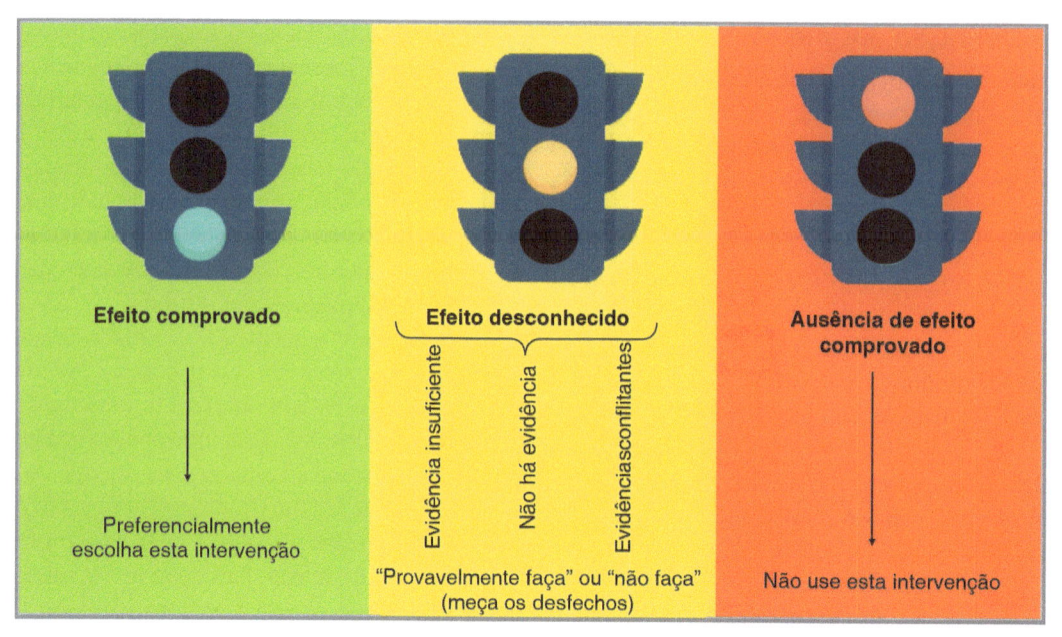

Figura 2.7 Sistema de semáforo com três códigos de cores que recomenda um curso de ação para implementação das evidências na prática clínica. (Reproduzida de Novak *et al.*, 2020[35].)

de alerta a respeito da qualidade da evidência e da força da recomendação de diferentes intervenções para indivíduos com PC. Esse sistema se utiliza de um semáforo com três códigos de cores que recomenda um curso de ação para implementação das evidências na prática clínica. "Verde" significa "faça", haja vista que evidências de alta qualidade, a partir de ensaios clínicos aleatorizados e revisões sistemáticas, indicam a efetividade da intervenção. "Vermelho" significa "pare", uma vez que evidências de alta qualidade informam que a intervenção não é efetiva ou pode causar danos ao cliente. "Amarelo" significa "provavelmente faça" ou "provavelmente não faça", dependendo do local onde a intervenção está situada no sistema de alerta. Nesses casos, a intervenção pode ser: (i) promissora, uma vez que evidências sugerem possível efetividade, mas ainda são necessários mais estudos para aumentar a confiança na estimativa do efeito, ou (ii) não existem estudos com alta qualidade metodológica e, portanto, os efeitos são desconhecidos, ou (iii) existem achados conflitantes e ainda não se sabe ao certo como o cliente pode responder a essa intervenção (Figura 2.7).

Muitas vezes, mais de uma intervenção pode ser utilizada para alcançar a meta, e a combinação de mais de uma intervenção pode aumentar a estimativa ou o tamanho do efeito do tratamento. Na revisão sistemática publicada por Novak e cols. (2020)[35], podemos observar que mais de uma intervenção efetiva pode ser utilizada como intervenção coadjuvante (por exemplo, treino específico da tarefa + fortalecimento muscular) para alcançar o mesmo desfecho.

As diretrizes internacionais de prática clínica publicadas por Jackman e cols. (2021)[38] descreveram nove recomendações de boas práticas para melhorar a função física de crianças e jovens com PC, bem como as principais intervenções baseadas em evidência para melhora de desfechos de mobilidade, função manual, autocuidado e lazer dessa população (veja o Capítulo 11).

Ademais, é importante considerar se os mecanismos de ação e os ingredientes da intervenção estão alinhados com a meta desejada (alvo/desfecho), bem como com os fatores contextuais do cliente. De acordo com o Sistema de Especificação de Tratamento em Reabilitação (RTTS), esses aspectos podem ser assim definidos[39]:

- **Alvo (desfecho):** aspecto de funcionalidade do indivíduo, ou fator pessoal, que pode ser diretamente alterado pelo mecanismo de ação da intervenção. A especificação do alvo (desfecho) da intervenção com base no modelo da CIF pode ajudar na definição do escopo da intervenção.
- **Mecanismo de ação:** processo pelo qual os ingredientes da intervenção induzem a mudança no alvo (desfecho).
- **Ingredientes:** atributos de um tratamento, selecionados ou entregues pelo clínico, que promovem os efeitos da intervenção no alvo (desfecho).

A estrutura conceitual do RTSS assume uma composição tripartida para cada teoria de tratamento[39] A Figura 2.8 ilustra as três partes e mostra sua direção causal (seta superior) em efetuar mudanças em quem recebe a intervenção, geralmente um cliente, mas que também pode ser um cuidador ou outra pessoa. Assim, é possível cogitar que determinada intervenção exerça seus efeitos sobre o alvo (desfecho) por meio de algum mecanismo de ação decorrente dos ingredientes administrados pelo terapeuta.

Ademais, essa estrutura tripartida pode ser direcionada a diferentes agrupamentos de funcionalidade (isto é, funções dos órgãos e desempenho de habilidades) ou fatores

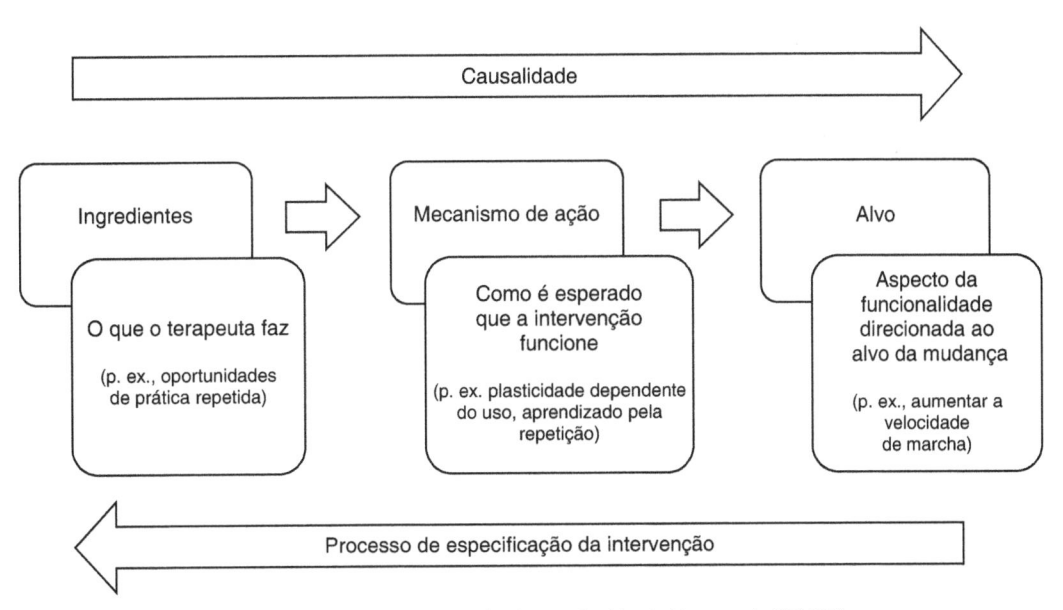

Figura 2.8 Estrutura tripartida. (Reproduzida de Hart *et al.*, 2019[39].)

pessoais (aspectos cognitivos/afetivos). No Quadro 2.4 é possível visualizar esses agrupamentos, bem como a estrutura tripartida (alvo, ingredientes e mecanismos de ação)[39].

Para escolha da melhor intervenção, é importante considerar, também, a presença de comorbidades (por exemplo, epilepsia, deficiência intelectual, deficiência visual ou luxação de quadril), pois muitas vezes elas podem interferir no efeito da intervenção escolhida. As preferências da criança/adolescente e/ou da família também precisam ser consideradas na escolha da intervenção, ou seja, todo o cuidado deve ser personalizado, e o trabalho realizado por equipe interprofissional pode contribuir para a escolha das melhores intervenções[35].

Além disso, devem ser considerados tanto a saúde mental da família como os fatores externos, que incluem o suporte familiar e o tempo disponível para participar das

Quadro 2.4 Grupos do Sistema de Especificação de Tratamento em Reabilitação (RTSS)

Grupo	Alvos (desfechos)	Ingredientes	Mecanismos de ação	Exemplos clínicos
Funções orgânicas	Mudança ou substituição das funções dos órgãos	Varia de acordo com o sistema do órgão: • Energia aplicada aos tecidos moles • Contração muscular voluntária, repetitiva e progressiva contra resistência • Tecnologia para substituição de um membro	Varia, por exemplo: • Mudança no funcionamento do órgão • *Up* ou *Down regulation* do sistema • Alongamento tecidual • Hipertrofia muscular	Treinamento de força ou resistência Próteses Gesso seriado Órtese tornozelo-pé Estimulação elétrica funcional
Hábitos e habilidades	Melhorar as habilidades (funções, atividade e participação [tarefas físicas ou mentais] e novos hábitos)	Prática repetida Instruções, *feedback*, pistas Modificação do ambiente (p. ex., aquisição de um andador ou mudanças arquitetônicas) Educação em saúde (p. ex., material por escrito contendo as metas estabelecidas)	Plasticidade dependente do uso Aprendizado pela experiência Explicar a importância da prática em casa Especificação de informações afetivas e cognitivas Prática de atividade física na comunidade	Terapia de movimento induzido por restrição Treino de mobilidade no solo ou esteira Terapia focada no contexto Treino específico da tarefa Esportes modificados
Funções mentais, cognitivas e afetivas	Melhorar conhecimento Modificar atitudes Engajar o cliente Educação aos pais	Oportunidades de prática domiciliar Instrução de cliente/cuidadores sobre como melhorar o desempenho em determinadas tarefas Materiais por escrito contendo informações para promover busca ativa Incentivo à família para identificação de estratégias de resolução de problemas	Especificação de informações cognitivas e afetivas	Terapia focada no contexto GAME COPCA

COPCA: *COPping with and CAring for Infant with Special Needs* (veja o Capítulo 6); GAME: *Goals, Activiy, Motor Enrichment* (veja o Capítulo 5).
Fonte: Hart *et al.*, 2019[39].

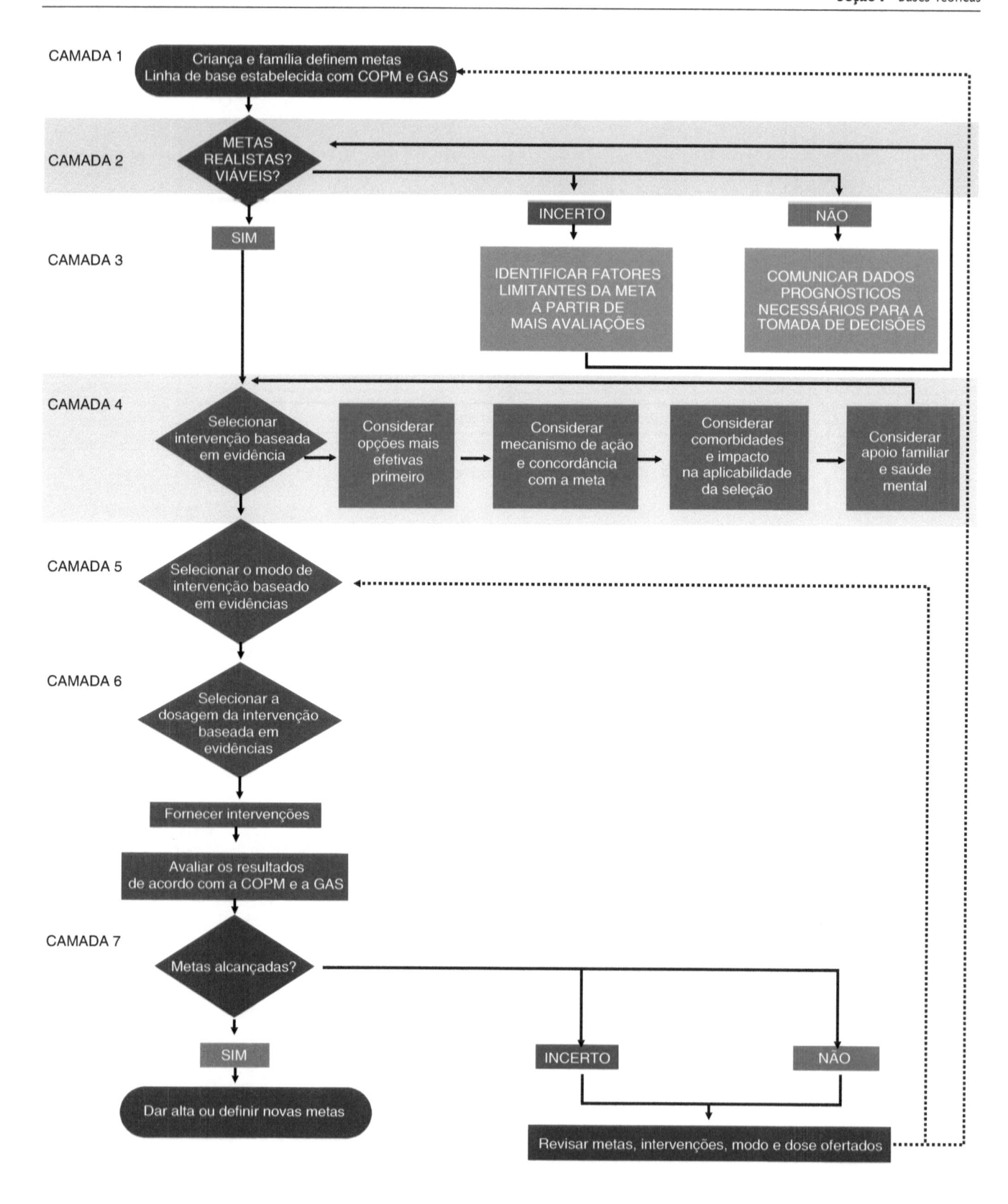

Referência do artigo original: Novak I. Te Velde A, Hines A, Stanton E, Mc Namara M, Paton MCB, Finch-Edmondson M, Morgan C. Rehabilitation Evidence-Based Decision-Making: The READ Model. Front Rehabil Sci. 2021 Oct 5:2:726410. doi: 10.3389/fresc.2021.726410. PMID: 36188787; PMCID: PMC9397823.

TRADUÇÃO AUTORIZADA PELA AUTORA IONA NOVAK.
ESTE MATERIAL FOI TRADUZIDO PELA ALUNA JULIA MELO ROCHA XAVIER (UFMG) E PROF. HÉRCULES RIBEIRO LEITE (UFMG)

Figura 2.9 Estrutura do modelo READ. (COPM: Medida Canadense de Desempenho Ocupacional; GAS: *Goal Atainment Scaling*.) Reproduzida de Novak *et al.*, 2021[35].

intervenções. A avaliação dos fatores contextuais (pessoais e ambientais) que podem interferir na funcionalidade da criança/adolescente também devem ser levados em conta no processo de tomada de decisão[35].

Camada 5 – Modo (planejando a intervenção)

Na quinta camada, o profissional deverá escolher a modalidade em que será ofertada a intervenção selecionada (por exemplo, individual, em grupo, na clínica, no ambiente domiciliar, na comunidade ou via telessaúde). Os profissionais devem sempre verificar se há alguma modalidade mais eficaz para compartilhar a informação com a família. Caso não exista diferença na efetividade de acordo com a modalidade, os profissionais podem informar a família para que ela decida qual a modalidade preferida ou a que mais se adapta a seu contexto[35].

Camada 6 – Dose

Na sexta camada, o profissional deve escolher a dosagem da intervenção. É importante compreender que uma intervenção só será considerada eficaz se for ofertada na dosagem (ou intensidade) necessária. A dose é específica para a intervenção selecionada, considerando seu mecanismo de ação[35].

Caso não seja possível alcançar a dose necessária para que seja obtido o efeito da intervenção, o profissional pode considerar outra intervenção (que também seja efetiva). Se a dose recomendada para a intervenção não pode ser alcançada com a prática somente no ambiente clínico, pode ser implementado também um programa domiciliar de forma compartilhada com a família, a fim de conseguir atingir a dose recomendada e reduzir o custo da intervenção[35].

Camada 7 – As metas foram alcançadas?

Na última camada, a intervenção é implementada e, concluído o prazo estabelecido, o profissional deverá avaliar os resultados com a realização da entrevista com os pais para pontuar novamente o desempenho e a satisfação com o desempenho após a intervenção. Ao final, a pontuação da criança/adolescente deverá ser conferida por meio da escala GAS[35].

Se a(s) meta(s) for(em) alcançada(s), a criança/adolescente pode receber alta ou novas metas podem ser estabelecidas para um novo ciclo de prestação de serviço. Se a meta não foi alcançada da maneira desejada, a intervenção selecionada precisa ser revista, bem como sua modalidade e dosagem. É importante considerar se a meta estabelecida era realmente realista, se existe outra intervenção efetiva que pode ser utilizada ou se foi atingida a dose necessária para obter o efeito da intervenção[35].

A organização em sete camadas do processo de tomada de decisão do modelo READ pode ser vista na Figura 2.9.

CONSIDERAÇÕES FINAIS

Este capítulo abordou de maneira detalhada os instrumentos e métodos indicados para estabelecimento e mensuração das metas e que serão utilizados em todos os capítulos deste livro para descrição dos casos clínicos. Todas as camadas do modelo de tomada de decisão READ foram descritas em detalhes para auxiliar o leitor na compreensão dos demais capítulos desta obra.

Referências

1. Rosenbaum P, King S, Law M, King G, Evans J. Family-centred service: A conceptual framework and research review. Phys Occupat Ther Pediatr 1988; 18(1):1-20.
2. Siegert RJ, Levack WMM. Rehabilitation goal setting: Theory, practice and evidence. 1. ed. New York: CRC Press, 2015.
3. Kiresuk TJ, Sherman RE. Goal attainment scaling: A general method for evaluating comprehensive community mental health programs. Community Ment Health J 1968; 4(6):443-53.
4. Pritchard-Wiart L, Thompson-Hodgetts S, McKillop AB. A review of goal setting theories relevant to goal setting in paediatric rehabilitation. Clin Rehabil 2019 Sep; 33(9):1515-26.
5. Bandura A. Self-efficacy: Toward a unifying theory of behavioral change. Psychol Rev 1977; 84(2):191-215.
6. Ryan RM, Deci EL. Self-determination theory and the facilitation of intrinsic motivation, social development, and well-being. Am Psychol 2000; 55(1):68-78.
7. Schwarzer R. Self-regulatory processes in the adoption and maintenance of health behaviors: The role of optimism, goals, and threats. J Health Psychol 1999; 4:115-27.
8. Morgan GA, Harmon RJ, Maslin-Cole CA. Mastery motivation: Definition and measurement. Early Educ Develop 1990; 1:318-39.
9. Locke EA, Latham GP. New directions in goal-setting theory. Curr Direct Psychol Sci 2006; 15:265-8.
10. Organização Mundial da Saúde. Classificação Internacional de Funcionalidade, Incapacidade e Saúde. 1. ed. São Paulo: Edusp, 2001.
11. Setting goals in rehabilitation: Children usually know what they want to achieve. Dev Med Child Neurol 2023 May; 65(5):594.
12. Codella R, Puci MV, Vandoni M et al. School self-efficacy is affected by gender and motor skills: Findings from an Italian study. PeerJ 2020 Apr 29; 8:e8949.
13. Lenzen SA, Daniels R, Van Brokhoven MA et al. Disentangling self-management goal setting and action planning: A scoping review. PLos One 2017; 12(11):e0188822.
14. Vroland-Nordstrand K, Eliasson A, Jacobsson H, Johansson U, Krumlinde-Sundholm L. Can children identify and achieve goals for intervention? A randomized trial comparing two goal-setting approaches. Dev Med Child Neurol 2016 Jun; 58(6):589-96.
15. Schunk DH. Participation in goal setting: Effects on self-efficacy and skills of learning-disabled children. J Special Educ 1985; 19:307-17.
16. Leite HR, Chagas PSC, Rosenbaum P. Childhood disability: Can people implement the F-words in low and middle-income countries – and how? Braz J Phys Ther 2021 Jan-Feb; 25(1):1-3. doi: 10.1016/j.bjpt.2020.07.006.
17. Rosenbaum P, Gorter JW. The "F-words" in childhood disability: I swear this is how we should think! Child Care Health Dev 2012 Jul; 38(4):457-63. doi: 10.1111/j.1365-2214.2011.01338.x.
18. Cusick A, McIntyre S, Novak I, Lannin N, Lowe K. A comparison of goal attainment scaling and the Canadian occupational performance measure for paediatric rehabilitation research. Pediatr Rehabil 2006 Apr; 9(2):149-57.
19. Law M, Baptiste S, Carswell A, McColl MA, Polatajko H, Pollock N. Canadian Occupational Performance Measure Manual. 5. ed. Canada: CAOT Publications ACE 2014. 56 p.

20. Cusick A, Lannin NA, Lowe K. Adapting the Canadian Occupational Performance Measure for use in a paediatric clinical trial. Disabil Rehabil 2007 Jan; 29(10):761-6.

21. An M, Palisano RJ. Family-professional collaboration in pediatric rehabilitation: A practice model. Disabil Rehabil 2014; 36(5):434-40.

22. Morgan C, Novak I, Dale RC, Guzzetta A, Badawi N. GAME (Goals – Activity – Motor Enrichment): Protocol of a single blind randomized controlled trial of motor training, parent education and environmental enrichment for infants at high risk of cerebral palsy. BMC Neurol 2014; 14:203.

23. Armstrong E, Boyd R, Horan S, Kentish M, Ware R, Carty C. Functional electrical stimulation cycling, goal-directed training, and adapted cycling for children with cerebral palsy: A randomized controlled trial. Dev Med Child Neurol 2020; 62(12):1406-13.

24. Clutterbuck GL, Auld ML, Johnston LM. Sports Stars: A practitioner-led, peer-group sports intervention for ambulant, school-aged children with cerebral palsy. Activity and participation outcomes of a randomized controlled trial. Disabil Rehabil 2020; 30:1-9.

25. McDougall J. Goal attainment scaling. In: Pediatric Therapy Services 2007: 33.

26. Bovend'Eerdt TJH, Botell RE, Wade DT. Writing SMART rehabilitation goals and achieving goal attainment scaling: A practical guide. Clin Rehabil 2009; 23(4):352-61.

27. Steenbeek D, Gorter JW, Ketelaar M, Krys G, Lindeman E. Goal attainment scaling in paediatric rehabilitation. In: Siegert RJ, Levack WMM. Rehabilitation goal setting – Theory, practice and evidence. CRC Press 2014: 410.

28. Turner-Stokes L. Goal attainment scaling (GAS) in rehabilitation: A practical guide. Clin Rehabil 2009; 23(4):362-70.

29. Gaffney E, Gaffney K, Bartleson L, Dodds C. Goal attainment scaling made easy with an app: GOALed. Pediatr Phys Ther 2019 Apr; 31(2):225-30.

30. McMorran D, Robinson LW, Henderson G, Herman J, Robb JE, Gaston MS. Using a goal attainment scale in the evaluation of outcomes in patients with diplegic cerebral palsy. Gait Posture 2016 Feb; 44:168-71.

31. Steenbeek D, Gorter JW, Ketelaar M, Galama K, Lindeman E. Responsiveness of Goal Attainment Scaling in comparison to two standardized measures in outcome evaluation of children with cerebral palsy. Clin Rehabil 2011 Dec; 25(12):1128-39.

32. Hebert R, Jamtvedt G, Hagen KB, Mead J. Practical evidence-based physiotherapy. 2. Ed. London: Churchill Livingstone, 2011.

33. Stewart A, Nápoles AM, Piawah S et al. Guidelines for evaluating the feasibility of recruitment in pilot studies of diverse populations: An overlooked but important component. Ethn Dis 2020, 30:745-54.

34. Law M, Rosenbaum P, King G et al. FCS sheets. CanChild Centre for Childhood Disability Research. McMaster University, 2003. Disponível em: https://www.canchild.ca/en/research-inpractice/family-centred-service. Acesso em: 18 jan 2023.

35. Novak I, Velve A, Hines A et al. Rehabilitation evidence-based decision_making: The READ Model. Front Rehabil Sci 2021; 5(2):726410.

36. Baile WF, Buckman R, Lenzi R et al. Six-step protocol for delivering bad news: Application to the patient with cancer. Oncologist 2000; 5:302-11.

37. Novak I, Morgan C, Fahey M et al. State of the evidence traffic lights 2019: Systematic review of interventions for preventing and treating children with cerebral palsy. Curr Neurol Neurosci Rep 2020; 20(2):3.

38. Jackman M, Sakzewski L, Morgan C. Interventions to improve physical function for children and young people with cerebral palsy: International clinical practice guideline. Dev Med Child Neurol 2022; 64(5):536-49.

39. Hart T, Dijkers MP, Whyte J et al. A theory-driven system for the specification of rehabilitation treatments. Arch Phys Med Rehabil 2019 Jan; 100(1):172-80.

Seção II

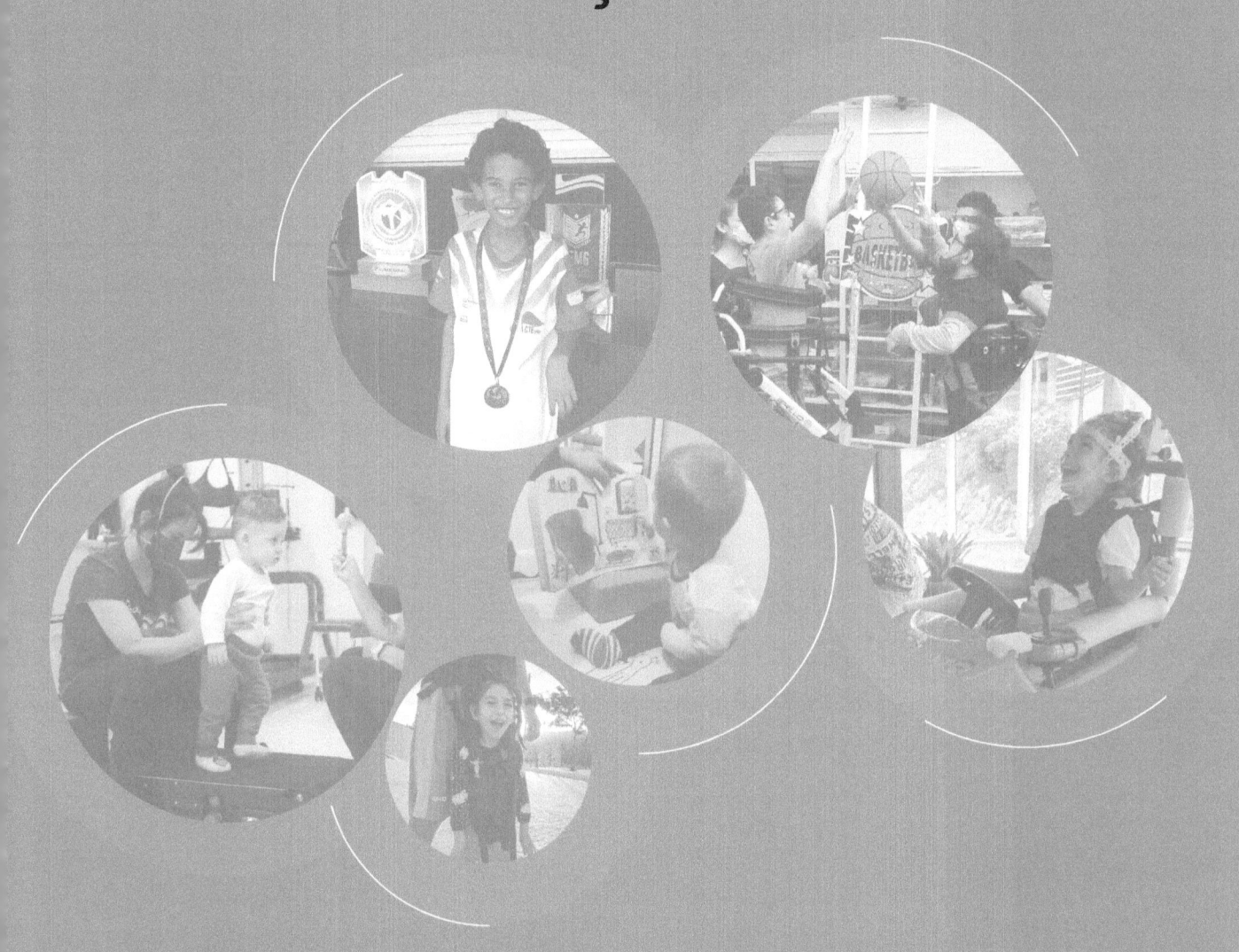

Abordagens com Foco na Intervenção Precoce

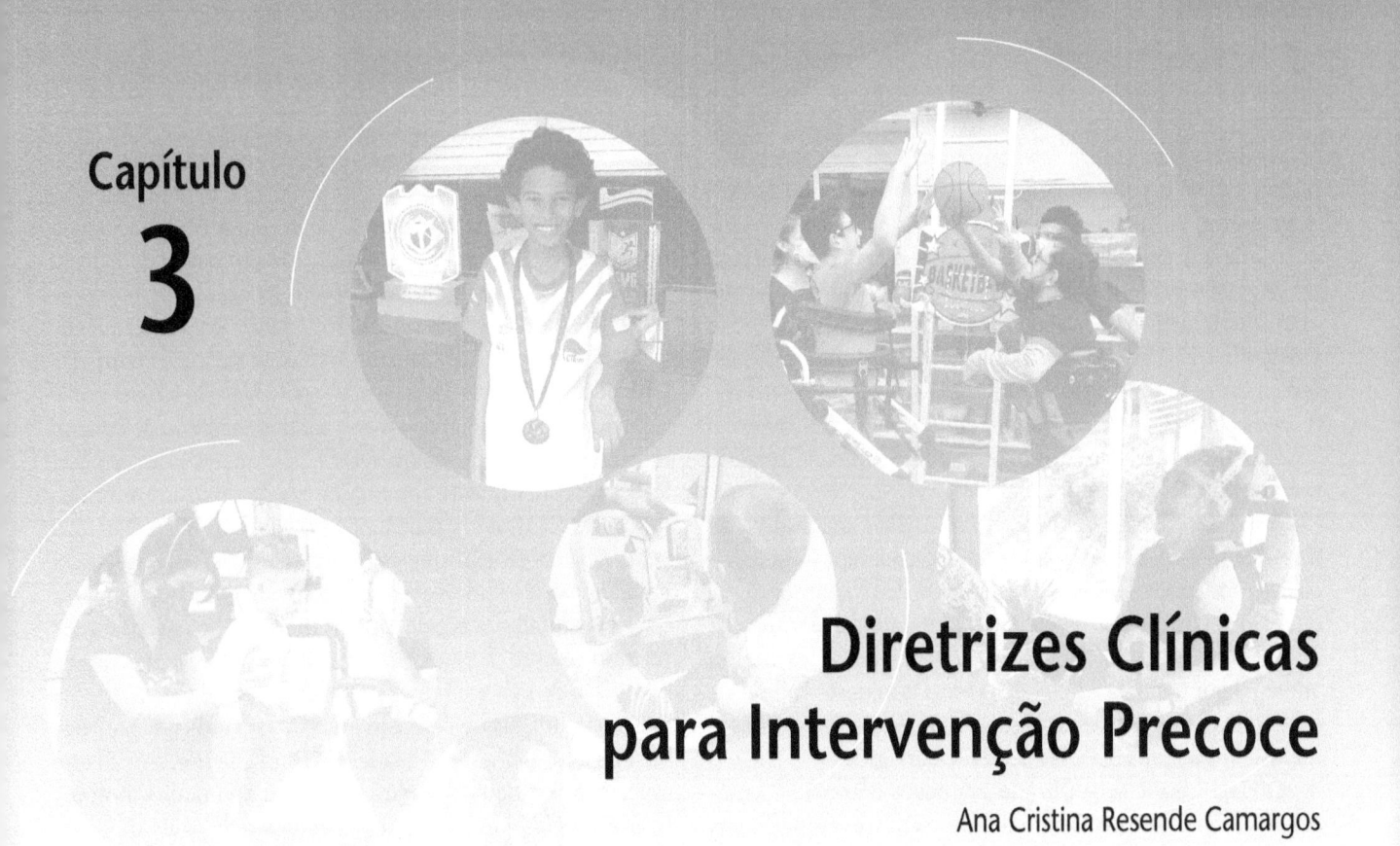

Capítulo 3

Diretrizes Clínicas para Intervenção Precoce

Ana Cristina Resende Camargos

INTRODUÇÃO

Reconhecida como a deficiência física mais comum da infância, a paralisia cerebral (PC) compreende um grupo de desordens permanentes do desenvolvimento do movimento e da postura que causam limitações de atividade e são atribuídas a distúrbios não progressivos que ocorrem no cérebro em desenvolvimento[1]. A prevalência de PC é de 1,6 para cada 1.000 nascidos vivos em países de alta renda, com a estimativa de números maiores em países de baixa e média renda, como o Brasil[2].

A lesão cerebral pode iniciar-se no período pré, peri ou pós-natal, momento em que o encéfalo apresenta maior plasticidade cerebral[3]. Apesar de o diagnóstico clínico de PC ser comumente tardio, diretrizes atuais sobre a prática clínica indicam o uso de ferramentas que possibilitam detectar precocemente bebês com "alto risco de PC". O objetivo da detecção precoce é o encaminhamento do bebê para programas de intervenção precoce em período oportuno que possibilitem maiores oportunidades de recuperação funcional[4].

Nesse sentido, o presente capítulo irá apresentar as principais diretrizes clínicas para detecção precoce de "alto risco de PC" e as principais recomendações sobre programas de intervenção precoce para bebês com diagnóstico ou "alto risco de PC".

DIRETRIZES CLÍNICAS PARA DETECÇÃO PRECOCE

Na prática clínica, o diagnóstico médico de PC costuma ocorrer em período tardio[5], pois muitos clínicos optam por "esperar para ver" como será a evolução do bebê, a fim de evitar um diagnóstico errôneo[6,7]. De modo geral, o diagnóstico clínico formal por um médico neuropediatra é estabelecido entre 12 e 24 meses de idade em países de alta renda[3,4] e até os 5 anos de idade em países de baixa e média renda[8]. Sabe-se que um diagnóstico tardio pode reduzir as oportunidades de intervenção precoce durante um período crítico para a neuroplasticidade cerebral[9], o que pode limitar a possibilidade de a criança atingir as habilidades potenciais do desenvolvimento infantil[10].

Nesse sentido, diretrizes clínicas internacionais foram publicadas por Novak e cols. (2017)[4] com forte recomendação para o uso combinado de um exame clínico neurológico, testes de avaliação motora e exames de neuroimagem que possibilitem a detecção precoce de bebês com "alto risco de PC" antes dos 6 meses de idade (corrigida, se necessário). A partir do resultado dessas ferramentas, é possível estabelecer um diagnóstico provisório de "alto risco de PC", indicado para ser adotado quando ainda não é possível afirmar com certeza um diagnóstico clínico formal de PC[4].

As diretrizes clínicas determinaram duas vias que possibilitam detectar precocemente bebês com "alto risco de PC". A primeira é indicada para bebês até os 5 meses de idade corrigida que apresentam como fatores de risco a ocorrência de prematuridade, restrição do crescimento intrauterino, encefalopatia hipóxico-isquêmica e convulsões. Nesse caso existe forte recomendação para o uso combinado de três ferramentas de detecção precoce: (1) avaliação dos movimentos gerais (GM), (2) *Hammersmith Infant Neurological Examination* (HINE) e (3) exame de ressonância nuclear magnética (RNM) (Figura 3.1)[4].

A avaliação dos GM consiste na análise qualitativa da movimentação espontânea por meio da percepção gestáltica da complexidade, variação e fluência dos movimentos[11] e deve ser realizada por profissionais treinados e certificados no método, os quais classificam o bebê como normal ou anormal por meio da análise de vídeo. Os maiores valores de sensibilidade (98%) e especificidade (91%) são identificados na fase *fidgety*, aos 3 meses de idade corrigida[12].

O HINE pode ser utilizado em bebês entre 2 e 24 meses de idade corrigida, sendo dividido em três seções: itens neurológicos, marcos motores e comportamento. A primeira seção é pontuada com escore máximo de 78 pontos[13], e pontuações inferiores a 57 pontos aos 3 meses de idade corrigida indicam "alto risco de PC", com altos valores de sensibilidade (96%) e especificidade (85%)[14].

A RNM possibilita a identificação de lesão da substância branca[15] com valores de sensibilidade entre 86% e 100% e de especificidade entre 89% e 97%[12]. Desse modo, é possível verificar que, para essa via de detecção precoce, os melhores valores de validade preditiva ocorrem aos 3 meses de idade corrigida[4].

Considerando a dificuldade de acesso à RNM, o uso de ultrassom (US) craniano está indicado em países de baixa e média renda, como o Brasil[16], porém os valores de sensibilidade (74%) e especificidade (92%) são inferiores (veja a Figura 3.1)[12]. O uso de US craniano é comum na maior parte das Unidades de Terapia Intensiva Neonatais, podendo ser realizado à beira de leito, o que oferece a possibilidade de exames repetidos para acompanhamento. O US craniano pode detectar lesões cerebrais graves, como hemorragia peri/intraventricular (HPIV), infarto hemorrágico do parênquima e dilatação ventricular pós-hemorrágica[15]. Embora menos preciso, o US craniano pode ser mais apropriado devido ao custo menor e à maior facilidade de acesso, porém mais estudos precisam ser realizados sobre seu uso como auxiliar na detecção precoce de "alto risco de PC" em países de baixa e média renda[16].

A segunda via de detecção precoce está indicada para bebês entre 5 e 24 meses de idade (corrigida, se necessário) que apresentam dificuldade para aquisição de marcos motores (por exemplo, sentar de maneira independente até os 9 meses de idade), assimetria na função manual ou cujos pais se mostram preocupados com seu desenvolvimento (Figura 3.2). Essa via também é importante porque metade das crianças com PC pode não apresentar fatores de risco identificáveis ao nascimento e, após os primeiros 5 meses, a avaliação dos GM não pode mais ser realizada. Entretanto, a primeira via deve ser sempre a primeira opção, por ser a mais precisa[4].

Assim, entre os 5 e os 24 meses de idade, a RNM e o HINE são as ferramentas com maior validade preditiva de "alto risco

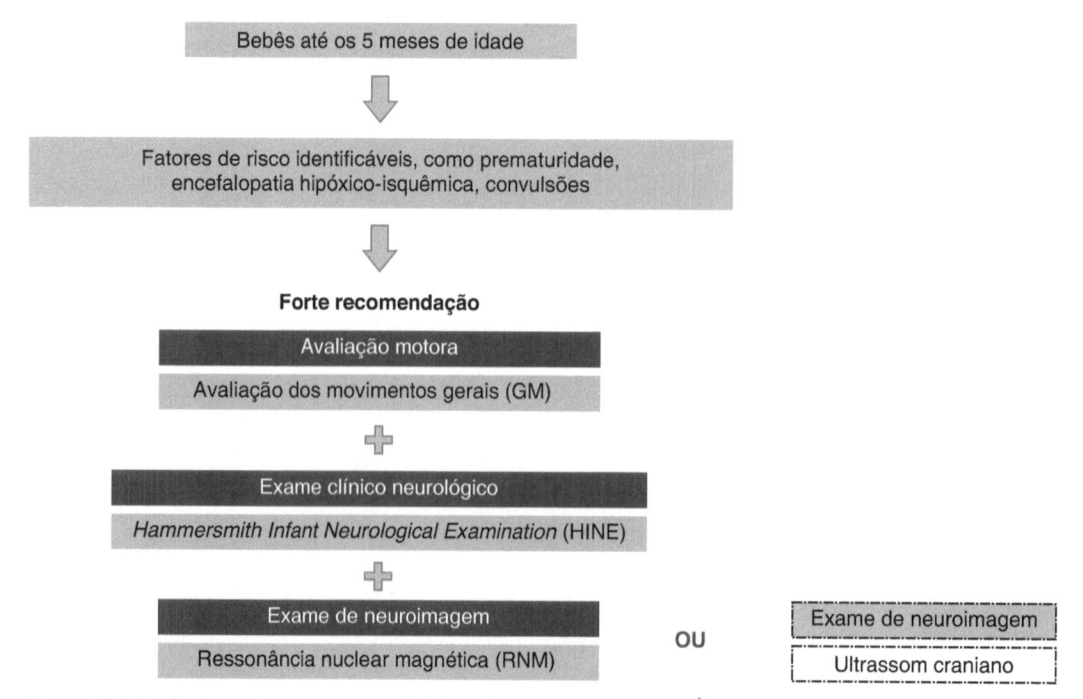

Figura 3.1 Via de detecção precoce para bebês até os 5 meses de idade. À esquerda são descritas as ferramentas fortemente indicadas para detecção de "alto risco de paralisia cerebral"; à direita, a opção de realizar ultrassom craniano para países de baixa e média renda, quando não é possível o uso de ressonância nuclear magnética.

de PC" (veja a Figura 3.2). Nessa faixa etária, o HINE é a ferramenta mais fortemente recomendada – com pontuações de corte de 6 meses ≤ 59 pontos, 9 meses ≤ 62 pontos e 12 meses ≤ 65 pontos para detecção de "alto risco de PC"[14]. Além disso, a pontuação da HINE aos 9 meses de idade pode auxiliar o prognóstico de deambulação[17]. Vale ressaltar que os pontos de corte precisam ser considerados no contexto clínico em combinação com outros achados, e não apenas como uma ferramenta para prever a gravidade[5].

Para a avaliação motora, como não é mais possível utilizar a avaliação dos GM, existe recomendação moderada para o uso de testes motores, como *Developmental Assessment of Young Children*, *Neuro Sensory Motor Development Assessment* ou Avaliação Motora Infantil de Alberta (AIMS) (veja a Figura 3.2)[4]. O uso de instrumentos padronizados, como o Bayley III, também pode ser útil após os 6 meses de idade[18]. No entanto, os testes para análise do desenvolvimento infantil avaliam marcos motores, os quais não são preditores confiáveis de PC quando usados uma única vez, sendo recomendadas avaliações longitudinais. Crianças que apresentam formas mais leves de PC podem adquirir os marcos motores de forma similar aos bebês com desenvolvimento típico no primeiro ano de vida, e esses testes podem não identificar casos leves com precisão[7].

A detecção precoce de crianças com "alto risco de PC", mesmo na ausência de diagnóstico clínico formal, pode contribuir para o diagnóstico clínico e o encaminhamento preciso para programas de intervenção. O atraso na detecção de sinais que possam estar associados à PC implica atraso no encaminhamento para o neurologista pediátrico para diagnóstico clínico de PC[3]. Desse modo, a detecção precoce

de "alto risco de PC" torna possível o encaminhamento para serviços de reabilitação de intervenção precoce enquanto a avaliação diagnóstica adicional pode ser realizada. Além da detecção precoce de bebês com "alto risco de PC", as diretrizes clínicas apresentam forte recomendação para investigações médicas de deficiências associadas, como visual, auditiva e epilepsia, visando ao encaminhamento para intervenção específica apropriada[4].

Assim, o uso das ferramentas indicadas nas diretrizes clínicas tem promovido a redução da idade de diagnóstico, uma vez que os bebês com resultados alterados apresentam critérios para encaminhamento para um médico especialista neuropediatra. Como o processo de diagnóstico sempre está associado ao luto para as famílias, a comunicação deve ser bem planejada e empática. Recomenda-se conversa presencial com ambos os pais, se possível, em ambiente privado, de maneira receptiva e acolhedora, e que possibilite a eliminação de todas as dúvidas da família[4].

Após a implementação das diretrizes clínicas em países de alta renda, como Austrália e EUA, a idade de diagnóstico clínico da PC foi reduzida para cerca de 9 meses de idade[19,20]. Todavia, há escassez de estudos sobre a implementação das diretrizes clínicas em países de baixa e média renda[16]. O diagnóstico costuma ser tardio, e muitas famílias têm dificuldade de acesso a programas de intervenção precoce[21]. Nesses casos, quando não é possível a utilização de todas as ferramentas indicadas, a principal ferramenta recomendada nesses países é o HINE, em razão do custo baixo e da rápida aplicação[4].

Cabe destacar que os bebês detectados precocemente, conforme as diretrizes clínicas, com "alto risco de PC" apresentam 95% de probabilidade de desenvolver PC nos anos

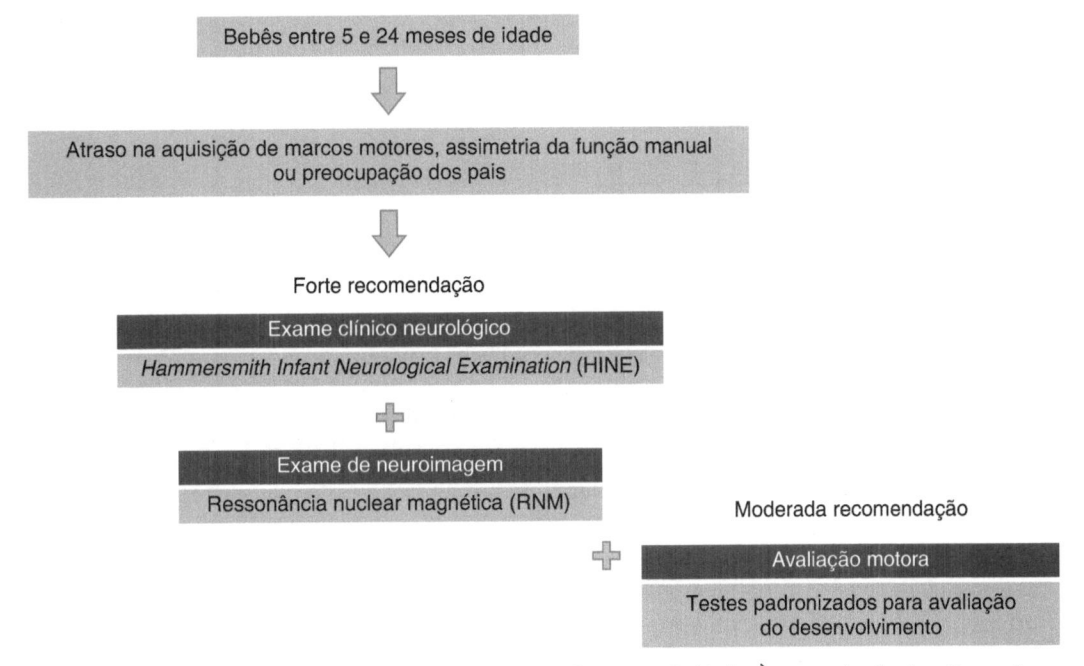

Figura 3.2 Via de detecção precoce para bebês entre 5 e 24 meses de idade. À esquerda são descritas as ferramentas fortemente indicadas para detecção de "alto risco de paralisia cerebral", e à direita, as ferramentas com recomendação moderada.

subsequentes[4,18]. Resultados falso-positivos também podem ocorrer (menos de 5% das vezes), porque os fatores de risco identificáveis nem sempre resultam em incapacidades motoras de longo prazo[4].

As diretrizes clínicas, portanto, indicam forte recomendação de intervenção precoce para bebês com diagnóstico provisório de "alto risco de PC", com diagnóstico clínico formal de PC ou mesmo por preocupação dos pais em relação ao desenvolvimento de seus filhos. Cabe ressaltar que a preocupação da família é sempre um motivo válido para avaliação diagnóstica e encaminhamento para serviços de intervenção precoce[4].

INTERVENÇÃO PRECOCE

Intervenção precoce se refere a um sistema de serviços de saúde disponíveis para bebês ou crianças desde o nascimento até cerca de 3 anos de idade, os quais são identificados com risco ou diagnóstico de alterações no desenvolvimento infantil[22]. Os principais objetivos da intervenção precoce são: (1) potencializar desfechos motores, cognitivos e de comunicação por meio de intervenções que permitam neuroplasticidade e aprendizagem; (2) prevenir comprometimentos secundários e minimizar complicações que podem reduzir a funcionalidade; e (3) fornecer suporte e apoio psicológico aos pais a fim de reduzir desfechos negativos na saúde mental, como estresse, ansiedade e depressão[4,5].

A oportunidade de realizar intervenção precoce nos primeiros meses de vida, considerando os ingredientes ativos apropriados, pode ser a chave para reduzir a gravidade dos comprometimentos do bebê com "alto risco de PC"[19]. O principal mecanismo de ação, ou seja, o processo pelo qual os ingredientes da intervenção modificam o desfecho, é a plasticidade cerebral dependente do uso ou da experiência[23]. A plasticidade cerebral consiste na capacidade de alterar as estruturas e funções neuronais em resposta a influências externas, possibilitando o aprendizado de novos comportamentos. Os mecanismos de plasticidade cerebral que envolvem o aprendizado, a memória e a recuperação após lesão cerebral ocorrem ao longo de toda a vida[24].

A plasticidade cerebral dependente do uso inclui dez princípios que precisam ser considerados em programas de intervenção: (1) "use ou perca" (circuitos neurais que não estão ativamente envolvidos no desempenho da tarefa por determinado tempo serão perdidos); (2) "use e melhore" (modificações plásticas no sistema nervoso central ocorrem por meio de prática e treinamento); (3) especificidade (as mudanças cerebrais ocorridas na região são específicas para o ganho da habilidade treinada); (4) repetição (plasticidade exige repetição suficiente para induzir modificações em longo prazo); (5) intensidade (é necessária intensidade suficiente para modificações plásticas); (6) tempo é importante (diferentes formas de plasticidade ocorrem em momentos diversos durante o treinamento); (7) importância (a experiência de treinamento deve ser suficientemente importante

para induzir a plasticidade, sendo motivação e atenção essenciais para promover o engajamento na tarefa); (8) idade (plasticidade induzida pelo treinamento ocorre mais facilmente em cérebros mais jovens); (9) transferência (capacidade da plasticidade dentro de um conjunto de circuitos neurais que promove plasticidade em outros locais, possibilitando a aquisição de comportamentos semelhantes); e (10) interferência (mudanças plásticas dentro de determinado circuito neural que impede a indução de nova plasticidade, podendo comprometer o aprendizado)[24].

Nesse sentido, cabe considerar que a plasticidade é maior no cérebro em desenvolvimento, uma vez que nos primeiros anos de vida o desenvolvimento do sistema nervoso central é intenso[25]. As maiores oportunidades de plasticidade cerebral no bebê ocorrem porque a organização das redes de sinapses neuronais ainda está em processo de maturação[26]. As modificações no número de sinapses são dinâmicas no córtex cerebral na infância, com alta taxa de produção no período pós-natal, atingindo o dobro da densidade sináptica aos 2 anos de idade e reduzindo pela metade no início da adolescência. Assim, a plasticidade sináptica é reconhecida como o principal mecanismo de adaptação cerebral por influência do ambiente e pode ocorrer à medida que se formam novas sinapses, quando ocorre a poda sináptica ou devido ao aumento ou à redução da força de eficácia sináptica[25].

As maiores possibilidades de mecanismos plásticos no início da infância aumentam o potencial de recuperação após lesão do sistema nervoso central, possibilitando a reorganização cerebral[24]. Nesse período são maiores as chances de mudanças cerebrais em resposta ao ambiente, período sensível para o desenvolvimento infantil, também reconhecido como uma janela de oportunidades em que o bebê estaria mais receptivo às intervenções ambientais[27]. Desse modo, intervenções promovidas nesse período apresentam maior potencial para maximizar desfechos funcionais e minimizar complicações[28,29].

Além disso, considerando as curvas e trajetórias da função motora grossa, as crianças com PC atingem 90% de seu potencial motor entre os 3 e os 5 anos de idade (veja o Capítulo 1)[30]; assim, a intervenção motora durante os primeiros anos de vida é considerada crítica para otimizar a neuroplasticidade dependente de atividade e os desfechos funcionais de bebês com diagnóstico ou com "alto risco de PC".

PROGRAMAS CONTEMPORÂNEOS SOBRE INTERVENÇÃO PRECOCE

O número de estudos sobre programas de intervenção precoce descritos na literatura atual tem aumentado e revelado resultados promissores para desfechos motores e cognitivos para bebês com "alto risco de PC". De modo geral, essas intervenções incluem princípios da prática centrada na família, os quais propiciam a interação entre os pais e o bebê e envolvem a colaboração e a parceria entre os pais e os profissionais. As intervenções comumente são ofertadas em programas domiciliares, no contexto natural do bebê, e para isso é necessário o engajamento ou envolvimento ativo dos pais em todas as etapas do processo terapêutico[22,23,28,29].

Os resultados dos estudos têm reforçado a importância de alcançar a dose necessária para promover o efeito da intervenção e modificar de maneira significativa as trajetórias do desenvolvimento do bebê[22,29]. Assim, a participação dos pais é essencial para atingir a dose por meio da prática diária[28,29]. Um programa de educação dos pais, com estratégias de *coaching*, pode fortalecer a capacidade dos membros da família de apoiarem o desenvolvimento de seus filhos no contexto das rotinas e atividades cotidianas[31]. As intervenções devem incluir brincadeiras comuns da rotina de cada família para motivar o bebê, mas também devem ser estruturadas de modo a possibilitar oportunidades diárias de treinamento motor[22,29]. Para isso, recomenda-se o compartilhamento de informações de maneira verbal e escrita, disponibilizando materiais impressos, como cartilhas personalizadas, de acordo com as demandas de cada família[32].

Entre as intervenções ofertadas, é recomendado o treino específico da tarefa, que se utiliza de princípios de aprendizagem motora e possibilita a prática diária de movimentos ativos, iniciados pelo bebê, que sejam orientados ao objetivo da família[23]. A partir das metas definidas pelas famílias, a intervenção é estruturada para promover prática repetida e variável, de maneira intensiva, com alta intensidade, progredindo de acordo com o nível apropriado de desafio para a tarefa desejada[29]. O enriquecimento ambiental também tem sido indicado, o que ocorre por meio da interação entre pais e filhos, a fim de promover um ambiente domiciliar que incentive diferentes oportunidades de prática motora, bem como a aprendizagem em outros domínios do desenvolvimento infantil[22].

São muitas as variações nos programas de intervenção precoce, mas estudos recentes têm destacado a importância da implementação de estratégias para melhorar a participação das crianças em atividades significativas para sua rotina[33,34]. Programas de intervenção precoce devem fornecer suporte para o desenvolvimento infantil e para todos os domínios de funcionalidade da criança no contexto da família e da comunidade[22]. Os principais aspectos que compreendem programas contemporâneos de intervenção precoce podem ser encontrados na Figura 3.3.

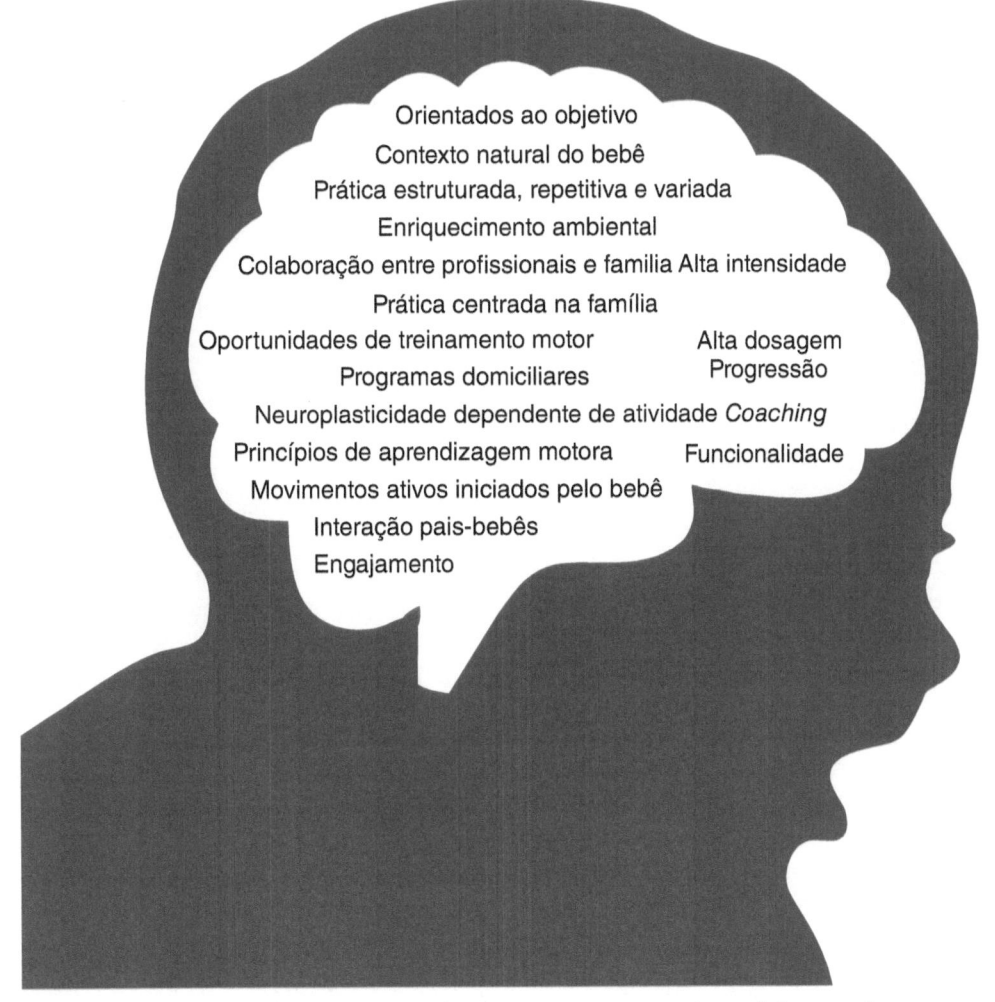

Figura 3.3 Principais aspectos que compreendem programas contemporâneos de intervenção precoce.

Na revisão sistemática de Novak e cols. (2020)[23], as intervenções recomendadas como promissoras ("luz amarela" [veja o Capítulo 2]) são:

1. **Terapia de Movimento Induzido por Restrição – modificada para bebês (Baby-CIMT [veja o Capítulo 4]):** indicada para bebês com assimetria na função manual, tem se mostrado efetiva para desfechos de função manual[35].
2. **Terapia bimanual:** refere-se a um programa estruturado para o uso de ambas as mãos, envolvendo alcance, preensão e exploração de brinquedos; tem mostrado ganhos similares à Baby-CIMT[36].
3. **Metas, Atividades e Enriquecimento Motor (GAME** [veja o Capítulo 5]):** indicada para bebês entre 3 e 6 meses de idade corrigida com diagnóstico ou "alto risco de PC", tem se mostrado efetiva para desfechos relacionados com o desenvolvimento motor grosso e cognitivo[37].
4. *Small Step Program:* intervenção individualizada, intensiva, direcionada a objetivos relacionados com o uso das mãos, mobilidade e comunicação, está indicada para bebês a partir de 4 meses de idade com risco de PC ou outras alterações do desenvolvimento e tem se mostrado efetiva para desfechos relacionados com o desenvolvimento motor grosso[38].
5. *COPing with and CAring for Infant with Special Needs* **(COPCA** [veja o Capítulo 6]):** indicada para bebês com "alto risco de PC", tem se mostrado efetiva para desfechos relacionados com o desenvolvimento motor grosso[39,40].

Nas revisões sistemáticas de Baker e cols. (2022)[29] e Damiano & Longo (2021)[22], as intervenções que se utilizam do treino específico da tarefa, como GAME e COPCA, se revelaram superiores às intervenções convencionais. Além disso, a Baby-CIMT se mostrou superior às outras intervenções para melhorar a função manual de bebês com comprometimento unilateral. Em contrapartida, abordagens comumente utilizadas na prática clínica, como o tratamento neuroevolutivo, que se utiliza de abordagens passivas, como facilitação de movimentos, não têm mostrado resultados satisfatórios para desfechos motores[22,23,28,29].

Uma enquete realizada nos EUA mostrou que a maior parte dos fisioterapeutas e terapeutas ocupacionais que trabalham com intervenção precoce se utiliza do treino motor específico da tarefa e compreende a importância do *coaching* ou educação dos pais nos programas de intervenção precoce, porém tem dificuldade em envolver os pais na intervenção para estabelecer os objetivos e auxiliar o planejamento da intervenção. Além disso, embora os programas domiciliares sejam recomendados, a maior parte dos terapeutas não indica a dose diária necessária e não faz uso de cartilhas ou materiais informativos com ilustrações para as famílias[32]. Essas informações apontam para a necessidade de mudanças na prática clínica por parte dos terapeutas responsáveis por ofertar intervenção precoce.

Cabe ressaltar que nem todas as intervenções são adequadas para todas as crianças com PC e que devem ser levadas em consideração questões como gravidade, topografia e o contexto no qual o bebê está inserido[23]. Crianças com menor comprometimento motor respondem melhor às intervenções motoras[7]. Assim, além das citadas, a literatura também tem direcionado a atenção para outras intervenções, que começaram a ser indicadas mais recentemente, mas que ainda necessitam de mais estudos para confirmar sua efetividade.

Um exemplo dessas intervenções é o treino de marcha na esteira para bebês (veja o Capítulo 8), indicado para troca de passos em bebês[41]. Para crianças com maior comprometimento motor, que apresentam limitações na mobilidade de maneira independente, tem sido indicada a mobilidade motorizada (veja o Capítulo 7)[42]. Além disso, são recomendados precocemente programas de gerenciamento postural e a vigilância do quadril para prevenir comprometimentos secundários relacionados com as estruturas e funções musculoesqueléticas (veja o Capítulo 9)[23,43]. Essas intervenções serão descritas com mais profundidade nos próximos capítulos.

DIRETRIZES CLÍNICAS PARA INTERVENÇÃO PRECOCE

Considerando a necessidade de mudanças importantes na prática profissional, Morgan e cols. (2021)[28] publicaram diretrizes clínicas para intervenção precoce com o objetivo de identificar as melhores evidências para programas de intervenção precoce indicados para bebês com diagnóstico ou "alto risco de PC" até os 2 anos de idade, bem como para suas famílias. As recomendações descritas nessas diretrizes podem auxiliar os profissionais na tomada de decisão sobre as principais intervenções efetivas a serem implantadas precocemente.

A primeira forte recomendação identificada consiste em não adotar a abordagem de "esperar para ver", mas iniciar a intervenção precoce no momento da suspeita diagnóstica em virtude das maiores oportunidades de neuroplasticidade dependente do uso e treinamento. As melhores evidências apontam para a importância do envolvimento ativo dos pais em programas de intervenção precoce que utilizem treino específico da tarefa e intervenções direcionadas ao contexto, a fim de melhorar os desfechos motores e cognitivos[28].

Cabe destacar a forte recomendação a favor de intervenções que se utilizem do treino específico da tarefa, com movimentos iniciados pela criança e que possibilitem a exploração ativa do ambiente. Recomenda-se a prática diária intensiva e repetida com a realização de tarefas motoras desafiadoras, independentemente do tipo de comprometimento motor.

As intervenções devem priorizar o relacionamento entre pais e filhos, sendo recomendado o *coaching* dos pais, a fim de apoiar as famílias a priorizar o relacionamento com os filhos para que participem ativamente do planejamento das intervenções. O compartilhamento de informações com os pais garante uma dosagem apropriada para a obtenção dos efeitos da intervenção, auxiliando a compreensão quanto à importância da inclusão da prática na rotina diária do bebê de modo agradável. O uso de ambientes enriquecidos também é recomendado para promover maiores oportunidades de prática para o aprendizado motor[28].

Para bebês com comprometimento motor unilateral, está fortemente recomendado o uso da Baby-CIMT ou da terapia bimanual para melhora de desfechos relacionados com a função manual. Em contrapartida, existe forte recomendação contra o uso de intervenções passivas, que se utilizem de técnicas de facilitação ou manuseios pelos terapeutas independentemente do tipo de comprometimento motor[28].

Além das intervenções para desfechos motores, também é forte a recomendação para realização de intervenções cognitivas, uma vez que o comprometimento motor dificulta as interações sociais e a exploração do ambiente, podendo restringir a aprendizagem baseada na descoberta. Recomendam-se intervenções cognitivas que incorporem ações motoras, incluindo movimentos ativos, com estratégias de enriquecimento ambiental e que envolvam a família na aprendizagem ativa do bebê[28].

Para outros desfechos do desenvolvimento, como não foi encontrada forte evidência, foram consideradas recomendações condicionais, uma vez que os achados foram baseados em outras populações de risco. Por exemplo, nos casos de bebês com hipertonia muscular pode ser indicado, de maneira condicional, o gerenciamento farmacológico da hipertonia, quando existe dor ou interferência importante na função motora.

Em relação ao gerenciamento de alterações musculoesqueléticas, recomenda-se, também de forma condicional, o uso de equipamentos para o posicionamento de pé como parte de um programa ativo para impedir a luxação de quadril em bebês que não conseguem descarregar peso nos membros inferiores. O uso da órtese tornozelo-pé também pode ser recomendado condicionalmente para bebês com risco de contratura no tornozelo.

Além disso, foram identificadas nessas diretrizes recomendações condicionais de intervenções para melhora da comunicação, da segurança e eficiência para alimentação, da função visual e do sono dos bebês, bem como para melhora da saúde mental dos pais[28].

CONSIDERAÇÕES FINAIS

Este capítulo destaca a importância de conhecer as recomendações indicadas pelas diretrizes de detecção e intervenção precoce. Desse modo, os profissionais poderão compartilhar com as famílias as principais informações baseadas em evidência para auxiliar a tomada de decisão sobre as melhores intervenções para cada criança e sua família.

Referências

1. Rosenbaum P, Paneth N, Leviton A et al. A report: The definition and classification of cerebral palsy April 2006. Develop Med Child Neurol 2007; 109:8-14.
2. McIntyre S, Goldsmith S, Webb A et al. Global prevalence of cerebral palsy: A systematic analysis. Develop Med Child Neurol 2022; 64(12):1494-506.
3. Hubermann L, Boychuck Z, Shevell M, Majnemer A. Age at referral of children for initial diagnosis of cerebral palsy and rehabilitation: Current practices. J Child Neurol 2016; 31(3):364-9.
4. Novak I, Morgan C, Adde L et al. Early, accurate diagnosis and early intervention in cerebral palsy: Advances in diagnosis and treatment. JAMA Ped 2017; 171(9):897-907.
5. Velde A, Morgan C, Novak I, Tantsis E, Badawi N. Early diagnosis and classification of cerebral palsy: An historical perspective and barriers to an early diagnosis. J Clin Med 2019; 8(10):1599.
6. McIntyre S, Morgan C, Walker K, Novak I. Cerebral palsy – Don't delay. Develop Disab Res Rev 2011; 17(2):114-29.
7. Morgan C, Fahey M, Roy B, Novak I. Diagnosing cerebral palsy in full-term infants. J Ped Child Health 2018; 54(10):1159-64.
8. Khandaker G, Muhit M, Karim T et al. Epidemiology of cerebral palsy in Bangladesh: A population-based surveillance study. Develop Med Child Neurol 2019; 61(5):601-9.
9. Kolb B, Harker A, Gibb R. Principles of plasticity in the developing brain. Develop Med Child Neurol 2017; 59(12):1218-23.
10. Shepherd R. The changing face of intervention in infants with cerebral palsy. In: Shepherd R (ed.) Cerebral palsy in infancy: Targeted activity to optimize early growth and development. Edinburgh: Elsevier Health Sciences, 2013: 3-28.
11. Prechtl H. Qualitative changes of spontaneous movements in fetus and preterm infant are a marker of neurological dysfunction. Early Human Develop 1990; 23(3):151-8.
12. Bosanquet M, Copeland L, Ware R, Boyd R. A systematic review of tests to predict cerebral palsy in young children. Develop Med Child Neurol 2013, 55:418-26.
13. Haataja L, Mercuri E, Regev R et al. Optimality score for the neurologic examination of the infant at 12 and 18 months of age. J Ped 1999; 135(2):153-61.
14. Romeo D, Cioni M, Palermo F, Cilauro S, Romeo M. Neurological assessment in infants discharged from a neonatal intensive care unit. Euro J Paed Neurol 2013; 17(2):192-8.
15. Spittle A, Morgan C, Olsen J, Novak I, Cheong J. Early diagnosis and treatment of cerebral palsy in children with a history of preterm birth. Clinics in Perinatol 2018; 45(3):409-20.
16. King A, Imam M, McIntyre S et al. Early diagnosis of cerebral palsy in low- and middle-income countries. Brain Sciences 2022 Apr; 12(5):539.
17. Ricci D, Cowan F, Pane M et al. Neurological examination at 6 to 9 months in infants with cystic periventricular leukomalacia. Neuropediatrics 2006; 37(4):247-52.
18. Byrne R, Noritz G, Maitre N, NCH Early Developmental Group. Implementation of early diagnosis and intervention guidelines for cerebral palsy in a high-risk infant follow-up clinic. Ped Neurol 2017; 76:66-71.
19. Te Velde A, Tantsis E, Novak I et al. Age of diagnosis, fidelity and acceptability of an early diagnosis clinic for cerebral palsy: A single site implementation study. Brain Sciences 2021 Aug; 11(8):1074.
20. Maitre N, Burton V, Duncan A et al. Network implementation of guideline for early detection decreases age at cerebral palsy diagnosis. Pediatrics 2020; 145(5):e20192126.
21. Leite HR, Jindal P, Malek SA, Rosenbaum P. Research on children with cerebral palsy in low- and middle-income countries. Ped Phys Ther 2022; 34(4):551-5.
22. Damiano D, Longo E. Early intervention evidence for infants with or at risk for cerebral palsy: An overview of systematic reviews. Develop Medi Child Neurol 2021; 63(7):771-84.
23. Novak I, Morgan C, Fahey M et al. State of the Evidence Traffic Lights 2019: Systematic review of interventions for preventing and

treating children with cerebral palsy. Cur Neurol Neurosci Rep 2020; 20(2):3.

24. Kleim J, Jones T. Principles of experience-dependent neural plasticity: implications for rehabilitation after brain damage. J Speech, Lang, and Hear Res 2008; 51(1):S225-39.

25. Johnston M, Ishida A, Nakajima W et al. Plasticity and injury in the developing brain. Brain and Develop 2009 Jan; 31(1):1-10.

26. Johnston M. Clinical disorders of brain plasticity. Brain and Develop 2004; 26(2):73-80.

27. Hensch T, Bilimoria P. Re-opening windows: Manipulating critical periods for brain development. Cerebrum 2012; 2012:11.

28. Morgan C, Fetters L, Adde L et al. Early intervention for children aged 0 to 2 years with or at high risk of cerebral palsy: International clinical practice guideline based on systematic reviews. JAMA Ped 2021; 175(8):846-58.

29. Baker A, Niles N, Kysh L, Sargent B. Effect of motor intervention for infants and toddlers with cerebral palsy: A systematic review and meta-analysis. Ped Phys Ther 2022; 34(3):297-307.

30. Rosenbaum P, Walter S, Hanna S et al. Prognosis for gross motor function in cerebral palsy: Creation of motor development curves. JAMA 2002; 288(11):1357-63.

31. Ziegler S, Hadders-Algra M. Coaching approaches in early intervention and paediatric rehabilitation. Develop Med Child Neurol 2020; 62(5):569-74.

32. Gmmash A, Effgen S. Early Intervention therapy services for infants with or at risk for cerebral palsy. Ped Phys Ther 2019; 31(3):242-9.

33. Khetani M, McManus B, Albrecht E et al. Early intervention service intensity and young children's home participation. BMC Pediatrics 2020; 20(1):330.

34. Kaelin V, Villegas V, Chen Y et al. Effectiveness and scalability of an electronic patient-reported outcome measure and decision support tool for family-centred and participation-focused early intervention: PROSPECT hybrid type 1 trial protocol. BMJ Open 2022; 12(1):e051582.

35. Eliasson A, Nordstrand L, Ek L et al. The effectiveness of Baby-CIMT in infants younger than 12 months with clinical signs of unilateral-cerebral palsy: An explorative study with randomized design. Res in Develop Disab 2018; 72:191-201.

36. Chamudot R, Parush S, Rigbi A, Horovitz R, Gross-Tsur V. Effectiveness of modified constraint-induced movement therapy compared with bimanual therapy home programs for infants with hemiplegia: A randomized controlled trial. Am J Occup Ther 2018; 72(6):7206205010p1.

37. Morgan C, Novak I, Dale RC, Guzzetta A, Badawi N. Single blind randomised controlled trial of GAME (Goals – Activity – Motor Enrichment) in infants at high risk of cerebral palsy. Res in Develop Disab 2016; 55:256-67.

38. Holmström L, Eliasson A, Almeida R et al. Efficacy of the small step program in a randomized controlled trial for infants under 12 months old at risk of cerebral palsy (CP) and other neurological disorders. J Clinic Med 2019; 8(7):1016.

39. Hielkema T, Hamer E, Boxum A et al. LEARN2MOVE 0-2 years, a randomized early intervention trial for infants at very high risk of cerebral palsy: Neuromotor, cognitive, and behavioral outcome. Disab and Rehab 2019; 42(26):3752-61.

40. Hielkema T, Boxum AG, Hamer EG et al. LEARN2MOVE 0-2 years, a randomized early intervention trial for infants at very high risk of cerebral palsy: Family outcome and infant's functional outcome. Disab and Rehab 2019; 42(26):3762-70.

41. Mattern-Baxter K, Looper J, Zhou C, Bjornson K. Low-intensity vs high-intensity home-based treadmill training and walking attainment in young children with spastic diplegic cerebral palsy. Arch Phys Med Rehab 2020; 101(2):204-12.

42. Livingstone R, Paleg G. Practice considerations for the introduction and use of power mobility for children. Develop Med Child Neurol 2014; 56(3):210-21.

43. Paleg G, Livingstone R. Evidence-informed clinical perspectives on postural management for hip health in children and adults with non-ambulant cerebral palsy. J Ped Rehab Med 2022; 15(1):39-48.

Terapia de Movimento Induzido pela Restrição Modificada para Bebês (Baby-CIMT)

Rocío Palomo
Caline Cristine de Araújo Ferreira Jesus
Egmar Longo

INTRODUÇÃO

Neste capítulo serão apresentados os princípios teóricos, os elementos essenciais para avaliação, as estratégias que favorecem sua implementação, bem como as evidências mais atuais sobre a Terapia de Movimento Induzido pela Restrição Modificada para Bebês (Baby-CIMT). Em seguida será apresentado um caso clínico que exemplifica como essa intervenção pode ser utilizada na prática clínica.

PARTE I – DESCRIÇÃO DA INTERVENÇÃO

A paralisia cerebral (PC) é a deficiência física mais comum na infância, e 40% das crianças com PC apresentam paralisia espástica unilateral, o subtipo mais comum. A PC espástica unilateral promove comprometimento significativo do braço e da mão, o que impacta a participação ao longo da vida, além do bem-estar da criança e da família. A maioria dos programas de intervenção precoce até o momento tem focado no desenvolvimento motor e cognitivo geral de crianças com PC, e poucos se concentram em melhorar a função manual de bebês com risco de desenvolver PC espástica unilateral[1]

A grande plasticidade do cérebro jovem, especialmente durante os primeiros 2 anos de vida[2], explica a importância de iniciar a intervenção o mais precocemente possível[3]

por meio de programas desenhados para melhorar a função da mão e reduzir o "desuso do membro" (isto é, ignorar ou aprender a não usar o membro superior afetado durante o desenvolvimento da função motora)[4]. Essas intervenções devem ser específicas para a idade e incluem objetivos terapêuticos direcionados à tarefa e ao contexto[5].

A Baby-CIMT é uma adaptação para bebês da Terapia de Movimento Induzido por Restrição (CIMT) original (veja o Capítulo 11), que, como sua versão para crianças maiores, visa promover o desenvolvimento motor e a prevenção de complicações manuais decorrentes de lesões neurológicas unilaterais, como a PC.

Trata-se de um programa de treinamento motor manual moldado por perspectivas importantes sobre o desenvolvimento infantil e que objetiva aumentar a quantidade e a qualidade do uso da mão afetada. A Baby-CIMT inclui ainda a realização de exercícios específicos, atividades lúdicas e orientação dos pais para maximizar o potencial de resposta à intervenção[1].

As atividades durante a intervenção promovida pela Baby-CIMT (Figura 4.1) são influenciadas pela teoria dos sistemas dinâmicos, um modelo que destaca a importância da atividade autoiniciada pelas crianças[6]. Nessa perspectiva, assume-se que o desenvolvimento é impulsionado pelas características únicas das crianças e por sua capacidade de

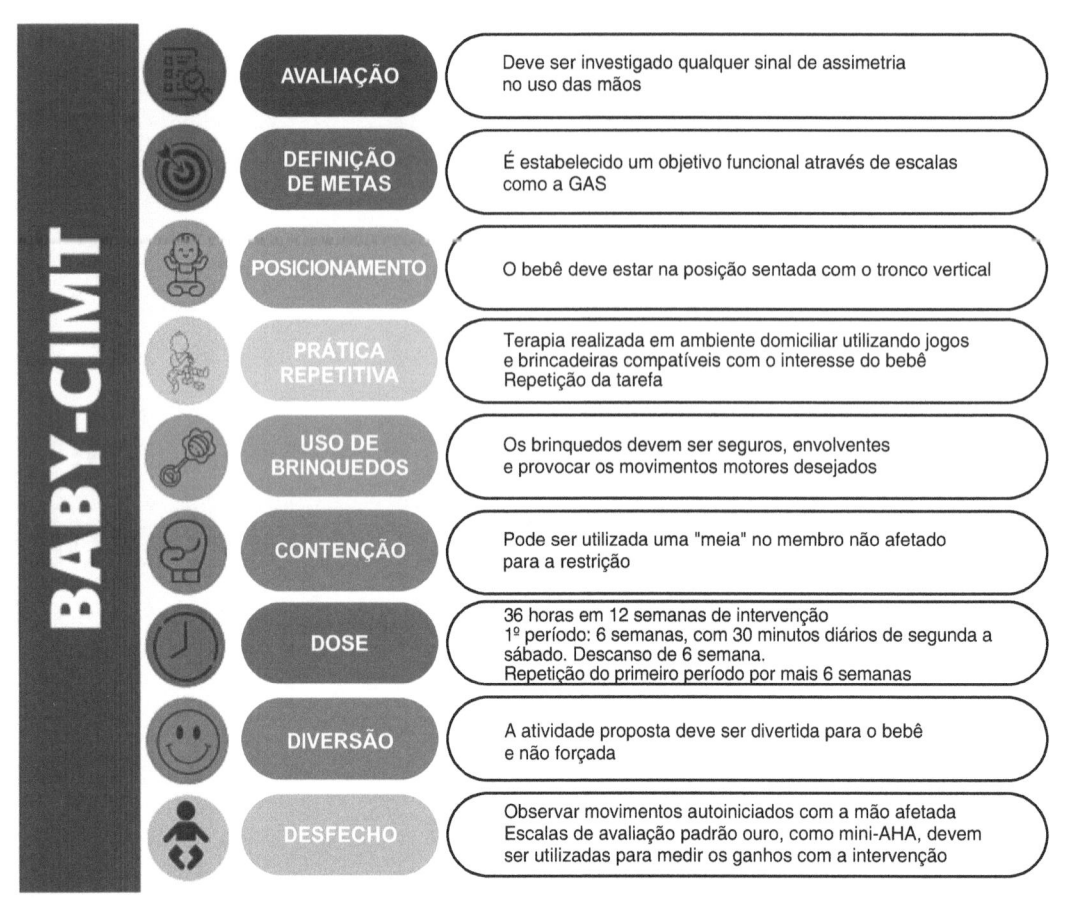

Figura 4.1 Características da Baby-CIMT. (*GAS: Goal Attainment Scaling; mini-AHA: Mini-Assisting Hand Assessment.*)

explorar o ambiente, por meio do qual descobrem novas habilidades. Esse modelo também enfatiza a importância de um ambiente enriquecido, no qual uma seleção variada de brinquedos e outros objetos facilita o processo de desenvolvimento[7].

Os princípios de aprendizagem motora, ou seja, como os indivíduos adquirem e executam atividades motoras, também fundamentam a Baby-CIMT. São exemplos de ingredientes baseados nesses princípios a prática intensiva e repetitiva de movimentos do membro afetado, o *feedback* e reforço positivo que incentiva e motiva o bebê a realizar os movimentos desejados e o treino de tarefas funcionais relacionadas ao contexto, pois enfoca atividades significativas para o bebê adaptadas à sua faixa etária[8,9].

Outro ingrediente utilizado no protocolo é o método de contenção total da mão não afetada, podendo ser uma meia, luva ou um *body*/camiseta de manga longa com braçadeira na borda da manga da extremidade superior para evitar que a mão participe da atividade e possa executar a manipulação do objeto (Figuras 4.2 e 4.3), induzindo o uso da extremidade superior afetada. A restrição só é usada durante o treinamento unimanual estabelecido, ao contrário da técnica original, que exige uma restrição constante. Para bebês, é recomendável uma abordagem mais amigável, com contenções menos restritivas e mais confortáveis, oferecendo maiores segurança e conforto e com a possibilidade

de ser adaptada às preferências da família[10]. Ademais, vale ressaltar que esses ingredientes promovem benefícios por meio de mecanismos como plasticidade dependente do uso e aprendizado pela experiência. (Para mais detalhes sobre esse sistema, veja o Capítulo 2.)

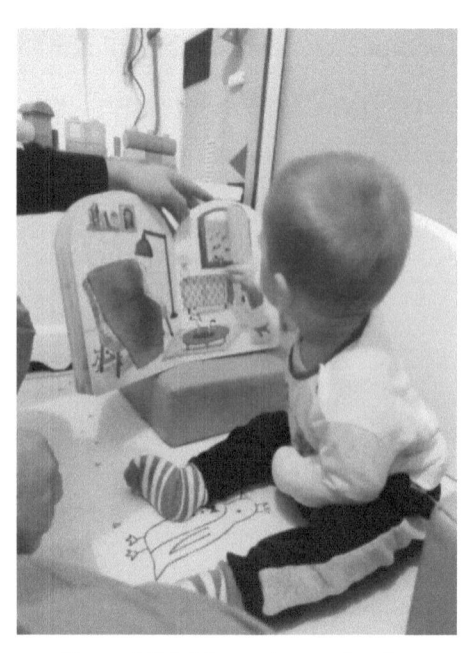

Figura 4.2 Bebê usando a contenção.

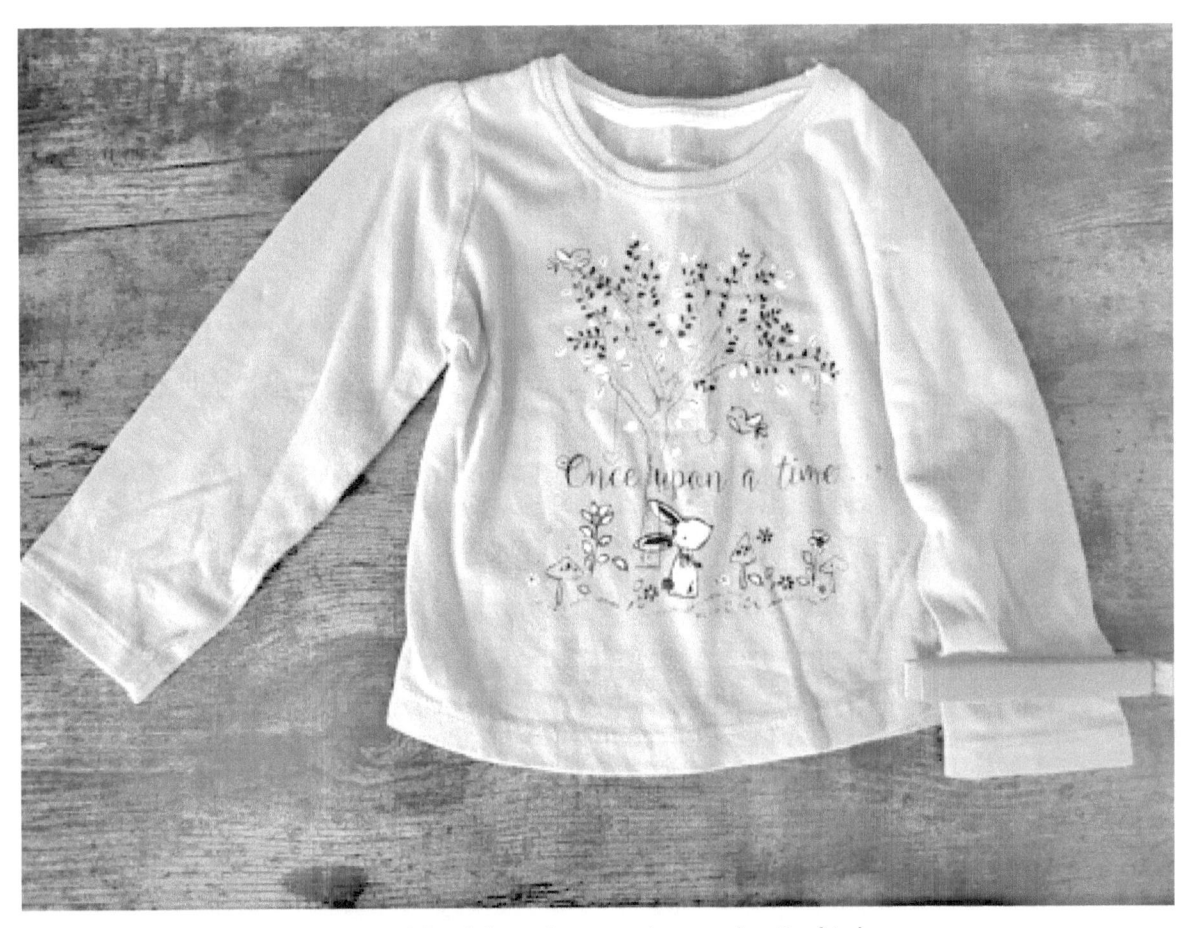

Figura 4.3 Restrição usada no membro superior não afetado.

Movimento para estimular de acordo com o objetivo proposto pela família		Exemplo de atividade unimanual
	Flexão de ombro	Jogar uma bola, tocar objetos em diferentes alturas, brincar com balões, pegar chocalhos em diferentes distâncias, outros
	Extensão de cotovelo	Empurrar uma caixa com diferentes pesos, lançar torres, colocar tinta em um papel à distância para esticar a tinta sobre o papel, jogar uma bola, alcançar diferentes chocalhos, brinquedos que são oferecidos a diferentes distâncias
	Supinação do antebraço	Girar um brinquedo, levar comida à boca, receber, objetos na palma da mão, tocar uma trombeta de brinquedo
	Extensão de punho, extensão de dedos, abertura da mão	Amassar massinha de modelar, agarrar e soltar areia, segurar um chocalho redondo ou uma bola, tocar um piano de brinquedo

Figura 4.4 Exemplos de atividades unimanuais para execução da Baby-CIMT.

A Baby-CIMT é realizada em casa, o que maximiza o treinamento e promove o envolvimento da família[11]. O domicílio oferece um ambiente confortável e enriquecedor para a aprendizagem durante a prática da terapia tanto para os bebês como para seus pais. Além disso, eles podem manter-se mais envolvidos ao longo do processo, aumentando as oportunidades de interação pai filho[12]. O bebê pode usar seus próprios brinquedos ou realizar atividades habituais, de modo a obter um aprendizado generalizado em seu ambiente cotidiano. Além disso, é possível flexibilizar o tempo de execução da dose diária, permitindo que os pais organizem suas rotinas e realizem a intervenção sem aumento dos níveis de estresse[12].

Antes da execução do programa, o terapeuta responsável, que pode ser um fisioterapeuta ou terapeuta ocupacional que acompanha o bebê, faz uma visita a seu domicílio para adaptar a terapia às necessidades da criança e programar as atividades iniciais de acordo com sua habilidade manual. Recomenda-se dose terapêutica de 36 horas, administrada em 12 semanas de intervenção.

O método consiste na aplicação inicial por 6 semanas com dosagem de 30 minutos diários, 6 dias por semana, seguida por um período de descanso de 6 semanas e de outro período de intervenção de 30 minutos diários, também 6 dias por semana. Assim, o protocolo é realizado no ambiente natural do bebê, ou seja, em seu domicílio. A escolha dos brinquedos para as diferentes atividades será determinada de acordo com a idade e a capacidade motora do bebê. A cada semana, o terapeuta responsável faz uma visita para acompanhar a terapia, modificar as atividades, em conjunto com a família, e evitar possíveis complicações ou frustrações, a fim de aumentar a adesão ao tratamento[13].

Durante a sessão lúdica, o bebê é colocado em posição sentada (Figura 4.5) com tronco verticalizado, evitando assimetrias, para facilitar o movimento do membro superior afetado. As atividades propostas podem ser realizadas em cadeira adaptada, no chão ou em assento adaptado, enquanto os pais se posicionam à frente e ao lado da mão afetada do bebê para oferecer brinquedos em diferentes posições, aumentando a distância de alcance e a amplitude de movimento do membro superior. Em geral, o bebê deve estar sentado na posição mais ereta e estável possível, para facilitar ações autoiniciadas[8,14].

É importante educar os pais para que eles deem tempo para o bebê explorar os objetos e desenvolver suas próprias habilidades, além de chamar a atenção para seu campo de visão, usando brinquedos com som e iniciando jogos específicos e individualizados (Figuras 4.5*A* a *C*)[8].

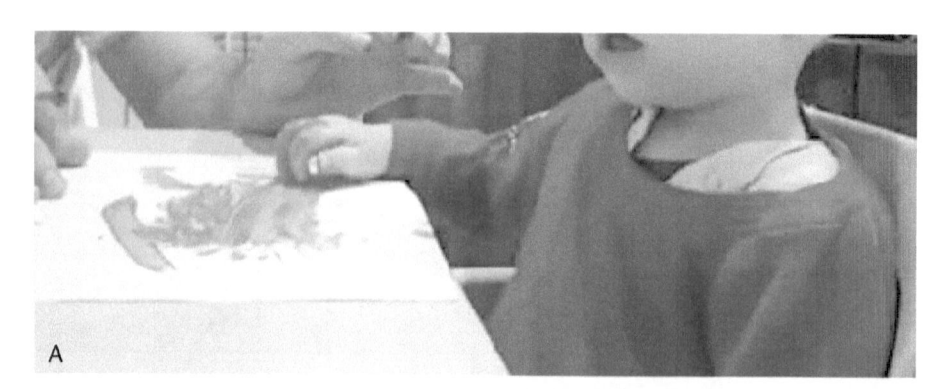

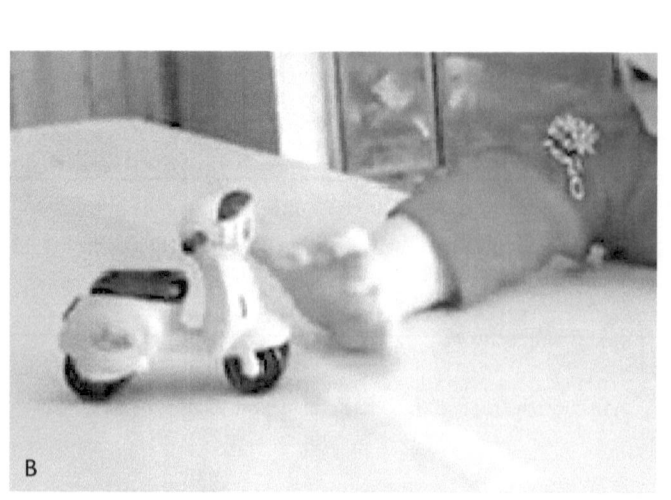

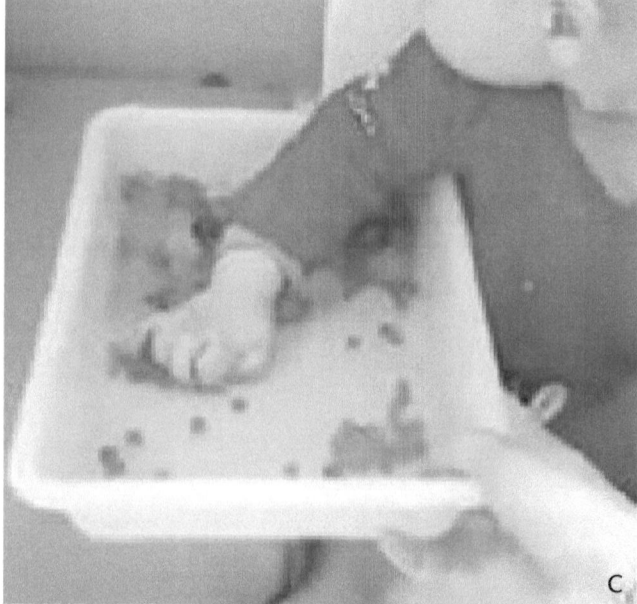

Figura 4.5A a **C** Exemplos de atividades realizadas na Baby-CIMT.

É fundamental a escolha dos brinquedos e brincadeiras (veja as Figuras 4.4 e 4.6), considerando o nível de habilidade adequado e a repetição da tarefa. É importante conduzir a intervenção em um nível de desafio adequado para aumentar a motivação e a tolerância ao treinamento, o que exige grande seleção de atividades, brinquedos e jogos, bem como a organização do ambiente para que os bebês usem a mão repetidamente durante as sessões de treinamento[10].

O terapeuta deve prover suporte necessário e acompanhamento para a família. Dependendo das ações exigidas pela habilidade escolhida, assim como da idade e da capacidade do bebê, deve determinar, em conjunto com a família, atividades específicas a cada semana, aumentando a dificuldade em caso de melhora na execução. O objetivo é que os movimentos sejam autogerados, voluntários, desafiadores, mas alcançáveis[15].

Uma desvantagem para implementação da Baby-CIMT é a possibilidade de causar estresse adicional aos pais, já que o programa é realizado no domicílio. Os pais podem sentir-se pressionados para cumprir as tarefas, especialmente quando as metas são ambiciosas. Nesse contexto, os pais assumem um papel de provedores da terapia, o que pode prejudicar a interação pais-filho durante o treinamento. Quando a participação dos pais não é possível ou eles não se sentem preparados para realizar a intervenção em casa, as terapias devem ser adaptadas às suas condições, evitando a todo instante a frustração e a rejeição[16,17].

Na avaliação, o terapeuta estabelece um objetivo funcional com a família (orientado às tarefas), utilizando a escala GAS (veja o Capítulo 2) e levando em conta as rotinas diárias (por exemplo, alimentação, atividades de lazer ou lúdicas). As atividades realizadas na terapia intensiva são projetadas para treinar os componentes desejados dos movimentos necessários para alcançar os objetivos estabelecidos e devem ser divertidas e motivantes, facilitando a cooperação e a aprendizagem[18].

A *Mini-Assisting Hand Assessment* (Mini-AHA), versão adaptada para bebês de 8 a 18 meses com PC unilateral, pode ser utilizada para medir quão efetivamente eles usam a mão afetada durante o desempenho de brincadeiras bimanuais. A Mini-AHA é capaz de discriminar diferentes níveis de habilidade e avaliar mudanças ao longo do tempo. A avaliação é realizada em uma sessão de 15 minutos de brincadeira espontânea e em seguida a pontuação é efetuada segundo os dados obtidos através da sessão gravada[19].

A Mini-AHA, ainda não traduzida para o português, é destinada a profissionais da saúde para fins acadêmicos e de pesquisa e consiste em 20 itens pontuados em uma escala de classificação de 4 pontos – a pontuação mais alta indica melhor capacidade. Seu alto coeficiente de confiabilidade (0,99) significa que a escala pode separar com grande precisão crianças com PC unilateral em 13 estratos distintos (níveis de habilidade), o que indica que ela é sensível à mudança. Para aplicá-la, é necessário obter uma certificação por meio de treinamento específico[19].

A Baby-CIMT é uma abordagem terapêutica recente que pode ser aplicada tanto por fisioterapeutas como por terapeutas ocupacionais. Em geral, os bebês com pontuação inferior a 62 unidades na escala Mini-AHA tendem a obter maiores benefícios com essa técnica.

No primeiro ensaio clínico randomizado com bebês com menos de 12 meses de idade, foi identificado que os participantes que receberam Baby-CIMT desenvolveram melhor função manual da mão afetada do que o grupo controle que recebeu massagem para bebês ao longo das 18 semanas de estudo. O programa Baby-CIMT também foi considerado viável pelos pais, e não foram relatados efeitos adversos[1]. Adicionalmente, na revisão sistemática de Novak e cols. (2019)[20], a intervenção foi descrita como luz amarela no sistema de luzes de semáforo ("provavelmente faça"). (Para mais detalhes sobre mecanismos e ingredientes, veja o Capítulo 2.)

Na Parte II deste capítulo será apresentado um caso clínico que exemplifica o uso da Baby-CIMT, detalhando o planejamento e sua aplicação prática. Para mais detalhes sobre esse programa, os pesquisadores que desenvolveram a intervenção disponibilizaram um manual que mostra como ele é executado e que pode ser consultado no *site* https://ki.se/media/234664/download.

Finalmente, a Baby-CIMT também é uma intervenção que apresenta forte recomendação nas diretrizes internacionais de intervenção precoce em crianças com PC unilateral (veja o Capítulo 3)[2].

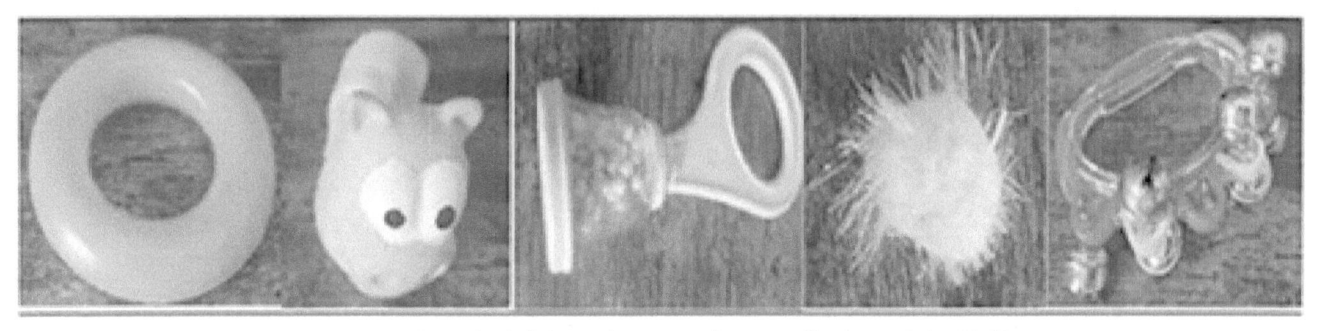

Figura 4.6 Exemplo de brinquedos que podem ser utilizados na Baby-CIMT.

PARTE II – APRESENTAÇÃO DO CASO CLÍNICO

M.S.P., 8 meses de idade, sexo masculino, recebeu diagnóstico de PC espástica unilateral à direita aos 10 meses, após grande insistência dos pais em busca de um diagnóstico devido à percepção de assimetria no uso de ambas as extremidades superiores.

História clínica

A mãe relatou que a gravidez e o parto ocorreram sem complicações significativas. M.S.P. nasceu a termo, Apgar 8/9, com peso adequado para a idade gestacional, porém necessitou permanecer na UTI por 3 dias devido a um desconforto respiratório, não sendo relatadas maiores intercorrências após a alta. Aos 6 meses, a mãe notou que o bebê apresentava preferência pela mão esquerda e que a perna direita parecia estar mais rígida do que a esquerda. Apesar de ter informado o pediatra responsável, este considerou normal. Segundo os pais, o bebê não conseguia ficar de bruços por muito tempo e não demonstrava interesse em rolar ou sentar, sendo observado um atraso nesses marcos motores. Assim, a criança foi encaminhada para um neurologista pediátrico, quando foi diagnosticada com PC espástica unilateral e encaminhada à fisioterapia.

Em uma observação inicial, percebe-se que o bebê é capaz de executar uma variedade de movimentos com o antebraço direito, mas é necessário incentivar a supinação e a orientação do braço no espaço para melhorar o posicionamento, bem como facilitar a aquisição do objeto e a produção de movimento distalmente para pegar brinquedos pequenos. Ademais, é capaz de sentar-se sozinho e engatinha com apoio de ambas as extremidades superiores, porém a mão direita permanece com os dedos flexionados durante o apoio na superfície. É capaz de assumir a posição ortostática com apoio e já inicia a marcha lateral. Em repouso, é possível notar que a extremidade superior direita assume uma postura de leve flexão do cotovelo e pronação do antebraço, punho em posição neutra e dedos semiflexionados.

Camada 1 – Definição das metas

A família tem como queixa as dificuldades do bebê para realizar atividades cotidianas, como brincar, segurar objetos com as duas mãos e permanecer de pé com apoio das duas mãos. M.S.P. é motivado para brincar e explorar objetos; os marcos cognitivos são compatíveis com a idade cronológica. Finalmente, aponta-se que o bebê não rejeita objetos e se envolve na sessão de brincadeira, participando ativamente.

Um fisioterapeuta certificado administrou a escala Mini-AHA para avaliação da função manual do bebê e obteve a pontuação de 45/100 (Figura 4.7).

Para determinação das metas, foi realizado um encontro presencial com a família e utilizada a escala GAS, sendo estabelecidas duas metas:

Meta 1 (Figura 4.8): "Que o bebê consiga pegar dois objetos durante as brincadeiras espontâneas com o membro superior afetado."

Meta 2 (Figura 4.9): "Que o bebê consiga segurar objetos por 6 segundos durante as brincadeiras espontâneas com o membro superior afetado."

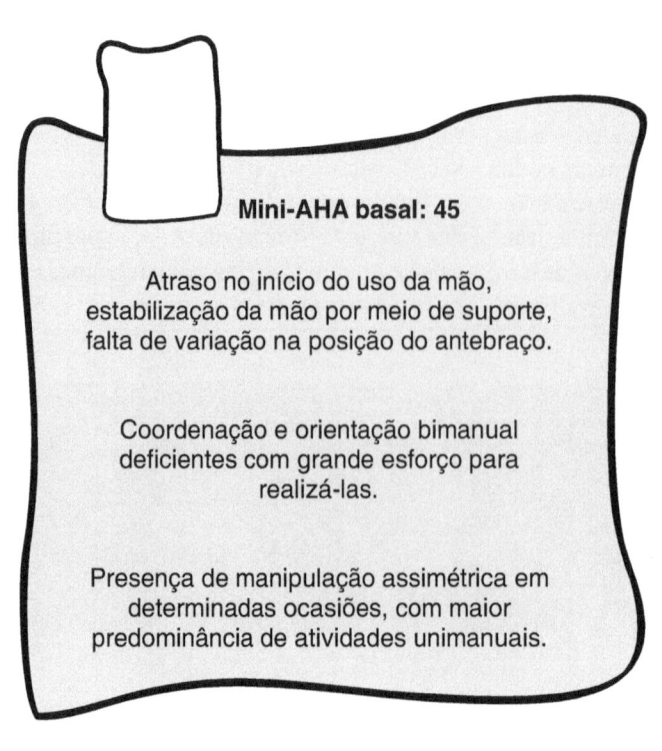

Mini-AHA basal: 45

Atraso no início do uso da mão, estabilização da mão por meio de suporte, falta de variação na posição do antebraço.

Coordenação e orientação bimanual deficientes com grande esforço para realizá-las.

Presença de manipulação assimétrica em determinadas ocasiões, com maior predominância de atividades unimanuais.

Figura 4.7 Resultados do Mini-AHA na pré-intervenção.

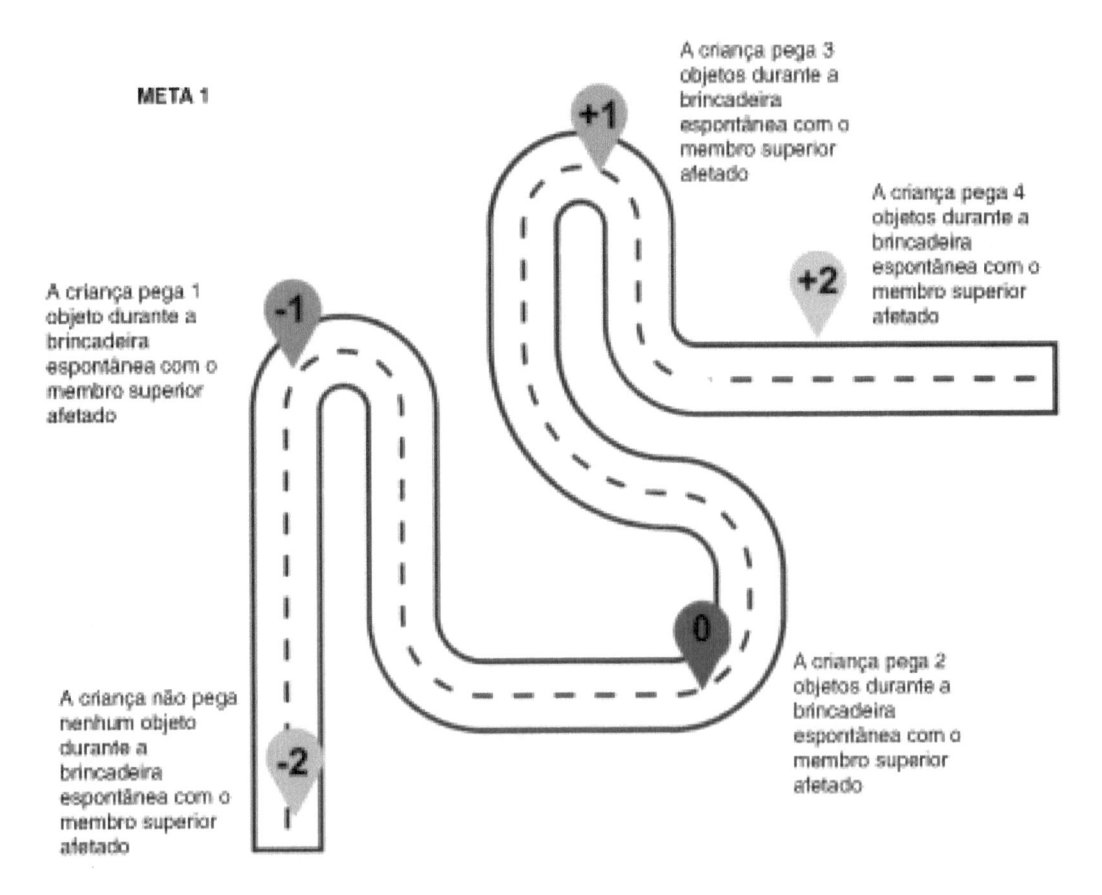

Figura 4.8 Descrição da escala GAS para a meta 1.

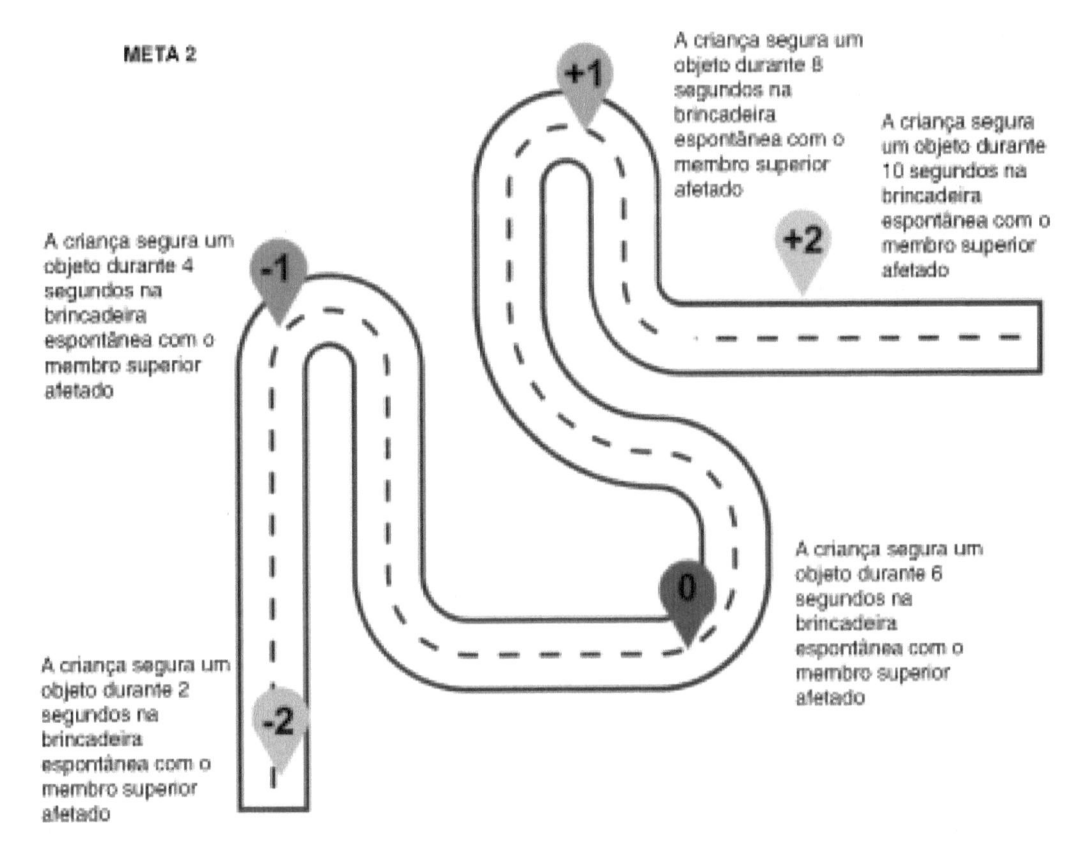

Figura 4.9 Descrição da escala GAS para a meta 2.

Camada 2 – Metas realistas?

A família está disposta a dedicar 30 minutos por dia para realização da intervenção. Ademais, o serviço de reabilitação dispõe de um profissional que pode acompanhar a família durante a intervenção domiciliar.

Camada 3 – Prognóstico

A criança atendia aos critérios de inclusão para realizar a Baby-CIMT, pois havia sido diagnosticada com PC unilateral, além de mostrar diferença no uso dos membros superiores, evidenciando assimetria em sua habilidade bimanual. A intervenção realizada no domicílio aumenta a quantidade de treinamento e promove o envolvimento da família[11]. Após 12 semanas, o bebê deve ser capaz de segurar um objeto durante 6 segundos e pegar dois objetos durante a brincadeira espontânea com o membro superior afetado.

Camada 4 – Intervenção

O fisioterapeuta responsável apresentou a possibilidade da intervenção Baby-CIMT. Assim, com a concordância dos pais do bebê, o protocolo da Baby-CIMT foi a intervenção--chave utilizada no caso, realizada no meio domiciliar com acompanhamento do fisioterapeuta.

> **Intervenção-chave:** Baby-CIMT (sinal amarelo).
> *Mecanismo:* plasticidade dependente do uso, aprendizado pela experiência.

Os pais demonstram grande expectativa quanto à melhora da movimentação da mão direita. Além disso, a família é receptiva e bastante colaborativa com o processo de intervenção; tem muito interesse em ver o filho evoluir e se comprometeu a reservar momentos diários para isso.

Camadas 5 e 6 – Modo e dose

Foram estruturadas atividades que incentivassem a supinação, o alcance e o reajuste do braço no espaço e a pegada mais distal, dentro de atividades de manipulação simétrica e assimétrica, uma vez que o bebê mostrou capacidade de executar atividades bimanuais com diferenciação de papéis, embora essas atividades sejam estimuladas e guiadas pelo profissional devido à pouca idade do bebê e à pequena atenção mantida nesse momento, porém sempre considerando a execução de maneira ativa.

Foi realizada uma visita antes do início da intervenção e em seguida, a cada semana de tratamento, houve uma visita do fisioterapeuta. Em virtude da idade do bebê e de sua habilidade manual, foi recomendada a dose terapêutica de 36 horas em 12 semanas de tratamento, sendo implementado um período de 6 semanas com dosagem de 30 minutos diários de segunda a sábado e um período de descanso de 6 semanas, seguido de outro período de intervenção de 30 minutos diários, de segunda a sábado. O protocolo foi conduzido no domicílio do bebê, sem intercorrências, com *feedback* positivo dos pais quanto aos benefícios da terapia, especialmente por ser desenvolvida em casa e considerando a idade do bebê.

Camada 7 – As metas foram alcançadas?

Durante o período de intervenção, as pontuações de desempenho e satisfação para as metas estabelecidas na escala GAS foram coletadas semanalmente com a família. A pontuação final na escala GAS pode ser observada nas Figuras 4.8 e 4.9, chegando à pontuação +2 para ambas as metas. O bebê finalizou a intervenção com a pontuação de 52/100 (Figura 4.10).

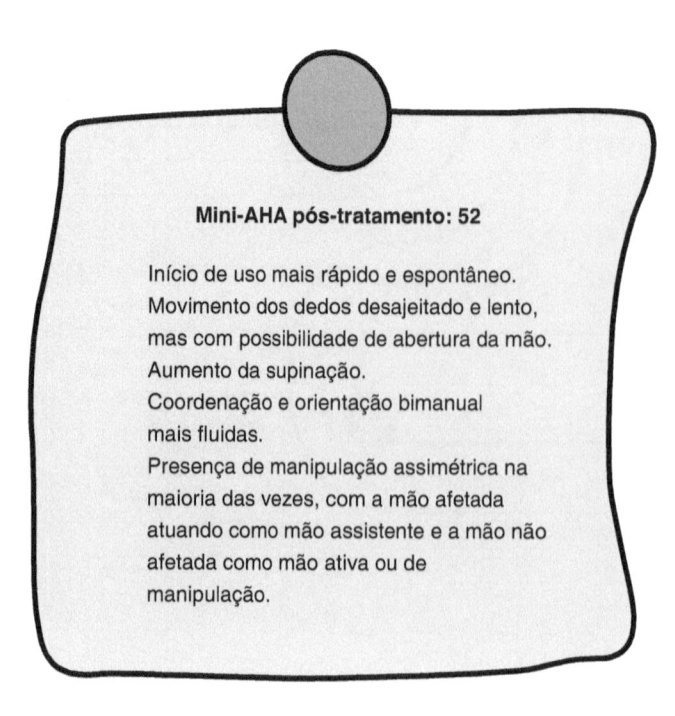

Mini-AHA pós-tratamento: 52

Início de uso mais rápido e espontâneo.
Movimento dos dedos desajeitado e lento, mas com possibilidade de abertura da mão.
Aumento da supinação.
Coordenação e orientação bimanual mais fluidas.
Presença de manipulação assimétrica na maioria das vezes, com a mão afetada atuando como mão assistente e a mão não afetada como mão ativa ou de manipulação.

Figura 4.10 Resultados do Mini-AHA pós-intervenção.

M.S.P, 10 meses de idade, sexo masculino, diagnóstico de PC espástica unilateral à direita.

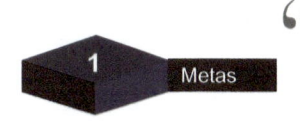

" TERAPEUTA: Olá, qual o motivo de vocês procurarem o nosso serviço de reabilitação?
PAIS: Gostaríamos que o nosso filho conseguisse segurar objetos com as duas mãos.
TERAPEUTA: Vocês já conhecem uma intervenção chamada Baby-CIMT? É uma terapia inovadora que visa melhorar a função da mão em bebês. Ela pode beneficiar o seu filho.
META 1: "pegar dois objetos durante a brincadeira espontânea com o membro superior afetado."
META 2: "segurar um objeto durante 6 segundos na brincadeira espontânea com o membro superior afetado."

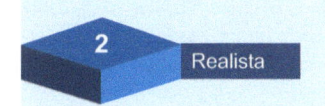

As metas são realistas? SIM. A família está disposta a dedicar 30 minutos por dia para a realização da intervenção.
Viável? SIM, é possível aumentar o uso do membro superior afetado com a colaboração da família.

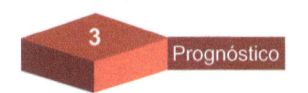

" PAIS: Gostaríamos que ele conseguisse segurar objetos com as duas mãos e permanecer de pé com apoio das duas mãos.

" TERAPEUTA: A Baby-CIMT proporciona uma estimulação intensiva e direcionada para o membro afetado, visando aprimorar o controle motor e a função. Com o início precoce da terapia, há uma janela de oportunidade ideal para promover mudanças significativas na movimentação manual do bebê e otimizar seu desenvolvimento motor.

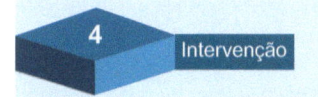

O protocolo da baby-CIMT foi a intervenção utilizada no caso, realizada no meio domiciliar com prática intensiva e restrição da mão não afetada.

MECANISMO: Plasticidade dependente do uso, aprendizado pela experiência.

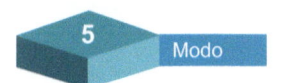

Realizado em domicílio, 30 minutos por dia, utilizando a terapia de movimento induzido por restrição através de uma luva ou meia no membro não afetado do bebê.

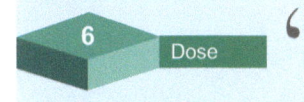

" TERAPEUTA: Será implementado por um período de 6 semanas, com dosagem de 30 minutos diários de segunda a sábado. Após esse primeiro momento, haverá um período de descanso de 6 semanas, seguido de outro período de intervenção de 30 minutos diários de segunda a sábado, por mais 6 semanas.

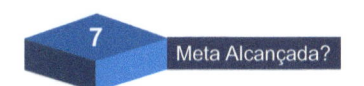

RESULTADOS DAS METAS 1 e 2: Na escala GAS, o bebê chegou ao nível +2 para as metas 1 e 2. No Mini-AHA, obteve a pontuação 52/100.

" TERAPEUTA: Parabéns família! O seu compromisso durante o tempo de intervenção foi muito importante para o sucesso da intervenção. M.S.P. melhorou a função da mão direita; agora ele está usando-a mais durante as brincadeiras diárias.

Figura 4.11 Modelo READ para construção das metas 1 e 2 através da Baby-CIMT.

Após a intervenção, M.S.P. foi capaz de pegar dois objetos e manter um deles por 10 segundos na brincadeira espontânea com o membro superior afetado. Esses resultados parecem demonstrar a efetividade da Baby-CIMT para as metas estabelecidas. A Figura 4.11 sumariza o caso clínico, considerando todas as camadas do modelo READ.

CONSIDERAÇÕES FINAIS

A Baby-CIMT é realizada preferencialmente em casa, com brinquedos individualmente selecionados para diferentes atividades, considerando a idade e a capacidade dos bebês. O terapeuta visita semanalmente a família e orienta os pais para a realização da intervenção 6 dias por semana, por 30 minutos, totalizando 36 horas de prática em 12 semanas de intervenção. Há evidências na literatura de melhora da função manual com a Baby-CIMT, a qual deve ser implementada o mais precocemente possível, considerando história clínica de risco de PC e/ou assimetria no uso da função bimanual.

Referências

1. Eliasson AC, Nordstrand L, Ek L et al. The effectiveness of Baby-CIMT in infants younger than 12 months with clinical signs of unilateral-cerebral palsy: An explorative study with randomized design. Res Dev Disabil 2018 Jan; 72:191-201.

2. Novak I, Morgan C, Adde L et al. Early, accurate diagnosis and early intervention in cerebral palsy: Advances in diagnosis and treatment. JAMA Pediatr 2017; 171(9):897-907.

3. Basu AP. Early intervention after perinatal stroke: Opportunities and challenges. Dev Med Child Neurol 2014; 56(6):516-21.

4. Hoare B, Imms C, Carey L, Wasiak J. Constraint-induced movement therapy in the treatment of the upper limb in children with hemiplegic cerebral palsy: A Cochrane systematic review. Clin Rehab 2007; 21(8):675-85.

5. Cioni G, Inguaggiato E, Sgandurra G. Early intervention in neurodevelopmental disorders: Underlying neural mechanisms. Dev Med Child Neurol 2016; 58(Suppl 4):61-6.

6. Nordstrand L, Holmefur M, Kits A, Eliasson AC. Improvements in bimanual hand function after Baby-CIMT in two-year old children with unilateral cerebral palsy: A retrospective study. Res Dev Disabilit 2015; 41-42:86-93.

7. Ohline SM, Abraham WC. Environmental enrichment effects on synaptic and cellular physiology of hippocampal neurons. Neuropharmacology 2019 Feb; 145(Pt A):3-12.

8. Eliasson AC, Sjöstrand L, Ek L et al. Efficacy of Baby-CIMT: Study protocol for a randomized controlled trial on infants below age 12 months, with clinical signs of unilateral CP. BMC Pediatr 2014; 14:141.

9. Gordon AM, Lewis SR, Eliasson AC, Duff SV. Object release under varying task constraints in children with hemiplegic cerebral palsy. Dev Med Child Neurol 2003; 45(4):240-8.

10. Eliasson AC, Gordon AM. Constraint-movement therapy for children and youth with hemiplegic/unilateral cerebral palsy. In: Miller F, Bachrach S, Lennon N, O'Neil ME (eds.) Cerebral Palsy. Springer, Cham.

11. Fazzi E, Galli J. New clinical needs and strategies for care in children with neurodisability during Covid-19. Dev Med Child Neurol 2020; 62(7):879-80.

12. Ferre CL, Brandão M, Surana B, Dew AP, Moreau NG, Gordon AM. Caregiver-directed home-based intensive bimanual training in young children with unilateral spastic cerebral palsy: A randomized trial. Dev Med Child Neurol 2017; 59(5):497-504.

13. Eliasson AC, Sjöstrand L. The Baby-CIMT manual. Estocolmo: Karolinska Institutet (s/data).

14. Akzewski L, Ziviani J, Boyd R. Systematic review and meta-analysis of therapeutic management of upper-limb dysfunction in children with congenital hemiplegia. Pediatrics 2009; 123(6):e1111-e1122.

15. Schnackers M, Beckers L, Janssen-Potten Y. et al., COAD Focus Group. Home-based bimanual training based on motor learning principles in children with unilateral cerebral palsy and their parents (the COAD-study): Rationale and protocols. BMC Pediatr 2018; 18(1):139.

16. Sgandurra G, Beani E, Inguaggiato E, Lorentzen J, Nielsen JB, Cioni G. Effects on parental stress of early home-based caretoy intervention in low-risk preterm infants. Neural Plasticity 2019 Jan; 2019:7517351.

17. Sharif Azar E, Ravanbakhsh M, Torabipour A, Amiri E, Haghighyzade MH. Home-based versus center-based care in children with cerebral palsy: A cost-effectiveness analysis. J Med and Life 2015; 8(Spec Iss 4):245-51.

18. Turner-Stokes L. Goal attainment scaling (GAS) in rehabilitation: A practical guide. Clin Rehab 2009; 23(4):362-70.

19. Greaves S, Imms C, Dodd K, Krumlinde-Sundholm L. Development of the Mini-Assisting Hand Assessment: Evidence for content and internal scale validity. Dev Med Child Neurol 2013 Nov; 55(11):1030-7.

20. Novak I, Morgan C, Fahey M et al. State of the Evidence Traffic Lights 2019: Systematic review of interventions for preventing and treating children with cerebral palsy. Curr Neurol Neurosci Rep 2020 Feb 21; 20(2):3.

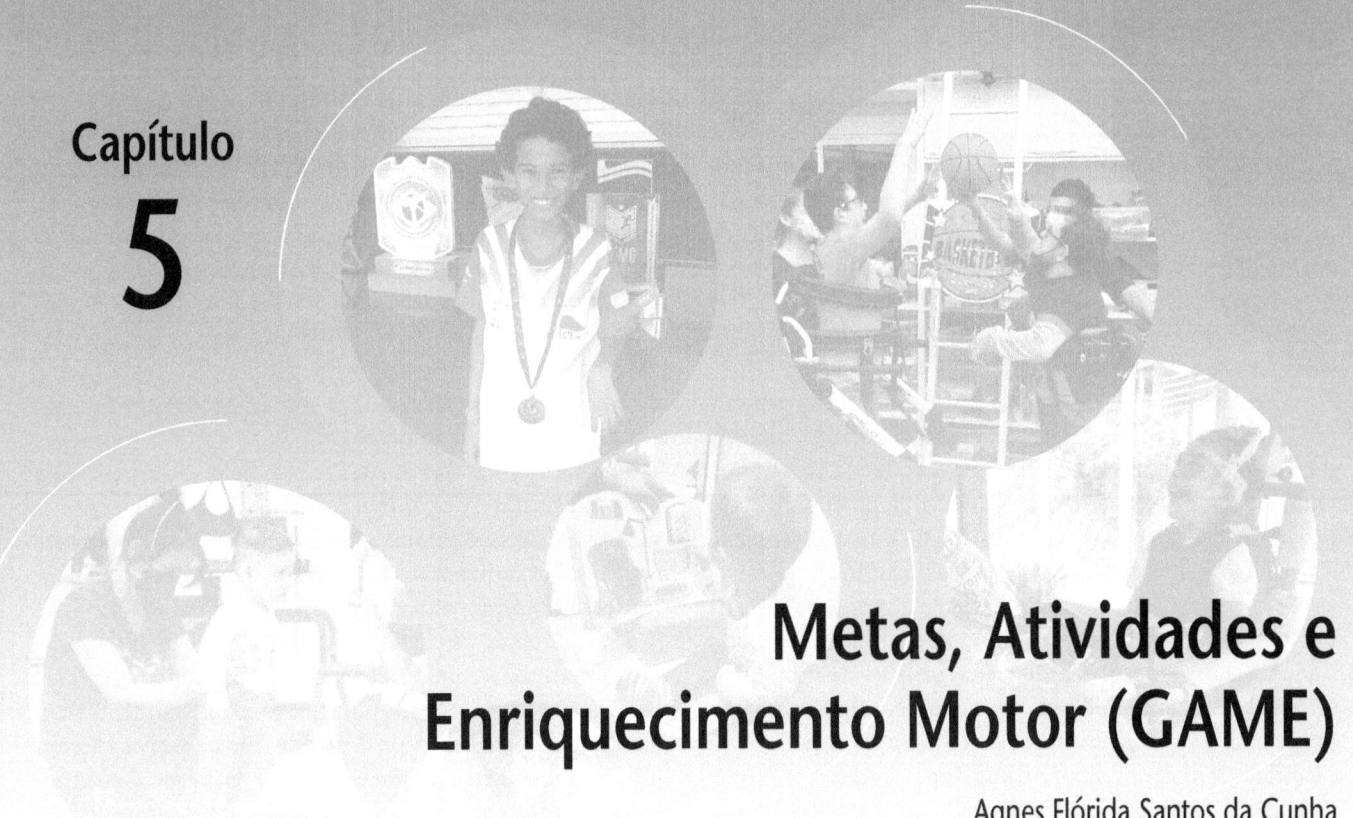

Capítulo 5

Metas, Atividades e Enriquecimento Motor (GAME)

Agnes Flórida Santos da Cunha
Ana Flávia de Souza Pascoal
Ana Cristina Resende Camargos

INTRODUÇÃO

Intervenção precoce consiste em programas estruturados e multidisciplinares recomendados para bebês ou crianças com ou em risco de apresentar alteração do desenvolvimento neuropsicomotor, idealmente realizados até os 3 anos de idade[1,2]. A literatura tem identificado princípios comuns utilizados em programas de intervenção precoce que se mostram promissores em potencializar a plasticidade do sistema nervoso central em um período oportuno[2,3] com o objetivo de promover oportunidades de desenvolvimento e minimizar as possíveis deficiências de estruturas e funções corporais, limitações em atividades e restrições de participação. O cuidado é extensivo à família, de modo a apoiar seu funcionamento e a parentalidade saudável[1,2].

Nesse sentido, este capítulo abordará a intervenção Metas, Atividades e Enriquecimento Motor (GAME), indicada para bebês com diagnóstico ou alto risco de paralisia cerebral (PC)[4]. Serão descritos os princípios teóricos, componentes, indicações, público-alvo, ingredientes ativos, mecanismo de ação, dosagem e instrumentos indicados para avaliação dos desfechos. Em seguida, será relatado um caso clínico no qual o GAME foi utilizado como programa de intervenção precoce de acordo com o modelo de tomada de decisão baseada em evidências (modelo READ), conforme proposto por Novak e cols. (2021)[5].

PARTE I – DESCRIÇÃO DA INTERVENÇÃO

O acrônimo GAME refere-se à intervenção conhecida como *Goals, Activity and Motor Enrichment* e consiste em um programa de intervenção precoce voltado para bebês com alto risco ou diagnóstico de PC[4,6,7]. Sua fundamentação teórica tem sido explorada nos estudos em neurociências, destacando-se os princípios da neuroplasticidade e da aprendizagem motora[4,6,7].

A neuroplasticidade se refere à capacidade do cérebro de se reorganizar estrutural e funcionalmente[8,9] em virtude da influência da interação recíproca entre os fatores genéticos e ambientais e as experiências vividas pelo indivíduo durante todo o seu desenvolvimento[8,9]. No entanto, sabe-se que nas fases mais iniciais do desenvolvimento cerebral é maior o potencial de formação de novas conexões neurais, reconhecidas como período crítico para a neuroplasticidade, ou seja, são cruciais para o refinamento das conexões neuronais[8,9]. Desse modo, o GAME visa potencializar mecanismos de plasticidade cerebral, mais especificamente a do tipo adaptativo, promovendo adaptação e reorganização dos circuitos neuronais que levam à aquisição de habilidades motoras em decorrência das novas experiências[4,6-9].

Em relação aos princípios de aprendizagem motora, o GAME incorpora como um de seus componentes o treino motor orientado ao objetivo, com o incentivo para estratégias autoiniciadas de movimentação pelo bebê em seu ambiente habitual[6]. A identificação de tarefas com propósitos relevantes para a família, realizadas com repetição no ambiente natural do indivíduo, viabiliza o aprendizado em longo prazo[10]. Com o progresso das habilidades do bebê, novos desafios motores são planejados com oportunidades de variações na prática, viabilizando a aquisição, a retenção e a generalização das habilidades motoras[4,6,10].

Além disso, o GAME é fundamentado teoricamente por abordagens mais recentes do desenvolvimento infantil, como a Teoria dos Sistemas Dinâmicos e a Teoria Ecológica[4]. De acordo com a primeira, o desenvolvimento infantil ocorre a partir de um processo não linear, dinâmico e complexo em que o organismo busca a auto-organização em resposta às perturbações e aos graus de liberdade disponíveis[11]. Dessa maneira, a interação entre o indivíduo, o ambiente e a tarefa irá propiciar a emergência de novos padrões de movimento[11]. A abordagem ecológica prevê que o contexto, considerado como evento ou condição externa à pessoa, influencia e é influenciado por características da pessoa. Nesse sentido, o desenvolvimento infantil é mediado pela inter-relação da criança com o ambiente, o qual se encontra em um sistema hierárquico que vai desde o contexto pais-filhos até o nível sociocultural da comunidade onde a criança vive[12].

Além disso, o GAME incorpora os princípios da prática centrada na família, que envolve valores e atitudes que possibilitam a colaboração e a parceria entre profissionais, pais e crianças[4,6,7,13]. As intervenções que integram esses princípios consideram as seguintes premissas básicas em sua prática clínica: (1) os pais são os principais conhecedores sobre seus filhos e desejam o melhor para eles; (2) cada família é única e diferente; e (3) o desempenho ideal ocorre no contexto em que a criança vive[13]. Desse modo, convém potencializar os pontos fortes e incentivar a participação ativa dos pais desde o estabelecimento de metas importantes para a família até o planejamento, a escolha e a implementação das intervenções[13,14]. O compartilhamento de informações apropriadas entre os profissionais e a família possibilita a tomada de decisões assertivas dos pais com relação aos cuidados com seus filhos[15].

Uma vez identificadas as premissas teóricas que embasam o GAME, são apresentados os três componentes que o caracterizam: (1) treino motor intensivo orientado ao objetivo; (2) enriquecimento ambiental; e (3) educação dos pais[4,6,7]. Cabe destacar que os três são utilizados em conjunto e de maneira integrada, tornando possível aumentar ou potencializar os efeitos desejados com a intervenção, além de prever a colaboração e o envolvimento ativo da família em todas as etapas da intervenção com o bebê[4,6,7]. A seguir serão detalhados os componentes da intervenção GAME.

Treino motor intensivo orientado ao objetivo

Inicialmente são estabelecidas metas relevantes, realistas e alcançáveis pelos pais/responsáveis, em conjunto com o profissional, comumente direcionadas ao desenvolvimento motor do bebê. O profissional discute previamente com a família os melhores horários, de acordo com a rotina familiar, para planejamento em conjunto de um programa domiciliar estruturado para alcançar as metas estabelecidas. Os terapeutas incitam o conhecimento dos pais, os quais são orientados a identificar possíveis fatores limitantes para a execução das tarefas desejadas e a buscar soluções para alcançar a meta estabelecida. O terapeuta utiliza seu conhecimento para estruturar a prática de tarefas motoras de modo a promover estratégias motoras autoiniciadas pelo bebê, ou seja, os pais são incentivados a permitir que o filho realize ativamente os movimentos com o mínimo de assistência manual por parte dos pais. Dessa maneira, pais e terapeutas, juntos, planejam e buscam soluções para atingir a meta desejada.[4,6]

Considerando os princípios de aprendizagem motora, as tarefas poderão ser modificadas de acordo com a necessidade[10]. O terapeuta pode simplificar a tarefa inicialmente para possibilitar a oportunidade de movimentação ativa, mesmo que parcial. À medida que o bebê melhora seu desempenho na tarefa, novos desafios motores devem ser inseridos, aumentando a complexidade da tarefa. A variabilidade de prática é indicada quando a habilidade motora é aprendida para maior generalização da habilidade[4,6,10].

Enriquecimento ambiental

O ambiente tem sido reconhecido pelas teorias mais recentes do desenvolvimento infantil como importante fator na aprendizagem motora[12,16]. Nesse sentido, o enriquecimento ambiental é considerado uma intervenção que visa enriquecer pelo menos um dos domínios do desenvolvimento infantil, como motor, cognitivo, sensorial ou social, com o objetivo de promover a aprendizagem. Ambientes enriquecidos costumam envolver desafios motores associados à prática repetitiva e, no caso de bebês, devem incluir a interação com os pais, uma vez que eles serão responsáveis pela criação de ambientes enriquecidos[16].

No GAME, esse componente é utilizado mediante a criação de oportunidades e estratégias por meio da otimização do ambiente em que bebê é estimulado, de maneira a potencializar as tentativas de movimentação autoiniciadas. O terapeuta pode fornecer aos pais informações sobre tipos de brinquedos e equipamentos adequados para alcançar a tarefa motora desejada, além de orientá-los quanto à configuração ótima do ambiente para viabilizar sua exploração ativa e à prática repetitiva das atividades. Cabe apontar que não é necessário adquirir brinquedos ou equipamentos de alto custo, mas utilizar os recursos já disponíveis. A interação social com o bebê também é incentivada a partir da participação de outros membros da família no programa domiciliar. Aspectos relacionados com o desenvolvimento cognitivo e de linguagem, sono e alimentação também podem ser considerados no processo de enriquecimento ambiental[4,6].

Educação dos pais

Como o GAME incorpora os princípios da prática centrada na família, sua participação ativa é fundamental[4,6,7]. A otimização do aprendizado do bebê depende de pais engajados e com conhecimento para promover oportunidades diárias de prática repetitiva das tarefas motoras desejadas. Nesse sentido, os pais devem receber informações sobre o desenvolvimento infantil, como identificar tentativas de movimentação voluntária de seus filhos e de que maneira costuma ocorrer a aquisição de novas habilidades motoras.

Orientações devem ser fornecidas para a promoção de oportunidades naturais de prática diária, otimizando o tempo em que o bebê está acordado. O bebê deve praticar as atividades estruturadas, conforme recomendado nos outros componentes do GAME, mas também deve ter um tempo livre para brincar de maneira independente, possibilitando a aprendizagem por tentativa e erro.

Os pais são encorajados a implementar a intervenção em suas rotinas diárias, aproveitando momentos do cotidiano para estabelecer uma relação de suporte e incentivo ao aprendizado do bebê e fornecendo, quando necessário, *feedback* positivo. A observação atenta dos pais irá facilitar a identificação das tentativas bem-sucedidas, bem como a seleção de tarefas e estratégias que poderão ser incorporadas à intervenção à medida que o bebê aprender novas habilidades[4,6].

Cabe apontar que todos os três componentes do GAME devem ser implementados pelos pais em um programa domiciliar individualizado de acordo com a necessidade de cada bebê e sua família. Essa intervenção é fornecida por fisioterapeutas e/ou terapeutas ocupacionais que fazem visitas domiciliares semanais, com a duração de 60 a 90 minutos, a fim de implementar os componentes da intervenção juntamente com a família. À medida que a família se torna mais confiante, recomenda-se que as visitas domiciliares sejam quinzenais. O uso de materiais escritos e ilustrativos, como cartilhas e vídeos, é incentivado para reforçar todos os componentes necessários na prática diária[4,6].

A intervenção está indicada para bebês de 3 a 6 meses de idade (corrigida caso seja pré-termo) com diagnóstico ou com alto risco de PC, até o final do primeiro ano de vida[4,6,7]. Para detecção precoce desses bebês, recomendam-se avaliações neurológicas e motoras padronizadas, combinadas a exames de imagem, antes dos 6 meses de idade. Entre as avaliações possíveis estão a Avaliação dos Movimentos Gerais (GMA), a *Hammersmith Infant Neurological Examination* (HINE) e a ressonância magnética neonatal[17]. O uso dessas ferramentas de detecção precoce tem possibilitado a identificação de bebês de alto risco para PC mesmo na ausência de um diagnóstico clínico formal[9,18], com forte recomendação de encaminhamento para programas de intervenção precoce (veja o Capítulo 3)[3].

O GAME compreende os principais componentes e ingredientes recomendados pelas diretrizes internacionais de prática clínica para intervenção precoce[3]. Os ingredientes ativos da intervenção, que promovem os efeitos desejados, englobam os três componentes do GAME. Para melhora das habilidades motoras, o principal ingrediente é a prática ativa, intensiva e repetitiva da tarefa, juntamente com o estabelecimento de metas e o planejamento da intervenção em parceria com a família, o que aumenta a motivação para a prática. As modificações ambientais, as oportunidades de prática domiciliar e a disponibilização de informações para os pais também são ingredientes que aumentam o conhecimento e o engajamento da família no processo terapêutico[19]. O mecanismo de ação consiste no aprendizado pela experiência, com mudanças plásticas no sistema nervoso central dependentes do uso[4,6,7]. Em relação à dosagem da intervenção, recomenda-se a prática diária dirigida pelos pais em um programa domiciliar, porém ainda não existe uma dosagem estabelecida na literatura para que sejam alcançados os efeitos desejados[7].

Os principais instrumentos indicados para avaliação dos desfechos pré e pós-intervenção estão relacionados com a avaliação do desenvolvimento motor e cognitivo de bebês. A Medida Canadense de Desempenho Ocupacional (COPM) está indicada para avaliação do desempenho e da satisfação da família com o desempenho das atividades desejadas[7]. Recomendam-se, também, a *Peabody Developmental Motor Scales – 2nd edition* (PDMS-2), para análise das habilidades motoras grossas e finas dos bebês, a Bayley III, para avaliação do desenvolvimento cognitivo do bebê, e a Medida da Função Motora Grossa (GMFM), para análise da função motora grossa. A *Affordances in the Home Environment for Motor Development-Infant Scale* (AHEMD-IS) possibilita a avaliação das oportunidades de enriquecimento motor disponíveis para a criança no ambiente doméstico[7].

De acordo com a revisão sistemática de Novak e cols. (2020), o GAME é considerado uma intervenção promissora (sinal amarelo ou "provavelmente faça") para melhora de desfechos relacionados com o desenvolvimento motor e cognitivo de bebês com grande risco de PC, sendo necessários mais estudos para confirmação de sua efetividade[20]. No estudo-piloto foi realizado um ensaio clínico aleatorizado para determinação, em curto prazo, dos efeitos do GAME no desenvolvimento de bebês com alto risco de PC, comparado ao cuidado padrão. Os resultados indicaram melhora significativa no desenvolvimento motor do grupo que realizou o GAME após 12 semanas de intervenção[6].

Outro ensaio clínico aleatorizado revelou que o GAME mostrou-se superior em melhorar as habilidades motoras e cognitivas de bebês com alto risco de PC, comparado ao cuidado padrão[7]. O estudo também relatou que bebês com lesões cerebrais leves parecem responder melhor à intervenção do que os que apresentam lesão cerebral grave[7]. No Brasil, um estudo-piloto com desenho quasi-experimental avaliou o efeito de um programa de intervenção precoce de 16 semanas baseado nos princípios do GAME em bebês com síndrome congênita do Zika vírus, sendo observada mudança significativa na percepção das mães sobre o desempenho e a satisfação com o desempenho do bebê[21]. Um estudo qualitativo sobre o GAME mostrou que a prática colaborativa entre a família e os profissionais foi apontada pelos pais como benéfica e responsável pelos resultados bem-sucedidos para si e para seus filhos[22].

PARTE II – APRESENTAÇÃO DO CASO CLÍNICO

A.P.R., idade cronológica de 7 meses e 14 dias, idade corrigida de 5 meses e 26 dias, sexo masculino, diagnóstico clínico de PC do tipo bilateral espástica (quadriplégica), nível IV no GMFCS, é um lactente nascido pré-termo (33 semanas + 3 dias), adequado para a idade gestacional, com peso ao nascimento de 1.850g. Histórico de gestação gemelar sem intercorrências, com necessidade de cesárea de urgência devido a sofrimento intrauterino e decesso do segundo gemelar.

A.P.R. nasceu hipotônico em apneia, com Apgar 4 no primeiro minuto e 8 no quinto minuto, necessitou de ventilação positiva em sala de parto e permaneceu internado durante 2 dias em Unidade de Terapia Intensiva Neonatal (UTIN) para suporte ventilatório não invasivo (CPAP) em razão de imaturidade pulmonar.

A.P.R. permaneceu 3 dias internado na UTIN e 11 dias no alojamento conjunto, totalizando 14 dias de internação, com diagnóstico de síndrome do desconforto respiratório leve, icterícia neonatal e apneia da prematuridade. Ultrassom transfontanela, realizado durante a internação, evidenciou aumento da ecogenicidade periventricular, sendo o bebê encaminhado para acompanhamento com neurologista. Tomografia computadorizada do crânio (TCC) realizada com 40 semanas de idade corrigida evidenciou múltiplas áreas cerebrais de encefalomalacia bilateral com diagnóstico neurológico de leucomalacia cerebral neonatal. Realizou nova TCC com 2 meses de idade corrigida, que evidenciou encefalopatia hipóxico-isquêmica, microcefalia, cranioestenose e trigonocefalia com diagnóstico clínico de PC.

A.P.R. apresenta boa interação com a família e com as pessoas ao redor, respondendo a estímulos, sorrindo e interagindo com brincadeiras, músicas e brinquedos diversos. Segundo a mãe, é capaz de rolar a partir da postura em prono para supina, porém não consegue rolar de supino para prono. Permanece sentado somente com apoio de tronco e cabeça. Quando em prono, realiza extensão intermitente de cabeça e não arrasta nem realiza pivoteios. Apresenta pouco ou nenhum interesse pelos brinquedos ao redor, pegando-os somente quando colocados em sua mão. No dia a dia se locomove com auxílio de terceiros, no colo ou no carrinho de bebê.

A.P.R. vive em residência própria, ampla, com varanda, quintal e sala com tatame, rolos e brinquedos diversos (Figura 5.1). No Critério de Classificação Econômica Brasil da Associação Brasileira de Empresas de Pesquisa (ABEP, 2022), a família foi classificada no estrato socioeconômico B1. A.P.R. mora com os pais e os avós maternos, é filho único e tem duas primas próximas, com idades de 3 e 8 anos, filhas de sua tia materna, que interagem e brincam rotineiramente com ele.

A mãe e a avó são as principais responsáveis pelos cuidados com a criança, incluindo cuidados básicos, com a saúde e o transporte para locais de consulta/tratamento/terapias em veículo próprio. A mãe e o pai trabalham durante o dia, e nesse período a avó materna é a principal responsável pelos cuidados, revezando-os com a avó paterna. Nos casos de consultas e terapias, a mãe e o pai se revezam na função de acompanhar a criança aos locais de tratamento. A rede de suporte inclui pais, avós maternos e paternos e os tios da criança. Aos fins de semana, a criança interage bastante com a família e os amigos, participando de eventos como almoços em família, viagens curtas e festinhas de aniversário, apresentando boa interação social.

A criança faz acompanhamento médico de rotina com neurologista, oftalmologista e pediatra e não necessita de medicamentos de rotina, tomando somente vitaminas. Quanto à reabilitação, realiza fisioterapia ambulatorial três vezes por semana, fisioterapia domiciliar uma vez por semana, terapia ocupacional duas vezes por semana, fonoaudiologia duas vezes por semana e hidroterapia uma vez por semana.

Camada 1 – Definição das metas

Para o estabelecimento das metas da intervenção, foram consideradas as principais demandas da mãe quanto ao desenvolvimento motor de A.P.R. Por meio de entrevista

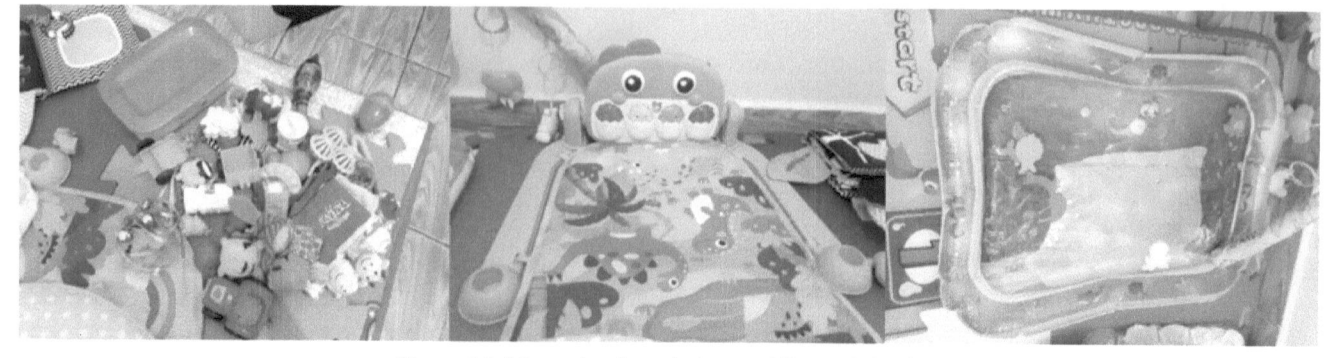

Figura 5.1 Brinquedos disponíveis na residência da família.

direcionada pela fisioterapeuta, como desejos para que seu bebê conseguisse realizar, a mãe apontou as seguintes atividades:

1. "Pegar objetos/brinquedos", relatando que a criança não tem iniciativa nem interesse em pegar objetos e brinquedos.
2. "Sentar sozinho", pois, para a mãe, a criança faz certo esforço para ficar na posição sentada e não consegue permanecer.
3. "Manter a posição de prono com braços estendidos", já que, segundo a mãe, a criança consegue com o cotovelo, mas não consegue estender os braços para ficar na posição.
4. "Rolar", pois, para a mãe, a criança tenta rolar, faz força para isso, mas não consegue executar a atividade.

Assim, foi solicitado que a mãe pontuasse cada uma dessas demandas de acordo com o roteiro de entrevista inspirado na COPM, que pontua em uma escala de 1 a 10 a percepção dos pais quanto à importância (1: sem nenhuma importância; 10: extremamente importante), ao desempenho (1: incapaz de fazer; 10: faz extremamente bem) e à satisfação com o desempenho da criança (1: nada satisfeito; 10: extremamente satisfeito) em relação a cada atividade desejada (Quadro 5.1).

Camada 2 – Meta realista?

A fisioterapeuta avaliou o desempenho da criança para execução das atividades. Ao ser analisado em supino, A.P.R. demonstra interesse intermitente por brinquedos oferecidos, interagindo mais quando se conversa com ele, e apresenta movimentação ativa dos membros, sem direcionamento ou tentativa de alcance. Sentado, apresentou dificuldade para permanecer sem apoio externo, necessitando de uma almofada de posicionamento ao redor da pelve e do tronco inferior. Consegue manter o controle da cabeça por 2 a 3 segundos e olhar para o objeto à frente. Nessa posição, não consegue usar as mãos para alcançar objetos (Figura 5.2).

Quando posicionado em prono, permanece com os cotovelos fletidos e as mãos fechadas, não conseguindo estender os cotovelos ou mesmo apoiar as mãos na superfície. A.P.R. é capaz de manter a extensão de tronco superior e estabilidade

Quadro 5.1 Avaliação inicial – pontuação de acordo com o roteiro de entrevista inspirado na COPM

Atividade	Importância	Desempenho	Satisfação
Pegar objetos/ brinquedos	10/10	2/10	2/10
Sentado com suporte	10/10/	3/10	2/10
Prono	10/10	2/10	2/10
Rolar	10/10	2/10	2/10

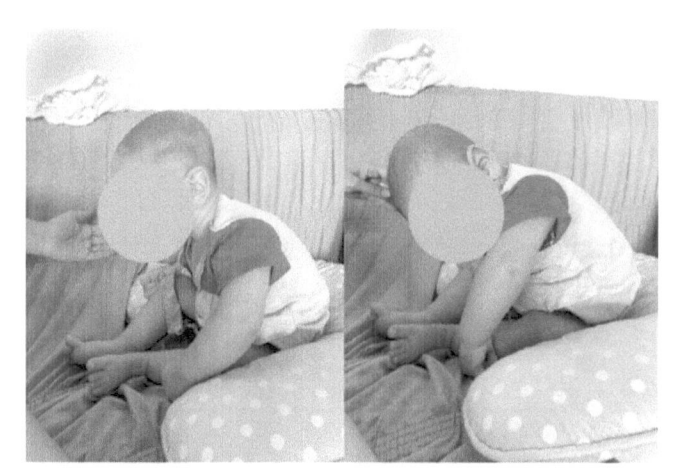

Figura 5.2 Criança sentada com suporte de almofada de posicionamento.

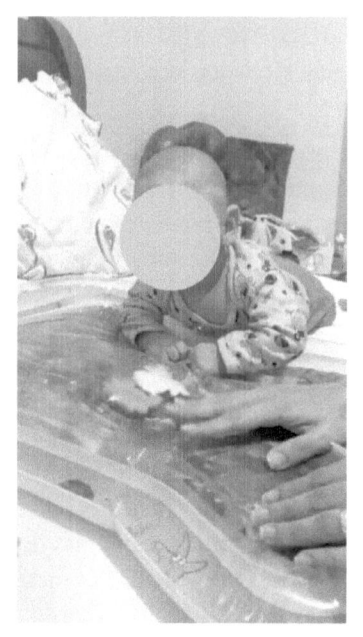

Figura 5.3 Posição em prono.

cervical por 5 segundos, conseguindo olhar para a frente e interagir com pessoas e brinquedos coloridos e luminosos (Figura 5.3).

A.P.R. é capaz de rolar de prono para supino de modo independente após algumas tentativas, porém, ao tentar rolar de supino para prono, não é capaz de executar a atividade. Apresenta pouco interesse em iniciar o movimento e, ao ser colocado de lado, não consegue movimentar o braço para retirá-lo de baixo de seu corpo, dificultando a finalização do movimento (Figura 5.4).

A fim de quantificar a função motora grossa da criança, foi aplicada a versão com 66 itens da GMFM, sendo alcançado o escore de 25,3 pontos (IC95%: 21,3 a 29,3). O mapa de itens da GMFM-66, considerando a ordem de dificuldade, é apresentado na Figura 5.5. A criança apresentou dificuldade para completar itens relacionados com trazer as mãos para a linha média (item 2), alcance em direção ao brinquedo (itens 6 e 7) e permanecer sentada sem apoio (item 24),

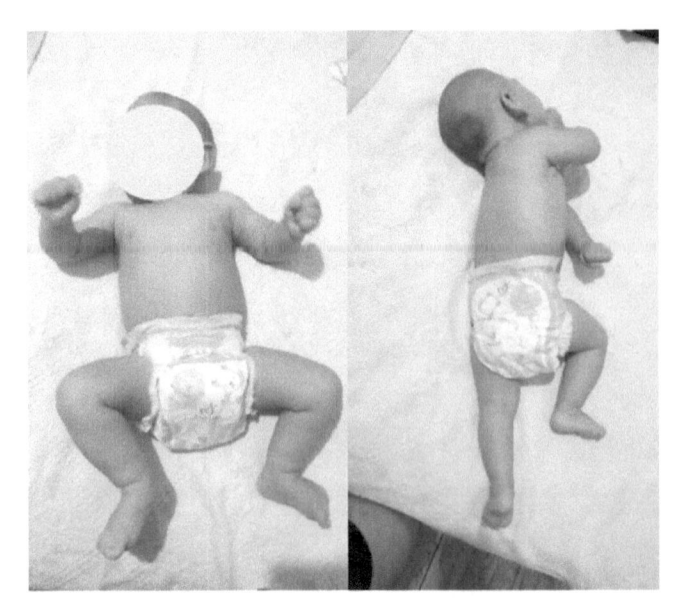

Figura 5.4 Rolar de supino para prono.

que estavam dentro dos limites do intervalo de confiança. A criança se encontrava entre a curva do 10° percentil e do 25° percentil em relação à pontuação da GMFM-66.

Para avaliação das oportunidades de estimulação motora no ambiente domiciliar foi aplicado o questionário AHEMD-IS, cujos resultados se encontram descritos no Quadro 5.2.

A partir dos resultados encontrados, a mãe foi orientada a imaginar como gostaria que seu filho estivesse executando cada uma das atividades em 12 semanas, período de realização da intervenção GAME. Considerando as informações fornecidas pela mãe quanto às demandas desejadas para o desenvolvimento motor de A.P.R., três metas foram combinadas com a família e descritas de acordo com o método SMART.

Meta 1: "Em 12 semanas A.P.R. será capaz de alcançar brinquedo posicionado à sua frente na posição sentada com apoio do tronco na almofada de posicionamento, após cinco tentativas, sem que a mãe leve o brinquedo em direção às suas mãos."
COPM: importância: 10/10; desempenho: 2/10; satisfação: 2/10.

Quadro 5.2 Avaliação inicial por meio do AHEMD-IS

Dimensões	Pontos	Categoria descritiva
1. Espaço físico	7	Excelente
2. Variedade de estimulação	14	Excelente
3. Brinquedos de motricidade grossa	5	Moderadamente adequado
4. Brinquedos de motricidade fina	5	Adequado
Pontuação total	31	Excelente

Meta 2: "Em 12 semanas A.P.R. será capaz de permanecer de barriga para baixo com as mãos apoiadas no chão e os braços estendidos por 5 segundos, com auxílio de um rolo sob seu peito."
COPM: importância: 10/10; desempenho: 2/10; satisfação: 2/10.

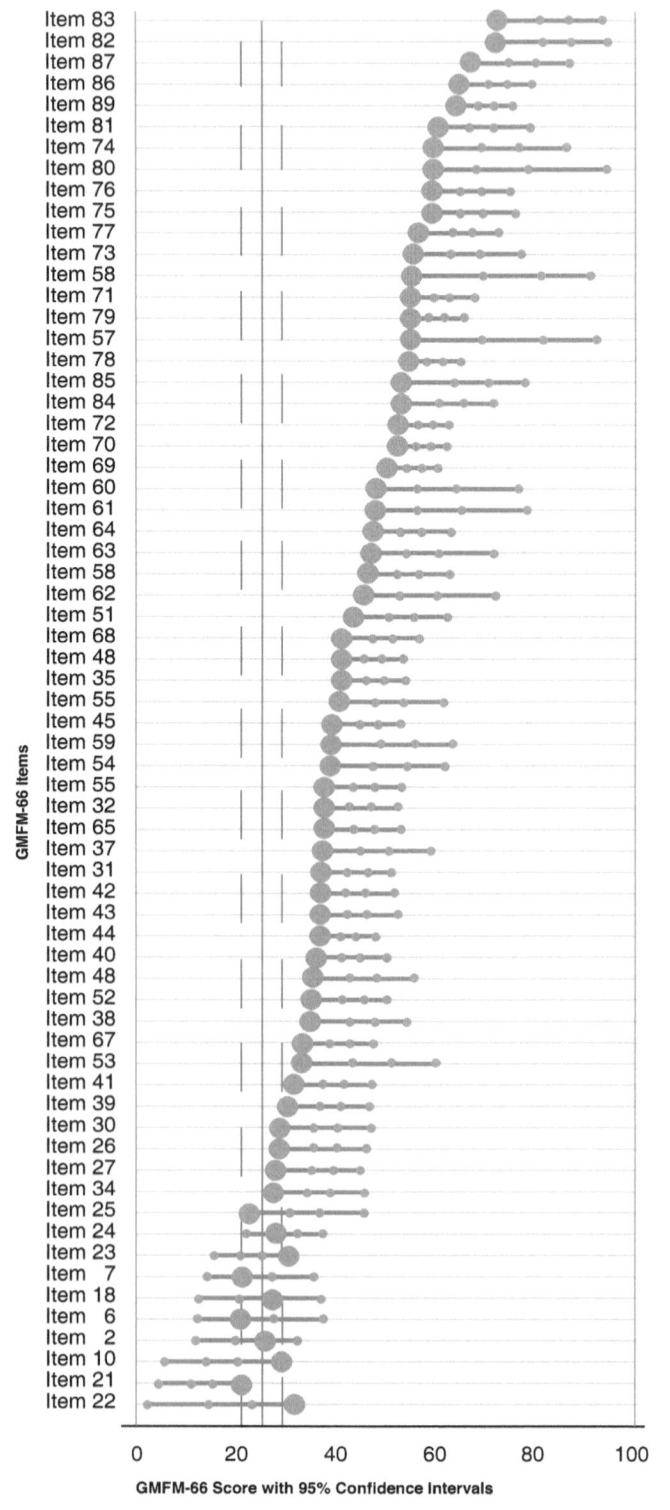

Figura 5.5 Mapa de itens da GMFM-66.

Meta 3: "Em 12 semanas, posicionado de barriga para cima com auxílio de um rolo de suporte lateral, A.P.R. deverá ser capaz de rolar para barriga para baixo após cinco tentativas."
COPM: importância: 10/10; desempenho: 2/10; satisfação: 2/10.

A fisioterapeuta e a família concordaram que as metas estabelecidas em parceria seriam viáveis e realistas.

Camada 3 – Prognóstico

A.P.R., com idade corrigida de 5 meses e 26 dias, está em um período crítico do desenvolvimento infantil, caracterizado por intenso e rápido amadurecimento neurológico e neuroplasticidade dependente de uso, conhecido como "janela de oportunidades", com possibilidade maior de modificação dos circuitos cerebrais em resposta ao ambiente[2]. Essa janela favorece a aquisição de habilidades por crianças com PC inseridas em programas de intervenção precoce. Com base nas metas estabelecidas e acordadas pela fisioterapeuta e a família, foi determinado o escalonamento das metas de acordo com a escala GAS.

Meta 1
GAS:
- **-2:** sentado com suporte, A.P.R. não alcança brinquedo posicionado à frente nem demonstra interesse pela atividade;
- **-1:** sentado com suporte, A.P.R. demonstra interesse e tenta alcançar brinquedo à sua frente, após cinco tentativas, com a mãe o levando em direção às mãos;
- **0:** sentado com suporte, A.P.R. alcança brinquedo à sua frente, após cinco tentativas, sem que a mãe o leve em direção às mãos;
- **+1:** sentado com suporte, A.P.R. alcança brinquedo à sua frente, após três tentativas, sem que a mãe o leve em direção às mãos;
- **+2:** sentado com suporte, A.P.R. alcança brinquedo à sua frente, após uma tentativa, sem que a mãe o leve em direção às mãos.

Meta 2
GAS:
- **-2:** de barriga para baixo, com auxílio de um rolo sob seu peito, A.P.R. não mantém as mãos apoiadas no chão com os braços estendidos;
- **-1:** de barriga para baixo, com auxílio de um rolo sob seu peito, A.P.R. mantém as mãos apoiadas no chão e os braços esticados por 5 segundos com a ajuda da mãe;
- **0:** de barriga para baixo, com auxílio de um rolo sob seu peito, A.P.R. mantém as mãos apoiadas no chão e os braços esticados por 5 segundos sem a ajuda da mãe;

- **+1:** de barriga para baixo, com auxílio de um rolo sob seu peito, A.P.R. mantém as mãos apoiadas no chão e os braços esticados por 10 segundos sem a ajuda da mãe;
- **+2:** de barriga para baixo, com auxílio de um rolo sob seu peito, A.P.R. mantém as mãos apoiadas no chão e os braços esticados por 20 segundos sem a ajuda da mãe.

Meta 3
GAS:
- **-2:** A.P.R., com auxílio de um rolo posterior ao tronco, não consegue rolar para barriga para baixo;
- **-1:** de barriga para cima, A.P.R., com auxílio de um rolo de suporte lateral, deve ser capaz de rolar para barriga para baixo após cinco tentativas com a ajuda da mãe;
- **0:** de barriga para cima, A.P.R., com auxílio de um rolo de suporte lateral, deve ser capaz de rolar para barriga para baixo após cinco tentativas sem a ajuda da mãe;
- **+1:** de barriga para cima, A.P.R., com auxílio de um rolo de suporte lateral, deve ser capaz de rolar para barriga para baixo após duas tentativas sem a ajuda da mãe;
- **+2:** de barriga para cima, A.P.R., sem auxílio, deve ser capaz de rolar para barriga para baixo após duas tentativas.

Camada 4 – Intervenção

A família foi orientada sobre o GAME como um programa de intervenção precoce para ser realizado no ambiente domiciliar. A mãe do bebê demonstrou interesse em realizar esse tipo de intervenção, pois reduziria os deslocamentos, o que seria benéfico para a rotina familiar. A mãe compreendeu que a intervenção seria conduzida pela própria família, sendo ela e a avó materna as cuidadoras principais, com suporte semanal de um fisioterapeuta.

Intervenção-chave: GAME (luz amarela).
Mecanismo: aprendizado pela experiência, com mudanças plásticas no sistema nervoso central dependentes do uso – vai ao encontro da meta estabelecida.

Camadas 5 e 6 – Modo e dose da intervenção (planejando a intervenção)

Metas, Atividades e Enriquecimento Motor (GAME)

A família foi orientada sobre a importância da prática diária das atividades no ambiente domiciliar, com cerca de 60 minutos de duração, realizadas pelas cuidadoras principais da criança (mãe e avó materna). O acompanhamento fisioterapêutico foi conduzido de forma híbrida, alternando encontros presenciais e via telessaúde, semanalmente, com duração de 40 a 60 minutos, além de suporte semanal via aplicativo de mensagem, por um período de 12 semanas.

A sessão inicial foi realizada presencialmente, com uma visita da fisioterapeuta à casa da família. A rotina da criança

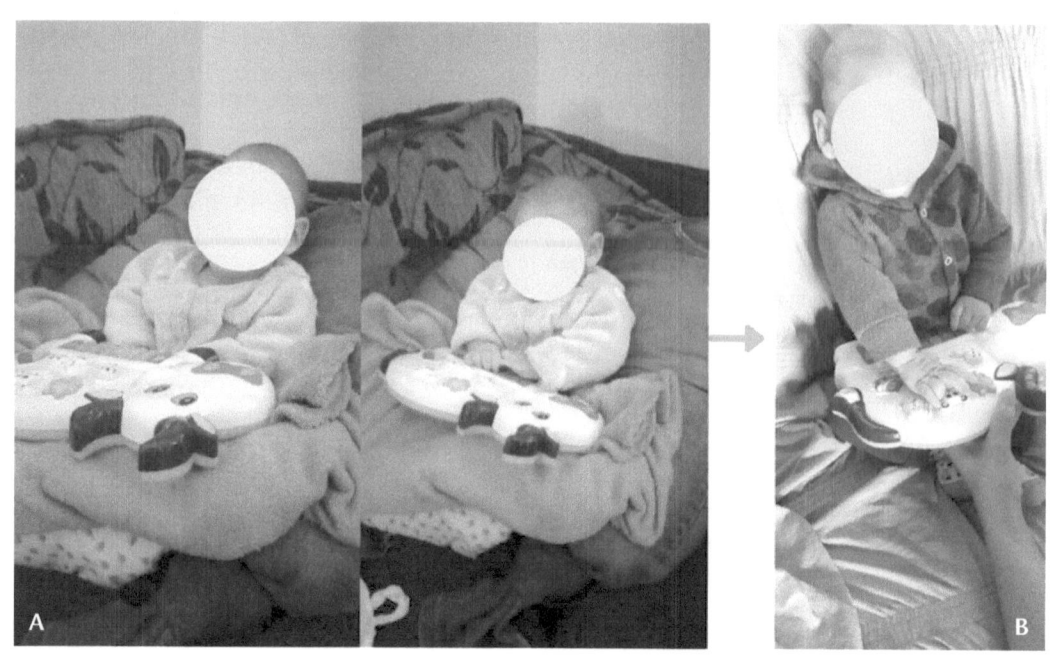

Figura 5.6A A.P.R. sentado com apoio do tronco na almofada de posicionamento. **B** A.P.R. sentado no sofá com apoio do tronco.

e da família foi detalhada para que fossem estabelecidos os melhores horários para implantação da intervenção diariamente. O ambiente de convivência da criança e os recursos disponíveis, como espaço físico e brinquedos, foram identificados em parceria com a família. A intervenção também foi planejada em parceria com a família, de forma individualizada, considerando cada uma das metas estabelecidas.

Um diário de atividades foi desenvolvido, em parceria com a família, para organização dos horários de implantação da intervenção de acordo com a rotina familiar. A avó materna ficou responsável por realizar as atividades com o bebê durante o dia, principalmente no turno da manhã. A mãe de A.P.R. se responsabilizou pelas atividades realizadas no turno da noite, juntamente com o pai da criança, após chegarem do trabalho. Os compromissos do bebê referentes à reabilitação em outros locais foram mantidos no período da tarde.

Foram compartilhadas com a família orientações gerais sobre formas de estimular o desenvolvimento motor da criança, como melhorar o desempenho de cada atividade estabelecida como meta e as possibilidades de enriquecimento ambiental. Todas as orientações foram demonstradas e discutidas verbalmente com a família, para esclarecimento de dúvidas. Uma cartilha ilustrada também foi fornecida à família com todas as informações para que ela tivesse acesso às informações sempre que necessário.

Toda a intervenção foi planejada considerando os três componentes do GAME: treino motor orientado a objetivos, enriquecimento ambiental e educação dos pais:

Treino motor intensivo orientado ao objetivo

Os princípios de aprendizagem motora foram considerados no planejamento de cada uma das atividades. Inicialmente

foi sugerido que o bebê permanecesse sentado, com suporte de uma almofada de posicionamento, e que fosse utilizado um brinquedo colorido, com luz e som, para atrair sua atenção e incentivá-lo a pegar o brinquedo com as mãos. Inicialmente, a fim de facilitar a tarefa, a família poderia ajudar manualmente, guiando o braço do bebê, e o brinquedo era posicionado bem próximo ao corpo (Figura 5.6A). À medida que o bebê melhorava seu desempenho, foi indicado que a família reduzisse a ajuda manual para alcançar o brinquedo. Posteriormente foi oferecido menos suporte com as almofadas de posicionamento, a fim de aumentar o nível de complexidade da tarefa (Figura 5.6B).

Para a posição de prono foi indicada uma almofada ou rolinho de toalha para ser colocada(o) sob o peito do bebê (Figura 5.7A). O tamanho do rolo deveria ser reduzido à medida que o bebê adquirisse maior controle para apoiar as mãos e estender o cotovelo (Figura 5.7B). A família foi incentivada a usar brinquedos para aumentar a atenção da criança na execução da atividade.

A atividade de rolar foi iniciada com A.P.R. deitado em decúbito lateral com um rolo de apoio na lateral de seu corpo. A família utilizava brinquedos à sua frente, na altura de seus olhos, chamando sua atenção para incentivar que ele levasse os braços à frente. O apoio manual da família poderia ser utilizado inicialmente para auxiliar o bebê a rolar (Figura 5.8).

Enriquecimento ambiental

Estratégias de enriquecimento ambiental foram utilizadas para auxiliar a aquisição das atividades. A Figura 5.9 mostra o quarto de brinquedos do bebê, planejado pela família para realização das atividades, sendo identificado que a família já apresentava vários recursos importantes para estimular os diferentes domínios do desenvolvimento infantil. Conforme

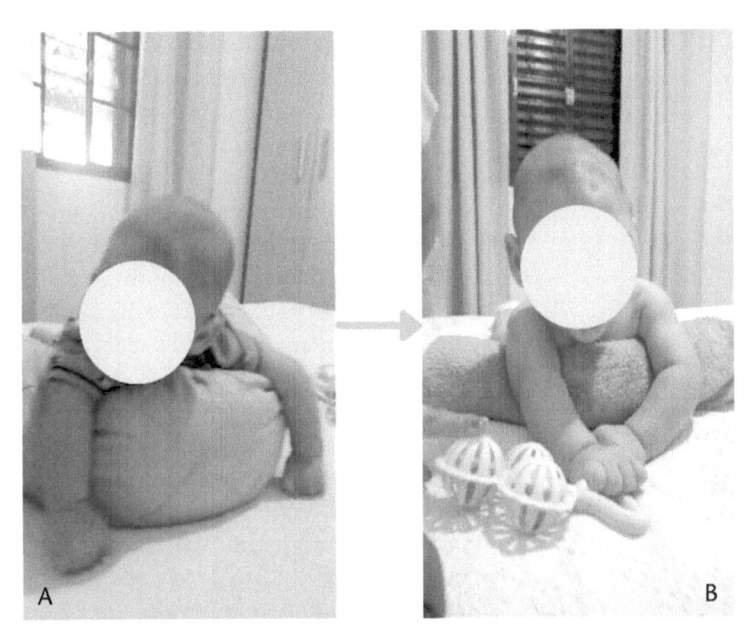

Figura 5.7 Otimização da posição prono com suporte. **A** Início da intervenção. **B** Evolução após a intervenção.

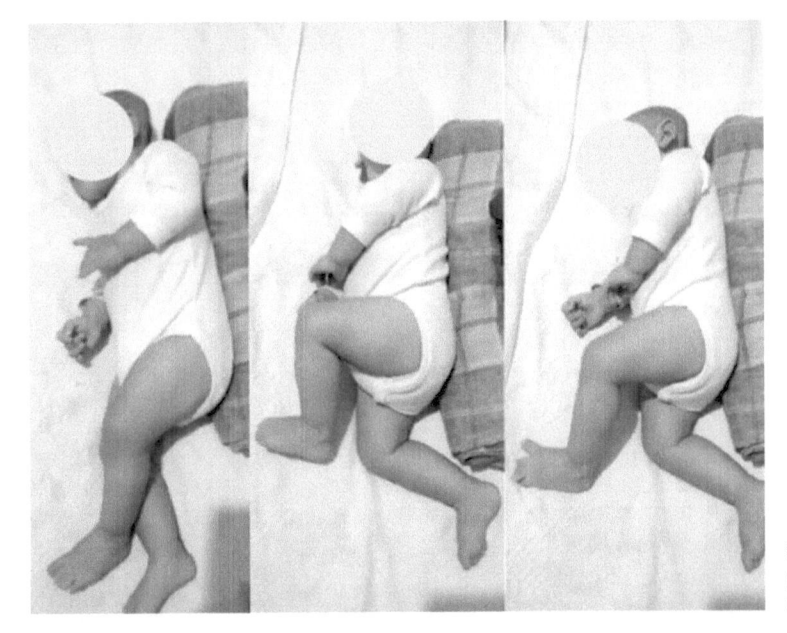

Figura 5.8 Rolar de supino para prono com auxílio do rolo lateral.

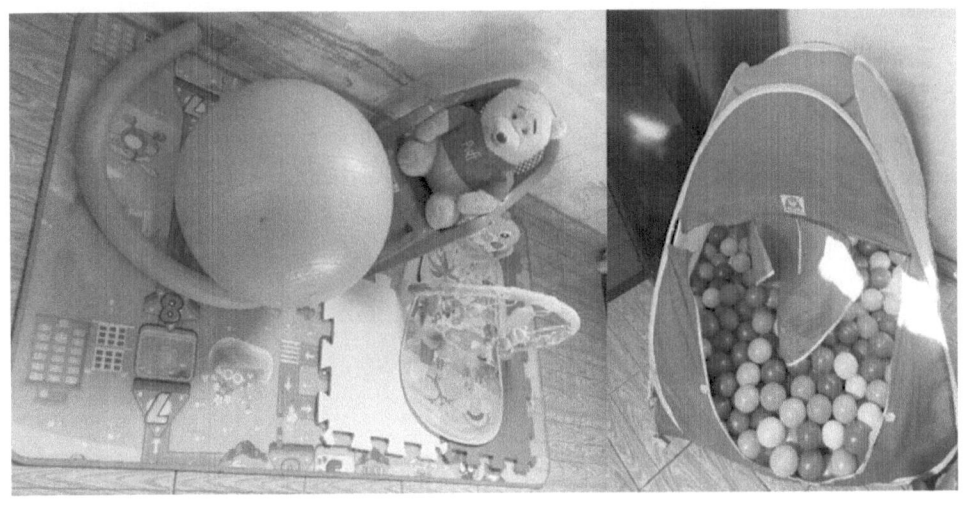

Figura 5.9 Quarto de brinquedos.

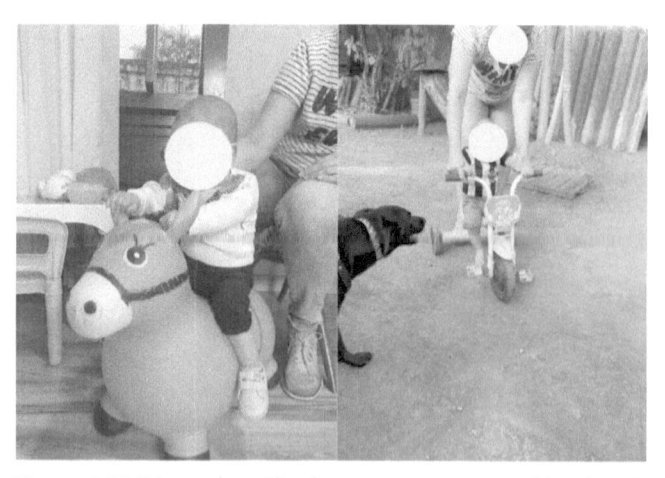

Figura 5.10 Brinquedos utilizados para promover a prática das atividades.

sugestão da família, a piscina de bolinhas foi utilizada para incentivar o alcance quando o bebê estivesse sentado com o apoio de outra pessoa. O cavalinho e a bicicleta infantil também foram usados para promover variações na prática (Figura 5.10).

A família foi orientada a usar brinquedos que estimulassem a visão e o interesse da criança, com alto contraste (amarelo e preto, preto e vermelho, preto e branco) ou coloridos (vermelho, amarelo e azul), e que emitissem luz, som e vibrações. A interação familiar foi incentivada em todos os momentos de prática, com orientações sobre conversar rotineiramente com a criança, realizar leituras de livros e historinhas, colocar músicas para a criança ouvir e incluí-la nas atividades com a família, como refeições, aniversários e brincadeiras com outras crianças.

Educação dos pais

Todas as sessões envolveram o compartilhamento de informações com a família, de modo a promover um ambiente acolhedor, de escuta ativa e esclarecimento de dúvidas e estabelecendo um espaço de confiança e suporte para as demandas. A fisioterapeuta sempre orientava a família a respeito das mudanças ocorridas no desenvolvimento da criança, destacando a importância de promover a prática diária. Possibilidades de brincadeiras e o acolhimento pleno da criança dentro da dinâmica familiar eram discutidos, e novas propostas de adaptações na rotina foram sugeridas durante as sessões. A família foi capacitada a identificar e estimular a progressão das habilidades de bebê. Brincadeiras livres com o bebê também eram incentivadas para promover maior interação com a família e criar a oportunidade de diferentes formas de prática.

A cada sessão, a fisioterapeuta verificava o desempenho nas atividades e discutia com a família possibilidades de mudança. Novas adaptações eram sugeridas a fim de otimizar o desempenho da criança. A criança passou a conseguir, na posição sentada com apoio da almofada, maiores controle e tempo de manutenção na postura, além de aumento do

interesse por brinquedos, como teclado e móbile, colocados à sua frente, e pela manipulação desses brinquedos (Figuras 5.11 e 5.12). Foi adicionada uma mesa à frente com brinquedos para estimular o alcance, com a criança demonstrando mais interesse pela atividade.

A mãe começou a realizar atividade em prono sem o rolo, em algumas tentativas, e o bebê já conseguia descarregar mais peso nos braços, permanecendo mais tempo na posição. O alcance passou a ser mais estimulado na posição em prono com auxílio do rolo, com estímulo à alternância de suporte e auxílio da mãe para pegar os brinquedos.

A família também iniciou a retirada do rolo posterior para rolar, permitindo que o bebê experimentasse o movimento completo de rolar. Passou também a realizar esses estímulos com a criança na banheira, durante o banho, notando melhor aceitação da criança. A família enriqueceu o ambiente da criança nesse período, colocando adesivos coloridos na banheira para chamar sua atenção e realizando brincadeiras durante o banho.

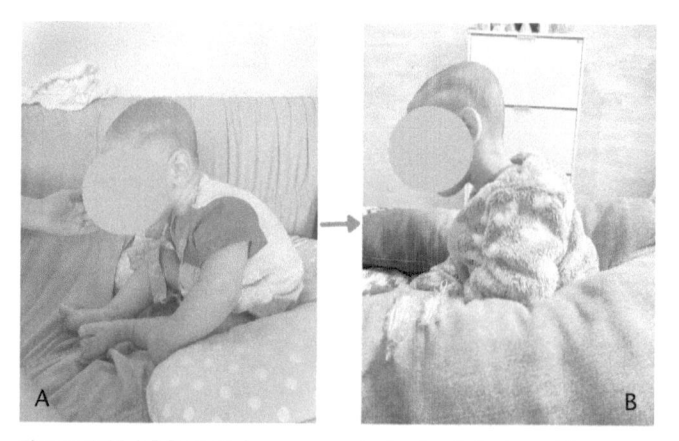

Figura 5.11 A.P.R. sentado com suporte da almofada de posicionamento. **A** Início da intervenção. **B** Evolução após a intervenção.

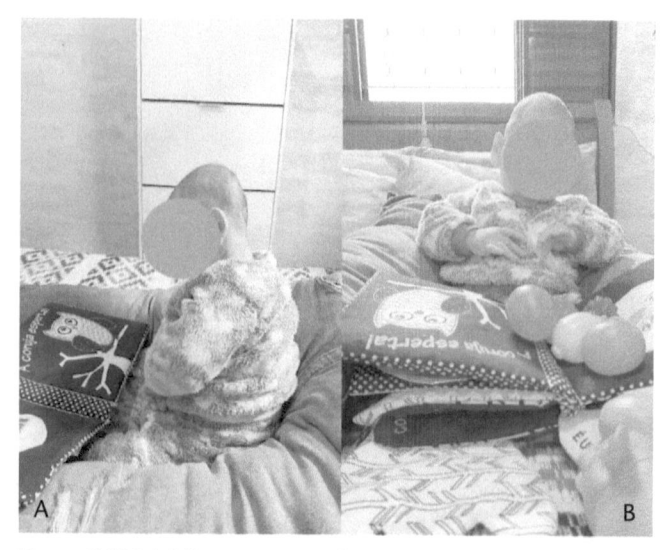

Figura 5.12A A.P.R. mostra pouco interesse por manipular objetos no início da intervenção. **B** Maiores interesse e manipulação de brinquedos com A.P.R. sentado com apoio das almofadas.

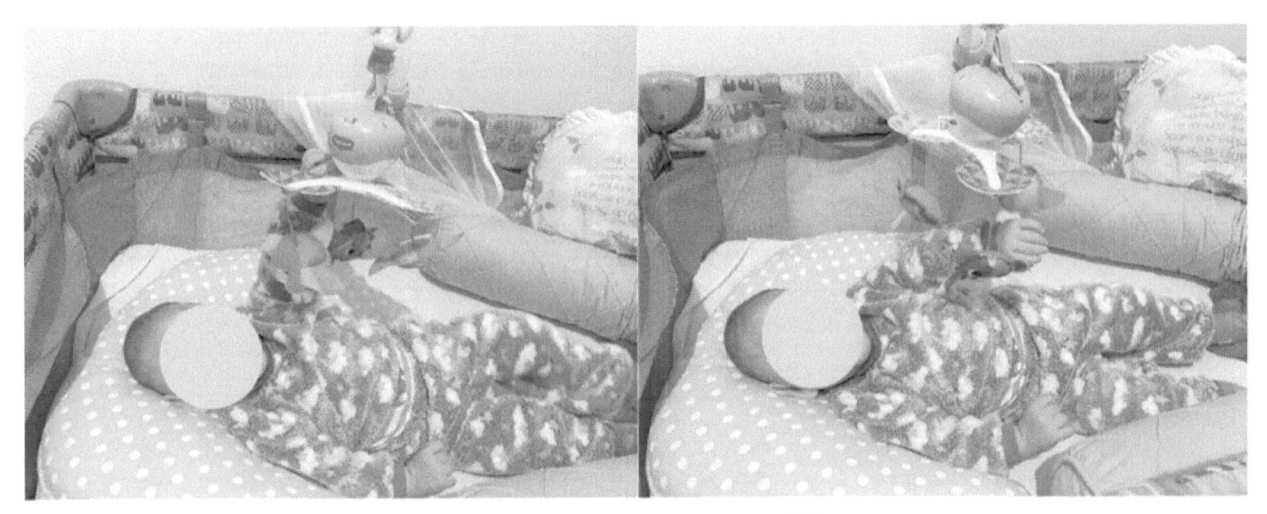

Figura 5.13 A.P.R. brincando com móbile.

A família percebeu algumas mudanças no desenvolvimento do bebê, além das metas estipuladas. O bebê conseguiu pegar os próprios pés em supino e controlar melhor a cabeça ao ser puxado para sentar. Foi instalado um móbile no berço da criança, e ela, quando em supino, passou a tentar pegar os brinquedos acima de sua cabeça (Figura 5.13)

Camada 7 – As metas foram alcançadas?

Após o período de 12 semanas, a criança foi reavaliada. O desempenho e a satisfação da família com o desempenho foram pontuados segundo a COPM e ao final foi obtida a pontuação da escala GAS para cada uma das metas estabelecidas de maneira compartilhada com a família.

Meta 1
COPM – importância: 10/10; desempenho: 5/10; satisfação: 4/10.
GAS: -1 ("Sentado com suporte, A.P.R. demonstra interesse e tenta alcançar brinquedo à sua frente, após cinco tentativas, com a mãe o levando em direção às suas mãos").

Meta 2
COPM – importância: 10/10; desempenho: 4/10; satisfação: 3/10.
GAS: -1 ("De barriga para baixo, com auxílio de um rolo sob seu peito, A.P.R. mantém as mãos apoiadas no chão e os braços esticados por 5 segundos com a ajuda da mãe").

Meta 3
COPM – importância: 10/10; desempenho: 4/10; satisfação: 3/10.
GAS: +1 ("De barriga para cima, A.P.R., com auxílio de um rolo de suporte lateral, deve ser capaz de rolar para barriga para baixo após duas tentativas, sem a ajuda da mãe").

No teste padronizado GMFM-66, a pontuação passou de 25,3 para 26,7 (IC95%: 22,7 a 30,7), com variação de 1,4. A criança apresentou melhora do desempenho nos itens relacionados com controle de cabeça ao ser puxada para sentar (item 18) e permanecer sentada sem apoio (item 24), que estavam dentro dos limites do intervalo de confiança. A criança se manteve entre a curva do 10° percentil e do 25° percentil em relação à pontuação do GMFM-66.

Na reavaliação das oportunidades de estimulação motora no ambiente domiciliar foi aplicado novamente o questionário AHEMD-IS, sendo todas as categorias consideradas excelentes (Quadro 5.3).

Ao final das 12 semanas de intervenção, a mãe percebeu melhora importante no desempenho da criança nas atividades e metas estabelecidas e relatou que a intervenção compartilhada entre terapeuta e família foi fundamental para seu empoderamento quanto ao cuidado e às atividades a serem realizadas com A.P.R., com maior apropriação da família quanto às estimulações motoras e cognitivas diárias. A família conseguiu se adaptar à rotina de estimulações domiciliares, não se sentindo sobrecarregada. A criança passou a ser inserida em mais atividades no ambiente familiar, como assistir à televisão sentada no sofá com toda a família, sentar-se à mesa nos horários de refeições e participar mais ativamente nas festas e interações com a família e os amigos.

A Figura 5.14 sintetiza o caso clínico, considerando as camadas do modelo READ (veja o Capítulo 2).

Quadro 5.3 Avaliação final – AHEMD-IS

Dimensões	Pontos	Categoria descritiva
1. Espaço físico	7	Excelente
2. Variedade de estimulação	15	Excelente
3. Brinquedos de motricidade grossa	9	Excelente
4. Brinquedos de motricidade fina	6	Excelente
Pontuação total	**37**	**Excelente**

A.P.R., 7 meses de idade, com diagnóstico de paralisia cerebral espástica bilateral GMFCS IV

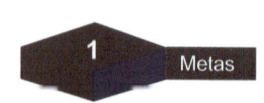

TERAPEUTA: Pensando no desenvolvimento do seu filho, quais atividades que vocês gostariam que ele fizesse?
PAIS: Gostaríamos que ele tentasse pegar objetos, sentasse sozinho, conseguisse apoiar os braços quando de barriga para baixo e rolasse
TERAPEUTA: Considerando as demandas de vocês, vamos pensar de forma compartilhada em três metas considerando essas atividades desejadas.

META 1: "Realizar alcance de brinquedos sentado com suporte"
META 2: "Quando em prono, conseguir apoiar as mãos e manter os braços estendidos)"
META 3: "Rolar de supino para prono"

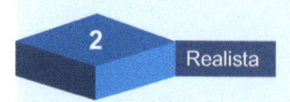

As metas são realistas? SIM. A família se dedicará por 60 minutos diários ao treinamento dessas atividades.
Viável? SIM, com a utilização do GAME.

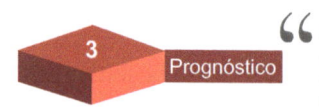

A.P.R., com 5 meses de idade corrigida, está em um período caracterizado pelo intenso e rápido amadurecimento neurológico e neuroplasticidade dependente de uso, conhecido como uma "janela de oportunidades", com maior possibilidade de modificação dos circuitos cerebrais em resposta ao ambiente, favorecendo seu prognóstico motor e cognitivo.

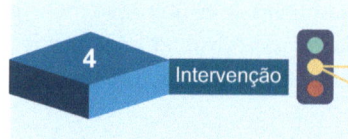

GAME: Para melhora das habilidades motoras.
MECANISMO: Plasticidade, dependente de experiência, vai ao encontro das metas estabelecidas.

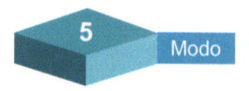

Prática diária de atividades direcionadas no ambiente domiciliar realizada pelos cuidadores principais da criança + medidas individualizadas de enriquecimento ambiental + educação dos pais quanto às formas de estimulação da criança

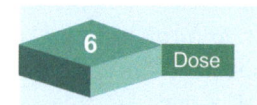

TERAPEUTA: O GAME será implementado no ambiente domiciliar pela família ao longo de 12 semanas, 7 dias por semana, com dosagem de 60 minutos diários de treinamento das atividades direcionadas, tempo que pode ser distribuído ao longo do dia.

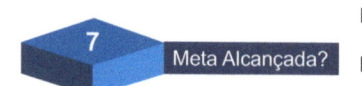

RESULTADOS META 1: Desempenho COPM 5/10; GAS -1

RESULTADOS META 2: Desempenho COPM 4/10; GAS -1

RESULTADOS META 3: Desempenho COPM 4/10; GAS +1

TERAPEUTA: Parabéns família, vocês conseguiram inserir a estimulação de A.P.R. em sua rotina diária, fazendo com que ele melhorasse seu desempenho em todas as metas estabelecidas, além de terem enriquecido o ambiente e a rotina de A.P.R. com mais oportunidades motoras.

Figura 5.14 Síntese do caso de A.P.R. segundo o modelo READ. (Adaptada de Novak et al., 2021.)

Referências

1. Hadders-Algra M. Challenges and limitations in early intervention. Dev Med Child Neurol 2011; 53:52-5.
2. Damiano DL, Longo E. Early intervention evidence for infants with or at risk for cerebral palsy: An overview of systematic reviews. Dev Med Child Neurol 2021; 63(7):771-84.
3. Morgan C, Fetters L, Adde L et al. Early intervention for children aged 0 to 2 years with or at high risk of cerebral palsy: International clinical practice guideline based on systematic reviews. JAMA Pediatr 2021; 175(8):846-58.
4. Morgan C, Novak I, Dale RC, Guzzetta A, Badawi N. GAME (Goals-Activity-Motor Enrichment): Protocol of a single blind randomized controlled trial of motor training, parent education and environmental enrichment for infants at high risk of cerebral palsy. BMC Neurol 2014; 14:1-9.
5. Novak I, Morgan C, Dale RC et al. Rehabilitation evidence-based decision-making: The READ model. Front Rehabil Sci 2021; 2:726410.
6. Morgan C, Novak I, Fetters L, Adde L. Optimizing motor learning in infants at high risk of cerebral palsy: A pilot study. BMC Pediatr 2015; 15:1-11.
7. Morgan C, Novak I, Dale RC et al. Single blind randomized controlled trial of GAME (Goals-Activity-Motor Enrichment) in infants at high risk of cerebral palsy. Res Dev Disabil 2016; 55:256-67.
8. Johnston M. Clinical disorders of brain plasticity. Brain Dev 2004; 26:73-80.
9. Cioni G, Inguaggiato E, Sgandurra G. Early intervention in neurodevelopmental disorders: underlying neural mechanisms. Dev Med Child Neurol 2016; 58:61-6.
10. Larin HM. Motor learning: A practical framework for pediatric physiotherapy. Physiother Theory Pract 1998; 14(1):33-47.
11. Kamm K, Thelen E, Jensen JL. A dynamical systems approach to motor development. Phys Ther 1990; 70(12):763-75.
12. Bronfenbrenner U. The ecology of human development: Experiments by nature and design. Cambridge, MA: Harvard University Press, 1979.
13. Law M, King S, King G, Rosenbaum P, Kertoy M, Young N. What is family-centered service? Can Child Centre Childh Disabil Res. McMaster University, 2003.
14. King S, Teplicky R, King G, Rosenbaum P. Family-centered service for children with cerebral palsy and their families: A review of the literature. Semin Pediatr Neurol 2004; 11(1):78-86.
15. King G, Williams L, Hahn Goldberg S. Family-oriented services in pediatric rehabilitation: A scoping review and framework to promote parent and family wellness. Child Care Health Dev 2017; 43(3):334-47.
16. Morgan C, Novak I, Badawi N. Enriched environments and motor outcomes in cerebral palsy: Systematic review and meta-analysis. Pediatrics 2013; 132(3):e735-746.
17. Novak I, Morgan C, Adde L et al. Early, accurate diagnosis and early intervention in cerebral palsy: Advances in diagnosis and treatment. JAMA Pediatr 2017; 171(9):897-907.
18. Spittle AJ, Morgan C, Olsen JE, Novak I, Cheong JL. Early diagnosis and treatment of cerebral palsy in children with a history of preterm birth. Clin Perinatol 2018; 45(3):409-20.
19. Hart T, Dijkers MP, Whyte J et al. A theory-driven system for the specification of rehabilitation treatments. Arch Phys Med Rehabil 2019; 100(1):172-80.
20. Novak I, Morgan C, Fahey M et al. State of the evidence traffic lights 2019: Systematic review of interventions for preventing and treating children with cerebral palsy. Curr Neurol Neurosci Rep 2020; 20(2):3.
21. Brandão MB, Frota LMDC, Miranda JL, Cavalcante Brasil RM, Mancini MC. Family-centered early intervention program for Brazilian infants with congenital Zika virus syndrome: A pilot study. Phys Occup Ther Pediatr 2019; 39(6):642-54.
22. Morgan C, Badawi N, Novak I. "A Different Ride": A qualitative interview study of parents' experience with early diagnosis and Goals, Activity, Motor Enrichment (GAME) intervention for infants with cerebral palsy. J Clin Med 2023; 12(2):583.

Programa de Intervenção Precoce para Lactentes de Alto Risco Centrado na Família com Abordagem de *Coaching* (COPCA)

Rosane Luzia de Souza Morais
Lívia de Castro Magalhães
Ana Carolina Cabral de Paula Machado
Rafael Coelho Magalhães

INTRODUÇÃO

O acúmulo de evidências de que treino motor específico e programas com participação ativa dos pais na promoção do desenvolvimento infantil são promissores para influenciar o aprendizado motor e cognitivo[1] têm modificado as práticas na área de intervenção precoce. Partindo dessas evidências, abordagens que reconhecem a importância da inclusão da família na intervenção da criança têm sido cada vez mais recomendadas, substituindo as práticas tradicionais, nas quais o terapeuta é o protagonista central que define todos os aspectos da intervenção. Neste capítulo apresentaremos os fundamentos teóricos e a aplicação prática do COPCA (do inglês *COPing with and CAring for Infant with Special Needs* – Lidando e Cuidando de Bebês com Necessidades Especiais), um programa de intervenção precoce centrado na família, com abordagem *coaching* de pais.

PARTE 1 – DESCRIÇÃO DA INTERVENÇÃO

Na Figura 6.1 são apresentados os dois pilares teóricos do COPCA: Cuidado Centrado na Família (CCF) e Teoria de Seleção dos Grupos Neurais (TSGN), bem como os objetivos do programa[2].

O CCF pode ser definido como uma filosofia de prestação de serviços na área da saúde, constituída por valores, atitudes e visão ampliada das questões da criança, sempre considerando sua inserção na família, que passa a ser o foco ou a unidade de cuidado. Sabemos que cada família é diferente, tem seus pontos fortes e limitações, mas é elemento central e constante na vida da criança, o que deve ser fortalecido[3]. Uma das premissas do CCF é que os pais/família são os que conhecem melhor as habilidades e necessidades da criança e devem ser o foco do cuidado, pois tudo o que acontece com a família se reflete na criança, assim como o que acontece com a criança tem impacto na família.

No CCF, o conhecimento da família é valorizado, o que dá lugar a uma relação menos hierarquizada, de mais respeito e parceria, em que o profissional de saúde e os familiares, juntos, colaboram para estabelecer metas e plano de tratamento, tomar decisões e avaliar continuamente os cuidados prestados à criança[4]. O CCF reconhece os direitos dos pais e da criança de participar nas decisões sobre a saúde infantil, o que exige profissionais com formação diferenciada, com habilidades de colaboração, boa comunicação, flexibilidade para negociar alternativas e capacidade para dar informações, suporte e/ou apoiar a família em suas iniciativas[5].

Práticas que reconhecem a importância da inclusão da família no cuidado da criança vêm se tornando cada vez mais usuais na intervenção pediátrica, garantindo o direito dos pais de participarem mais ativamente em todo o processo[6].

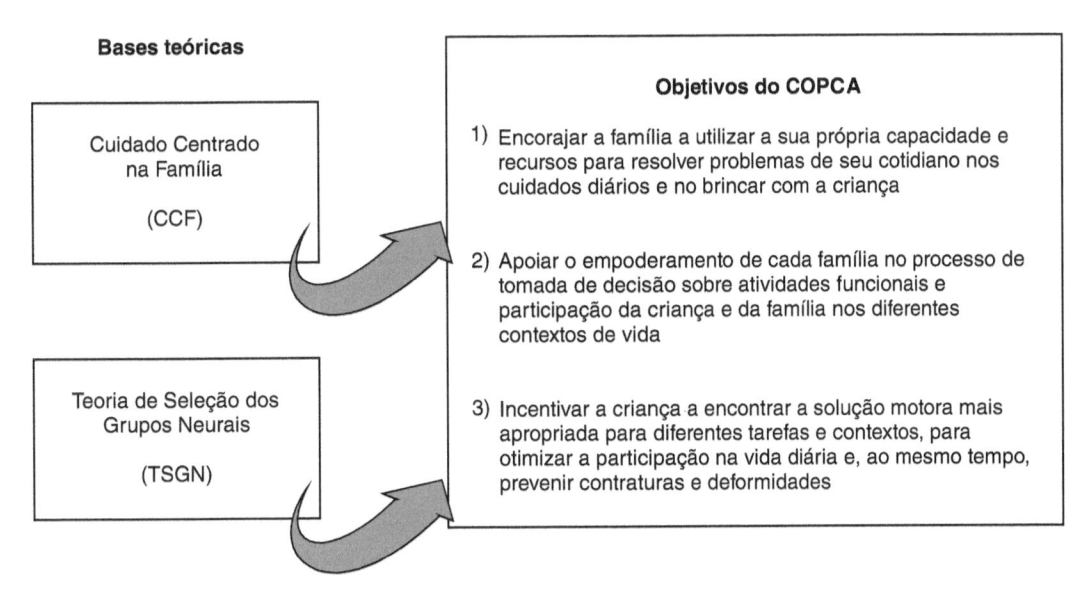

Figura 6.1 Esquema das bases teóricas e objetivos do COPCA.

Entretanto, a maneira como os pais participam desse processo difere conforme o programa de intervenção selecionado.

A abordagem tradicional é focada na criança, ou seja, os pais são incluídos, mas se estabelece uma relação com foco mais didático entre o terapeuta (professor) e os pais (alunos). Os pais aprendem, com os ensinamentos do terapeuta, como realizar atividades para reforçar diariamente, em casa, os padrões motores que a criança aprendeu durante as sessões de terapia, ou seja, há a aplicação do modelo de "treinamento dos pais". Portanto, é responsabilidade do terapeuta descobrir a melhor maneira de a criança alcançar seu melhor potencial funcional e, a partir disso, instruir os pais. Isso implica que o terapeuta é a pessoa-chave no processo de intervenção[7].

No COPCA, o elemento-chave é a família e não o terapeuta. O foco da intervenção é a criança dentro da dinâmica familiar, sempre considerando o bem-estar de todos os membros da família e que a autonomia e o empoderamento dos pais são aspectos importantes da intervenção[6,7]. Para tanto, no COPCA, a relação entre terapeuta e pais é apoiada por estratégias de "*coaching* de pais".

Existem diferentes definições para *coaching* na literatura, bem como inconsistência em sua prática, o que dificulta sua implementação na intervenção precoce[6]. A fim de melhor definir e contribuir para boas práticas, as autoras do COPCA escolheram adotar a definição e os princípios propostos pela Federação Internacional de *Coaching*[2]:

> *Coaching* é uma parceria com famílias em um processo instigante e criativo. O *coaching* inspira as famílias a tomar ações para maximizar seu potencial pessoal na realização de suas visões, objetivos e desejos. O *coach* (terapeuta) honra a família como especialista em sua vida e acredita que cada membro da família é criativo e competente.

O *coaching* baseia-se na noção de que as pessoas têm capacidade de aprender e crescer, bem como potencial para desenvolver competências e recursos que podem ser usados para melhorar sua condição[2]. Procura-se estabelecer uma relação de colaboração, em um processo criativo que instiga os pais a pensarem em soluções consistentes com a situação da família e seus contextos de vida[7,8]. Desse modo, o terapeuta-*coach* tem o papel de encorajar a autonomia e a responsabilidade, bem como a parentalidade específica de cada família[7], o que difere do papel do terapeuta, associado aos modelos tradicionais de intervenção (Quadro 6.1)[2].

Quadro 6.1 Principais diferenças entre treino e *coaching* dos pais

Treino de pais	*Coaching* de pais
O profissional orienta e demonstra para os pais como aplicar as técnicas de intervenção de forma clara e rigorosa	O profissional apoia os familiares nas decisões sobre as atividades funcionais e participação na vida diária
Os pais devem reproduzir no dia a dia as orientações definidas pelo profissional, seguindo protocolos específicos de intervenção	Por meio de planejamento conjunto, observação, ação/prática, reflexão, *feedback* recíproco e oferta de informações, o profissional ajuda os pais a incorporarem estratégias de apoio ao desenvolvimento da criança nas rotinas diárias
O foco da intervenção é o desenvolvimento infantil	O foco da intervenção é o empoderamento familiar com a otimização do desenvolvimento infantil
É o profissional quem determina o quê, como e quando fazer a intervenção, assumindo um papel similar ao de professor/instrutor	Processo colaborativo e interativo de tomada de decisão que visa aumentar a capacidade da família de participar ativa e igualitariamente no processo de intervenção

Em resumo, no COPCA o terapeuta-*coach* instiga a família a lidar de maneira autônoma com a criança, incentivando os pais a usarem suas próprias capacidades para solucionar questões que surgem nos cuidados diários com a criança e situações parentais que ocorrem naturalmente. O terapeuta-*coach* não desempenha o papel de instrutor/professor, mas apoia os membros da família na descoberta de competências e estratégias de enfrentamento das situações cotidianas. É a família quem decide como quer se envolver na intervenção, o que inclui assumir a responsabilidade pelas decisões tomadas para o cuidado da criança e sobre a maneira de colaborar com o terapeuta[6].

Considerando o segundo pilar teórico do COPCA, o neurocientista Gerald Edelman propôs que o desenvolvimento e o funcionamento do sistema nervoso humano baseiam-se na seleção de populações de neurônios, dando origem à TSGN. Essa teoria foi proposta na década de 1970 e detalhada nos anos subsequentes[9-11]. Segundo a TSGN, grupos formados por milhões de neurônios conectados entre si atuam como unidades funcionais, compondo grupos de seleção neural no sistema nervoso central (SNC)[9,12,13]. Grupo Neural (GN) pode ser definido como o conjunto de neurônios localizados em certa região do córtex cerebral ou subcortical, fortemente ligados, que oscilam e disparam na mesma frequência[9,14]. Os processos de seleção neural ocorrem em duas etapas: (1) repertório primário (seleção pelo desenvolvimento) e (2) repertório secundário (seleção pela experiência) (Figura 6.2).

O repertório primário acontece na fase da embriogênese e no primeiro estágio de vida depois do nascimento. Nesse momento ocorre a formação estrutural e morfológica dos GN, determinada pelo repertório genético, mas fatores epigenéticos, que regulam as mudanças celulares, como divisão, adesão, migração, morte, extensão e retração de axônios e dendritos, também exercem importante papel[9].

O repertório secundário ocorre ao longo da experiência e interação do indivíduo com o ambiente, ou seja, a partir do nascimento e ao longo da vida[9]. Nessa fase, o repertório de GN, estabelecido previamente na fase do repertório primário, é reorganizado pelas experiências vividas por meio

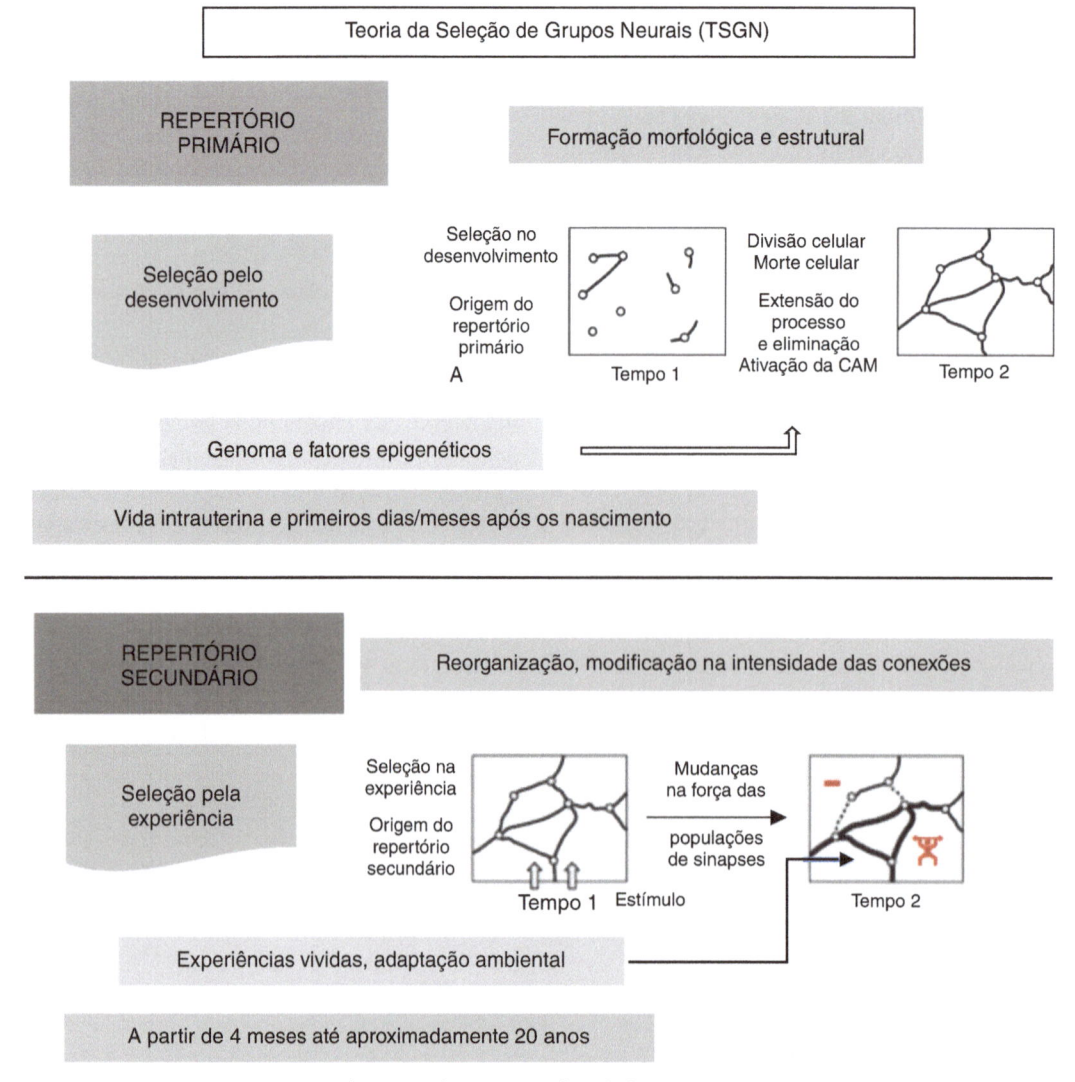

Figura 6.2 Repertórios primário e secundário da formação dos grupos neurais.

da adaptação ao ambiente. Além disso, o foco não é mais estrutural e morfológico, mas a intensidade das conexões sinápticas entre os neurônios[9,12]. Nesse processo, algumas conexões são fortalecidas, enquanto outras são enfraquecidas, resultando em novas combinações de GN.

Hadders-Algra (2000) aplicou os conceitos da TSGN para o domínio do desenvolvimento motor humano, propondo duas formas distintas e observáveis de variabilidade nos movimentos do indivíduo, que refletem as etapas propostas por Edelman. A primeira fase seria a da variabilidade primária, que corresponde aos fenômenos que ocorrem no repertório primário da TSGN. A variabilidade primária do desenvolvimento motor começa no início da vida fetal e continua durante a infância. Um exemplo de variabilidade primária são os movimentos gerais (do inglês *General Movements* [GM]), facilmente observados em neonatos, quando acordados.

Os GM consistem em movimentos espontâneos, de velocidade e amplitude variáveis, que envolvem todas as partes do corpo[15]. A variação abundante dos GM, e outros movimentos espontâneos do bebê, é possivelmente motivada pela atividade dos GN supraespinhais, determinada epigeneticamente e grosseiramente especificada. O sistema nervoso (SN) explora, por meio da atividade eferente autogerada e consequentemente também por meio da informação aferente autogerada, todas as possibilidades motoras disponíveis[16,17]. Os GM surgem na vida intrauterina e estão presentes até cerca de 4 meses de idade pós-natal, sendo a partir daí gradualmente substituídos por movimentos direcionados à meta (tarefa).

A segunda fase é a de variabilidade secundária, referente aos fenômenos do repertório secundário da TSGN[15]. A fase de variabilidade secundária, ou adaptativa, principia em momentos específicos, de acordo com a função. Por exemplo, ocorre bem cedo no desenvolvimento da sucção do bebê e pouco mais tarde no desenvolvimento do andar[6].

O momento do processo de seleção parece ser específico para cada atividade motora. Por exemplo, quando bebês de 4 a 5 meses começam a alcançar e apreender objetos, mostram repertório variável de movimentos de alcance, que vão desde movimentos bastante retos, envolvendo uma ou duas unidades de movimento, até multiunidades, ou seja, movimentos com trajetórias curvilíneas. Por volta dos 7 a 8 meses de vida, os bebês começam a selecionar movimentos de alcance de duas unidades (unidade de transporte e unidade de ajuste). O alcance retilíneo e fluente, ou seja, de uma unidade (uma aceleração e uma desaceleração), como o realizado pelo adulto, só surge por volta de 2 anos de idade[18].

Nessa fase, gradualmente, a criança desenvolve a capacidade de adaptar completamente as várias funções motoras às especificidades das restrições da tarefa[6]. Adaptar-se significa ter a capacidade de selecionar no repertório a melhor estratégia de ajuste e se desenvolver tanto por meio de experiências motoras ativas de "tentativa e erro" como a partir de informações sensoriais recebidas no contexto da

tarefa[8,19]. O SNC usa claramente as informações aferentes produzidas pelo comportamento e pela experiência para selecionar o comportamento motor que melhor se adapta a cada situação. A experiência sensório-motora envolve informações multimodais, ou seja, informações conjuntas de múltiplos sistemas sensoriais, como proprioceptivo, háptico, visual e auditivo[19]. Isso significa que o comportamento motor autoproduzido, juntamente com a experiência sensório-motora associada, desempenha papel fundamental no desenvolvimento motor[19].

Demora de 18 a 20 anos para que os repertórios da variabilidade secundária atinjam a configuração adulta e madura[19]. A situação madura do adolescente e do adulto é caracterizada pela capacidade de adaptar cada movimento, de maneira exata e eficiente, às condições específicas da tarefa e pela capacidade de gerar várias soluções ou estratégias para cada tarefa motora em condições ambientais específicas[19].

Quando ocorre uma lesão cerebral, o repertório de estratégias motoras é reduzido, resultando em comportamento motor menos variável e mais estereotipado nas fases de variabilidade primária e secundária[16,18]. Considerando o repertório primário, crianças com paralisia cerebral (PC) apresentam menos GN para serem exploradas. Este fato pode ser observado pela movimentação espontânea do bebê com PC, cujos GM são caracterizados por redução substancial na complexidade, variação e fluência dos movimentos[16]. Na fase da variabilidade secundária, crianças com lesão cerebral têm problemas para selecionar, em seu repertório, a estratégia mais adaptada à tarefa. Em outras palavras, elas têm capacidade limitada de variar o comportamento motor em relação às especificidades da tarefa e em contextos variados. A dificuldade em realizar essa seleção tem origem dupla[16,18]:

- **Redução de repertório motor:** como já comentado, crianças com PC apresentam menos GN para serem explorados desde a variabilidade primária, considerando a lesão de GN primários corticais. No repertório secundário, essas crianças irão desenvolver as atividades motoras específicas em ritmo mais lento e com opções mais reduzidas.
- **Deficiência no processamento de informações sensoriais:** crianças com PC podem apresentar diferentes graus de deficiência no processamento das informações aferentes, como proprioceptivas, táteis e visuais. Essa deficiência multissensorial interfere na seleção de estratégias motoras mais eficientes.

Crianças que tiveram lesão cerebral apresentam dificuldade para adaptar com precisão seu comportamento motor às condições específicas. Por exemplo, crianças com PC têm problemas para ajustar as forças dos dedos durante a manipulação de objetos. Elas também têm dificuldade em adaptar os ajustes posturais a condições específicas, como a velocidade do movimento de alcance. A seleção inadequada da melhor solução motora repercute no ajuste fino do comportamento motor[16,18].

Sabe-se que a recuperação de uma lesão cerebral é dependente do local e do tamanho da lesão, porém, considerando o período sensível do desenvolvimento cerebral nos primeiros anos de vida, crianças com lesão cerebral se beneficiam da intervenção precoce, sendo possível aumentar a recuperação funcional. Um possível mecanismo de plasticidade seria a propriedade de degenerência. Segundo a TSGN, os GN vizinhos ao grupo neural primário lesionado podem mudar de função e se incorporar ao repertório afetado, ou seja, não há produção de novos neurônios, mas mudança no destino funcional dos GN existentes[16,18].

A experiência sensório-motora autoproduzida desempenha papel fundamental no desenvolvimento motor dessas crianças porque, de forma ativa, elas precisam encontrar a melhor solução para produzir comportamento motor mais bem adaptado dentro das possibilidades existentes. As dificuldades na seleção das estratégias motoras mais adequadas para cada situação induzem a necessidade de passar por 10 a 100 vezes mais experiências motoras ativas ("tentativas e erros"), em comparação com o tipicamente necessário (ou desenvolvimento típico), para encontrar a melhor estratégia. Assim, as crianças com PC precisam de muito mais prática do que aquelas que não apresentam lesão cerebral para aprender uma tarefa motora específica[16,18].

Além disso, como consequência da ausência da "melhor" solução, a criança com lesão cerebral pode ter de escolher uma solução motora diferente da criança com desenvolvimento típico, pois escolhe a melhor solução e a mais adaptável possível, considerando suas possibilidades biomecânicas e as demandas da tarefa em diferentes contextos[16,18].

Em resumo, a TSGN fundamenta o COPCA, principalmente em relação ao componente neuromotor, dando destaque à necessidade de muita prática autoproduzida, com tempo necessário para que a criança reaja. Para tanto, é importante incentivar a criança em um contexto familiar e lúdico que promova sua motivação[16,18].

A partir dos pressupostos teóricos, é possível compreender melhor a aplicação prática do COPCA. Considerando que os pais "conhecem suas crianças e querem o melhor para elas", uma das premissas do CCF é que o terapeuta tem conhecimento e prática específicos para atender crianças com deficiência ou em risco para alteração no desenvolvimento. Juntos, terapeuta e pais estabelecem as prioridades da intervenção. Ademais, os componentes de atividade e participação da Classificação Internacional de Funcionalidade, Incapacidade e Saúde (CIF)[20] são usados para nortear as prioridades.

Embora o foco primário não sejam as estruturas e funções do corpo da CIF, o COPCA promove a participação da criança em diversas atividades diárias, oferecendo, portanto, variação de posições e atividades, o que pode prevenir o surgimento de deficiências secundárias. Nos casos de bebês com sérias limitações de mobilidade, recomenda-se a introdução das atividades do COPCA o mais cedo possível para tirar vantagem do período sensível do desenvolvimento cerebral. Crianças mais comprometidas certamente podem beneficiar-se do uso concomitante de tecnologia assistiva porque estão sob risco maior de contraturas e deformidades devido ao repertório severamente reduzido de movimentação[2].

Em geral, a intervenção ocorre na casa da criança ou na comunidade, no ambiente natural, onde ela se sente mais à vontade, cercada pelos pais e irmãos, também envolvidos no processo. As tarefas relacionadas com os objetivos de tratamento são realizadas nos momentos de cuidados diários, como alimentação e higiene, ou ao brincar com a criança. Portanto, os pais não são vistos como terapeutas da criança, mas exercem seu papel dentro do esperado para sua parentalidade. Se irmãos, avós e outras pessoas estiverem envolvidos na rotina da criança, todos são convidados a brincar ou a se envolver nos cuidados diários com a criança[2,21]. Embora os instrumentos de avaliação possam ser estabelecidos livremente de acordo com os desfechos selecionados, dois instrumentos vêm sendo utilizados para orientar e avaliar a efetividade da intervenção de maneira consistente com o COPCA[2]:

- **Escala de Empoderamento Familiar (FES):** usada para avaliação da eficácia da intervenção sobre a vida familiar, é constituída de três dimensões: (1) família, (2) serviço prestado à criança e (3) envolvimento na comunidade. Trata-se de uma escala ordinal crescente, ou seja, quanto maior a pontuação, maior o empoderamento familiar. Para o resultado final é necessário, para cada subescala, o somatório da pontuação encontrada com a divisão pelo número de itens[22]. Essa escala está em fase de tradução e validação para o Brasil.
- *Infant Motor Profile* (IMP): avaliação criada e validada por Hadders-Algra e cols. para análise do comportamento motor de crianças de 3 a 18 meses de idade. Trata-se de avaliação baseada na observação, por meio de vídeo, de 80 itens distribuídos em cinco domínios: variação, simetria, fluência, adaptabilidade e desempenho. O IMP visa avaliar tanto a qualidade do movimento como a capacidade da criança de alcançar as habilidades motoras[23,24]. O escore bruto é convertido em percentil por meio de uma calculadora desenvolvida para esse fim – quanto maiores os escores nas subescalas, maiores os percentis e melhores os resultados encontrados. O IMP está em fase de tradução e validação para o Brasil.

Estabelecido o vínculo com a família, terminada a avaliação/observação inicial e pactuados os objetivos da intervenção entre o terapeuta e os pais, a aplicação do COPCA é incorporada à rotina da família, de modo natural, no dia a dia. As sessões do COPCA, com a participação do terapeuta, costumam ocorrer uma vez por semana, em sessões de 50 minutos, ou conforme a necessidade de cada família, e inclui os seguintes ingredientes[8]:

- **Envolvimento familiar:** os membros da família (incluindo irmãos, se presentes) são envolvidos ativamente (estabelecimento de metas e planejamento colaborativo) – por exemplo, enquanto brincam com a criança, criam amplas oportunidades para explorar o ambiente dentro da meta estabelecida.
- **Ações para promover mobilidade:** ações congruentes com a meta da sessão, bem como a posição e a quantidade de suporte postural oferecido (suporte mínimo), que possibilitam a prática ativa, repetitiva e intensiva da tarefa. A criança é desafiada no limite de suas habilidades, com repetições e variações no contexto, sempre dando tempo suficiente para explorar e reagir por si própria.
- ***Coaching* dos pais:** o terapeuta observa a interação entre o cuidador e/ou membro(s) da família e a criança e compartilha observações, fazendo comentários, em diálogo com os membros da família. O terapeuta escuta ativamente, faz perguntas reflexivas, promove *feedback* informativo ou afirmativo, oferece sugestões e, às vezes, demonstra como o cuidador e/ou os membros da família podem brincar ou realizar as atividades de cuidado diário. Ao final, o terapeuta e a família combinam um plano de ação para praticar até a próxima sessão.
- **Motivação da criança:** local, pessoas, recursos e materiais devem promover prazer e diversão para a criança, de modo que ela se mantenha alerta, ativamente envolvida e motivada para realizar as atividades propostas. (Para mais detalhes sobre ingredientes e mecanismos, veja o Capítulo 2.)

O COPCA é um programa de intervenção atual e promissor, mas precisa de treinamento específico para ser utilizado por fisioterapeutas e terapeutas ocupacionais. Até o momento foram publicados três ensaios clínicos em diferentes estudos[1,8,25] que investigaram os efeitos do COPCA no desenvolvimento motor e cognitivo e em habilidades funcionais, como mobilidade, autocuidado e função social. Embora esses estudos não tenham encontrado diferença entre os grupos de COPCA e os controles, há evidências de que características centrais do COPCA, como *coaching* dos pais e bebês desafiados a produzir comportamento motor por conta própria e com oportunidade para agir no limite de suas capacidades, estão associadas a melhores desfechos no desenvolvimento e na funcionalidade.

Além disso, um estudo demonstrou melhor efeito em longo prazo, aos 18 meses, indicando que os pais incorporam os princípios do COPCA no cuidado da criança[26]. Revisão sistemática sobre a eficácia de intervenções para prevenir e tratar de crianças com PC[27] concluiu que são necessários mais estudos, mas sugere que "vale a pena tentar" o COPCA tanto como intervenção precoce como para melhorar o autocuidado. Em síntese, trata-se de uma intervenção "luz amarela", ou seja, "provavelmente faça" (veja o Capítulo 2.)

A seguir será apresentado um caso clínico que exemplifica a abordagem descrita. (Para maior compreensão sobre os ingredientes supracitados, veja o Capítulo 2.)

PARTE II – APRESENTAÇÃO DO CASO CLÍNICO

K.C.M., 3 meses e 10 dias de idade, sexo feminino, lactente de alto risco para PC. O pai tem 32 anos e ensino superior completo. A mãe tem 36 anos e ensino superior completo.

K.C.M. é a segunda gemelar, nascida com 39 semanas e 3 dias de idade gestacional, 3.000g, 51cm, adequada para a idade gestacional. Seu irmão nasceu sem intercorrências após parto vaginal induzido. No entanto, após 2 horas de trabalho de parto, K.C.M. necessitou de parto por cesárea de emergência para nascer em razão do sofrimento fetal e materno.

K.C.M. apresentou asfixia perinatal, Apgar de 1 no primeiro e de 5 no quinto minuto, sendo entubada e encaminhada para Unidade de Terapia Intensiva Neonatal, onde permaneceu 16 dias. Após 36 horas, apresentou convulsão focal e foi medicada com fenobarbital. Apresentou síndrome do desconforto respiratório, permanecendo 1 dia em ventilação mecânica invasiva e 5 dias em ventilação mecânica não invasiva mais 4 dias em CPAP nasal. Após esse período, foi transferida para a Unidade de Cuidados Intermediários, onde permaneceu mais 10 dias. Nesse período foi realizada tomografia, que indicou a presença de petéquias hemorrágicas subcorticais no tálamo e subinsulares à direita, além de tênues focos hemorrágicos subaracnóideos supratentoriais.

A fisioterapeuta realizou a primeira visita domiciliar quando a lactente estava com 1 mês e 26 dias de vida. Nesse momento, a queixa da família era o comportamento irritadiço e de difícil consolo da lactente, além da privação de sono e da rotina desestruturada devido à presença de dois bebês em casa. No diálogo com os pais foram levantadas possibilidades e estratégias para ajudar a acalmar a lactente e estabelecer rotinas para regulação de seu sono, bem como do irmão gêmeo e dos próprios pais. Em seguida, foi feito acompanhamento quinzenal até ser estabelecida uma rotina mais tranquila em casa e iniciado o programa COPCA propriamente dito.

A lactente mora em casa térrea, em bairro afastado do centro da cidade, tem animal de estimação (cachorro) e pais envolvidos e engajados. Além do irmão gêmeo, tem outro irmão, de 7 anos de idade. Faz uso de fenobarbital e está em fila de espera para atendimento multidisciplinar em centro especializado.

A lactente tem interesse em observar a face humana e brinquedos coloridos e sonoros. Irrita-se com facilidade e tem baixa tolerância à estimulação, apresentando choro intenso e de difícil consolo. A seguir o caso clínico será descrito em camadas de acordo com o método READ (*Rehabilitation Evidence-Based Decision-Making* [veja o Capítulo 2])[28].

Camada 1 – Disfunção das metas

A lactente se encontrava na fase de movimentação espontânea, ou seja, ainda não realizava tarefas direcionadas às metas em interação ambiental. Por esse motivo, os pais tiveram dificuldade para propor/estabelecer metas motoras de intervenção, ou seja, não sabiam o que esperar ou propor para uma lactente de 3 meses. Nessa época ainda não havia sido fechado o diagnóstico de PC da lactente, havendo negação e muita esperança, por parte dos pais, de que ela iria apresentar desenvolvimento típico. Desse modo, foi necessário conversar com os pais sobre o que era esperado para o desenvolvimento motor da lactente para que ela pudesse, em curto prazo, explorar o ambiente e iniciar o desenvolvimento do controle postural. Foram acordadas, então, duas metas para serem alcançadas em 12 semanas de intervenção. As metas foram descritas de acordo com o método SMART (*Specific, Measurable, Achievable, Realistic, Timely*)[29]:

Meta 1:
"Em 12 semanas, na postura de supino, K.C.M. deverá manter a cabeça na linha média, fazer alcance, preensão e manipulação de brinquedos, do tipo chocalhos."

Meta 2:
"Em 12 semanas, na postura de prono, K.C.M. deverá levar os membros superiores à frente e manter a cabeça elevada a 90 graus contra a gravidade."

Camada 2 – Metas realistas?

Como recomendado pelo programa COPCA, o IMP[23] e a FES[22] foram usados como instrumentos de avaliação. A Figura 6.3 apresenta os resultados em cada subescala do IMP e seus valores convertidos em percentil pela calculadora do

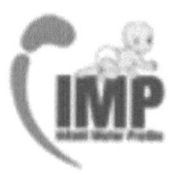

Informações gerais

Nome/nº do participante: KMC
Data de nascimento: 09-08-2022
Data da avaliação: 19-11-2022
Idade corrigida (meses):   3

Resultados avaliação IMP

Validação:	73	Percentil 5
Adaptabilidade:	N/A	-
Simetria:	73	Percentil 5
Fluência:	70	Percentil 5
Performance:	42	Percentil 5
Escore total:	65	Percentil 5

Figura 6.3 Resultados iniciais de cada subescala do IMP e seus valores convertidos em percentis. A subescala adaptabilidade não foi pontuada, pois normalmente não é aplicável para essa idade.

instrumento. Observam-se percentis muito baixos, exceto para a subescala *performance*. Os resultados da FES foram: família: 3,6; serviço prestado à criança: 4,1; envolvimento na comunidade: 2,3.

As Figuras 6.4*A* e *B* apresentam o posicionamento da criança em supino e em prono. Embora a lactente demonstre interesse pelo brinquedo apresentado, ela tende a manter a cabeça inclinada para a esquerda em ambas as posições. Em supino, ainda não apresenta movimentos pré-alcance. Em prono, eleva a cabeça, mas não a mantém nessa posição.

Camada 3 – Prognóstico

A *General Movements Assessment* (GMA)[30] foi aplicada na idade de 3 meses e 10 dias. Os vídeos foram analisados independentemente por três examinadoras, e o resultado encontrado foi "definitivamente anormal" (Figura 6.5).

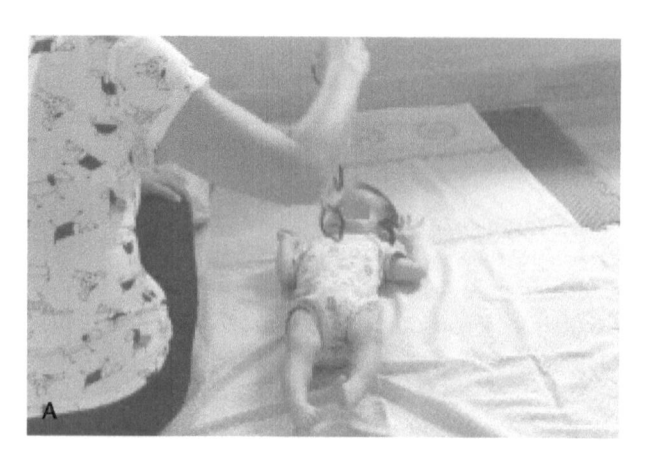

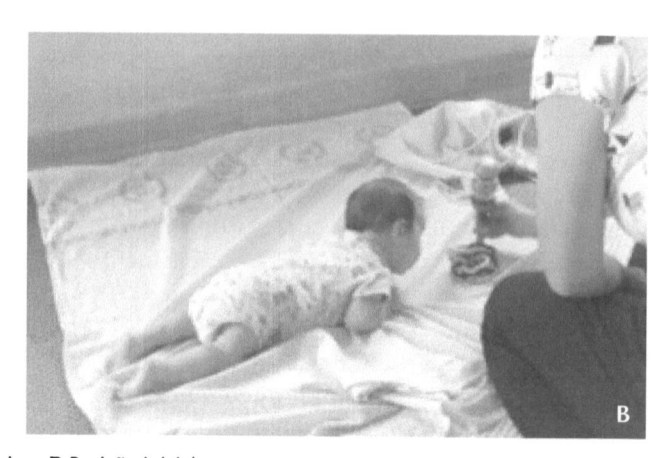

Figura 6.4A Posição inicial em supino. **B** Posição inicial em prono.

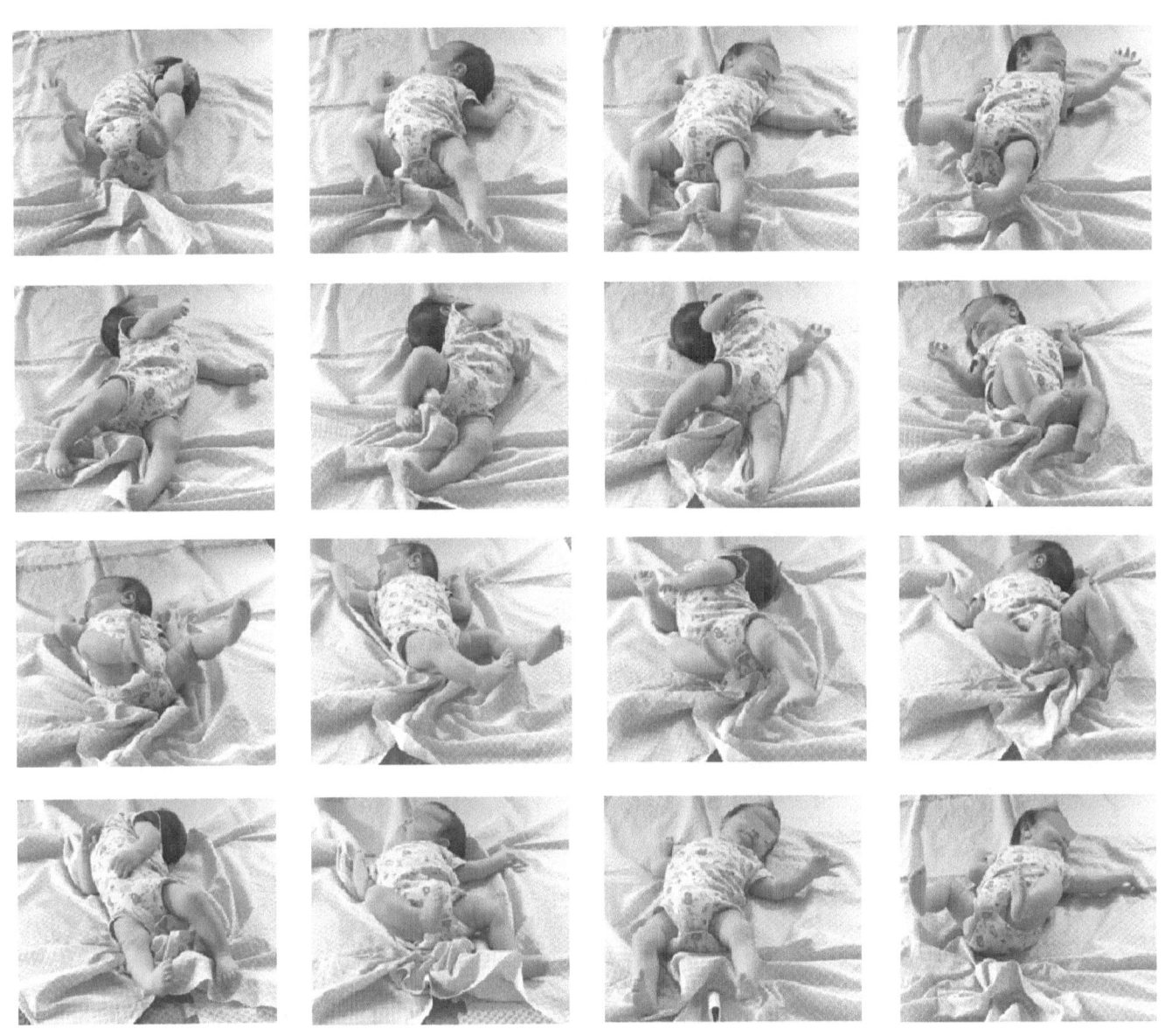

Figura 6.5 Movimentos gerais atípicos caracterizados por redução acentuada da complexidade e variação dos movimentos aos 3 meses e 10 dias de idade. (As imagens foram extraídas de uma gravação de vídeo de cerca de 2 minutos.)

A combinação entre o histórico clínico da lactente e os resultados de exame de imagem e da GMA indicaram alta probabilidade de PC[31]. Embora a ressonância magnética (RM) seja considerada o padrão ouro, a tomografia computadorizada (TC), mesmo com menor sensibilidade, também pode auxiliar o diagnóstico. No caso de K.C.M., a TC de crânio realizada no primeiro mês de vida detectou algumas alterações.

Além disso, os baixos percentis de K.C.M. nas subescalas variação, simetria, fluência e na escala total do instrumento IMP contribuem para predição indicativa de PC. Estudos prévios[32,33] demonstram que pontuações baixas no IMP podem ser preditoras de PC (sensibilidade de 93% e especificidade de 81%)[33].

Dessa maneira, de acordo com os resultados encontrados nas camadas 2 e 3 e do compartilhamento dessas informações com os pais, em decisão conjunta, os objetivos foram escalonados com uso da *Goal Attainment Scaling* (GAS [veja o Capítulo 2])[29]. Para a primeira meta foi utilizado como referência o item 14 da escala supino da IMP e para a segunda o item 22 da escala prono, como apresentado a seguir:

Meta 1:
"Em 12 semanas, na postura de supino, K.C.M. deverá manter a cabeça na linha média, fazer alcance de brinquedos, do tipo chocalhos."
GAS:

- **-2:** não alcança nem apresenta movimentos pré-alcance, mas observa objetos;
- **-1:** não alcança, mas apresenta movimentos pré-alcance; cabeça na linha média;
- **0:** alcança objeto, mas não segura;
- **+1:** alcança e segura objeto, mas não manipula;
- **+2:** alcança, segura e manipula objetos.

Meta 2:

"Em 12 semanas, na postura de prono, K.C.M. deverá levar os membros superiores à frente e manter a cabeça elevada contra a gravidade, entre 45 e 90 graus em relação à superfície."

GAS:

- **-2:** levanta a cabeça por poucos segundos;
- **-1:** mantém a cabeça, por pelo menos 10 segundos, a 45 graus;
- **0:** mantém a cabeça entre 45 e 90 graus;
- **+1:** mantém a cabeça a 90 graus, de forma simétrica;
- **+2:** mantém a cabeça a 90 graus e observa ao redor.

Camada 4 – Intervenção

É cada vez maior o esforço dos pesquisadores para obter evidências que deem suporte aos programas de intervenção precoce. Entretanto, a maioria das intervenções, considerando a metodologia que faz analogia com as luzes de sinais de trânsito, ainda está na luz amarela, ou seja, na faixa do "provavelmente faça"[27].

O COPCA encontra-se entre essas intervenções, isso porque a realização de estudos é desafiadora, considerando a necessidade de grupo de controle, difícil de ser padronizado, além de variar na dose, na idade de início da intervenção e na falta de clareza sobre o que seria um bebê de alto risco[34,35]. Entretanto, intervenções que preconizam a exploração ativa do bebê em ambiente enriquecido, associada à maior intensidade e à especificidade da tarefa, têm se mostrado mais promissoras[34]. Esses ingredientes são encontrados no COPCA, como discutido previamente.

Intervenção-chave: COPCA (luz amarela).
Mecanismo: CCF e TSGN.

Camadas 5 e 6 – Dose e modo (planejamento e intervenção)

No COPCA, a intervenção é conduzida no ambiente natural da criança e realizada diariamente pelos pais, no exercício de sua parentalidade, ou seja, no momento dos cuidados diários e do brincar com o lactente[1,8,21,25]. Desse modo, embora o terapeuta esteja presente na casa da família uma vez por semana para *coaching* dos pais, a dose diária de intervenção depende da dinâmica de cada família. Assim, para estabelecer a dose é necessário acompanhar a família para descoberta da medida certa. Estudo experimental e randomizado sobre COPCA, realizado na Suíça[25], mensurou a dose ao perguntar aos pais sobre o tempo dedicado a desafiar os bebês a realizarem as tarefas conforme as metas estabelecidas. Nesse estudo, a mediana da dose foi de 10 horas semanais, enquanto no grupo de controle (terapia convencional) foi de apenas 3,5 horas, ou seja, pela natureza da intervenção, a dose no COPCA costuma ser alta.

Assim, considerando a dinâmica familiar e a tolerância da lactente à estimulação, foi estipulada a dose mínima diária de 30 minutos, fracionada ao longo do dia[36]. As Figuras 6.6*A* a *F* ilustram esses momentos diários em que os pais realizaram brincadeiras de acordo com as metas estabelecidas.

A terapeuta ia à casa da lactente uma vez por semana para rever com os pais os objetivos e verificar se estavam conseguindo brincar com K.C.M. dentro do que foi programado. As sessões com a terapeuta funcionavam da seguinte maneira:

- **Ouvir:** a terapeuta iniciava questionando os pais, por meio de perguntas abertas, como havia sido a semana, se tiveram alguma dificuldade, como a lactente havia

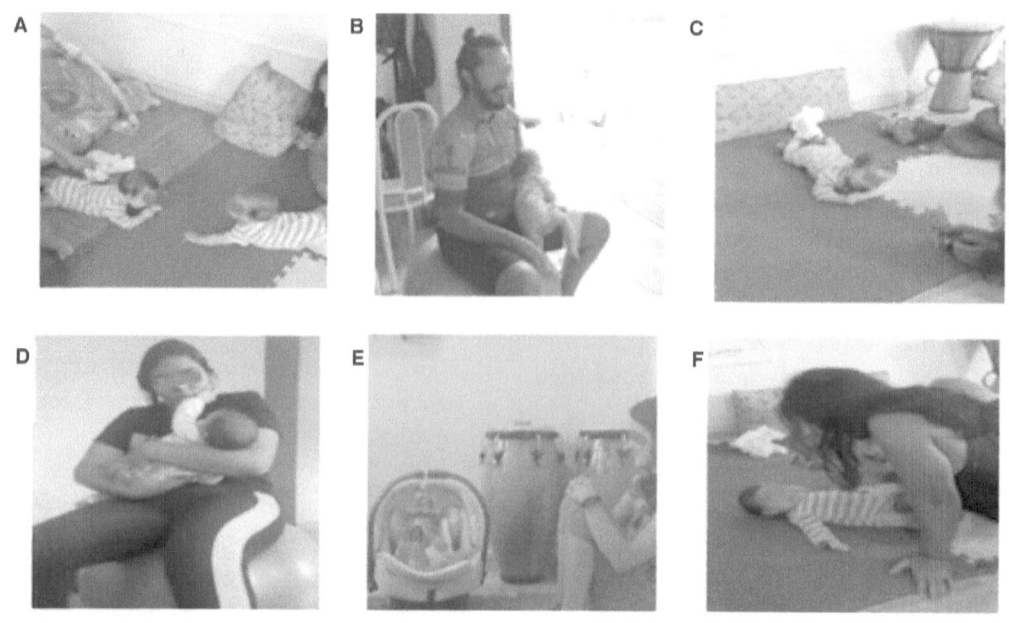

Figura 6.6 Intervenção realizada pela família no dia a dia. **A** Brincando com os filhos em prono no chão. **B** Posicionando a lactente em prono no colo durante momento de conversa. **C** Estimulando a lactente em prono com brinquedo. **D** Carregando a lactente e favorecendo o alcance ao rosto da tia. **E** Mãe observando a lactente brincar na cadeira de automóvel. **F** Estimulando o bebê em supino com brinquedo.

evoluído, como realizaram as atividades programadas dentro dos objetivos propostos, o que havia dado certo ou errado. Ela ouvia com paciência, atenção e respeito as respostas dos pais.

- **Observar:** a terapeuta observava os pais brincando com a lactente, entre outras atividades, conforme programado previamente e dentro dos objetivos propostos.
- *Coaching* **dos pais:** a terapeuta ajudava os pais a descobrirem, por si próprios, como agir, o que estava funcionando ou não e o porquê. Nesse momento foi possível propor opções, dar dicas e fazer demonstração, quando oportuno.
- **Desafiar:** a criança realizava a tarefa de maneira ativa, no limite máximo de sua capacidade.
- **Esperar:** pais e terapeuta aguardavam o tempo necessário para a lactente reagir, permitindo várias "tentativas e erros".
- **Motivar:** os pais motivavam a lactente, por meio de brinquedos, do irmão gêmeo e do cachorro de estimação, dando encorajamento verbal e não verbal com expressões de afeto (bater palmas, abraçar, cócegas).
- *Hands-off* – **suporte mínimo:** não era permitido aos pais ou à terapeuta facilitar o movimento para a lactente. Ela se movimentava por si e, quando necessário, era dado apoio mínimo.
- **Repetir:** os pais eram incentivados a repetir as brincadeiras muitas vezes, em diferentes momentos durante o dia/semana, dentro do possível, envolvendo o irmão e outras pessoas do convívio familiar.
- **Variar:** os pais foram incentivados a variar as brincadeiras propostas em diferentes contextos (por exemplo, alcance com brinquedos no tapete, dependurados no berço; em prono, elevação da cabeça no tapete, no colo dos pais etc.).

A Figura 6.7 mostra um momento de *coaching* dos pais. Observa-se que a lactente estava motivada, cooperando

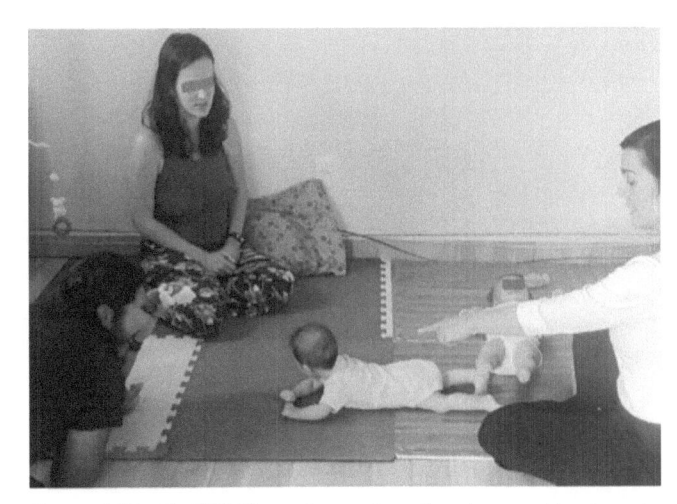

Figura 6.7 Sessão COPCA com terapeuta realizando o *coaching* dos pais.

ativamente. Nos momentos de choro ou agitação, a sessão era interrompida.

Camada 7 – As metas foram alcançadas?

Após 12 semanas, foi realizada a reavaliação da lactente para identificação dos resultados alcançados. A pontuação na escala GAS foi estabelecida em parceria com a família.

> **Meta 1:** "Em 12 semanas, na postura supino, K.C.M. deverá manter a cabeça na linha média, fazer alcance de brinquedos, do tipo chocalhos."
> *Resultado GAS:* passou de -2 para 0.

Assim, o resultado demonstra que a meta foi alcançada. Eventualmente a lactente conseguia alcançar e segurar objetos, mas não de maneira consistente; por esse motivo não pontuou +1. Quando o objeto era colocado em sua mão, K.C.M. era capaz de explorá-lo, levando-o à boca e olhando atentamente, ou seja, conseguia realizar preensão e manipulação quando o objeto era colocado a seu alcance (Figuras 6.8*A* e *B*).

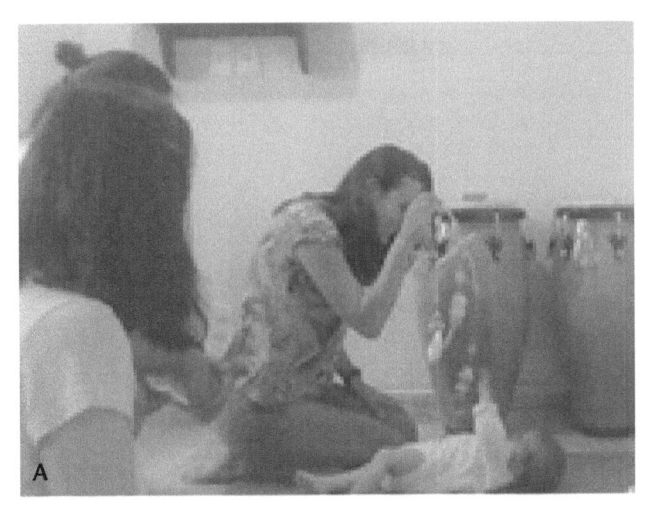
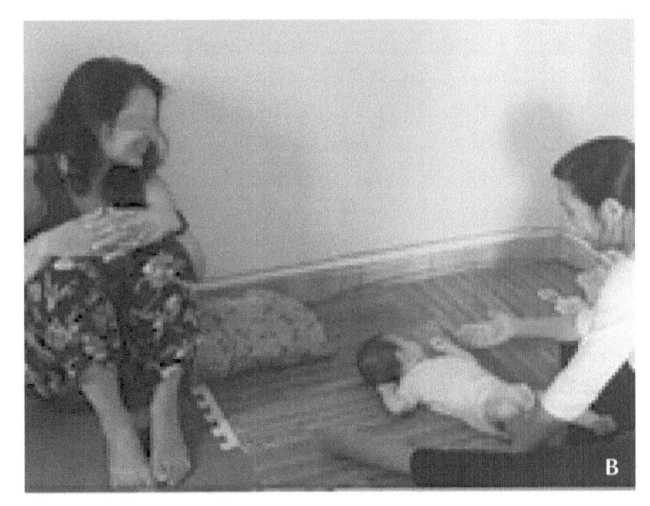

Figura 6.8 Lactente demonstrando ter alcançado a meta 1.

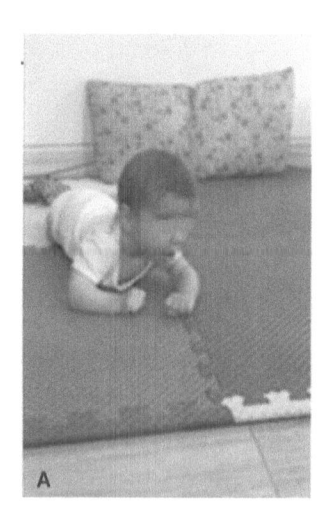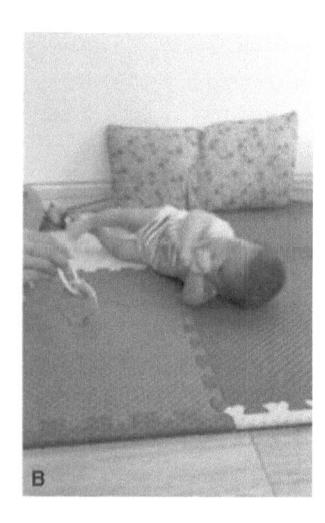

Figura 6.9A e **B** Lactente demonstrando ter alcançado a meta 2.

Meta 2

"Em 12 semanas, na postura de prono, K.C.M. deverá levar os membros superiores à frente e manter a cabeça elevada contra a gravidade, entre 45 a 90 graus em relação à superfície."

Resultado GAS: passou de -2 para 0.

Assim, o resultado demonstra que K.C.M. atingiu a meta, mas à custa de certo esforço para permanecer na posição. Cabe lembrar que estratégias atípicas são toleradas no COPCA. Ela também aprendeu a rolar quando não desejava mais ficar na posição (Figura 6.9).

Embora as metas tenham sido alcançadas, os resultados nos testes padronizados não demonstraram mudança. A Figura 6.10 apresenta os resultados em cada subescala da IMP e os valores convertidos em percentis. Observa-se melhora na simetria e na fluência, mas com piora na *performance*, e o escore total permaneceu com percentil 5.

Aos 6 meses, a avaliação neurológica infantil de Hammersmith foi aplicada para melhor investigação do prognóstico, sendo obtido escore total de 22,5 pontos, o que confirmou a alta probabilidade do diagnóstico de PC. Além disso, segundo Novak e cols. (2017)[17], valores abaixo de 40 pontos indicam possivelmente nível IV/V no GMFCS, ou seja, um quadro motor mais severo. Nessa época, a lactente também foi admitida no Centro Especializado, onde o médico responsável confirmou o diagnóstico PC. Além do COPCA, a lactente passou a ser assistida por fonoaudióloga, considerando a dificuldade da introdução da alimentação complementar.

Na FES, os resultados encontrados foram: família: 4,3; serviço prestado à criança: 4,3; envolvimento na comunidade: 2,3. Observam-se melhor resultado no empoderamento dentro da família e menor influência no envolvimento na comunidade. Esse resultado é compreensível, considerando a fase em que a família se encontrava, quando o diagnóstico ainda estava sendo estabelecido.

Ao final desse período, os pais relataram que se sentiram muito gratos e satisfeitos com a intervenção, conforme exemplificado por dois trechos de relato em relação à experiência:

Pai: "Eu acho que ela foi excelente, inclusive eu vejo como modelo de terapia para outras áreas."

Mãe: "Para mim ela foi essencial [...] ficou claro como a sociedade está despreparada para lidar com esta situação e nós tivemos sorte, porque você foi a primeira pessoa que introduziu em nossa caminhada a possibilidade de K.C.M. ter PC. Pudemos dar mais estímulos para ela, deixá-la no chão, por exemplo; ela não foi uma criança só de carrinho; pudemos inserir exercícios de forma precoce. Realmente, nos conscientizou da importância de investir neste período de maior plasticidade cerebral. Desejo que todas as mães possam ter isso."

Toda a história do caso clínico encontra-se resumida e estruturada na Figura 6.11, desenhada segundo o modelo READ (veja o Capítulo 2).

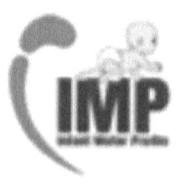

Informações gerais

Nome/nº do participante:	KMC
Data de nascimento:	09-08-2022
Data da avaliação:	14-02-2022
Idade corrigida (meses):	6

Resultados avaliação IMP

Validação:	77	Percentil 5
Adaptabilidade:	N/A	-
Simetria:	94	Percentil 5
Fluência:	75	Percentil 5
Performance:	48	Percentil 5
Escore total:	74	Percentil 5

Figura 6.10 Resultados finais de cada subescala do IMP e seus valores convertidos em percentis. A subescala adaptabilidade não foi pontuada, pois normalmente não é aplicável para essa idade.

K.C.M., três meses e 10 dias de idade, sexo feminino, lactente de alto risco para Paralisia Cerebral (PC)

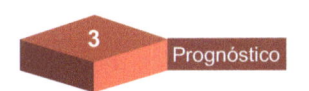

TERAPEUTA: "Se você pudesse ajudar o desenvolvimento de sua filha para que ela fizesse alguma atividade em seu dia a dia, o que seria?"

META 1: Em supino, K.C.M. deverá manter a cabeça na linha média, fazer alcance, preensão e manipulação de brinquedos, do tipo chocalhos, em 12 semanas.
META 2: Em prono, K.C.M. deverá levar os membros superiores à frente e manter a cabeça elevada a 90 graus contra a gravidade, em 12 semanas.

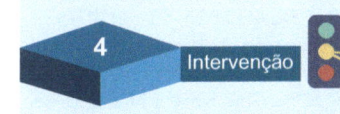

REALISTA?

META 1: SIM para o posicionamento da cabeça, alcance e preensão. NÃO para a manipulação.

META 2: SIM para manter a cabeça estável a 90 graus contra a gravidade.

VIÁVEL? SIM. A literatura aponta boas evidências para o desenvolvimento motor com controle cervical e alcance nessa população, com intervenção precoce.

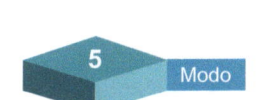

Os pais não sabiam o que esperar ou propor para um lactente de 3 meses. Nessa época, o diagnóstico de PC da lactente ainda não havia sido fechado, havendo negação e muita esperança, por parte dos pais, de que a lactente iria apresentar desenvolvimento típico.

TERAPEUTA: A combinação entre histórico clínico da lactente, os resultados de exame de imagem, da *General Movements Assessment* (GMA) e *da Infant Motor Profile* (IMP) indicou alta probabilidade de PC. No caso de K.C.M., a tomografia computadorizada de crânio realizada no primeiro mês de vida detectou algumas alterações e os baixos percentis no IMP podem ser preditores de PC.

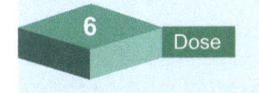

CO*Ping with and Caring for Infant with Special Needs* - um programa de intervenção precoce centrado na família, com abordagem *coaching* dos pais.
MECANISMO: plasticidade dependente do uso e formação de novas redes neurais.

COPCA:
Encorajar a família a utilizar sua própria capacidade e recursos para resolver problemas de seu cotidiano nos cuidados diários e no brincar com a criança

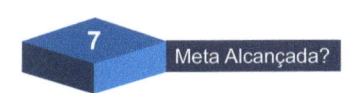

Apoiar o empoderamento de cada família no processo de tomada de decisão sobre atividades funcionais e participação da criança e da família nos diferentes contextos de vida

Incentivar a criança a encontrar a solução motora mais apropriada para diferentes tarefas e contextos, para otimizar a participação na vida diária e, ao mesmo tempo, prevenir contraturas e deformidades

No COPCA, a intervenção é feita no ambiente natural da criança e realizada diariamente pelos pais, dentro do exercício da sua parentalidade, ou seja, no momento dos cuidados diários e do brincar com o lactente. Dessa forma, embora o terapeuta esteja presente na casa da família, uma vez por semana, para realizar o *coaching* dos pais, a dose diária de intervenção depende da dinâmica de cada família.

Após 12 semanas, foi realizada reavaliação da lactente para identificar os resultados alcançados. A pontuação na *Goal Attainment Scaling* (GAS) foi feita em parceria com a família.

RESULTADO META 1 – "Em supino, K.C.M. deverá manter a cabeça na linha média, fazer alcance de brinquedos, do tipo chocalhos, em 12 semanas".
Resultado GAS: passou de -2 para 0.

RESULTADO META 2 – "Em prono, K.C.M. deverá levar os membros superiores à frente e manter a cabeça elevada contra a gravidade, entre 45 e 90 graus em relação à superfície, por tempo indeterminado, em 12 semanas".
Resultado GAS: passou de -2 para 0.

RELATO DA FAMÍLIA – "Eu acho que ela foi excelente, inclusive eu vejo como modelo de terapia para outras áreas".
"Para mim ela foi essencial [...] ficou claro como a sociedade está despreparada para lidar com esta situação, e nós tivemos sorte porque você foi a primeira pessoa que introduziu em nossa caminhada a possibilidade de K.C.M. ter PC. Pudemos dar mais estímulos para ela, deixá-la no chão, por exemplo - ela não foi uma criança só de carrinho, pudemos inserir exercícios de forma precoce. Realmente, nos conscientizou da importância de investir neste período de maior plasticidade cerebral. Desejo que todas as mães possam ter isso.

Figura 6.11 Caso clínico estruturado segundo o modelo READ.

CONSIDERAÇÕES FINAIS

O COPCA é um programa realizado no contexto domiciliar com a parceria entre terapeuta e pais/família. Além do enfoque nas metas da criança no contexto da família, o que possibilita dosagem maior, o COPCA visa empoderar os pais para que assumam papel mais ativo no processo de intervenção. Como ilustrado no caso clínico, os pais apreciam essa forma de intervenção, a qual abre caminhos para uma escuta maior e para a troca de informações com benefício para a criança e sua família.

Referências

1. Blauw-Hospers CH, Dirks T, Hulshof LJ, Bos AF, Hadders-Algra M. Pediatric physical therapy in infancy: From nightmare to dream? A two-arm randomized trial. Phys Ther 2011; 91(9):1323-38.

2. Ziegler SA, Dirks T, Reinders-Messelink HA, Meichtry A, Hadders-Algra M. Changes in therapist actions during a novel pediatric physical therapy program: Successes and challenges. Pediatr Phys Ther 2018; 30(3):223-30.

3. Rosenbaum P, King S, Law M et al. Physical & occupational therapy in pediatrics family-centred service: A conceptual framework and research review. Fam Serv Phys Occup Ther Pediatr 1998; 18(Oct):1-20.

4. Smith W. Concept analysis of family-centered care of hospitalized pediatric patients. J Pediatr Nurs 2018; 42:57-64.

5. Coyne I, Holmström I, Söderbäck M. Centeredness in healthcare: A concept synthesis of family-centered care, person-centered care and child-centered care. J Pediatr Nurs 2018; 42:45-56.

6. Akhbari Ziegler S, Hadders-Algra M. Coaching approaches in early intervention and paediatric rehabilitation. Dev Med Child Neurol 2020; 62(5):569-74.

7. Dirks T, Hadders-Algra M. The role of the family in intervention of infants at high risk of cerebral palsy: A systematic analysis. Dev Med Child Neurol 2011; 53(Suppl.4):62-7.

8. Dirks T, Blauw-Hospers CH, Hulshof LJ, Hadders-Algra M. Differences between the family-centered COPCA program and traditional infant physical therapy based on neurodevelopmental treatment principles. Phys Ther 2011; 91(9):1303-22.

9. Edelman GM. Neural Darwinism: Selection and reentrant signaling in higher brain function. Neuron 1993; 10(2):115-25.

10. Edelman GM, Gally JA. Degeneracy and complexity in biological systems. Proc Natl Acad Sci USA 2001; 98(24):13763-8.

11. Edelman GM, Gally JA. Reentry: A key mechanism for integration of brain function. Front Integr Neurosci 2013; 7(Aug):1-6.

12. Tononi G, Sporns O, Edelman GM. A measure for brain complexity: Relating functional segregation and integration in the nervous system. Proc Natl Acad Sci USA 1994; 91(11):5033-7.

13. Sporns O, Tononi G, Edelman GM. Connectivity and complexity: The relationship between neuroanatomy and brain dynamics. Neural Networks 2000; 13(8-9):909-22.

14. Gomes RM, Braga A P, Borges HE. Genetic algorithm applied to hierarchically coupled associative memories. Adv Exp Med Biol. 2010; 657:187-99.

15. Hadders-Algra M. The Neuronal Group Selection Theory: A framework to explain variation in normal motor development. Dev Med Child Neurol 2000; 42(8):566-72.

16. Hadders-Algra M. Variation and variability: Key words in human motor development. Phys Ther 2010; 90(12):1823-37.

17. Hadders-Algra M. Early brain damage and the development of motor behavior in children: Clues for therapeutic intervention? Neural Plast 2001; 8(1-2):31-49.

18. Hadders-Algra M. The neuronal group selection theory: Promising principles for understanding and treating developmental motor disorders. Dev Med Child Neurol 2000; 42(10):707-15.

19. Hadders-Algra M. Early human motor development: From variation to the ability to vary and adapt. Neurosci Biobehav Rev 2018; 90(2010):411-27.

20. Organização Mundial da Saúde (OMS). Classificação Internacional da Funcionalidade Incapacidade e Saúde: Atividades e Participação Fatores Ambientais. OMS [Internet]. 2008; 1-217. Disponível em: http://www.periciamedicadf.com.br/cif2/cif_portugues.pdf.

21. Hielkema T, Blauw-Hospers CH, Dirks T, Drijver-Messelink M, Bos AF, Hadders-Algra M. Does physiotherapeutic intervention affect motor outcome in high-risk infants? An approach combining a randomized controlled trial and process evaluation. Dev Med Child Neurol 2011; 53(3):8-15.

22. Koren PE, DeChillo N, Friesen BJ. Measuring empowerment in families whose children have emotional disabilities: A brief questionnaire. Rehabil Psychol 1992; 37(4):305-21.

23. Heineman KR, Bos AF, Hadders-Algra M. The infant motor profile: A standardized and qualitative method to assess motor behaviour in infancy. Dev Med Child Neurol 2008; 50(4):275-82.

24. Heineman KR, La Bastide-Van Gemert S, Fidler V, Middelburg KJ, Bos AF, Hadders-Algra M. Construct validity of the infant motor profile: Relation with prenatal, perinatal, and neonatal risk factors. Dev Med Child Neurol 2010; 52(9):209-15.

25. Ziegler AS, Rhein MV, Meichtry A, Wirz M, Hielkema T, Hadders-Algra M. The Coping With and Caring for Infants with Special Needs intervention was associated with improved motor development in preterm infants. Acta Paediatr 2021; 110(4):1189-200.

26. Dirks T, Hielkema T, Hamer EG, Reinders-Messelink HA, Hadders-Algra M. Infant positioning in daily life may mediate associations between physiotherapy and child development-video-analysis of an early intervention RCT. Res Dev Disabil 2016; 53-54:147-57.

27. Novak I, Morgan C, Fahey M et al. State of the Evidence Traffic Lights 2019: Systematic review of interventions for preventing and treating children with cerebral palsy. Curr Neurol Neurosci Rep 2020; 20(2).

28. Novak I, Te Velde A, Hines A et al. Rehabilitation evidence-based decision-making: The READ model. Front Rehabil Sci 2021; 5(2):726410.

29. Bovend'Eerdt TJ, Botell RE, Wade DT. Writing SMART rehabilitation goals and achieving goal attainment scaling: A practical guide. Clin Rehabil 2009;23(4):352-61. doi: 10.1177/0269215508101741. Erratum in: Clin Rehabil 2010; 24(4):382.

30. Hadders-Algra M.J. Early diagnostics and early intervention in neurodevelopmental disorders-age-dependent challenges and opportunities. Clin Med 2021; 10(4):861.

31. Novak I, Morgan C, Adde L et al. Early, accurate diagnosis and early intervention in cerebral palsy: Advances in diagnosis and treatment. JAMA Pediatr 2017; 171(9):897-907. Erratum in: JAMA Pediatr 2017; 171(9):919.

32. Heineman KR, Bos AF, Hadders-Algra M. Infant Motor Profile and cerebral palsy: Promising associations. Dev Med Child Neurol 2011; 53(4):40-5.

33. Rizzi R, Menici V, Cioni ML et al. Concurrent and predictive validity of the infant motor profile in infants at risk of neurodevelopmental disorders. BMC Pediatr 2021; 21(1):68.

34. Damiano DL, Longo E. Early intervention evidence for infants with or at risk for cerebral palsy: An overview of systematic reviews. Dev Med Child Neurol 2021 Jul; 63(7):771-84.

35. Spittle A, Orton J, Anderson P, Boyd R, Doyle L. Early developmental intervention programs post hospital discharge to prevent motor and cognitive impairments in preterm infants. Cochrane Database Syst Rev 2015; 1(11):1-56.

36. Jackman M, Sakzewski L, Morgan C et al. Intervenções para promover função física de crianças e jovens com paralisia cerebral: Diretriz internacional de prática clínica. Dev Med Child Neurol 2022; 64(5):15-29.

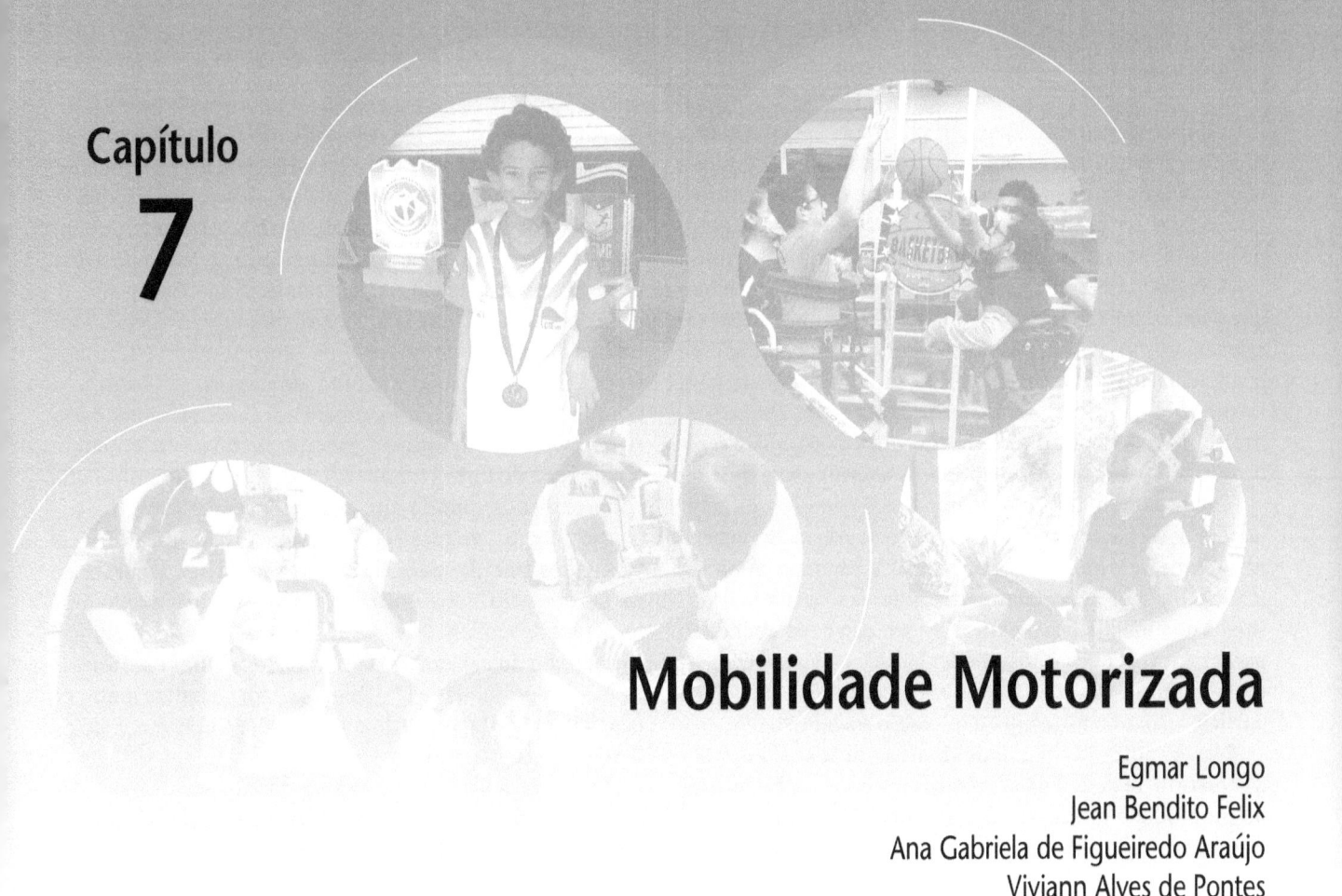

Capítulo 7

Mobilidade Motorizada

Egmar Longo
Jean Bendito Felix
Ana Gabriela de Figueiredo Araújo
Viviann Alves de Pontes

INTRODUÇÃO

A mobilidade é um direito humano fundamental que deve ser garantido[1,2]. Compreende diversas funções necessárias para participação em atividades de socialização e da vida diária, incluindo a exploração e o prazer do mundo[3]. Atrasos ou problemas relacionados com a mobilidade interferem negativamente no desenvolvimento motor, cognitivo e social[4].

Bebês e crianças com deficiências podem apresentar maiores limitações físicas e comportamento passivo com alta dependência dos pais/cuidadores, quando comparados a seus pares sem deficiência, o que reforça a necessidade de utilização de recursos de tecnologia assistiva[5].

Nesse sentido, a mobilidade motorizada se destaca como recurso de intervenção precoce. Trata-se de uma proposta para locomoção de crianças que apresentam limitações que pode ser introduzida precocemente e objetiva promover ganhos funcionais e melhores resultados de participação nos contextos familiar, escolar e comunitário[6,7].

A mobilidade motorizada pode incluir: (a) deambulação, como caminhar; (b) uso de tecnologia não motorizada, como auxiliares de marcha e suportes; ou (c) uso de tecnologia motorizada, incluindo cadeiras de rodas motorizadas, carros de brinquedo movidos a bateria ou outros dispositivos semelhantes[8]. O direito de acesso a experiências precoces de mobilidade aumenta a exploração e a interação social de crianças com deficiência, o que, por sua vez, aumenta o acesso a diversas oportunidades de desenvolvimento[9].

Todavia, a mobilidade motorizada ainda não é amplamente utilizada como recurso terapêutico para crianças pequenas com incapacidades motoras, apesar do potencial reabilitador e inclusivo. Existe na literatura a indicação de que o fornecimento de mobilidade motorizada possa ser apropriado para bebês a partir dos 6 meses de idade[10].

Os desafios para implementação incluem falta de treinamento profissional, alto custo dos dispositivos de mobilidade motorizada no Brasil (embora, em países de alta renda, sejam considerados de baixo custo) e escassez de estratégias para as intervenções de mobilidade e socialização[11]. Além disso, barreiras ambientais, como espaço inadequado, clima inapropriado e falta de tempo, dificultam a condução dos carros nas atividades do dia a dia[12].

Desse modo, o presente capítulo objetiva apresentar indicações, planejamento terapêutico, benefícios, limitações e desfechos da intervenção a partir da exposição e da análise de um caso clínico real.

PARTE I – DESCRIÇÃO DA INTERVENÇÃO

A intervenção inclui a modificação de carros de brinquedo motorizados, comercialmente disponíveis para crianças, de diferentes modelos e tamanhos, a fim de propiciar mobilidade autoiniciada para crianças com incapacidades motoras graves. Para garantir a boa adesão do paciente e a efetividade da intervenção, a modificação do carro de brinquedo deve ser personalizada a partir das demandas ergonômicas e funcionais de cada criança[13].

A mobilidade motorizada é indicada para: (1) crianças que não andam; (2) crianças com mobilidade ineficiente; (3) crianças que perderam a capacidade de andar ou andar com eficiência; e (4) crianças que precisam de assistência para locomoção na primeira infância[14]. Esses casos, frequentemente, estão associados aos diagnósticos de paralisia cerebral (PC), espinha bífida ou doenças neuromusculares[15].

Crianças com desenvolvimento típico adquirem as habilidades de alcançar e rolar entre 3 e 4 meses de idade, engatinhar entre 7 e 9 meses e andar entre 12 e 13 meses. Assim, a idade é um fator importante para as intervenções com dispositivos de mobilidade motorizada e seu uso é recomendado para crianças pequenas, visto poder facilitar o desenvolvimento dos domínios físicos e cognitivos[16], bem como impactar a participação, a brincadeira e a interação social[17,18].

Nesse contexto, a partir dos 8 meses de idade, a depender do tipo de deficiência, crianças já podem se beneficiar da mobilidade motorizada, desde que atinjam requisitos mínimos, como a capacidade de controlar *joysticks* ou outro modo de acionar o carro de brinquedo. O controle pode ser realizado por mecanismos ativados por diferentes partes do corpo, sendo o movimento de cabeça o mais comum[14].

O treinamento da mobilidade motorizada inclui algumas etapas para ajuste do dispositivo e aprendizado da criança e de seu responsável quanto ao manejo do carro de brinquedo. Após a avaliação funcional da criança, o dispositivo deve passar por modificações que garantam conforto, segurança e capacidade de uso. Para definição das metas e formas de treinar o controle do dispositivo, recomenda-se a utilização da ferramenta Avaliação do Uso da Mobilidade Motorizada (ALP), que classifica o aprendizado da mobilidade, considerando aspectos como a exploração do carro, do corpo e do ambiente[7,19].

Os principais benefícios da intervenção estão relacionados com o incremento da participação e da socialização, favorecendo a mobilidade funcional e o desenvolvimento global, que podem ser medidos por meio de algumas ferramentas[19-22]. A partir do treinamento, muitas crianças, mesmo com deficiência intelectual severa, podem aprender a utilizar os dispositivos motorizados, ampliando as possibilidades de interação social com membros da família e com outras crianças com ou sem deficiência[14].

Dessa maneira, a mobilidade motorizada proporciona ingredientes, como a oportunidade de prática repetida, combinada ao uso de tecnologia assistiva, que promovem mudança terapêutica por meio do aprendizado pela experiência e a plasticidade dependente do uso. As recomendações de evidência científica são fortes e moderadas para os desfechos elencados anteriormente[18].

Além disso, os carros de brinquedo motorizados oferecem uma oportunidade terapêutica extremamente atraente, pois a mobilidade passa a ser realizada dentro de um contexto lúdico, tornando-se mais inclusiva. Nesse contexto, crianças com e sem deficiência podem brincar e se movimentar com os carros de brinquedo de maneira não segregada.

Cabe ressaltar que não foram encontradas evidências de que a mobilidade motorizada precoce iniba a deambulação ou qualquer outra habilidade motora, pois não tem o intuito de substituir a marcha. O dispositivo motorizado se apresenta como opção à cadeira de rodas, facilitando a locomoção de forma independente, ao mesmo tempo que se aproxima do mundo lúdico da infância[23].

No entanto, em razão da necessidade de recursos muitas vezes altos, pesados e com acessórios (cintos de segurança e mesas de apoio, entre outros), os carros de brinquedo motorizados dependem de espaços físicos acessíveis, incluindo o domicílio do paciente, e da viabilidade de transporte para locais da comunidade[17,24]. Desse modo, barreiras ambientais podem limitar o uso do dispositivo, comprometendo os desfechos da intervenção.

Outro desafio diz respeito à adequação postural em médio e longo prazo, já que com o crescimento da criança são necessários novos ajustes e em algum momento um novo dispositivo que corresponda à sua altura e peso corporal. Além disso, o papel da família é fundamental em todo o processo, sendo necessário o alinhamento com a equipe de saúde para que o uso do dispositivo de mobilidade motorizado seja inserido na vida cotidiana[17].

Quanto à dosagem recomendada para o treinamento da mobilidade motorizada, não há especificações, uma vez que depende das necessidades e objetivos de cada criança e família[25]. Em pesquisa realizada por Jones e cols. (2012)[26], os dispositivos de mobilidade motorizados foram utilizados pelas crianças por uma média de 5 horas semanais, ao longo de 12 meses. Já no estudo de Kenyon e cols. (2017)[27], as crianças com deficiências severas receberam uma intervenção de 60 minutos por semana durante 12 semanas.

Um estudo recente, elaborado por Longo e cols. (2020)[28], propõe o treinamento com carros de brinquedo motorizados para crianças com quadro motor compatível com os níveis IV e V do Sistema de Classificação da Função Motora Grossa (GMFCS) por 120 minutos semanais, durante 12 semanas. Vale ressaltar que, apesar da grande variação de frequência e duração da intervenção por meio de mobilidade motorizada, é fundamental considerar as habilidades da criança, a resistência e motivação dos cuidadores, a disponibilidade de tempo, o estado de saúde, os recursos e o ambiente ao se definir um processo de intervenção[25].

Para maior compreensão das etapas de planejamento e implementação de uma intervenção com carros de brinquedo motorizados para crianças mais novas com déficits neurológicos, apresentamos a descrição de um caso clínico fundamentado nas evidências disponíveis, guiado por metas e centrado na família.

PARTE II – APRESENTAÇÃO DO CASO CLÍNICO

P.H., 3 anos de idade, raça branca, sexo masculino, diagnóstico de PC, classificado como nível V no GMFCS e no Sistema de Classificação da Habilidade Manual (MACS). A família informou que recebeu o diagnóstico de PC ao nascimento devido a sinais clínicos e possível associação, no período gestacional, à infecção pelo Zika vírus. P.H. é o segundo filho do casal – pai e mãe com idades acima de 35 anos. A gravidez foi planejada pela família. Período gestacional sem intercorrências; parto cesáreo ocorreu com 40 semanas. Apgar abaixo de 7 no primeiro e quinto minutos. Ao nascimento, a equipe médica percebeu ausência de algumas respostas motoras. Após o diagnóstico, a família foi encaminhada para um serviço de intervenção precoce em outro município. A criança faz uso de órtese tornozelo-pé (AFO) bilateralmente. Sem uso de medicações.

Fatores contextuais

A família tem baixo nível socioeconômico e dificuldade de acesso ao serviço de saúde em seu município, principalmente por carência de profissionais na área de reabilitação. Atualmente, conta apenas com o salário-mínimo do pai e o benefício de prestação continuada para a criança. O filho faz acompanhamento em clínica-escola de fisioterapia a 70km de distância de seu município, uma vez por semana, desde o primeiro ano de vida. O deslocamento da família até o local é realizado por transporte da prefeitura ou, em sua ausência, por meio de carro alugado. Também é acompanhada em outro município (cerca de 120km) por outros profissionais, como médico neurologista, terapeuta ocupacional e fonoaudióloga.

P.H. está matriculado na escola, mas enfrenta barreiras físicas de acesso, como ir até a quadra de esportes, o refeitório e a sala de recreação, pois apresenta dificuldade de locomoção e a todo momento necessita que alguém o carregue nos braços. Não possui cadeira de rodas nem outro dispositivo de mobilidade. A família informa que fica incomodada por essa situação, embora conte com a ajuda de uma cuidadora na escola, pela qual P.H. tem muito carinho.

Fatores pessoais

P.H. é uma criança calma, alegre e se mostra muito interessado na realização de atividades dentro do ambiente escolar.

Queixas e expectativas da criança e da família

Durante a conversa com a família sobre suas expectativas, a mãe apresentou crenças negativas quanto à possibilidade de seu filho andar de maneira independente. Informa que se sente incomodada ao ver seu filho sendo sempre carregado nos braços e por não ser incluído nas atividades escolares. Foram apresentadas as possibilidades de intervenções existentes para o desfecho mobilidade, considerando o nível V do GMFCS e as recomendações científicas.

A fisioterapeuta apresentou a possibilidade de mobilidade motorizada por meio de um carro de brinquedo motorizado modificado para proporcionar a P.H. uma forma de locomoção independente e para melhorar sua participação nas atividades escolares. Além disso, a fisioterapeuta informou à família que o uso de um dispositivo de mobilidade é uma alternativa viável para permitir mobilidade autoiniciada, melhora da independência para crianças com PC e redução de cuidados pelos cuidadores.

Camada 1 – Definição das metas

A fisioterapeuta iniciou o estabelecimento das metas associadas ao uso do carro de brinquedo motorizado com a família utilizando o roteiro de entrevista inspirado na Medida Canadense de Desempenho Ocupacional (COPM).

Nessa etapa, a fisioterapeuta perguntou sobre quais atividades gostariam que P.H. realizasse com o carro de brinquedo motorizado. Durante o diálogo, a família prontamente apontou que gostaria que ele conseguisse se deslocar usando o carro de mobilidade motorizado de maneira independente na escola ou próximo ao ambiente escolar e com o irmão na rua de casa. Foi realizada a avaliação da importância, desempenho e satisfação na percepção da família nas atividades escolhidas.

Assim, pensando nas atividades elencadas pela família, as metas foram estabelecidas a partir da *Goal Attainment Scaling* (GAS) e considerando o acrônimo SMART.

Aplicação de testes padronizados

Medida Canadense de Desempenho Ocupacional (COPM)

A COPM tem por objetivo medir a autopercepção e as mudanças nos desfechos de desempenho ocupacional de quaisquer clientes e diagnósticos e pode ser administrada na forma de entrevista semiestruturada com a duração média de 20 a 45 minutos[22]. Os resultados da avaliação inicial quanto à importância, à satisfação e ao desempenho podem ser encontrados na Figura 7.1.

Estudos apontam boa confiabilidade, com resultados da consistência interna de 0,73 para desempenho e de 0,83 para satisfação. Além disso, foi verificada boa validade de construto[29]. São considerados significativos de mudanças clínicas os valores acima de 2 pontos[22,29,30].

Avaliação do Uso da Mobilidade Motorizada (ALP)

A ferramenta ALP classifica o desempenho da aprendizagem no uso de dispositivos de mobilidade motorizada. É composta de oito níveis, sendo o nível 1 o mais baixo e o 8, o mais alto[19].

Nos níveis da ALP, há parâmetros observacionais que auxiliam o avaliador e/ou terapeuta de intervenção a classificar o nível atual e as estratégias de treinamento adequadas a cada indivíduo. Os parâmetros são: atenção, compreensão do uso da ferramenta, interação e comunicação, atividade e movimento, expressões e emoções[19]. A ALP tem confiabilidade de 0,85 interexaminadores[31] – em estudo recente,

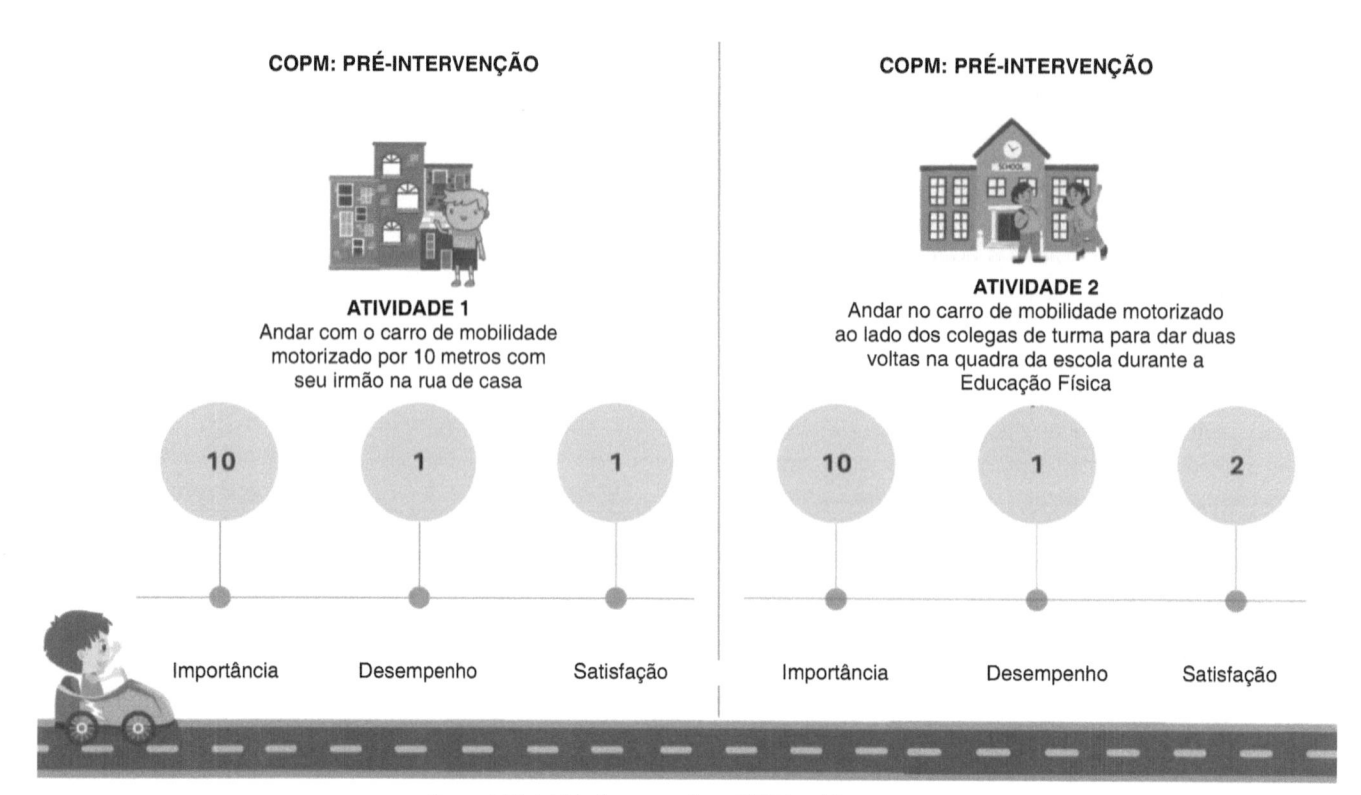

Figura 7.1 Atividades segundo a COPM pré-intervenção.

a ALP versão 2.0 obteve um valor kappa de 0,85, indicando confiabilidade muito boa[32].

Na avaliação inicial, a criança estava classificada como ALP 1 ou Novato (Figura 7.2).

Metas terapêuticas acordadas em parceria com a família (GAS)

Com a definição das metas e o esclarecimento das dúvidas, a fisioterapeuta apresentou o estado atual das metas da criança/família dentro da escala GAS (Figuras 7.3A e B) e o nível de alcance desejado.

Camada 2 – Meta realista?

A fisioterapeuta e a família consideraram as metas realistas quanto ao uso do carro, pois o serviço da clínica-escola conta com um dispositivo para adaptação e profissionais com experiência para o treinamento de mobilidade em conjunto com a família.

Camada 3 – Prognóstico

Após a negociação das metas, a fisioterapeuta informou as possibilidades existentes para P.H. (GMFCS V), considerando seu nível e as recomendações científicas.

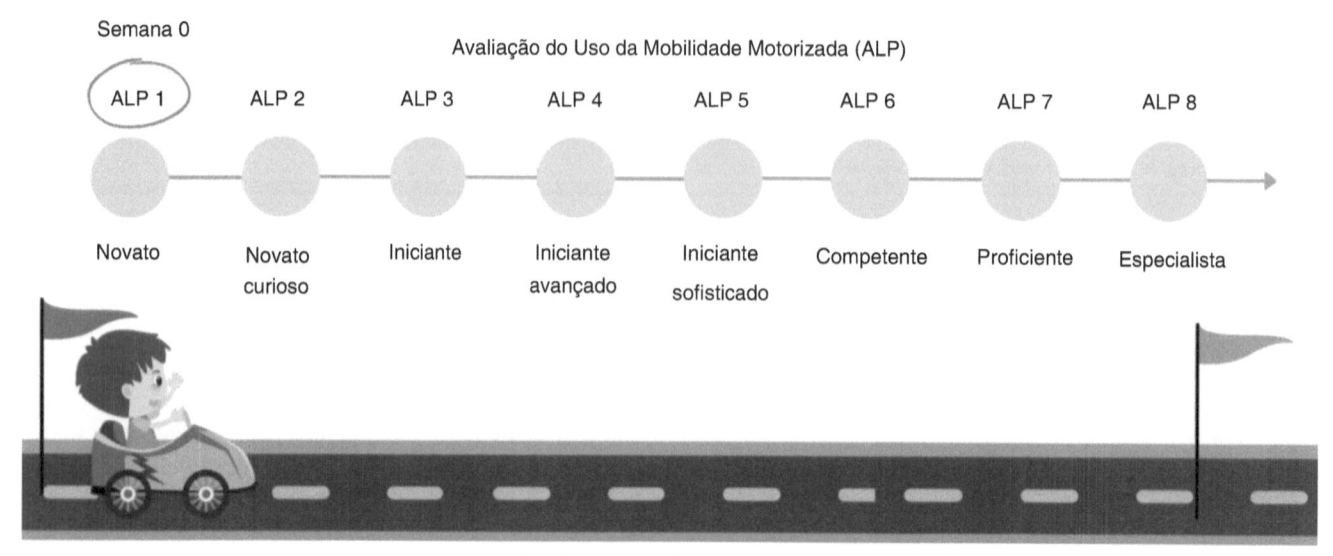

Figura 7.2 Classificação do nível de ALP pré-intervenção.

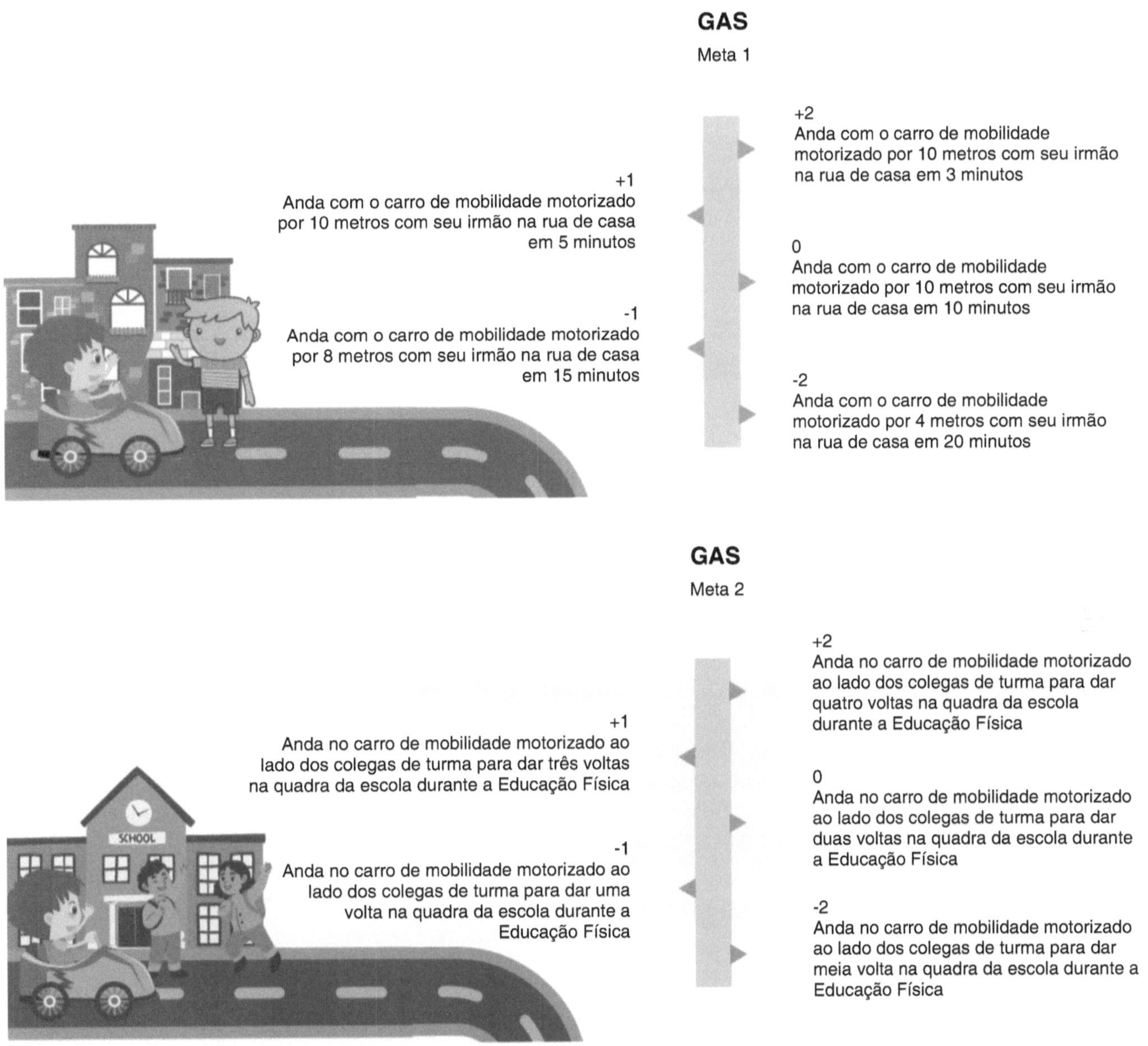

GAS

Meta 1

+2
Anda com o carro de mobilidade
motorizado por 10 metros com seu irmão
na rua de casa em 3 minutos

+1
Anda com o carro de mobilidade motorizado
por 10 metros com seu irmão na rua de casa
em 5 minutos

0
Anda com o carro de mobilidade
motorizado por 10 metros com seu irmão
na rua de casa em 10 minutos

-1
Anda com o carro de mobilidade motorizado
por 8 metros com seu irmão na rua de casa
em 15 minutos

-2
Anda com o carro de mobilidade
motorizado por 4 metros com seu irmão
na rua de casa em 20 minutos

GAS

Meta 2

+2
Anda no carro de mobilidade motorizado
ao lado dos colegas de turma para dar
quatro voltas na quadra da escola
durante a Educação Física

+1
Anda no carro de mobilidade motorizado ao
lado dos colegas de turma para dar três voltas
na quadra da escola durante a Educação Física

0
Anda no carro de mobilidade motorizado
ao lado dos colegas de turma para dar
duas voltas na quadra da escola durante
a Educação Física

-1
Anda no carro de mobilidade motorizado ao
lado dos colegas de turma para dar uma
volta na quadra da escola durante a
Educação Física

-2
Anda no carro de mobilidade motorizado
ao lado dos colegas de turma para dar
meia volta na quadra da escola durante a
Educação Física

Figura 7.3A Descrição da meta 1 na escala GAS. **B** Descrição da meta 2 na escala GAS.

Fisioterapeuta: "Neste nível, seu filho geralmente não apresentará prognóstico para deambulação independente, mas pode ser independente por meio de um dispositivo de mobilidade motorizado e adaptado, como já discutimos".

A partir da conversa e em comum acordo com a família, a fisioterapeuta deu início ao planejamento da intervenção para P.H.

Camada 4 – Seleção da intervenção

Ao analisar a literatura científica, a fisioterapeuta verificou que a mobilidade motorizada apresenta benefícios relacionados com os desfechos e que novos estudos melhoraram a qualidade da evidência e a força da recomendação dessa intervenção[18].

Intervenção-chave: mobilidade com uso de tecnologia assistiva (luz amarela).

Mecanismo: plasticidade dependente do uso; proporcionar participação na vida diária, brincadeira e interações sociais vai ao encontro da meta estabelecida, proporcionar movimento e mobilidade e atividades de brincadeiras e foco no destino (por exemplo, ir do ponto A até o B) vai ao encontro da meta estabelecida.

Suporte familiar: a rua em que fica localizada a casa é asfaltada e a escola tem espaço suficiente na quadra para uso do dispositivo de mobilidade. O irmão, a professora e/ou a cuidadora se dispõem a auxiliar nos treinamentos.

Camada 5 – Modo (planejando a intervenção)

A intervenção foi planejada em três momentos, sendo 2 semanas para adaptação do carro de brinquedo motorizado, 1 semana para avaliação ALP, 12 semanas de intervenção

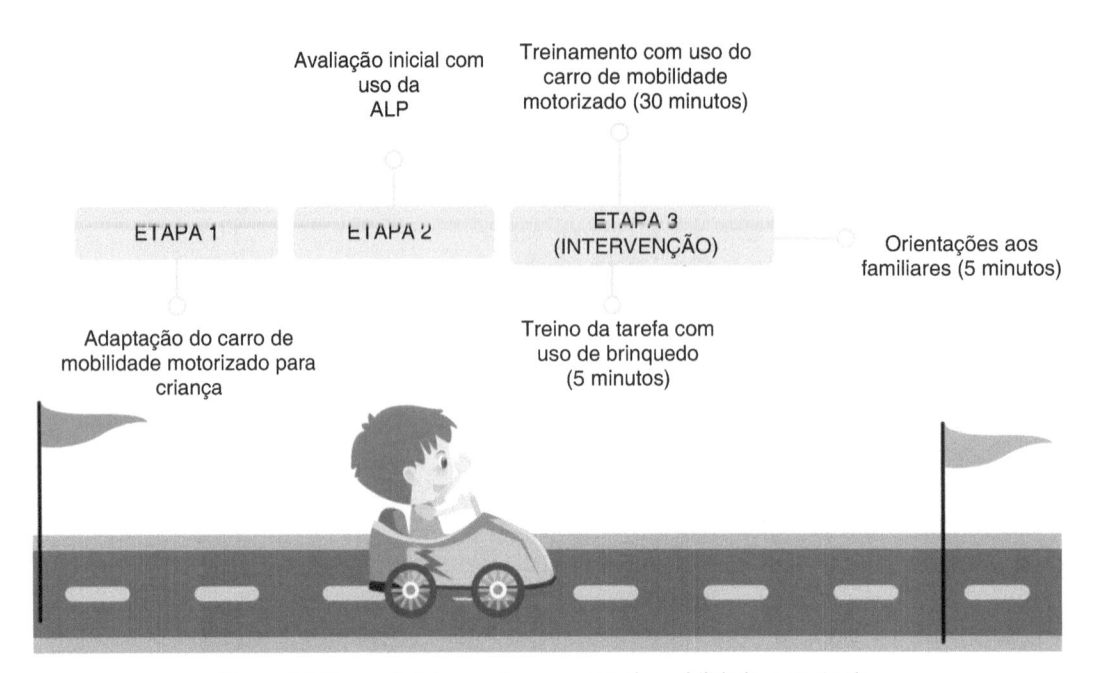

Figura 7.4 Etapas da intervenção com carro de mobilidade motorizado.

e 4 semanas de *follow-up*, com frequência de três vezes por semana, durante 40 minutos (Figura 7.4).

Na etapa 1 da intervenção foram pensadas as adaptações para o carro de brinquedo motorizado, em conjunto com a família e de acordo com as necessidades da criança, ao longo de 2 semanas. Foram utilizados materiais disponíveis na clínica-escola de fisioterapia que acompanhava a criança, como boia espaguete, espumas de almofada, folhas de EVA, canos de PVC, entre outros materiais. Além disso, um engenheiro elétrico confeccionou um botão acionador que foi acoplado à direção para, ao ser pressionado, mover o carro. Na Figura 7.5 são encontradas as adaptações feitas pela terapeuta no carro de mobilidade motorizado.

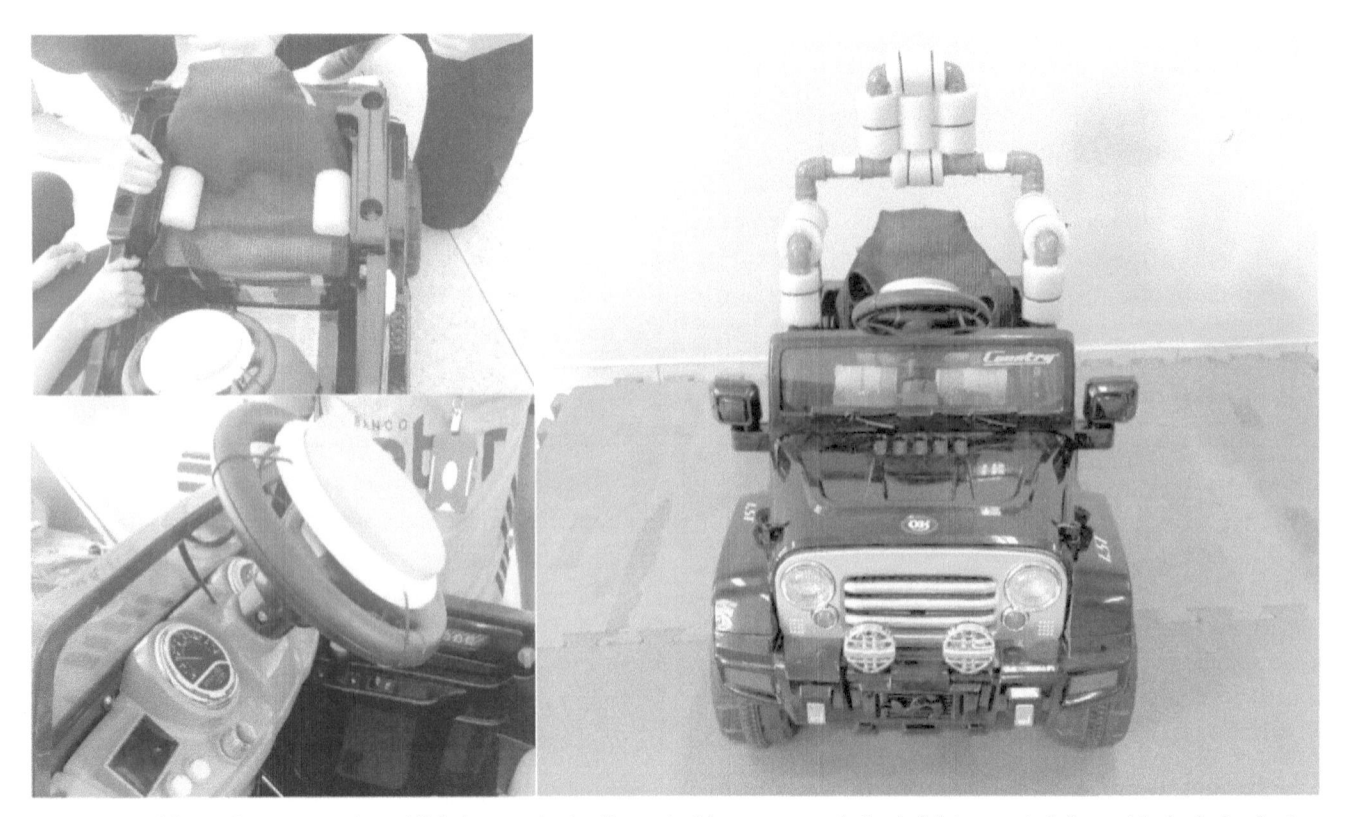

Figura 7.5 Adaptações no carro de mobilidade motorizado. (Reproduzida com a permissão da fisioterapeuta Julianne Machado Bonfim.)

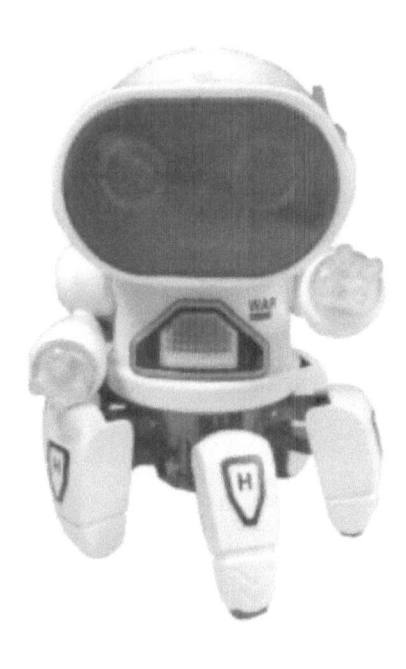
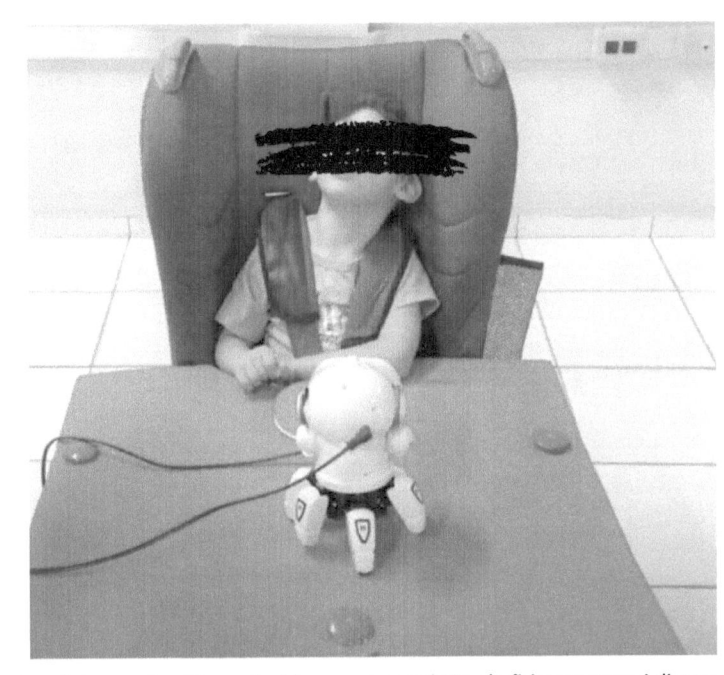

Figura 7.6 Posicionamento da criança e recurso utilizado durante a intervenção. (Reproduzida com a permissão da fisioterapeuta Julianne Machado Bonfim.)

Concluídas as mudanças estruturais no carro de brinquedo motorizado, a fisioterapeuta realizou a avaliação do desempenho atual da criança com a ferramenta ALP (veja a descrição e os resultados em "Aplicação de testes padronizados"). A primeira avaliação da aprendizagem da mobilidade com a ALP aconteceu durante os primeiros testes com a criança, nas 2 semanas de modificação do carro de brinquedo, e continuou sendo realizada por um avaliador externo, previamente treinado na ferramenta, ao final de cada sessão de treinamento, durante as 12 semanas e no *follow-up*.

A primeira etapa da intervenção, que durou 5 minutos, consistiu no treinamento da tarefa "pressionar o acionador" (com a utilização do brinquedo adaptado "robô"), como mostra a Figura 7.6. O treinamento consistiu em posicionar a criança no carro de brinquedo ou em outra cadeira adaptada com o robô e o acionador colocados à sua frente, sob uma mesa de superfície lisa. Esse momento foi conduzido como uma brincadeira estruturada. Cada vez que a criança pressionava o acionador, o robô dançava e emitia sons, favorecendo o entendimento da criança sobre as noções de causa e efeito. Esse momento também funcionou como aquecimento para o treinamento com o uso do carro.

No treinamento com o uso do carro de brinquedo motorizado, a fisioterapeuta planejou com a família 16 semanas de intervenção, sendo 12 semanas de treinamento na clínica-escola e 4 semanas nos ambientes escolhidos. A intervenção foi guiada e planejada com base no nível da classificação ALP para a criança e nas metas estabelecidas na escala GAS.

Durante o treinamento, P.H. foi incentivado a aprender os conceitos de causa e efeito ao dirigir o carro de brinquedo modificado, como pressionar o interruptor para mover o carro e soltá-lo para parar.

Inicialmente, a fisioterapeuta conduziu as intervenções, mas as sessões também contaram com a participação direta e indireta dos cuidadores/familiares. Ambos usaram dicas verbais e físicas para encorajar P.H. a conduzir e explorar o ambiente, conforme estratégias descritas na ALP e na Figura 7.7 da intervenção com a fisioterapeuta. Todas as sessões foram gravadas em vídeo e áudio.

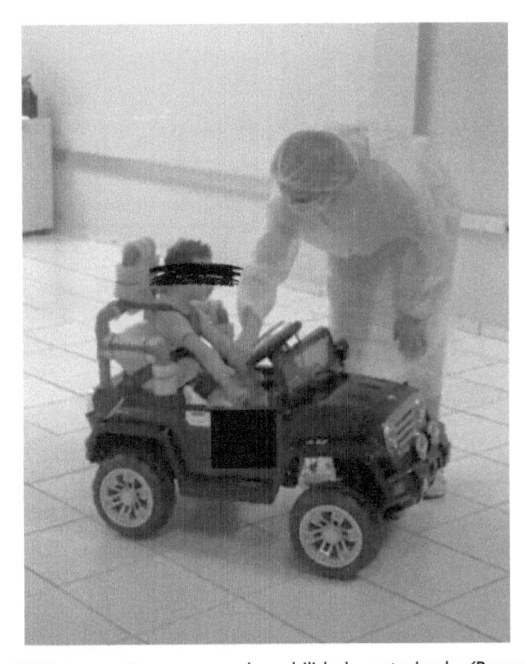

Figura 7.7 Intervenção com carro de mobilidade motorizado. (Reproduzida com a permissão da fisioterapeuta Julianne Machado Bonfim.)

ESTRATÉGIAS

Pré-intervenção na rua de casa e quadra da escola:

- Verificação das possíveis barreiras no ambiente que dificultassem a aprendizagem (eliminação de potenciais riscos à saúde, iluminação, som do ambiente e clima);
- Posicionamento de P.H. no carro de mobilidade motorizada;
- Orientações aos colaboradores (irmão e professora) pela terapeuta;

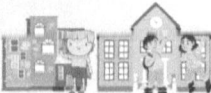

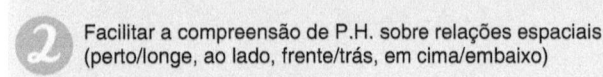

Na intervenção:	Exemplo da orientação fornecida:
1 Incentivar P.H. com o entendimento dos conceitos de variação de velocidade (rápido, devagar, parada)	Vamos andar mais rápido agora na quadra; "Quando chegar naquele ponto da rua, parar o carro"
2 Facilitar a compreensão de P.H. sobre relações espaciais (perto/longe, ao lado, frente/trás, em cima/embaixo)	Irmão ou professora e/ou cuidador deve posicionar-se em uma dessas relações espaciais e fornecer dicas verbais, como: "estou atrás de você", "você está longe de mim agora, venha mais um pouco"
3 Fornecer *feedback* do sucesso, as dificuldades e o fracasso, com detalhes	"Parabéns, você conseguiu chegar até aqui"; "Vi que você teve dificuldades para parar o carro, vamos tentar de outra forma"
4 Fornecer motivadores externos para transmitir a ideia de uma meta para o uso da ferramenta	"Irmão, vamos dirigir até a casa do nosso amigo?" "P.H., nosso desafio agora é chegar até o gol juntos"
5 Ampliar a distância de interação	Irmão ou professora e/ou cuidador deve posicionar-se a distâncias variadas na rua da casa e na quadra da escola
6 Usar linguagem verbal simples com linguagem corporal	Irmão ou professora e/ou cuidador deveria fornecer, além das dicas verbais descritas acima, gestos corporais como: simular com suas mãos o pressionar do acionador; estender a mão chamando P.H.; demonstrar expressões faciais positivas etc.
7 Nomear e explicar a função da ferramenta e o resultado do uso da ferramenta	"Aperte o botão a sua frente para o carro andar" "Você viu? O carro parou quando tirou a mão do botão"
8 Incentivar as iniciativas e testes próprios de P.H.	Irmão ou professora e/ou cuidador deve fornecer momentos de não interferência para permitir a P.H. realizar suas próprias ações e exploração do ambiente. Devem permitir que P.H. cometa erros e desenvolva suas próprias estratégias para descobrir como funciona, tentar novamente, e tentar de outra maneira. Devem apenas segui-lo por questões de segurança

Figura 7.8. Guia de estratégias direcionadas para a transição no ambiente da rua de casa e na quadra da escola.

Finalizadas as 12 semanas de intervenção na clínica-escola, o carro de brinquedo motorizado foi entregue à família para treinamento no ambiente real da criança. Foram dedicadas 2 semanas de treinamento, respectivamente, na escola e na rua de casa.

Assim como no contexto da clínica, a continuidade do treinamento foi guiada pelas estratégias descritas para utilização da ALP, sendo conduzida pelo irmão mais velho na rua de casa e pela professora e/ou cuidador escolar na quadra da escola. Previamente, a fisioterapeuta orientou e organizou as estratégias adequadas que deveriam ser empregadas naquele momento. Todas as estratégias estavam direcionadas para a aprendizagem da criança em relação ao uso e à ação do carro, bem como ao ambiente (Figura 7.8).

O treinamento teve 40 minutos de duração, três vezes por semana, o que garantiu uma dosagem semanal de 120 minutos. Cabe ressaltar que no momento de transição da clínica para o contexto natural da criança a participação do irmão, da professora e/ou do cuidador escolar foi fundamental para que fossem atingidas as metas na intervenção.

Camada 6 – Dose

A fisioterapeuta verificou que não há na literatura recomendações específicas para dosagem de intervenção com mobilidade motorizada. Foi definido com a família que a dosagem seria baseada no protocolo de intervenção em mobilidade motorizado, recentemente publicado, e dependente das necessidades e objetivos da criança[28].

Camada 7 – Alcance das metas

Após o período da intervenção, a fisioterapeuta reavaliou as metas estabelecidas e o nível de aprendizagem final de P.H.

Os resultados da COPM (Figura 7.9) apontam para mudanças positivas nas percepções da família quanto ao desempenho e à satisfação. Ambas as metas apresentaram mudanças clinicamente significativas, com mais de 2 pontos.

Além dos resultados na COPM, também são visíveis as mudanças alcançadas por meio da escala GAS, com escore T acima de 50 (Figura 7.10), indicando que a intervenção é viável para o ganho de metas para alcance de metas nesses desfechos.

Quando avaliado na última semana de intervenção (semana 16), foi observado que P.H. obteve mudanças no desempenho da aprendizagem no uso do carro de mobilidade motorizado. Na Figura 7.11 é possível observar os avanços com P.H. ao longo do tempo. Inicialmente começa no nível ALP 1 – novato – e conclui a intervenção no nível ALP 4 – iniciante avançado.

Os resultados foram animadores e positivos, pois mostraram à família que P.H. poderia alcançar sua independência na mobilidade, de forma lúdica, mesmo sem prognóstico para deambulação. Além disso, as limitações de seu diagnóstico clínico não o impediram de participar das atividades com seus pares com ou sem deficiência.

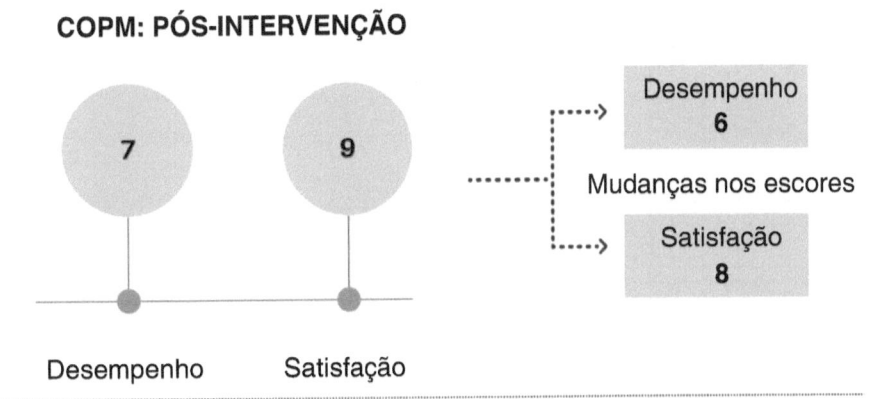
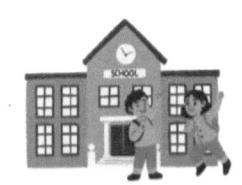

Figura 7.9 Atividades segundo a COPM após intervenção.

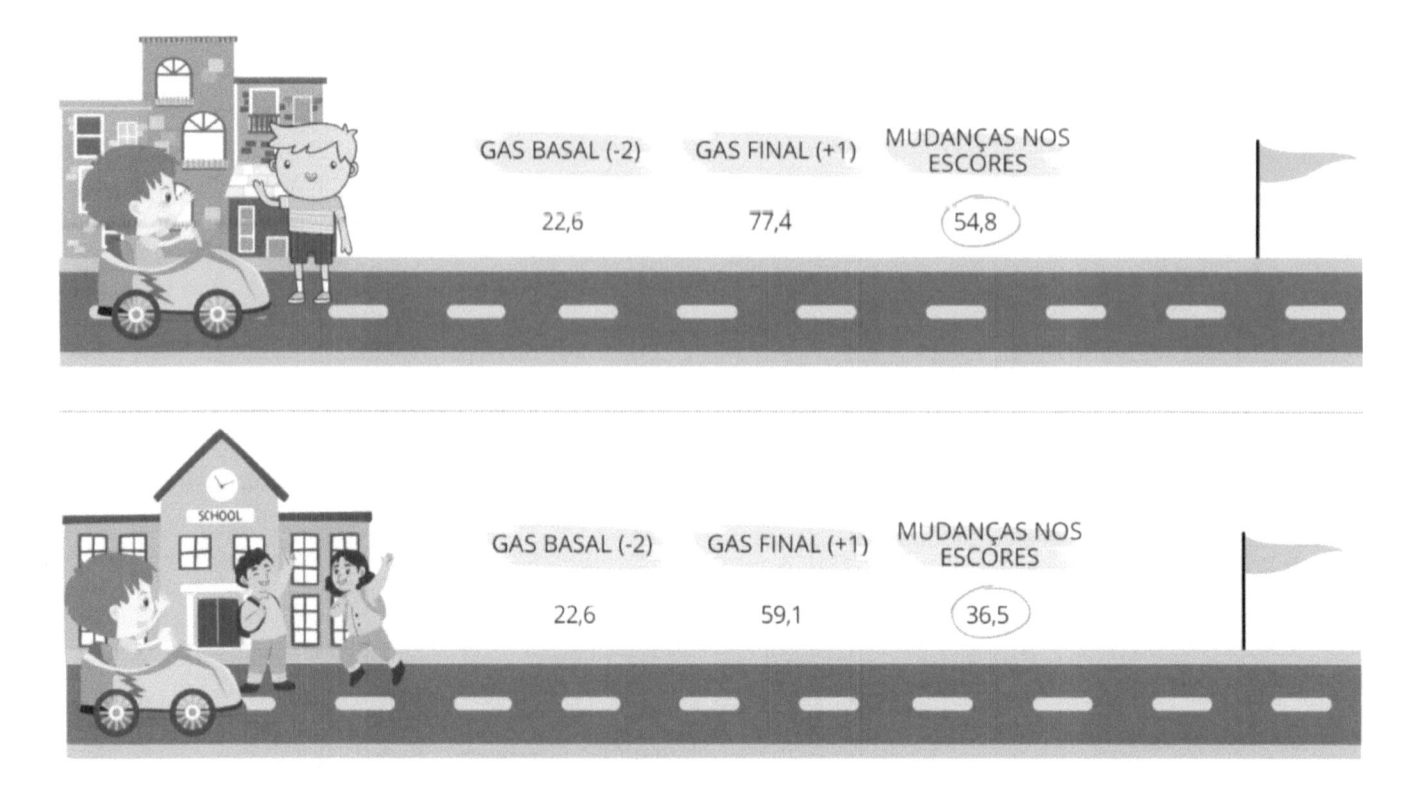

Figura 7.10 Resultados da escala GAS após intervenção.

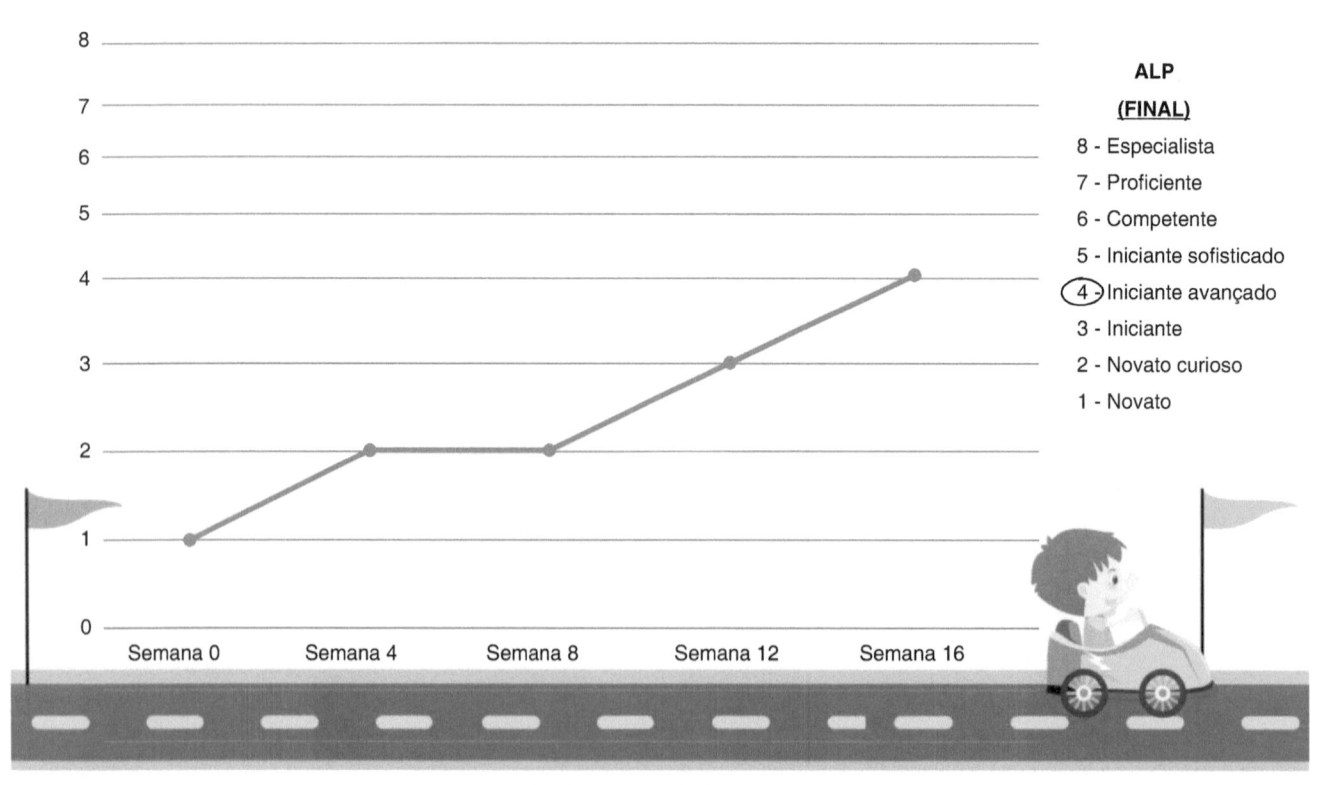

Figura 7.11 Classificação do nível ALP após intervenção.

A família relatou à fisioterapeuta que a introdução do carro de brinquedo motorizado foi benéfica ao mudar a percepção de seus familiares e colegas de escola, pois "passaram a ver meu filho com outros olhos; ele virou o centro das atenções; todas as crianças queriam brincar com ele".

Diante disso, a fisioterapeuta, em conjunto com a família, comemorou os ganhos obtidos, ressaltando o potencial do carro de brinquedo motorizado como uma estratégia potente para minimizar barreiras atitudinais em relação a crianças que não deambulam e começaram a pensar em outras possibilidades de uso do carro de brinquedo motorizado com novas metas. Na Figura 7.12 é mostrado um resumo do caso clínico com base no modelo READ (veja o Capítulo 2).

P.H., 3 anos de idade, raça branca, sexo masculino, com diagnóstico de paralisia cerebral (PC), GMFCS e MACS nível V.

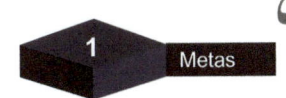

❝ TERAPEUTA: Vocês conhecem os benefícios do uso da mobilidade motorizada? Pode ser uma alternativa par proporcionar a P.H. uma forma de locomoção que vocês almejam. O uso de um equipamento de mobilidade é uma alternativa viável para permitir mobilidade auto iniciada, melhora da independência para crianças com PC e redução de cuidados pelos cuidadores.

❝ TERAPEUTA: Quais atividades vocês gostariam que P.H. realizasse com o uso do carro?
MÃE: Gostaria que
ele andasse de forma independente. Informa que sente incomodada, já que seu filho é carregado constantemente nos braços, principalmente, no ambiente escolar.

META 1: Andar no carro de brinquedo motorizado na rua de casa com seu irmão

META 2: Andar no carro de brinquedo motorizado ao lado de seus colegas de Escola na quadra esportiva.

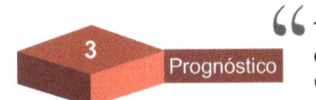

REALISTA:
METAS 1 e 2: SIM, com a utilização de um carro de brinquedo motorizado adaptado.
VIÁVEL: SIM, o serviço da clínica escola possui um carro disponível para adaptação e uma profissional com experiência para o treinamento junto à família.

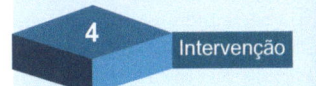

❝ TERAPEUTA: A criança classificada no GMFCS nível V geralmente não apresenta prognóstico para deambulação independente, mas pode ser independente por meio de um dispositivo de mobilidade motorizado e adaptado

MOBILIDADE COM USO DE TECNOLOGIA ASSISTIVA: recomendações para participação na vida diária, brincadeira e interações sociais. Recomendações do uso para proporcionar movimento e mobilidade, atividades de brincadeiras e foco no destino – por exemplo, ir do ponto A até o B.

SUPORTE FAMILIAR: A rua da casa é asfaltada e a escola tem espaço suficiente na quadra para uso do dispositivo de mobilidade. O irmão, a professora e/ou a cuidadora se dispõem a auxiliar nos treinamentos.

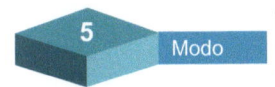

TREINAMENTO NO CARRO DE MOBILIDADE MOTORIZADO: Três vezes por semana com a terapeuta na única escola, e, após as semanas de intervenção, com o irmão e a professora e/ou cuidadora nos ambientes escolhidos.

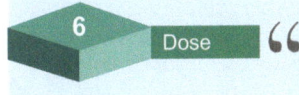

❝ TERAPEUTA: A dosagem será variável e dependerá de suas necessidades e metas, mas vamos estabelecer 12 semanas de treino e 4 semanas de acompanhamento na rua da sua casa e na escola do seu filho.

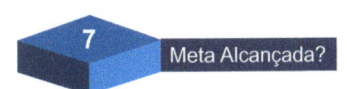

RESULTADO META 1 – Andar com o carro de mobilidade motorizado na rua de casa com seu irmão. Pontuação de desempenho da COPM adaptada: 7/10

RESULTADO META 2 – Andar no carro de mobilidade motorizado ao lado de seus colegas de escola na quadra esportiva. Pontuação de desempenho da COPM adaptada 7/10

❝ TERAPEUTA: Parabéns, P.H. e família, vocês conseguiram alcançar as duas metas. P.H. chegou com o carro na rua de casa em 10 metros durante 5 minutos; antes ele realizava 4 metros em 20 minutos. Já na escola, ele conseguiu dar três voltas na quadra com os colegas da turma; antes ele dava apenas meia volta durante a Educação Física.

Figura 7.12 Resumo das camadas segundo o modelo READ.

Referências

1. Organização Mundial da Saúde. Classificação internacional de funcionalidade, incapacidade e saúde. São Paulo: Universidade de São Paulo/Centro Colaborador da OMS, 2015.

2. Nations U. United Nations Convention on the Rights of Persons with Disabilities 2006. Disponível em: https://www.un.org/development/desa/disabilities/convention-on-the-rights-of-persons-with-disabilities.html.

3. Logan SW, Feldner HA, Galloway JC, Huang HH. Modified ride-on car use by children with complex medical needs. Pediatr Phys Ther 2016; 28(1):100-7. doi: 10.1097/PEP.0000000000000210.

4. Piek JP, Dawson L, Smith LM, Gasson N. The role of early fine and gross motor development on later motor and cognitive ability. Hum Mov Sci 2008; 27(5):668-81. doi: 10.1016/j.humov.2007.11.002.

5. Feldner HA, Logan SW, Galloway JC. Why the time is right for a radical paradigm shift in early powered mobility: The role of powered mobility technology devices, policy and stakeholders. Disabil Rehabil Assist Technol 2016; 11(2):89-102. doi: 10.3109/17483107.2015.1079651.

6. Casey J, Paleg G, Livingstone R. Facilitating child participation through power mobility. Br J Occup Ther 2013; 76(3):158-60. doi: 10.4276/030802213X13627524435306.

7. Livingstone R, Bone J, Field D. Beginning power mobility: An exploration of factors associated with child use of early power mobility devices and parent device preference. J Rehab Assist Technol 2020; 7(1):1-12.

8. Logan SW, Hospodar CM, Feldner HA, Huang HH, Galloway JC. Modified ride-on car use by young children with disabilities. Pediatr Phys Ther 2018 Jan; 30(1):50-6.

9. Ross SM, Catena M, Twardzik E et al. Feasibility of a modified ride-on car intervention on play behaviors during an inclusive playgroup. Phys Occup Ther Pediatr 2017; 38(5):493-509.

10. Plummer T, Logan SW, Morress C. Explorer Mini: Infants' initial experience with a novel pediatric powered mobility device. Phys Occup Ther Pediatr 2020 Oct; 41(2):192-208.

11. Ragonesi CB, Chen X, Agrawal S, Galloway JC. Power mobility and socialization in preschool: Follow-up case study of a child with cerebral palsy. Pediatr Phys Ther 2011; 23(4):399-406.

12. Logan SW, Feldner HA, Bogart KR et al. Perceived barriers of modified ride-on car use of young children with disabilities: A content analysis. Pediatr Phys Ther 2020; 32(2):129-35. doi: 10.1097/PEP.0000000000000690.

13. Huang HH, Chen YM, Huang HW. Ride-on car training for behavioral changes in mobility and socialization among young children with disabilities. Pediatr Phys Ther 2017; 29(3):207-13. doi:10.1097/PEP.0000000000000426.

14. Livingstone R, Paleg G. Practice considerations for the introduction and use of power mobility for children. Dev Med Child Neurol 2014; 56(3):210-21. doi: 10.1111/dmcn.12245.

15. Livingstone R, Field D. Systematic review of power mobility outcomes for infants, children and adolescents with mobility limitations. Clin Rehabil 2014 Oct; 28(10):954-64. doi: 10.1177/0269215514531262.

16. Rosen L, Arva J, Furumasu J et al. RESNA position on the application of power wheelchairs for pediatric users. Assist Technol 2009; 21(4):218-25. doi: 10.1080/10400430903246076.

17. Kenyon LK, Jones M, Livingstone R, Breaux B, Tsotsoros J, Williams KM. Power mobility for children: A survey study of American and Canadian Therapists' perspectives and practices. Dev Med Child Neurol 2018; 60(10):1018-25. doi: 10.1111/dmcn.13960.

18. Bray N, Kolehmainen N, McAnuff J et al. Powered mobility interventions for very young children with mobility limitations to aid participation and positive development: the EMPoWER evidence synthesis. Health Technol Assess 2020; 24(50):1-194. doi :10.3310/hta24500.

19. Nilsson L, Durkin J. Assessment of learning powered mobility use applying grounded theory to occupational performance. J Rehab Res Dev 2014; 51(6):963-74.

20. Mancini MC, Coster WJ, Amaral MF, Avelar BS, Freitas R, Sampaio RF. New version of the Pediatric Evaluation of Disability Inventory (PEDI-CAT): Translation, cultural adaptation to Brazil and analyses of psychometric properties. Brazil J Phys Ther 2016 Dec; 20(6):561-70.

21. Silva Filho JA, Cazeiro APM, Campos AC, Longo E. Medida da participação e do ambiente. Crianças Pequenas (YC-PEM): Tradução e adaptação transcultural para o uso no Brasil. Rev Terap Ocupac – USP 2019 Nov; 30(3):140-9.

22. Law M, Baptiste S, Carswell A, McColl MA, Polatajko HL, Pollock N. Medida Canadense de Desempenho Ocupacional (COPM). Trad. Magalhães LC, Magalhães LV, Cardoso AA. Belo Horizonte: Editora UFMG, 2009.

23. Rodby-Bousquet E, Paleg G, Casey J et al. Physical risk factors influencing wheeled mobility in children with cerebral palsy: A cross-sectional study. BMC Pediatr 2016; 16(1):165.

24. Livingstone R, Field D. The child and family experience of power mobility: A qualitative synthesis. Dev Med Child Neurol 2015; 57(4):317-27.

25. Feldner HA, Plummer T, Hendry A. A guideline for introducing powered mobility to infants and toddlers. Permobil 2021. Disponível em: https://permobilwebcdn.azureedge.net/media/stwou5go/a-guideline-for-introducing-powered-mobility-to-infants-and-toddlers_v0122.pdf.

26. Jones MA, McEwen IR, Neas BR. Effects of power wheelchairs on the development and function of young children with severe motor impairments. Pediatr Phys Ther 2012; 24(2):131-40. doi: 10.1097/PEP.0b013e31824c5fdc.

27. Kenyon LK, Farris JP, Gallagher C, Hammond L, Webster LM, Aldrich NJ. Power mobility training for young children with multiple, severe impairments: A case series. Phys Occup Ther Pediatr 2017; 37(1):19-34. doi: 10.3109/01942638.2015.1108380.

28. Longo E, Campos AC, Barreto AS et al. Go Zika Go: a feasibility protocol of a modified ride-on car intervention for children with congenital Zika syndrome in Brazil. Int J Environ Res Public Health 2020; 17(18):6875. doi: 10.3390/ijerph17186875.

29. Cusick A, Lannin NA, Lowe K. Adapting the Canadian Occupational Performance Measure for use in a paediatric clinical trial. Disabil Rehabil 2007; 29(10):761-6. doi: 10.1080/09638280600929201.

30. Caldas ASC, Facundes VLD, Silva HJ. O uso da Medida Canadense de Desempenho Ocupacional em estudos brasileiros: Uma revisão sistemática. Rev Ter Ocup Univ 2011; 22(3):238-44. Disponível em: https://doi.org/10.11606/issn.2238-6149.v22i3p238-244.

31. Nilsson L. Driving to Learn. The process of growing consciousness of tool use: A grounded theory of de-plateauing. Doctoral dissertation, Faculty of Medicine, Institution of Health Sciences, Section of Occupational Therapy and Gerontology. 2007, University of Lund: Lund, Sweden. Disponível em: edsswe.oai.lup.lub.lu.se.548098.

32. Svensson E, Nilsson L. Inter-rater reliability of the assessment of learning powered mobility use, version 2.0, when applied with children and adults engaged in Driving to Learn in a powered wheelchair. Aust Occup Ther J 2021; 68(2):115-23. doi: 10.1111/1440-1630.12709.

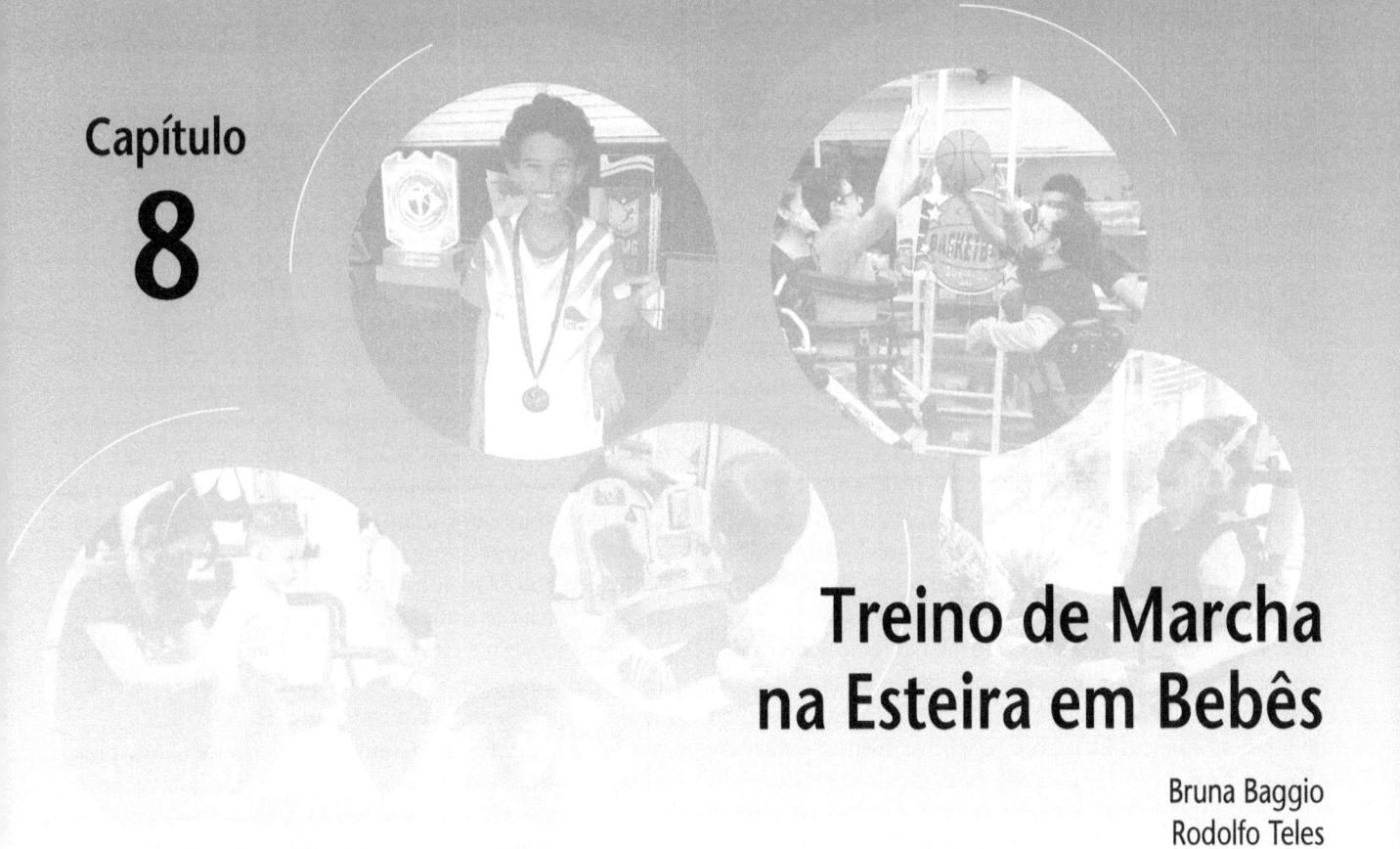

Capítulo 8

Treino de Marcha na Esteira em Bebês

Bruna Baggio
Rodolfo Teles

INTRODUÇÃO

O presente capítulo tem por objetivo contribuir para implementação do treino de marcha na esteira como estimulação precoce do passo para bebês com paralisia cerebral (PC). O capítulo aborda os principais pilares que fomentam a aplicabilidade prática dessa intervenção, apresentando estudos científicos sobre o tema, possíveis desfechos, instrumentos de avaliação e monitoramento do treino, com sugestões práticas para auxiliar o fisioterapeuta a implantar essa intervenção.

PARTE I – DESCRIÇÃO DA INTERVENÇÃO

A estimulação precoce é um conceito que abrange as intervenções baseadas em evidências para potencializar o desenvolvimento infantil[1]. As orientações e atividades terapêuticas propostas pelo profissional devem basear-se em estratégias que envolvam a família em um ambiente seguro, acolhedor e significativo para a criança[2]. Com os avanços científicos de instrumentos relevantes para diagnosticar precocemente a PC, cresce significativamente o interesse por intervenções terapêuticas precoces e efetivas para crianças que apresentam alterações neuromotoras.

A locomoção, mais especificamente a marcha, é uma habilidade relacionada com muitos benefícios para o desenvolvimento infantil, como aumento da quantidade da exploração e da qualidade do brincar. Além desses benefícios, os bebês que são capazes de andar socializam mais e enxergam melhor[3].

A estimulação precoce do passo com o uso da esteira visa utilizar o conhecimento científico relacionado com a plasticidade locomotora, potencializando, assim, o desenvolvimento e minimizando deficiências secundárias em crianças com PC[4,5]. Os primeiros estudos que analisaram a capacidade do bebê de trocar passos quando colocado em postura vertical, sustentada de maneira precoce, fortaleceram a hipótese dos benefícios da prática para o desenvolvimento da marcha[7].

Zelazo e cols. (1972)[8] realizaram um estudo com dois grupos de bebês, um dos quais recebeu estimulação do passo repetidamente, todos os dias, entre a segunda e oitava semanas após o nascimento com sustentação parcial do peso em superfície fixa e estável. Ao final das 8 semanas, os bebês estimulados trocavam mais passos por minuto quando segurados na posição de caminhar do que o grupo de bebês que não foram estimulados. Ao final do primeiro ano, os bebês estimulados aprenderam a deambular de forma independente cerca de 1 mês antes que os que não tiveram seu passo estimulado. Os primeiros passos dos bebês podem ser pequenos, mas são extremamente importantes para seu desenvolvimento[8].

Esther Thelen e cols. (1986)[7] aprofundaram os conhecimentos proporcionados pelas descobertas de Zelazo e cols. e utilizaram a estimulação do passo como um exemplo da teoria dos sistemas dinâmicos, salientando que diversos fatores interagem para influenciar o desenvolvimento. A pesquisadora foi a primeira a desenvolver uma esteira pediátrica para estudar os passos em bebês e mostrar que esse importante componente da marcha é altamente flexível e adaptável ao estímulo oferecido. A plasticidade no padrão do passo é a característica que torna tão importante a intervenção realizada na esteira[4].

A capacidade de caminhar é uma habilidade que deve ser praticada para ser adquirida[9], e temos a oportunidade de facilitar essa habilidade ao utilizar contextos específicos. A esteira pediátrica pode ser uma alternativa viável e segura para otimizar a atividade de passos em bebês com diagnóstico de PC ou risco de lesão cerebral. Do ponto de vista da aprendizagem motora e da especificidade do treino, a atividade realizada na esteira representa um treino específico da tarefa que permite a prática repetitiva dos ciclos da marcha, o que é importante para consolidação do aprendizado[10].

A estimulação do passo precoce em esteira é uma intervenção que visa explorar a atividade dos membros inferiores, promovendo ganhos funcionais[10-14]. Angulo-Barroso (2013)[11] constatou que o treinamento em esteira ajudou a melhorar a qualidade do passo de 28 crianças com risco de deficiência neuromotora. Para a efetividade da intervenção, é necessário um equipamento adequado, com o qual o fisioterapeuta consiga, de forma ergonômica, posicionar o bebê de frente e sustentá-lo de modo a favorecer a troca de passos (Figura 8.1). A esteira deve iniciar na menor velocidade possível – os estudos com bebês que apresentam diferentes diagnósticos iniciam por volta de 0,5km/h. Além do posicionamento e da velocidade, é sugerido que a esteira tenha tamanho adequado para treino de passos com bebês, o que facilita o transporte e auxilia a família a acomodar o equipamento no ambiente domiciliar.

Priorizar o bem-estar do bebê e evitar o treino em situações de estresse é fundamental. A organização de um ambiente lúdico, em que o profissional ou o familiar inclua comunicação positiva, gestos de encorajamento, canções e brinquedos apropriados, faz parte de uma intervenção que pode enriquecer o treino. Durante o treino de passos na esteira, é fundamental que o profissional avalie diariamente o desempenho do bebê a fim de intensificar a prática. A manipulação dos parâmetros do equipamento é uma estratégia simples que pode potencializar o ciclo da marcha. O aumento da velocidade da esteira deve ser considerado quando o bebê já apresenta alguma experiência com o equipamento.

Com a progressão do treinamento, o aumento de passos e a maior velocidade, é encorajada a diminuição da sustentação exercida pelo profissional. Outras formas de tornar o treinamento mais ecológico consistem em aumentar o *feedback* proprioceptivo (tátil e visual), modificando a entrada perceptiva mediante variação das características da superfície e a presença ou ausência de obstáculos, e modificar as restrições individuais (por exemplo, utilizando peso nos tornozelos)[4]. Até o momento não há relatos na literatura científica sobre efeitos adversos da estimulação do passo em esteira para bebês.

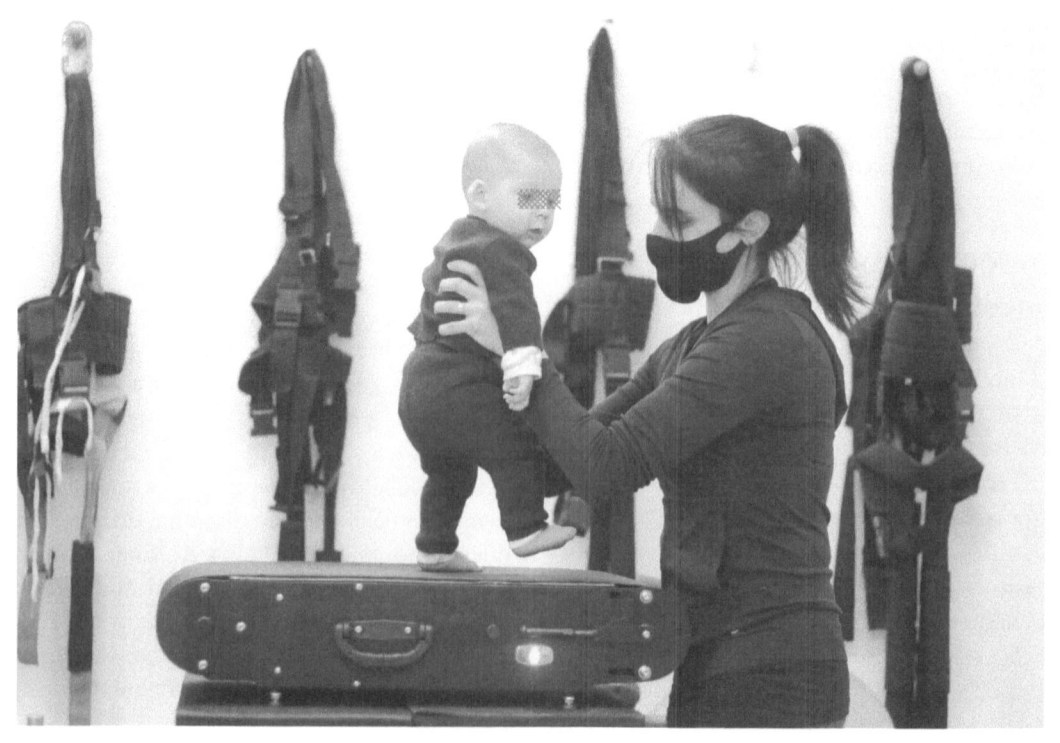

Figura 8.1 Paciente sustentado corretamente durante o treinamento: de frente para o fisioterapeuta, o qual sustenta parcialmente o peso da criança pelo tronco superior.

A idade de início das intervenções locomotoras precoces variam desde o nascimento até os 10 meses de idade corrigida[14]. Nos casos de crianças com risco de PC, é possível iniciar a partir dos 6 meses de idade[11]. Alguns pesquisadores consideram fundamental iniciar o mais precocemente possível, antes dos 2 anos de idade, por ser este o momento de maturação do trato corticoespinhal, de modo que o treinamento durante esse período pode melhorar a função de marcha em crianças com lesões neuromotoras[14]. Outros autores sugerem que a esteira pediátrica pode ser usada após o nascimento para melhorar a experiência locomotora de bebês com risco de atraso no desenvolvimento[15].

Como a marcha na esteira representa um treino específico da tarefa da marcha, deve ser considerada alta dosagem para a intervenção. Portanto, é fundamental o treinamento dos pais para intensificar a repetição da atividade[1]. O fisioterapeuta deve orientar e monitorar o treinamento junto aos responsáveis para estabelecer uma alta dosagem. Na maioria dos estudos realizados com bebês, a intervenção apresentava dosagem de 5 dias por semana com duração máxima de 12 minutos de treinamento. As intervenções tiveram longa duração, de 6 a 12 meses[12,14]. Entretanto, para bebês com diagnóstico de PC, a dosagem e a frequência ideais ainda são incertas, e mais estudos são necessários para definição desses parâmetros.

Para monitoramento do treinamento, recomenda-se verificar diariamente parâmetros quantitativos e específicos do treino em esteira, como velocidade utilizada, tempo percorrido, distância e número de passos. Essas informações têm por objetivo auxiliar o fisioterapeuta a verificar a progressão do desenvolvimento do bebê para intensificar ou modificar o treinamento. Considerando a importância da variabilidade e da adaptação da locomoção, é fundamental que o bebê também seja exposto à exploração em diferentes ambientes. O treino de mobilidade com movimentos autoiniciados, como rolar, engatinhar, mudar a posição de sentado para em pé, bem como o uso de dispositivos, como carrinhos elétricos, pode ser associado ao treino de passos na esteira.

Os principais desfechos encontrados na literatura para o treino de marcha na esteira estão relacionados com melhora nos parâmetros da marcha (qualidade e quantidade de passos), início da caminhada, melhora na função motora grossa (medida pela Medida da Função Motora Grossa [GMFM]), do desenvolvimento motor (medido pelas *Bayley Scales of Infant Development* [BSID]) e da mobilidade (medida por meio do Inventário de Avaliação Pediátrica de Incapacidade [PEDI])[10-13].

De acordo com o estudo de Novak e cols. (2020)[16], o treino de marcha na esteira é fortemente recomendado para crianças com PC (sinal verde) de modo a melhorar atividades motoras grossas, velocidade de marcha e resistência na marcha (para mais informações, veja o Capítulo 2). Uma revisão sistemática mostrou que o treino de marcha na esteira pode acelerar a aquisição de habilidades motoras em crianças com PC abaixo de 6 anos de idade[10].

Acredita-se que o benefício do treino de marcha na esteira seja mais efetivo em bebês com menor comprometimento motor (níveis I e II no Sistema de Classificação da Função Motora Grossa [GMFCS]) e com maior capacidade de produzir movimentos voluntários[17]. Com base nas evidências disponíveis, é possível afirmar que a intervenção promove benefícios para locomoção de bebês com diagnóstico ou risco de PC, porém não se pode assumir que o treino de marcha na esteira seja melhor que outra intervenção ativa ou que acelere a marcha em todos os níveis funcionais de crianças com PC.

PARTE II – APRESENTAÇÃO DO CASO CLÍNICO

O.P., 9 meses de idade cronológica e 8 meses de idade corrigida, raça branca, sexo masculino, apresenta diagnóstico de PC espástica unilateral (hemiparético). O paciente nasceu com 34 semanas e necessitou de internação na Unidade de Terapia Intensiva Neonatal (UTIN). Nesse período, realizou avaliação com neurologista, sendo evidenciado risco de PC, e o diagnóstico foi posteriormente confirmado.

O.P. é o primeiro filho do casal; seus pais têm mais de 37 anos de idade e alto nível socioeconômico. A família conta com boa assistência e acesso a serviços de saúde. Os pais são participativos e buscam informações sobre intervenções terapêuticas para seu filho. O.P. não frequenta escola infantil, permanecendo aos cuidados da mãe em tempo integral. O bebê realiza estimulação precoce desde o período de internação.

Camada 1 – Definição das metas

A família procurou o serviço especializado quando a criança tinha 9 meses de idade cronológica com o objetivo de incentivar a marcha, para que O.P. adquirisse essa habilidade da maneira mais independente e precoce possível. Na avaliação inicial, conduzida por meio do *Hammersmith Infant Neurological Examination* (HINE), o bebê apresentou 60 pontos mais a presença de cinco assimetrias, indicando a probabilidade de ser hemiparético e classificado entre os níveis I e II do GMFCS.

O.P. foi posicionado em uma esteira de frente para a fisioterapeuta e sustentado pelo tronco superior a uma velocidade de 0,5km/h, para verificar sua capacidade de realizar movimentos alternados de membros inferiores em ortostase. O paciente realizou seis passos de forma alternada durante 1 minuto. O.P. não demonstrou agitação ou desconforto durante a avaliação, interagiu com os profissionais e aceitou bem a atividade proposta.

Camada 2 – Meta realista?

A fisioterapeuta explicou à família que O.P. seria possivelmente classificado no nível I ou II do GMFCS, probabilidade esta verificada a partir do resultado encontrado no HINE. Com base nessa informação, a fisioterapeuta apresentou o possível desenvolvimento de mobilidade dos níveis I e II do GMFCS para desfecho de marcha independente.

A profissional também reforçou que no momento da avaliação o paciente produziu seis passos alternados por minuto, sendo sustentado pela fisioterapeuta a uma velocidade de 0,5km/h.

Camada 3 – Prognóstico

Após coletar as principais informações referentes ao desenvolvimento do paciente e utilizar instrumentos de classificação, a fisioterapeuta conversou de maneira humanizada com os pais a respeito da meta "caminhar independente o mais precocemente possível". Os pais entenderam as informações apresentadas pela fisioterapeuta de forma clara, objetiva e baseada em evidências. Durante esse processo de escuta, os pais levantaram algumas dúvidas:

Mãe: "Meu filho irá precisar usar andador ou cadeira de rodas?"

Terapeuta: "Esta é uma dúvida bastante frequente, compreendo que a habilidade da marcha independente é muito esperada. Mas, como profissional, preciso lhe informar que, através dos instrumentos de classificação que utilizamos, é provável que seu filho tenha a capacidade de deambular sem auxílio, principalmente em ambientes controlados. Porém, temos que manter avaliações periódicas para verificar em qual nível funcional do GMFCS ele será classificado. Se for no nível II, pode ser necessário o uso de algum tipo de auxílio (bengalas, muletas) para marcha na comunidade."

Após essa conversa, a fisioterapeuta retomou o processo de estabelecimento de metas:

Pais: "Com base nas informações que foram passadas e informadas, achamos importante que O.P. conseguisse caminhar mais tempo na esteira."

A partir daí, foi então elaborada a seguinte meta:

Meta 1: "Em 8 semanas, O.P. será capaz de realizar 18 passos por minuto na esteira, sem pausas, com auxílio de uma fisioterapeuta."
GAS:
- **-2:** realiza 6 passos por 1 minuto na esteira, sem pausas;
- **-1:** realiza 12 passos por 1 minuto na esteira, sem pausas;
- **0:** realiza 18 passos por 1 minuto na esteira, sem pausas;
- **+1:** realiza 24 passos por 1 minuto na esteira, sem pausas;
- **+2:** realiza 30 passos por 1 minuto na esteira, sem pausas.

Pais: "Gostaríamos que nosso filho caminhasse independente. Isso seria possível?"

Meta 2: "Em 20 semanas, O.P. será capaz de realizar 10 passos independentes no solo, com supervisão."
GAS:
- **-2:** realiza um passo com auxílio de um profissional;
- **-1:** realiza 5 passos no solo sem auxílio, apenas com supervisão de um profissional;
- **0:** realiza 10 passos no solo sem auxílio, apenas com supervisão de um profissional;
- **+1:** realiza 15 passos no solo sem auxílio, apenas com supervisão;
- **+2:** realiza 20 passos no solo sem auxílio, apenas com supervisão.

O serviço de fisioterapia conta com profissionais capacitados e equipamentos específicos para treinar essas habilidades. Todas as metas são realistas e viáveis, e as respectivas escalas GAS foram compartilhadas com os pais.

Camada 4 – Intervenção

Com base nas evidências científicas disponíveis, bem como nas preferências da família, na aceitação da criança e na *expertise* do profissional, a fisioterapeuta apresentou as intervenções que poderiam ser utilizadas para alcance das metas estabelecidas:

Intervenção-chave: treino de marcha na esteira (luz verde).
Mecanismo: plasticidade dependente do uso – vai ao encontro da meta estabelecida.

Intervenção adjuvante: treino de marcha no solo (luz verde).
Mecanismo: plasticidade dependente do uso – vai ao encontro da meta estabelecida.
Suporte familiar: os responsáveis foram orientados sobre a melhor maneira de realizar o treino de passos na esteira no domicílio, bem como incentivados a deambular com O.P., fornecendo todo o suporte necessário. Orientações sobre a organização do ambiente e o encorajamento da locomoção de O.P. também foram fornecidas.

Camada 5 – Modo (planejando a intervenção)

Treino de marcha na esteira: três vezes por semana em ambulatório; duas vezes por semana em domicílio.

A intervenção locomotora foi realizada 5 dias por semana: três atendimentos em clínica particular, conduzidos por uma fisioterapeuta experiente, e 2 dias em casa com a condução dos pais e a orientação da profissional. Durante o treino de passos, o bebê ficava descalço ou calçava meias emborrachadas.

O treino conduzido pelos responsáveis no domicílio era orientado e monitorado pela fisioterapeuta. A partir dos vídeos enviados pelos pais, a profissional dava sugestões sobre posicionamento, otimização e progressão do treino. Na maioria das vezes, o treino em esteira era conduzido pelo pai com auxílio da mãe no engajamento da tarefa.

Treino de marcha no solo: após realizar o treino de passos na esteira, a criança descansava por aproximadamente 5 minutos e em seguida eram realizadas as atividades de transferência progressiva de peso nas pernas em ortostase, e o bebê era estimulado diariamente a realizar caminhadas no solo com auxílio (sustentação sempre que necessário) de um responsável ou da fisioterapeuta, a fim de transferir o aprendizado para situações cotidianas (Figura 8.2).

Após uma conversa, os pais foram encorajados a incentivar a realização de passos com sustentação (sempre que necessário) em ambientes variados, bem como a fazer passeios em parques, praças e *playgrounds*, de modo a estimular movimentos autoiniciados e ativos 20 minutos por dia. Essa dosagem foi estabelecida após diálogo com os pais, quando foi verificado que seria um tempo viável para a rotina da família.

Camada 6 – Dose

A fisioterapeuta questiona a família sobre a dosagem do treinamento e verifica a viabilidade do treinamento na rotina:

> **Fisioterapeuta:** "Vocês precisarão comparecer à clínica três vezes por semana, durante as próximas 20 semanas, pelo período de 1 hora (total de 3 horas/semana nas próximas 20 semanas), e realizar algumas atividades fora do ambiente clínico todos os dias (20 minutos). Vocês consideram viável encaixar esta carga horária na rotina atual de vocês?"

> **Pais:** "Sim. Como O.P. não frequenta escola infantil, o tempo dos atendimentos está adequado para nossa rotina. As atividades solicitadas para serem realizadas fora do ambiente clínico são viáveis, pois O.P. gosta de passear e brincar em diversos ambientes."

A família demonstra estar engajada e ciente das atividades e dosagens sugeridas.

No treino de marcha na esteira, a velocidade inicial foi de 0,5km/h com duração de 5 minutos nas primeiras 2 semanas. Nesse período de treino, o bebê realizava cerca de seis a dez passos por minuto e necessitava de três pausas até completar o tempo estimado na clínica (Figura 8.3). Em casa, eram necessárias quatro a cinco pausas até completar o tempo estabelecido.

As pausas aconteciam pelo fato de a atividade ser nova para o bebê, exigindo um tempo para adaptação do treinamento e o estabelecimento de vínculo afetivo e positivo com a profissional. Quando o bebê apresentava qualquer tipo de resistência ou sinais de descontentamento durante a intervenção, aconteciam as pausas. Durante esse período, ele era reconfortado por meio de palavras e toques de conforto.

Após a conquista de mais de 12 passos por minuto com diminuição das pausas, o treino na esteira foi intensificado, passando a ser realizado por 8 a 12 minutos com aumento progressivo da velocidade e diminuição da sustentação realizada pela profissional e os responsáveis. Vale salientar que durante essa atividade (treino de passos na esteira) a fisioterapeuta conduzia o atendimento de forma lúdica, encorajando o bebê, cantando e contando histórias (Figura 8.3).

No início do treinamento de passos no solo, a criança apresentava dificuldade para realizar a tarefa mesmo

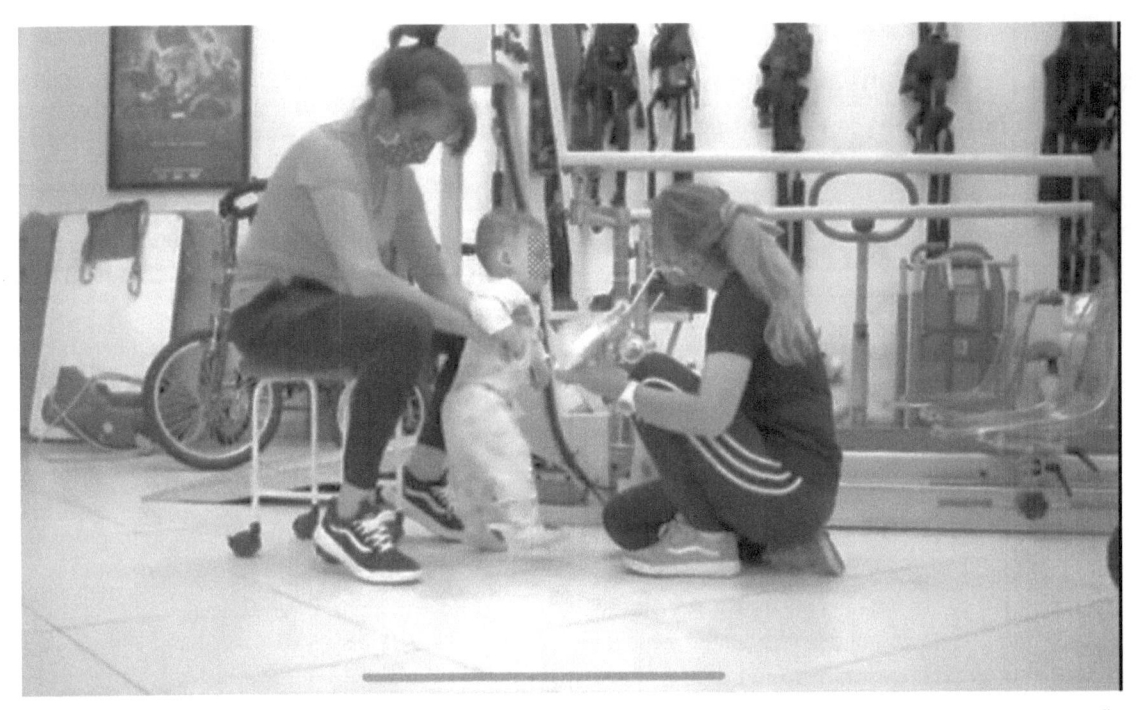

Figura 8.2 Exemplo de atividade realizada no solo, onde foi incentivada a troca de passos ativa com a menor sustentação possível e utilizando brinquedos preferidos pela criança.

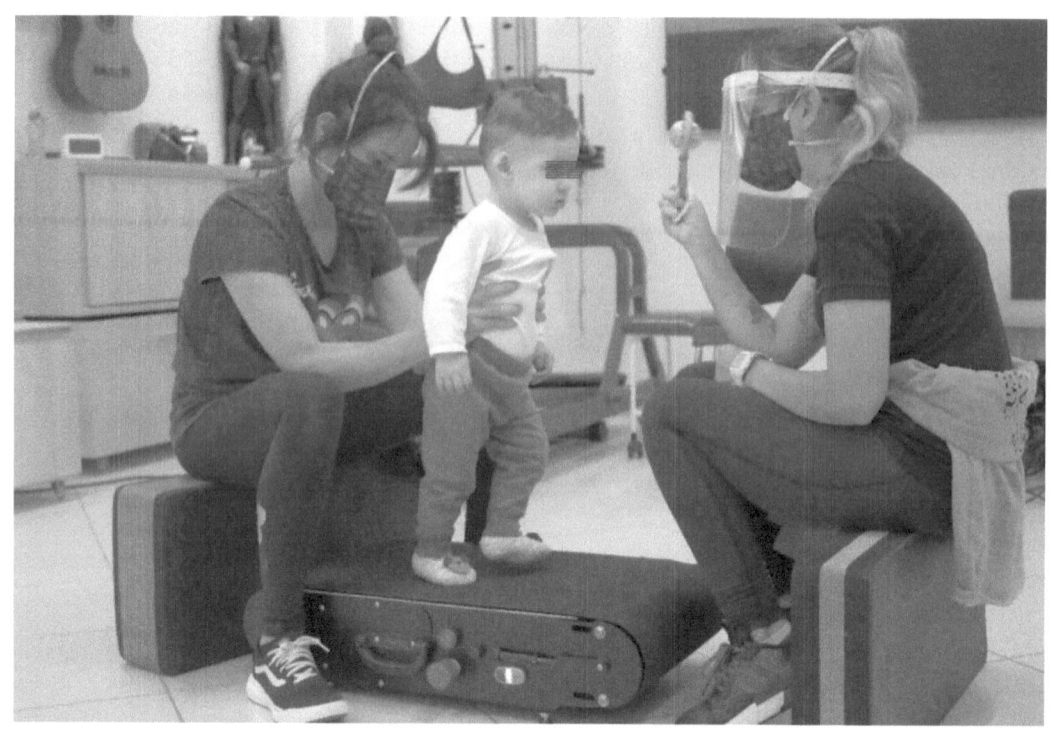

Figura 8.3 Condução do treino: profissional diante da criança, realizando a sustentação e proporcionando um treino com maior ludicidade.

com auxílio. Essa estratégia foi enfatizada por meio de atividades lúdicas que potencializavam essa habilidade, realizando transferência de peso nos membros inferiores e incentivando a marcha com auxílio. Após 14 semanas, O.P. foi capaz de realizar cinco passos sem auxílio no solo, apenas com a supervisão da profissional. Após 20 semanas, O.P. realizou 10 passos de forma independente com supervisão.

Camada 7 – As metas foram alcançadas?

Após 8 semanas da intervenção proposta, verificamos que O.P. foi capaz de produzir 24 passos por minuto na esteira, enquanto no início da intervenção ele realizava seis passos por minuto.

Escala GAS: início: -2; após 8 semanas de intervenção: +1.

Na reavaliação 20 semanas após a intervenção, O.P. também conseguiu realizar 10 passos de forma independente com supervisão.

Escala GAS: início: -2; após 20 semanas de intervenção: 0.

Foi observado que o treino de marcha na esteira, associado ao treino de marcha no solo, ajudou a melhorar a independência funcional da criança, permitindo a aquisição da marcha independente. A participação e a colaboração da equipe, da família e da criança foram fundamentais para atingir os objetivos do treinamento e impactar positivamente o desenvolvimento da criança.

CONSIDERAÇÕES FINAIS

A estimulação do passo através da esteira é uma atividade viável, relevante e que pode ser incluída em um serviço de estimulação precoce para bebês com PC. A ciência do desenvolvimento e controle neuromotor sugere que, quanto mais precocemente as intervenções puderem ser realizadas, maior será a capacidade de otimizar os resultados.

Referências

1. Morgan C, Fetters L, Adde L et al. Early intervention for children aged 0 to 2 years with or at high risk of cerebral palsy: International clinical practice guideline based on systematic reviews. JAMA Pediatr 2021 Aug; 175(8):846-58.
2. Morgan C, Darrah J, Gordon AM et al. Effectiveness of motor interventions in infants with cerebral palsy: A systematic review. Dev Med Child Neurol 2016 Sep; 58(9):900-9.
3. Adolph KE, Tamis-LeMonda CS. The costs and benefits of development: The transition from crawling to walking. Child Dev Perspect 2014 Dec; 8(4):187-92.
4. Shepherd R. Cerebral palsy in infancy: Targeted activity to optimize early growth and development. Edinburgh: Elsevier Health Sciences, 2013.
5. Teulier C, Lee DK, Ulrich BD. Early gait development in human infants: Plasticity and clinical applications. Dev Psychobiol 2015 May; 57(4):447-58.
6. Thelen E, Ulrich BD. Hidden skills: A dynamic systems analysis of treadmill stepping during the first year. Monogr Soc Res Child Dev 1991; 56(1):1-98.
7. Thelen E. Treadmill-elicited stepping in seven-month-old infants. Child Dev 1986 Dec; 57(6):1498-506.
8. Zelazo PR, Zelazo NA, Kolb S. "Walking" in the newborn. Science 1972 Apr; 176(4032):314-5.
9. Adolph KE, Cole WG, Komati M et al. How do you learn to walk? Thousands of steps and dozens of falls per day. Psychol Sci 2012; 23(11):1387-94.

10. Valentín-Gudiol M, Mattern-Baxter K, Girabent-Farrés M, Bagur-Calafat C, Hadders-Algra M, Angulo-Barroso RM. Treadmill interventions in children under six years of age at risk of neuromotor delay. Cochrane Database Syst Rev 2017.

11. Angulo-Barroso RM, Tiernan C, Chen LC, Valentin-Gudiol M, Ulrich D. Treadmill training in moderate risk preterm infants promotes stepping quality – Results of a small randomized controlled trial. Res Dev Disabil 2013 Nov; 34(11):3629-38.

12. Ulrich DA, Ulrich BD, Angulo-Kinzler RM, Yun J. Treadmill training of infants with Down syndrome: Evidence-based developmental outcomes. Pediatrics 2001 Nov; 108(5):E84.

13. Yang JF, Livingstone D, Brunton K et al. Training to enhance walking in children with cerebral palsy: Are we missing the window of opportunity? Semin Pediatr Neurol 2013 Jun; 20(2):106-15.

14. Dumuids-Vernet MV, Provasi J, Anderson DI, Barbu-Roth M. Effects of early motor interventions on gross motor and locomotor development for infants at-risk of motor delay: A systematic review. Front Pediatr 2022 Apr; 10:877345.

15. Siekerman K, Barbu-Roth M, Anderson DI, Donnelly A, Goffinet F, Teulier C. Treadmill stimulation improves newborn stepping. Dev Psychobiol 2015 Mar; 57(2):247-54.

16. Novak I, Morgan C, Fahey M et al. State of the Evidence Traffic Lights 2019: Systematic review of interventions for preventing and treating children with cerebral palsy. Curr Neurol Neurosci Rep 2020 Feb; 20(2):3.

17. Jackman M, Sakzewski L, Morgan C et al. Interventions to improve physical function for children and young people with cerebral palsy: International clinical practice guideline. Dev Med Child Neurol 2022 May ;64(5):536-59.

Gerenciamento Postural e Tecnologia Assistiva de Baixo Custo

Lorena Costa Ferreira
Lara de Almeida Rodrigues
Ana Cristina Resende Camargos

INTRODUÇÃO

Este capítulo aborda os programas de gerenciamento postural recomendados, principalmente, para crianças com diagnóstico de paralisia cerebral (PC) que não deambulam, ou seja, crianças classificadas nos níveis IV e V do Sistema de Classificação da Função Motora Grossa (GMFCS)[1]. As crianças classificadas nesses níveis de função motora grossa apresentam maior possibilidade de manter posturas assimétricas por maiores períodos, o que pode predispor a ocorrência de contraturas musculares e deformidades ósseas[2,3].

Desse modo, a utilização de programas de gerenciamento postural, em um período oportuno, pode auxiliar a prevenção de comprometimentos musculoesqueléticos secundários[4]. Com o uso de equipamentos apropriados de tecnologia assistiva é possível promover um alinhamento postural mais adequado e simétrico em diferentes posturas, reduzindo a probabilidade de desenvolvimento de contraturas e deformidades[3]. Além disso, pode possibilitar experiências precoces de mobilidade que contribuem para o desenvolvimento cognitivo e social e aumentam as oportunidades de atividade e participação de crianças com PC[5].

Considerando que o uso de equipamentos de tecnologia assistiva é dispendioso e de difícil acesso em países de baixa e média renda, como o Brasil, neste capítulo será apresentado um caso clínico em que foi conduzido um programa de gerenciamento postural com a utilização de tecnologia assistiva de baixo custo.

PARTE I – DESCRIÇÃO DA INTERVENÇÃO

O gerenciamento postural refere-se a uma abordagem multidisciplinar, não cirúrgica, que visa à organização de um cronograma de posicionamento e de atividades durante as 24 horas do dia, envolvendo o uso de equipamentos de tecnologia assistiva[6]. Engloba uma abordagem planejada que abrange todas as atividades e intervenções que interferem na postura e na funcionalidade de um indivíduo[7].

Os programas de gerenciamento postural destinam-se a manter ou melhorar as estruturas das articulações e as funções de estabilidade e mobilidade das articulações, bem como a habilidade de manter ou alterar uma posição corporal, como deitar, sentar ou ficar em pé, a fim de aumentar a realização de atividades e a participação[6-10]. Dessa maneira, o gerenciamento postural pode desempenhar um papel na prevenção de assimetrias, contraturas, deformidades e dor[6], com ênfase em seu papel na prevenção da luxação de quadril[9]. Além disso, esses programas visam aumentar o conforto, promover maior independência em atividades e facilitar a comunicação com a família e os amigos, bem como a oportunidade de permanecer em posturas mais altas, como sentada e de pé, de modo a possibilitar níveis maiores de participação[6,7].

Sabe-se que as crianças com PC não costumam nascer com desalinhamento postural, porém, principalmente aquelas classificadas nos níveis IV e V do GMFCS, têm a tendência de manter posturas assimétricas sustentadas. Essas crianças costumam permanecer a maior parte do dia na posição supina com maior possibilidade de manter uma postura de inclinação e rotação do tronco para um lado, favorecendo a ocorrência de escoliose, contraturas em flexão de quadril e joelho e manutenção da postura de "quadril em ventania" (ou seja, um quadril mantém o posicionamento em rotação externa e abdução e o outro em rotação interna e adução), o que pode predispor luxação de quadril e dor. Além disso, crianças incapazes de mudar de posição, como rolar ou passar para a posição sentada, estão mais propensas a apresentar contraturas e deformidades[3].

O risco de subluxação ou luxação do quadril é maior entre as crianças com níveis maiores do GMFCS[11], com prevalência de 45% de luxação de quadril para o nível IV e de 72% para o nível V[10]. Cabe ressaltar que habitualmente as crianças com PC nascem com alinhamento anatômico adequado do quadril[12]. No entanto, a presença de espasticidade, a perda do controle motor e o desequilíbrio muscular, bem como a ausência ou a redução da capacidade de descarregar peso nos membros inferiores, podem contribuir para a instabilidade no quadril, a qual pode evoluir para subluxação e, posteriormente, para luxação de quadril[12,13].

O risco de desenvolvimento da luxação de quadril é maior na primeira infância, entre os 2 e os 5 anos de idade[10]. A progressão da luxação do quadril geralmente resulta na destruição da cartilagem da articulação, podendo causar dor e limitações na amplitude de movimento do quadril. Dessa maneira, pode reduzir a capacidade de permanecer na posição sentada ou de pé, bem com dificultar os cuidados de higiene[12] com redução da qualidade de vida desses indivíduos, assim como de seus cuidadores[14].

Além disso, a ocorrência de luxação do quadril pode aumentar o risco de desenvolvimento de escoliose, principalmente nas crianças com luxação unilateral que mantêm a postura de obliquidade pélvica. O contrário também pode acontecer, uma vez que a presença de escoliose neuromuscular pode levar à obliquidade pélvica e aumentar o risco de luxação do quadril[15]. Cerca de 30% das crianças classificadas como nível V segundo o GMFCS apresentam escoliose aos 10 anos de idade[16]. A presença de escoliose pode reduzir os volumes pulmonares, aumentando o risco de ocorrência de pneumonia[17], e diminuir a capacidade de permanecer sentado[17,18], além de causar dor e aumentar o risco de desenvolvimento de úlceras de pressão[18].

Considerando a importância da prevenção dessas incapacidades, é essencial que as intervenções sejam realizadas precocemente a fim de impedir a permanência em posturas assimétricas habituais. As estratégias de intervenção devem focar na manutenção de um alinhamento postural simétrico, principalmente para as crianças que não conseguem mudar

de posição de forma independente[3]. As estratégias de gerenciamento postural devem ser iniciadas o mais precocemente possível e adaptadas individualmente para cada criança[7]. Estudos sobre os programas de gerenciamento postural têm enfatizado, principalmente, a avaliação de aspectos de prevenção da luxação de quadril[9]. Nesse sentido, equipamentos de tecnologia assistiva têm sido utilizados para fornecer o suporte necessário, no intuito de melhorar o alinhamento postural nas posições deitada, sentada e de pé[8].

No estudo de coorte prospectivo de Pountney e cols. (2009)[19], crianças com PC bilateral, níveis III a V do GMFCS, com menos de 18 meses de idade que utilizavam equipamentos de posicionamento nas posições deitada, sentada e de pé (Figuras 9.1*A* a *C*), foram acompanhadas quanto à porcentagem de migração do quadril até os 5 anos de idade. As crianças que utilizaram os equipamentos do modo recomendado apresentaram menos possibilidade de luxação de quadril aos 5 anos de idade[19].

O uso de equipamentos de posicionamento na posição deitada (Figura 9.1*A*) durante o sono tem sido recomendado para prevenir luxação de quadril, mas é necessário considerar o conforto e a qualidade do sono ao prescrever esse tipo de equipamento[6]. No estudo de Hankinson & Morton (2002)[20], o uso de um sistema de posicionamento em decúbito dorsal e abdução de quadril de 20 graus bilateralmente durante o sono promoveu diminuição na porcentagem de migração do quadril ao longo de 1 ano.

O uso de equipamentos de posicionamento quando sentado, confeccionados com adaptações no assento para manter o quadril em abdução (cerca de 10 a 15 graus), também pode contribuir para prevenção da luxação do quadril (Figura 9.1*B*). A prescrição deve ser sempre individualizada para que a posição seja confortável e melhore a realização de atividades e a participação, levando em consideração as preferências individuais e dos familiares[6]. O uso desses equipamentos pode também proporcionar estabilidade postural para pelve, tronco e membros inferiores, otimizando a função do membro superior e favorecendo a realização de alcance em crianças com capacidade limitada para manter a postura corporal para a demanda da tarefa[21]. Cabe apontar que o uso de assentos adaptados para bebês e crianças incapazes de sentar-se independentemente deve ser complementado com oportunidades frequentes de sentar sem dispositivos auxiliares para que eles possam desenvolver o aprendizado ativo e os ajustes de movimento necessários para controlar o sentar, o explorar e o aprender[5].

O uso de equipamentos de posicionamento que permitem adequada distribuição do peso corporal na postura de pé tem demonstrado melhorar a densidade mineral óssea e a amplitude de movimento das articulações dos membros inferiores, com melhora da estabilidade do quadril de crianças com PC nos níveis IV e V do GMFCS[9,22,23]. O uso de um estabilizador vertical ou *parapodium* possibilita a sustentação do peso em posição ereta, alinhada e segura para a criança que não consegue descarregar peso nessa posição, uma vez que fornece apoio aos quadris, joelhos, pés ou mesmo ao

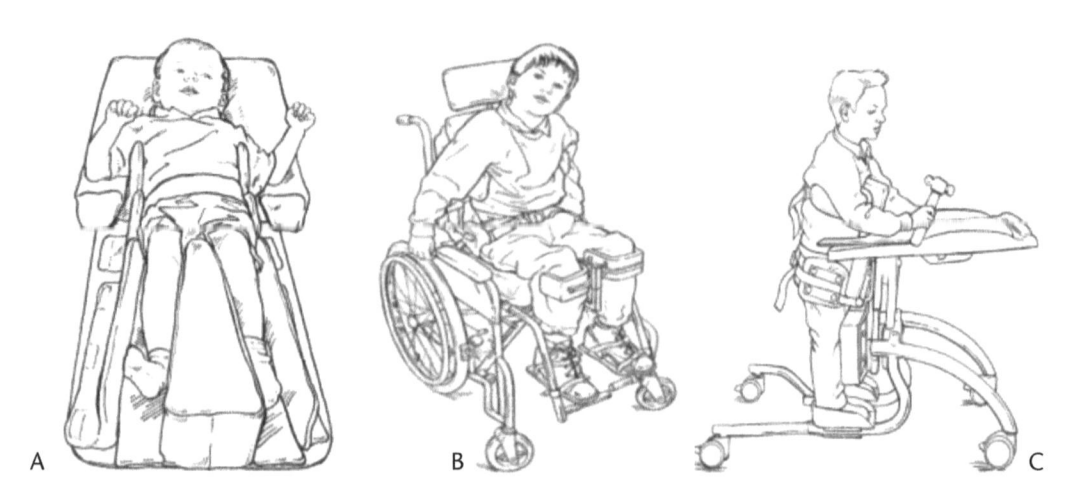

Figura 9.1 Equipamentos de tecnologia assistiva utilizados em programas de gerenciamento postural. **A** Deitado. **B** Sentado. **C** De pé. (Reproduzida de Pountney *et al.*, 2009[19].)

tronco, membros superiores e cabeça, quando necessário[23]. Recomenda-se o posicionamento de pé nesse equipamento com abdução de quadril de 10 a 15 graus bilateralmente (total de 20 a 30 graus) pelo menos 1 hora por dia. Essa posição promove posicionamento adequado da cabeça do fêmur, reduzindo o impacto na borda acetabular, o que influencia positivamente a estabilidade do quadril[6].

Além de promover melhora nas estruturas e funções do corpo (densidade mineral óssea e amplitude de movimento), a manutenção na posição de pé com o uso de tecnologia assistiva possibilita atividades como autoalimentação e a realização independente de brincadeiras, criando maiores oportunidades de comunicação e interação com irmãos, amigos e familiares[9,23].

O uso de andadores adaptados, que fornecem apoio adicional ao tronco e à pelve, podendo ou não fornecer apoio para os membros superiores, também está indicado com o objetivo de "troca de passos" para crianças com PC que não deambulam, de modo a promover mobilidade ativa. Os benefícios adicionais incluem impacto positivo no

desenvolvimento emocional e psicossocial, no controle da cabeça, tronco e membros superiores, bem como na comunicação, inclusão e participação social[24].

O programa de gerenciamento postural prescrito deve sempre levar em consideração as necessidades e preferências do indivíduo, bem como garantir que as intervenções favoreçam os domínios de atividade e participação. O uso desses equipamentos deve ser considerado durante todas as atividades da rotina diária com o objetivo de melhorar a funcionalidade da criança no dia a dia e facilitar o cuidado[6,10]. Cabe destacar que o programa de gerenciamento postural não deve ser confundido com alongamentos passivos[3,25], uma vez que estes não são recomendados para gerenciamento do alinhamento postural e da amplitude de movimento[26].

Paleg & Livingston (2022)[6] publicaram recentemente recomendações clínicas que combinam evidências de estudos científicos e opinião de *experts* para utilização de programas de gerenciamento postural na prática clínica. As principais recomendações estão descritas no Quadro 9.1. As indicações

Quadro 9.1 Recomendações clínicas para os programas de gerenciamento postural

1	Permita posicionamento confortável e não prejudicial nas posições deitada e sentada: Sempre que possível, verifique se a criança pode dormir em mais de uma posição Utilize adaptações e apoios para permitir melhor posicionamento
2	A posição de pé com o uso de equipamento, com 10 a 15 graus de abdução de quadril bilateralmente (total de 20 a 30 graus) deve ser mantida pelo menos 1 hora por dia
3	Certifique-se de que todas as posições e equipamentos promovam funcionalidade e participação em atividades significativas e adequadas à idade
4	Incentive a sustentação de peso juntamente com a movimentação ativa: O uso de andadores adaptados para troca de passos pode reduzir o comportamento sedentário Pense também na possibilidade de atividades esportivas
5	Reduza o tempo na posição deitada em supino, sem alinhamento adequado, principalmente durante o dia: Incentive mais tempo em posições verticais variadas Evite mais de 8 horas em uma mesma posição
6	Considere a importância dos equipamentos de gerenciamento postural em todas as rotinas diárias, o que inclui transferências, uso do banheiro, vestir-se e alimentar-se
7	Utilize uma avaliação postural adequada para identificar assimetrias e intervir precocemente

Fonte: Paleg & Livingston, 2022[6].

quanto à idade mais apropriada para início do programa em cada postura também foram lembradas. Recomenda-se o início do programa na postura deitada a partir de 1 mês de idade, na postura sentada a partir de 3 meses de idade e na postura de pé a partir de 9 meses de idade. A partir de 1ano de idade está andadores adaptados e a partir de 18 meses o uso de equipamentos de gerenciamento postural nas rotinas diárias. Cabe ressaltar que o programa de gerenciamento postural deve ser conduzido ao longo de toda a vida do indivíduo[6].

Essas recomendações costumam levar em consideração a prescrição de equipamentos de alto custo, o que inviabiliza sua execução em populações de baixa renda. De acordo com a Organização Mundial da Saúde (OMS, 2016)[27], apenas 5% a 15% da população mundial consegue adquirir equipamentos de tecnologia assistiva em países de baixa e média renda. Desse modo, equipamentos de baixo custo, como papelão, têm sido utilizados para confecção de cadeiras de posicionamento sentado e de equipamentos de posicionamento de pé (*parapodium*), adaptados às necessidades individuais de cada criança[28,29].

Um estudo realizado no Quênia mostrou que o uso desses dispositivos de baixo custo propiciou mudanças positivas nas habilidades motoras, na capacidade de realizar atividades e na participação de crianças com PC nos níveis IV e V do GMFCS, reduzindo a sobrecarga de cuidados das famílias[28]. No Brasil, Herrero e cols. (2019)[29] avaliaram o uso de uma cadeira de posicionamento de baixo custo para o desenvolvimento de crianças com PC no nível IV do GMFCS. Após 2 meses de uso, o tempo de manutenção do contato visual, de orientação da cabeça e das mãos na linha média aumentou para todos os participantes.

Os programas de gerenciamento postural podem ser prescritos por profissionais da reabilitação, como fisioterapeutas e terapeutas ocupacionais. O mecanismo de ação se dá de maneira passiva, no qual as modificações ambientais – ou seja, o uso de tecnologia assistiva – possibilitam posicionamento passivo apropriado a fim de manter o comprimento dos tecidos moles e o remodelamento dos tecidos ósseos[30]. Os ingredientes estão relacionados com as modificações do ambiente e o uso de tecnologias assistivas para manutenção do alinhamento postural. A educação dos pais também é essencial, pois para promoção dos efeitos desejados é necessário o envolvimento ativo da criança e de sua família, em conjunto com a equipe de reabilitação, para planejamento e implementação de um programa de gerenciamento postural[7]. Para melhor compreensão sobre os mecanismos, veja o Capítulo 2.

Cabe destacar que as evidências científicas sobre os programas de gerenciamento postural são limitadas e consideradas de baixa qualidade, uma vez que não existem ensaios clínicos aleatorizados que confirmem o efeito das intervenções[6]. No estudo de Novak e cols. (2020)[26], os programas de gerenciamento postural foram recomendados como intervenção "sinal amarelo" ("provavelmente faça")

para prevenção de luxação do quadril, indicando a necessidade de mais estudos, com maior nível de evidência, para sua implementação.

As diretrizes internacionais de prática clínica baseada em evidência para intervenção precoce indicam recomendação condicional para o uso de equipamentos de posicionamento de pé como parte de um programa de intervenção ativa, a fim de reduzir a porcentagem de migração do quadril e manter a amplitude de movimento de abdução do quadril em crianças com risco de luxação de quadril que não conseguem descarregar peso na postura de pé. O uso de equipamentos que permitam a permanência na posição de pé, na dose necessária, deve ser adotado como complemento das intervenções ativas e iniciado antes dos 2 anos de idade[4]. Existem poucos eventos adversos relatados na literatura. Em três estudos qualitativos há registros de dor e desconforto ao utilizar equipamentos de posicionamento na postura de pé, os quais foram sanados após ajustes no equipamento[31-33].

Associado a um programa de gerenciamento postural, um programa de vigilância do quadril apresenta qualidade moderada de evidência, com "forte recomendação" (intervenção "sinal verde") para possibilitar a detecção precoce e a prevenção da luxação do quadril[26]. A vigilância do quadril é definida como o processo de detecção e monitoramento dos indicadores iniciais críticos de deslocamento do quadril e envolve exames clínico e radiográfico a intervalos que variam de acordo com a idade e o nível de PC no GMFCS[12,16,34]. A importância da vigilância regular reside na possibilidade de monitorar a postura e a amplitude de movimento de modo a fornecer uma intervenção tão precoce quanto necessária[3]. Em relação à correção da escoliose, somente a intervenção cirúrgica é reconhecida como "forte recomendação" (intervenção "sinal verde")[26].

Assim, observa-se a importância da associação da vigilância de quadril a um programa de gerenciamento postural em crianças com PC de níveis IV e V do GMFCS. O uso combinado dessas intervenções pode aumentar a possibilidade de manutenção de um alinhamento postural simétrico nessa população.

PARTE II – APRESENTAÇÃO DO CASO CLÍNICO

J.Q.S. é uma criança do sexo feminino, 2 anos de idade, com diagnóstico de PC espástica bilateral do tipo quadriplegia, classificada como nível V no GMFCS. Nasceu prematura, com 32 semanas de idade gestacional, em casa, sem suporte médico. Apresentou parada cardiorrespiratória logo após o nascimento e, por aconselhamento do Serviço de Atendimento Móvel de Urgência (SAMU), foi reanimada pelo pai (profissional do corpo de bombeiros) até a chegada da equipe multiprofissional.

Ao chegar ao hospital, apresentou bradicardia e apneia, evoluindo com entubação orotraqueal de difícil realização (sucesso na terceira tentativa), e permaneceu em ventilação mecânica por 6 dias, seguidos de 5 dias em ventilação não invasiva por meio da pressão positiva contínua de vias aéreas (CPAP). Ressonância magnética de crânio demonstrou disgenesia de corpo caloso, lisencefalia/paquigíria, hidrocefalia *ex-vacuo* e focos hemorrágicos intraventriculares com 1 mês de vida.

Durante o período de internação, apresentou um episódio de crise convulsiva (aos 18 dias de vida) com utilização de fenobarbital. Obteve alta hospitalar aos 2 meses de idade com diagnóstico de microcefalia, malformação do sistema nervoso central e epilepsia estrutural.

Após a alta hospitalar, por volta dos 9 meses de vida, iniciou tratamento com equipe multiprofissional (fisioterapia, terapia ocupacional e fonoaudiologia) em serviço privado de saúde, onde permaneceu até 1 ano de idade. A mãe relatou que a filha apresentava pouco controle de cabeça, não rolava e não se sentava independentemente.

Por questões financeiras, a família iniciou acompanhamento no serviço atual, que realiza atendimento público gratuito, com J.Q.S. aos 2 anos de idade. A família, principalmente a mãe, mostrou-se muito interessada em buscar informações que pudessem melhorar a funcionalidade de J.Q.S., principalmente porque a filha tem um desvio na coluna que a deixa preocupada. A mãe alegava que a criança havia realizado uma consulta com ortopedista, o qual se mostrou preocupado com a escoliose da criança. Relatou que ela e o marido estimulam a criança em casa, conforme orientações recebidas pela fisioterapeuta que acompanhava anteriormente o caso. As duas irmãs também participavam e gostavam de auxiliar J.Q.S. nas atividades em casa. Foi informado que a criança não contava com nenhum dispositivo de tecnologia assistiva, uma vez que nenhum equipamento havia sido prescrito até o momento.

A criança geralmente era transportada ao colo e mantinha boa interação com a família. Sua comunicação é não verbal, sendo capaz de demonstrar quando algo não é de seu interesse e classificada como nível IV no Sistema de Classificação da Função de Comunicação (CFCS)[35]. Foi observado que a criança não é capaz de fixar e seguir visualmente objetos, não apresenta interesse visual por faces e objetos, aparenta ter nistagmo e estrabismo convergente (olho direito), assume postura assimétrica de cabeça e pescoço (inclinado e rodado para a direita) e responde apenas a estímulos sonoros. Foi classificada como nível V no Sistema de Classificação da Visão Funcional (VFCS)[36]. Como não havia recebido nenhuma avaliação oftalmológica específica

até a data da avaliação, a criança foi encaminhada para uma avaliação médica.

Camada 1 – Definição das metas

Para o estabelecimento de metas de modo compartilhado, foram apresentadas à família as "Minhas Palavras Favoritas" (*F-Words*), um conjunto de seis palavras relacionadas com as principais áreas do desenvolvimento infantil (função, família, saúde, diversão, amigos e futuro), que contemplam os domínios da Classificação Internacional de Funcionalidade, Incapacidade e Saúde (CIF [veja o Capítulo 2])[27]. A família preencheu cada uma das ferramentas (Termo de Compromisso, Perfil, Colagem e a Folha de Metas)[38], tornando possível conhecer as principais características e metas da criança e de sua família em relação a cada uma dessas palavras. A família destacou o desejo da criança de conseguir "sentar com melhor equilíbrio" na palavra "Função".

Além disso, foi utilizado o roteiro de entrevista para entender melhor a rotina e as demandas da criança e de sua família, conforme proposto por An & Palisano (2014)[39]. A fisioterapeuta responsável buscou informações sobre a rotina atual da criança e as atividades que estavam sendo realizadas pela família com a criança em casa. A família explicou que estava praticando em casa as atividades orientadas pela fisioterapeuta anterior, a fim de aumentar o controle de cabeça e tronco, brincando de puxar para sentar. A mãe tentava colocar J.Q.S. em prono, mas sem sucesso, pois ela permanecia chorando muito nessa posição.

Para definição dos objetivos terapêuticos, foi utilizado o roteiro de entrevista inspirado na Medida Canadense de Desempenho Ocupacional (COPM). A mãe gostaria que a criança conseguisse controlar melhor a cabeça, ficasse sentada com o apoio das mãos e permanecesse de pé. Além disso, ressaltava que estava muito preocupada com a escoliose da criança. Foi solicitado que a mãe pontuasse, em uma escala de 1 a 10, a importância, o desempenho e a satisfação com o desempenho de cada atividade-alvo (Quadro 9.2)[39,40].

Camada 2 – Meta realista?

A fim de verificar se as metas identificadas pela família eram realistas, a fisioterapeuta iniciou uma avaliação sobre as principais atividades que a criança conseguia realizar (veja a Figura 9.2). Foi utilizada a Medida da Função Motora Grossa – versão com 88 itens (GMFM-88), a mais indicada para avaliação da atividade motora grossa de crianças mais novas ou com nível V no GMFCS.

Quadro 9.2 Pontuação das atividades desejadas pela família

Atividade-alvo	Importância	Desempenho	Satisfação
Conseguir sustentar a cabeça por mais tempo quando deitada de barriga para baixo	10	3	3
Conseguir permanecer sentada com o apoio das mãos	10	1	2
Conseguir permanecer de pé	10	1	1

O instrumento contém cinco dimensões – A: deitar e rolar; B: sentar; C: engatinhar e ajoelhar; D: de pé; E: andar, correr e pular – e permite avaliar quantitativamente o quanto a criança é capaz de completar uma atividade, considerando a seguinte pontuação para cada item: 0: não inicia; 1: inicia; 2: completa parcialmente; 3: completa a atividade. A pontuação final é baseada em porcentagem. Pontuações mais altas indicam melhor capacidade de mobilidade[41].

A pontuação total da criança no GMFM-88 foi de 7,3%, com limitação para realizar atividades motoras de sustentação de cabeça em prono e supino. J.Q.S. não foi capaz de virar a cabeça com os membros superiores simétricos nem controlar a cabeça quando puxada para sentar. Foi capaz de levantar a cabeça 45 graus quando posicionada em prono, mas não conseguiu rolar nem sentar sem apoio (Figuras 9.2A a C).

Além disso, com o objetivo de verificar a estabilidade postural da criança, foi utilizada a Avaliação Clínica Precoce do Equilíbrio (ECAB)[42], um instrumento que busca mensurar quantitativamente a estabilidade postural. Utilizado para avaliar crianças e adolescentes com todos os níveis de comprometimentos, tem por objetivo analisar o controle de cabeça e tronco durante atividades estáticas e dinâmicas.

No caso em questão foi utilizada apenas a primeira parte, com J.Q.S. alcançando 4 pontos de um total de 36: 1 ponto para retificação da cabeça em flexão, 1 ponto para retificação em extensão, 1 ponto para retificação lateral, 1 ponto para os itens de rotação da cabeça e de tronco para a esquerda e 0 ponto para o lado direito, ressaltando a presença de assimetria postural e deficiência de equilíbrio estático e dinâmico da criança.

Além disso, ainda foi realizada a avaliação postural em supino, prono e sentada com apoio. Em supino, foi observado que a criança ficava com a cabeça inclinada para a direita, o tronco e a pelve rodados para a esquerda, ombros protrusos, cotovelos fletidos, mãos fechadas, quadris em rotação externa e joelhos semiflexionados (Figura 9.3A). Quando colocada em prono, mantinha o tronco inclinado para a esquerda (Figura 9.3B). Na postura sentada foi observada hipercifose com rotação do tronco superior para a esquerda (Figura 9.3C). De pé, a criança não conseguiu descarregar peso nos membros inferiores (Figura 9.3D).

No raio-X da coluna (Figura 9.4A), foi calculado o ângulo de Cobb da escoliose torácica (34 graus). A fisioterapeuta conversou com a família sobre a importância do acompanhamento com ortopedista a fim de monitorar a

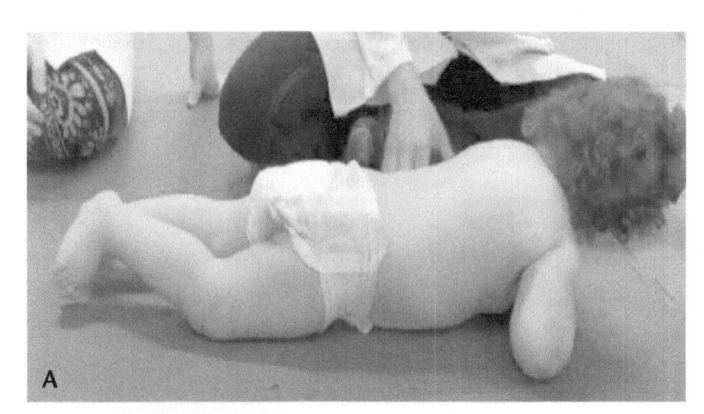
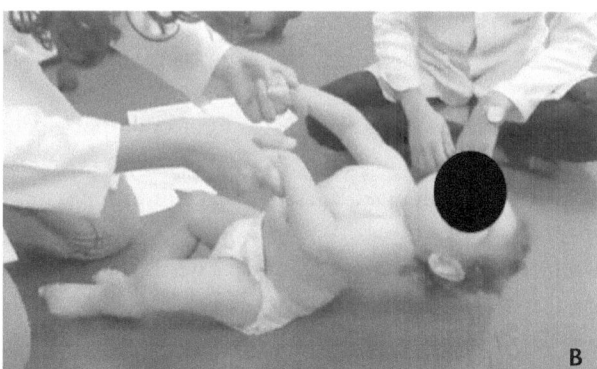
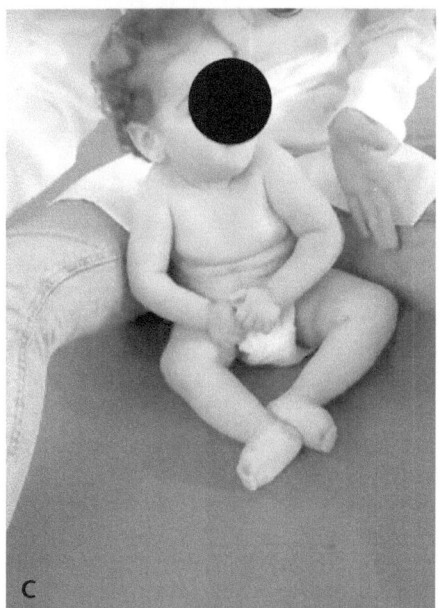

Figura 9.2 Atividades de mobilidade observadas. **A** Em prono. **B** Puxada para sentar. **C** Sentada.

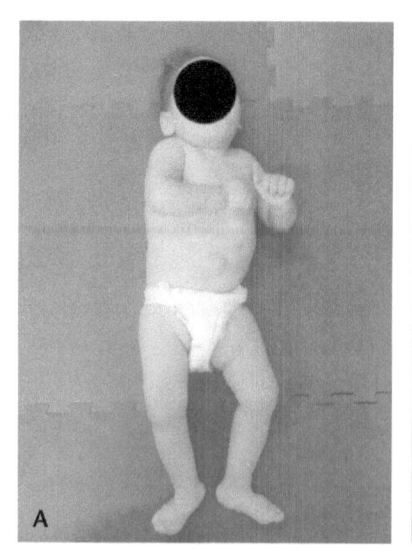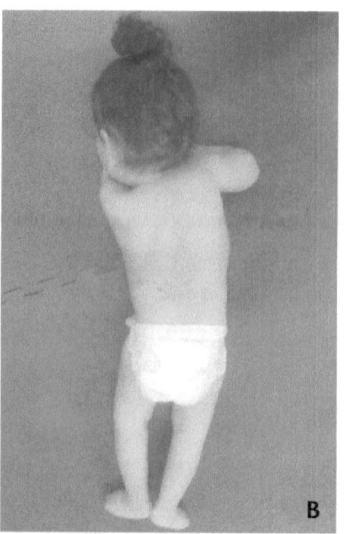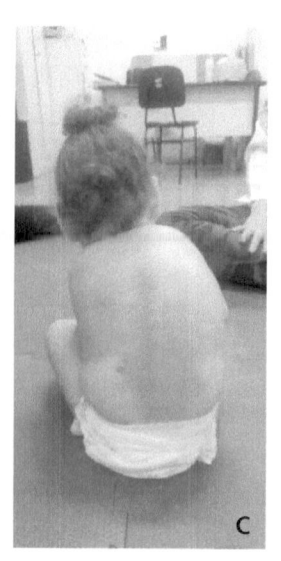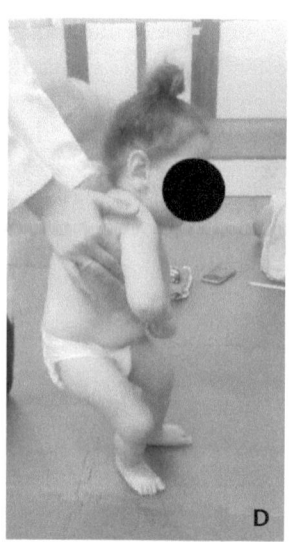

Figura 9.3A Postura em supino. **B** Postura em prono. **C** Sentada. **D** De pé.

escoliose da criança e verificar a necessidade de intervenção cirúrgica no futuro. O raio-X do quadril apresentado pela criança indicava ausência de luxação do quadril (Figura 9.4*B*). A família recebeu orientação sobre a importância da vigilância do quadril e a necessidade, nessa faixa etária, de monitoramento a cada 6 meses, uma vez que a criança era classificada como nível V no GMFCS.

Camada 3 – Prognóstico

Após a avaliação fisioterapêutica, foram compartilhadas com a família informações relacionadas com o prognóstico da criança com nível V no GMFCS e indicado o que se esperava alcançar nessa faixa etária, considerando o nível de função motora. Foi explicitado que o maior potencial de evolução da função motora grossa da criança era esperado até cerca de 3 anos de idade[43] e que seria importante treinar

as atividades diariamente na rotina familiar para que o ganho dessas habilidades fosse incorporado a seu repertório motor[44].

Além disso, foram compartilhadas informações sobre a importância da implementação de estratégias de gerenciamento postural, a fim de impedir ou minimizar a progressão do desalinhamento postural, indicando a necessidade de aquisição de equipamentos de tecnologia assistiva. A família ficou interessada e entusiasmada com a possibilidade de adquirir equipamentos para que a criança conseguisse permanecer mais tempo nas posições sentada e de pé.

Após essa conversa, algumas metas foram reajustadas em parceria com a família, a qual pontuou novamente a importância, o desempenho e a satisfação com o desempenho atual de cada uma das atividades-alvo (Quadro 9.3).

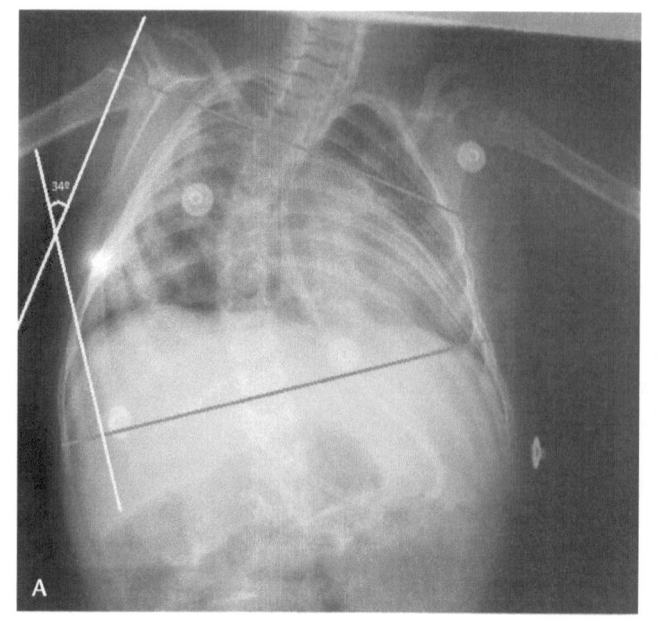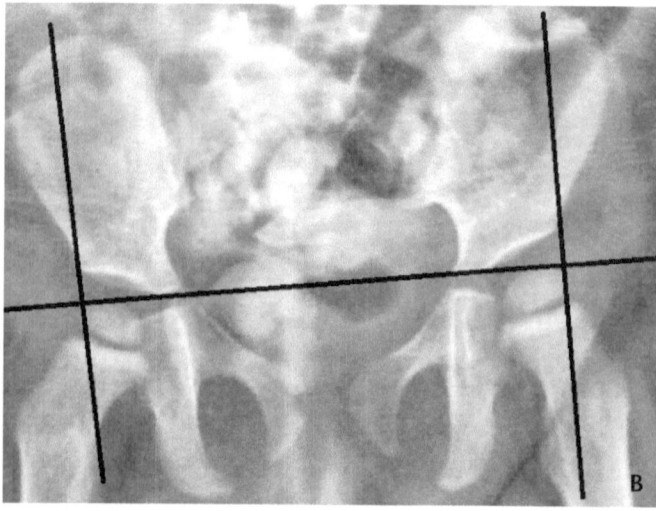

Figura 9.4A Raio-X da coluna. **B** Raio-X do quadril.

Quadro 9.3 Pontuações das atividades-alvo após ajustes estabelecidos entre a família e a fisioterapeuta

Atividades-alvo	Importância	Desempenho	Satisfação
Conseguir sustentar a cabeça quando deitada de barriga para baixo com um rolo de posicionamento	10	3	5
Conseguir permanecer sentada em uma cadeira adaptada	10	2	4
Conseguir permanecer de pé em um equipamento adaptado	10	2	3

Posteriormente, a fisioterapeuta descreveu as metas, considerando o método SMART, a fim de detalhá-las de forma específica, mensurável, alcançável, relevante e em um tempo previamente determinado:

Meta 1:
"Em 12 semanas, J.Q.S. será capaz de manter a cabeça elevada por 30 segundos quando colocada de barriga para baixo com um rolo."

Meta 2:
"Em 12 semanas, J.Q.S. será capaz de permanecer sentada na cadeira de posicionamento com o apoio das mãos à frente por 50 minutos."

Meta 3:
"Em 12 semanas, J.Q.S. será capaz de permanecer de pé no *parapodium* por 30 minutos consecutivos, duas vezes por dia."

Além disso, a *Goal Attainment Scaling* (GAS) foi utilizada para escalonar o alcance das metas[45].

Meta 1
GAS:
- **-2:** J.Q.S. mantém a cabeça elevada por 5 segundos quando colocada de barriga para baixo com um rolo;
- **-1:** J.Q.S. mantém a cabeça elevada por 15 segundos quando colocada de barriga para baixo com um rolo;
- **0:** J.Q.S. mantém a cabeça elevada por 30 segundos quando colocada de barriga para baixo com um rolo;
- **+1:** J.Q.S. mantém a cabeça elevada por 45 segundos quando colocada de barriga para baixo com um rolo;
- **+2:** J.Q.S. mantém a cabeça elevada por 60 segundos quando colocada de barriga para baixo com um rolo.

Meta 2
GAS:
- **-2:** J.Q.S. permanece sentada na cadeira de posicionamento com apoio das mãos à frente por 10 minutos;
- **-1:** J.Q.S. permanece sentada na cadeira de posicionamento com apoio das mãos à frente por 30 minutos;
- **0:** J.Q.S. permanece sentada na cadeira de posicionamento com apoio das mãos à frente por 50 minutos;
- **+1:** J.Q.S. permanece sentada na cadeira de posicionamento com apoio das mãos à frente por 70 minutos;
- **+2:** J.Q.S. permanece sentada na cadeira de posicionamento com apoio das mãos à frente por 90 minutos.

Meta 3
GAS:
- **-2:** J.Q.S. permanece de pé apenas quando sustentada pelo tronco;
- **-1:** J.Q.S. permanece de pé no *parapodium* por 15 minutos, consecutivos, duas vezes por dia;
- **0:** J.Q.S. permanece de pé no *parapodium* por 30 minutos consecutivos, duas vezes por dia;
- **+1:** J.Q.S. permanece de pé no *parapodium* por 45 minutos consecutivos, uma vez por dia;
- **+2:** J.Q.S. permanece de pé no *parapodium* 60 minutos consecutivos, uma vez por dia.

Camada 4 – Intervenção

A fisioterapeuta explicou para a família a importância da prática constante e repetitiva para alcançar os objetivos. Desse modo, foi combinada com a família a realização de um treino orientado ao objetivo, associado a um programa de gerenciamento postural. O treino orientado ao objetivo é considerado uma intervenção fortemente recomendada ("luz verde") para atingir os objetivos, sendo indicado o uso de tecnologia assistiva para auxiliar a realização da tarefa. (Para mais informações sobre o treino orientado ao objetivo, veja o Capítulo 16.) Além disso, foi compartilhada com a família a importância do programa de gerenciamento postural de modo a melhorar o tempo de permanência em posições com maior alinhamento postural e possibilitar oportunidades de aquisição de novas posições (sentado e de pé).

Intervenção-chave: treino orientado ao objetivo (luz verde).
Mecanismo: plasticidade cerebral dependente da experiência – vai ao encontro das metas estabelecidas.
Intervenção adjuvante: programa de gerenciamento postural (luz amarela).
Mecanismo: manutenção do comprimento dos tecidos moles e remodelamento do tecido ósseo adjuvante às metas estabelecidas.

Camadas 5 e 6 – Modo e dose (planejando a intervenção)

Foi combinado com a família que a intervenção seria realizada em um programa domiciliar todos os dias da semana, intercalado com intervenção presencial em ambiente clínico uma vez por semana, durante 12 semanas. Em virtude da necessidade de aquisição de equipamentos de tecnologia assistiva para implementação da intervenção,

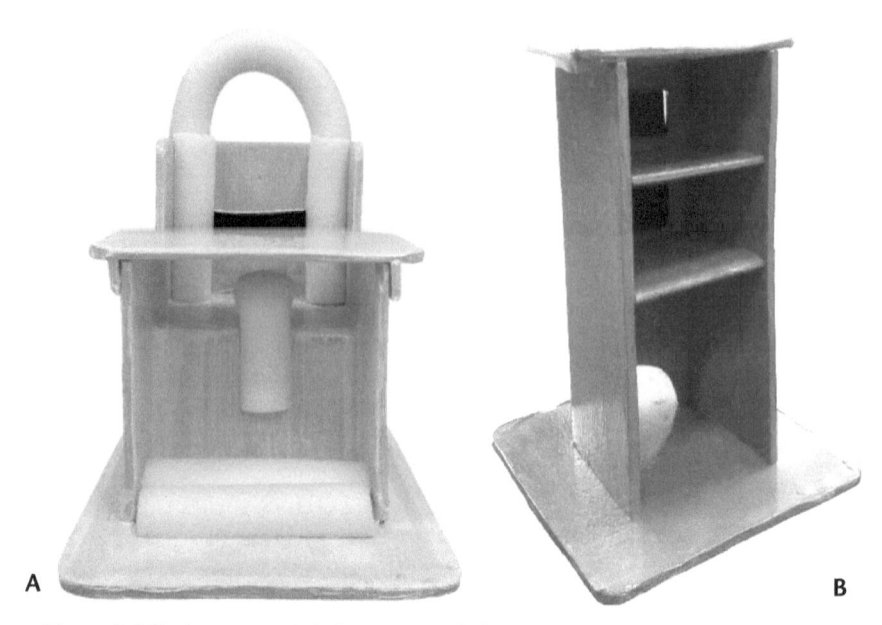

Figura 9.5 Equipamentos de baixo custo. **A** Cadeira de posicionamento. **B** *Parapodium.*

foram confeccionados equipamentos de baixo custo, uma vez que a família não tinha recursos financeiros para sua aquisição.

A partir das medidas da criança, uma cadeira de posicionamento e um *parapodium* foram confeccionados de maneira personalizada com o uso de papelão (Figuras 9.5*A* e *B*). Após a confecção, foram realizados alguns ajustes com a colocação de espaguetes de piscina e velcros para melhor alinhamento postural.

Foi combinado que a família deveria praticar diariamente, 1 hora por dia, as três atividades-alvo selecionadas. Para a prática da atividade em prono, a família foi orientada a colocar um rolo debaixo do tronco da criança, para facilitar a tarefa, e a oferecer estímulos visuais e auditivos para que a criança conseguisse se manter o máximo de tempo possível nessa posição (Figura 9.6). Objetos contrastantes, de 20 a 30cm distantes do rosto da criança, na altura dos olhos, foram utilizados para incentivá-la a fixar o olhar para o objeto e manter o controle de cabeça e pescoço por mais tempo em cada postura proposta. O uso de materiais que incentivam melhor funcionamento da visão pode aumentar a fixação e o acompanhamento visual de alvos em movimento[46]. A mãe informou que o período da tarde seria mais apropriado para praticar essas tarefas, quando a filha ficava mais alerta.

A família foi orientada a implementar o programa de gerenciamento postural todos os dias, reduzindo o tempo que a criança permanecia deitada em supino, sem alinhamento adequado, durante o dia. A almofada do berço foi utilizada para melhorar o alinhamento em supino e em posições alternativas, como decúbito lateral, que foram implementadas no dia a dia e para dormir (Figura 9.7),

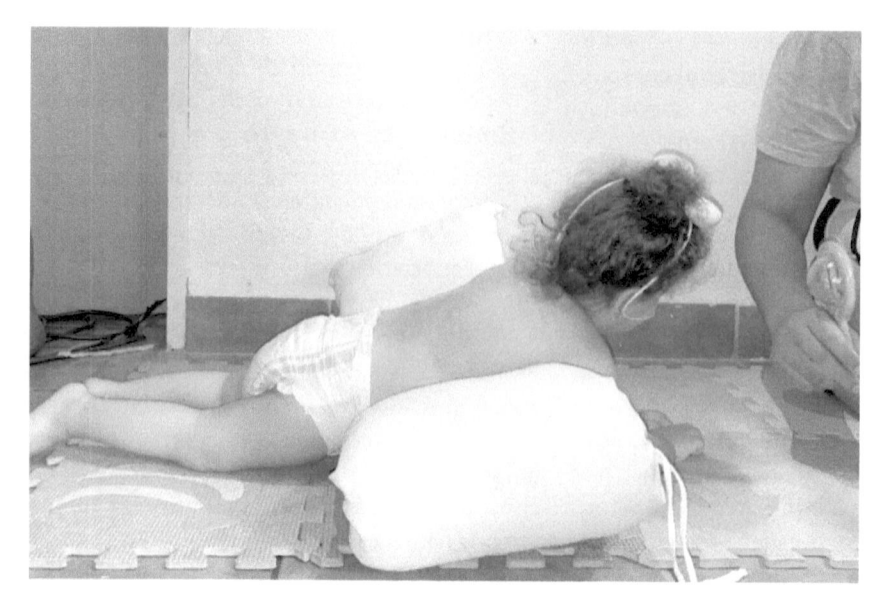

Figura 9.6 Prática da atividade em prono em casa.

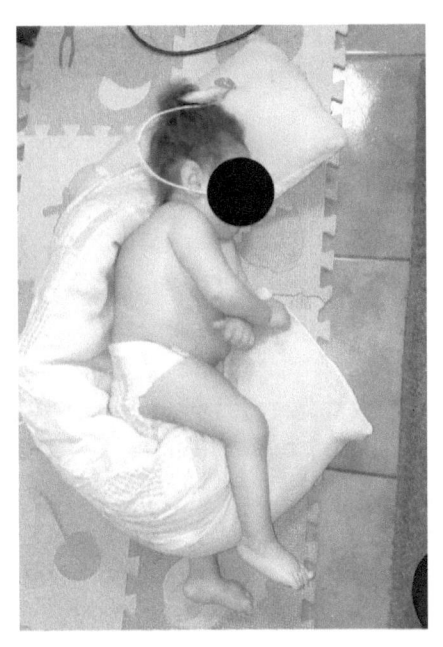

Figura 9.7 Posicionamento indicado para permanecer por alguns momentos durante o dia e para dormir.

sempre com a orientação de alternar o posicionamento para os dois lados.

Foi reforçada com a família a importância de alternar todas as posições da criança durante o dia e incentivá-la a permanecer por mais tempo em posições mais verticais, como sentada e de pé. Destacou-se a importância de evitar mais de 8 horas na mesma posição e de permanecer com a atenção voltada para o alinhamento postural. A família recebeu orientações verbais e uma cartilha ilustrada com o posicionamento adequado sentado e de pé com os equipamentos confeccionados (Figuras 9.8A e 9.9).

Outra recomendação foi para que a criança conseguisse permanecer sentada todos os dias na cadeira de posicionamento, aumentando gradativamente o tempo. A mãe informava que o momento da refeição seria propício para essa tarefa. As estratégias de estimulação visual também foram utilizadas com a criança sentada na cadeira de posicionamento, a fim de conseguir deslocamentos de peso nessa posição de modo a aumentar o controle (Figura 9.8*B*).

Em comum acordo com a família, foi destacada a importância de aumentar gradativamente o tempo na posição de pé. Considerando que a dose diária recomendada era de 60 minutos, foi combinado que o tempo seria dividido em dois momentos do dia, para permitir maior adaptação da criança (Figura 9.9). A criança não tinha órtese para alinhamento do tornozelo, mas foi recomendado o uso de polaina para auxiliar a manutenção da extensão do joelho. A família foi instruída a interagir com a criança e a utilizar músicas ou desenhos animados para distraí-la durante a prática dessa tarefa, de modo a aumentar gradativamente o tempo na posição de pé. A mãe informou que a irmã poderia auxiliar, brincando com J.Q.S. durante o tempo em que ela estivesse no *parapodium*.

Após 1 mês de intervenção, a criança precisou permanecer internada em hospital por 15 dias devido ao quadro clínico de pneumonia. Durante a internação, foram prescritos os medicamentos baclofeno (antiespástico) e oxcarbazepina (anticonvulsivante) e foi inserida uma sonda nasogástrica. Após esse período, a criança precisou ser internada novamente outras duas vezes (4 dias cada) para tratar do quadro respiratório. Durante essas internações, não foi possível praticar as atividades propostas.

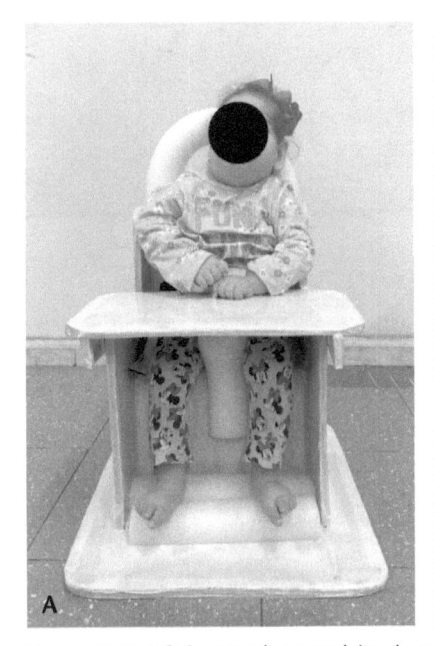
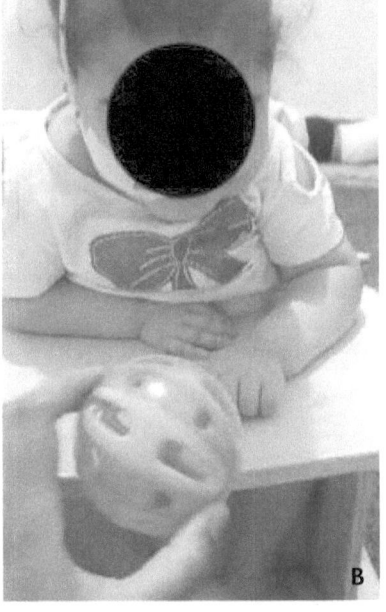

Figura 9.8A J.Q.S. sentada na cadeira de posicionamento de papelão. **B** Uso da estimulação visual para permitir deslocamentos na posição sentada.

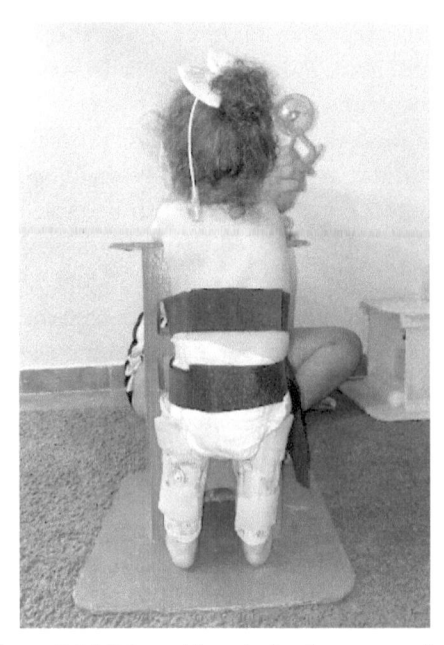

Figura 9.9 J.Q.S. posicionada de pé no *parapodium*.

Camada 7 – As metas foram alcançadas?

Após 12 semanas de intervenção, a criança foi reavaliada e não foi observada mudança na pontuação total do GMFM-88 (permaneceu em 7,3%), porém houve aumento de 1 ponto no ECAB, uma vez que ela obteve maior simetria, alcançando 1 ponto na rotação de cabeça para a direita.

A mãe destacou novamente o desempenho e a satisfação com o desempenho (COPM) e a escala GAS:

Meta 1
COPM: desempenho: 8/10; satisfação: 9/10.
GAS: após intervenção: 0.

Meta 2
COPM: desempenho: 9/10; satisfação: 9/10.
GAS: após intervenção: 0.

Meta 3
COPM: desempenho: 6/10; satisfação: 9/10.
GAS: após intervenção: -1.

Mesmo com as internações e a ausência de treino em alguns períodos, as duas primeiras metas foram alcançadas. No entanto, a família relatou dificuldade e receio em colocar a criança de pé após as internações, o que dificultou o alcance da meta 3. Cabe apontar que a família relembrou as *F-words* no momento da reavaliação, informando que, após a intervenção, conseguiu refletir melhor sobre o futuro da filha. A Colagem das Palavras Favoritas foi feita pela família, e a possibilidade de sentar em uma cadeira foi destacada como importante para o futuro da criança.

A Figura 9.11 ilustra todas as camadas do modelo READ (veja o Capítulo 2) utilizadas no caso clínico.

Colagem das
Palavras Favoritas
(F-words) de:

JQS

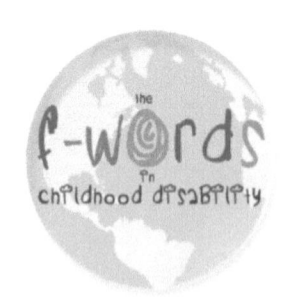

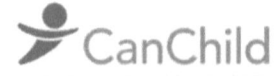

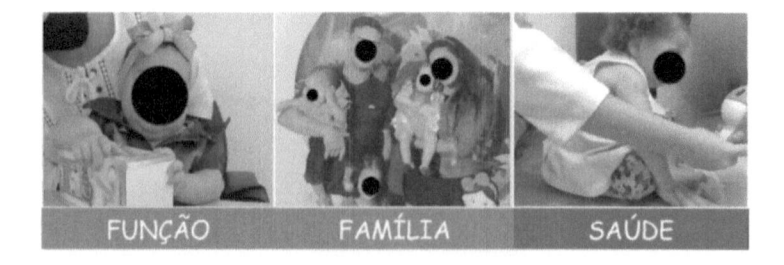

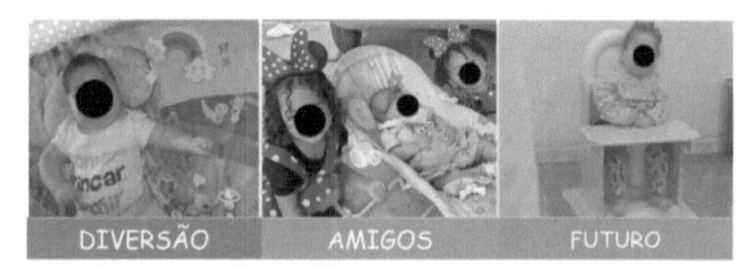

Figura 9.10 Colagem das Palavras Favoritas após a intervenção.

J.Q.S. é uma menina de 2 anos, nascida prematura (32 semanas), com diagnóstico de paralisia cerebral, do tipo quadriplegia espástica. Classificação da Função Motora Grossa (GMFCS) nível V, Sistema de Classificação da Função de Comunicação (CFCS) nível IV e Sistema de Classificação da Visão Funcional (VFCS) nível V.

1 — Metas

TERAPEUTA: Quais são seus principais desejos e interesses com relação ao desenvolvimento de sua filha? (instigando a mãe de J.Q.S. a determinar metas)

META 1 – CONSEGUIR SUSTENTAR A CABEÇA POR MAIS TEMPO QUANDO DEITADA DE BARRIGA PARA BAIXO: JQS é capaz de sustentar por 5 segundos.
META 2 – CONSEGUIR PERMANECER SENTADA COM O APOIO DAS MÃOS: J.Q.S. não é capaz de realizar.
META 3 – CONSEGUIR PERMANECER DE PÉ: J.Q.S. não é capaz de realizar.

2 — Realista

REALISTA: SIM com uso de tecnologia assistiva (TA). NÃO para realizar de forma independente.
VIÁVEL: SIM, nosso serviço oferece equipamentos de TA de baixo custo.

3 — Prognóstico

MÃE: J.Q.S. não sustenta a cabeça por muito tempo e ainda não senta e fica de pé sozinha. É possível que ela consiga alcançar essas habilidades?

TERAPEUTA: O maior potencial de evolução das habilidades motoras grossa de J.Q.S. é esperado ocorrer até cerca de 3 anos de idade. Por isso é importante treinar as atividades diariamente na rotina diária para que o ganho dessas habilidades fosse incorporado no seu repertório motor. Além disso, considerando a sua preocupação com a escoliose de JQS é muito importante implementar estratégias de gerenciamento postural para impedir a progressão do desalinhamento postural.

4 — Intervenção

TREINO ORIENTADO AO OBJETIVO para promover funções motoras.
MECANISMO: Plasticidade cerebral dependente da experiência, vai ao encontro da meta estabelecida.

PROGRAMA DE GERENCIAMENTO POSTURAL para impedir a progressão do desalinhamento postural.
MECANISMO: Manutenção do comprimento dos tecidos moles e remodelamento do tecido ósseo, adjuvante às metas estabelecidas.

5 — Modo

TREINO ORIENTADO AO OBJETIVO: Praticar as atividades em casa todos os dias (60 min/dia) usando uma combinação de um programa domiciliar com intervenção presencial na clínica uma vez por semana.

CRONOGRAMA DE POSICIONAMENTO E DE ATIVIDADES DURANTE AS 24 HORAS DO DIA EM PROGRAMA DOMICILIAR DIÁRIO, COM USO DE EQUIPAMENTOS DE TA: inclusão de um rolo de posicionamento, uma cadeira de posicionamento e um *parapodium* na prática das três atividades-alvo respectivamente.

6 — Dose

TERAPEUTA: Nós precisamos praticar as atividades em domicílio por 1 hora diária, todos os dias, nas próximas 12 semanas, como você acha que podemos encaixar isso em sua rotina?

MÃE: Sim, isso é possível.

7 — Meta Alcançada?

RESULTADO META 1 – CONSEGUIR MANTER A CABEÇA ELEVADA POR 30 SEGUNDOS QUANDO DEITADA DE BARRIGA PARA BAIXO COM UM ROLO: pontuação de desempenho da COPM adaptada 8/10. GAS pós intervenção: 0.
RESULTADO META 2 – CONSEGUIR PERMANECER SENTADA NA CADEIRA DE POSICIONAMENTO COM O APOIO DAS MÃOS À FRENTE POR 50 MINUTOS: pontuação de desempenho da COPM adaptada 9/10. GAS pós intervenção: 0.
RESULTADO META 3 – CONSEGUIR PERMANECER DE PÉ NO PARAPODIUM POR 30 MINUTOS CONSECUTIVOS, DUAS VEZES POR DIA: pontuação de desempenho da COPM adaptada 6/10. GAS pós intervenção: -1.

TERAPEUTA: Parabéns, agora J.Q.S. consegue manter a cabeça elevada por 30 segundos quando deitada de barriga para baixo com um rolo, permanecer sentada na cadeira de posicionamento com o apoio das mãos à frente por 50 minutos e permanecer de pé no *parapodium* por 15 minutos consecutivos, duas vezes por dia. Você se lembra quando começou, ela permanecia apenas 5 segundos de barriga para baixo, permanecia sentada apenas por 10 segundos e não permanecia de pé. Parece que o treino orientado ao objetivo e o programa de gerenciamento postural funcionaram. É muito importante continuar com o programa de gerenciamento postural diariamente e aumentar gradativamente o tempo na postura de pé.

Figura 9.11 Síntese das camadas do caso clínico utilizando o modelo READ. (Adaptada de Novak *et al.*, 2021[47].)

CONSIDERAÇÕES FINAIS

Este capítulo ilustrou um programa de gerenciamento postural com o uso de tecnologia assistiva de baixo custo, associado ao treino orientado ao objetivo, para uma criança com PC classificada como nível V do GMFCS. Foi ressaltada com a família a importância da continuidade do programa de gerenciamento postural e do monitoramento a intervalos regulares com o ortopedista sobre a escoliose e o quadril da criança ao longo de seu crescimento e desenvolvimento.

Referências

1. Palisano R, Rosenbaum P, Walter S, Russell D, Wood E, Galuppi B. Development and reliability of a system to classify gross motor function in children with cerebral palsy. Developmental medicine and child neurology [Internet]. 1997; 39(4):214-23. Disponível em: https://www.ncbi.nlm.nih.gov/pubmed/9183258.
2. Rodby-Bousquet E, Czuba T, Hägglund G, Westbom L. Postural asymmetries in young adults with cerebral palsy. Develop Med Child Neurol 2013 Jul; 55(11):1009-15.
3. Casey J, Rosenblad A, Rodby-Bousquet E. Postural asymmetries, pain, and ability to change position of children with cerebral palsy in sitting and supine: A cross-sectional study. Disab Rehab 2022 Jun; 44(11):1-9.
4. Morgan C, Fetters L, Adde L et al. Early intervention for children aged 0 to 2 years with or at high risk of cerebral palsy: International clinical practice guideline based on systematic reviews. JAMA Pediatrics [Internet]. 2021 May; 175(8). Disponível em: https://jamanetwork.com/journals/jamapediatrics/article-abstract/2780012.
5. Lobo MA, Harbourne RT, Dusing SC, McCoy SW. Grounding early intervention: Physical therapy cannot just be about motor skills anymore. Phys Ther 2013 Jan; 93(1):94-103.
6. Paleg G., Livingstone R. Evidence-informed clinical perspectives on postural management for hip health in children and adults with non-ambulant cerebral palsy. Journal of Pediatric Rehabilitation Medicine. 2022;15(1):39-48.
7. Gericke T. Postural management for children with cerebral palsy: Consensus statement. Develop Med Child Neurol 2006 Mar; 48(04):244.
8. Pope PM. Severe and complex neurological disability: Management of the physical condition. Edinburgh: Buterworth Heinemann/Elsevier, 2007.
9. Gough M. Continuous postural management and the prevention of deformity in children with cerebral palsy: An appraisal. Develop Med Child Neurol 2009 Feb; 51(2):105-10.
10. Gmelig Meyling C, Ketelaar M, Kuijper MA, Voorman J, Buizer AI. Effects of postural management on hip migration in children with cerebral palsy: A systematic review. Ped Phys Ther 2018 Apr; 30(2):82-91.
11. Soo B. Hip displacement in cerebral palsy. J Bone and Joint Surg (Am) 2006 Jan; 88(1):121.
12. Huser A, Mo M, Hosseinzadeh P. Hip surveillance in children with cerebral palsy. Orthop Clin N Am 2018 Apr; 49(2):181-90.
13. Pruszczynski B, Sees J, Miller F. Risk factors for hip displacement in children with cerebral palsy. J Ped Orthop 2016 Dec; 36(8):829-33.
14. Okuno K, Kitai Y, Shibata T, Arai H. Risk factors for hip dislocation in dyskinetic cerebral palsy. J Orthop Surg (Hong Kong) [Internet]. 2021 [cited 2023 Apr 18]; 29(1):23094990211001196. Disponível em: https://pubmed.ncbi.nlm.nih.gov/33745368/.
15. Helenius IJ, Viehweger E, Castelein RM. Cerebral palsy with dislocated hip and scoliosis: What to deal with first? J Child Orthop 2020 Feb; 14(1):24-9.
16. Hägglund G, Lauge-Pedersen H, Persson Bunke M, Rodby-Bousquet E. Windswept hip deformity in children with cerebral palsy: A population-based prospective follow-up. J Child Orthop 2016 Aug; 10(4):275-9.
17. Keskinen H, Lukkarinen H, Korhonen K, Jalanko T, Koivusalo A, Helenius I. The lifetime risk of pneumonia in patients with neuromuscular scoliosis at a mean age of 21 years: The role of spinal deformity surgery. J Child Orthop 2015 Oct; 9(5):357-64.
18. Yen W, Gartenberg A, Cho W. Pelvic obliquity associated with neuromuscular scoliosis in cerebral palsy: Cause and treatment. Spine Deformity 2021 Apr; 9(5).
19. Pountney TE, Mandy A, Green E, Gard PR. Hip subluxation and dislocation in cerebral palsy – A prospective study on the effectiveness of postural management programmes. Physiroth Res Intern 2009 Jun; 14(2):116-27.
20. Hankinson J, Morton RE. Use of a lying hip abduction system in children with bilateral cerebral palsy: A pilot study. Develop Med Child Neurol 2002 Mar; 44(03):177.
21. Ryan SE. An overview of systematic reviews of adaptive seating interventions for children with cerebral palsy: Where do we go from here? Disability and Rehabilitation: Assistive Technology 2011 Aug; 7(2):104-11.
22. Paleg GS, Smith BA, Glickman LB. Systematic review and evidence-based clinical recommendations for dosing of pediatric supported standing programs. Ped Phys Ther 2013; 25(3):232-47.
23. McLean LJ, Paleg GS, Livingstone RW. Supported-standing interventions for children and young adults with non-ambulant cerebral palsy: A scoping review. Develop Med Child Neurol 2022 Dec; 65(6):754-772
24. Livingstone RW, Paleg GS. Use of overground supported-stepping devices for non-ambulant children, adolescents, and adults with cerebral palsy: A scoping review. Disabilities 2023 Mar; 3(2):165-95.
25. Rodby-Bousquet E, Agustsson A. Postural asymmetries and assistive devices used by adults with cerebral palsy in lying, sitting, and standing. Frontiers in Neurology 2021 Dec; 12(6).
26. Novak I, Morgan C, Fahey M et al. State of the Evidence Traffic Lights 2019: Systematic review of interventions for preventing and treating children with cerebral palsy. Current Neurol Neurosc Rep 2020 Feb; 20(2).
27. WHO. Executive Board, 139. Improving access to assistive technology: Report by the Secretariat. World Health Organization, 2016. Disponível em: https://apps.who.int/iris/handle/10665/250595.
28. Barton C, Buckley J, Samia P, Williams F, Taylor SR, Lindoewood R. The efficacy of appropriate paper-based technology for Kenyan children with cerebral palsy. Disability and Rehabilitation: Assistive Technology 2020 Oct; 17(8):1-11.
29. Herrero D, Carvalho T, Moriyama CH, Massetti T, Gallo PR. Aplicación de un dispositivo postural de bajo costo como facilitador del neurodesarrollo infantil en niños nacidos pretérmino. Arg J Respir Phys Ther 2020 Feb; 1(3):12-8.
30. Hart T. Treatment definition in complex rehabilitation interventions. Neuropsychol Rehab 2009 Dec; 19(6):824-40.
31. Bush S, Biggs R. Assisted standing: Experiences of children with cerebral palsy and their physiotherapists. Assoc Paediatr Chart Physiother J 2011; 2(3).
32. Hughes S, Campbell L. Children with cerebral palsy: Perspectives and experiences of using standing frames. [Internet]. www.semanticscholar.org. 2014 [cited 2023 Apr 18]. Disponível em: https://www.semanticscholar.org/paper/Children-with-Cerebral-Palsy%3A-Perspectives-and-of-Hughes-Campbell/129c4b02904c-8c18a2e52e553281659ec0598d7d.
33. Goodwin J, Lecouturier J, Crombie S et al. Understanding frames: A qualitative study of young people's experiences of using standing frames as part of postural management for cerebral palsy. Child: Care, Health and Develop 2017 Nov; 44(2):203-11.
34. Wynter M et al. Australian hip surveillance guidelines for children with cerebral palsy 2014. Austr Acad Cerebr Palsy Develop Med 2014.
35. Hidecker MJC, Paneth N, Rosenbaum PL et al. Developing and validating the Communication Function Classification System for

individuals with cerebral palsy. Develop Med Child Neurol 2011 Jun; 53(8):704-10.

36. Baranello G, Signorini S, Tinelli F et al. Visual function classification system for children with cerebral palsy: Development and validation. Develop Med Child Neurol 2019 Jun; 62(1):104-10.

37. Rosenbaum P, Gorter JW. The "F-words" in childhood disability: I swear this is how we should think! Child: Care, Health and Develop 2011 Nov; 38(4):457-63.

38. CanChild. F-words' in childhood disability knowledge hub. [Internet]. CanChild. 2019 [cited 2023 Feb 28]. Disponível em: https://www.canchild.ca/en/research-in-practice/f-words-in-childhood-disability.

39. An M, Palisano RJ. Family-professional collaboration in pediatric rehabilitation: A practice model. Disab Rehab 2013 May; 36(5):434-40.

40. Law MC. Canadian occupational performance measure COPM. Ottawa Caot Publ Ace, 1998.

41. Russell DJ, Rosenbaum PL, Avery LM, Lane M. Medida da função motora grossa: (GMFM-66 & GMFM-88): Manual do usuário. Trad. Cyrillo LT, Galvão MCS. 2. ed. São Paulo: Memnon, 2015.

42. McCoy SW, Bartlett DJ, Yocum A et al. Development and validity of the early clinical assessment of balance for young children with cerebral palsy. Develop Neurorehab 2013 Oct; 17(6):375-83.

43. Rosenbaum PL, Walter SD, Hanna SE et al. Prognosis for gross motor function in cerebral palsy. JAMA 2002 Sep; 288(11):1357.

44. Palisano RJ. A collaborative model of service delivery for children with movement disorders: A framework for evidence-based decision making. Phys Ther 2006 Sep; 86(9):1295-305.

45. Bovend'Eerdt TJ, Botell RE, Wade DT. Writing SMART rehabilitation goals and achieving goal attainment scaling: A practical guide. Clin Rehab [Internet]. 2009 Feb; 23(4):352-61. Disponível em: https://journals.sagepub.com/doi/epdf/10.1177/0269215508101741.

46. Vervloed MPJ, Janssen N, Knoors H. Visual rehabilitation of children with visual impairments. J Develop Behav Ped 2006 Dec; 27(6):493-506.

47. Novak I, Velde A, Hines A et al. Rehabilitation evidence-based decision-making: The READ model. Frontiers in Rehab Sci 2021 Oct; 2(5).

Seção III

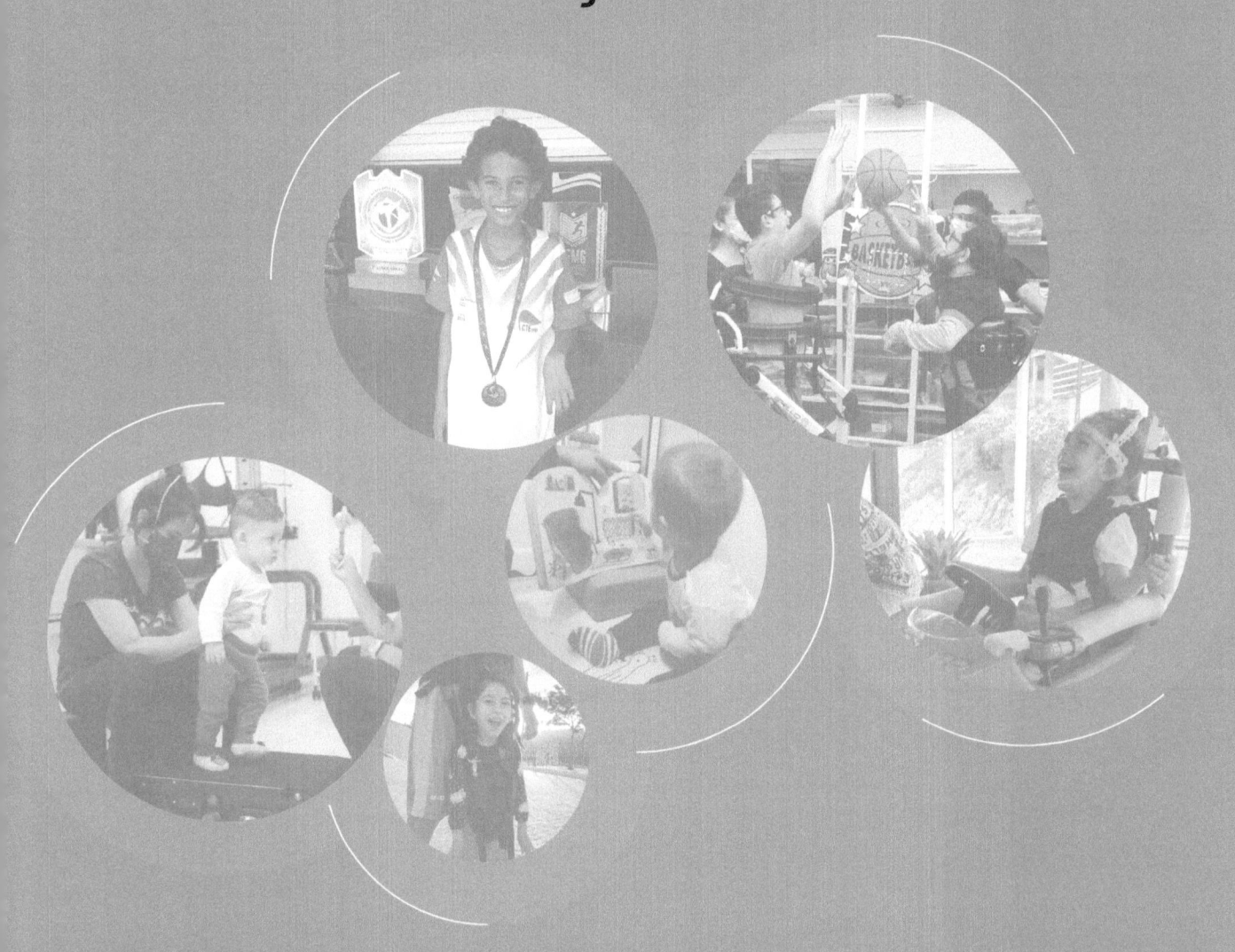

Intervenções para Crianças nas Fases Pré-Escolar e Escolar

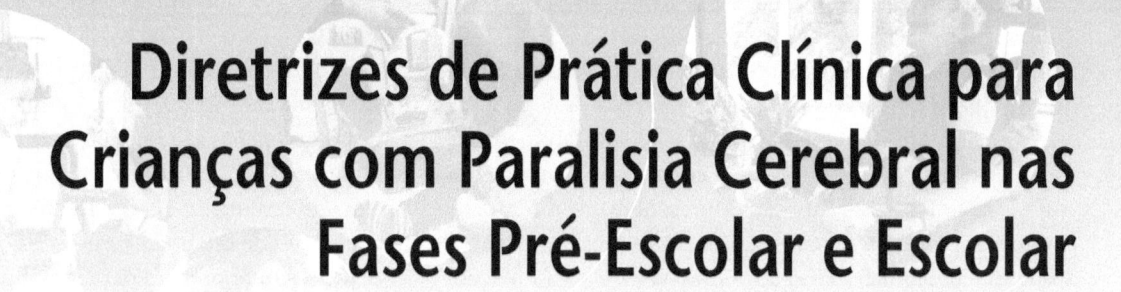

Capítulo 10

Diretrizes de Prática Clínica para Crianças com Paralisia Cerebral nas Fases Pré-Escolar e Escolar

Michelle Alexandrina dos Santos Furtado
Deisiane Oliveira Souto
Hércules Ribeiro Leite
Rejane Vale Gonçalves

INTRODUÇÃO

A paralisia cerebral (PC) consiste em um grupo de distúrbios do movimento e da postura decorrentes de lesão permanente do cérebro imaturo e pode ser acompanhada de diversos prejuízos nas funções sensoriais, de comunicação, cognitivas e musculoesqueléticas, bem como consequentemente apresentar sérias limitações à autonomia das crianças e adolescentes em suas atividades de vida diária[1]. Com os avanços da prática baseada em evidência e a constante busca por minimizar a incapacidade física na infância, os profissionais de saúde têm procurado aplicar a estrutura conceitual da Classificação Internacional de Funcionalidade, Incapacidade e Saúde (CIF), da Organização Mundial da Saúde, na elaboração de estratégias de intervenção, visto que a saúde dos indivíduos com PC pode ser afetada em todos os domínios de funcionalidade[2].

Nos últimos anos, as evidências para (re)habilitação de crianças e adolescentes com PC se expandiram rapidamente em consequência do crescimento exponencial do número de pesquisas de alta qualidade[3,4]. O estudo de Novak e cols. (2020)[3] sumariza os resultados dos estudos de intervenções direcionadas para crianças e adolescentes com PC e estabelece recomendações quanto ao uso das intervenções com base na quantidade e qualidade das evidências disponíveis.

De modo geral, as intervenções recomendadas são aquelas que incorporam a prática de movimentos ativos, em ambientes relevantes, com alta intensidade e que sejam direcionadas a objetivos significativos para as crianças e suas famílias. Recentemente foram publicadas diretrizes de prática clínica internacional com 13 recomendações, sendo nove de melhores práticas para promoção da função física e quatro baseadas em evidências e direcionadas para desfechos de mobilidade, uso das mãos em atividades da vida diária, autocuidado e lazer[4].

Dessa maneira, essas recomendações têm destacado a importância de os profissionais de saúde considerarem as escolhas, a idade e as habilidades da criança/família ao selecionarem intervenções específicas e, consequentemente, fornecerem intervenções focadas em atividade, participação e nos aspectos contextuais (fatores pessoais e ambientais), em vez de disponibilizarem intervenções apenas para tratar ou remediar as deficiências das estruturas e funções do corpo[3,5].

Em acréscimo, o estudo de Jackman e cols. (2020)[6] nos apresenta os conceitos de abordagens *top-down* e *bottom-up*. As intervenções do tipo *bottom-up* são consideradas passivas e têm como alvo principal remediar deficiências em estrutura e função do corpo, como o uso de órtese ou alongamento, quando o objetivo é, por exemplo, promover aumento das habilidades de membros superiores, tendo, portanto, baixa recomendação. Por outro lado, as intervenções do tipo *top--down*, como o treino específico da tarefa, que enfatizam a importância de combinar o objetivo da criança e/ou da família com a tarefa a ser treinada, são consideradas abordagens mais adequadas. Na Figura 10.1 é apresentado um exemplo de mapeamento dessas abordagens ao longo de um *continuum,* conforme a CIF.

Diante disso, intervenções baseadas em evidências com abordagem *top-down*, como aquelas "baseadas na prática específica de parte da tarefa e ou toda a tarefa" (por exemplo, Terapia de Movimento Induzido por Restrição [CIMT] ou Treino Intensivo Bimanual de Mão-Braço [HABIT]), "direcionadas a metas" (por exemplo, treino específico da tarefa ou treino orientado ao objetivo) ou "prática de toda a tarefa" (por exemplo, treino na esteira e no solo), podem ser utilizadas para melhorar a prática em um contexto de vida real[4]. O objetivo deste capítulo é apresentar resumidamente as principais intervenções que podem ser utilizadas para aumentar o uso das mãos, a mobilidade e a participação, bem como aquelas adotadas para minimizar as deficiências em estruturas e funções corporais, as quais serão descritas nos casos clínicos sobre intervenções para crianças nas fases pré-escolar e escolar apresentados nesta seção.

USO DAS MÃOS

O "uso das mãos" consiste na realização de ações coordenadas e de destreza manual para mover objetos ou manipulá--los, utilizando as mãos e os braços, como rodar maçanetas de portas ou atirar ou apanhar um objeto[2]. Crianças e adolescentes com PC unilateral (ou seja, do tipo hemiplégico espástico) podem apresentar capacidade reduzida de utilizar o membro superior mais afetado nas atividades diárias, o que pode restringir a participação na escola e na comunidade; portanto, clínicos e pesquisadores vêm buscando intervenções que melhorem a função do membro superior nesse grupo[4].

De acordo com as diretrizes internacionais de prática clínica, há uma forte recomendação, baseada em evidências de baixa a alta qualidade, quanto ao uso de intervenções orientadas ao objetivo ou específicas das tarefas para crianças e adolescentes com PC classificados nos níveis I a IV do Sistema de Classificação de Habilidades Manuais (MACS). Essas intervenções são mais efetivas para o alcance de metas relacionadas com o uso das mãos, se comparadas com nenhuma intervenção ou com intervenções direcionadas para modificação de estruturas e funções do corpo[4].

Entre as intervenções para membros superiores com nível de evidência maior para crianças com PC estão as abordagens intensivas CIMT e HABIT[4]. A CIMT é caracterizada pela contenção do membro superior não afetado por meio de tala, tipoia, luvas ou gesso, durante o treinamento intensivo e unimanual, com modelagem do membro afetado[7]. A técnica de modelagem ou *shaping* consiste em um treino de atividades e tarefas funcionais que promove dificuldades gradativas e sucessivas repetições por meio de métodos comportamentais que visam estimular a aceitação da intervenção

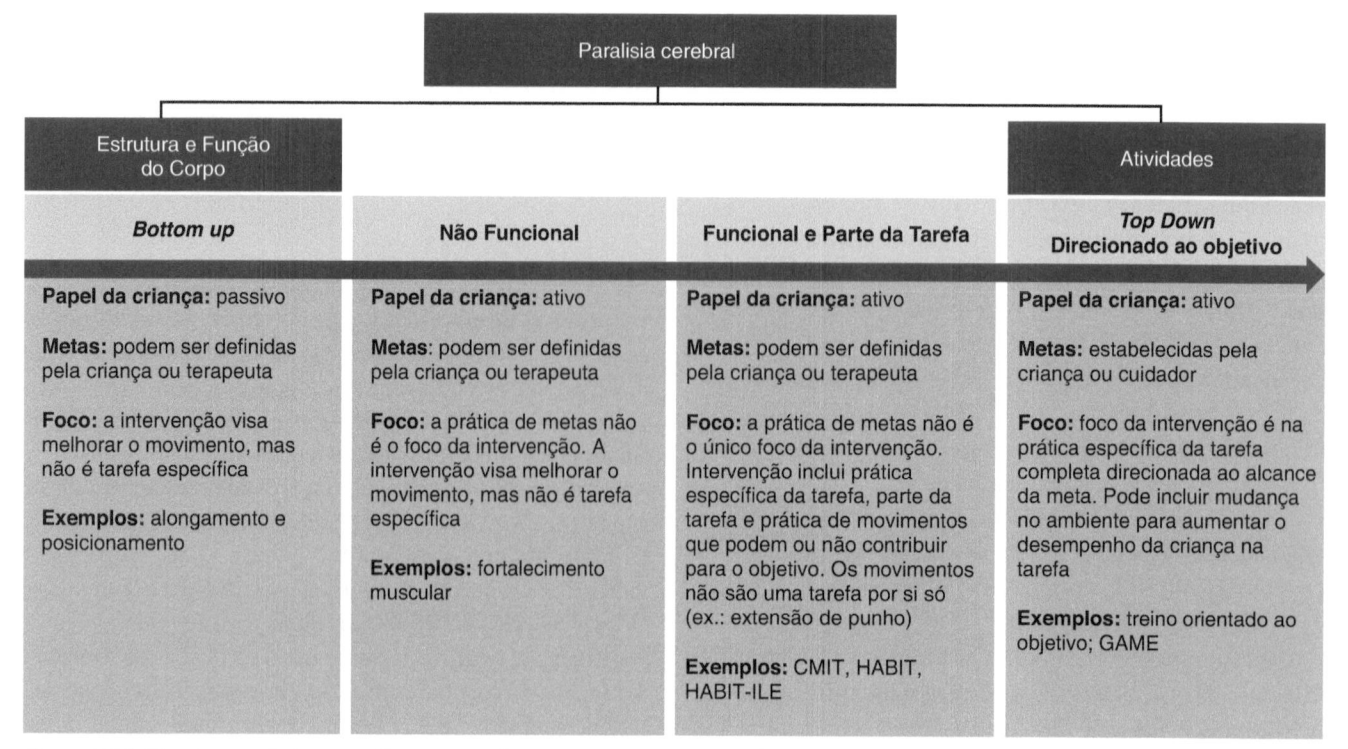

Figura 10.1 Abordagens de intervenção para membros superiores em relação à CIF. (*CIMT*: Terapia de Movimento Induzido por Restrição; *HABIT-ILE*: Treino Intensivo Bimanual de Mão-Braço, incluindo Membros Inferiores, *HABIT*: Treino Intensivo Bimanual de Mão-Braço; *GAME*: *Goal, Activity, Motor Enrichment.*) (Adaptada de Jackman *et al.*, 2020[6].)

pela criança[7]. O programa CIMT tem duração média de 4 semanas (intervalo de 1 a 10 semanas), com frequência de 2 a 7 dias por semana e intensidade de 30 minutos a 8 horas por sessão. A dosagem geral é de cerca de 137 horas (intervalo de 20 a 504 horas) de tratamento[8]. Seu objetivo é promover o uso do membro afetado durante a realização de atividades funcionais. A qualidade da evidência é alta e a força da recomendação é forte[3].

Uma abordagem alternativa para a CIMT é o HABIT, que tem como objetivo melhorar a quantidade e a qualidade do uso da extremidade superior afetada em atividade bimanuais, mas cabe ressaltar que nenhum tipo de restrição é utilizado no membro não afetado. Trata-se de um tratamento que se utiliza do ingrediente-chave da CIMT (prática intensiva), mas que se concentra em melhorar a coordenação das duas mãos, usando a prática de tarefas estruturadas incorporadas às atividades funcionais bimanuais[9]. A qualidade da evidência é moderada e a força da recomendação é forte[3].

Revisões sistemáticas ratificam que ambos os tratamentos são considerados eficazes em melhorar as tarefas funcionais e a independência, como alcançar, agarrar e manipular objetos, quando comparados a outras intervenções para crianças em idade escolar (de 6 a 12 anos) com PC unilateral[3,8,10].

MOBILIDADE

Os domínios de atividades e participação são apresentados em um único capítulo da CIF e envolvem todos os aspectos da funcionalidade, tanto na perspectiva individual como social[2]. Seus conceitos, porém, são diferentes e serão apresentados nas respectivas seções.

Atividade consiste na execução de uma tarefa ou ação por um indivíduo[2]. Entre os componentes de atividade está a "mobilidade", que se refere à mudança ou à manutenção das posturas ou posições do corpo e à realização de transferência, transporte, movimento e manuseio de objetos com os membros superiores e as mãos, bem como andar e se deslocar em diferentes locais ou utilizando várias formas de transporte[2]. Estudos têm demonstrado que a presença de limitações no desenvolvimento das habilidades motoras grossas/mobilidade pode restringir a participação de crianças em atividades físicas, sendo essencial que os profissionais, juntamente com as famílias, escolham intervenções baseadas em evidência para melhorar esse desfecho[3,4,11].

Diversas intervenções foram descritas na literatura para melhorar a mobilidade de crianças com PC, como as terapias intensivas baseadas em princípios de aprendizado de habilidades motoras e focadas na prática de toda tarefa dentro de um contexto da vida real da criança[3,4]. As principais intervenções voltadas para a mobilidade serão abordadas ao longo desta seção.

Treino Intensivo Bimanual de Mão-Braço, Incluindo Membros Inferiores (HABIT-ILE)

O HABIT-ILE foi concebido com base na metodologia HABIT e consiste no aprendizado de habilidades motoras, visando à coordenação das extremidades superiores e inferiores, bem como ao controle postural[12]. Realizado em pequenos grupos (menos de 12 crianças) com duração de 90 horas, por 2 a 3 semanas, pode consistir em atividades/jogos estruturados e ajustados às habilidades motoras da criança e que impliquem inúmeras repetições de movimentos ativos com aumento progressivo da dificuldade[13].

As atividades devem ser adaptadas às crianças e envolvem um ambiente lúdico e motivador; além disso, os pais e interventores devem fornecer reforço positivo, e as metas funcionais precisam ser definidas em conjunto, antes da intervenção, identificando as atividades diárias que as crianças desejam realizar, mas têm dificuldade para fazer[12,14]. Desse modo, a terapia é considerada *hands-off*, encorajando, assim, a criança a fazer movimentos ativos para estabelecer novas habilidades.

O treinamento intensivo com HABIT-ILE tem melhorado o uso dos membros superiores e inferiores por crianças pré-escolares com PC unilateral ou bilateral classificadas nos níveis I a IV do Sistema de Classificação da Função Motora Grossa (GMFCS)[14,15]. Além disso, estudos com grandes amostras estão investigando o efeito do HABIT-ILE em crianças/adolescentes com PC bilateral em países de alta renda, como Austrália e na Europa, e de baixa e média renda, como na África[13,14,16]. A qualidade da evidência é baixa e a força da recomendação é fraca[3].

Treino específico da tarefa e eletroestimulação

Em crianças com PC, as limitações na função motora grossa crescem à medida que o nível do GMFCS aumenta; no entanto, as crianças com todos os níveis do GMFCS (I a V) costumam participar menos de atividades físicas do que seus pares com desenvolvimento típico[17]. Para crianças/adolescentes classificados nos níveis I a III do GMFCS, intervenções que incluem o treino específico da tarefa, em que toda a tarefa é praticada, são indicadas para melhorar a função motora grossa[4].

O treino específico da tarefa é uma intervenção que tem como ênfase a combinação do objetivo-alvo da crianças e/ou família com a prática de tarefas específicas e seus princípios básicos envolvem a aprendizagem motora, incluindo componentes como prática ativa e dosagem apropriada e relevante para o contexto. Exige que os profissionais foquem na estruturação das atividades propostas para que as crianças possam repeti-las muitas vezes por meio de aprendizagem ativa[4,18]. Desse modo, a criança envolvida sentirá o desejo de melhorar a tarefa proposta. Evidências atuais mostram que para crianças e adolescentes com PC – de 4 a 18 anos de idade – o treino específico da tarefa melhora o desempenho de atividades motoras grossas e finas, bem como de atividades de autocuidado em caso de PC unilateral[3,4,18]. A qualidade da evidência é moderada e a força da recomendação é forte[3].

O treino específico da tarefa, quando combinado a diferentes intervenções, como eletroestimulação, realidade virtual e programas domiciliares, entre outras, promove aumento no efeito do treinamento[3]. Um exemplo é a estimulação elétrica funcional (FES), que combina a eletroestimulação com a contração ativa do músculo que está sendo estimulado. Nessa técnica não invasiva são colocados eletrodos sobre o ponto motor do músculo, e a corrente elétrica provoca contração muscular por meio da despolarização de nervos periféricos intactos durante a realização de atividades funcionais[19,20]. Dessa maneira, trata-se de uma terapia adjuvante que melhora a mobilidade funcional de crianças com PC espástica, entre 1 e 8 anos de idade, nas dimensões sentada e em pé da Medida da Função Motora Grossa (GMFM), mas sem evidência suficiente na dimensão andar da GMFM[20]. A qualidade da evidência é moderada e a força da recomendação é fraca[3].

Programa domiciliar

Os programas domiciliares apresentam uma abordagem de intervenção em que as atividades terapêuticas propostas para as crianças/adolescentes com PC são realizadas com a assistência dos pais e no ambiente doméstico[21]. Desse modo, a implementação de exercícios em casa complementa a terapia presencial em serviços especializados e garante alto nível de intensidade e continuidade para que sejam alcançados os objetivos propostos[22]. Para realização de um programa domiciliar, os pais recebem orientações e suporte dos terapeutas, os quais se baseiam nas seguintes recomendações[21,23]: (1) estabelecer uma parceria colaborativa com os pais; (2) fazer a criança e a família estabelecerem metas sobre o que gostariam de trabalhar no ambiente domiciliar; (3) escolher intervenções baseadas em evidências que correspondam aos objetivos da criança e da família e capacite os pais para o planejamento das atividades conforme as preferências da criança e as rotinas familiares; (4) fornecer apoio regular e orientação à família para identificar as melhorias da criança e ajustar a dificuldade do programa conforme o necessário; e (5) avaliar os resultados combinados com a família.

Vale ressaltar que essa abordagem, muitas vezes, está associada a outras intervenções, como treino orientado ao objetivo, treino específico da tarefa, treino em esteira com suporte de peso corporal, realidade virtual, treino intensivo dos membros superiores e programa individualizado de condicionamento físico em casa, para tratamento de crianças e adolescentes com PC de 9 a 16 anos de idade[24,25]. A qualidade da evidência é moderada e a força da recomendação é forte[3].

Treino de marcha no solo e na esteira

Crianças e jovens com PC classificados nos níveis I e II do GMFCS podem andar independentemente, enquanto os que apresentam níveis III a V necessitam de dispositivos auxiliares, como andadores ou cadeira de rodas, para mobilidade funcional. Desse modo, um objetivo terapêutico comum na reabilitação consiste em melhorar o desempenho e a velocidade da marcha desses indivíduos, o que pode ter impacto positivo na qualidade de vida e na participação na comunidade[4,26].

Entre as diversas abordagens terapêuticas existentes para melhorar a velocidade da marcha e a distância percorrida, duas intervenções têm sido recomendadas e comumente usadas: treino de marcha no solo e treino de marcha em esteira (com ou sem suporte de peso parcial)[2,3]. O treino de marcha no solo para crianças e adolescentes entre 3 e 18 anos de idade com PC é a alternativa mais comum ao treinamento funcional da marcha, pois é realizado em superfície rígida e costuma exigir o auxílio do terapeuta; entretanto, pode não produzir repetições suficientes a ponto de beneficiar o desempenho do indivíduo na vida cotidiana[3,27]. A qualidade da evidência é moderada e a força da recomendação é forte[3].

Por isso, uma alternativa é o treino de marcha na esteira, que pode ser realizado com ou sem suporte de peso corporal e torna possível que as crianças com PC pratiquem repetidamente os ciclos de marcha em ambiente seguro e controlado[3,28]. Na esteira, o suporte parcial de peso corporal para crianças e adolescentes entre 5 e 25 anos de idade pode ser adotado de diversas maneiras, tanto com os pais como com o terapeuta sustentando manualmente a criança ou usando equipamentos sofisticados, como um paraqueda (sistema de fixação e sustentação do peso corporal ajustável à criança). Esse suporte tem como função reduzir a carga nos membros inferiores e, consequentemente, melhorar o ajuste postural e facilitar a marcha[29,30].

Estudos têm evidenciado que o treino de marcha em esteira pode ser utilizado por crianças e adolescentes de 5 a 12 anos de idade para aumentar a dose de prática de caminhada, todavia, essa intervenção deve ser complementada com a prática de caminhada no solo, em ambientes e terrenos cotidianos da criança, bem como combinadas a outras intervenções, como realidade virtual e treino orientado ao objetivo, entre outras[4,27]. A qualidade da evidência é moderada e a força da recomendação é forte[3].

Cabe destacar que o treinamento no solo, com ou sem andador (níveis I a IV do GMFCS), o treino em esteira (níveis I a III do GMFCS) e o HABIT-ILE (níveis I a IV do GMFCS) podem ser utilizados para melhorar a velocidade e a resistência da caminhada de crianças e jovens com PC, comparados a nenhuma intervenção ou à adoção de intervenções nas estruturas e funções do corpo[4].

Realidade virtual (RV)

A RV pode ser definida como uma imersão em simulações interativas criadas por um sistema computacional (*hardware* e *software*) e que oferecem aos usuários uma experiência virtual semelhante à de ambiente natural em tempo real[31,32]. A RV tem sido cada vez mais utilizada na reabilitação por possibilitar um ambiente desafiador, encorajador e seguro e, além disso, permitir que o treinamento tenha diferentes níveis de complexidade, mantendo as crianças interessadas na execução e repetição dos exercícios[10,30]. Esse treinamento tem sido uma ferramenta que, em conjunto com outras intervenções, estimula a realização de atividades diárias, promove um *feedback* imediato sobre o desempenho da tarefa e melhora a participação dos indivíduos com PC[11,33].

Recentemente, uma revisão sistemática de 38 ensaios clínicos randomizados envolveu 1.233 participantes com PC de 4 a 38 anos de idade e avaliou a efetividade da RV isolada ou combinada a outras intervenções, identificando evidências de muito baixa qualidade tanto para RV isolada como para combinada à reabilitação convencional para a função dos membros superiores e inferiores. Mais estudos devem ser realizados para estimar a confiança do efeito da RV[32]. A qualidade da evidência é moderada e a recomendação é fraca[3].

Mobilidade motorizada

A mobilidade motorizada/autodirigida é definida como a mobilidade controlada por um indivíduo para locomoção assistida por meio de tecnologia, como o uso de andadores motorizados, carros de brinquedo adaptados e cadeiras de rodas manuais ou motorizadas, entre outros[34,35]. Dois tipos de modificações em carros de brinquedos estão disponíveis, são simples e de baixo custo: (1) botão de ativação – não modificado, em que a criança aciona interruptores (por exemplo, interruptor Big Red©), pode ser colocado em qualquer local do carro e a criança pode ativá-lo usando várias partes do corpo, como cabeça, mão ou pés; (2) suporte de assento – se utiliza de materiais comuns, como pranchas de natação, tubos de cloreto de polivinila (PVC) e velcros, para criar um assento adaptado, estável e personalizado para a criança[35].

Ao longo das décadas, observou-se que crianças com deficiências e atrasos no desenvolvimento tinham prognóstico limitado de mobilidade independente na primeira infância, e um recurso emergente de mobilidade para essas crianças pequenas pode ser o dispositivo motorizado, como o carro modificado. Essa intervenção possibilita que as crianças pequenas explorem novos ambientes e aprimorem outros aspectos, como o cognitivo, o social e o motor[35,36]. Em decorrência, programas voluntários foram desenvolvidos para o desenvolvimento de carros modificados para crianças com PC e outras deficiências, como o programa internacional *Go Baby Go* e os projetos nacionais *Go Zika Go* e Mover é Poder (Instituto Nossa Casa)[37,38].

Nesses programas é recomendado o estabelecimento de metas individuais realistas, combinadas ao uso de equipamentos, tecnologias e adaptações ambientais, para crianças/adolescentes com PC classificadas nos níveis III a IV do GMFCS, visando melhorar a mobilidade independente[4]. Apesar de a mobilidade motorizada ter mostrado capacidade de melhorar a mobilidade independente nessas crianças

com PC entre 18 e 28 meses de idade, ainda existem lacunas que dificultam a aceitação e a implementação precoce, como a ausência de dispositivos disponíveis e adequados a todos e a prescrição para crianças menores de 2 ou 3 anos de idade[35,39]. A qualidade da evidência é baixa e a força da recomendação é fraca[3].

PARTICIPAÇÃO

Participação é um construto multidimensional complexo. Em 2001 foi definida pela CIF como o envolvimento em situações de vida real[2]. Recentemente, Imms e cols. (2017)[40] desenvolveram a família de Construtos Relacionados com a Participação (fPRC). De acordo com o fPRC, a participação envolve dois componentes essenciais: frequência e envolvimento. A frequência é caracterizada por "estar presente" e pode ser medida a partir da frequência de participação, diversidade de atividades e mapeamento de onde e com quem a criança participa. O envolvimento se refere à experiência subjetiva de participação durante a frequência, incluindo elementos como engajamento, persistência, vínculo social e nível de afeto.

Indivíduos com PC são mais propensos a experimentar baixos níveis de participação em atividades de lazer, recreação e esportes do que seus pares com desenvolvimento típico[41]. A participação tem sido cada vez mais considerada na avaliação dos resultados de crianças e adolescentes com deficiências[42]. Nas últimas décadas surgiram novas abordagens terapêuticas, visando melhorar o desfecho participação. As principais intervenções voltadas para a participação serão abordadas a seguir.

Esportes modificados

Uma maneira de incentivar a adoção de mais atividade física é por meio do envolvimento em atividades esportivas. As intervenções de esporte modificado visam incentivar a participação, especialmente de pessoas com limitações de mobilidade.

Com o objetivo de promover a participação em esportes e a recreação de crianças e adolescentes com deficiência, Clutterbuck e cols. (2022)[43] desenvolveram a *Sports Stars*, uma intervenção esportiva modificada, realizada em grupo de pares, liderada por fisioterapeutas, que visa preparar crianças/adolescentes com deficiência para a transição dos cuidados habituais focados na saúde (por exemplo, fisioterapia individual) para participação em atividades físicas esportivas e recreativas.

O *Sports Stars* foi projetado para promover o desenvolvimento da alfabetização física, ou seja, a capacidade de qualquer pessoa de integrar componentes em quatro domínios críticos para participação em atividades físicas ao longo da vida: físico, cognitivo, social e psicológico[44]. O programa de intervenção *Sports Stars* inclui treinamento de atividade motora grossa específica para esportes em um contexto projetado para melhorar a confiança, a motivação, o trabalho em equipe e as habilidades sociais necessárias para participação contínua em atividades físicas.

O *Sports Stars* foi investigado na Austrália por Clutterbuck e cols. (2022)[43] e se encontra em processo de investigação no Brasil[45]. Para crianças com PC nos níveis I e II do GMFCS, com idades entre 6 e 12 anos, o *Sports Stars* aumentou as metas de participação e atividade (competência física específica do esporte)[43]. De acordo com as perspectivas dos pais e terapeutas, o *Sports Stars* também melhorou a alfabetização física geral dos participantes, incluindo aspectos físicos, sociais, psicológicos e competências cognitivas[46]. Existem evidências de moderada qualidade de que o *Sports Stars* é eficaz em melhorar a participação esportiva e competência física de crianças com PC[43]. A força de recomendação é fraca em razão da existência de um único ensaio clínico randomizado.

Intervenção focada no contexto

Fatores contextuais, como aqueles relacionados com o ambiente (fatores ambientais) e intrínsecos ao indivíduo (fatores pessoais), são potencialmente modificáveis e constituem a base das intervenções focadas no contexto. Recentemente, estratégias sistematizadas de intervenções focadas no contexto passaram a ser exploradas de maneira mais intensa, visando melhorar a participação[47]. Essas estratégias baseadas em desempenho são capazes de atender às necessidades complexas dos clientes e de suas famílias, sendo consideradas uma forma de promover a participação em contextos relevantes da vida[48]. Em intervenções dessa natureza, os terapeutas são incentivados a focar no ambiente natural das crianças (casa, escola, comunidade), de modo que as crianças participem de atividades desejadas a partir da modificação de aspectos do ambiente ou da atividade. Essas atividades incluem ainda a instrução/*coaching* da família/cuidadores para que desenvolvam estratégias baseadas em soluções a fim de remover barreiras e estabelecer os apoios existentes/facilitadores[47].

Um exemplo de intervenção focada no contexto que visa aumentar a participação por meio de modificações em fatores ambientais é o Caminhos e Recursos para Engajamento e Participação (PREP)[47], uma intervenção centrada no cliente que visa aumentar a participação em atividades na comunidade, removendo barreiras ambientais e construindo suportes para uma participação efetiva e sustentada. Nessa intervenção, os terapeutas trabalham com a criança, pais ou cuidadores para identificar aspectos do ambiente e da atividade que apoiem ou dificultem a participação. Sua implementação ocorre em cinco etapas:

1. Traçar objetivos.
2. Elaborar um plano.
3. Implementar.
4. Mensurar processos e desfechos.
5. Seguir adiante.

O PREP se concentra na participação em atividades de escolha do participante e na modificação do ambiente natural, ou seja, foi projetado para ser usado nos locais em que a criança/adolescente participa (por exemplo, onde vive, aprende e brinca). Inicialmente desenvolvido por terapeutas ocupacionais, na adaptação para o contexto brasileiro foi projetado para todos os prestadores de serviços. O PREP foi investigado em crianças canadenses com deficiências físicas diversas, incluindo a PC[49], e encontra-se em investigação no Brasil[50].

Anaby e cols. (2018)[49] mostraram que o PREP foi efetivo em melhorar a participação de adolescentes entre 12 e 18 anos com deficiência física (como PC) em atividades baseadas na comunidade. Além de melhorar o desempenho na atividade de escolha, o PREP pode contribuir para aprimorar aspectos de funções do corpo (cognitivas e afetivas).

Essas evidências demonstram o potencial das intervenções focadas no contexto para promover mudanças em vários domínios da funcionalidade[51]. Atualmente, as intervenções focadas no contexto mostram-se eficazes em melhorar o autocuidado e a mobilidade[3]. A qualidade da evidência é moderada e a força da recomendação é fraca[3].

Treino de bicicleta

Os profissionais da saúde devem permitir que crianças e jovens com PC alcancem seu potencial físico, sugerindo metas para atividades apropriadas das quais eles possam participar. Em todo o mundo, andar de bicicleta é um meio popular de recreação, exercício e transporte para crianças e adolescentes. Além disso, tem o potencial de promover o engajamento das crianças em uma atividade física funcional[52].

Aprender a andar de bicicleta pode ser uma meta de reabilitação de crianças com PC, particularmente para aquelas classificadas com os níveis I e II no GMFCS. O treino de bicicleta é uma atividade que pode ser adaptada para beneficiar pessoas com deficiência, como a PC[53]. Apesar disso, a disponibilidade de bicicletas adaptadas é um desafio. Ademais, há escassez de evidências para orientar terapeutas e famílias sobre como treinar habilidades com a bicicleta[53,54].

Uma revisão sistemática que envolveu o ciclismo estacionário sugeriu que o treino de bicicleta pode melhorar a força, o equilíbrio e a função motora grossa em casos de PC[54]. Nenhum dos estudos incluídos na revisão envolveu objetivos de participação relacionados com o ciclismo. Recentemente, um ensaio clínico randomizado que envolveu 62 crianças ambulantes com PC, com idades variando entre 6 e 15 anos, mostrou que o treino específico de tarefa conduzido por fisioterapeuta foi mais eficaz para alcançar as metas de andar de bicicleta do que um programa domiciliar não específico liderado pelos pais[52]. Esses resultados sugerem que o treino de bicicleta pode ser uma estratégia potencial para aumentar a participação de crianças com PC.

ESTRUTURA E FUNÇÃO CORPORAL

Usando os conceitos e a linguagem da CIF, as funções do corpo consistem nas funções fisiológicas dos sistemas do corpo, enquanto as estruturas do corpo são as partes anatômicas do corpo, como órgãos, membros e seus componentes[2]. Deficiências são problemas nas funções ou nas estruturas do corpo, como um desvio significativo ou uma perda.

As crianças com PC apresentam deficiências nas estruturas e funções do corpo, como fraqueza muscular, déficit de equilíbrio, espasticidade e perda da amplitude de movimento, entre outras. As deficiências nas estruturas e funções corporais são historicamente o foco das intervenções fisioterapêuticas em crianças com PC. A revisão de Furtado e cols. (2021)[55] mostrou que cerca de 73% das intervenções fisioterapêuticas voltadas para crianças brasileiras com PC enfocam as estruturas e funções do corpo. A seguir, são abordadas as principais intervenções que visam a desfechos no domínio estruturas e funções do corpo.

Tecnologia assistiva e gerenciamento postural

Tecnologia assistiva (TA) é uma expressão genérica que inclui uma gama de equipamentos, serviços e estratégias que tornam possível reduzir as incapacidades de pessoas com deficiências, como a PC[56], auxiliando o gerenciamento postural e a prevenção de deformidades musculoesqueléticas, além de possibilitar a realização de tarefas funcionais, principalmente para as crianças classificadas nos níveis mais altos do GMFCS[57]. Dispositivos como órtese tornozelo-pé (AFO), órteses de membros superiores, parapódio ou estabilizadores, entre outros, são amplamente utilizados no manejo de crianças com PC[57].

As TA vêm sendo consideradas componentes importantes dos programas de reabilitação, dado seu potencial para auxiliar as crianças com PC[3]. As AFO, por exemplo, são importantes para manutenção do posicionamento de pé e tornozelo, enquanto os parapódios podem facilitar o ortostatismo e evitar encurtamentos musculares e deformidades. Para crianças com PC classificadas nos níveis I a III do GMFCS, as AFO se mostraram eficazes em melhorar o comprimento do passo e a cinemática do tornozelo, quando comparadas ao uso de sapatos ou pés descalços[3]. A qualidade da evidência é alta e a força da recomendação é fraca[3].

Para o desfecho velocidade da marcha, as AFO também se mostraram benéficas. A qualidade da evidência é moderada e a força da recomendação é fraca[3].

Já as órteses de membros superiores se revelaram eficazes em melhorar a função manual de crianças e adolescentes com menos de 18 anos de idade com PC[3]. Talas estáticas de membros superiores associadas à terapia conferiram pequenas melhorias na função da mão em comparação com a terapia isoladamente[3]. A qualidade da evidência é moderada e a força da recomendação é fraca[3].

As crianças com PC, especialmente as classificadas nos níveis IV e V do GMFCS, apresentam risco maior de desenvolver subluxação ou luxação do quadril[58]. Fatores como espasticidade, desequilíbrio muscular e falta de suporte de peso também estão associados a uma predisposição maior para luxação do quadril.

Programas de gerenciamento postural são estratégias terapêuticas úteis para prevenção da luxação de quadril. Trata-se de uma abordagem multidisciplinar que abrange posicionamentos (diurnos e noturnos), equipamentos e atividades físicas, a fim de manter ou melhorar as estruturas e funções corporais, além de aumentar a atividade e a participação[58]. Entre as estratégias de gerenciamento postural, a vigilância de quadril consiste em um programa que objetiva identificar e monitorar indicadores precoces de deslocamento de quadril[59].

Os desfechos relacionados a um programa de vigilância do quadril foram avaliados em um estudo prospectivo de 20 anos desenvolvido na Suécia. O monitoramento e a detecção precoce do deslocamento do quadril, por meio do programa de vigilância, mostraram ser capazes de eliminar a luxação de quadril na população de crianças com PC naquele país[59]. Atualmente, há evidências de baixa qualidade sobre o auxílio da vigilância do quadril na detecção e manejo do deslocamento do quadril na PC[3]. A força da recomendação é fraca[3].

Gesso seriado

Intervenção pouco invasiva, de baixo custo, utilizada para ganho de dorsiflexão de crianças com PC com pé equino, o gesso seriado é usado especialmente no tratamento de contraturas decorrentes de espasticidade[3]. A deformidade em equino é comum em crianças com PC que são capazes de andar e caracteriza-se pela incapacidade de alcançar a dorsiflexão do tornozelo de modo a permitir o contato do calcanhar com a superfície de apoio, principalmente durante a marcha[60].

Com frequência, o gesso seriado é utilizado em combinação com outras abordagens, como órteses, toxina botulínica e alongamento manual. O gesso é usado para reduzir o excesso de atividade dos músculos flexores plantares do tornozelo mediante o alongamento da unidade musculotendínea. A técnica de gesso seriado é baseada na teoria de que os músculos sofrem adaptações em seu comprimento a partir de mudanças de posicionamento que lhes são impostas[61]. Desse modo, períodos de imobilização em posição alongada podem resultar em aumento no comprimento muscular em decorrência do aumento do número de sarcômeros em série[61].

A técnica de trocas seriadas de gesso envolve colocação, remoção e reaplicação do gesso a intervalos regulares[60]. Embora não existam protocolos estabelecidos, são recomendados intervalos de 5 a 7 dias para troca de gesso. Durante as trocas, o tornozelo deve ser posicionado progressivamente em amplitude de dorsiflexão maior, estendendo, assim, o músculo encurtado[60]. É importante que o alongamento seja realizado de maneira gradual e cuidadosa, a fim de evitar a ocorrência de lesão muscular. Em crianças com PC nos níveis I a III do GMFCS, com idades entre 2 e 10 anos, o gesso resultou em melhora da amplitude de movimento de membros inferiores (dorsiflexão)[3,60]. A qualidade da evidência é moderada e a força da recomendação é forte[3]. Há evidência, ainda, de melhora na função motora grossa. A qualidade da evidência é baixa e a força da recomendação é fraca[3].

Equoterapia

A American Hippotherapy Association define equoterapia como uma estratégia de tratamento físico, ocupacional e fonoaudiológico que se utiliza dos movimentos do cavalo como parte de um programa de intervenção integrado para alcançar resultados funcionais. Essa prática é fundamentada na teoria de que a marcha do cavalo assemelha-se à humana por fornecer um padrão preciso, rítmico e repetitivo de movimentos. Durante a marcha, o cavalo tem seu centro de gravidade deslocado tridimensionalmente, resultando em movimentos similares aos da pelve humana durante a caminhada. Em crianças com PC, os movimentos do cavalo fornecem uma variedade de *inputs* que podem facilitar a contração, estabilidade articular e respostas de equilíbrio postural[62].

Para crianças de 4 a 12 anos de idade com PC, classificadas nos níveis I a V do GMFCS, a equoterapia mostrou-se eficaz em melhorar a função motora grossa. A qualidade da evidência é moderada e a força da recomendação é fraca[3].

Um ensaio clínico documentou os benefícios da equoterapia na melhora das habilidades motoras finas. A qualidade da evidência é baixa e a força de recomendação é fraca. Por fim, evidências de três ensaios clínicos envolvendo crianças com PC, níveis I a IV do GMFCS, sugerem efetividade da equoterapia na melhora do equilíbrio, postura e simetria corporal[3]. Para esses desfechos, a qualidade da evidência foi classificada como moderada e a força da recomendação é forte[3].

Fortalecimento muscular

A fraqueza muscular é reconhecida como uma característica clínica da PC[63]. Existem evidências de que a fraqueza muscular dos membros inferiores e superiores se correlaciona negativamente com o nível de função motora na PC[64]. Assim, o treinamento de força muscular tem sido frequentemente recomendado para aumentar a força muscular e melhorar o desempenho nas atividades diárias[63]. O treino de força muscular é considerado um método de condicionamento que deve incluir o uso de cargas resistidas de maneira progressiva.

A revisão sistemática de Gillett e cols. (2016)[65] mostrou que, em crianças com PC, a morfologia e a arquitetura do músculo esquelético se adaptam após o treinamento de força, ocasionando aumento do tamanho do músculo e da força muscular do músculo treinado. A metanálise de Park e cols. (2014)[66] mostrou que as intervenções de fortalecimento

na PC resultaram em grandes tamanhos de efeito para aumento de força para a maioria dos músculos dos membros inferiores.

Intervenções envolvendo o fortalecimento muscular têm sido recomendadas para crianças com mais de 6 anos de idade com PC nos níveis I a III do GMFCS[65,66]. Os protocolos de fortalecimento muscular têm variado consideravelmente entre os estudos. Em geral, têm sido recomendados protocolos com intensidades entre 40% e 70% de 1 repetição máxima (RM), de 1 a 3 séries de exercícios, entre 8 e 15 repetições[65,67]. O treinamento de força deve ser realizado de duas a cinco vezes por semana pelo período de 8 a 16 semanas.

O protocolo varia conforme os objetivos terapêuticos. Cargas maiores, com 60% a 70% de 1RM, com número menor de repetições, são recomendadas para aumento da força muscular, enquanto cargas menores, com 40% a 60% de 1RM, e número maior de repetições devem ser utilizadas quando o objetivo é a resistência muscular. Existem evidências de que o treinamento de força melhora a força muscular e a marcha de crianças e adolescentes de 6 a 15 anos com PC espástica[3]. A força da recomendação é forte[3].

Condicionamento físico

A resistência à atividade física é definida pela CIF como o nível geral de tolerância ao exercício físico ou resistência[2] e constitui aspecto fundamental para a prática de atividade física[68]. As crianças e adolescentes com PC são fisicamente menos ativos e se envolvem em menor variedade de atividades físicas, comparados a seus pares de mesma idade com desenvolvimento típico[69].

Em virtude dos níveis baixos de atividade física, bem como do tempo excessivo gasto com comportamentos sedentários ou sem movimento, podem surgir consequências generalizadas para a saúde, como risco maior de doenças metabólicas e cardiovasculares[70]. Dessa forma, é necessário urgentemente incentivar a participação em atividades físicas, a fim de alcançar melhores níveis de condicionamento físico, reduzir os fatores de risco para o desenvolvimento de doenças cardiovasculares e diminuir as perdas funcionais precoces[70].

A promoção da atividade física e a redução do comportamento sedentário constituem estratégias importantes para melhorar os parâmetros de saúde e a prevenção de doenças associadas ao estilo de vida. O treino de condicionamento cardiovascular pode ser utilizado para melhorar a tolerância ao exercício físico e a capacidade funcional em crianças com PC[70].

Peungsuwan e cols. (2017)[71] investigaram os efeitos de um programa de treinamento físico combinado de resistência e força sobre o desempenho funcional em participantes com PC. Mais precisamente, os desfechos de interesse foram a capacidade de caminhar, a força de membros inferiores, o equilíbrio e a flexibilidade. O estudo envolveu 15 crianças entre 7 e 16 anos de idade com PC nos níveis I a

II do GMFCS e mostrou que o treinamento de exercícios combinados melhorou a capacidade de caminhada, a força muscular dos membros inferiores e o equilíbrio.

A revisão sistemática de Novak e cols. (2020)[3] mostrou que o treinamento cardiovascular pode melhorar a participação e o condicionamento cardiovascular de crianças com PC. A qualidade das evidências é moderada e a força da recomendação é fraca[3]. Além disso, há evidências de baixa qualidade quanto à possibilidade de o condicionamento cardiovascular melhorar a função motora grossa e a velocidade da marcha de crianças com menos de 19 anos de idade com PC nos níveis I a IV do GMFCS[3]. A força da recomendação é fraca[3].

CONSIDERAÇÕES FINAIS

Com os avanços da prática baseada em evidência, diversas intervenções estão disponíveis para reabilitação de crianças com PC. Neste capítulo foram introduzidas as principais intervenções que serão abordadas nos demais capítulos das seções III e IV. As intervenções de cada um dos capítulos serão descritas de acordo com os diferentes domínios de funcionalidade da CIF, ou seja, estruturas e funções corporais, atividades e participação. Diferentes intervenções, baseadas em evidências, foram apresentadas com seus desfechos-alvo e o nível de recomendação para crianças e adolescentes com PC.

Referências

1. Rosenbaum P, Paneth N, Leviton A et al. A report: The definition and classification of cerebral palsy, April 2006. Dev Med Child Neurol Suppl 2007; 109(suppl 109):8-14.
2. World Health Organization. ICF: international classification of functioning, disability and health. Geneva: WHO, 2001.
3. Novak I, Morgan C, Fahey M et al. State of the evidence traffic lights 2019: Systematic review of interventions for preventing and treating children with cerebral palsy. Current Neurol Neurosci Rep 2020; 20:1-21.
4. Jackman M, Sakzewski L, Morgan C et al. Interventions to improve physical function for children and young people with cerebral palsy: International clinical practice guideline. DevelopMed Child Neurol 2022; 64(5):536-49.
5. Morera-Balaguer J, Botella-Rico JM, Martínez-González MC, Medina-Mirapeix F, Rodríguez-Nogueira Ó. Physical therapists' perceptions and experiences about barriers and facilitators of therapeutic patient-centred relationships during outpatient rehabilitation: A qualitative study. Brazil J Phys Ther 2018; 22(6):484-92.
6. Jackman M, Lannin N, Galea C, Sakzewski L, Miller L, Novak I. What is the threshold dose of upper limb training for children with cerebral palsy to improve function? A systematic review. Austr Occup Ther J 2020; 67(3):269-80.
7. Walker C, Shierk A, Roberts H. Constraint induced movement therapy in infants and toddlers with hemiplegic cerebral palsy: A scoping review. Occup Ther Health Care 2022; 36(1):29-45.
8. Hoare BJ, Wallen MA, Thorley MN, Jackman ML, Carey LM, Imms C. Constraint-induced movement therapy in children with unilateral cerebral palsy. Cochrane Database of Systematic Reviews 2019; (4).
9. Charles J, Gordon AM. Development of hand-arm bimanual intensive training (HABIT) for improving bimanual coordination in children with hemiplegic cerebral palsy. Develop Med Child Neurol 2006; 48(11):931-6.
10. Tanner K, Schmidt E, Martin K, Bassi M. Interventions within the scope of occupational therapy practice to improve motor performance for children ages 0-5 years: A systematic review. Am J Occup Ther 2020; 74(2):7402180060.
11. Ren Z, Wu J. The effect of virtual reality games on the gross motor skills of children with cerebral palsy: A meta-analysis of randomized controlled trials. Intern J Environm Res Publ Health 2019; 16(20):3885.
12. Bleyenheuft Y, Gordon AM. Hand-arm bimanual intensive therapy including lower extremities (HABIT-ILE) for children with cerebral palsy. Phys Occup Ther Ped 2014; 34(4):390-403.
13. Sogbossi ES, Adon SS, Adjagodo L et al. Protocol: Efficacy of hand-arm bimanual intensive therapy including lower extremities (HABIT-ILE) in young children with bilateral cerebral palsy (GMFCS III-IV) in a low and middle-income country: Protocol of a randomised controlled trial. BMJ Open 2021; 11(10).
14. Bleyenheuft Y, Ebner-Karestinos D, Surana B et al. Intensive upper-and lower-extremity training for children with bilateral cerebral palsy: A quasi-randomized trial. Develop Med Child Neurol 2017; 59(6):625-33.
15. Araneda R, Sizonenko SV, Newman CJ et al. Protocol of changes induced by early Hand-Arm Bimanual Intensive Therapy Including Lower Extremities (e-HABIT-ILE) in pre-school children with bilateral cerebral palsy: A multisite randomized controlled trial. BMC Neurol 2020; 20(1):1-10.
16. Sakzewski L, Bleyenheuft Y, Boyd RN et al. Protocol for a multisite randomised trial of Hand-Arm Bimanual Intensive Training Including Lower Extremity training for children with bilateral cerebral palsy: HABIT-ILE Australia. BMJ Open 2019; 9(9):e032194.
17. Palisano R, Rosenbaum P, Walter S, Russell D, Wood E, Galuppi B. Development and reliability of a system to classify gross motor function in children with cerebral palsy. Develop Med Child Neurol 1997; 39(4):214-23.
18. Toovey R, Bernie C, Harvey AR, McGinley JL, Spittle AJ. Task-specific gross motor skills training for ambulant school-aged children with cerebral palsy: A systematic review. BMJ Paed Open 2017; 1(1).
19. Greve KR, Joseph CF, Berry BE, Schadl K, Rose J. Neuromuscular electrical stimulation to augment lower limb exercise and mobility in individuals with spastic cerebral palsy: A scoping review. Frontiers in Physiology 2022: 1676.
20. Salazar AP, Pagnussat AS, Pereira GA, Scopel G, Lukrafka JL. Neuromuscular electrical stimulation to improve gross motor function in children with cerebral palsy: A meta-analysis. Brazil J Phys Ther 2019; 23(5):378-86.
21. Novak I, Berry J. Home program intervention effectiveness evidence. Phys Occup Therap Ped 2014; 34(4):384-9.
22. Beckers LW, Geijen MM, Kleijnen J et al. Feasibility and effectiveness of home-based therapy programmes for children with cerebral palsy: A systematic review. BMJ Open 2020; 10(10):e035454.
23. Novak I, Cusick A, Lannin N. Occupational therapy home programs for cerebral palsy: Double-blind, randomized, controlled trial. Pediatrics 2009; 124(4):e606-e614.
24. Jeng SC, Yeh KK, Liu WY et al. A physical fitness follow-up in children with cerebral palsy receiving 12-week individualized exercise training. Res Dev Disabil 2013; 34(11):4017-24.
25. Lorentzen J, Greve LZ, Kliim-Due M, Rasmussen B, Bilde PE, Nielsen JB. Twenty weeks of home-based interactive training of children with cerebral palsy improves functional abilities. BMC Neurol 2015; 15:75
26. Elnahhas AM, Elshennawy S, Aly MG. Effects of backward gait training on balance, gross motor function, and gait in children with cerebral palsy: A systematic review. Clinic Rehab 2019; 33(1):3-12.
27. Chiu HC, Ada L, Bania TA. Mechanically assisted walking training for walking, participation, and quality of life in children with cerebral palsy. Cochrane Database of Systematic Reviews 2020; (11).

28. Lotfian M, Dadashi F, Rafieenazari Z et al. The effects of anti-gravity treadmill training on gait characteristics in children with cerebral palsy. In: 2019 41st Annual International Conference of the IEEE Engineering in Medicine and Biology Society (EMBC) 2019: 5256-9.

29. Booth AT, Buizer AI, Meyns P, Oude Lansink IL, Steenbrink F, van der Krogt MM. The efficacy of functional gait training in children and young adults with cerebral palsy: A systematic review and meta-analysis. Develop Med Child Neurol 2018; 60(9):866-83.

30. Han YG, Yun CK. Effectiveness of treadmill training on gait function in children with cerebral palsy: Meta-analysis. J Exercise Rehab 2020; 16(1):10.

31. Lopes JBP, Duarte NDAC, Lazzari RD, Oliveira CS. Virtual reality in the rehabilitation process for individuals with cerebral palsy and Down syndrome: A systematic review. J Bodywork and Movem Ther 2020; 24(4):479-83.

32. Fandim JV, Saragiotto BT, Porfírio GJM, Santana RF. Effectiveness of virtual reality in children and young adults with cerebral palsy: A systematic review of randomized controlled trial. Brazil J Physic Ther 2021; 25(4):369-86.

33. Jha KK, Karunanithi GB, Sahana A, Karthikbabu S. Randomised trial of virtual reality gaming and physiotherapy on balance, gross motor performance and daily functions among children with bilateral spastic cerebral palsy. Somatosensory & Motor Research 2021; 38(2):117-26.

34. Logan SW, Hospodar CM, Feldner HA, Huang HH, Galloway JC. Modified ride-on car use by young children with disabilities. Ped Phys Ther 2018; 30(1):50-6.

35. Logan SW, Hospodar CM, Bogart KR et al. Real-world tracking of modified ride-on car usage in young children with disabilities. J Motor Learn Develop 2019; 7(3):336-53.

36. Livingstone RW, Bone J, Field DA. Beginning power mobility: An exploration of factors associated with child use of early power mobility devices and parent device preference. J Rehab Assistive Technol Engin 2020; 7:2055668320926046.

37. Martin MR, Dischino M. Go baby go! The freedom of movement. Palaestra 2017; 31(4).

38. Longo E, Campos AC, Barreto AS et al. Go Zika Go: A Feasibility protocol of a modified ride-on car intervention for children with congenital Zika syndrome in Brazil. Internat J Environm Res Public Health 2020; 17(18):6875.

39. Logan SW, Feldner HA, Bogart KR et al. Perceived barriers of modified ride-on car use of young children with disabilities: A content analysis. Ped Phys Ther 2020; 32(2):129-35.

40. Imms C, Granlund M, Wilson PH, Steenbergen B, Rosenbaum PL, Gordon AM. Participation, both a means and an end: A conceptual analysis of processes and outcomes in childhood disability. Dev Med Child Neurol 2017; 59(1):16-25.

41. Michelsen SI, Flachs EM, Damsgaard MT et al. European study of frequency of participation of adolescents with and without cerebral palsy. Eur J Paediatr Neurol 2014; 18(3):282-94.

42. Phillips RL, Olds T, Boshoff K, Lane AE. Measuring activity and participation in children and adolescents with disabilities: A literature review of available instruments. Aust Occup Ther J 2013; 60(4):288-300.

43. Clutterbuck L, Auld L, Johnston M. Sports Stars: A practitioner-led, peer-group sports intervention for ambulant children with cerebral palsy. Activity and participation outcomes of a randomised controlled trial. Disabil Rehab 2022 Mar; 44(6):948-56.

44. Edwards LC, Bryant AS, Keegan RJ, Morgan K, Jones AM. Definições, fundamentos e associações de alfabetização física: Uma revisão sistemática. Esporte Med 2017; 47(1):113-26.

45. Sousa Jr RR, Camargos C, Clutterbuck C, Leite H. Effectiveness of modified sports for children and adolescents with cerebral palsy: A pragmatic study protocol. Pediatr Phys Ther 2022 Jan; 34(1):81-7.

46. Clutterbuck L, Auld L, Johnston M. Sports Stars: a practitioner-led, peer-group sports intervention for ambulant, school-aged children with cerebral palsy. Parent and physiotherapist perspectives. Disabil Rehab 2022 Mar; 44(6):957-66.

47. Anaby D. Providing opportunities for participation: A focus on the environment. In: Imms C, Green D (eds.) Participation: Optimizing outcomes in childhood-onset neurodisability. London: Mac Keith, 2020.

48. Law MC, Darrah J, Pollock N et al. Focus on function: A cluster, randomized controlled trial comparing child-versus context-focused intervention for young children with cerebral palsy. Dev Med Child Neurol 2011 Jul; 53(7):621-9.

49. Anaby DR, Law M, Feldman D, Majnemer A, Avery L. The effectiveness of the Pathways and Resources for Engagement and Participation (PREP) intervention: Improving participation of adolescents with physical disabilities. Develop Med Child Neurol 2018; 60(5):513-9.

50. Souto DO, Silva LC, Sousa Junior RR et al. Practitioner-led, peer-group sports intervention combined with a context-focused intervention for children with cerebral palsy: A protocol of a feasibility andomized clinical trial. BMJ Open 2023; 13(1):e068486.

51. Anaby D, Mercerat C, Tremblay S. Enhancing youth participation using the PREP intervention: Parents' perspectives. Int J Environ Res Public Health 2017; 14(9):1005.

52. Toovey RA, Harvey AR, Mcginley JL, Lee KJ, Shih ST, Spittle AJ. Task-specific training for bicycle-riding goals in ambulant children with cerebral palsy: A randomized controlled trial. Develop Med Child Neurol 2022; 64(2):243-52.

53. Toovey R, Spittle AJ, Nicolaou A, McGinley JL, Harvey AR. Training two-wheel bike skills in children with cerebral palsy: A practice survey of therapists in Australia. Phys Occup Ther Ped 2019; 39(6):580-97.

54. Armstrong E, Spencer S, Kentish M, Horan S, Boyd R, Carty C. Efficacy of cycling interventions to improve function in children and adolescents with cerebral palsy: A systematic review. Clin Rehabil 2019; 33:1113-29.

55. Furtado MA, Ayupe KM, Christovão IS et al. Physical therapy in children with cerebral palsy in Brazil: A scoping review. Develop Med Child Neurol, 2021.

56. Zupan A, Jenko M. Assistive technology for people with cerebral palsy. Eastern J Med 2012; 17(4):194-7.

57. Patel DR, Neelakantan M, Pandher K, Merrick J. Cerebral palsy in children: A clinical overview. Translat Ped 2002; 9(Suppl.1):S125.

58. Paleg G, Livingstone R. Evidence-informed clinical perspectives on postural management for hip health in children and adults with non-ambulant cerebral palsy. J Ped Rehab Med 2022; (Preprint): 1-10.

59. Hägglund G, Alriksson-Schmidt A, Lauge-Pedersen H et al. Prevention of dislocation of the hip in children with cerebral palsy: 20-year results of a population-based prevention programme. Bone & Joint J 2014; 96(11):1546-52.

60. Tustin K, Patel A. A critical evaluation of the updated evidence for casting for equinus deformity in children with cerebral palsy. Physiother Res Internat 2017; 22(1):e1646.

61. Gajdosik RL. Passive extensibility of skeletal muscle: Review of the literature with clinical implications. Clinical Biomech 2001; 16(2):87-101.

62. Starling JMP, Gontijo APB, Sampaio RF, Melo Mambrini JV, Fonseca ST, Mancini MC. Hippotherapy: benefits in children with cerebral palsy with application of the Rehabilitation Treatment Taxonomy. Brazil J Animal and Environm Res 2021; 4(2):2520-40.

63. Damiano DL, Dodd K, Taylor NF. Should we be testing and training muscle strength in cerebral palsy? Develop Med Child Neurol 2002; 44(1):68-72.

64. Rameckers EAA, Janssen-Potten YJM, Essers IMM, Smeets RJEM. Efficacy of upper limb strengthening in children with cerebral palsy: A critical review. Res Develop Disab 2015; 36:87-101.

65. Gillett JG, Boyd RN, Carty CP, Barber LA. The impact of strength training on skeletal muscle morphology and architecture in children and adolescents with spastic cerebral palsy: A systematic review. Res Develop Disab 2016; 56:183-96.

66. Park EY, Kim WH. Meta-analysis of the effect of strengthening interventions in individuals with cerebral palsy. Res Develop Disab 2014; 35(2):239-49.

67. Verschuren O, Ada L, Maltais DB, Gorter JW, Scianni A, Ketelaar M. Muscle strengthening in children and adolescents with spastic cerebral palsy: Considerations for future resistance training protocols. Phys Ther 2011; 91(7):1130-9.

68. Fiss AL, Jeffries L, Yocum A, McCoy SW, On Track Study Team. Validity of the early activity scale for endurance and the 6-Minute Walk Test for children with cerebral palsy. Pediatr Phys Ther 2019; 31(2):156-63.

69. Maher CA, Williams MT, Olds T, Lane AE. Physical and sedentary activity in adolescents with cerebral palsy. Develop Med Child Neurol 2007; 49(6):450-7.

70. Verschuren O, Peterson MD, Balemans AC, Hurvitz EA. Exercise and physical activity recommendations for people with cerebral palsy. Develop Med Child Neurol 2016; 58(8):798-808.

71. Peungsuwan P, Parasin P, Siritaratiwat W, Prasertnu J, Yamauchi J. Effects of combined exercise training on functional performance in children with cerebral palsy: A randomized-controlled study. Ped Phys Ther 2017; 29(1):39-46.

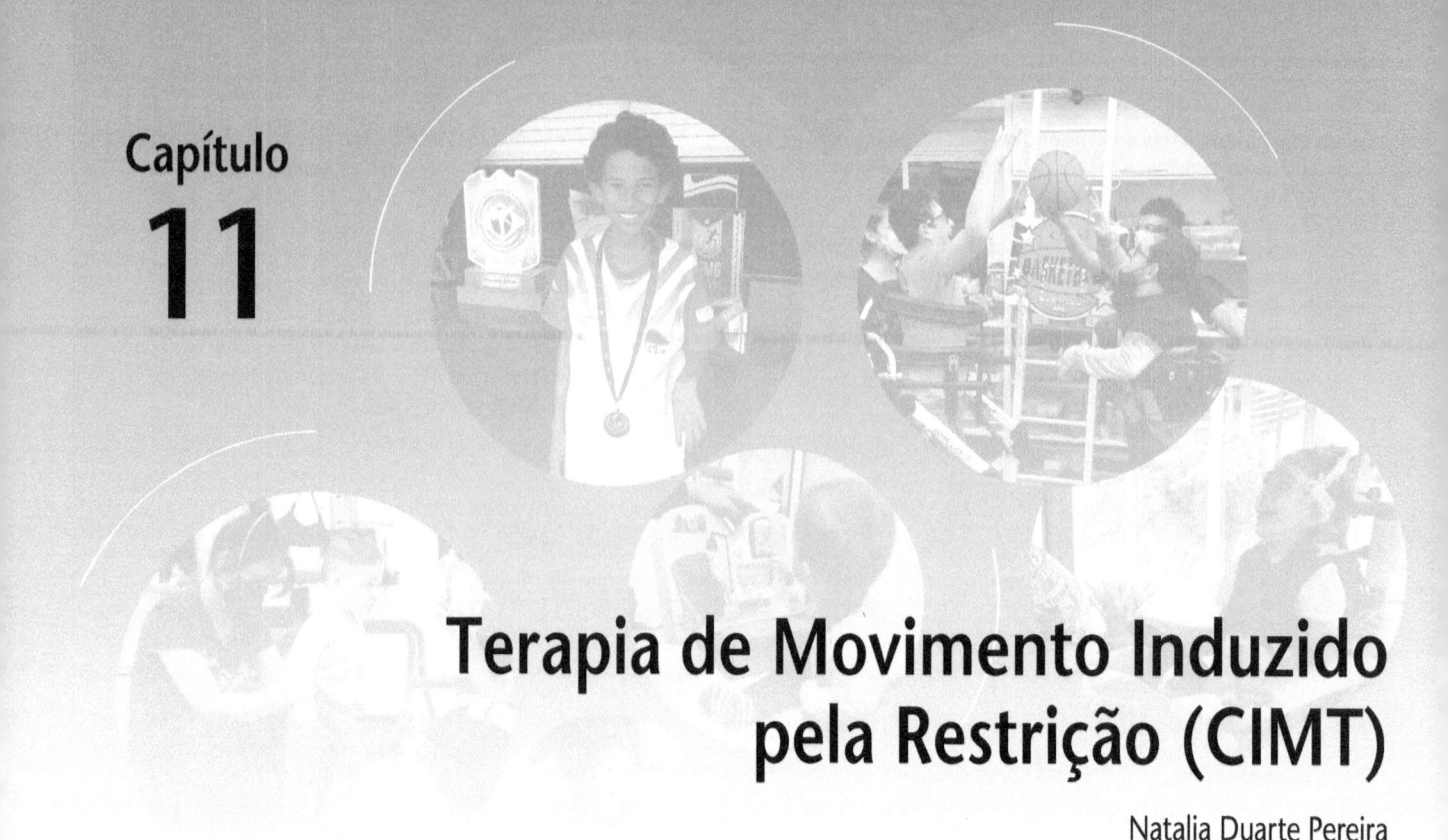

Terapia de Movimento Induzido pela Restrição (CIMT)

Natalia Duarte Pereira

INTRODUÇÃO

Este capítulo apresenta as bases teóricas e o protocolo da Terapia de Movimento Induzido pela Restrição (CIMT) pediátrica, assim como um caso clínico que exemplifica sua aplicação. O objetivo é que o leitor conheça a abordagem desse protocolo e suas bases fundamentais, assim como os instrumentos indicados para avaliação dos principais desfechos.

PARTE I – DESCRIÇÃO DA INTERVENÇÃO

A CIMT pediátrica é derivada da intervenção originalmente projetada para adultos com hemiparesia pós-acidente vascular encefálico e que foi estendida para a reabilitação de crianças com paralisia cerebral (PC) inicialmente[1-3]. A característica principal da CIMT é a combinação de componentes de tratamento com ênfase em habilidades motoras e mudanças comportamentais de maneira sistematizada e integrada para induzir o paciente a utilizar o membro superior mais afetado em ambiente real.

Com objetivo de aumentar o uso do membro mais acometido, a CIMT traz ingredientes baseados na neurociência do comportamento, teorias da ação do controle motor e aprendizagem motora. Proposta por Edward Taub nos anos de 1970[4-7], contém quatro ingredientes principais que, aplicados em conjunto, formam a CIMT: (1) treino orientado à tarefa, intensivo e com repetição para o membro mais acometido 3 horas ao dia, por 2 ou 3 semanas consecutivas; (2) *shaping*: método que pratica tarefas motoras direcionadas por objetivos específicos que visam melhorar a execução da tarefa mediante a sistematização da progressão da intensidade do treino[8,9]; (3) restrição do membro superior menos afetado ou não afetado por 90% do tempo em que o indivíduo está acordado no período do tratamento; e (4) aplicação de um pacote de métodos comportamentais para reforço de aderência, destinado a transferir os ganhos obtidos no ambiente clínico para o mundo real da criança[10,11]. Cabe destacar que os mecanismos envolvidos nessa intervenção são a plasticidade dependente do uso e o aprendizado pela experiência[4-7]. (Para mais detalhes sobre ingredientes e mecanismos, veja o Capítulo 2.)

A aplicação dos métodos para reforço de adesão, também chamados pacote de transferência, ocorre durante todo o protocolo da CIMT e inclui procedimentos usados frequentemente em intervenções comportamentais para modificação de hábitos[10,11].

No treino orientado à tarefa aplicado durante o *shaping*, o movimento é organizado em torno de um objetivo motor e comportamental. As tarefas propostas são ajustadas segundo as necessidades e objetivos de cada paciente, proporcionando a solução ativa de problemas e adaptação às alterações ambientais que, juntamente com o conhecimento do resultado, integra alguns dos ingredientes baseados na aprendizagem motora e torna o protocolo individualizado[12,13]. Assim, os ingredientes da CIMT promovem um treino intensivo, repetitivo e progressivo através do *shaping*, onde partes da tarefa são treinadas e visam a maior qualidade de movimento da criança.

Esse protocolo já foi exaustivamente estudado em adultos, mas tem um número menor de estudos voltados para crianças e adolescentes. Apesar disso, hoje há forte evidência e recomendação de seu uso na prática clínica para aumentar o uso e a habilidade motora do membro superior[14,15].

Para mensuração do principal desfecho da CIMT – o uso do membro em ambiente real – recomenda-se a *Pediatric Motor Activity Log* (PMAL)[17], escala que objetiva a avaliação do uso real do membro superior afetado no dia a dia, ou seja, visa verificar se a criança usa o membro para as atividades de vida diária contempladas no questionário e não apenas se é capaz de usá-lo para realizar essas atividades. Há duas versões da escala: a PMAL e a PMAL revisada (PMAL-R). A PMAL-R é uma entrevista estruturada na qual o responsável pela criança

responde com que frequência e qualidade a criança utiliza o membro superior parético em 22 atividades cotidianas uni ou bilaterais (Quadro 11.1)[16]. A PMAL-R apresenta boas consistência interna ($\alpha = 0,93$) e confiabilidade teste-reteste ($r = 0,89$), sendo indicada tanto para uso clínico como em pesquisas que visam a intervenções em crianças de 2 a 8 anos de idade com condições de saúde que afetam o sistema nervoso[17].

A pontuação para cada atividade é determinada a partir de duas subescalas: a de frequência de movimento e a de qualidade de movimento (Quadro 11.2). O responsável pela criança deve escolher uma nota entre 0 (não usa o membro afetado para a atividade) e 5 (uso normal). Notas intermediárias, como 1,5 ou 2,5, podem ser utilizadas[17]. Em ambas as subescalas, o membro menos afetado é a referência para pontuação.

Caso seja dada a nota 0, ou seja, "a criança não utiliza o membro superior afetado para a atividade", há uma terceira subescala na qual o responsável pela criança deve apontar o motivo de a criança não utilizar o segmento para a atividade questionada. Nessa subescala, chamada escala de respostas negativas, deve ser selecionada uma entre seis opções:

1. "A criança sempre usa o braço bom."
2. "Outra pessoa faz isso pela criança."
3. "A criança nunca teve a oportunidade de fazer esta atividade."
4. "Algumas vezes a criança realiza essa tarefa, mas eu não vi desde a última vez que você perguntou."
5. "A criança só faz essa atividade na terapia."
6. "É impossível para a criança fazer isso.

Por se tratar de uma entrevista em que a pontuação é estabelecida pelo responsável, é essencial que as respostas sejam dadas pela mesma pessoa para que a referência para a escolha da pontuação seja sempre a mesma.

Há ainda uma variação da PMAL-R para pacientes adolescentes de 9 a 16 anos de idade, a *Teenager Motor Activity Log* (TMAL)[18]. A diferença entre a PMAL-R e a TMAL é a alteração de alguns itens para que a escala contemple atividades adequadas para a idade (Quadro 11.3). A forma de aplicação

Quadro 11.1 Atividades da PMAL-R

1. Comer com a mão (bolacha, salgadinho)	12. Abrir porta (empurrando ou puxando)
2. Pegar objetos pequenos (bolinha, botão)	13. Virar uma maçaneta
3. Usar talher para comer	14. Se locomover no chão (arrastar, engatinhar)
4. Escovar os dentes	15. Tirar os sapatos
5. Gesticular (mandar beijo, tchau)	16. Tirar as meias
6. Puxar o braço para tirar a blusa	17. Empurrar um objeto grande no chão (cadeira)
7. Apontar para uma figura ou para alguém	18. Segurar uma bola
8. Virar a página de um livro	19. Arremessar uma bola ou outro objeto
9. Alcançar um objeto acima da cabeça	20. Usar lápis ou caneta, giz
10. Apertar um botão (brinquedo, campainha)	21. Manter a mão no guidão, carrinho de compras ou de bebê
11. Segurar-se, apoiar-se	22. Encaixar um objeto como quebra cabeça ou formas

Quadro 11.2 Subescalas da PMAL-R

Escala de frequência de uso	Escala de qualidade de uso
0. Não usa – a criança não usa o braço mais afetado para a atividade	0. Não usa – a criança não usa o braço mais afetado para a atividade
1. Muito raramente: 5% a 10% do tempo – a criança ocasionalmente usa o braço mais afetado para a atividade, mas muito raramente	1. Muito pobre – a criança usa com pouca funcionalidade o braço mais afetado. O braço até se move durante a atividade, mas não ajuda efetivamente
2. Raramente: 25% do tempo – a criança usa o braço mais afetado às vezes, mas faz a atividade com o braço mais forte na maioria das vezes	2. Pobre – a criança tem pequena funcionalidade do braço mais afetado na atividade. O braço participa ativamente, mas o outro braço ou outra pessoa faz a maior parte do trabalho
3. Às vezes: 50% do tempo – o braço mais afetado é usado durante a atividade, mas somente metade do tempo em relação ao outro braço	3. Moderado – o braço mais afetado é usado para realizar a atividade, mas o desempenho é muito lento ou muito difícil
4. Frequentemente: 75% do tempo – o braço mais afetado é usado regularmente, mas ainda um pouco menos que o outro braço	4. Quase normal – o braço afetado é capaz de realizar a atividade independentemente, mas com alguma dificuldade ou imprecisão
5. Normal: 100% – o braço mais afetado é utilizado tanto quanto o outro braço para realizar essa atividade	5. Normal – o braço mais afetado faz a atividade normalmente

é idêntica, já que também é pontuada pelo responsável e são utilizadas as escalas de frequência e qualidade de movimento[18].

Além da aplicação da P/TMAL para avaliação do uso real do membro mais acometido, é necessário avaliar a espontaneidade desse uso e a habilidade motora da criança para direcionar as atividades durante o treinamento. O instrumento recomendado é a *Pediatric Arm Function Test* (PAFT)[19]. O objetivo da PAFT é avaliar a capacidade da criança de 2 a 12 anos de idade de completar ações e tarefas com o membro superior afetado. Essa pode ser considerada uma avaliação diferenciada, já que poucas escalas analisam a espontaneidade do indivíduo para realizar tarefas com o membro superior mais afetado. A maioria das avaliações disponíveis verifica a função motora ou a participação da criança em determinadas tarefas/ atividades, enquanto a PAFT analisa o tempo de execução e a qualidade do movimento, além da espontaneidade do uso do membro acometido, em 26 tarefas, sendo 17 unilaterais e nove bilaterais, por meio de brincadeiras estruturadas (Quadro 11.4)

Para mensuração da qualidade de movimento é utilizada a Escala de Habilidade Funcional (0-5), tendo como referência o membro superior não afetado (Quadro 11.5)[19].

Além da avaliação da qualidade do movimento, a PAFT também se propõe a verificar a espontaneidade do uso do membro afetado. Para tanto, a administração pode ser realizada em dois momentos. Na primeira aplicação é observado o uso espontâneo; o avaliador não especifica o membro superior a ser utilizado e todas as atividades são executadas sequencialmente. Na segunda aplicação são retomadas apenas as tarefas nas quais a criança não utilizou o membro afetado espontaneamente. Então, o avaliador pode solicitar o uso do membro parético de três maneiras: verbalmente, tocando o membro superior afetado ou restringindo o membro superior não afetado. Finalmente, calcula-se a porcentagem de atividades realizadas espontaneamente com o membro afetado para definir, assim, a espontaneidade do uso.

Após a aplicação dos instrumentos de avaliação, tem início o protocolo de CIMT para crianças e adolescentes,

Quadro 11.4 Atividades da PAFT

Unilaterais	Bilaterais
1. Alcançar acima da cabeça	18. Separar um brinquedo de encaixe
2. Alcançar na altura da cintura	
3. Alcançar cruzando a linha média	19. Carregar uma bola grande
4. Pegar uma bola	20. Arremessar a bola dentro do cesto
5. Carregar a bola	21. Colocar um chapéu na cabeça
6. Colocar a bola no pote	
7. Derramar a bola do pote	22. Colocar botas
8. Arremessar a bola no alvo	23. Sentar
9. Dar tchau	24. Posição de gato
10. Reação de proteção sentado	25. Engatinhar
11. Uso do dedo isolado	26. Levantar usando um banco
12. Remover peça de encaixe pelo pino	
13. Segurar um lápis	
14. Usar um lápis	
15. Comer uma bolacha	
16. Comer um pedaço pequeno	
17. Comer com a colher	

o qual tem sido aplicado com diferentes doses e, portanto, com resultados de diferentes magnitudes. Nove estudos que apresentaram melhora em aspectos de função corporal e atividade de membro superior realizaram o protocolo com intervenção diária por 3 semanas, por no mínimo 30 horas, ou seja, 2 horas por dia útil[20-29].

Apesar dos bons resultados, ainda não foram estabelecidas as características das crianças com hemiparesia mais

Quadro 11.3 Atividades da TMAL

1. Comer com a mão (bolacha, salgadinho)	11. Limpar uma mesa ou outra superfície
2. Pegar objetos pequenos (clipe, moeda)	12. Abrir maçaneta (trave ou redonda)
3. Usar talher para comer (garfo ou colher, levar à boca)	13. Usar um trinco
4. Escovar os dentes (inclusive apertar a pasta e escovar)	14. Atender ao telefone
5. Pegar copo, garrafa, xícara, lata (especificar, não inclui beber)	15. Tirar os sapatos
	16. Tirar as meias
	17. Colocar as meias
6. Pegar caneca pela alça	18. Colocar os sapatos
7. Pentear, arrumar o cabelo	19. Empurrar um objeto grande no chão (cadeira, caixa)
8. Virar a página de um livro	
9. Apertar o interruptor da luz	20. Carregar um objeto na mão
10. Usar controle remoto, *videogame, mouse*	21. Abrir uma gaveta
	22. Abrir a geladeira

Quadro 11.5 Escala de Habilidade Funcional

0 – Não realiza nenhuma tentativa de movimentar o membro superior que está sendo testado

1 – Apesar da tentativa de usá-lo, o membro testado não é funcional, pois não conclui a tarefa. O membro superior que não está sendo testado pode ser usado para mover o membro superior testado e/ou o movimento observado tem predomínio de sinergia anormal ou há incoordenação entre os segmentos

2 – Realiza, mas requer assistência do avaliador para menores ajustes ou mudança de posição ou requer mais de duas tentativas para completar a tarefa e/ou realiza muito devagar. Pode haver influência da sinergia anormal ou é realizada com movimentação compensatória excessiva de tronco, cabeça ou membro superior contralateral, ou falta controle proximal e habilidade motora fina. Em tarefas bilaterais, o membro superior que está sendo testado pode servir apenas como um auxiliador

3 – Realiza, mas o movimento é influenciado por algum grau de sinergia anormal ou compensação ou padrões primitivos de preensão. É realizado devagar ou com esforço e incoordenação moderada e falta de precisão; atividades de resistência são realizadas com dificuldade

4 – Realiza; movimento se aproxima do normal*, mas é ligeiramente mais lento; pode haver falta de precisão, coordenação fina ou fluidez

5 – Realiza; movimento parece ser normal*; atividade fluida e coordenada; velocidade do movimento dentro dos limites normais

* Para determinação como normal, o membro superior menos afetado pode ser utilizado como índice disponível para comparação.

sensíveis à CIMT nem, portanto, os critérios de seleção específicos para alcançar ganho maior nas funções motoras.

Alguns estudos começaram a identificar a relação entre os efeitos do tratamento pela CIMT e potenciais fatores de influência. Os resultados indicam que a idade e a severidade do acometimento da mão estão associadas à quantidade de modificações terapêuticas. No entanto, ainda não existe consenso entre os autores, e as informações são divergentes. Por exemplo, alguns indicaram a idade avançada como preditor significativo de melhora do desempenho funcional após CIMT[30], enquanto outros[3] sugeriram que a idade não foi associada ao uso da mão após CIMT. Além disso, existem relatos de que o menor acometimento da mão foi associado a melhores resultados[1,31], mas outros autores não confirmaram essa associação[30]. Esses resultados inconsistentes podem ser atribuídos às diferenças nas características dos participantes, como idade e nível de acometimento, bem como nas medidas de resultados.

Em metanálise sobre métodos de intervenção para membro superior de crianças em 42 estudos que avaliaram 113 abordagens terapêuticas (n = 1.454 indivíduos), a CIMT mostrou-se mais eficiente para melhorar a preensão e os movimentos unimanuais e bimanuais, comparada a intervenções com intensidade de tratamento semelhante ou menor[26]. Apesar da persistência de fatores ainda divergentes na literatura, a CIMT tem sido fortemente recomendada para melhora de desfechos de função do braço e da mão em crianças e jovens com PC de acometimento predominante em um hemicorpo, classificados nos níveis I a III do Sistema de Classificação de Habilidades Manuais (MACS), quando comparada a nenhuma intervenção e à intervenção com atividades bimanuais. Assim, a CIMT é considerada uma intervenção fortemente recomendada ("luz verde" – "faça" [veja o Capítulo 2]) para melhora de desfechos relacionados com a função manual e o uso da mão por crianças e adolescentes com PC[14,32].

PARTE II – APRESENTAÇÃO DO CASO CLÍNICO

F.D.O., 9 anos de idade, raça branca, sexo feminino, tem diagnóstico de PC tipo hemiparesia espástica à esquerda, classificada nos níveis II e III, respectivamente, no GMFCS e no MACS. A família recebeu o diagnóstico de PC aos 2 anos de idade. F.D.O. é filha única de um casal jovem com alto nível socioeconômico e acesso a serviços de saúde. A família é participativa e está relativamente ansiosa por atender às expectativas da criança, assim como minimizar frustrações que o quadro clínico possa vir a causar.

A criança frequenta escola regular e faz acompanhamento com fisioterapeuta desde o primeiro ano de vida, bem como faz aulas de vôlei no condomínio onde mora. Na escola, a criança participa das atividades de educação física. Segundo relato dos pais, F.D.O. tem cognitivo preservado e acompanha sua turma nas atividades propostas em sala de aula. A criança não tem nenhuma dificuldade de mobilidade, sendo a principal queixa da família e da própria criança a habilidade do membro superior esquerdo.

Camada 1 – Definição das metas

Em entrevista com a família, as queixas apresentadas foram sobre a dificuldade de uso do membro superior esquerdo em atividades do dia a dia (exemplos reportados: fechar um zíper, amarrar o cabelo, usar talher, abrir e fechar a porta do carro, carregar mochila, colocar pasta na escova e banho).

Como o interesse da família era o aumento do uso do membro superior no maior número de atividades possíveis do dia a dia, estabelecemos uma primeira meta com foco no desfecho: uso do braço no contexto de atividades diárias. O protocolo de CIMT tem por objetivo aumentar o uso do membro superior mais afetado em ambiente real, se utilizando dos ingredientes descritos anteriormente e, por meio dos testes padronizados, estabelecendo as atividades em que o membro não está sendo utilizado no dia a dia e que teria potencial para isso. Além disso, as demandas da criança e da família se somam para determinação das atividades preconizadas durante o protocolo.

Já a queixa selecionada por F.D.O. na entrevista foi abrir e fechar a porta do carro:

> **Cliente:** "Não gosto quando vou abrir ou fechar a porta do carro e tenho que apoiar a mochila em alguma coisa porque a minha mão esquerda não tem força. Aí tenho que soltar a mochila para a mão direita fechar/abrir a porta. Às vezes, a mochila tomba e tenho que pegar do chão."

Considerando o exposto pela família e pela criança, foram acordadas então duas metas a serem alcançadas em 3 semanas de intervenção. A meta 1 foi descrita de acordo com o método SMART, enquanto a meta 2 foi definida de maneira mais ampla conforme o próprio protocolo da CIMT, em que várias atividades são treinadas durante a intervenção.

> **Meta 1:** "Em 3 semanas, F.D.O. será capaz de abrir e fechar a porta do carro com a mão esquerda."

> **Meta 2:** "Em 3 semanas, F.D.O. será capaz de utilizar o membro superior esquerdo no dia a dia nas tarefas: fechar um zíper, amarrar o cabelo, usar talher, abrir e fechar a porta do carro, carregar mochila, colocar pasta na escova e banho." (Para essa meta serão considerados parâmetros de qualidade e quantidade.)

Camadas 2 e 3 – Meta realista e prognóstico

Para avaliação detalhada do desempenho da criança em cada uma das tarefas, a fim de identificar seus pontos fortes e os fatores limitantes, foi avaliada a força de preensão, relacionada com a tarefa de abrir e fechar a porta do carro, por meio da dinamometria manual, e para avaliação da frequência de uso do membro esquerdo, assim como da qualidade do movimento, foi utilizada a PMAL. Além disso, conforme recomendado para aplicação do protocolo, as habilidades motoras foram avaliadas por meio da PAFT, para identificação dos componentes biomecânicos faltantes nas tarefas e o estabelecimento

Quadro 11.6 Resultados da avaliação

	Avaliação
PMAL – frequência (0-5)	0,89
PMAL – qualidade (0-5)	0,79
Força de preensão manual (Kgf)	6,53

dos parâmetros do treinamento. Os resultados das avaliações encontram-se no Quadro 11.6

As metas consideraram o acrônimo SMART e são específicas quanto ao desfecho e ao contexto (fatores ambientais e contextuais), mensuráveis por meio da PMAL e da dinamometria manual, alcançáveis de acordo com o nível de habilidade manual da criança (nível III no MACS), relevantes por terem sido estabelecidas segundo a importância pontuada pela criança e os familiares e devem ser alcançadas ao final de 3 semanas de protocolo descrito. Como apontado no início deste capítulo, crianças e adolescentes com PC classificados nos níveis I a III do MACS têm demonstrado aumento do uso da mão após adoção do protocolo da CIMT. Assim, foi possível identificar que as metas estabelecidas em parceria com a família e a criança seriam viáveis e realistas.

Por isso, após conversa com a família, as metas foram escalonadas de acordo com a *Goal Attainment Scaling* (GAS) e baseadas nos instrumentos de avaliação aplicados previamente (veja o Capítulo 2).

Meta 1

GAS:

- **-2:** desempenho atual da criança;
- **-1:** ganho de 10% na força de preensão manual;
- **0:** ganho de 20% na força de preensão manual;
- **+1:** ganho de 30% na força de preensão manual;
- **+2:** ganho de 40% na força de preensão manual.

Meta 2

GAS:

- **-2:** desempenho atual da criança;
- **-1:** ganho de 0,5 ponto na média da escala PMAL;
- **0:** ganho de 1 ponto na média da escala PMAL;
- **+1:** ganho de 1,5 ponto na média da escala PMAL;
- **+2:** ganho de 2 pontos na média da escala PMAL.

Camada 4 – Intervenção

Após identificadas as metas, e com base nas evidências científicas disponíveis, foram informadas à família as intervenções que poderiam ser utilizadas para alcance da meta estabelecida. Foi conversado com a família sobre a CIMT e como esta poderia ser implementada para atingir o objetivo.

Intervenção-chave: CIMT (*luz verde*).
Mecanismo: plasticidade cerebral dependente da experiência – vai ao encontro da meta estabelecida.

Camadas 5 e 6 – Modo e dose (planejando a intervenção)

Os quatro ingredientes da CIMT, citados no início deste capítulo, foram aplicados simultaneamente durante o protocolo. O treino motor baseado em terapia orientada à tarefa pelo método *shaping* foi realizado diariamente com tarefas por aproximadamente 2 horas e 30 minutos. O tempo restante foi dedicado à aplicação dos métodos comportamentais que reforçam a aderência ao tratamento e estimulam a modificação dos hábitos.

Os métodos utilizados incluíram a realização de um contrato de comprometimento no início do protocolo e uma lista de tarefas diárias estabelecidas em conjunto com a criança e a família, além da aplicação diária de parte dos itens da PMAL-R. A restrição utilizada consistiu em gesso removível confeccionado com material sintético que cobria até a ponta dos dedos, com cotovelo a 90 graus, punho em leve extensão, antebraço neutro, polegar em leve abdução e dedos levemente fletidos.

A partir da avaliação da PAFT e das metas estabelecidas, foram propostos oito *shapings* (Quadro 11.7), sendo quatro executados nos dias ímpares de tratamento e os outros quatro nos dias pares, de maneira alternada. Os parâmetros da intervenção foram:

- **Frequência:** todos os dias úteis durante 3 semanas.
- **Intensidade:** 10 séries com no mínimo cinco repetições por tarefa com grau de dificuldade estabelecido pela criança como "um pouco difícil".
- **Tempo:** 3 horas por dia.
- **Tipo:** treinamento unimanual de tarefa parcelada com movimento alvo preestabelecido.
- **Progressão:** a progressão foi diária, seguindo o movimento-alvo de cada tarefa (por exemplo, no movimento-alvo de extensão de cotovelo, a progressão consistiu no aumento da distância entre o objeto e a criança para estimular a extensão de cotovelo).

Camada 7 – As metas foram alcançadas?

Após 3 semanas, foi realizada a reavaliação dos resultados alcançados (Quadro 11.8). A pontuação da escala GAS foi obtida ao final com base nos resultados dos instrumentos de avaliação (PMAL e força de preensão). Ademais, tanto a família como a criança relataram melhoras qualitativas nas metas estabelecidas. De acordo com os instrumentos padronizados específicos, os resultados da intervenção foram os seguintes:

Quadro 11.7 Exemplo de estruturação do *shaping*

Descrição da atividade	Formas de mensuração da tarefa	Formas de graduação da tarefa	Movimentos enfatizados
Retirar peças de velcro da superfície	Número de peças que a criança retira em 30 segundos	Tamanho das peças com maior ou menor área de velcro para resistência	Força de preensão

Meta 1
Meta atingida.
GAS: 0 (26% de ganho na força de preensão manual).

Meta 2
Meta atingida.
GAS: +1 (ganho de 1,78 na frequência de uso pela PMAL).

O caso clínico está representado e sumarizado na Figura 11.1 seguindo o modelo READ (veja o Capítulo 2).

Quadro 11.8 Resultados da reavaliação

	Avaliação	Reavaliação
PMAL – frequência (0-5)	0,89	2,67
PMAL – qualidade (0-5)	0,79	2,88
Força de preensão manual (Kgf)	6,13	7,73

CONSIDERAÇÕES FINAIS
A CIMT mostrou-se promissora para o alcance das metas desejadas pela família e a criança no período de 3 semanas.

F.D.O., 9 anos de idade, raça branca, sexo feminino, tem diagnóstico de paralisia cerebral (PC) tipo hemiparesia espástica à esquerda, classificada pelo GMFCS como nível II e MACS no nível III.

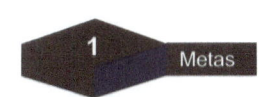

TERAPEUTA: Quais atividades vocês gostariam que a mão esquerda estivesse melhor?

META 1: "ABRIR E FECHAR A PORTA DO CARRO COM A MÃO ESQUERDA"
META 2: "AUMENTAR QUANTIDADE E QUALIDADE DE USO DA MÃO ESQUERDO NO DIA A DIA"

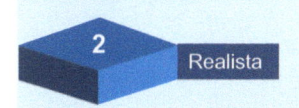

As metas são realistas? Sim. F.D.O. e a família estão dispostos a mudar hábitos.
Viável? Sim, é possível aumentar o uso do membro pelo desempenho motor pelos resultados da PAFT e pela disponibilidade para completar os métodos comportamentais. O serviço de reabilitação oferece a intervenção CIMT.

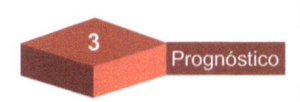

Crianças e adolescentes com PC classificados no nível III da MACS têm demonstrado aumento do uso da mão após protocolo de CIMT.

As metas estão de encontro as objetivos da família e ao prognóstico da crianca.

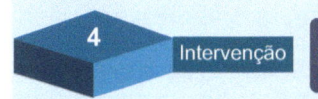 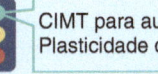

CIMT para aumentar o uso da mão em atividades do dia a dia.
Plasticidade dependente do uso e aprendizado pela experiência.

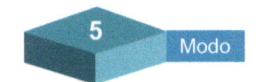

1) Treino de tarefa orientada, intensivo e com repetição para o membro mais acometido durante 3 horas por dia, por 3 semanas consecutivas;

2) Shaping: método que pratica tarefas motoras direcionadas por objetivos específicos que visam a melhora na execução da tarefa através da sistematização da progressão da intensidade do treino;

3) Restrição do membro superior menos afetado ou não afetado

4) Aplicação de um pacote de métodos comportamentais para reforço de aderência, destinado a transferir os ganhos obtidos no ambiente clínico, para o mundo real da criança

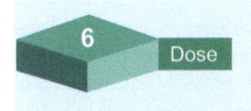

TERAPEUTA: Vamos realizar o treinamento durante 3 semanas, 5x por semana, com sessões de 3 horas diárias, contendo 2h e 30 minutos de atividades motoras e 30 minutos de intervenções comportamentais para a mudança da rotina de uso da mão em casa. Você também vai usar um gesso do lado direito para nos ajudar de lembrar de usar a mão esquerda

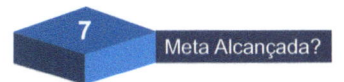

RESULTADO META 1: A criança foi capaz de abrir a porta do carro com a mão esquerda. GAS=0

RESULTADO META 2: A criança aumentou a quantidade e qualidade de uso da mãe esquerda nas tarefas do dia a dia.GAS = +1

TERAPEUTA: Parabéns! Você usa sua mão para diversas atividades e aprendeu como encontrar oportunidades de usar sua mão esquerda no dia a dia.

Figura 11.1 Resumo do caso clínico apresentado segundo o modelo READ.

Referências

1. Charles JR, Wolf SL, Schneider JA, Gordon AM. Efficacy of a child-friendly form of constraint-induced movement therapy in hemiplegic cerebral palsy: A randomized control trial. Developm Med Child Neurol 2006; 48(8):635-42.

2. Gordon AM, Charles J, Wolf SL. Efficacy of constraint-induced movement therapy on involved upper-extremity use in children with hemiplegic cerebral palsy is not age dependent. Pediatrics 2006; 117(3):e363-73.

3. Gordon AM, Charles J, Wolf SL. Methods of constraint-induced movement therapy for children with hemiplegic cerebral palsy: Development of a child-friendly intervention for improving upper-extremity function. Phys Med Rehab 2005; 86(4):837-44.

4. Knapp HD, Taub E, Berman AJ. Movements in monkeys with de-afferented forelimbs. Experimental Neurology 1963; 7:305-15.

5. Taub E, Heitmann RD, Barro G. Alertness, level of activity, and purposive movement following somatosensory deafferentation in monkeys. Ann N Y Acad Sci 1977; 290:348-65.

6. Taub E, Perrella PN, Miller EA, Barro G. Diminution of early environmental control through perinatal and prenatal somatosensory deafferentation. Biological Psychiatry 1975; 10(6):609-26.

7. Taub E, Goldberg IA. Use of sensory recombination and somatosensory deafferentation techniques in the investigation of sensory-motor integration. Perception 1974; 3(4):393-405.

8. Winstein C, Wolf S, Dromerick AW. Task-Oriented Rehabilitation Program for Stroke – Reply. JAMA 2016; 316(1):102.

9. Winstein CJ, Kay DB. Translating the science into practice: Shaping rehabilitation practice to enhance recovery after brain damage. Progress in Brain Research 2015; 218:331-60.

10. Morris DM, Taub E, Mark VW. Constraint-induced movement therapy: Characterizing the intervention protocol. Europa Medicophysica 2006; 42(3):257-68.

11. Taub E, Uswatte, G., Morris, D.L. Constraint induced movement therapy [Manual]. Alabama: University of Alabama at Birmingham, 2017.

12. Carr JH, Shepherd RB. A motor learning model for stroke rehabilitation. United Kingdom: Physiotherapy 1989; 75(7):372-80.

13. Carr JH, Shepherd RB. Enhancing physical activity and brain reorganization after stroke. Neurol Res Intern 2011; 2011:515938.

14. Novak I, Honan I. Effectiveness of paediatric occupational therapy for children with disabilities: A systematic review. Austr Occup Ther J 2019; 66(3):258-73.

15. Novak I, Morgan C, Fahey M et al. State of the Evidence Traffic Lights 2019: Systematic review of interventions for preventing and treating children with cerebral palsy. Cur Neurol Neurosci Rep 2020; 20(2):3.

16. Lin KC, Chen HF, Chen CL et al. Validity, responsiveness, minimal detectable change, and minimal clinically important change of the Pediatric Motor Activity Log in children with cerebral palsy. Res Develop Disab 2012; 33(2):570-7.

17. Matuti GDS, Santos JFD, Silva ACRD, Eras-Garcia R, Uswatte G, Taub E. Translation and cross cultural adaptation of the Pediatric Motor Activity Log-Revised scale. Arq Neuro-Psiquiatria 2016; 74:555-60.

18. Garcia JM, Knabben RJ, Pereira ND, Ovando AC. Terapia por Contensão Induzida (TCI) em adolescentes com hemiparesia espástica: Relato de caso. Fisioter Mov 2012; 25(4):895-906.

19. Menezes IS, Furtado NDP, Anjos SM. Terapia por contensão induzida no paciente neurológico pediátrico. In: Associação Brasileira de Fisioterapia Neurofuncional; Garcia CSNB, Facchinetti LD (orgs.) PROFISIO Programa de Atualização em Fisioterapia Neurofuncional: Ciclo 2. (Sistema de Educação Continuada a Distância, v. 2). Porto Alegre: Artmed Panamericana 2015: 129-64.

20. Case-Smith J, DeLuca SC, Stevenson R, Ramey SL. Multicenter randomized controlled trial of pediatric constraint-induced movement therapy: 6-month follow-up. Am J Occup Ther 2012; 66(1):15-23.

21. Chen HC, Chen CL, Kang LJ, Wu CY, Chen FC, Hong WH. Improvement of upper extremity motor control and function after home-based constraint induced therapy in children with unilateral cerebral palsy: Immediate and long-term effects. Arch Phys Med Rehab 2014; 95(8):1423-32.

22. Chen YP, Pope S, Tyler D, Warren GL. Effectiveness of constraint-induced movement therapy on upper-extremity function in children with cerebral palsy: A systematic review and meta-analysis of randomized controlled trials. Clin Rehab 2014; 28(10):939-53.

23. Hoare BJ, Imms C. Upper-limb injections of botulinum toxin-A in children with cerebral palsy: A critical review of the literature and clinical implications for occupational therapists. Am J Occup Ther 2004; 58(4):389-97.

24. Huang HH, Fetters L, Hale J, McBride A. Bound for success: A systematic review of constraint-induced movement therapy in children with cerebral palsy supports improved arm and hand use. Physical Therapy 2009; 89(11):1126-41.

25. Novak I, McIntyre S, Morgan C et al. A systematic review of interventions for children with cerebral palsy: State of the evidence. Develop Med Child Neurol 2013; 55(10):885-910.

26. Sakzewski L, Ziviani J, Boyd RN. Efficacy of upper limb therapies for unilateral cerebral palsy: A meta-analysis. Pediatrics 2014; 133(1):e175-204.

27. Sakzewski L, Miller L, Ziviani J et al. Randomized comparison trial of density and context of upper limb intensive group versus individualized occupational therapy for children with unilateral cerebral palsy. Develop Med Child Neurol 2015; 57(6):539-47.

28. Inguaggiato E, Sgandurra G, Perazza S, Guzzetta A, Cioni G. Brain reorganization following intervention in children with congenital hemiplegia: A systematic review. Neural Plasticity 2013; 2013:356275.

29. Xu K, He L, Mai J, Yan X, Chen Y. Muscle recruitment and coordination following constraint-induced movement therapy with electrical stimulation on children with hemiplegic cerebral palsy: A randomized controlled trial. PloS One 2015; 10(10):e0138608.

30. Sakzewski L, Ziviani J, Abbott DF, Macdonell RA, Jackson GD, Boyd RN. Randomized trial of constraint-induced movement therapy and bimanual training on activity outcomes for children with congenital hemiplegia. Develop Med Child Neurol 2011; 53(4):313-20.

31. Eliasson AC, Krumlinde-sundholm L, Shaw K, Wang C. Effects of constraint-induced movement therapy in young children with hemiplegic cerebral palsy: An adapted model. Develop Med Child Neurol 2005; 47(4):266-75.

32. Jackman M, Sakzewski L, Morgan C et al. Interventions to improve physical function for children and young people with cerebral palsy: International clinical practice guideline. Develop Med Child Neurol 2022; 64(5):536-49.

Capítulo
12

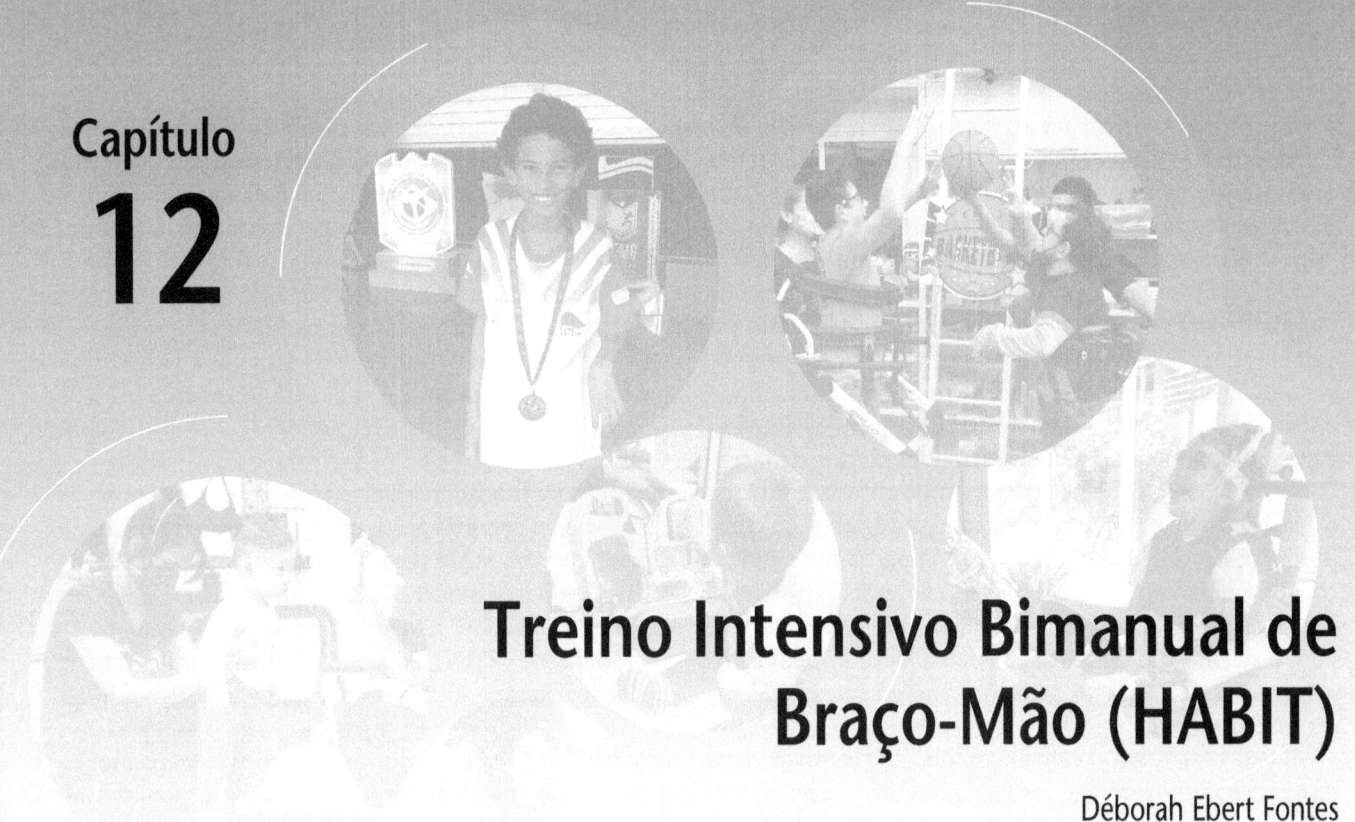

Treino Intensivo Bimanual de Braço-Mão (HABIT)

Déborah Ebert Fontes
Paula Ramos Campos

INTRODUÇÃO

A literatura tem mostrado a efetividade do Treino Intensivo Bimanual de Braço-Mão (HABIT) para desfechos de função manual em crianças e adolescentes com paralisia cerebral (PC)[1]. Assim, este capítulo pretende abordar essa intervenção, informando os achados clínicos que embasam sua fundamentação teórica e norteando sua aplicação na prática clínica.

PARTE I – DESCRIÇÃO DA INTERVENÇÃO

O HABIT consiste em um treinamento funcional intensivo com o objetivo de melhorar a função do membro superior mais acometido e o desempenho em atividades bimanuais de indivíduos com função assimétrica dos membros superiores[2]. Espera-se que ocorra neuroplasticidade com o uso dessa técnica, com a formação de novas vias no córtex cerebral, impedindo que o "desuso aprendido" se perpetue.

O "desuso aprendido" ocorre quando o indivíduo sofre uma lesão assimétrica do sistema nervoso central, ocasionando discrepância importante na função dos membros superiores[3]. A fraqueza muscular, o controle motor seletivo deficiente, a postura estereotipada e o déficit somatossensorial que resultam dessa lesão fazem o membro mais afetado ser utilizado de maneira ineficaz, informando ao sistema nervoso que esse membro não deve ser utilizado[3]. O "desuso

aprendido" consiste, então, em um ciclo vicioso em que o uso ineficaz torna o membro menos utilizado, e seu desuso em longo prazo o torna ainda mais ineficaz[4].

Desse modo, esses indivíduos começam a executar atividades de vida diária, como pentear cabelo, beber água e comer, utilizando apenas a mão dominante[2]. Segundo a literatura, uma das maneiras de reverter esse desuso seria contendo a mão dominante e forçando o uso da não dominante[4,5]. Entretanto, sabe-se que essas atividades unimanuais continuarão sendo realizadas pela mão dominante após retirada a contenção[6]. Além disso, ao realizar atividades bimanuais, como abrir uma garrafa, recortar ou jogar bola, mesmo após um período de contenção da mão dominante, persiste a incoordenação entre as mãos[6]. Como boa parte dos movimentos necessários para realização de atividades de vida diária envolve movimentos bimanuais, simétricos ou não, foi identificada a necessidade de técnicas de intervenção que envolvessem a movimentação de ambos os membros superiores de maneira coordenada[2].

Com o incentivo à ativação dos dois hemisférios durante a realização do HABIT, a partir da coordenação de ambos os membros superiores, torna-se possível uma reorganização de mapas neurais, superando o "desuso aprendido"[6]. A intervenção proporciona a prática direta, ativa, intensiva, de qualidade, estruturada e específica de atividades bimanuais. Essa prática, somada ao *feedback* intrínseco à tarefa e a *feedbacks* extrínsecos (reforçadores dados pelo terapeuta), aumenta a motivação do indivíduo, promovendo ganho das habilidades motoras e sensoriais necessárias para que o membro não dominante participe mais durante a realização das atividades[4,6,8].

O HABIT consiste em uma intervenção específica da tarefa, uma vez que compreende o treino de habilidades voltadas para objetivos específicos com intuito de promover a melhora no desempenho de atividades de vida diária relevantes para o indivíduo[7]. Incorpora princípios necessários para a aprendizagem motora, pois é aplicado de forma intensiva, além de demandar participação ativa do indivíduo na resolução de problemas, com aumento gradual da complexidade das atividades propostas[9,10]. A partir de modificações do ambiente, da tarefa e da oferta de *feedback*, procura-se engajar a criança e fazer com que os movimentos-chave para o alcance dos objetivos funcionais sejam trabalhados e aprendidos[7]. Assim, os principais ingredientes dessa intervenção são a intensidade, a repetição, o *feedback*, a especificidade da prática, o aumento gradual da complexidade da tarefa e a motivação do participante. (Para mais detalhes sobre ingredientes e mecanismos, veja o Capítulo 2.)

O HABIT foi desenvolvido para ser uma intervenção *child-friendly*, ou seja, prazerosa para a criança[2]. Para isso, a literatura sugere pontos importantes para estruturação da intervenção, que pode ser aplicada de modo individual ou em grupo, para proporcionar maior motivação aos participantes, devendo cada criança ter pelo menos um intervencionista responsável, seja um terapeuta ocupacional, seja um fisioterapeuta. A criança, juntamente à família, deve definir objetivos funcionais relevantes. A partir desses objetivos funcionais, as tarefas e brincadeiras que envolvem função motora grossa e fina, que exigem o uso das duas mãos e que são apropriadas para a idade da criança, são definidas pelos terapeutas e os brinquedos e recursos terapêuticos são disponibilizados na sala de modo que a criança tenha autonomia para escolher as brincadeiras disponíveis[2].

As tarefas são organizadas no ambiente de modo a favorecer os movimentos-chave necessários para alcance dos objetivos e o intervencionista estabelece regras junto à criança para execução das brincadeiras, direcionando como cada mão deve realizar a tarefa. Dessa maneira, evita-se que o intervencionista solicite constantemente o uso da mão não dominante[2]. Cada atividade deve ser praticada de maneira contínua por pelo menos 15 a 20 minutos. As tarefas podem ser fragmentadas ou realizadas de forma completa, e sua complexidade deve aumentar de modo gradual[2,5]. Essa estrutura também é conhecida como *shaping* por pesquisadores da psicologia[5,11]. Além disso, a criança pode ser motivada com o estabelecimento de tempo para repetição da tarefa, sendo incentivada, por exemplo, a empilhar o maior número de copos que ela conseguir em 30 segundos para formar uma torre[2], entre outras formas de incentivo.

É importante que os objetivos funcionais da família, além de relevantes, possam ser alcançados mediante a intervenção

e mensuráveis[2]. Inicialmente, recomenda-se que sejam avaliados de maneira qualitativa e quantitativa pelos terapeutas, os quais devem identificar as habilidades que serão aprimoradas durante a intervenção e necessárias para alcançar o objetivo[2,7]. Além disso, é essencial que os cuidadores exponham sua percepção com relação ao desempenho de sua criança durante essas atividades na rotina.

Para auxiliar a definição dessas metas e para extrair a percepção dos cuidadores, pode ser utilizada a Medida Canadense de Desempenho Ocupacional (COPM)[12]. Além da COPM, são recomendados instrumentos específicos para avaliação da função manual e do desempenho em atividades de vida diária e da participação. Os principais são: *Children's Experience Questionnaire* (CHEQ)[13], *Abilhands*[14], *Assisting Hand Assessment* (AHA)[15], *Jebsen-Taylor Hand Function Test* (JTHFT)[16], Inventário de Avaliação Pediátrica de Incapacidade (PEDI), Inventário de Avaliação Pediátrica de Incapacidade – Testagem Computadorizada Adaptativa (PEDI-CAT)[17,18] e Acelerometria[19]. Além disso, podem ser utilizadas avaliações de outros desfechos relacionados com a estrutura e função do corpo, como testes de força e amplitude de movimento ativa e passiva de membros superiores.

Há robustez de evidências disponíveis na literatura que exploram a efetividade do HABIT para diferentes desfechos[6,20,21], apontando predominantemente para o efeito da intervenção em crianças e adolescentes com PC unilateral, seguidos por aqueles com PC bilateral com assimetria na função dos membros superiores. Existem ainda estudos que verificaram os resultados de treinos bimanuais, semelhantes ao HABIT, em indivíduos adultos após acidente vascular cerebral[22] e em crianças com paralisia braquial obstétrica[23]. Não se tem conhecimento de estudos sobre a aplicação do HABIT em casos de outras condições de saúde.

Um ensaio clínico randomizado realizado nos EUA verificou que, em uma amostra de 20 crianças e adolescentes de 3 a 15 anos com PC do tipo unilateral, o HABIT foi capaz de promover aumento do uso e melhora da função do membro mais acometido, além de melhora do desempenho bimanual. Nesse estudo foi utilizado o protocolo original, de 6 horas por dia, durante 10 dias[6]. Já um segundo ensaio clínico aleatorizado, conduzido no Brasil, teve como objetivo verificar os efeitos do HABIT em uma amostra de 41 crianças e adolescentes de 4 a 16 anos com PC bilateral, utilizando protocolo de 6 horas diárias, 5 dias na semana, por 3 semanas. Observou-se que o HABIT foi capaz de melhorar habilidades funcionais e reduzir a necessidade de assistência do cuidador, além de melhorar a destreza da mão dominante desses indivíduos[20].

Alguns outros estudos verificaram a efetividade de treinamentos intensivos de membros superiores na função manual de crianças com PC e percebeu-se grande variabilidade dos protocolos utilizados. A duração dos protocolos varia entre 30 e 126 horas. Entretanto, na prática clínica, sabe-se que, quanto mais longo o protocolo, menos viável ele se torna, uma vez que mais horas demandam grandes modificações na rotina da família e custos maiores para os cuidadores[21]. Diante disso, pesquisadores têm se dedicado a comparar diferentes dosagens de protocolos intensivos na tentativa de estabelecer uma dosagem mínima capaz de promover mudanças na função manual e no desempenho de atividades diárias.

Um estudo comparou os efeitos obtidos a partir de dois diferentes protocolos do HABIT: um com duração de 30 horas e outro com duração de 60 horas[23]. Concluiu-se que ambos os protocolos foram igualmente eficazes para ganhos em atividades de vida diária. Outro estudo também comparou dois protocolos do HABIT, um com duração de 90 horas (6 horas diárias por 3 semanas) e outro de 45 horas (6 horas diárias por 5 semanas e meia), com repetição do protocolo após 6 meses. Os grupos de 90 e 45 horas, já na primeira aplicação do protocolo, apresentaram melhora na função manual e em atividades de vida diária, sem diferenças entre eles. As 45 horas adicionais não repercutiram em melhora além do que foi apresentado na aplicação do primeiro protocolo[21]. Outro programa intensivo, realizado com adolescentes com PC, também utilizou um protocolo menor, com duração total de 30 horas, divididas em 2 semanas, 5 dias na semana e 3 horas diárias, sendo capaz de promover melhora do desempenho em objetivos funcionais e ganhos na funcionalidade desses indivíduos[24].

Assim, doses de 45 horas parecem ser capazes de promover melhorias funcionais relacionadas com o desempenho de atividades de vida diária. Considerando os princípios da prática baseada em evidência (PBE), é importante aliar a melhor evidência disponível na literatura às preferências e objetivos da família para escolher como a dosagem recomendada será implementada para cada indivíduo[25].

PARTE II – APRESENTAÇÃO DO CASO CLÍNICO

L.C.M., sexo feminino, 6 anos, prematura extrema, diagnosticada com PC espástica, unilateral à direita, após ser constatada, em exame de ressonância magnética, importante atrofia do hemisfério cerebral esquerdo associada a lesão hipóxico-isquêmica cerebelar, principalmente à direita, com quadro de hemiparesia direita.

L.C.M. foi classificada no nível III no Sistema de Classificação da Função Motora Grossa (GMFCS)[26]. Já na Escala de Mobilidade Funcional (FMS), L.C.M. foi classificada como 5 (independente em superfície térrea) para distâncias equivalentes a 5 metros e 2 (usa andador) para distâncias equivalentes a 50 e 500 metros[27]. No Sistema de Classificação das Habilidades Manuais (MACS), a criança foi classificada no nível II[28].

A mãe de L.C.M. relata que a gestação foi tranquila até a 25ª semana, quando foi detectado que a mãe apresentava quadro de pré-eclâmpsia grave, oligodrâmnio e síndrome HELLP (*Haemolysis, Elevated Liver enzimes, Low Platelet count*). L.C.M. nasceu com 25 semanas e 6 dias, de parto cesáreo (Apgar 7 no primeiro e 8 no quinto minuto). Entubada em sala de parto, manteve-se dependente de ventilação mecânica por 64 dias. Permaneceu 2 meses no Centro de Tratamento Intensivo e mais 4 meses na enfermaria. Nesse período apresentou quadro de pneumotórax, sepse fúngica e hemorragia peri/intraventricular (grau IV no ventrículo esquerdo e grau III no ventrículo direito). Foi constatado, então, quadro de hidrocefalia, sendo necessária cirurgia para colocação de válvula (derivação ventrículo-peritoneal [DVP]).

A criança recebeu alta hospitalar e foi para casa com oxigênio (cateter), o qual foi necessário por 1 semana após a alta. Há 4 anos L.C.M. iniciou crises convulsivas focais e foi necessário iniciar o uso de medicação para controle. L.C.M. já realizou cirurgia de retinopatia da prematuridade e estrabismo aos 3 anos de idade e aplicação de toxina botulínica por três vezes em membros inferiores (tríceps sural).

Com relação ao desenvolvimento motor, a mãe relata que, considerando a idade corrigida, L.C.M. não apresentou atraso de marcos motores, como rolar, sentar e permanecer em quatro apoios. A família começou a notar atrasos no desenvolvimento quando era esperado que L.C.M. engatinhasse e manipulasse objetos. Nos últimos 3 anos, a criança evoluiu nos aspectos comunicativos e de interação, partindo de uma linguagem expressiva, por meio de pequenos gestos, poucas palavras e choro, para maior repertório linguístico. A fala se apresenta lenta e espaçada, mas, de modo geral, a paciente é compreendida, apesar de na maioria das vezes se comunicar apenas com parceiros conhecidos (Sistema de Classificação da Função de Comunicação [CFCS nível III]).

L.C.M. iniciou intervenção fisioterapêutica e terapêutica ocupacional em sua cidade natal (Diamantina) assim que recebeu alta, bem como treinamentos intensivos nas férias em Belo Horizonte. Atualmente faz fisioterapia três vezes por semana e fonoaudiologia uma vez por semana e não realiza atendimento terapêutico ocupacional por não haver profissional da área em sua cidade. Os treinamentos intensivos de fisioterapia e terapia ocupacional são realizados em torno de três vezes ao ano.

Durante as intervenções, a família sempre se mostrou participativa no processo, tanto no estabelecimento de metas como priorizando a inserção e a adequação da filha nos contextos importantes e esperados para a faixa etária. Desse modo, os objetivos terapêuticos sempre contemplaram áreas do desempenho ocupacional: atividades de vida diária, brincar, participação social e educação.

Os pais da criança são médicos – ortopedista e otorrinolaringologista – e têm outro filho, de 9 anos de idade. A família mora na cidade de Diamantina (a 300km de Belo Horizonte), em uma casa totalmente plana, que dispõe de barras de acessibilidade nos banheiros. A cidade tem calçamento de pedras, com morros acentuados e ruas estreitas, o que dificulta a locomoção em ambiente comunitário.

L.C.M. estuda em uma escola particular regular da cidade, frequentando uma turma da mesma faixa etária. Ela está em processo de alfabetização e tem uma professora mediadora na sala de aula. A escola acolhe e desenvolve adequações para o melhor desempenho ocupacional da criança nas tarefas de contexto escolar, inclusive nas aulas de educação física. L.C.M. faz uso de adaptadores de lápis e tesoura, bem como adaptação do material pedagógico, e sua sala de aula é sempre localizada no térreo para facilitar o acesso.

Além disso, L.C.M. se utiliza de órteses para otimizar sua função: órtese de neoprene extensora de punho para posicionamento do membro superior direito (Figura 12.1), órtese tornozelo-pé (AFO) rígida no membro inferior direito e uma órtese supramaleolar no membro inferior esquerdo.

L.C.M. é uma criança carinhosa e amável, e sempre demonstrou interesse na participação social e em sua autonomia. Aspectos comportamentais têm chamado a atenção da família e das terapeutas, uma vez que L.C.M. tem apresentado reações de choro e agressivas quando contrariada, com baixo limiar para frustração.

A organização da rotina é uma estratégia importante, proporcionando maior previsibilidade à criança e visando melhorar o manejo do comportamento. Além disso, foi recomendada à família uma avaliação psicológica para acompanhamento da criança e orientações familiares. As queixas de L.C.M. e sua família, de modo geral, relacionam-se com áreas de ocupação e habilidades de desempenho, pensando na faixa etária e no contexto em que estão inseridos.

O último tratamento intensivo realizado por L.C.M. teve como objetivo primordial melhorar o desempenho relacionado com a marcha em curtas e médias distâncias e transferências. Entretanto, a demanda associada à função de membros superiores também foi apontada pela família, sendo estabelecido, então, que o próximo intensivo estaria relacionado com esse desfecho, iniciando, assim, o planejamento da próxima intervenção.

Camada 1 – Definição das metas

A inatividade do membro superior direito sempre foi um incômodo para a família, e a dificuldade para realização de atividades bimanuais durante a rotina eram apontadas com frequência. Entretanto, a queixa sempre foi muito ampla e pouco específica, tornando necessário um direcionamento em conversa com as terapeutas para definição das atividades que seriam prioritárias para melhorar a participação e a autonomia da criança no momento atual, considerando os diferentes contextos em que ela está inserida.

Nessa conversa, a mãe conseguiu apontar a alimentação (Figura 12.2) como uma tarefa específica em que o desempenho de L.C.M. precisava melhorar. Ao ser questionada pelas terapeutas sobre quais aspectos dessa atividade deveriam ser aprimorados, a mãe sinalizou seu desejo de que a filha se alimentasse de maneira mais independente, incluindo almoço e jantar, com maior participação da mão direita, menor necessidade de suporte e com menos bagunça. A mãe relatou que a mesa ficava muito suja durante as refeições e que a família não conseguia almoçar no mesmo horário, já que L.C.M. precisava do suporte físico de alguém.

A criança e a família sentiam-se desmotivadas com essa tarefa, uma vez que era maior a necessidade de tempo para comer, assim como eram necessários muitos comandos para completar a atividade. Em muitos momentos, o comportamento da criança ficava desajustado devido à exaustão provocada pela tarefa. Com frequência, a criança recebia a alimentação na boca pelo cuidador para facilitar e agilizar o processo, diminuindo sua participação. Assim, esse ganho seria significativo para a rotina, a qualidade de vida da família e a autonomia da criança.

Análise da tarefa

A criança deixava a comida cair e fazia mais sujeira porque a mão direita, que deveria ser responsável por amparar a comida com o auxílio da faca, ficava debaixo da mesa durante

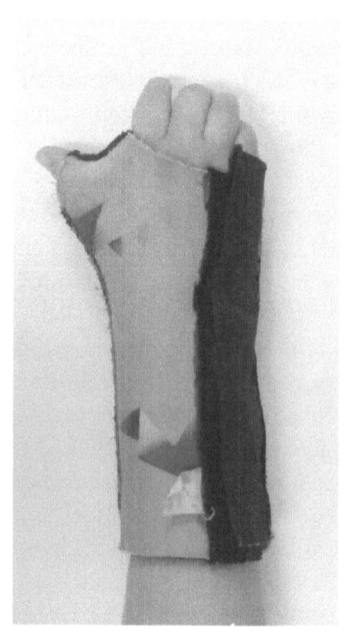

Figura 12.1 Órtese do membro superior direito utilizada por L.C.M.

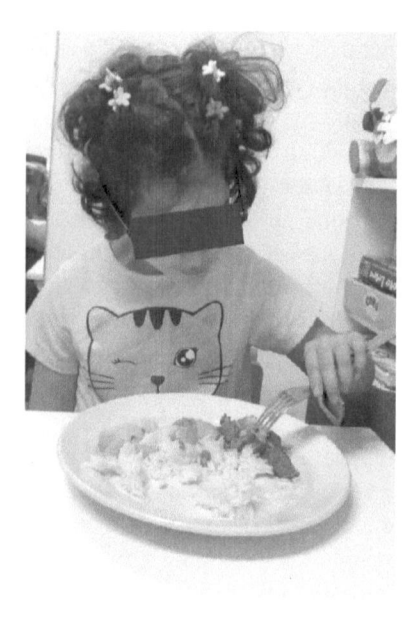

Figura 12.2 Meta 1 – pré-intervenção: alimentação.

toda a refeição. Por isso, L.C.M. precisava de mais tempo para se alimentar, uma vez que a todo instante a comida fugia do garfo e do prato. A mãe solicitava que a filha colocasse a mão direita na mesa durante toda a refeição e utilizasse a faca, que caía muitas vezes devido à falta de força e coordenação e à pouca extensão de cotovelo. Era utilizado um prato fundo, diferentemente do restante das pessoas da mesa, pois, no entendimento da família, isso facilitaria a tarefa para a criança.

Meta 1:
"Em 3 semanas, L.C.M. será capaz de se alimentar de maneira independente, não precisando do suporte físico dos pais para colocar a comida no garfo durante a refeição."
COPM: importância 10/10; desempenho 3/10; satisfação: 3/10.

A segunda demanda estava relacionada com a dificuldade de L.C.M. participar de brincadeiras com o irmão e outros pares. As terapeutas solicitaram novamente que a meta fosse mais específica e que a mãe apontasse uma brincadeira que precisaria ser aprimorada. A mãe então elegeu "jogar bola" (Figura 12.3) e relatou que durante essa brincadeira a criança utilizava apenas uma das mãos e não era capaz de acertar o alvo. Desse modo, o parceiro de brincadeira gastava muito tempo buscando a bola, o que encurtava o tempo da brincadeira, a qual se tornava enfadonha para os participantes e frustrante para L.C.M., apesar de seu grande desejo em participar.

Análise da tarefa
L.C.M. costuma brincar com o irmão sentada em um banco baixo ou no chão. Assim, para lançar a bola, ela a pega no chão e lança com o intuito de acertar as mãos do irmão. De modo geral, quando L.C.M. pega a bola, o braço direito não participa e a mão esquerda pega bolas pequenas e médias sozinha. Ao tentar pegar bolas maiores e mais pesadas, a mão direita tenta participar, mas L.C.M. acaba arrastando a bola por não conseguir segurá-la com as duas mãos. Com frequência, o irmão não recebia a bola e tinha que buscá-la, não sendo possível manter a sequência e a dinâmica da brincadeira.

Meta 2:
"Em 3 semanas, L.C.M. será capaz de pegar uma bola no chão com as duas mãos, arremessá-la, sentada em um banco pequeno, e acertar um alvo posicionado até 1 metro de distância."
COPM: importância 8/10; desempenho 0/10; satisfação: 3/10.

Foi verificada amplitude de movimento articular passiva de ombro, cotovelo, punho e dedos com uso da goniometria, e não foram encontradas restrições. Com relação à força muscular, foi encontrada fraqueza muscular importante no membro superior direito com grande assimetria, comparada com o membro superior esquerdo (Quadro 12.1), repercutindo em limitações importantes na amplitude de movimento ativa.

O *Abilhands* foi selecionado para avaliar a habilidade manual durante atividades do dia a dia, e a criança obteve escore igual a 14 com desvio padrão de 0,426. O CHEQ também foi utilizado, e a criança obteve pontuação 7 para atividades desempenhadas com uma das mãos, 0 para atividades desempenhadas com as duas mãos e 14 para atividades desempenhadas com ajuda. Para as 21 atividades, a mãe respondeu como achava que a mão da criança funcionava, e a média da pontuação dada por ela foi 1 – o escore varia de 1 (mal/não usa) a 4 (bem).

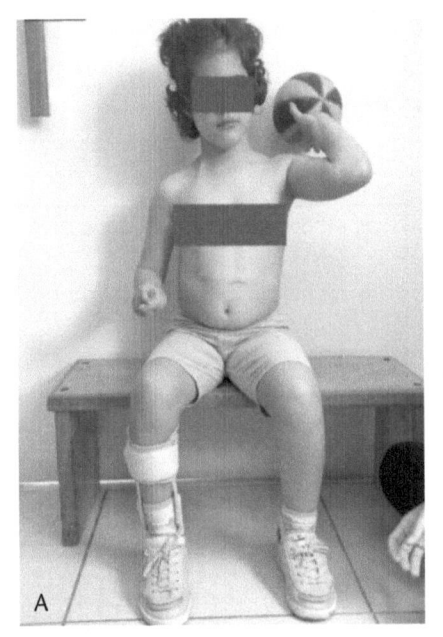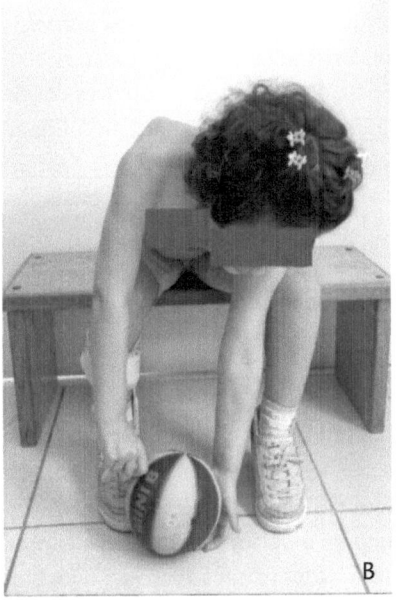

Figura 12.3A Meta 2 – pré-intervenção: jogar bola. **B** Meta 2 – pré-intervenção: jogar a bola quando solicitado o uso das duas mãos.

Quadro 12.1 Resultado de teste de força muscular manual

Grupo muscular	MSD	MSE
Flexores de ombro	3	5
Extensores de ombro	4	5
Abdutores de ombro	4	5
Adutores de ombro	4	5
Adutores horizontais de ombro	3	5
Abdutores horizontais de ombro	3	5
Rotadores externos de ombro	3	4
Rotadores internos de ombro	3	4
Flexores de cotovelo	3	5
Extensores de cotovelo	4	5
Supinadores	3	5
Pronadores	3	4
Flexores de punho	4	4
Extensores de punho	3	4
Desviadores radiais	3	4
Desviadores lunares	3	4
Flexores dos dedos	4	5
Extensores dos dedos	3	5

MSD: membro superior direito; MSE: membro superior esquerdo.

A mãe também atribuiu pontuação para o tempo que a filha precisava para cumprir a tarefa, comparada aos pares, e que varia de 1 (tempo bem maior) a 4 (o mesmo tempo), sendo obtido 1,4 como média. Por fim, ao pontuar o incômodo da criança – de 1 (isso incomoda muito) a 4 (isso não o incomoda de forma alguma) – a média também foi 1,4. A pontuação relacionada com o incômodo da criança destaca a percepção e o desejo de melhorar as habilidades de membro superior, reforçando a demanda familiar.

Por fim, foi aplicado o PEDI, e os escores contínuos nas habilidades funcionais foram os seguintes: para autocuidado: 57,17; para mobilidade: 45,26; e para função social: 68,61. Quanto à assistência do cuidador, os escores contínuos foram 29,82 para autocuidado, 60,12 para mobilidade e 57,83 para função social. Já os escores normativos foram menores que 10 no autocuidado e na mobilidade e 36,3 na função social para habilidades funcionais. Na assistência do cuidador e nos domínios de autocuidado e mobilidade, o escore foi menor que 10, enquanto no domínio da função social foi de 21,1.

Camada 2 – Meta realista?

Após relato da família, as atividades eleitas foram analisadas, verificando-se que consistiam em metas mensuráveis, realistas, passíveis de serem alcançadas, com importância tanto para família como para a criança. A *expertise* clínica das terapeutas possibilitou a identificação de estratégias de intervenção adequadas e disponíveis no serviço para alcançar os objetivos propostos.

Camada 3 – Prognóstico

Uma das queixas da família estava relacionada com o tempo gasto pela paciente para finalizar uma refeição. Entretanto, sabe-se que crianças classificadas no nível II do MACS apresentam maior lentidão para realizar suas tarefas de modo independente e chegam a evitar certas atividades. Houve uma conversa com a mãe sobre o que seria prioritário inicialmente durante essa atividade – o tempo ou a independência – e a mãe afirmou que a independência de L.C.M. estava em primeiro lugar. Assim, esse desfecho foi priorizado.

Meta 1
GAS (Goal Attainment Scaling):
- **-2:** alimenta-se de maneira dependente, precisando do auxílio dos pais para colocar a comida no garfo em mais de 50% da refeição, e os pais precisam preparar a atividade, partindo os alimentos;
- **-1:** alimenta-se de modo dependente, precisando do auxílio dos pais para colocar a comida no garfo em menos de 50% da refeição, e os pais precisam preparar a atividade, partindo os alimentos;
- **0:** alimenta-se de modo independente, não precisando do auxílio dos pais para colocar a comida no garfo durante toda a refeição, e os pais precisam preparar a atividade, partindo os alimentos.
- **+1:** alimenta-se de maneira independente, não precisando do auxílio dos pais para colocar a comida no garfo durante toda a refeição, e L.C.M. auxilia durante o preparo da atividade, partindo parte dos alimentos.
- **+2:** alimenta-se de modo independente, não precisando do auxílio dos pais para colocar a comida no garfo durante toda a refeição, e L.C.M. é capaz de partir todos os alimentos de maneira independente.

A segunda queixa estava relacionada com o modo de L.C.M. pegar e jogar a bola durante brincadeiras com pares e com o irmão.

Meta 2
GAS:
- **-2:** não consegue pegar a bola com as duas mãos nem arremessá-la;
- **-1:** pega a bola com as duas mãos, mas não consegue arremessar;
- **0:** pega a bola com as duas mãos, arremessa e acerta um alvo posicionado até 1 metro de distância;
- **+1:** pega a bola com as duas mãos, arremessa e acerta um alvo entre 1 e 2 metros de distância;
- **+2:** pega a bola com as duas mãos, arremessa e acerta um alvo a mais de 2 metros de distância.

Camada 4 – Intervenção

Com base nas metas estabelecidas, nas preferências da família e da criança, nas melhores evidências científicas

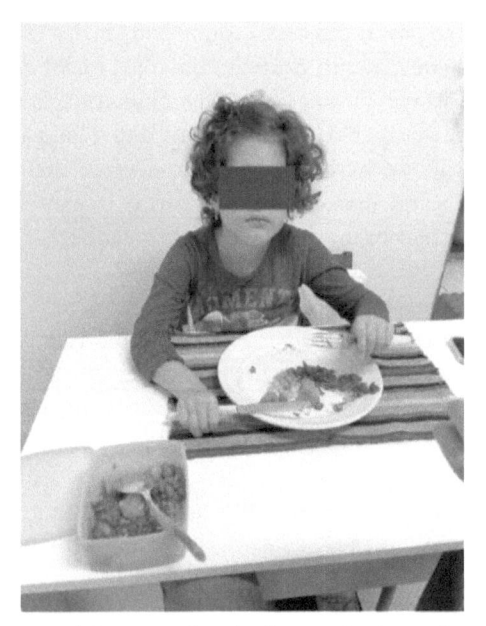

Figura 12.4 Estratégias para treino da alimentação: instruções verbais para uso da faca como estratégia para colocar o alimento no garfo, uso de prato raso e de jogo americano e posicionamento do alimento no topo do prato.

disponíveis e em sua experiência clínica, as terapeutas do serviço selecionaram a seguinte intervenção:

Intervenção-chave: Treino Intensivo Bimanual de Braço-Mão (HABIT) ("luz verde").
Mecanismo: neuroplasticidade através da aprendizagem motora.

Suporte familiar: L.C.M., pais e irmão não moram em Belo Horizonte, cidade onde será realizada a intervenção, e não poderiam se ausentar da rotina de escola e trabalho. A mãe se organizou para estar presente no início da intervenção, tirando férias, e a cuidadora se disponibilizou para estar presente durante o restante da intervenção. A avó materna mora em Belo Horizonte e acolhe a família durante o período em que permanece na cidade. Aos finais de semana, entre as semanas de treino, a família se organiza para vir para Belo Horizonte ou para levar L.C.M. para Diamantina.

Camada 5 – Modo (planejando a intervenção)

Durante a intervenção, foram realizados treinos para alimentação nos atendimentos (almoço) e em casa ou na casa da avó (jantar). Foi recomendado que os treinos fossem realizados com prato raso, colocando a comida no topo do prato, para incentivar o uso da faca e favorecer a extensão do braço, além do uso de jogo americano para evitar o deslocamento do prato na mesa (Figura 12.4)

Além disso, o treino de jogar bola foi realizado na clínica, sendo recomendado diariamente em casa. As bolas deveriam ter diferentes tamanhos e L.C.M. deveria ser posicionada em um banco pequeno ou no chão. Os comandos seriam dados para posicionamento das duas mãos na bola e ajuda física quando necessário ou para evitar desmotivação. Foi recomendado que a criança tivesse como alvo para lançamento da bola as mãos do parceiro de brincadeira, pinos de boliche ou uma cesta, entre outras possibilidades. Inicialmente o alvo deveria ser posicionado a 1 metro de distância, sendo recomendado o aumento da distância com o passar dos dias, de acordo com o desempenho da criança (Figuras 12.5*A* a *C*).

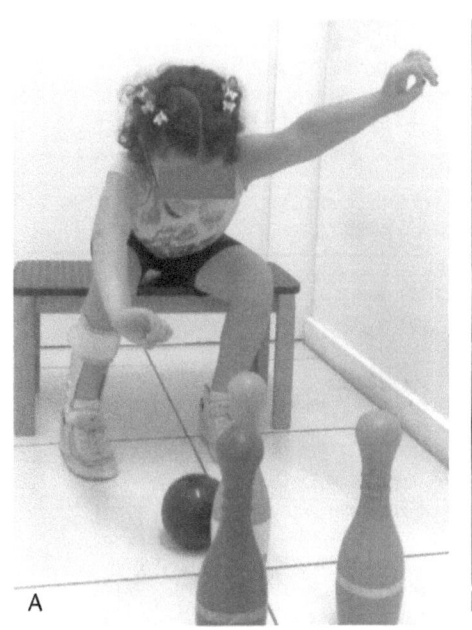
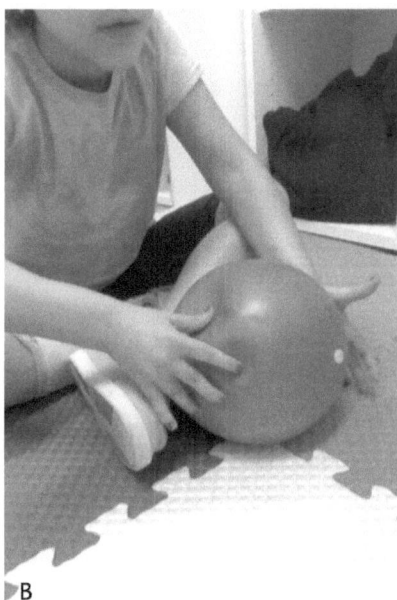
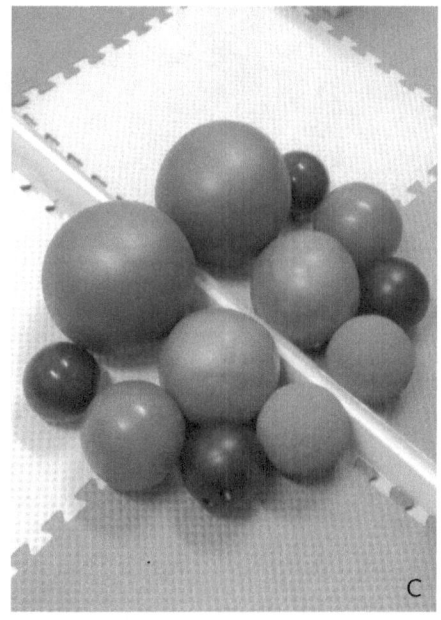

Figura 12.5A Estratégias para treino de jogar a bola: instruções verbais para posicionamento das mãos na bola, criança posicionada no banco pequeno e alvo posicionado a 1 metro de distância. **B** Estratégias para treino de jogar a bola: criança sentada no chão, realizando os movimentos de extensão do cotovelo com supinação do antebraço e extensão de dedos para pegar a bola à frente. **C** Uso de bolas de diferentes tamanhos, texturas e pesos.

Foram selecionadas atividades principais para a intervenção com uso de recursos terapêuticos variados e de interesse da criança, como jogos de encaixe, peças de empilhar, jogo "jenga", estrelas de encaixe, frutinhas de velcro, boliche, jogo de argolas, massinha e jogos de ímã posicionados em plano inclinado, entre outros. Todas essas brincadeiras foram organizadas no ambiente para que fossem realizadas de modo a contemplar todas as habilidades e movimentos necessários para concretização dos objetivos terapêuticos: extensão de cotovelo, supinação do antebraço, extensão de punho e dedos e força de preensão palmar. Recursos como pistas visuais (uma linha na mesa com fita adesiva para delimitação da extensão do cotovelo), altura ou inclinação do objeto oferecido à criança pela terapeuta, a posição do alvo, a variação no tamanho e peso dos objetos, os comandos verbais e o *feedback* auxiliaram a realização dos movimentos e das habilidades a serem trabalhadas.

Com o passar dos dias a complexidade das tarefas foi aumentada de maneira gradual, com nível maior de exigência motora através da amplitude do movimento, da velocidade, da coordenação e da força a ser utilizada. Para aumento da complexidade, a criança deveria apresentar melhora do desempenho na atividade, como reduzir o tempo necessário para executar os movimentos das brincadeiras, acertar mais vezes o alvo e realizar os movimentos com mais qualidade ou com mais força.

No Quadro 12.2 e nas Figuras 12.6 a 12.8 são mostrados exemplos de tarefas utilizadas durante a intervenção, habilidades trabalhadas em cada uma e variações, bem como as progressões e medidas de desempenho utilizadas. Cabe ressaltar que as tarefas foram pensadas especificamente para L.C.M. e suas metas. A intervenção deve ser individualizada, e cada criança irá demandar tarefas específicas.

Quadro 12.2 Exemplo de tarefas realizadas durante a intervenção

Atividade	Habilidades trabalhadas	Variações na tarefa	Progressões	Medidas de desempenho
Argolas no cone (Fig.12.6A)	• Extensão de cotovelo • Extensão de punho • Extensão de dedos	• Material e diâmetro das argolas (Fig.12.6B)	• Aumento da distância e altura em que o cone era posicionado, exigindo maior extensão de cotovelo e punho (Fig.12.6C) • Aumento da distância e altura em que a argola era oferecida pela terapeuta, exigindo maior extensão de cotovelo e punho (Fig.12.6D) • Aumento da velocidade exigida pela terapeuta para realização da tarefa	• Quantidade de argolas encaixadas em um mesmo período de tempo
"Jenga" (Fig.12.7A)	• Extensão de cotovelo • Supinação de antebraço • Extensão de dedos • Preensão palmar	• Pegar peça com mão direita, transferir para a esquerda e colocar a peça na torre com a mão esquerda • Pegar uma peça com a mão direita e outra com a esquerda e colocar ambas as peças na torre com a mão esquerda • Segurar a torre com a mão direita enquanto retira as peças com a mão esquerda	• Inserir linha na mesa, delimitando espaço da brincadeira, exigindo maior extensão do cotovelo (Fig.12.7B) • Aumentar a inclinação com que a peça é ofertada, exigindo maior supinação do antebraço (Fig.12.7C) • Aumento da velocidade exigida pela terapeuta para realização da tarefa	• Tempo gasto para montar a torre
Estrelinhas de encaixe (Fig.12.8A)	• Extensão de cotovelo • Supinação de antebraço • Extensão de punho • Extensão de dedos • Preensão palmar	• Pegar uma estrelinha com cada mão, encaixar e colocar na caixa em frente com as duas mãos • Pegar duas estrelinhas encaixadas, desencaixar e colocar cada estrela com cada mão em uma caixa (Fig.12.8B) • Encaixar várias estrelinhas em sequência, estabilizando com a mão direita e encaixando com a esquerda • Local em que a criança deve segurar a peça: lateral da peça favorece supinação, topo da peça favorece extensão do punho	• Colocar linha na mesa, delimitando espaço da brincadeira, exigindo maior extensão de cotovelo • Aumentar distância das caixas, exigindo maior extensão de cotovelo • Aumentar pressão com que as estrelinhas se encaixam, exigindo maior força para soltar • Aumentar altura em que as peças são oferecidas pela terapeuta, exigindo maior extensão de cotovelo e punho • Aumento da velocidade exigida pela terapeuta para realização da tarefa	• Quantidade de estrelinhas encaixadas em um mesmo período • Quantidade de estrelinhas soltas em um mesmo período

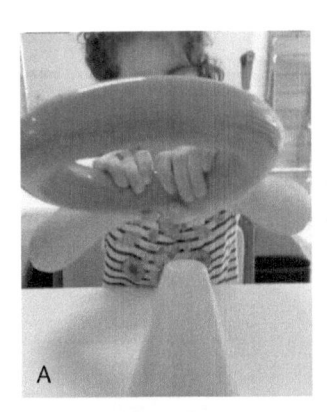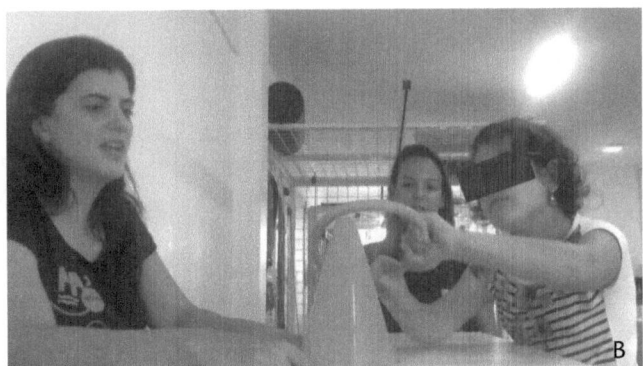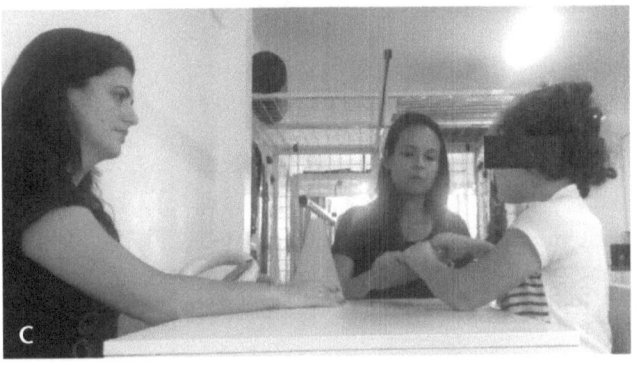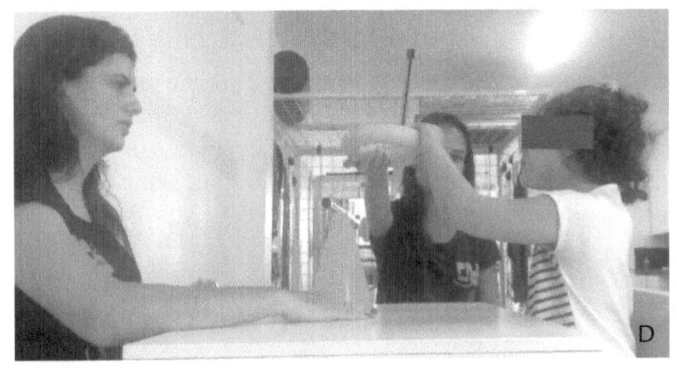

Figura 12.6A a **D** Atividades realizadas durante a intervenção: argola no cone.

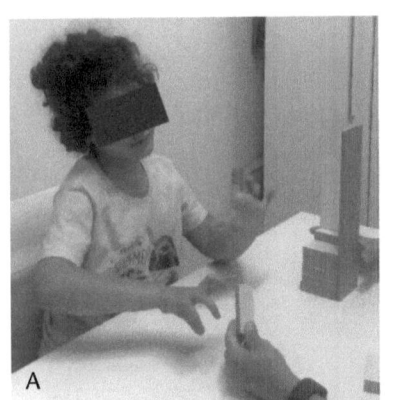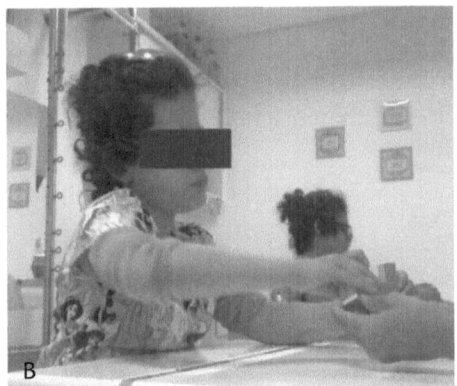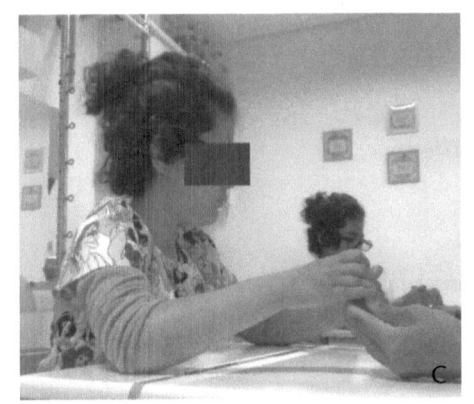

Figura 12.7A a **C** Atividades realizadas durante a intervenção: "Jenga".

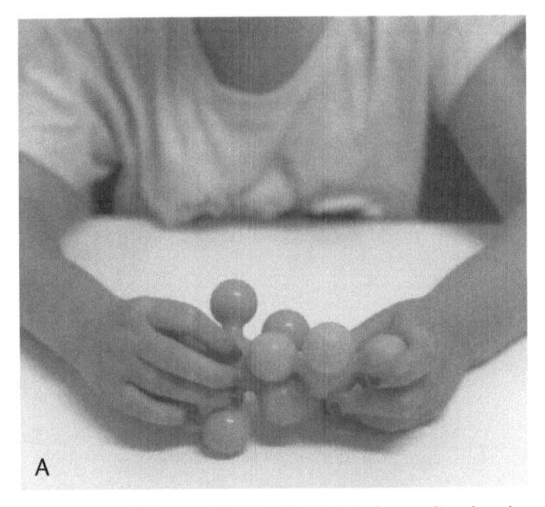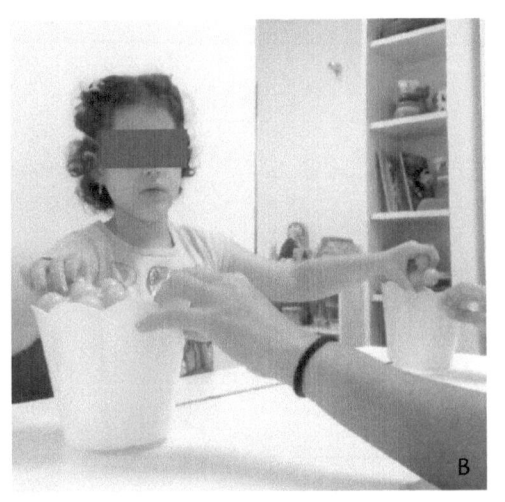

Figura 12.8A e **B** Atividades realizadas durante a intervenção: estrelinhas de encaixe.

Camada 6 – Dose

A intervenção seguiu de maneira individual, no contexto clínico, durante 3 semanas, 3 horas diárias, 5 dias por semana, totalizando 45 horas. No contexto familiar foram passadas orientações com o objetivo de dar continuidade e generalizar o aprendizado do contexto clínico. A alimentação deveria ser treinada diariamente, durante o jantar, nos dias de semana, e durante o almoço e o jantar, aos finais de semana, sem estabelecimento de tempo. O jogar bola também deveria ser treinado diariamente, por pelo menos 30 minutos, com algum amigo ou membro da família.

Camada 7 – As metas foram alcançadas?

L.C.M. mostrou-se motivada a maior parte do tempo, durante o processo de intervenção. Tinha interesse nas atividades, gostava de incluir novas etapas e desafios, e os combinados foram bem estabelecidos, o que proporcionou melhor previsibilidade, diminuindo sua ansiedade e facilitando a percepção da rotina de tarefas durante o intensivo.

Com relação às metas previamente estabelecidas, L.C.M. foi capaz de alcançar ambas:

Meta 1: "Ser capaz de se alimentar de maneira independente" (Figura 12.9).
COPM: início – desempenho: 3/10, satisfação: 3/10; final – desempenho: 8/10, satisfação: 8/10.
GAS: início: -2; final: +1.

A mãe e a criança ficaram satisfeitas com a melhora do desempenho. O momento da alimentação é muito prazeroso para L.C.M. e tornou-se ainda mais após a aquisição de maior independência. A mãe relatou menos sujeira, e o momento tornou-se mais tranquilo no contexto familiar, com maior participação da criança no processo.

Meta 2: "Pegar uma bola no chão com as duas mãos, arremessá-la e acertar um alvo posicionado" (Figura 12.10).
COPM: início – desempenho 1/10, satisfação: 3/10; final – desempenho: 6/10, satisfação: 8/10.
GAS: início: -2; final: +1.

Os momentos de lazer da família estão ainda mais divertidos e motivadores para todos.

Nos instrumentos padronizados, algumas atividades diárias foram apontadas como mais facilmente realizadas pela criança, com melhora do escore obtido no *Abilhand*. No teste pré-intervenção, L.C.M. obteve escore 14 com desvio padrão de 0,426, enquanto no realizado após a intervenção o escore foi 18 com desvio padrão de 0,414.

Já no CHEQ, a mãe apontou mais atividades que a criança conseguiu realizar com as duas mãos e necessidade de assistência menor. Além disso, aumentou a pontuação relacionada com a forma com que a mão da criança funcionava e redução do incômodo. Os relatórios comparativos pré e pós-intervenção são apresentados na Figura 12.11.

Por fim, no PEDI, em algumas atividades relacionadas com o autocuidado, a mãe apontou melhor habilidade funcional e menor assistência do cuidador, o que repercutiu em melhores escores nesses domínios, como mostrado no Quadro 12.3.

As Figuras 12.12 e 12.13 mostram o comparativo das amplitudes de movimento ativa do membro superior direito antes e após a intervenção.

Um resumo do caso clínico segundo o modelo READ (*Rehabilitation Evidence-Based Decision-Making* [veja o Capítulo 2]), é apresentado na Figura 12.14.

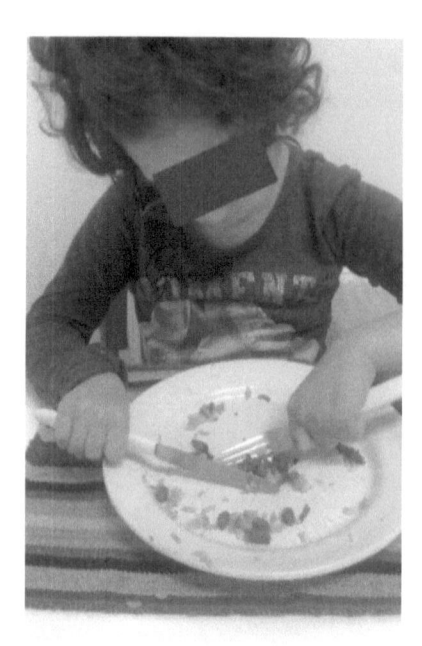

Figura 12.9 Pós-intervenção: alimentação.

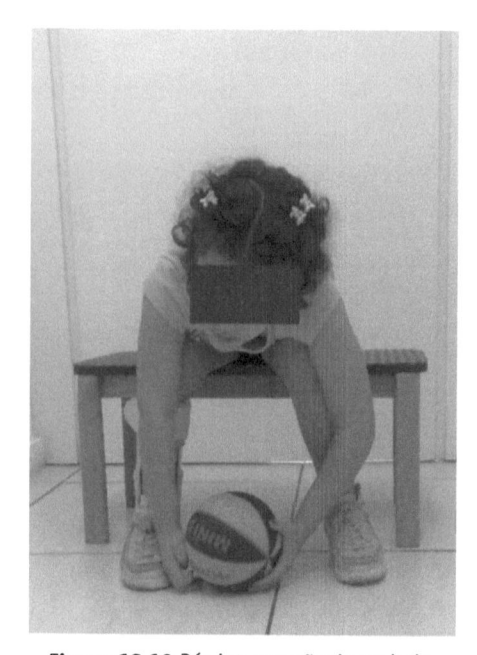

Figura 12.10 Pós-intervenção: jogar bola.

Relatório CHEQ: Pré-intervenção

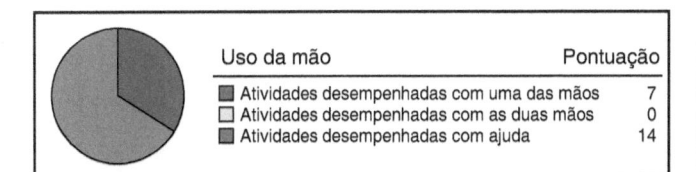

Uso da mão	Pontuação
■ Atividades desempenhadas com uma das mãos	7
□ Atividades desempenhadas com as duas mãos	0
■ Atividades desempenhadas com ajuda	14

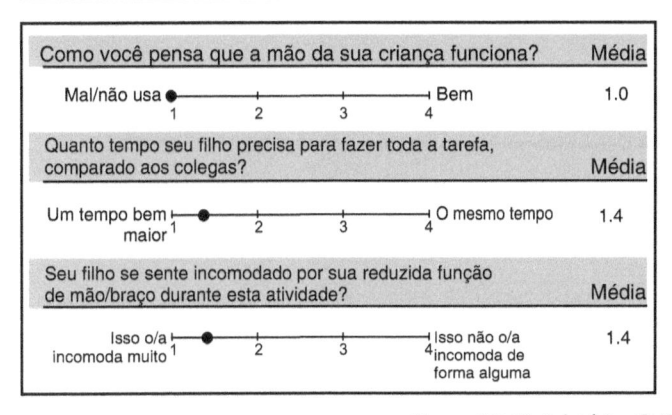

Como você pensa que a mão da sua criança funciona?	Média
Mal/não usa ●———1———2———3———4 Bem	1.0
Quanto tempo seu filho precisa para fazer toda a tarefa, comparado aos colegas?	Média
Um tempo bem maior 1 ●——2——3——4 O mesmo tempo	1.4
Seu filho se sente incomodado por sua reduzida função de mão/braço durante esta atividade?	Média
Isso o/a incomoda muito 1 ●——2——3——4 Isso não o/a incomoda de forma alguma	1.4

Relatório CHEQ: Pós-intervenção

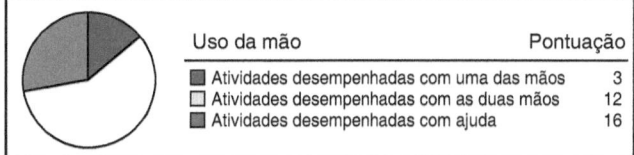

Uso da mão	Pontuação
■ Atividades desempenhadas com uma das mãos	3
□ Atividades desempenhadas com as duas mãos	12
■ Atividades desempenhadas com ajuda	16

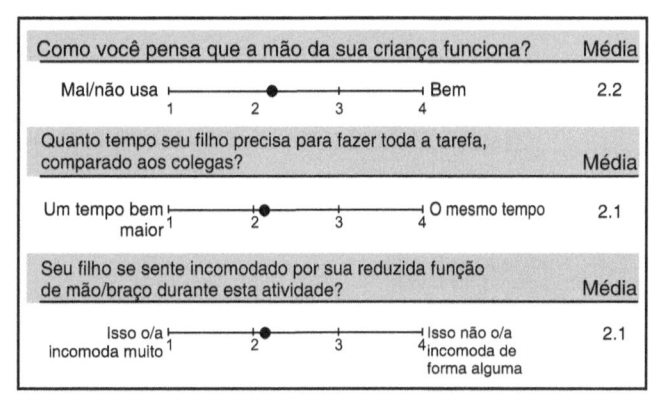

Como você pensa que a mão da sua criança funciona?	Média
Mal/não usa 1——2 ●——3——4 Bem	2.2
Quanto tempo seu filho precisa para fazer toda a tarefa, comparado aos colegas?	Média
Um tempo bem maior 1——2 ●——3——4 O mesmo tempo	2.1
Seu filho se sente incomodado por sua reduzida função de mão/braço durante esta atividade?	Média
Isso o/a incomoda muito 1——2 ●——3——4 Isso não o/a incomoda de forma alguma	2.1

Figura 12.11 Relatórios CHEQ antes e após intervenção.

Quadro 12.3 Resultados PEDI pré e pós-intervenção

		Pré-intervenção			Pós-intervenção		
		Escore bruto	Escore contínuo	Escore normativo	Escore bruto	Escore contínuo	Escore normativo
Habilidades funcionais	Autocuidado	41	57,17	<10	52	65,5	27,7
	Mobilidade	34	45,26	<10	46	54,45	<10
	Função social	49	68,67	36,3	58	79,85	45,5
Assistência do cuidador	Autocuidado	3	29,82	<10	19	56,27	+90
	Mobilidade	21	60,12	<10	21	60,12	74,5
	Função social	14	57,83	21,1	25	100	84,5

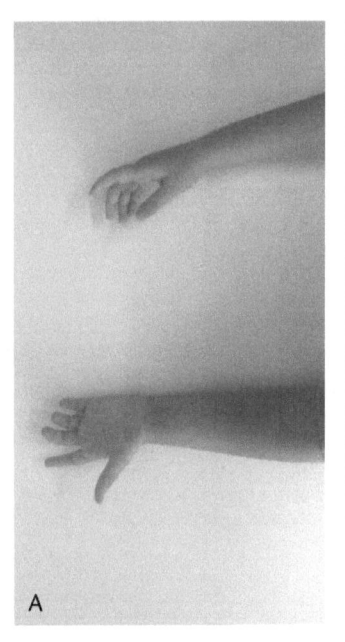

A

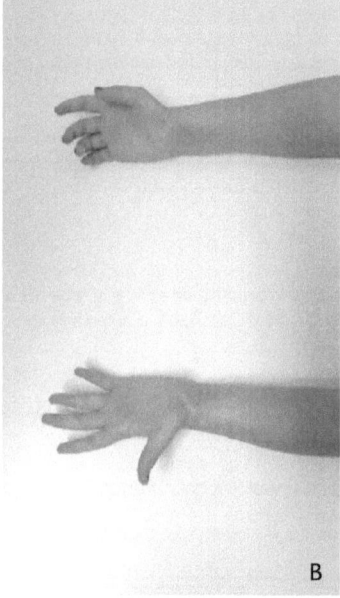

B

Figura 12.12 Amplitude de supinação de antebraço. **A** Pré-intervenção. **B** Pós-intervenção.

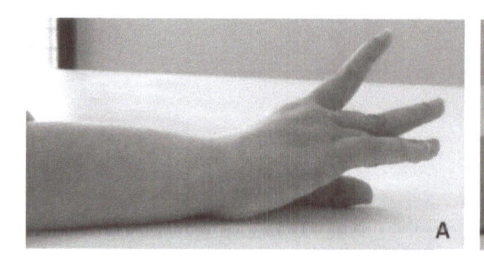
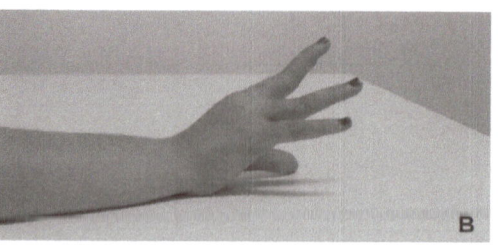

Figura 12.13 Amplitude de extensão de punho e dedos. **A** Pré-intervenção. **B** Pós-intervenção

L.C.M. é uma menina de 6 anos, com diagnóstico de paralisia cerebral, do tipo unilateral, espástica. Classificação da Função Motora Grossa (GMFCS) nível III e Classificação da Habilidade Manual (MACS) nível II.

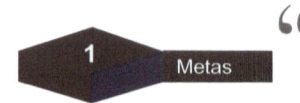

TERAPEUTA: "Se você pudesse modificar a forma com que sua filha faz alguma atividade em seu dia a dia, o que seria?"

META 1: Ser capaz de alimentar-se de forma independente, não precisando do auxílio dos pais para colocar comida no garfo durante as refeições (COPM: desempenho 3/10)
META 2: Ser capaz de pegar uma bola no chão com as duas mãos, arremessá-la e acertar um alvo posicionado a até um metro de distância (COPM: desempenho 1/10)

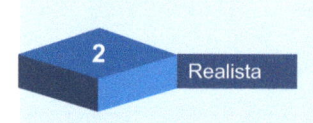

REALISTA?:
META 1: SIM, para aumentar a independência. NÃO para reduzir o tempo gasto na atividade.
META 2: SIM, para colas médias e leves. NÃO para bolas grandes e pesadas.

VIÁVEL?: SIM, a literatura aponta boas evidências para melhora na função manual e no desempenho de atividades nessa população, com intervenções que são disponibilizadas no serviço

MÃE: "Ela se suja muito e demora muito para se alimentar, além de precisar de muito suporte. Ela conseguirá comer mais rápido e depender menos da gente?"

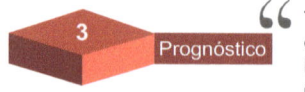

TERAPEUTA: "Para níveis II do MACS, espera-se que o desempenho seja mais lento durante as atividades do dia a dia que envolvem manipulação de objetos. Entretanto, é possível que, com o preparo da atividade, L.C.M. consiga tornar-se mais independente durante essa tarefa. Sendo assim, podemos tentar melhorar essa independência."

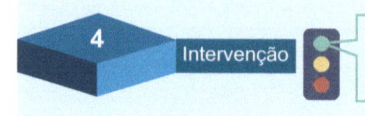

TREINO INTENSIVO BIMANUAL DE BRAÇO-MÃO: para promover melhora da função manual em atividades diárias (alimentação e jogar bola)
MECANISMO: Neuroplasticidade a partir da aprendizagem motora.

SUPORTE FAMILIAR: A criança reside em Diamantina e a intervenção seria realizada em Belo Horizonte. A avó materna recebeu L.C.M. em sua casa e a mãe e a cuidadora se organizaram para passar as semanas da intervenção com a criança em Belo Horizonte. Aos finais de semana a família se organizava para levar L.C.M. para Diamantina ou para se deslocar até Belo Horizonte.

HABIT: As atividades selecionadas para estimular os movimentos-alvo para alcance das metas eram realizadas diariamente no serviço de fisioterapia. A intervenção foi realizada de forma individual, no ambiente clínico. No contexto familiar foram passadas orientações com objetivo de dar continuidade e generalizar o aprendizado do contexto clínico.

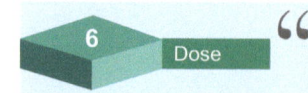

TERAPEUTA: "Nós precisamos realizar a intervenção por 45 horas, que podem ser divididas em 3 horas diárias, por 3 semanas, nos 5 dias da semana. É possível que vocês estejam em Belo Horizonte nesse período?"

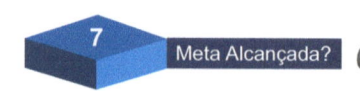

META 1: Alimentação. Desempenho na COPM: 8/10

TERAPEUTA: "Parabéns! Você agora consegue alimentar-se de forma independente! Você lembra que inicialmente você precisava do suporte dos seus pais durante toda a refeição?"

META 2: Jogar bola. Desempenho na COPM: 6/10

TERAPEUTA: "Parabéns! Você agora consegue pegar a bola com as duas mãos e acertar um alvo distante de você! Você lembra que antes você só pegava as bolas com a mão esquerda?"

Figura 12.14 Resumo do caso clínico apresentado no modelo READ.

CONSIDERAÇÕES FINAIS

Diante do exposto, conclui-se que a escolha do HABIT foi adequada para ganho das metas estabelecidas pela família. A dosagem da intervenção – 45 horas totais – e as orientações para o contexto familiar mudaram o desempenho de L.C.M. nas tarefas listadas, melhorando a participação da criança nas atividades de vida diária e no brincar, áreas tão relevantes para sua faixa etária e para o contexto em que L.C.M. está inserida.

Referências

1. Novak I, Morgan C, Fahey M et al. State of the Evidence Traffic Lights 2019: Systematic review of interventions for preventing and treating children with cerebral palsy. Cur Neurol Neurosci Rep 2020; 20(2):3.
2. Charles J, Gordon AM. Development of hand-arm bimanual intensive therapy (HABIT) for improving bimanual coordination in children with hemiplegic cerebral palsy. Dev Med Child Neurol 2006; 48(11):931-6.
3. Taub, E. Somatosensory deafferentation research with monkeys: Implications for rehabilitation medicine. In: Ince LP (ed.) Behavioral psychology in rehabilitation medicine: Clinical applications. New York: Williams & Wilkins, 1980: 371-401.
4. Taub E, Crago JE, Burgio LD et al., An operant approach to rehabilitation medicine: Overcoming learned nonuse by shaping. J Experim Anal Behav 1994; 61(2):281-93.
5. Gordon AM, Charles J, Wolf SL. Methods of constraint-induced movement therapy for children with hemiplegic cerebral palsy: Development of a child-friendly intervention for improving upper-extremity function. Arch Phys Med Rehabil 2005; 86(4):837-44.
6. Gordon AM, Steenbergen B. Bimanual coordination in children with cerebral palsy. In: Eliasson AC, Burtner P (eds.) Child with cerebral palsy: Management of the upper extremity. Clin Develop Med. London: Mac Keith Press, 2008.
7. Cury VCR, Brandão MB. Reabilitação em paralisia cerebral. In: Gordon AM, Brandão MB. Treinamento intensivo da função manual. 1 .ed. Rio de Janeiro: Medbook 2010; 1:283-300.
8. Schmidt R.A, Lee TD. Motor control and learning: A behavioral emphasis. 4. ed. Champaign, IL: Human Kinetics, 2014.
9. Schmidt RA, Lee TD. Motor control and learning: A behavioral emphasis. 4. ed. Champaign, IL: Human Kinetics, 2005.
10. Nudo RJ. Adaptive plasticity in motor cortex: Implications for rehabilitation after brain injury. J Rehabil Med 2003; (41 Suppl):7-10.
11. Panyan MV. How to use shaping. Lawrence, KS: H&H Enterprises, 1980.
12. Pollock N, McColl MA, Carswell A. Medida de performance ocupacional canadense. In: Prática baseada no cliente na terapia ocupacional: Guia para implementação. São Paulo: Roca, 2003.
13. Sköld A, Hermansson L, Krumlinde-Sundholm L, Eliasson AC. Development and evidence of validity for the Children's Hand-use Experience Questionnaire (CHEQ). Dev Med Child Neurol 2011; 53(5):436-42.
14. Arnould C, Penta M, Renders A, Thonnard JL. ABILHAND-Kids: a measure of manual ability in children with cerebral palsy. Neurology 2004; 63(6):1045-52.
15. Krumlinde-Sundholm L, Eliasson AC. Development of the Assisting Hand Assessment, a Rasch-built measure intended for children with unilateral upper limb impairments. Scand J Occup Ther 2003; 10:16-26.
16. Jebsen RH, Taylor N, Trieschmann RB, Trotter MJ, Howard LA. An objective and standardized test of hand function. Arch Phys Med Rehabil 1969; 50(6).
17. Teles FM, Resegue R, Puccini RF. Care needs of children with disabilities – use of the Pediatric Evaluation of Disability Inventory. Rev Paul Pediatr 2016; 34(4):447-53.
18. Haley SM, Coster WJ, Dumas HM, Fragala-Pinkham MA, Moed R. PEDI-CAT: development, standardization and administration manual. Boston University Medical Center, 2012.
19. Uswatte G, Foo WL, Olmstead H, Lopez K, Holand A, Simms LB. Ambulatory monitoring of arm movement using accelerometry: An objective measure of upper-extremity rehabilitation in persons with chronic stroke. Arch Phys Med Rehab 2005; 86(7):1498-501.
20. Figueiredo PRP, Mancini MC, Feitosa AM et al. Hand-arm intensive therapy and daily functioning of children with bilateral cerebral palsy: A randomized controlled trial. Develop Med Child Neurol 2020; 62(11):1274-82.
21. Brandão MB, Mancini MC, Ferre CL et al. Does dosage matter? A pilot study of Hand-Arm Bimanual Intensive Training (HABIT) dose and dosing schedule in children with unilateral cerebral palsy. Phys Occup Ther Pediatr 2018; 38(3):227-42.
22. Wolf A, Scheiderer R, Napolitan N, Belden C, Shaub L, Whitford M. Efficacy and task structure of bimanual training post stroke: A systematic review. Top Stroke Rehabil 2014; 21(3):181-96.
23. Zielinski IM, van Delft R, Voorman JM, Geurts ACH, Steenbergen B, Aarts PBM. The effects of modified constraint-induced movement therapy combined with intensive bimanual training in children with brachial plexus birth injury: A retrospective data base study. Disabil Rehabil 2021; 43(16):2275-84.
24. Feitosa AM, Mancini MC, Silvério APM, Gordon AM, Brandão MB. "Help me to improve my own priorities!": A feasibility study of an individualized intensive goal training for adolescents with cerebral palsy. Phys Occup Ther Pediatr 2021; 41(6):601-19.
25. Heiwe S, Kajermo KN, Tyni-Lenné R et al. Evidence-based practice: Attitudes, knowledge and behaviour among allied health care professionals. J Intern Society for Quality in Health Care 2011; 23(2):198-209.
26. Palisano R, Rosenbaum P, Walter S, Russell D, Wood E, Galuppi B. Development and validation of a gross motor function classification system for children with cerebral palsy. Dev Med Child Neurol 1997; 39:214-23.
27. Graham HK, Harvey A, Rodda J, Nattrass GR, Pirpiris M. The Functional Mobility Scale (FMS). J Pediat Orthop 2004; 24(5):514-20.
28. Eliasson AC, Krumlinde L, Rösblad B et al. The Manual Ability Classification System (MACS) for children with cerebral palsy: Scale development and evidence of validity and reliability Develop Med Child Neurol 2006; 48:549-54.

Treino Intensivo Bimanual de Mão-Braço, Incluindo Membros Inferiores (HABIT-ILE)

Adriana Neves dos Santos

INTRODUÇÃO

O *Hand-Arm Bimanual Intensive Therapy Including Lower Extremities* (HABIT-ILE) é uma terapia intensiva baseada nos princípios da aprendizagem de habilidades motoras que envolve a estimulação constante dos membros superiores e inferiores e da postura[1-3] e que consiste em um programa de intervenção para crianças com paralisia cerebral (PC)[2]. O estudo que descreve os princípios do HABIT-ILE foi publicado em 2014 por Yannick Bleyenheuft, da Université Catholique de Louvain, Bélgica, e Andrew M. Gordon, da Columbia University, EUA[3]. Esse programa de intervenção se baseia em princípios e conceitos de teorias contemporâneas de aprendizagem motora e treinamento intensivo[2,4,5].

PARTE I – DESCRIÇÃO DA INTERVENÇÃO

As intervenções contemporâneas eficazes para crianças em idade escolar com PC envolvem alta intensidade, treinamento motor específico à tarefa, atividades funcionais com aumento progressivo da dificuldade e da complexidade, tarefas direcionadas às metas funcionais e inclusão de movimentos ativos da criança, também conhecidas como abordagens *Top-Down* (veja o Capítulo 2)[6-8].

Há evidências de que intervenções intensivas específicas para os membros superiores, como a terapia do movimento induzido por restrição (veja o Capítulo 11) e o treinamento bimanual, aumentam a função manual de crianças com PC unilateral em idade escolar[6,7,9-11]. Intervenções intensivas para os membros inferiores, envolvendo o treinamento em esteira com suporte parcial (veja os Capítulos 8 e 19) ou treinamento de força (veja o Capítulo 27), demonstraram aumento da velocidade da marcha e da cadência em crianças com PC[12-14]. No entanto, os estudos que abordam essas terapias têm como grande limitação o fato de considerarem apenas um dos membros na intervenção.

Crianças com PC unilateral apresentam alterações nos movimentos conjuntos dos membros inferiores e superiores[15], os quais são frequentemente usados na vida cotidiana, como caminhar segurando um objeto na mão. Nessas crianças, as deficiências dos membros superiores permanecem estáveis ao longo do tempo[16,17], enquanto as habilidades que envolvem os membros inferiores podem ser comprometidas[18]. Por sua vez, crianças com PC bilateral apresentam comprometimentos significativos nos membros inferiores e superiores[12,19].

O HABIT-ILE é uma abordagem baseada na aprendizagem motora que se utiliza da resolução de problemas e prática de tarefas altamente estruturadas que exigem controle e coordenação dos membros superiores e inferiores de maneira simultânea[3]. Fundamentada no protocolo de intervenção HABIT[20], o HABIT-ILE utiliza os conceitos de aprendizagem motora e tem como ingrediente a prática ativa, repetitiva e intensiva da tarefa, além de dicas verbais e estratégias comportamentais[2,4,21]. O mecanismo da intervenção intensiva consiste em promover alterações cerebrais por meio da plasticidade dependente do uso e do aprendizado pela experiência[21,22]. (Para mais detalhes, veja o Capítulo 2.)

No que se refere à intensidade, o HABIT-ILE é realizado em acampamentos, durante o período diurno, com no máximo 12 crianças por grupo, sendo recomendado um total de 90 horas de intervenção, em um período de 2 a 3 semanas, para crianças em idade escolar[3]. Para crianças em idade pré-escolar[2,4] e bebês[23], tem sido proposto um total de 50 horas de intervenção.

Cada criança é acompanhada por um terapeuta, que tem como objetivos graduar a prática das atividades, prevenir estratégias compensatórias e manter a segurança da criança. Além dos terapeutas para cada criança, um supervisor cumpre as funções de organizar o acampamento e orientar os terapeutas. As metas e estratégias terapêuticas são discutidas entre os terapeutas e o supervisor em reuniões diárias da equipe.[3]

As atividades do HABIT-ILE são apresentadas às crianças por meio de jogos. Durante as atividades, o terapeuta fornece reforço positivo e é aplicada a informação por conhecimento dos resultados[3], ou seja, o terapeuta informa a criança sobre o resultado de seu movimento, considerando a meta estabelecida para cada tarefa[24,25]. As atividades para cada criança são individualizadas e definidas pelos terapeutas de acordo com os resultados obtidos em avaliações padronizadas e com os objetivos funcionais definidos com a família[3,4,26].

As atividades incluídas no HABIT-ILE serão descritas a seguir.

Constituem exemplos de atividades bimanuais: jogos e tarefas manipulativas, jogos de cartas, *videogames*, tarefas funcionais, artes e ofícios[20]. Os terapeutas fornecem instruções para a criança de como cada mão será usada durante a execução da tarefa, visando evitar a adoção de estratégias compensatórias. As tarefas podem ser realizadas em sua totalidade ou em partes. Por exemplo, para a atividade de colorir um desenho com o uso de diferentes lápis de cor, os componentes motores incluem segurar o lápis, posicionar e estabilizar o papel com o membro superior mais comprometido, pintar e trocar de lápis de cor[20].

A progressão da atividade bimanual pode ocorrer por meio do aumento da velocidade ou da precisão, ou mediante a introdução de novas atividades que exigem uso mais habilidoso do membro superior[20]. A progressão das atividades bimanuais, do nível mais fácil para o mais difícil, consiste em uso do membro superior como suporte passivo (segurar uma folha de papel ao desenhar), uso

do membro superior como suporte ativo (segurar o papel para cortar) e uso do membro superior para ações manipulativas (mudar a direção do papel enquanto corta)[3].

A postura adotada pela criança durante a realização de uma tarefa bimanual é escolhida e adaptada com base em seu equilíbrio. Para a postura, três categorias de atividades são usadas: atividades realizadas na mesa com a criança posicionada em suportes instáveis, como bola ou prancha de equilíbrio; atividades de vida diária realizadas em pé e caminhando (por exemplo, vestir-se, escovar os dentes, pentear-se, transportar objetos, como bandeja, tarefas domésticas, como varrer e lavar louça) e atividades motoras grossas e atividades físicas (por exemplo, jogar boliche, jogar futebol, pular corda, brincar de cabo de guerra, uso de *scooter* ou bicicleta sem rodinhas e escalada em parede)[3].

A progressão de cada atividade se dá por meio do envolvimento crescente do membro inferior na atividade, sendo possível, também, a introdução progressiva de atividades mais desafiadoras quanto a equilíbrio, demanda física e força.

O protocolo HABIT-ILE foi desenvolvido para crianças em idade escolar com PC unilateral e está sendo estudado em crianças com PC bilateral, havendo ainda protocolos que descrevem o uso do HABIT-ILE para crianças em idade pré-escolar[2,4,27,28] e bebês[23].

Estado da arte atual quanto às evidências do HABIT-ILE

O HABIT-ILE é considerado uma intervenção com sinal amarelo positivo para função motora grossa e função manual, ou seja, "provavelmente faça" (veja o Capítulo 2)[7]. De modo geral, os estudos relatam aumento da função manual[1,25,29-33], da atividade cerebral[26,33], do desempenho e das habilidades funcionais em atividades diárias[1] e do desempenho ocupacional[27,32] ao longo do tempo em crianças com PC unilateral que receberam o HABIT-ILE. Três estudos também relataram melhora na função motora grossa[1,27,32]. O HABIT-ILE foi considerado melhor que o tratamento convencional quanto aos ganhos de função manual[34] e de função cerebral[32]. Também foi superior ao tratamento convencional[1] e ao protocolo HABIT[22] para o desempenho e as habilidades funcionais em atividades diárias[34] e o desempenho ocupacional em crianças com PC unilateral[34].

Apenas um estudo verificou os efeitos do HABIT-ILE em crianças com PC bilateral[5], ao utilizar um desenho quase randomizado com 20 crianças de 6 a 15 anos de idade com PC níveis II a IV do Sistema de Classificação da Função Motora Gossa (GMFCS)[35] e nos níveis I a III do Sistema de Classificação da Habilidade Manual (MACS [veja o Capítulo 1])[36]. As crianças foram divididas nos grupos HABIT-ILE ou controle, sendo registrado aumento da função motora grossa, da mobilidade, do equilíbrio dinâmico, da função manual e da destreza manual no grupo HABIT-ILE[5].

Em um protocolo que visa avaliar 126 crianças e adolescentes de 6 a 16 anos de idade com PC bilateral, o HABIT-ILE será ministrado a grupos de oito a 12 crianças durante 6 horas e meia por dia, por 10 dias (total de 65 horas em 2 semanas)[12].

Somente um estudo verificou o efeito do HABIT-ILE em crianças com PC em idade pré-escolar[27]. Os autores encontraram melhora na função bimanual e unimanual, na função motora grossa, no desempenho de habilidades funcionais em atividades diárias, no desempenho ocupacional e no desempenho da atividade global na vida diária avaliada ao longo do tempo em crianças pré-escolares de 1 a 4 anos de idade. Para corresponder à especificidade de crianças com menos de 5 anos, o protocolo foi modificado e incluiu sessões diárias de 5 horas de HABIT-ILE por dia: 3 horas pela manhã com 2 horas e meia de folga e 2 horas no final da tarde (total de 50 horas de HABIT-ILE)[27]. Há um protocolo na literatura para crianças com PC unilateral[4] e dois para crianças com PC bilateral[2,28] em idade pré-escolar.

Nenhum estudo completo foi publicado sobre os efeitos do HABIT-ILE na primeira infância. Um protocolo na literatura descreve um estudo clínico randomizado controlado com 40 crianças de 24 a 59 meses de vida com PC bilateral e níveis de III a IV no GMFCS. Os grupos de tratamento consistirão em terapia convencional de alta intensidade ou HABIT-ILE[23].

O HABIT-ILE tem sido aplicado por fisioterapeutas e terapeutas ocupacionais.

PARTE II – APRESENTAÇÃO DO CASO CLÍNICO

L.F.A., menino de 7 anos de idade, recebeu diagnóstico médico de PC unilateral à direita. Apresenta classificação I no GMFCS, ou seja, anda sem limitações em todas as superfícies. Apresenta classificação II no MACS, ou seja, manipula a maioria dos objetos, mas com qualidade e velocidade da realização um pouco reduzidas. L.F.A. nasceu prematuro (idade gestacional de 35 semanas). Informações no momento do nascimento: (a) peso: 920g; (b) comprimento: 33cm, (c) Apgar: 8 no primeiro e 9 no quinto minuto. Foi realizado parto cesáreo de emergência devido a sofrimento fetal por pré-eclâmpsia. Informações após o nascimento: evoluiu com desconforto respiratório moderado em sala de parto. Foi transferido para Unidade de Terapia Intensiva Neonatal (UTIN), onde fez uso de ventilação mecânica invasiva.

Bem alegre, conversador e inteligente, gosta de fazer fisioterapia e é cooperativo com tudo que lhe é proposto. Deambula de maneira independente. Paciente é independente para realizar suas atividades de vida diária. Relata que gosta de jogar basquete na escola. Frequenta a escola regular (2º ano). Faz uso de palmilhas ortopédicas. Não faz uso de tecnologia assistiva. Gosta de jogar basquete; seu brinquedo favorito é o martelo do Thor, e sua matéria favorita é Ciências.

Camada 1 – Definição das metas

A família de L.F.A. procurou o serviço de reabilitação porque gostaria que o filho melhorasse a atividade de correr. Além disso, os familiares gostariam que ele conseguisse ter mais independência em atividades como escovar os dentes e amarrar o cadarço. Por sua vez, L.F.A. apontou outras demandas para o fisioterapeuta, dizendo que gostaria de conseguir jogar basquete com os amigos na escola.

Camada 2 – Meta realista?

- **As metas são realistas?** Sim, L.F.A. está motivado e deseja alcançar as metas elencadas.
- **Viáveis?** Sim, o serviço de reabilitação oferece treinamentos intensivos que objetivam a melhora das demandas de mobilidade e autocuidado elencadas.

Aplicação de testes padronizados

Antes do início do programa de intervenção foram avaliadas a função manual, com a *Assisting Hand Assessment* (AHA), e a dimensão E da versão com 88 itens da Medida da Função Motora Grossa (GMFM-88)[37], bem como a velocidade de locomoção, com o teste *Timed-Up and Go* (TUG)[38], e o alcance dos objetivos terapêuticos, com a *Goal Attainment Scaling* (GAS)[39]. As avaliações foram gravadas com a autorização dos cuidadores. O mesmo avaliador aplicou as avaliações ao longo do estudo. A pontuação foi estabelecida de maneira independente por dois avaliadores experientes a partir de gravações de vídeo.

Metas terapêuticas acordadas em parceria com a família (escala GAS)

Os objetivos estabelecidos pela família e a criança, em conjunto com o terapeuta, foram amarrar o cadarço do tênis, escovar os dentes e quicar a bola de basquete. A descrição detalhada dos objetivos terapêuticos encontra-se no Quadro 13.1.

Camada 3 – Prognóstico

Crianças com PC unilateral classificadas com os níveis I do GMFCS e II do MACS II têm demonstrado melhora tanto nas habilidades manuais[1,26,29-32] como na função motora grossa[1,27,32] após aplicação do programa HABIT-ILE.

Camada 4 – Intervenção

O programa de intervenção selecionado foi o HABIT-ILE, realizado no centro de reabilitação de uma Unidade Básica de Saúde (UBS), no período diurno, sob acompanhamento de uma fisioterapeuta com 5 anos de atuação na área. Toda a intervenção foi baseada em tarefas funcionais, com alta repetição e com base em objetivos estabelecidos pelos cuidadores em conjunto com o terapeuta.

Intervenção-chave: terapia intensiva, utilizando o protocolo HABIT-ILE ("luz amarela" – "provavelmente faça"). *Mecanismo:* plasticidade dependente do uso e aprendizado pela experiência.

Após discussão detalhada sobre a intervenção, o terapeuta pediu a L.F.A. e sua família que pensassem sobre possíveis barreiras e facilitadores para participação no programa.

Camada 5 – Modo (planejando a intervenção)

O programa foi individualizado de acordo com os objetivos estabelecidos pela família e pela criança. A intervenção foi aplicada no setor de reabilitação de uma UBS, em formato de acampamento. A descrição detalhada das tarefas propostas encontra-se no Quadro 13.1.

Camada 6 – Dose

A intervenção teve a duração total de 3 semanas, frequência semanal de 5 dias, sessões com duração de 6 horas, totalizando 90 horas de tratamento.

Fisioterapeuta: "Você precisará comparecer à clínica cinco vezes por semana durante as próximas 3 semanas (totalizando 30 horas/semana nas próximas 3 semanas). Como você acha que conseguirá encaixar isso na sua rotina atual?"

L.F.A. e sua família são incentivados a pensar sobre as possíveis barreiras e facilitadores para seu envolvimento no programa de treinamento.

Barreiras percebidas (identificadas por L.F.A. e família)

- Agenda de vida da família ocupada, mas capaz de adiar outros compromissos para arranjar tempo para a intervenção.
- L.F.A. pode ficar entediado para realizar a atividade de autocuidado proposta – escovar os dentes – por se tratar de uma demanda levantada pela família. Um sistema de recompensas realizado em parceria com a família pode ajudar L.F.A. a se manter motivado.

Facilitadores percebidos

- Realização do programa de intervenção no período de férias escolares.
- L.F.A. está motivado a acompanhar a distância total percorrida na quadra de basquete durante o programa de 3 semanas. Ele jogará basquete com seus amigos para se exercitar na comunidade.
- A família de L.F.A. é muito participativa e o encoraja a seguir em frente com seus objetivos.

Camada 7 – As metas foram alcançadas?

Após o programa de intervenção a criança apresentou evolução na função motora manual (aumento do AHA) e função motora grossa (aumento nos escores da dimensão e da GMFM-88), assim como redução do tempo para realizar o TUG. Também evoluiu em relação aos objetivos determinados pela escala GAS (Quadro 13.2).

Após a intervenção, L.F.A. é capaz de amarrar o cadarço do tênis calçado no pé, enquanto permanece sentado em cadeira sem suporte de tronco, em menos de 1 minuto (GAS – início: -2; após intervenção: +1); consegue escovar os dentes, na postura em pé, em frente à pia do banheiro, de modo independente, em até 10 minutos (GAS – início: -2; após intervenção: 0), bem como é capaz de atravessar uma quadra de basquete andando mais acelerado e quicando a bola, sem perder o controle do movimento, levando menos de 2 minutos para completar a atividade (GAS – início: -2; após intervenção: +1). Ao iniciar a intervenção, L.F.A. demorava mais tempo para completar as atividades e as realizava com menos destreza manual e habilidade motora. Parece que o programa HABIT-ILE ajudou L.F.A. a melhorar sua independência funcional.

A Figura 13.1 sumariza o caso clínico, considerando todas as camadas do modelo READ (*Rehabilitation Evidence-Based Decision Making* [veja o Capítulo 2]).

CONSIDERAÇÕES FINAIS

O HABIT-ILE é realizado em acampamentos com atividades individualizadas para cada criança de acordo com a idade, com comprometimento funcional, medidas obtidas em escalas motoras padronizadas e interesses da família e da criança, sendo indicada a duração total de 90 horas de prática em 2 a 3 semanas. São realizadas atividades bimanuais que exigem ajustes posturais e envolvimento dos membros inferiores, incluindo atividades de mesa, atividades diárias que exigem postura em pé ou locomoção e atividades da função motora grossa ou físicas. As atividades são realizadas de modo total ou parcial, trabalhando os componentes de movimento essenciais para o sucesso na execução da tarefa.

Há evidências na literatura de aumento da função manual, da atividade cerebral, do desempenho e das habilidades funcionais em atividades diárias, bem como do desempenho ocupacional ao longo do tempo, em crianças com PC unilateral em idade escolar. Para crianças com PC bilateral em idade escolar, crianças com PC em idade pré-escolar ou bebês, ainda são poucos os estudos na literatura, em sua maioria descrições de protocolos de intervenção sem resultados definidos. Ainda não há muitos estudos finalizados que tenham comparado a intervenção com o HABIT-ILE a outras intervenções.

Quadro 13.1 Descrição detalhada das metas estabelecidas e atividades propostas

Objetivo	Escala de aproximação de objetivos	Função bimanual	Postura e movimentos dos membros inferiores
Conseguir amarrar o cadarço do tênis em 2 minutos na postura sentada	-2: Não consegue amarrar o cadarço do tênis -1: Consegue amarrar o cadarço do tênis colocado sob a mesa, enquanto permanece sentado sem apoio de tronco. Termina em 2 minutos 0: Consegue amarrar o cadarço do tênis calçado no pé, enquanto permanece sentado em uma cadeira sem suporte de tronco. Termina em 2 minutos +1: Consegue amarrar o cadarço do tênis calçado no pé, enquanto permanece sentado em uma cadeira sem suporte de tronco. Termina em menos de 1 minuto +2: Consegue amarrar o cadarço do tênis calçado no pé, enquanto permanece na postura agachada. Termina a atividade em 2 minutos	• Amarrar o cadarço. O sapato está apoiado na mesa. A criança deve utilizar ambas as mãos seguindo a seguinte sequência: (a) puxar os cadarços; (b) cruze os cadarços, como se fosse uma casinha; (c) passar uma das pontas por dentro da casinha; (d) puxar as duas pontas até encostar no sapato novamente; (d) juntar cada uma das pontas como se fossem duas orelhinhas • Treinamento da atividade como um todo • Amarrar o cadarço. Sapato posicionado no pé • Treinamento de partes da atividade seguindo a seguinte sequência: (a) sentar no banco sem apoio de tronco, inclinar o tronco para frente e tocar os pés o máximo de vezes possível em 1 minuto; (b) amarrar o cadarço. O treino dessas partes foi feito com jogos e desafios • Treinamento da atividade como um todo • Amarrar o cadarço. Sapato posicionado no pé • Treinamento de partes da atividade seguindo a seguinte sequência: (a) agachar para pegar peças de Lego colocadas no chão e ficar em pé para encaixá-las com a finalidade de montar torres; (b) montar torre com peças de Lego na postura agachada, permanecer por 1 minuto e depois 2 minutos nessa posição enquanto brinca; (c) amarrar o cadarço na postura agachada. O treino dessas partes foi feito com jogos e desafios • Treinamento da atividade como um todo	Criança sentada na bola de ginástica. Foi realizada uma atividade de mesa Criança sentada em uma cadeira sem suporte de tronco. Os pés são colocados em cima de um step para que o tênis fique na altura dos joelhos da criança Criança agachada
Conseguir escovar os dentes, na postura em pé, em frente à pia do banheiro, de forma independente, em até 10 minutos	-2: Precisa de auxílio dos cuidadores para escovar os dentes -1: Realiza alguns componentes da atividade, mas não completa 0: Escova os dentes, na postura em pé, em frente ao espelho do banheiro, de forma independente, em até 10 minutos +1: Escova os dentes, na postura em pé, em frente ao espelho do banheiro, de forma independente, em até 5 minutos +2: Escova os dentes, na postura em pé, em frente ao espelho do banheiro, de forma independente, em até 3 minutos	• Escovar os dentes de uma boneca, apoiada na mesa • Treinamento de partes da atividade seguindo a seguinte sequência: (a) abrir a pasta de dente usando a mão menos afetada inicialmente como apoio para segurar a pasta de dente e posteriormente para abrir a tampa da pasta de dente; (b) colocar a pasta de dente na escova, utilizando inicialmente a mão mais afetada para segurar a escova enquanto a outra faz o movimento de colocar a pasta de dente e posteriormente utilizando a mão mais afetada para colocar a pasta de dente na escova; (c) molhar a escova de dente com a mão mais afetada em um copo com água; (d) fazer movimentos circulares de escovação de dente na boca da boneca com a mão menos afetada enquanto a mão mais afetada apoia a cabeça da boneca; (e) pegar a toalha e enxaguar a boca com as duas mãos • Treinamento da atividade como um todo na boneca • Escovar os próprios dentes • Treinamento de partes da atividade seguindo a seguinte sequência: (a) abrir a pasta de dente usando a mão menos afetada para abrir a tampa da pasta de dente; (b) colocar a pasta de dente na escova utilizando a mão mais afetada para colocar a pasta de dente na escova; (c) abrir a torneira com a mão mais afetada para molhar a escova de dente e depois fechar; (d) fazer movimentos circulares de escovação de dente na própria boca com a mão menos afetada; (e) abrir a torneira com a mão mais afetada enquanto a outra coloca água na boca para enxaguar; (f) lavar a escova para tirar o resto da pasta de dente com as duas mãos; (g) fechar a torneira com a mão mais afetada; (g) pegar a toalha e enxaguar a boca com as duas mãos • Treinamento da atividade como um todo	Criança sentada na bola de ginástica. Foi realizada uma atividade de mesa Criança em pé, em frente a pia do banheiro

(Continua)

Quadro 13.1 Descrição detalhada das metas estabelecidas e atividades propostas *(Cont.)*

Objetivo	Escala de aproximação de objetivos	Função bimanual	Postura e movimentos dos membros inferiores
Conseguir atravessar uma quadra de basquete andando e quicando a bola, sem perder o controle do movimento, levando 2 minutos para completar a atividade	-2: Atravessa uma quadra de basquete andando e quicando a bola, levando 5 minutos para completar a atividade. Às vezes perde o controle da bola	• Quicar a bola parado, alternando as mãos	Criança em pé parada, com o chão sendo a superfície de apoio dos pés
	-1: Atravessa uma quadra de basquete andando e quicando a bola, sem perder o controle do movimento, levando 4 minutos para completar a atividade	• Quicar a bola andando de forma lenta, alternando as mãos, totalizando 10 passos à frente • Quicar a bola andando de forma lenta, alternando as mãos, totalizando uma distância correspondente à metade da quadra de basquete	Criança caminhando de forma lenta, com o chão sendo a superfície de apoio dos pés
	0: Atravessa uma quadra de basquete andando e quicando a bola, sem perder o controle do movimento, levando 2 minutos para completar a atividade	• Quicar a bola andando com a velocidade usual da criança, alternando as mãos, totalizando uma distância correspondente à quadra de basquete	Criança caminhando de forma usual, com o chão sendo a superfície de apoio dos pés
	+1: Atravessa uma quadra de basquete andando mais acelerado e quicando a bola, sem perder o controle do movimento, levando menos de 2 minutos para completar a atividade	• Quicar a bola andando com uma velocidade acelerada, alternando as mãos, totalizando uma distância correspondente à quadra de basquete	Criança caminhando de forma acelerada, com o chão sendo a superfície de apoio dos pés
	+2: Atravessa uma quadra de basquete correndo e quicando a bola, levando 2 minutos para completar a atividade. Às vezes perde o controle da bola	• Quicar a bola correndo, alternando as mãos, totalizando uma distância correspondente à metade da quadra de basquete	Criança correndo, com o chão sendo a superfície de apoio dos pés

Quadro 13.2 Escores obtidos nas avaliações antes e após a aplicação do protocolo HABIT-ILE

	Antes do protocolo	Após o protocolo	Mudança antes e após
Assisting Hand Assessment	55%	66%	Aumento de 11%
Dimensão e GMFM-88	87%	96%	Aumento de 9%
Timed-Up and Go	3 minutos	1 minuto	Redução de 2 minutos

LFA, 7 anos, sexo masculino, diagnosticado com paralisia cerebral do tipo hemiparética à direita, GMFCS I e MACS II

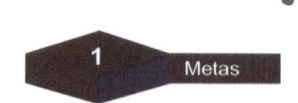

TERAPEUTA: Qual foi o motivo para a procura da família ao serviço de reabilitação?
Mãe: *"Eu gostaria que LFA conseguisse ter mais independência em atividades como escovar os dentes e amarrar o cadarço."*

META 1: Conseguir amarrar o cadarço do tênis em 2 minutos na postura sentada.
META 2: Conseguir escovar os dentes, na postura em pé, em frente à pia do banheiro, de forma independente, em até 10 minutos.

TERAPEUTA: Para LFA, o que você quer melhorar no seu dia a dia?
LFA: *"Eu gostaria de conseguir jogar um jogo de basquete com os meus amigos na escola."*

META 3: Conseguir atravessar uma quadra de basquete andando e quicando a bola, sem perder o controle do movimento, levando 2 minutos para completar a atividade

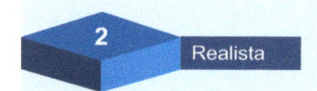

REALISTA: SIM, L.F.A. está motivado a alcançar as metas. Tem prognóstico para atingi-las.
VIÁVEL: SIM, o serviço de reabilitação oferece treinamentos intensivos que objetivam a melhora das demandas de mobilidade e autocuidado elencadas.

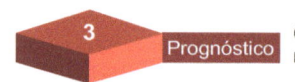

Crianças com PC do tipo unilateral e classificadas como GMFCS nível I e MACS II têm demonstrado melhora nas suas habilidades manuais e motora grossa após a aplicação do programa HABIT-ILE.

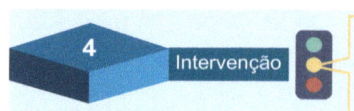

Hand-Arm Bimanual Intensive Therapy Including Lower Extremities (HABIT-ILE) para aumentar o uso espontâneo conjunto dos membros superiores e inferiores em atividades do dia a dia.

MECANISMO: Plasticidade dependente do uso e aprendizado pela experiência.

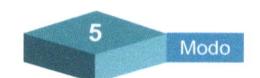

HABIT-ILE:

Programa individualizado de acordo com os objetivos estabelecidos pela família e pela criança. Prática das tarefas funcionais por 3 semanas (5x semana).

A intervenção foi aplicada no setor de reabilitação de uma Unidade Básica de Saúde, em formato de acampamento

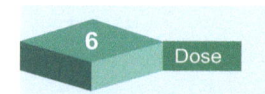

Você precisará comparecer à clínica cinco vezes por semana durante as próximas 3 semanas (total de 30 horas/semana nas próximas 3 semanas).

"Como você acha que conseguirá encaixar isso na sua rotina atual?"

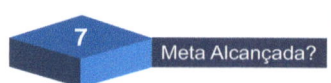

Evolução na função motora manual: aumento de 11% do escore da *Assisting Hand Assessment*

Evolução na função motora grossa: aumento de 9% do escore da dimensão E da Medida da Função Motora Grossa (GMFM), assim como redução de 2 minutos do tempo para realizar o teste Timed-Up-and Go

RESULTADO META 1 – L.F.A. é capaz de amarrar o cadarço do tênis calçado no pé, enquanto permanece sentado em uma cadeira sem suporte de tronco, em menos de 1 minuto (GAS: início: 2; após intervenção: +1)

RESULTADO META 2 – L.F.A. consegue escovar os dentes, na postura em pé, em frente à pia do banheiro, de forma independente, em até 10 minutos (GAS: início: 2; após intervenção: 0)

RESULTADO META 3 – L.F.A. é capaz de atravessar uma quadra de basquete andando mais acelerado e quicando a bola, sem perder o controle do movimento, levando menos de 2 minutos para completar a atividade (GAS: início: -2; após intervenção: +1)

TERAPEUTA: Parabéns família, L.F.A. demora menos tempo para completar as atividades e as realiza com maior destreza manual e habilidade motora.

Figura 13.1 Resumo do caso clínico apresentado segundo o modelo READ.

Referências

1. Bleyenheuft Y, Arnould C, Brandao MB, Bleyenheuft C, Gordon AM. Hand and Arm Bimanual Intensive Therapy Including Lower Extremity (HABIT-ILE) in children with unilateral spastic cerebral palsy: A randomized trial. Neurorehabil Neural Repair 2014; 29(7):645-57.

2. Araneda R, Sizonenko SV, Newman CJ et al. Protocol of changes induced by early Hand-Arm Bimanual Intensive Therapy Including Lower Extremities (e-HABIT-ILE) in pre-school children with bilateral cerebral palsy: A multisite randomized controlled trial. BMC Neurol 2020; 20(1):243.

3. Bleyenheuft Y, Gordon AM. Hand-Arm Bimanual Intensive Therapy Including Lower Extremities (HABIT-ILE) for children with cerebral palsy. Phys Occup Ther Pediatr 2014; 34(4):390-403.

4. Araneda R, Sizonenko SV, Newman CJ et al. Functional, neuroplastic and biomechanical changes induced by early Hand-Arm Bimanual Intensive Therapy Including Lower Extremities (e-HABIT-ILE) in pre-school children with unilateral cerebral palsy: Study protocol of a randomized control trial. BMC Neurol 2020; 20(1):133.

5. Bleyenheuft Y, Ebner-Karestinos D, Surana B et al. Intensive upper- and lower-extremity training for children with bilateral cerebral palsy: A quasi-randomized trial. Dev Med Child Neurol 2017 Jun; 59(6):625-33. doi:10.1111/dmcn.13379.

6. Sakzewski L, Ziviani J, Boyd RN. Efficacy of upper limb therapies for unilateral cerebral palsy: A meta-analysis. Pediatrics 2014; 133(1):e175-204.

7. Novak I, Morgan C, Fahey M et al. State of the Evidence Traffic Lights 2019: Systematic review of interventions for preventing and treating children with cerebral palsy. Curr Neurol Neurosci Rep 2020; 20(2):3.

8. Reid LB, Rose SE, Boyd RN. Rehabilitation and neuroplasticity in children with unilateral cerebral palsy. Nat Rev Neurol 2015; 11(7):390-400.

9. Chen YP, Pope S, Tyler D, Warren GL. Effectiveness of constraint-induced movement therapy on upper-extremity function in children with cerebral palsy: A systematic review and meta-analysis of randomized controlled trials. Clin Rehabil 2014; 28(10):939-53.

10. Gordon AM, Chinnan A, Gill S, Petra E, Hung YC, Charles J. Both constraint-induced movement therapy and bimanual training lead to improved performance of upper extremity function in children with hemiplegia. Dev Med Child Neurol 2008; 50(12):957-8.

11. Sakzewski L, Ziviani J, Abbott DF, Macdonell RA, Jackson GD, Boyd RN. Equivalent retention of gains at 1 year after training with constraint-induced or bimanual therapy in children with unilateral cerebral palsy. Neurorehabil Neural Repair 2011; 25(7):664-71.

12. Sakzewski L, Bleyenheuft Y, Boyd RN et al. Protocol for a multisite randomised trial of Hand-Arm Bimanual Intensive Training Including Lower Extremity training for children with bilateral cerebral palsy: HABIT-ILE Australia. BMJ Open 2019; 9(9):e032194.

13. Johnston TE, Watson KE, Ross SA et al. Effects of a supported speed treadmill training exercise program on impairment and function for children with cerebral palsy. Dev Med Child Neurol 2011; 53(8):742-50.

14. Corsi C, Santos MM, Moreira RFC et al. Effect of physical therapy interventions on spatiotemporal gait parameters in children with cerebral palsy: A systematic review. Disabil Rehabil 2021; 43(11):1507-16.

15. Kleim JA, Hogg TM, VandenBerg PM, Cooper NR, Bruneau R, Remple M. Cortical synaptogenesis and motor map reorganization occur during late, but not early, phase of motor skill learning. J Neurosci 2004; 24(3):628-33.

16. Eliasson AC, Forssberg H, Hung YC, Gordon AM. Development of hand function and precision grip control in individuals with

cerebral palsy: A 13-year follow-up study. Pediatrics 2006; 118(4):e1226-36.

17. Klingels K, Feys H, De Wit L et al. Arm and hand function in children with unilateral cerebral palsy: A one-year follow-up study. Eur J Paediatr Neurol 2012; 16(3):257-65.

18. Johnson DC, Damiano DL, Abel MF. The evolution of gait in childhood and adolescent cerebral palsy. J Pediatr Orthop 1997; 17(3):392-6.

19. Maegaki Y, Maeoka Y, Ishii S et al. Central motor reorganization in cerebral palsy patients with bilateral cerebral lesions. Pediatr Res 1999; 45(4 Pt 1):559-67.

20. Charles J, Gordon AM. Development of hand-arm bimanual intensive training (HABIT) for improving bimanual coordination in children with hemiplegic cerebral palsy. Dev Med Child Neurol 2006; 48(11):931-6.

21. Hart T, Tsaousides T, Zanca JM et al. Toward a theory-driven classification of rehabilitation treatments. Arch Phys Med Rehabil 2014; 95(1 Suppl):S33-44.e2.

22. Nudo RJ. Adaptive plasticity in motor cortex: Implications for rehabilitation after brain injury. J Rehabil Med 2003; (41 Suppl):7-10.

23. Sogbossi ES, Sotindjo Adon S, Adjagodo L et al. Efficacy of hand-arm bimanual intensive therapy including lower extremities (HABIT-ILE) in young children with bilateral cerebral palsy (GMFCS III-IV) in a low and middle-income country: Protocol of a randomised controlled trial. BMJ Open 2021; 11(10):e050958.

24. Lauber B, Keller M. Improving motor performance: Selected aspects of augmented feedback in exercise and health. Eur J Sport Sci 2014; 14(1):36-43.

25. Sharma DA, Chevidikunnan MF, Khan FR, Gaowgzeh RA. Effectiveness of knowledge of result and knowledge of performance in the learning of a skilled motor activity by healthy young adults. J Phys Ther Sci 2016; 28(5):1482-6.

26. Araneda R, Dricot L, Ebner-Karestinos D et al. Brain activation changes following motor training in children with unilateral cerebral palsy: An fMRI study. Ann Phys Rehabil Med 2021; 64(3):101502.

27. Araneda R, Klöcker A, Ebner-Karestinos D et al. Feasibility and effectiveness of HABIT-ILE in children aged 1 to 4 years with cerebral palsy: A pilot study. Ann Phys Rehabil Med 2021; 64(3):101381.

28. Sakzewski L, Reedman S, McLeod K et al. Preschool HABIT-ILE: Study protocol for a randomised controlled trial to determine efficacy of intensive rehabilitation compared with usual care to improve motor skills of children, aged 2-5 years, with bilateral cerebral palsy. BMJ Open 2021; 11(3):e041542.

29. Saussez G, Brandão MB, Gordon AM, Bleyenheuft Y. Including a lower-extremity component during Hand-Arm Bimanual Intensive Training does not attenuate improvements of the upper extremities: A retrospective study of randomized trials. Front Neurol 2017; 8:495.

30. Smorenburg AR, Gordon AM, Kuo HC et al. Does corticospinal tract connectivity influence the response to intensive bimanual therapy in children with unilateral cerebral palsy? Neurorehabil Neural Repair 2017; 31(3):250-60.

31. Saussez G, Van Laethem M, Bleyenheuft Y. Changes in tactile function during intensive bimanual training in children with unilateral spastic cerebral palsy. J Child Neurol 2018; 33(4):260-8.

32. Bleyenheuft Y, Dricot L, Ebner-Karestinos D et al. Motor skill training may restore impaired corticospinal tract fibers in children with cerebral palsy. Neurorehabil Neural Repair 2020; 34(6):533-46.

33. Bleyenheuft Y, Dricot L, Gilis N et al. Capturing neuroplastic changes after bimanual intensive rehabilitation in children with unilateral spastic cerebral palsy: A combined DTI, TMS and fMRI pilot study. Res Dev Disabil 2015; 43-44:136-49.

34. Araneda R, Herman E, Delcour L et al. Mirror movements after bimanual intensive therapy in children with unilateral cerebral

palsy: A randomized controlled trial. Dev Med Child Neurol 2022; 64(11):1383-91.

35. Palisano R, Rosenbaum P, Walter S, Russell D, Wood E, Galuppi B. Development and reliability of a system to classify gross motor function in children with cerebral palsy. Dev Med Child Neurol 1997; 39(4):214-23

36. Eliasson AC, Krumlinde-Sundholm L, Rösblad B et al. The Manual Ability Classification System (MACS) for children with cerebral palsy: Scale development and evidence of validity and reliability. Dev Med Child Neurol 2006; 48(7):549-54.

37. Ko J, Kim M. Reliability and responsiveness of the gross motor function measure-88 in children with cerebral palsy. Phys Ther 2013; 93(3):393-400.

38. Saensook W, Poncumhak P, Saengsuwan J, Mato L, Kamruecha W, Amatachaya S. Discriminative ability of the three functional tests in independent ambulatory patients with spinal cord injury who walked with and without ambulatory assistive devices. J Spinal Cord Med 2014; 37(2):212-7

39. Turner-Stokes L. Goal Attainment Scaling (GAS) in rehabilitation: A practical guide. Clin Rehabil 2009; 23(4):362-70.

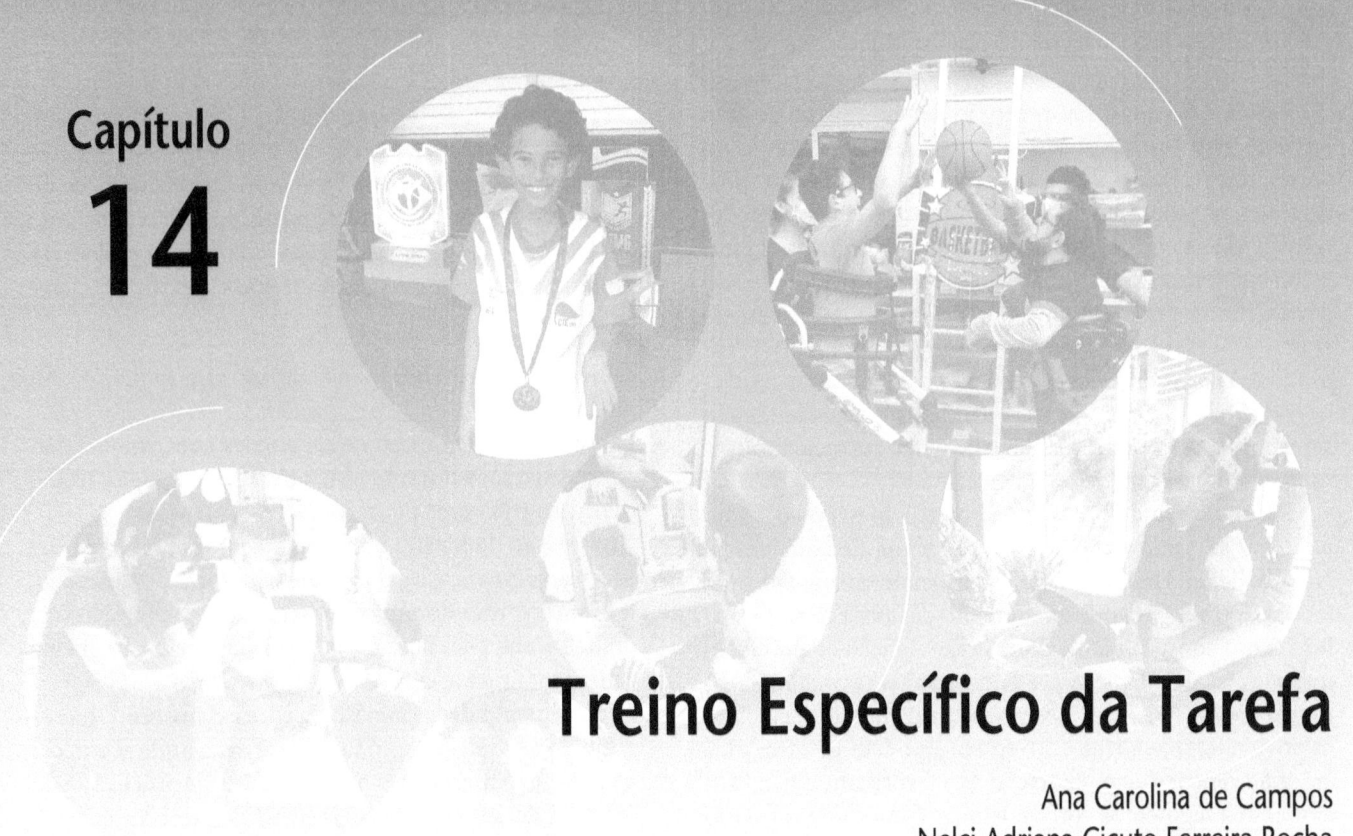

Capítulo 14

Treino Específico da Tarefa

Ana Carolina de Campos
Nelci Adriana Cicuto Ferreira Rocha
Isabella Pessóta Sudati
Bruna Romão da Silva

INTRODUÇÃO

O treino específico da tarefa consiste em uma abordagem com alto nível de evidência entre as intervenções recomendadas para indivíduos com paralisia cerebral (PC)[1], sendo incentivado por guias de prática clínica recentes[2]. Por isso, o presente capítulo tem como objetivo a apresentação do treino específico da tarefa como estratégia de intervenção para indivíduos com PC, bem como a caracterização do treino, seus pressupostos teóricos e componentes, e uma apresentação detalhada de caso clínico em que foi utilizada essa abordagem.

PARTE I – DESCRIÇÃO DA INTERVENÇÃO

O treino específico da tarefa baseia-se na prática de atividades essenciais para a vida diária[3], em que a criança aprende ativamente a resolver os problemas inerentes a uma tarefa funcional que tenha significado[4] e foco no objetivo da própria criança[5]. Trata-se de um treino em que as crianças praticam tarefas de contextos específicos, recebendo alguma forma de *feedback*[6]. Nesse contexto, essa intervenção está voltada para execução de atividades específicas que o paciente deseja melhorar ou aprender[7], focando na melhora do desempenho funcional da atividade motora, otimizando-a de modo que seja efetiva (atinja seu objetivo) e eficiente (com o menor gasto energético possível), em vez de focar apenas na qualidade do movimento[6].

O treino específico da tarefa apresenta uma base científica robusta e é fundamentado em diferentes pressupostos teóricos: a Teoria do Aprendizado Motor, a Plasticidade Neural e a Abordagem dos Sistemas Dinâmicos. A Teoria do Aprendizado Motor, segundo Carr & Shepherd, estabelece que a maneira mais adequada de aprender uma atividade é executando-a, ou seja, por meio da prática e da experiência o indivíduo consegue otimizar seus movimentos e modificar suas respostas adaptativas. Portanto, a aprendizagem só é alcançada quando resolvemos problemas relacionados com tarefas funcionais, em vez de realizarmos movimentos repetidos sem nenhum significado[5].

Outra abordagem que serve como pilar para o treino específico da tarefa e complementa a Teoria do Aprendizado Motor do ponto de vista fisiológico é a Plasticidade Neural, que consiste na capacidade do sistema nervoso central de se reorganizar de acordo com as demandas externas[8]. Estudos apontam que a prática contínua fortalece as conexões entre neurônios e favorece sua reorganização no caso de lesões cerebrais, como PC ou acidente vascular encefálico (AVE) perinatal[9]. No entanto, para um mecanismo de ação efetivo, a atividade deve ser significativa para o indivíduo, ou seja, relevante e motivadora[10].

Assim, para que a compreensão do mecanismo de ação se torne mais clara, é preciso lembrar que os neurônios do córtex cerebral são conectados à medula espinhal por meio do trato corticoespinhal. Nesse contexto, crianças com desenvolvimento típico nascem com as projeções ipsilaterais e contralaterais do trato corticoespinhal provenientes do córtex motor primário em igual proporção. A partir das experiências sensório-motoras vivenciadas, processos competitivos favorecem o fortalecimento das projeções contralaterais, mais eficientes, enquanto as ipsilaterais tendem a ser eliminadas[9], processo conhecido como plasticidade uso-dependente ou atividade-dependente[11,12].

Todavia, quando ocorre lesão do tecido nervoso, como na PC, essa competição sináptica se torna desbalanceada. No caso de uma lesão unilateral, o uso reduzido do lado afetado contribui para o favorecimento das projeções do córtex menos comprometido com a manutenção de projeções ipsilaterais não adaptativas e potencialmente prejudiciais à função motora[9,13]. Esses mesmos mecanismos de plasticidade atividade-dependentes, no entanto, podem ser utilizados em intervenções de reabilitação que favoreçam o uso funcional dos segmentos corporais mais comprometidos, havendo evidências de que isso pode aumentar a ativação de áreas cerebrais contralaterais, assim como a função motora[14].

Assim, o uso repetitivo e progressivo favorece a recombinação cortical adaptativa, promovendo uma otimização nas redes neurais[15]. Por isso, durante o tratamento, os contextos de tarefa e ambiente são modificados para aumentar o desafio proposto à criança e proporcionar estratégias para solução de problemas[3] seguindo a Abordagem dos Sistemas Dinâmicos.

A Abordagem dos Sistemas Dinâmicos indica que o movimento coordenado emerge da interação dinâmica e não hierárquica entre os sistemas, das forças intrínsecas geradas pelo movimento (inércia) e extrínsecas (força de gravidade), por meio da auto-organização dos sistemas[16,17]. O indivíduo explora graus de liberdades e seleciona a melhor estratégia motora, ou seja, adaptativa para a condição específica[16], podendo sair de um estado atrator devido às restrições provocadas pela condição da tarefa e do ambiente.

Com base nessas teorias, o treino específico da tarefa tem como base o fato de o movimento ser organizado de acordo com a interação entre o indivíduo, ambiente e a tarefa[18], com foco nos objetivos estabelecidos pela criança e pela família. Desse modo, são realizadas avaliações para identificação das capacidades motoras e dos componentes biomecânicos da atividade.

Levando em consideração a Classificação Internacional de Funcionalidade, Incapacidade e Saúde (CIF), o foco do treino específico da tarefa é o componente de atividade, o que a destaca de muitas outras intervenções que costumam focar nos componentes de estrutura e função corporal[6]. O treino tem como ingredientes ativos a prática ativa, repetitiva e intensiva, específica para alcançar o objetivo do indivíduo, com aumento de complexidade e uso de *feedback*[6,10,15,19].

Portanto, no caso de uma criança que tem como meta levantar-se do vaso sanitário sem a ajuda dos pais, ao se aplicar o treino específico da tarefa seria realizado o treino da atividade de transferência de posturas (de sentado para de pé) com a criança em diferentes contextos ambientais, considerando os ingredientes do treino específico da tarefa[20], como:

- **Objetivo do indivíduo:** levantar do vaso sanitário sem ajuda (apoio).
- **Intensivo:** alto número de repetições com volume elevado de treinos durante a semana (por exemplo, treino diário ou três vezes por semana).
- **Progressão da tarefa:** mudança na altura do banco, associação dessa tarefa a outra tarefa motora (por exemplo, levantar segurando um copo, redução do apoio passando de frontal para lateral e depois na própria cadeira até retirar totalmente).
- **Fornecimento de *feedback* com foco extrínseco:** o fornecimento de *feedback* com foco extrínseco pode acontecer de duas maneiras: por meio do *feedback* de execução e do *feedback* de desempenho. O *feedback* de execução é fornecido durante a realização da atividade proposta a fim de guiar e facilitar a execução da tarefa (por exemplo, pistas visuais, sinais sonoros etc.). O *feedback* de desempenho, por sua vez, é fornecido ao final da atividade como forma de quantificação de resultados e expectativa de melhora (por exemplo, número de acertos e/ou erros, pontuação final, conquista de objetivos simples etc.).

O treino específico da tarefa é usado como base para uma vasta quantidade de intervenções direcionadas para crianças e adolescentes, entre as quais se destacam a Terapia de Movimento Induzido por Restrição (CIMT), que associa o treino específico da tarefa à contenção/restrição do membro menos acometido, e intervenções comportamentais para promover melhora do uso do membro mais acometido em indivíduos com uso assimétrico dos membros superiores (veja o Capítulo 11)[21], o Treino Intensivo Bimanual de Braço-Mão (HABIT), que promove o treino intensivo das habilidades bimanuais com base na Teoria do Aprendizado Motor e na Plasticidade Neural (veja o Capítulo 12)[22], e o Treino Intensivo Bimanual de Braço-Mão, Incluindo Membros Inferiores (HABIT-ILE), que, além do treino bimanual, também contempla a função dos membros inferiores (veja o Capítulo 13)[23].

Entre os desfechos observados após o treino específico da tarefa, têm sido descritas melhorias da mobilidade e equilíbrio[24,25], estabilidade postural[3,7,26], autocuidado[27], atividades de vida diária[28], destreza manual[29] e marcha[29], bem como mudanças positivas na qualidade de vida[4] de crianças com PC.

Além disso, o treino específico da tarefa tem sido aplicado tanto em crianças com comprometimento mais leve, ou seja, níveis I e II no Sistema de Classificação da Função

Motora Grossa (GMFCS), que representam as crianças ambulantes, como em níveis mais altos (III e IV), que apresentam limitações de mobilidade maiores[30,31]. Ademais, os estudos foram realizados em crianças com PC unilateral e bilateral espástica, atetoide, atáxica e mista, com comprometimento de todo o corpo ou apenas de um hemicorpo, e com idades variando entre 4 e 15 anos[1,15,32]. Dessa maneira, embora haja carência de estudos com indivíduos com PC no nível V do GMFCS, observa-se que o treino orientado à tarefa pode ser aplicado a uma parcela abrangente dos indivíduos com PC.

Os instrumentos de avaliação a serem aplicados dependerão da idade do paciente, das metas estabelecidas e de sua capacidade residual, ou seja, sua capacidade motora (observada em ambiente controlado) e desempenho motor (observado no ambiente real do indivíduo). Além disso, os instrumentos com melhores propriedades psicométricas para crianças com PC podem ser escolhidos com base no desfecho avaliado (Figura 14.1).

Um estudo de revisão sistemática[33] determinou que são necessárias pelo menos de 14 a 24 horas de treino específico da tarefa, combinando exercícios em ambientes terapêutico e domiciliar, para atingir três objetivos individuais relacionados com a função do membro superior. Caso o objetivo da intervenção seja a melhora motora geral do membro superior, sem focar em metas específicas, é necessária uma dose maior que 40 horas de prática[2].

Em relação à dose efetiva para melhora de objetivos direcionados a membros inferiores, ainda não foram encontradas diretrizes para prática clínica que possibilitem estabelecer a dose mínima necessária. A frequência observada na literatura varia de 3 a 12 semanas, com intensidade de duas a cinco vezes por semana[15]. Portanto, em virtude da heterogeneidade da aplicação das intervenções com treino específico da tarefa nos estudos, ainda não é possível fornecer recomendações formais.

PARTE II – APRESENTAÇÃO DO CASO CLÍNICO

M.C.F. utilizou a ferramenta do perfil das "Minhas Palavras Favoritas" para se apresentar (Figura 14.2).

M.C.F. tem 13 anos de idade, raça branca e sexo feminino. Diagnosticada com PC espástica bilateral, foi classificada como nível III no GMFCS e como nível II no MACS. M.C.F nasceu por parto cesáreo, prematura, com 31 semanas e 2 dias de idade gestacional, pesando 1.350g e com 39cm de estatura. Apresentou escore de Apgar 3 no primeiro e 5 no quinto minuto.

M.C.F. precisou de reanimação com uso de Ambu e máscara de oxigênio, não sendo necessária a administração de fármacos. Além da prematuridade, foi diagnosticada com doença de membrana hialina, sendo necessária sua internação em Unidade de Terapia Intensiva Neonatal, onde fez uso de uma dose de surfactante. Permaneceu em ventilação mecânica por 2 dias, evoluindo para uso de CPAP nasal por 22 dias.

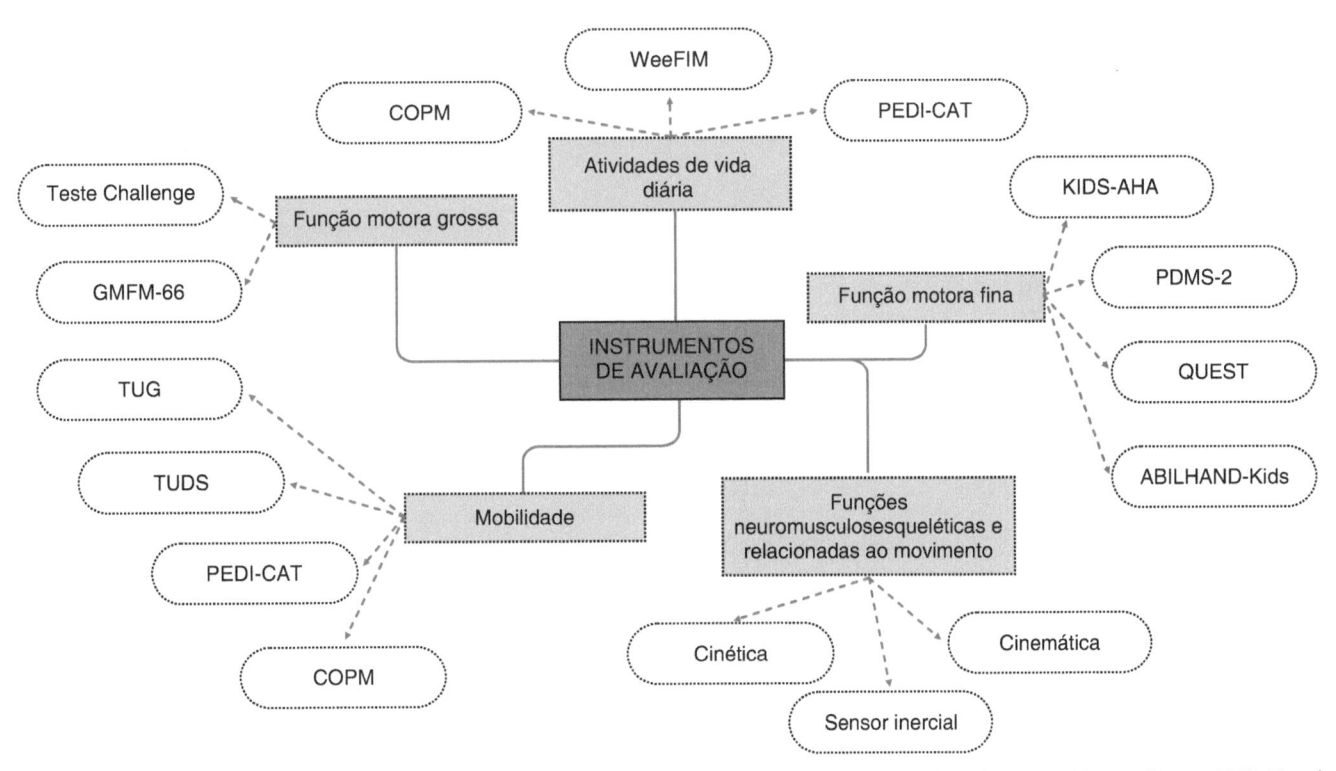

Figura 14.1 Instrumentos de avaliação para verificação de mudanças nos desfechos. (*GMFM-66*: Medida da Função Motora Grossa; *TUG: Timed Up and Go test; TUDS: Timed Up and Down Stairs; PEDI-CAT*: Inventário de Avaliação Pediátrica de Incapacidade – Testagem Computadorizada Adaptativa; *COPM*: Medida Canadense de Desempenho Ocupacional; *QUEST: Quality of Upper Extremity Skills Test; PDMS-2: Peabody Developmental Motor Scales; Kids-AHA: Assisting Hand Assessment; WeeFIM: Functional Independence Measure.*).

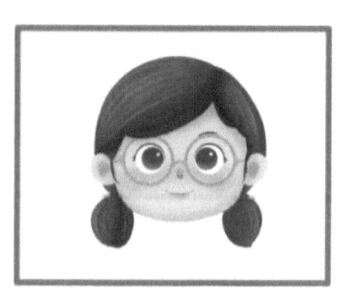 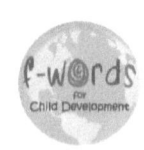

PERFIL DAS MINHAS PALAVRAS FAVORIDAS DE M.C.F.

Cidade: **Rio de Janeiro**

FUNCIONALIDADE

Eu gosto de fazer natação, andar de bicicleta e dançar! Me faz muito bem!

FAMÍLIA

A minha família é tudo na minha vida! Não sei o que faria sem todo o suporte deles!

SAÚDE

Além da fisioterapia, eu pratico alguns esportes como hobby -por exemplo, natação e ciclismo.

DIVERSÃO

Montar quebra-cabeças, legos e algumas coisas do gênero. Também gosto muito de ler.

AMIGOS

Eles me dão suporte quase tão grande quanto a minha família! Não sei o que seria de mim sem eles!

FUTURO

No geral, ter uma vida independente.

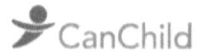 CanChild

Figura 14.2 Perfil das "Minhas Palavras Favoritas".

Durante sua internação, foram observadas hemorragia intracraniana grau I à direita e hiperecogenicidade periventricular bilateral por meio do ultrassom cerebral. Permaneceu internada por 50 dias. Com 1 ano e 5 meses, M.C.F. realizou exame de ressonância magnética de encéfalo, o qual apresentou achados compatíveis com sequela de insulto hipóxico/isquêmico, sendo diagnosticada com PC (Figura 14.3).

M.C.F. é filha unigênita de família classificada como classe B1 segundo o Critério Brasil da Associação Brasileira de Empresas de Pesquisa (ABEP)[34] e conta com plano de saúde particular. Faz tratamento fisioterapêutico desde os 3 meses de vida. Atualmente, M.C.F. tem 13 anos de idade e realiza fisioterapia com carga horária semanal de 6 horas, além de terapia ocupacional (2 horas) e psicoterapia (1 hora). Ademais, realiza atividades extras, como Pilates e dança.

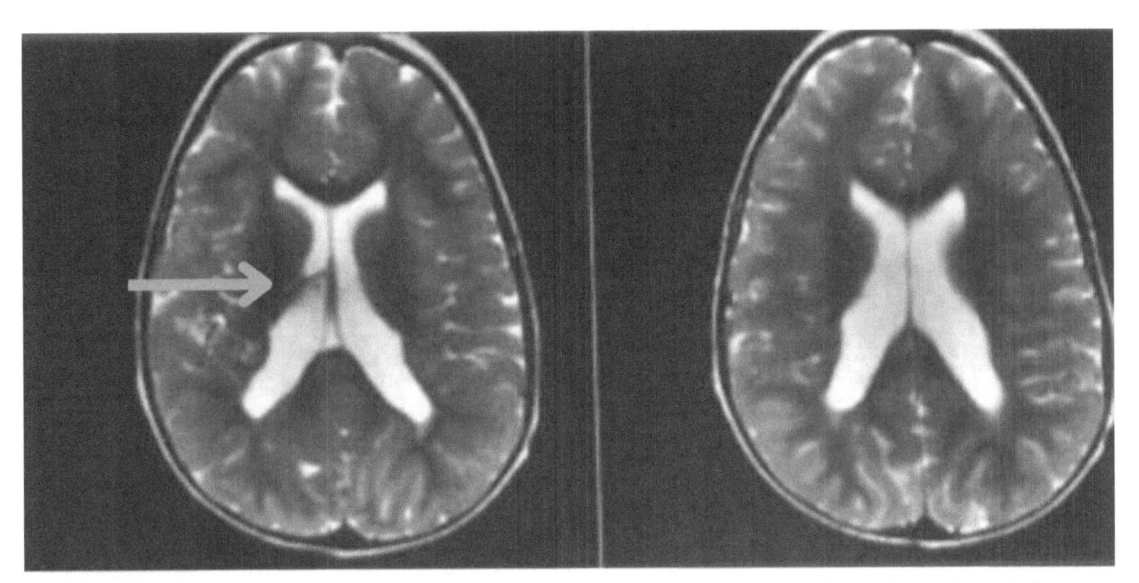

Figura 14.3 Exame de imagem com corte coronal representando a lesão cerebral na região periventricular.

Seu ambiente domiciliar apresenta algumas adaptações, com móveis mais estreitos e espaço amplo para facilitar a circulação, principalmente em seu quarto, que conta com armários com portas de correr e sem gavetas, além de mobílias posicionadas a seu alcance, e seu banheiro contém barras de apoio, boxe com cadeira de banho, chuveiro com regulação de altura, além de uma sala destinada para as sessões de fisioterapia. Faz acompanhamento com fisioterapeutas e médicos pediatra, ortopedista e ortomolecular.

M.C.F. tem capacidade cognitiva preservada e frequenta escola regular, apresentando bom desempenho e acompanhando sua turma em todas as atividades propostas pelos professores. Seus pais têm união estável, pós-graduação e boa rede de apoio social e familiar. Ambos são muito presentes e participativos na rotina diária de sua filha, seja no âmbito social, seja no ambiente escolar e terapêutico.

Desse modo, sempre buscando aprimorar e estimular a independência de M.C.F, eles aceitaram participar de um tratamento fisioterapêutico proposto para melhora da mobilidade de crianças e adolescentes com PC. A tomada de decisão sobre a intervenção fisioterapêutica foi baseada no modelo READ (*Rehabilitation Evidence-Based Decision-Making* [veja o Capítulo 2])[35]. Assim, um processo em camadas definiu os passos do raciocínio clínico empregado para a seleção das intervenções apropriadas.

Camada 1 – Definição das metas

Como o serviço centrado na família é considerado a melhor prática para reabilitação pediátrica[36], a colaboração da criança e da família no processo de estabelecimento de metas terapêuticas é essencial[37]. Dessa maneira, para auxiliar esse processo foi utilizado o roteiro de entrevista inspirado na Medida Canadense de Desempenho Ocupacional (COPM)[38]. O instrumento foi aplicado tanto com os pais como com a própria criança, em momentos e ambientes diferentes, a fim de estabelecer as metas de tratamento e propor uma intervenção individualizada para M.C.F., mantendo como objetivo principal a melhora da mobilidade.

Tendo em vista a aplicação padronizada, a seguinte pergunta foi direcionada aos pais:

Terapeuta: "Levando em conta as atividades diárias de M.C.F., o deslocamento dentro e fora de casa, o que vocês gostariam que ela melhorasse em relação à mobilidade?"

Seguindo o princípio de padronização, a pergunta foi direcionada para a criança:

Terapeuta: "Levando em conta suas atividades diárias, seu deslocamento dentro e fora de casa, o que você gostaria de melhorar em relação à sua mobilidade?"

As metas relatadas são apresentadas no Quadro 14.1.

O estabelecimento de metas foi norteado pelo direcionamento do acrônimo SMART, segundo o qual a meta precisa ser específica (S), mensurável (M), atingível (A), relevante (R) e temporal (T)[39].

Com o objetivo de avaliar a mobilidade, o equilíbrio e o controle postural de M.C.F., foi aplicado o teste *Timed Up and Go* (TUG), considerado um teste confiável e responsivo para crianças e adolescentes com PC e que auxilia a diferenciação da capacidade em crianças classificadas nos níveis I a III do GMFCS[41].

A criança totalizou 13 minutos e 43 segundos de teste, sendo necessário algum auxílio no decorrer do teste, como contrapeso no andador na fase de passar de sentada para em pé. O teste foi considerado encerrado no momento em que a criança sentou no andador ao final do percurso de 6 metros (3 metros de ida e 3 metros de volta).

Quadro 14.1 Metas relatadas pelos pais e pela criança e respectivas pontuações de desempenho e satisfação

Meta		Pontuação	
		Desempenho	Satisfação
Pais	Transferência de postura: "Em 4 semanas, M.C.F. deverá passar de sentada para de pé, de um banco mais baixo, com apoio no andador, por 12 segundos"	4/10	6/10
Criança	Uso do andador com maior velocidade: "Em 4 semanas, M.C.F. deverá caminhar em linha reta, com apoio do andador, por 8 metros, em 3 minutos"	2/10	1/10

As características espaço-temporais da marcha com uso do andador também foram avaliadas por meio do sistema *Qualysis Track Manager*. Nessa avaliação, a criança precisava andar 6 metros em linha reta, em uma pista com marcações visuais, utilizando sua velocidade autosselecionada do dia a dia. Foram posicionados 26 marcadores reflexivos em pontos anatômicos específicos. A análise foi realizada a partir da captação desses marcadores por meio de sete câmeras de infravermelho. O Quadro 14.2 apresenta os resultados.

Camada 2 – Meta realista?

As metas de tratamento estabelecidas pelos pais e pela própria criança são metas realistas e pertinentes para melhora da execução de suas atividades de vida diária, também levando em consideração os resultados obtidos nos testes pré-tratamento. Ademais, a criança tem experiência prévia com o uso do andador, pois esse dispositivo já estava inserido em seu cotidiano. Com isso, as metas estabelecidas por seus pais e pela própria criança podem ser alcançadas.

Camada 3 – Prognóstico

Crianças classificadas no nível III do GMFCS são capazes de deambular com auxílio de dispositivo de mobilidade, dependendo do ambiente em que estão inseridas. Para essas atividades, as crianças classificadas nesse nível precisam de alto gasto energético e mais tempo para sua realização[42].

Adquirir confiança e melhorar a velocidade e as transferências de posturas são tarefas que podem ser trabalhadas

e conquistadas ao longo da intervenção que será proposta, levando em conta o quadro clínico da criança. Durante o processo de estabelecimento de metas, tanto os pais como a criança foram realistas e pontuais em seus objetivos de tratamento, sempre dentro do prognóstico esperado para a criança. Desse modo, as metas estabelecidas foram mantidas. A *Goal Attainment Scale* (GAS)[40] foi utilizada pelos terapeutas para quantificar a obtenção das metas estabelecidas pelos pais e pela criança, segundo a percepção do avaliador. A pontuação -2 indica o desempenho atual da criança, e as pontuações 0, +1 e/ou +2 indicam marcos que se espera atingir.

Meta 1
GAS:
- **-2:** passa de sentada para de pé, de um banco mais baixo, com apoio no andador, em 16 segundos;
- **-1:** passa de sentada para de pé, de um banco mais baixo, com apoio no andador, em 14 segundos;
- **0:** passa de sentada para de pé, de um banco mais baixo, com apoio no andador, em 12 segundos;
- **+1:** passa de sentada para de pé, de um banco mais baixo, com apoio no andador, em 10 segundos;.
- **+2:** passa de sentada para de pé, de um banco mais baixo, com apoio no andador, em 8 segundos.

Meta 2
GAS:
- **-2:** caminha em linha reta, com apoio do andador, por 8 metros, em 5 minutos;
- **-1:** caminha em linha reta, com apoio do andador, por 8 metros, em 4 minutos;

Quadro 14.2 Parâmetros espaço-temporais da marcha pré-intervenção

Parâmetros analisados	Valor (média ± desvio padrão)	
	MID	MIE
Tempo de duplo apoio (s)	5,9 ± 4,1	
Fase de apoio (s)	4,8 ± 2,9	6,4 ± 3,6
Fase de balanço (s)	0,26 ± 0,1	0,3 ± 0,1
Passos por minuto	26,3 ± 8,5	21,6 ± 11,7

MID: membro inferior direito; MIE: membro inferior esquerdo.

- **0:** caminha em linha reta, com apoio do andador, por 8 metros, em 3 minutos;
- **+1:** caminha em linha reta, com apoio do andador, por 8 metros, em 2 minutos;
- **+2:** caminha em linha reta, com apoio do andador, por 8 metros, em 1 minuto.

Camada 4 – Intervenção

A tomada de decisão para escolha da intervenção foi amparada na qualidade metodológica dos estudos publicados e no topo da pirâmide de nível de evidência para crianças com PC[1,2,15]. Além disso, a escolha foi ponderada segundo os fatores contextuais e as condições intrínsecas e extrínsecas da criança.

Já está claro na literatura que o treino específico da tarefa se mostra eficaz em melhorar o desempenho de atividades motoras grossas[32], como a mobilidade. Além disso, há fortes recomendações de que o treino direcionado a um objetivo, estabelecido de acordo com as necessidades e capacidades individuais da criança e aplicado em simulações de ambientes reais, resulta em benefícios para a velocidade e a distância da marcha[2,15].

Camada 5 – Modo (planejamento a intervenção)

A intervenção foi aplicada seguindo os princípios de aprendizagem motora com fornecimento de *feedbacks* com foco extrínseco, prática repetitiva e intensiva das tarefas, de modo a promover melhora das capacidades motoras[20].

Com objetivo de manter o engajamento da criança durante a intervenção, os terapeutas propuseram exercícios baseados nas preferências da criança[43], com tarefas e desafios inseridos em atividades lúdicas e motivadoras que englobassem aspectos da vida real.

As atividades de cada sessão eram planejadas previamente e baseadas nas metas estabelecidas e registradas na COPM, as quais progrediram semanalmente de acordo com a evolução da criança e o contexto da tarefa, a fim de aumentar as exigências motora e cognitiva. O nível de desafio era avaliado ao final de cada atividade proposta e as atividades eram planejadas para que fossem desafiadoras o suficiente para manter o engajamento, porém não excedendo os limites motores e cognitivos da criança. Além disso, a GAS foi utilizada como instrumento padrão para quantificação da obtenção semanal das metas.

Confira o exemplo abaixo:

Exemplo 1
Para a meta 1 (de transferência de postura), a altura do banco foi utilizada como parâmetro de evolução entre as semanas 1 e 2 de tratamento, sendo utilizada uma cadeira na semana 1 e um banco com menor altura na semana 2 (Figura 14.4).

Exemplo 2
Para a meta 2 (de velocidade da marcha), a distância percorrida foi utilizada como parâmetro de evolução entre as semanas 1, 2 e 4 de tratamento, iniciando por curtos percursos (4 metros) e evoluindo para percursos mais longos (6 e 8 metros, respectivamente).

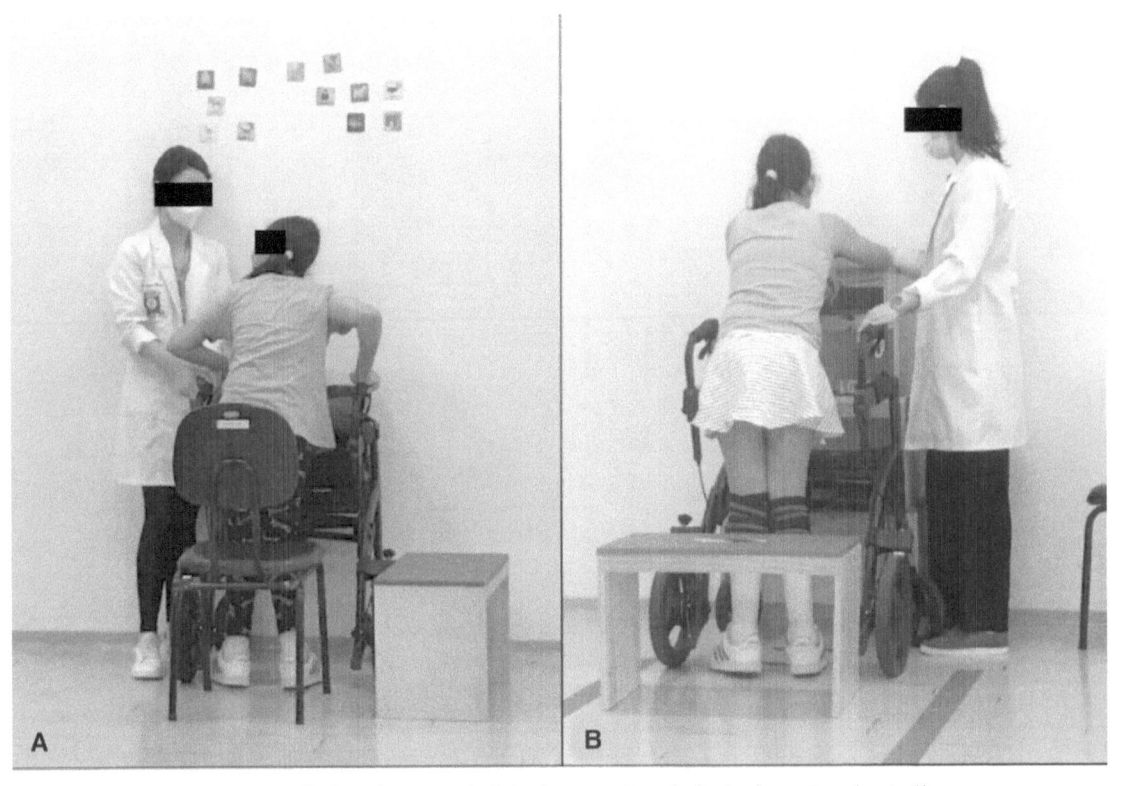

Figura 14.4 Treino da meta relacionada com a transferência de postura (meta 1).

A intervenção foi aplicada de maneira individualizada e intensiva em ambiente clínico com simulação da prática de atividades reais. O formato presencial foi predominante, levando em consideração a proposta de tratamento do serviço. Entretanto, as evidências mostram que o treino híbrido, em que parte da intervenção é realizada na clínica e parte em ambiente domiciliar, também promove benefícios para a população[2]. Portanto, cabe ao terapeuta, juntamente com a família e a criança, decidir a melhor forma de entrega de tratamento para garantir que seja atingida a dose mínima da intervenção.

Camada 6 – Dose

Até o momento não foram encontrados estudos com recomendações formais sobre a dose efetiva para melhorar a mobilidade de crianças e adolescentes com PC. Em 2020, Jackman e cols. publicaram um estudo em que recomendam de 14 a 25 horas de prática de atividades direcionadas para o objetivo individual com foco nos membros superiores[33].

Com base nessa informação, foi estabelecido um total de 24 horas de treino intensivo com foco em atividades de mobilidade. Desse modo, a intervenção foi aplicada três vezes por semana, 2 horas por sessão, durante 4 semanas, totalizando o volume esperado de intervenção.

Camada 7 – As metas foram alcançadas?

Ao final da intervenção, a criança foi reavaliada a fim de quantificar os resultados pós-intervenção. Do mesmo modo, foi realizada uma conversa individual, inicialmente com os pais e depois apenas com a criança, para indagar sobre as percepções em relação ao desempenho e à satisfação quanto às metas preestabelecidas. A Figura 14.5 apresenta a comparação dos resultados pré e pós-intervenção segundo a COPM.

Foi possível observar, tanto na percepção dos pais como na da criança, aumento nos escores de desempenho (5 e 4 pontos, respectivamente) e de satisfação (4 e 8 pontos, respectivamente).

Estudos indicam que uma mudança de, no mínimo, 2 pontos na COPM é considerada uma diferença clinicamente importante[44]. Nesse aspecto é possível concluir que, na percepção tanto dos pais como da criança, houve uma mudança significativa em relação ao desempenho e à satisfação das metas preestabelecidas.

Quanto à obtenção de metas semanais, a criança alcançou (0) e/ou ultrapassou (+1 e +2) as expectativas definidas e esperadas pelos terapeutas (Figura 14.6A).

Além disso, os parâmetros espaço-temporais da marcha apresentaram melhora com aumento dos passos por minuto e diminuição do tempo de duplo apoio e fases de balanço e apoio (Figura 14.6B).

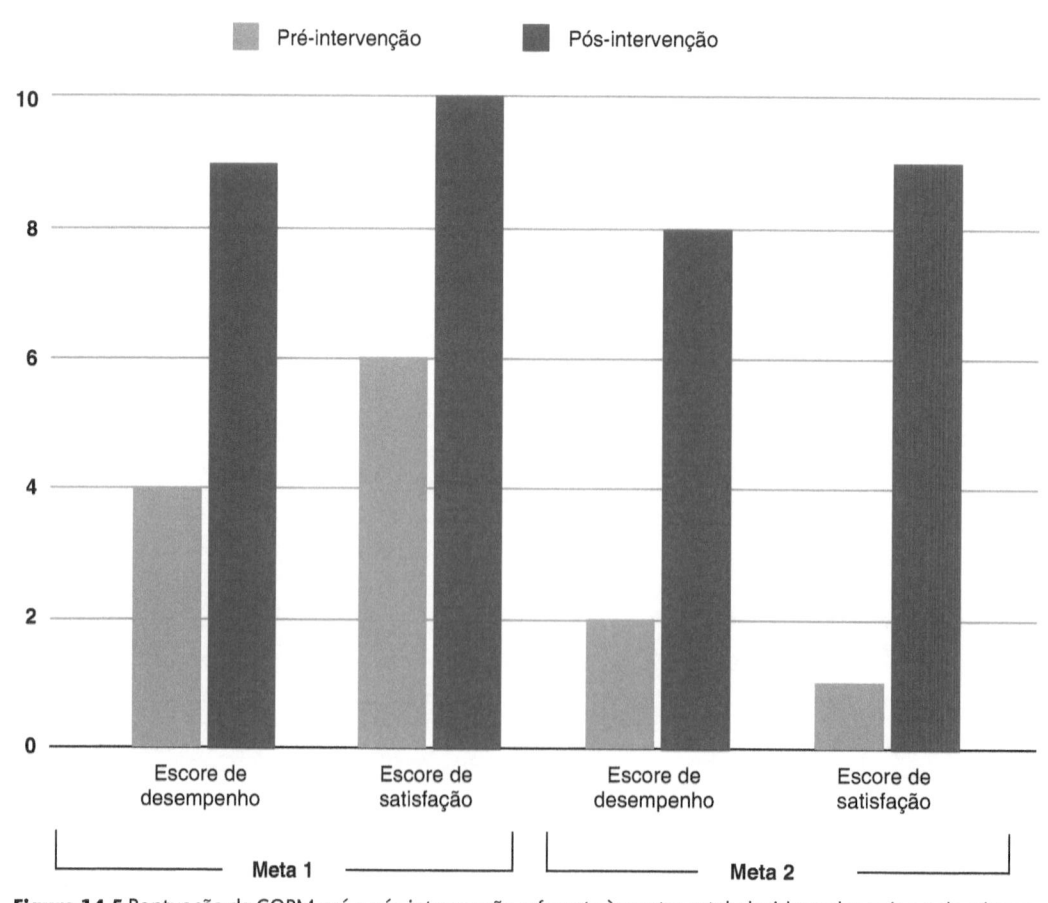

Figura 14.5 Pontuação da COPM pré e pós-intervenção referente às metas estabelecidas pelos pais e pela criança.

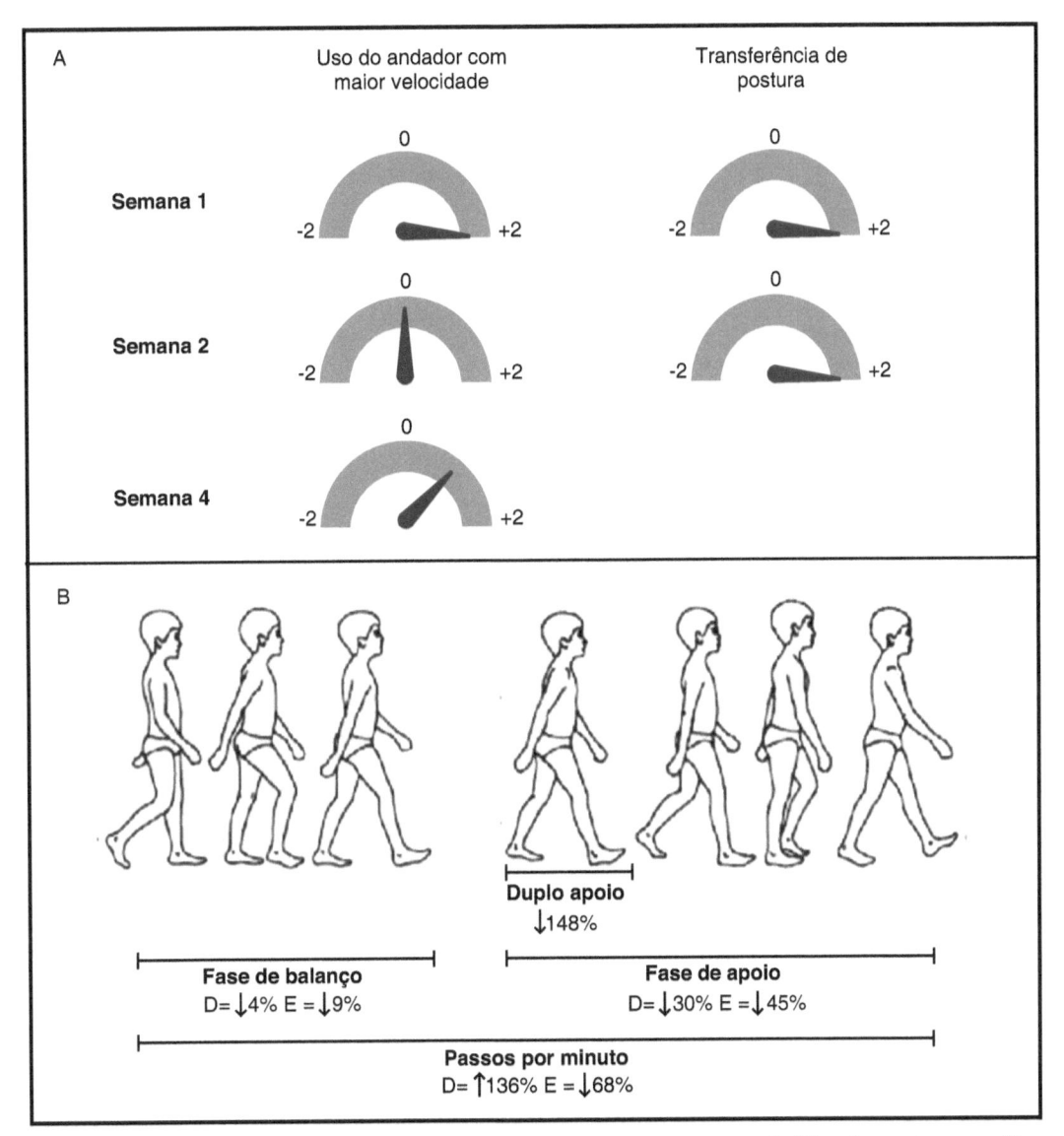

Figura 14.6 Obtenção de metas (**A**) e mudança nos parâmetros espaço-temporais (**B**) após o treino específico da tarefa.

No teste TUG, a criança realizou uma média de 3 minutos e 24 segundos de teste, com auxílio de contrapeso no andador na fase de passar de sentada para em pé, o que representa uma melhora no desempenho do TUG com redução de 10 minutos e 19 segundos no tempo de execução do teste.

Com base nos resultados apresentados, o presente caso clínico corrobora as demais evidências que afirmam que o treino específico da tarefa promove benefícios para a atividade motora grossa de crianças com PC[1,2,15,32], principalmente no domínio da mobilidade.

Os fatores que favorecem o alcance de metas e acarretam melhora funcional são os que incluem a família e a criança no processo de tomada de decisão e na aplicação da intervenção[37]. Intervenções individualizadas estão se tornando cada vez mais comuns por se mostrarem efetivas e promoverem bons resultados[45]. Além disso, a realização da intervenção em ambiente real[46], com exercícios lúdicos e incentivadores, tende a engajar e motivar as crianças a alcançarem as metas preestabelecidas, o que, consequentemente, ocasiona mudanças em componentes de funcionalidade, como aumento das capacidades motoras (ganhos funcionais) e da função corporal (parâmetros espaço-temporais da marcha)[47].

A Figura 14.7 ilustra todas as camadas do modelo READ (*Rehabilitation Evidence-Based Decision-Making* [veja o Capítulo 2]) utilizado no caso clínico.

M.C.F. é uma menina de 13 anos, com diagnóstico de paralisia cerebral em classificação da Função Motora Grossa (GMFCS) nível III e Sistema de Classificação da Habilidade Manual (MACS) nível II.

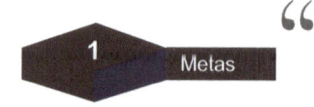

" TERAPEUTA: Levando em conta as atividades diárias de M.C.F., o deslocamento dentro e fora de casa, o que vocês gostariam que M.C.F. melhorasse em relação à mobilidade? (Pergunta direcionada para aos pais)

META 1 - TRANSFERÊNCIA DE POSTURA: "Que M.C.F. consiga passar de sentada para em pé e de pé para sentada com mais facilidade e segurança.

TERAPEUTA: Levando em conta as suas atividades diárias, o seu deslocamento dentro e fora de casa, o que você gostaria de melhorar em relação à sua mobilidade? (Pergunta direcionada à criança)

META 2 - USO DO ANDADOR COM MAIOR VELOCIDADE: "Quero andar mais rápido com o andador.

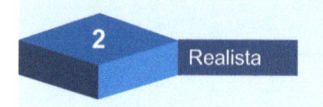

REALISTA?: SIM possui experiência prévia com andador. NÃO sem apoio do andador
VIÁVEL?: SIM o dispositivo já estava inserido no seu cotidiano

" MÃE: Nós gostaríamos muito que M.C.F pudesse ter sua independência com o andador para conseguir manusear o dispositivo, sentar e levantar da cadeira e do vaso sanitário sem precisar do nosso auxílio.

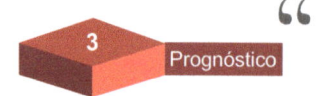

" TERAPEUTA: Crianças GMFCS III com 13 anos de idade são indivíduos que já atingiram seu teto de conquistas motoras. Considerando que M.C.F possui experiências prévias com o andador e que esta é uma habilidade que já está incluída no seu repertório motor e que precisa apenas ser aprimorada, acreditamos que será possível alcancar seu objetivo em grande parte."

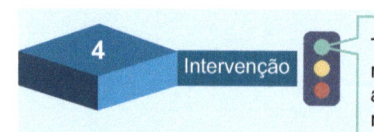

TREINO ESPECÍFICO DA TAREFA se mostra eficaz para melhora no desempenho de atividades motoras grossas, dentre elas a mobilidade. Treino direcionado ao objetivo, estabelecido de acordo com as necessidades e capacidades individuais da criança e aplicado em simulações de ambientes reais, resulta em benefícios direcionados à velocidade e à distância da marcha

TREINO ESPECÍFICO DA TAREFA: Aplicado seguindo os princípios de aprendizagem motora com fornecimento de *feedbacks* extrínsecos, prática repetitiva e intensiva das tarefas, para fins de melhora das capacidades motoras. A intervenção foi aplicada de forma individualizada e intensiva em ambiente clínico com simulação da prática de atividades reais. O formato presencial foi predominante, levando em consideração a proposta de tratamento do serviço.

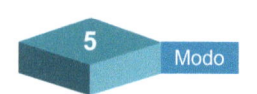

" TERAPEUTA: O tratamento será aplicado três vezes por semana, 2 horas por sessão, durante 4 semanas, totalizando 24 horas de treino.

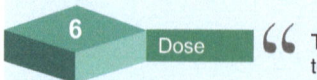

META 1 ATINGIDA – TRANSFERÊNCIA DE POSTURA: Pontuação de desempenho 9/10 e de satisfação 10/10, de acordo com a COPM.
-
META 2 ATINGIDA – USO DO ANDADOR COM MAIOR VELOCIDADE: Pontuação de desempenho 8/10 e de satisfação 9/10, de acordo com a COPM.

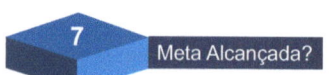

" TERAPEUTA: Parabéns! Você consegue levantar da cadeira, caminhar em linha reta, contornar o cone e retornar à cadeira em 3 minutos e 24 segundos. Você se lembra que antes do tratamento você levou 13 minutos e 43 segundos? Parece que o treinamento gerou melhora na sua mobilidade.

Figura 14.7. Resumo do caso clínico apresentado segundo o modelo READ.

CONSIDERAÇÕES FINAIS

O treino específico da tarefa tem sido altamente recomendado para melhorar os parâmetros de mobilidade em crianças com PC com boa viabilidade de aplicação, resultando em ganhos funcionais significativos, especialmente quando a análise se volta diretamente para as atividades treinadas, dada a especificidade do tratamento.

Referências

1. Novak I, Morgan C, Fahey M et al. State of the Evidence Traffic Lights 2019: Systematic review of interventions for preventing and treating children with cerebral palsy. Curr Neurol Neurosci Rep 2020; 20(2).
2. Jackman M, Sakzewski L, Morgan C et al. Interventions to improve physical function for children and young people with cerebral palsy: International clinical practice guideline. Dev Med Child Neurol 2021: 1-14.
3. Au MK, Chan WM, Lee L, Chen TMK, Chau RMW, Pang MYC. Core stability exercise is as effective as task-oriented motor training in improving motor proficiency in children with developmental coordination disorder: A randomized controlled pilot study. Clin Rehabil 2014; 28(10):992-1003.
4. Badaru UM, Ogwumike OO, Adeniyi AF. Effect of task-oriented exercise training program on the functional performance of children with cerebral palsy. Physiother Q 2021; 29(3):40-8.
5. Ko EJ, Sung IY, Moon HJ, Yuk JS, Kim HS, Lee NH. Effect of Group-Task-Oriented Training on Gross and Fine Motor Function, and Activities of daily living in children with spastic cerebral palsy. Phys Occup Ther Pediatr [Internet]. 2020; 40(1):18-30. Disponível em: https://doi.org/10.1080/01942638.2019.1642287.
6. Hubbard IJ, Parsons MW, Neilson C, Carey LM. Task-specific training: Evidence for and translation to clinical practice. Occup Ther Int 2009; 16(3-4):175-89.
7. Heneidy WE, Eltalawy HA, Kassem HI, Zaky NA. Impact of task-oriented training on balance in spastic hemiplegic cerebral palsied children. Physiother Q 2020; 28(2):52-6.
8. Teasell R, Bayona NA, Bitensky J. Plasticity and reorganization of the uninjured brain. Top Stroke Rehabil 2005; 12(3):1-10.
9. Craig BT, Hilderley A, Kirton A, Carlson HL. Imaging developmental and interventional plasticity following perinatal stroke. Can J Neurol Sci 2021; 48(2):157-71.
10. Salem Y, Godwin EM. Effects of task-oriented training on mobility function in children with cerebral palsy. NeuroRehabilitation 2009; 24(4):307-13.
11. Friel KM, Chakrabarty S, Martin JH. Pathophysiological mechanisms of impaired limb use and repair strategies for motor systems after unilateral injury of the developing brain. Dev Med Child Neurol 2013; 55(Suppl.4):27-31.
12. Martin JH, Chakrabarty S, Friel KM. Harnessing activity-dependent plasticity to repair the damaged corticospinal tract in an animal model of cerebral palsy. Dev Med Child Neurol 2011; 53(Suppl.4):9-13.
13. Williams PTJA, Jiang YQ, Martin JH. Motor system plasticity after unilateral injury in the developing brain. Dev Med Child Neurol 2017; 59(12):1224-9.
14. Reid LB, Rose SE, Boyd RN. Rehabilitation and neuroplasticity in children with unilateral cerebral palsy. Nat Rev Neurol [Internet] 2015; 11(7):390-400. Disponível em: http://dx.doi.org/10.1038/nrneurol.2015.97.
15. Zai W, Xu N, Wu W, Wang Y, Wang R. Effect of task-oriented training on gross motor function, balance and activities of daily living in children with cerebral palsy: A systematic review and meta-analysis. Med (United States) 2022; 101(44):E31565.
16. Bernstein N. The coordination and regulation of movements. Oxford: Pergamon Press, 1967.
17. Newell KM. Motor skill acquisition. Annu Rev Psychol 1991; 42:213-37.
18. Shumway-Cook A, Woollacott MH. Motor control: Theory and practical applications. 2. ed. Lippincott Williams & Wilkins, 2001.
19. Chua LK, Dimapilis MK, Iwatsuki T, Abdollahipour R, Lewthwaite R, Wulf G. Practice variability promotes an external focus of attention and enhances motor skill learning. Hum Mov Sci [Internet] 2019; 64(March):307-19. Disponível em: https://doi.org/10.1016/j.humov.2019.02.015.
20. Levin MF, Demers M. Motor learning in neurological rehabilitation. Disabil Rehabil [Internet] 2020; 0(0):1-9. Disponível em: https://doi.org/10.1080/09638288.2020.1752317.
21. Hoare BJ, Wallen MA, Thorley MN, Jackman ML, Carey LM, Imms C. Constraint-induced movement therapy in children with unilateral cerebral palsy. Cochrane Database Syst Rev 2019; 2019(4).
22. Gordon AM, Schneider JA, Chinnan A, Charles JR. Efficacy of a hand-arm bimanual intensive therapy (HABIT) in children with hemiplegic cerebral palsy: A randomized control trial. Dev Med Child Neurol 2007; 49(11):830-8.
23. Bleyenheuft Y, Ebner-Karestinos D, Surana B et al. Intensive upper- and lower-extremity training for children with bilateral cerebral palsy: A quasi-randomized trial. Dev Med Child Neurol 2017; 59(6):625-33.
24. Kwon HY, Ahn SY. Effect of task-oriented training and high-variability practice on gross motor performance and activities of daily living in children with spastic diplegia. J Phys Ther Sci 2016; 28(10):2843-8.
25. Kumar C, Kataria S. Effectiveness of task-oriented circuit training on functional mobility and balance in cerebral palsy. Indian J Physiother Occup Ther – An Int J 2013; 7(4):23.
26. Kim Y, Lee BH. Clinical usefulness of child-centered task-oriented training on balance ability in cerebral palsy. J Phys Ther Sci 2013; 25(8):947-51.
27. Ketelaar M, Vermeer A, 'T Hart H, Van Petegem-van Beek E, Helders PJM. Effects of a functional therapy program on motor abilities of children with cerebral palsy. Phys Ther 2001; 81(9):1534-45.
28. Ahl LE, Johansson E, Granat T, Carlberg EB. Functional therapy for children with cerebral palsy: An ecological approach. Dev Med Child Neurol 2005; 47(9):613-9.
29. Kuijpers R, Groen BE, Smulders E, Nijhuis-van der Sanden MWG, Weerdesteyn V. Task-oriented treadmill training to improve walking adaptability in children/adolescents with cerebral palsy. Gait Posture [Internet] 2021; 90(1):133-4. Disponível em: https://doi.org/10.1016/j.gaitpost.2021.09.069.
30. Kumban W, Amatachaya S, Emasithi A, Siritaratiwat W. Effects of task-specific training on functional ability in children with mild to moderate cerebral palsy. Dev Neurorehabil 2013; 16(6):410-7.
31. Ogwumike OO, Badaru UM, Adeniyi AF. Effect of task-oriented training on balance and motor function of ambulant children with cerebral palsy. Rehabilitation [Internet] 2019; 53(4):276-83. Disponível em: https://doi.org/10.1016/j.rh.2019.07.003.
32. Toovey R, Bernie C, Harvey AR, McGinley JL, Spittle AJ. Task-specific gross motor skills training for ambulant school-aged children with cerebral palsy: A systematic review. BMJ Paediatr Open 2017; 1(1).
33. Jackman M, Lannin N, Galea C, Sakzewski L, Miller L, Novak I. What is the threshold dose of upper limb training for children with cerebral palsy to improve function? A systematic review. Aust Occup Ther J 2020; 67(3):269-80.
34. ABEP – Associação Brasileira de Empresas de Pesquisa. Alterações na aplicação do Critério Brasil, válidas a partir de 01/06/2021. Critério Bras [Internet]. 2021: 1-7. Disponível em: https://www.abep.org/criterio-brasil.
35. Novak I, te Velde A, Hines A et al. Rehabilitation evidence-based decision-making: The READ model. Front Rehabil Sci 2021; 2(October):1-10.
36. An M, Palisano RJ. Family-professional collaboration in pediatric rehabilitation: A practice model. Disabil Rehabil 2014; 36(5):434-40.
37. Costa UM, Brauchle G, Kennedy-Behr A. Collaborative goal setting with and for children as part of therapeutic intervention. Disabil

Rehabil [Internet] 2017; 39(16):1589-600. Disponível em: http://dx.doi.org/10.1080/09638288.2016.1202334.

38. Law M, Baptiste S, Mccoll M, Opzoomer A, Polatajko H, Pollock N. The Canadian Occupational Performance Measure: An outcome measure for occupational therapy. Can J Occup Ther 1990; 57(2):82-7.

39. Bexelius A, Carlberg EB, Löwing K. Quality of goal setting in pediatric rehabilitation – A SMART approach. Child Care Health Dev 2018; 44(6):850-6.

40. Turner-Stokes L. Goal attainment scaling (GAS) in rehabilitation: A practical guide. Clin Rehabil 2009; 23(4):362-70.

41. Carey H, Martin K, Combs-Miller S, Heathcock JC. Reliability and responsiveness of the timed up and go test in children with cerebral palsy. Pediatr Phys Ther 2016; 28(4):401-8.

42. Rosenbaum PL, Palisano RJ, Bartlett DJ, Galuppi BE, Russell DJ. Development of the Gross Motor Function Classification System for cerebral palsy. Dev Med Child Neurol 2008; 50(4):249-53.

43. Löwing K, Bexelius A, Brogren Carlberg E. Activity focused, and goal directed therapy for children with cerebral palsy – Do goals make a difference? Disabil Rehabil 2009; 31(22):1808-16.

44. Cusick A, Lannin NA, Lowe K. Adapting the Canadian Occupational Performance Measure for use in a paediatric clinical trial. Disabil Rehabil 2007; 29(10):761-6.

45. Feitosa AM, Mancini MC, Silvério APM, Gordon AM, Brandão MB. "Help me to improve my own priorities!": A feasibility study of an individualized intensive goal training for adolescents with cerebral palsy. Phys Occup Ther Pediatr [Internet] 2021; 41(6):601-19. Disponível em: https://doi.org/10.1080/01942638.2021.1891186.

46. Darrah J, Law MC, Pollock N et al. Context therapy: A new intervention approach for children with cerebral palsy. Dev Med Child Neurol 2011; 53(7):615-20.

47. Zaguini CGS, Bianchin MA, Lucato Jr RV, Chueire RHMF. Evaluation of ludic behavior in children with cerebral palsy and of their caretakers' perception. Acta Fisiátrica 2011; 18(4):187-91.

Treino Específico da Tarefa Combinado com Eletroestimulação Funcional

Rejane Vale Gonçalves

PARTE I – DESCRIÇÃO DA INTERVENÇÃO

O objetivo deste capítulo é apresentar o caso clínico real de uma criança com paralisia cerebral (PC) que participou de um programa de tratamento fisioterapêutico que combinou duas intervenções: o treino específico da tarefa e a eletroestimulação funcional.

O treino específico da tarefa é uma intervenção focada na melhora do desempenho do indivíduo em tarefas específicas, envolvendo prática e repetição da tarefa e considerando o contexto no qual o indivíduo está inserido[1]. Em pediatria, a expressão "treino específico da tarefa" abrange várias intervenções que podem incluir todos ou apenas alguns componentes de treino específico da tarefa, como metas centradas no cliente, prática ativa e repetitiva, *feedback* e consideração do contexto da tarefa[2].

A eletroestimulação funcional ou estimulação elétrica funcional (FES), por sua vez, consiste em um tipo de estimulação elétrica neuromuscular (NMES) em que a corrente elétrica é provida no momento em que o músculo estimulado deve contrair durante a realização de tarefas funcionais[3]. Portanto, nessa intervenção, o indivíduo é incentivado a contrair a musculatura necessária para o desempenho da tarefa, tendo como auxílio a corrente elétrica, que recruta número maior de unidades motoras de modo a potencializar a produção de energia muscular.

Os princípios que norteiam o treino específico da tarefa baseiam-se em teorias de aprendizagem motora. A literatura tem demonstrado que, quando o aprendizado de determinada habilidade ou componente intrínseco se dá no contexto da tarefa na qual ele será necessário ou demandado, os ganhos obtidos no desempenho funcional são mais prontamente observados do que quando se aprende o componente isoladamente da tarefa na qual ele será usado[4,5].

Um aspecto que pode dificultar o treino de tarefas por crianças com PC é a fraqueza de grupos musculares específicos que são necessários para a execução dos movimentos embutidos nas tarefas (por exemplo, a fraqueza do músculo quadríceps pode limitar o desempenho da tarefa de passar de sentado para de pé). Estudos mostram que crianças com PC apresentam em torno de 50% menos força, quando comparadas a seus pares de mesma faixa etária. Em acréscimo, elas apresentam alterações musculares estruturais, como menor volume muscular e número menor de sarcômeros em série. Essas alterações modificam a curva de comprimento-tensão ao alterarem o comprimento ótimo do músculo para produção de potência muscular.

A força muscular dos membros inferiores está relacionada com a velocidade da marcha e a função motora grossa de crianças com PC[6-8]. Estudos reportaram que 50% das variações encontradas na velocidade de marcha[9] e 69% na função motora grossa puderam ser explicadas pela quantidade de força muscular apresentada por um grupo de crianças com PC espástica[10]. Portanto, as crianças que apresentam maior força muscular andam mais rápido e apresentam melhor desempenho em outras atividades, como locomover-se em escadas, correr e pular[6,8,11,12].

O mecanismo de ação da combinação de intervenções proposta neste capítulo consiste no recrutamento de número maior de unidades motoras do músculo estimulado durante a realização de tarefas relativas à locomoção. A corrente elétrica proporcionada pela FES ativa seletivamente um número maior de unidades motoras das fibras musculares do tipo II (fibras de contração rápida), que são aquelas em menor proporção nos músculos de crianças com PC, comparadas às crianças típicas[13], pelo fato de ser administrada em momento de demanda de força impulsiva, durante as tarefas de locomoção.

Em uma contração muscular normal são recrutadas primeiro as unidades motoras pequenas e depois as maiores, de acordo com a quantidade de força necessária[14]. Em contraste, a estimulação elétrica recruta simultaneamente as unidades motoras maiores, que consistem, em sua maior parte, em fibras musculares do tipo II[13]. As unidades motoras são ativadas pela indução de potenciais de ação no nervo motor, que se propagam do neurônio para a placa motora, onde ocorre a despolarização do retículo sarcoplasmático. O resultado é a liberação de íons de cálcio, que permite a sobreposição dos filamentos de actina e miosina do músculo, fazendo-o encurtar[13]. Em acréscimo, o maior recrutamento de unidades motoras pode promover adaptações teciduais em longo prazo, como aumento da área de secção transversa do músculo.

Este capítulo apresenta o caso clínico de uma criança que treinou tarefas específicas em combinação com a eletroestimulação do músculo gastrocnêmio com o objetivo de promover aumento da capacidade impulsiva do músculo estimulado e melhorar o desempenho da criança nas tarefas treinadas.

Os ingredientes ativos da intervenção incluem a repetição das tarefas, as instruções verbais durante a execução da tarefa e o contexto da intervenção[15]. A intervenção direcionada para a prática de tarefas em um contexto lúdico e diversificado estimula a motivação da criança e seu envolvimento nas tarefas e possibilita a repetição de certos movimentos. As tarefas de marcha e subida de degraus, realizadas em ambientes internos e externos, em terrenos com superfície plana ou irregular e em rampas, tornam possível variar a prática em um contexto mais próximo do dia a dia da criança. Esses fatores influenciam os efeitos da intervenção e favorecem o engajamento da criança durante o treino de tarefas.

Os desfechos-alvo da intervenção proposta são a função motora grossa, que inclui a capacidade de realizar tarefas funcionais, como passar de sentado para de pé, subir/descer escadas e andar, e parâmetros da marcha, como velocidade, comprimento do passo e capacidade de gerar potência para impulsão do membro inferior. Os instrumentos de avaliação, válidos e confiáveis, recomendados para verificar mudanças nesses desfechos poderiam incluir a Medida da Função Motora Grossa (GMFM), o teste de velocidade de marcha e a análise observacional da marcha[16,17]. Os parâmetros de marcha podem ser documentados por meio de sistemas de análise de movimento, caso estejam disponíveis.

Há na literatura diversos estudos sobre o uso de diferentes tipos de eletroestimulação em crianças com PC, sendo o principal subtipo clínico estudado as crianças com PC espástica bilateral e unilateral classificadas nos níveis I e II do Sistema de Classificação da Função Motora Grossa (GMFCS). A idade das crianças variou entre 4 e 16 anos, sendo escassos os estudos em crianças mais novas. O desfecho mais estudado é a função motora grossa, principalmente a marcha[18,19]. A maioria dos estudos publicados investigou o efeito da FES no músculo tibial anterior, e os resultados mostraram que a intervenção melhora a amplitude de movimento de dorsiflexão de tornozelo no contato inicial[20-23] e também durante a fase de balanço da marcha[24-27].

A estimulação do músculo tibial anterior cumpre o objetivo de aumentar a dorsiflexão do tornozelo durante a marcha, mas não modifica a velocidade da marcha das crianças com PC[21-23,25,27]. Alguns estudos investigaram o efeito da FES no músculo gastrocnêmio e mostraram que a intervenção melhora a eficiência e simetria da marcha, aumenta a geração de potência no tornozelo durante a fase de impulsão e melhora a função motora grossa das crianças com PC[28-31].

Na revisão sistemática de Novak e cols. (2020)[32], que sumarizou as evidências sobre as diferentes intervenções disponíveis para crianças e adolescentes com PC, o treino específico da tarefa foi categorizado como uma intervenção efetiva com forte recomendação para seu uso. Os autores apontam que existem várias intervenções adjuvantes que, quando combinadas com o treino motor específico da tarefa, podem aumentar os efeitos positivos do treinamento[32]. Uma dessas intervenções é a FES, categorizada como intervenção que provavelmente deve ser usada, mas que ainda necessita de mais estudos para aprimorar a qualidade da evidência científica disponível[19,33,34].

A diversidade de parâmetros de estimulação existentes na literatura dificulta a comparação dos resultados entre os estudos, bem como a recomendação da dosagem necessária para uso na clínica. Em revisão sistemática sobre o uso de FES na marcha de crianças com PC, Cauraugh e cols. (2010)[18] apontam que a frequência do pulso varia entre 10 e 40Hz, a largura do pulso entre 3 e 350 microssegundos, a rampa de subida e descida entre 0 e 4 segundos, o tempo

ON e OFF entre 6 e 12 segundos e a intensidade de 10 a 300 mil amperes. O período total da intervenção é de cerca de 12 semanas[18].

A FES é indicada para crianças que respondem a comandos verbais simples e conseguem realizar a tarefa com auxílio da eletroestimulação. Crianças com maior comprometimento motor (níveis IV e, principalmente, V no GMFCS [veja o Capítulo 1]) podem não se beneficiar dessa intervenção em razão da provável dificuldade em realizar tarefas de locomoção com contração ativa do músculo estimulado. Algumas crianças podem ter medo da corrente elétrica; por isso, é importante que o terapeuta e os pais as ajudem a entender que o estímulo é tolerável, e cabe ressaltar que a literatura não reportou efeitos adversos em nenhum dos estudos citados.

PARTE II – APRESENTAÇÃO DO CASO CLÍNICO

C.D.M., 7 anos de idade, sexo feminino, tem diagnóstico clínico de PC espástica unilateral à direita, classificada no nível II do GMFCS e no nível I do Sistema de Classificação da Habilidade Manual (MACS).

A mãe relatou que com 28 semanas de gestação teve pré-eclâmpsia e ficou 1 semana internada para administração de corticosteroides para amadurecimento pulmonar fetal e controle de sua pressão arterial. O parto foi cesáreo com 29 semanas de gestação. Logo nos primeiros meses de vida o pediatra estabeleceu o diagnóstico de PC e encaminhou C.D.M. para a fisioterapia. A criança nunca foi submetida a cirurgia ou aplicação de toxina botulínica.

C.D.M. mora com os pais e o irmão mais velho – a família encoraja e dá suporte para que ela atinja todo seu potencial. O nível socioeconômico da família é baixo, mas ela tem acesso a serviços públicos de saúde. A menina frequenta escola regular e é acompanhada por equipe de reabilitação, incluindo fisioterapia (três vezes por semana), terapia ocupacional e esporte adaptado (uma vez por semana).

Segundo relato de sua professora, C.D.M. tem dificuldade para acompanhar os colegas, principalmente nas atividades de raciocínio, como em Matemática. A criança é alegre, motivada e gosta muito de brincar com bichinhos de pelúcia. Faz uso de tutor curto articulado no membro inferior direito de 5 a 8 horas por dia e palmilha de 1,5cm dentro do tênis para compensar discrepância de comprimento de membros inferiores. Não faz uso de medicamentos.

A fisioterapeuta se reuniu com C.D.M. e seus pais para conversar sobre as metas de intervenção que seriam escolhidas. Para isso foi utilizado o roteiro de entrevista semiestruturado inspirado na Medida Canadense de Desempenho Ocupacional (COPM)[35].

Camada 1 – Definição das metas

A família relatou que a criança tinha dificuldade nas atividades que envolviam apoiar o pé direito no chão, como ao andar, subir e descer escadas e saltar. C.DM. reforçou: "Isso é realmente difícil para mim! Na escola, eu queria ser mais rápida para acompanhar meus colegas na hora do recreio." A mãe de C.D.M. acrescentou: "Ela tem dificuldades com as escadas e também não consegue correr." A partir dessa conversa inicial, duas metas foram selecionadas pela criança em conjunto com seus pais.

Meta 1
Melhora no desempenho em escadas
Objetivo: em 8 semanas, ser capaz de descer quatro degraus da escada, sem segurar no corrimão, alternando os pés, em 6 segundos.
COPM: desempenho: 6/10; satisfação: 4/10.

Meta 2
Aumento na velocidade da marcha
Objetivo: em 8 semanas, ser capaz de andar mais rápido e correr na escola durante as brincadeiras com os colegas.
COPM: desempenho: 4/10; satisfação: 4/10.

Com relação à meta 2, a criança relatou: "Quero brincar com os colegas de pega-pega e correr na escola." A mãe acrescentou: "Ela só consegue andar um pouco rápido, mas não o suficiente para acompanhar os colegas."

Camada 2 – Meta realista?

É uma meta realista?

Meta 1
Sim, a criança já consegue subir e descer as escadas sem alternar os pés. Antes da intervenção, ela iniciava o movimento de descida sempre com o pé esquerdo, mas não conseguia ultrapassar um degrau de modo a alternar os pés porque não era capaz de permanecer muito tempo com descarga de peso unipodal sobre o pé direito.

Meta 2
Sim, a criança consegue andar à velocidade de 1,2m/s quando incentivada e motivada pela brincadeira.

Viável? Sim. No serviço de reabilitação e na comunidade há escadas de altura de degrau apropriado para o treino da tarefa e o dia a dia da escola possibilita o treino da marcha.

Para auxiliar o processo de graduação das metas, foi realizada a avaliação da marcha e aplicado o teste GMFM-66, especificamente a versão conjunto de quatro itens. Nessa versão, a criança é avaliada por meio de 22 itens significativos para serem testados em uma criança que possui marcha independente. Para documentar as mudanças na função motora grossa ao longo do tempo, a GMFM foi aplicada quatro vezes:

- **Medida 1:** antes da fase de *baseline* (para documentar se a medida ficaria estável, ou seja, sem mudança ao longo de 1 mês antes do início da intervenção proposta).

- **Medida 2:** final da fase de *baseline*, que coincidia com o início da intervenção.
- **Medida 3:** após 2 meses de intervenção.
- **Medida 4:** 1 mês após o término da intervenção (*follow-up*).

Por meio da análise observacional da marcha, foi documentado que a criança apresentava posição em flexão plantar de tornozelo durante as fases de apoio e balanço. Essa criança participou de um estudo experimental de doutorado em que as crianças foram avaliadas por meio do sistema de análise de movimentos *Qualisys ProReflex Motion Capture Unit 240®*. Dessa maneira foi possível documentar as mudanças na velocidade de marcha antes, durante e após um período de 2 meses de intervenção[31].

Camada 3 – Prognóstico

A criança classificada como nível II no GMFCS geralmente apresenta dificuldade para subir e descer degraus e para correr, mas ela pode desenvolver a habilidade de alternar os pés e aumentar a velocidade da marcha.

Após conversa com a família, as metas foram então graduadas por meio da *Goal Attainment Scaling* (GAS)[36]. Para definição do estado atual da meta 1 (ou seja, o -2 da escala GAS), foi considerado o tempo gasto para descer quatro degraus da escada sem alternar os pés.

Meta 1
GAS:
- **-2:** desce quatro degraus, sem segurar no corrimão, sem alternar os pés e iniciando a descida sempre com o membro inferior esquerdo, em 8 segundos;
- **-1:** desce quatro degraus, sem segurar no corrimão, sem alternar os pés e iniciando a descida sempre com o membro inferior esquerdo, em 6 segundos;
- **0:** desce quatro degraus, sem segurar no corrimão, alternando os pés, em 8 segundos;
- **+1:** desce quatro degraus, sem segurar no corrimão, alternando os pés, em 6 segundos;
- **+2:** desce quatro degraus, sem segurar no corrimão, alternando os pés, em 4 segundos.

Meta 2
GAS:
- **-2:** anda rápido, com velocidade de 1,2m/s, quando estimulada e motivada a andar por outra criança ou adulto, em terreno regular;
- **-1:** anda rápido, com velocidade de 1,3m/s, quando estimulada e motivada a andar por outra criança ou adulto, em terreno regular;
- **0:** anda rápido, com velocidade de 1,4m/s, quando estimulada e motivada a andar por outra criança ou adulto, em terreno regular;
- **+1:** anda rápido, com velocidade de 1,5m/s, quando estimulada e motivada a andar por outra criança ou adulto, em terreno regular;
- **+2:** corre, com velocidade de 1,6m/s, quando estimulada e motivada a correr por outra criança ou adulto, em terreno regular.

Camada 4 – Intervenção

A fisioterapeuta, com base nas evidências científicas disponíveis, apontou para a família quais intervenções poderiam ser utilizadas para alcance das metas estabelecidas[32]. Após considerarem, juntos, os prós e contras de cada intervenção, as seguintes intervenções foram selecionadas:

Intervenção-chave: treino específico da tarefa para melhorar o desempenho na atividade ("luz verde").
Mecanismo: plasticidade dependente do uso – vai ao encontro das metas estabelecidas.
Intervenção adjuvante: eletroestimulação funcional ("luz amarela").
Mecanismo: recrutamento de maior número de unidades motoras do músculo estimulado durante a realização de tarefas relativas à locomoção.
Suporte familiar: a família identificou locais frequentados pela criança onde havia escadas para que o treino fosse realizado e também se prontificou a proporcionar oportunidades para a criança brincar de pega-pega com amigos e primos na praça perto de casa e no quintal da avó.

Camada 5 – Modo (planejando a intervenção)

- **Treino específico da tarefa:** praticar subida e descida de degraus quatro vezes por semana (total de 20 minutos por semana), com o pai ou a mãe, em escadas na comunidade; brincar de pega-pega ou corrida com amigos e primos duas vezes por semana.
- **Treino específico da tarefa combinado com eletroestimulação funcional:** três vezes por semana (total de 60 minutos por semana) nas sessões de fisioterapia[31].

Camada 6 – Dose

Em conversa com a família, a terapeuta informou que seria necessária a prática das tarefas selecionadas por 1 hora, todos os dias, nas próximas 8 semanas: três vezes por semana na fisioterapia e os outros dias da semana em casa e/ou na escola. Quando perguntada se isso seria possível na rotina da família, a mãe respondeu afirmativamente.

A intervenção incluiu um programa de treino específico da tarefa combinado com FES por 8 semanas, 60 minutos por dia, três vezes por semana. As tarefas treinadas foram: passar de sentado para de pé, alcançar um objeto no alto de modo a realizar flexão plantar de tornozelo a partir da postura de pé e voltar à posição inicial com o calcanhar encostado no chão, subir e descer de um banco, bem como degraus da escada, e andar em superfícies planas e em rampas (Figura 15.1).

O tempo da sessão era dividido em aproximadamente 10 minutos para cada tarefa, sendo reservados 20 minutos para o treino de marcha. O aparelho *Respond Select* (Empi Inc, St

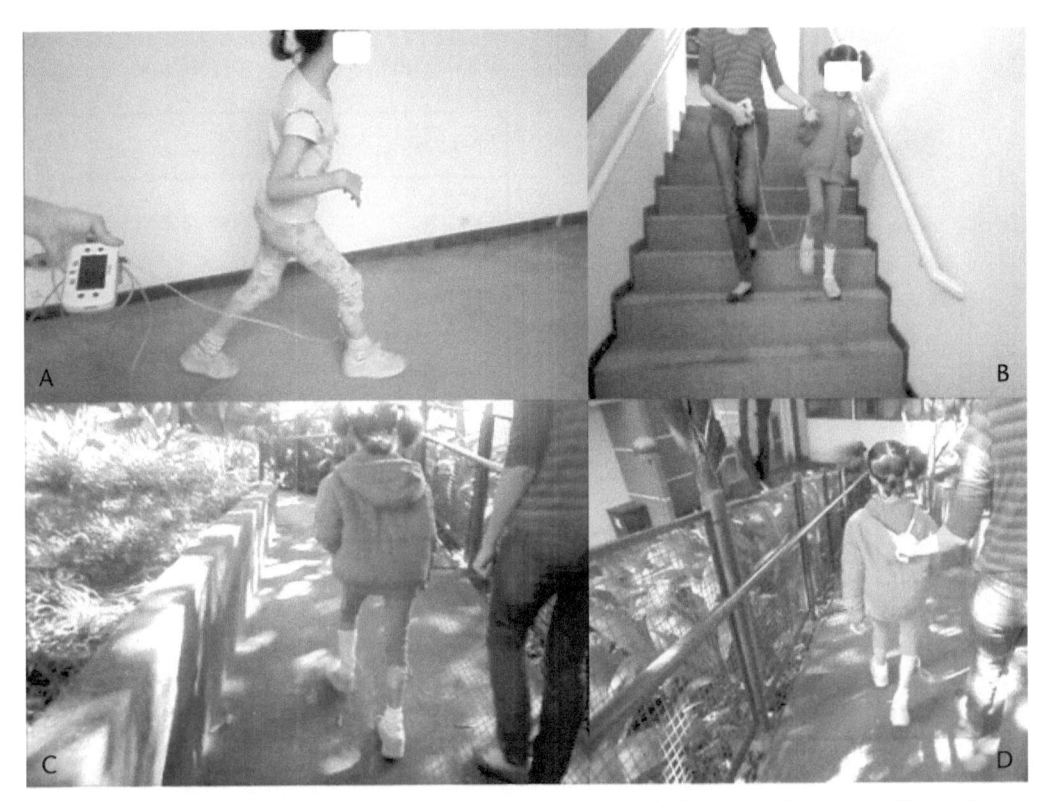

Figura 15.1 Tarefas treinadas em combinação com a eletroestimulação: treino de marcha (**A**), descida de escadas (**B**) e subida e descida de rampa (**C** e **D**).

Paul, MN, USA), com disparador remoto, foi utilizado para aplicação da corrente elétrica no músculo gastrocnêmio do membro inferior direito em momento específico na fase de impulsão da marcha, durante a realização das atividades propostas. Especificamente, a corrente era disparada pelo terapeuta no início da transferência de sentado para de pé, quando a criança impulsionava o corpo para se levantar, durante todo o intervalo de tempo em que a criança permanecia em flexão plantar para alcançar um objeto no alto, no momento em que ela se impulsionava para subir no banco ou degrau da escada e durante a fase de impulsão da marcha, quando o calcanhar se elevava, iniciando a impulsão do membro inferior para a fase de balanço.

O treino funcional incluiu brincadeiras, como montar quebra-cabeças, objetos de encaixe e jogo da memória, entre outras. A terapeuta dava instruções verbais para que a criança repetisse as atividades, descarregando peso sobre o membro inferior afetado, e a encorajava a cumprir todas as tarefas.

Dois eletrodos adesivos foram colocados na parte posterior da perna direita, nas regiões correspondentes às cabeças medial e lateral do músculo gastrocnêmio. O eletrodo lateral era posicionado em altura superior à do medial para corresponder melhor à posição anatômica do ponto motor da cabeça lateral do gastrocnêmio (Figura 15.2). Para familiarizar a criança com o procedimento, foi permitido que ela ativasse o aparelho de estimulação elétrica com o disparador manual em suas mãos.

No primeiro dia de intervenção, a frequência de estímulo foi ajustada em 7 pulsos por segundo (pps) e a intensidade foi aumentada até provocar a contração muscular visível, de modo a localizar o melhor posicionamento dos eletrodos[3]. Após determinação do posicionamento dos eletrodos, a intensidade foi diminuída e a frequência de estímulo ajustada para 26 a 30pps, para atingir contração muscular tetânica suave o suficiente para mover a articulação do tornozelo em flexão plantar[13].

A corrente elétrica utilizada foi a simétrica, com duração do pulso de 300 microssegundos, e a intensidade (amplitude da corrente em mil amperes) foi ajustada de maneira individualizada conforme a tolerância de cada criança, com limite máximo de 40 mil amperes. A tolerância era verificada mediante aumento gradativo da intensidade da corrente até que provocasse contração muscular visível; enquanto isso, a criança era questionada se estava tudo bem, se ela estava sentindo algum incômodo e se conseguia executar as atividades com aquela intensidade.

Camada 7 – As metas foram alcançadas?

Após 8 semanas de intervenção, a criança foi reavaliada. Em relação à meta 1, atingiu a pontuação +1 na escala GAS, e a pontuação de desempenho da COPM foi 9/10. Esses resultados revelam melhora no uso de escadas, com desempenho pouco além do esperado. A Figura 15.3 mostra duas sequências de fotos: a primeira ilustra a descida do degrau da escada no início da intervenção, quando a criança iniciava sempre

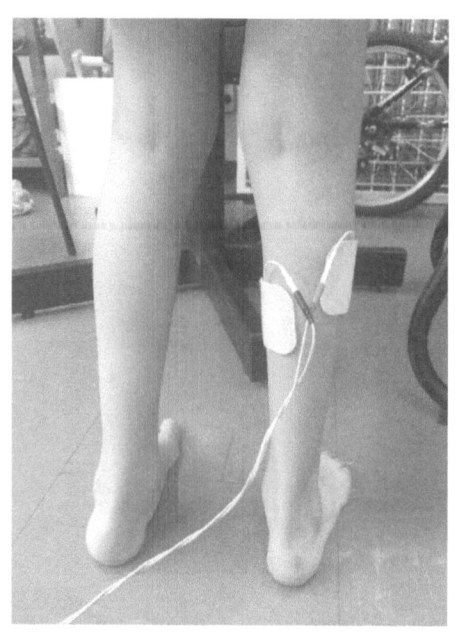

Figura 15.2 Posicionamento dos eletrodos autoadesivos sobre os pontos motores do músculo gastrocnêmio direito.

Quadro 15.1 Escores da GMFM-66 obtidos em quatro períodos de avaliação (IC95% inferior – IC95% superior) e taxa de evolução da GMFM

Medidas	Escore da GMFM-66 – Conjunto de itens 4
Medida 1	71,7 (68,6 a 74,8)
Medida 2	72,6 (69,3 a 76,0)
Medida 3	76,0 (72,2 a 79,8)
Medida 4	76,8 (72,8 a 80,7)
Mudança total do escore	5,1
Evolução natural esperada (4 meses)	0,27
Taxa de evolução da GMFM	18,89

Diferenças significativas são documentadas quando o escore médio obtido em uma avaliação da GMFM-66 está fora dos limites do intervalo de confiança de uma avaliação anterior. As medidas 3 e 4 foram significativamente diferentes da medida 1. A medida 4 foi significativamente diferente das medidas 1 e 2.
GMFM: Medida da Função Motora Grossa; IC: intervalo de confiança.

Quadro 15.2 Mudanças em itens específicos da GMFM-66

Itens	Escores da GMFM-66*	
	Antes	Depois
61 – **Ajoelhada:** atinge a posição em pé passando pela posição semiajoelhada sobre o joelho esquerdo, sem usar os braços	0	2
73 – **Em pé:** anda 10 passos consecutivos para a frente entre linhas paralelas afastadas 20 centímetros uma da outra	2	3
74 – **Em pé:** anda 10 passos consecutivos para a frente sobre uma linha com 2 centímetros de largura	1	2
81 – **Em pé:** pula 30 centímetros para a frente com ambos os pés simultaneamente	2	3
83 – **Em pé:** pula 10 vezes sobre o pé esquerdo dentro de um círculo com 60 centímetros de diâmetro	2	3
86 – **Em pé:** sobe 4 degraus, alternando os pés	2	3
87 – **Em pé:** desce 4 degraus, alternando os pés	2	3
88 – **Em pé em um degrau com 15 centímetros de altura:** pula do degrau com ambos os pés simultaneamente	0	2

*Pontuação em itens específicos da GMFM-66: comparações entre as medidas 2 (antes) e 4 (após a intervenção).

pelo mesmo membro inferior, e a segunda mostra a criança iniciando a descida com o membro inferior esquerdo, ultrapassando um degrau e apoiando o pé no próximo. Ao final da intervenção, a criança era capaz de alternar os membros inferiores durante a descida e desempenhava a tarefa em menos tempo.

Em relação à meta 2, a criança também atingiu a pontuação +1 na escala GAS, e a pontuação de desempenho da COPM foi 7/10. A velocidade de marcha inicial era de 1,2m/s e a final foi de 1,5m/s. O aumento da velocidade de marcha foi gradativo durante o período de intervenção, e a documentação das medidas de velocidade foi obtida por meio do sistema de análise de movimento (Figura 15.4).

Para documentar as mudanças na função motora grossa, os resultados da pontuação do conjunto de itens 4 da GMFM foram comparados entre as medidas 1 e 3, 2 e 3, 1 e 4 e 2 e 4. O *software* Estimador de Habilidade Motora Grossa (GMAE) calculou a pontuação e o intervalo de confiança da primeira medida e depois comparou com a pontuação obtida na medida subsequente para identificar se a mudança do escore foi além dos limites do intervalo de confiança anterior (isto é, da primeira medida). Dessa maneira foi possível inferir se a mudança observada entre os dois momentos foi estatisticamente significativa, conforme recomenda o manual da GMFM-66[16]. O Quadro 15.1 apresenta os resultados da GMFM para os quatro momentos avaliados e o Quadro 15.2 mostra em quais itens específicos da GMFM a criança apresentou aumento da pontuação na comparação pré e pós-intervenção.

A Figura 15.5 mostra um resumo de todas as camadas do modelo READ (veja o Capítulo 2) usadas para detalhar o estabelecimento das metas e o delineamento da intervenção para a criança que participou deste caso clínico.

O treino específico da tarefa, combinado à eletroestimulação do músculo gastrocnêmio, parece ter proporcionado um mecanismo de propulsão mais eficiente para o avanço do membro inferior afetado, resultando em maior velocidade da marcha. Isso impactou a capacidade de realizar atividades, como descer degraus e correr. Este caso clínico mostrou a viabilidade da combinação do treino específico da tarefa à eletroestimulação com foco no alcance de metas estabelecidas em conjunto com a criança e sua família.

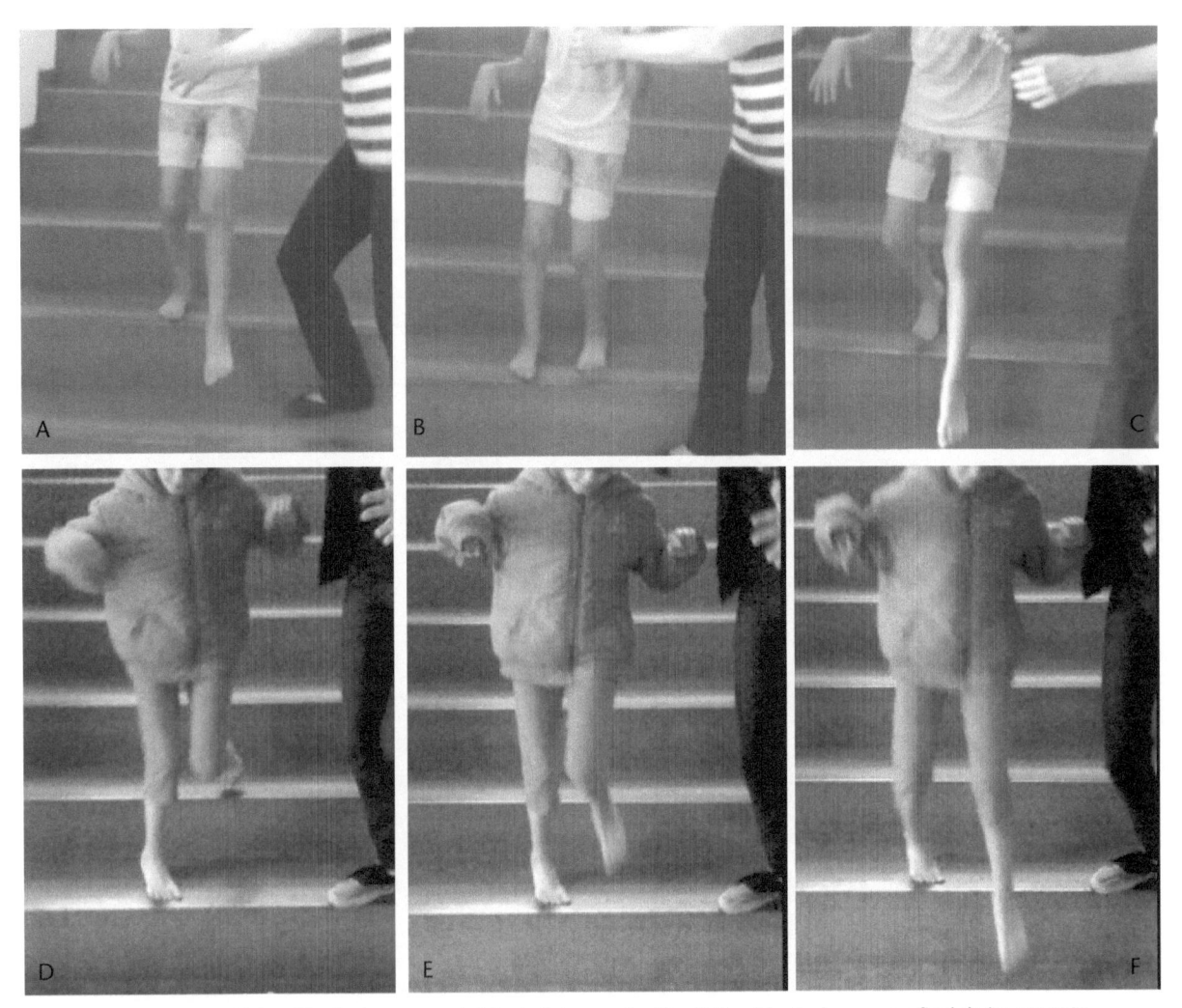

Figura 15.3A a **C** Descida de degraus no início da intervenção. **D** a **F** Descida de degraus no final da intervenção.

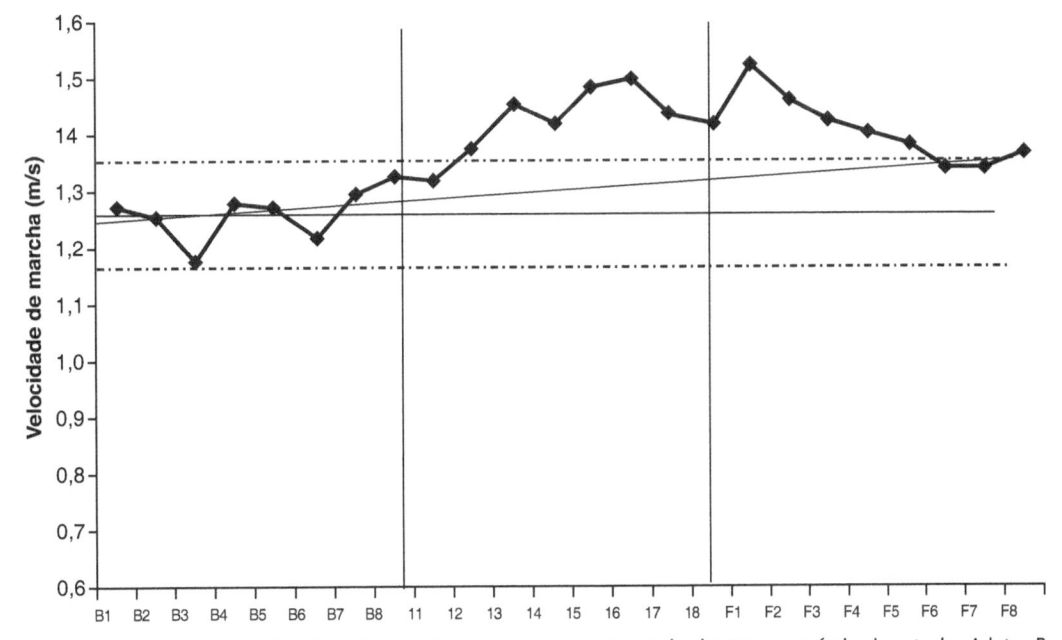

Figura 15.4 Medida da velocidade de marcha em metros por segundo durante o período do estudo. A letra B se refere às medidas de base antes do início da intervenção; a letra I se refere ao período de intervenção; a letra F, ao período de *follow-up* após o término da intervenção. Em cada uma das três fases, a criança foi avaliada oito vezes (uma vez por semana).

C.D.M., 7 anos de idade, sexo feminino, possui diagnóstico de paralisia cerebral espástica unilateral à direita, classificada no nível II do GMFCS e no nível I do MACS.

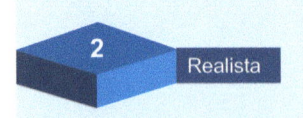

❝ META 1 MELHORA NO USO DE ESCADAS: Em 8 semanas, ser capaz de descer quatro degraus da escada, sem segurar no corrimão, alternando os pés, em 6 segundos.

META 2 AUMENTO DA VELOCIDADE DA MARCHA: Em 8 semanas, ser capaz de andar mais rápido e correr na escola durante as brincadeiras com os colegas.
C.D.M.: quero brincar com os colegas de pega-pega e correr na escola.
Mãe: ela só consegue andar um pouco rápido, mas não o suficiente para acompanhar os colegas.

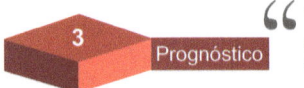

REALISTA?
META 1: SIM, a criança já consegue subir e descer as escadas sem alternar os pés.
META 2: SIM, a criança consegue andar em uma velocidade de 1,2 m/s quando incentivada e motivada pela brincadeira.
VIÁVEL? Sim, no serviço de reabilitação e na comunidade há escadas de altura de degrau apropriado para o treino da tarefa e o dia a dia da escola permite o treino da marcha.

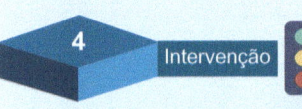

❝ TERAPEUTA: A criança classificada no GMFCS nível II geralmente apresenta dificuldade para subir e descer degraus e para correr, mas a criança pode desenvolver a habilidade de alternar os pés e aumentar a velocidade da marcha.

TREINO ESPECÍFICO DA TAREFA para melhorar o desempenho na atividade de descer degraus.
MECANISMO: Plasticidade dependente do uso, que corresponde à meta estabelecida.

ELETROESTIMULAÇÃO para aumento da ativação muscular.
MECANISMO: recrutamento de maior número de unidades motoras do músculo estimulado durante a realização de tarefas relativas à locomoção.

❝ SUPORTE FAMILIAR: A família identificou locais onde a criança frequenta e havia escadas para que o treino fosse realizado e também se prontificou a proporcionar oportunidades para a criança brincar de pega-pega com amigos e primos na praça perto de casa e no quintal da avó.

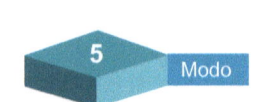

❝ TREINO ESPECÍFICO DA TAREFA: Praticar a subida e descida de degraus 4x por semana (total: 20 min/semana) com o pai ou a mãe em escadas na comunidade. Brincar com amigos e primos 2x por semana de pega-pega ou corrida.

TREINO ESPECÍFICO DA TAREFA COMBINADO COM ELETROESTIMULAÇÃO: 3x/semana (total: 60 min/semana), nas sessões de fisioterapia

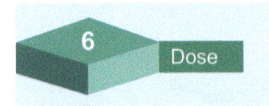

❝ TERAPEUTA: Nós precisamos praticar por 1 hora, todos os dias, nas próximas 8 semanas: 3x/ semana na fisioterapia e os outros dias da semana em casa e/ou na escola. Isso será possível na rotina de vocês?
FAMÍLIA: SIM, por 8 semanas conseguimos dar esse suporte.

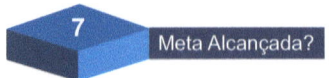

RESULTADO META 1 – Melhora no uso de escadas: pontuação de desempenho da COPM adaptada 9/10
RESULTADO META 2 – Aumento da velocidade de marcha: velocidade inicial de 1,2m/s e final de 1,5m/s; pontuação de desempenho da COPM adaptada 7/10

TERAPEUTA: Parabéns, agora você consegue descer as escadas cada vez com um pé em um degrau e está mais rápida! Deve estar sendo muito divertido poder chegar no recreio mais rapidamente para ter mais tempo para brincar com seus colegas. Valeu por todo seu empenho no treinamento!

Figura 15.5 Camadas do modelo READ usadas para detalhar o estabelecimento das metas e o delineamento da intervenção.

Referências

1. Hubbard IJ, Parsons MW, Neilson C, Carey LM. Task-specific training: Evidence for and translation to clinical practice. Occup Ther Int 2009; 16(3-4):175-89.

2. Jackman M, Lannin N, Galea C, Sakzewski L, Miller L, Novak I. What is the threshold dose of upper limb training for children with cerebral palsy to improve function? A systematic review. Aust Occup Ther J 2020; 67(3):269-80.

3. Carmick J. Guidelines for the clinical application of neuromuscular electrical stimulation (NMES) for children with cerebral palsy. Pediatr Phys Ther 1997; 78(8):505-18.

4. Damiano DL. Activity, activity, activity: Rethinking our physical therapy approach to cerebral palsy. Phys Ther 2006; 86(11):1534-40.

5. Hoffman J. Physiological aspects of sport training and performance. Human Kinetics, 2014.

6. Damiano DL, Abel MF. Functional outcomes of strength training in spastic cerebral palsy. Arch Phys Med Rehabil 1998; 79:119-25.

7. Kramer JF, MacPhail H. Relationships among measures of walking efficiency, gross motor ability, and isokinetic strenght in adolescents with cerebral palsy. Pediatr Phys Ther 1994; 6(1):3-8.

8. Eek MN, Beckung E. Walking ability is related to muscle strength in children with cerebral palsy. Gait Posture 2008; 28(3):366-71.

9. Damiano DL, Abel MF. Relation of gait analysis to gross motor function in cerebral palsy. Dev Med Child Neurol 1996; 38(5):389-96.

10. Ross SA, Engsberg JR. Relationships between spasticity, strength, gait, and the GMFM-66 in persons with spastic diplegia cerebral palsy. Arch Phys Med Rehabil 2007; 88(9):1114-20.

11. Ferland C, Lepage C, Moffet H, Maltais DB. Relationships between lower limb muscle strength and locomotor capacity in children and adolescents with cerebral palsy who walk independently. Phys Occup Ther Pediatr 2012; 32(3):320-32.

12. Kim WH, Park EY. Causal relation between spasticity, strength, gross motor function, and functional outcome in children with cerebral palsy: A path analysis. Dev Med Child Neurol 2011; 53(1):68-73.

13. Reed B. The physiology of neuromuscular electrical stimulation. Pediatr Phys Ther 1997; 9:96-102.

14. Hodson-Tole EF, Wakeling JM. Motor unit recruitment for dynamic tasks: Current understanding and future directions. J Comp Physiol B 2009; 179(1):57-66.

15. Hart T, Tsaousides T, Zanca JM et al. Toward a theory-driven classification of rehabilitation treatments. Arch Phys Med Rehabil 2014; 95(Suppl.1):S33-S44.e2.

16. Russell D, Rosenbaum P, Avery L, Lane M. Medida da Função Motora Grossa (GMFM-66; GMFM-88): Manual do usuário. São Paulo: Memnon, 2011.

17. Gilbertson TJ, Bjornson KF, McDonald C, Hafner BJ. Clinical gait measures for ambulatory children with cerebral palsy: A review. J Prosthet Orthot 2016; 28(1).

18. Cauraugh JH, Naik SK, Hsu WH, Coombes SA, Holt KG. Children with cerebral palsy: A systematic review and meta-analysis on gait and electrical stimulation. Clin Rehabil 2010; 24(11):963-78.

19. Chiu H-C, Ada L. Effect of functional electrical stimulation on activity in children with cerebral palsy: A systematic review. Pediatr Phys Ther Off Publ Sect Pediatr Am Phys Ther Assoc 2014; 26(3):283-8.

20. Durham S, Eve L, Stevens C, Ewins D. Effect of functional electrical sstimulation on asymmetries in gait of children with hemiplegic cerebral palsy. Physiotherapy 2004; 90(2):82-90.

21. Pierce SR, Orlin MN, Lauer RT, Johnston TE, Smith BT, McCarthy JJ. Comparison of percutaneous and surface functional electrical stimulation during gait in a child with hemiplegic cerebral palsy. Am J Phys Med Rehabil 2004; 83(10):798-805.

22. Postans NJ, Granat MH. Effect of functional electrical stimulation, applied during walking, on gait in spastic cerebral palsy. Dev Med Child Neurol 2005; 47(1):46-52.

23. Prosser LA, Curatalo LA, Alter KE, Damiano DL. Acceptability and potential effectiveness of a foot drop stimulator in children and adolescents with cerebral palsy. Dev Med Child Neurol 2012; 54(11):1044-9.

24. Damiano DL, Prosser LA, Curatalo LA, Alter KE. Muscle plasticity and ankle control after repetitive use of a functional electrical stimulation device for foot drop in cerebral palsy. Neurorehabil Neural Repair 2013; 27(3):200-7.

25. Galen S, Wiggins L, McWilliam R, Granat M. A combination of botulinum toxin A therapy and functional electrical stimulation in children with cerebral palsy-a pilot study. Technol Health Care 2012; 20(1):1-9.

26. Pool D, Valentine J, Bear N, Donnelly CJ, Elliott C, Stannage K. The orthotic and therapeutic effects following daily community applied functional electrical stimulation in children with unilateral spastic cerebral palsy: A randomised controlled trial. BMC Pediatr 2015; 15:154.

27. Linden ML van der, Hazlewood ME, Hillman SJ, Robb JE. Functional electrical stimulation to the dorsiflexors and quadriceps in children with cerebral palsy. Pediatr Phys Ther 2008; 20(1):23-9.

28. Carmick J. Clinical use of neuromuscular electrical stimulation for children with cerebral palsy, Part 2: Upper extremity. Phys Ther 1993; 73(8):514-22; discussion 523-7.

29. Comeaux P, Patterson N, Rubin M, Meiner R. Effect of neuromuscular electrical stimulation during gait in children with cerebral palsy. Pediatr Phys Ther 1997; 9:103-9.

30. Ho C-L, Holt KG, Saltzman E, Wagenaar RC. Functional electrical stimulation changes dynamic resources in children with spastic cerebral palsy. Phys Ther 2006; 86(7):987-1000.

31. Gonçalves RV, Fonseca ST, Araújo PA de, Souza TR, Resende RA, Mancini MC. Functional task training combined with electrical stimulation improves motor capacity in children with unilateral cerebral palsy. Pediatr Phys Ther 2019; 31(2):208-15.

32. Novak I, Morgan C, Fahey M et al. State of the Evidence Traffic Lights 2019: Systematic review of interventions for preventing and treating children with cerebral palsy. Curr Neurol Neurosci Rep 2020; 20(2):1-21.

33. Moll I, Vles JSH, Soudant DLHM et al. Functional electrical stimulation of the ankle dorsiflexors during walking in spastic cerebral palsy: A systematic review. Dev Med Child Neurol 2017; (1):1-8.

34. Salazar AP, Pagnussat AS, Pereira GA, Scopel G, Lukrafka JL. Neuromuscular electrical stimulation to improve gross motor function in children with cerebral palsy: A meta-analysis. Braz J Phys Ther 2019; 23(5):378-86.

35. Novak I, Velde A te, Hines A et al. Rehabilitation evidence-based decision-making: The READ model. Front Rehabil Sci 2021; 2:726410.

36. Bovend'Eerdt TJH, Botell RE, Wade DT. Writing SMART rehabilitation goals and achieving goal attainment scaling: A practical guide. Clin Rehabil 2009; 23(4):352-61.

Treino Orientado ao Objetivo em um Programa Domiciliar

Isabella Saraiva Christovão
Ana Cristina Resende Camargos

INTRODUÇÃO

Nas últimas décadas, a evolução nas evidências científicas na área da reabilitação infantil destacou a importância das intervenções direcionadas aos objetivos ou às metas escolhidas pela criança e/ou sua família[1]. A escolha de intervenções efetivas deve envolver a prática de movimentos ativos de tarefas da vida real, em alta intensidade, a fim de alcançar a meta ou objetivo desejado[2]. A dosagem da intervenção é essencial para alcançar o efeito esperado e, nesse sentido, a implementação da intervenção em um programa domiciliar, conduzida pelos pais, pode ser um componente-chave para atingir a dosagem necessária[1]. Sob essa perspectiva, o objetivo deste capítulo é descrever o treino orientado ao objetivo implementado em um programa domiciliar.

PARTE I – DESCRIÇÃO DA INTERVENÇÃO

O treino orientado ao objetivo consiste em uma abordagem terapêutica baseada em atividades, centrada no cliente, que visa aumentar suas habilidades para se envolver em tarefas significativas do dia a dia[3]. Trata-se de uma abordagem individualizada que envolve a prática de tarefas desafiadoras, escolhidas pela criança e/ou sua família, que são necessárias para a vida cotidiana[4].

O treino orientado ao objetivo inclui os princípios da prática centrada na família e se baseia nas teorias de aprendizagem motora e em abordagens contemporâneas, como a teoria dos sistemas dinâmicos e a ecológica[3,5]. Todo o processo de intervenção se inicia com o estabelecimento de objetivos ou metas de maneira colaborativa entre a criança e/ou sua família e os profissionais. A partir da meta escolhida, o terapeuta faz uma avaliação detalhada da criança a fim de identificar os pontos fortes e os fatores que podem interferir no alcance da meta desejada. É necessário considerar a demanda física da tarefa, a necessidade de equipamentos de tecnologia assistiva para auxiliar a realização da tarefa e o ambiente em que será realizada a tarefa[1,6].

O profissional deverá utilizar seus conhecimentos sobre os princípios de aprendizagem motora para planejar a intervenção, considerando a interação entre a criança, a tarefa e o ambiente em que a tarefa será praticada[4]. Podem ser pensadas estratégias, como a prática completa ou de partes da tarefa, de modo a oferecer oportunidades de prática do objetivo na vida real até que ele seja alcançado[4]. Assim, a criança e a família participam de forma colaborativa do planejamento e implementação da intervenção. A criança cumpre um papel ativo no processo de resolução de problemas e a família deve promover oportunidades de prática das tarefas em várias ocasiões ao longo do dia[7].

De acordo com Mastos e cols. (2007)[3], o treino orientado ao objetivo envolve quatro componentes essenciais:

1. **Estabelecimento de um objetivo ou meta significativa pela criança e/ou sua família em colaboração com os profissionais:** este constitui o primeiro passo e é essencial para o planejamento da intervenção. No Capítulo 2 estão descritas todas as etapas, ferramentas e instrumentos utilizados para o processo de estabelecimento de metas de maneira colaborativa. Cabe destacar que a colaboração é fundamental para garantir que as metas sejam significativas e motivadoras para a criança e a família.

2. **Análise inicial do desempenho da tarefa no ambiente natural:** essa análise deve levar em consideração fatores que podem limitar o desempenho da tarefa, como a eficiência, a independência, a segurança e a adequação social para executar a tarefa, bem como a presença de comprometimento cognitivo, motivação e concentração para realizar a tarefa, entre outros. Somente uma análise minuciosa, que leve em conta todos os fatores que influenciam o desempenho da tarefa, fornecerá ao terapeuta as informações apropriadas para planejamento das intervenções.

3. **Planejamento e implementação da intervenção:** as intervenções devem ser estruturadas de modo a possibilitar a prática ativa da tarefa, com repetição e utilização de *feedback*, quando necessário. O terapeuta, em parceria com a família, deve planejar situações de aprendizado motor que possibilitem o engajamento ativo do cliente (criança) na resolução ativa de problemas, bem como a exploração de estratégias alternativas que propiciem mudanças permanentes no desempenho da tarefa. Em um estágio inicial pode ser necessária a assistência física e/ou verbal. No estágio intermediário, o aprendizado por meio de tentativas sucessivas pode permitir que a criança antecipe como realizar a tarefa, aprimorando a qualidade do movimento por meio da prática. Em um estágio final, é possível observar que a criança demonstra consistência na execução da tarefa, sendo capaz de utilizar suas experiências de resolução de problemas para realizar variações da tarefa em situações novas. É importante apontar que esse estágio pode não ser alcançável para todos os clientes.

4. **Avaliação do desfecho:** ao final do tempo estabelecido para a intervenção, é necessário avaliar se os objetivos ou metas foram alcançados. A pontuação da *Goal Attainment Scaling* (GAS) tornará possível quantificar de maneira personalizada o progresso da criança em relação aos objetivos definidos, conforme descrito no Capítulo 2.

É importante compreender que a natureza do treino orientado ao objetivo é complexa e que os diferentes componentes que integram a intervenção podem influenciar o alcance de metas. A prática intensiva e repetitiva da tarefa é o principal ingrediente que torna possível modificar os desfechos (alvos) escolhidos. A escolha de metas pelo cliente (criança e/ou família) também é um ingrediente, pois aumenta a motivação para prática, afetando positivamente sua frequência e intensidade. O planejamento individualizado da intervenção em colaboração com os clientes também é considerado um ingrediente imprescindível para alcançar os efeitos desejados. (Para melhor compreensão sobre os ingredientes das intervenções, veja o Capítulo 2.)

Somente a análise detalhada do desempenho da tarefa pelo profissional irá possibilitar a identificação das reais capacidades de alcance da meta desejada, bem como verificar a necessidade de adaptar a tarefa ou o ambiente. O treino orientado ao objetivo exige raciocínio clínico ativo e contínuo por parte dos terapeutas, bem como resolução colaborativa de problemas com seus clientes, para que o treino de tarefas seja adequado às reais capacidades desses clientes[3].

A prática ativa, repetitiva e intensiva de tarefas da vida real está relacionada com a ocorrência de neuroplasticidade, ou seja, com a capacidade de promover mudanças estruturais e funcionais adaptativas no cérebro e que envolve o aprendizado de novas habilidades e comportamentos[2,8,9]. Esse mecanismo de ação é conhecido como plasticidade dependente da experiência (*experience-dependent plasticity*) e é modulado pela motivação e a atenção da criança durante a prática das tarefas desejadas[2]. (Para melhor compreensão sobre os mecanismos das intervenções, veja o Capítulo 2.)

O treino orientado ao objetivo tem sido fortemente recomendado para melhorar os desfechos de mobilidade em crianças e jovens com PC classificados nos níveis de I a IV do Sistema de Classificação da Função Motora Grossa (GMFCS) e alcançar metas de autocuidado em crianças e adolescentes classificados nos níveis de I a IV do Sistema de Classificação de Habilidades Manuais (MACS), quando comparado a nenhuma intervenção[1]. O treino orientado ao objetivo é considerado uma intervenção fortemente recomendada ("luz verde") para melhora de desfechos relacionados com atividades motoras grossas e função manual para crianças e adolescentes com PC, de acordo com a revisão sistemática de Novak e cols. (2020)[2].

A fim de conseguir atingir os desfechos esperados, a dose ótima de intervenção pode variar de acordo com o indivíduo, a complexidade do objetivo e o tipo de intervenção[1]. A dose mínima necessária recomendada do treino orientado ao objetivo é de 15 a 25 horas de prática, principalmente quando os objetivos estão relacionados com desfechos para a função manual. Em caso de melhora dos desfechos para função motora grossa ou mobilidade, recomenda-se uma dose mínima de 40 horas de prática[10].

Para que seja alcançada a dose necessária, o treino orientado ao objetivo tem sido recomendado para ser realizado em um programa domiciliar[8]. Mais da metade dessa prática pode ser conduzida pela família em casa[10]. Os programas domiciliares têm sido aliados importantes das famílias e dos terapeutas para aumentar a dosagem da intervenção, seja entre as sessões de tratamento realizadas em ambiente ambulatorial, seja durante um intervalo da terapia[1,11].

Um programa domiciliar envolve a realização de atividades pelas crianças no ambiente doméstico com a assistência dos pais e a orientação e o apoio de um terapeuta com o objetivo de alcançar as metas desejadas[8]. Não se trata de um tipo de intervenção, mas de uma modalidade de prestação de serviço em que os pais e suas crianças, em conjunto com os terapeutas, definem a intervenção mais adequada para ser realizada nesse ambiente[8]. O programa domiciliar deve envolver a repetição e a prática diária estruturada de tarefas no ambiente domiciliar[12] com duração variável de 8 a 12 semanas[6,12].

O princípio teórico que norteia a intervenção do programa domiciliar é conhecido no campo da tecnologia da informação como *garbage in, garbage out*. Com base nessa teoria, se uma intervenção ineficaz for aplicada em um programa domiciliar, não é esperado que ela funcione; em contrapartida, se uma intervenção efetiva for aplicada em um programa domiciliar, espera-se que ela promova resultados positivos[8]. Desse modo, para que seja observado o efeito da intervenção, deve ser escolhida uma intervenção fortemente recomendada pelas diretrizes de prática clínica[1].

Além disso, é importante observar como a intervenção será implementada no programa domiciliar. Um dos principais componentes de intervenções bem-sucedidas consiste no envolvimento da família durante o processo terapêutico[8]. Nesse sentido, cinco etapas têm sido recomendadas para implementação de um programa domiciliar: (1) estabelecimento de uma relação colaborativa, uma vez que os pais são os que mais conhecem seu filho e o ambiente domiciliar; (2) estabelecimento de metas pela criança e/ou sua família; (3) escolha de intervenções baseadas em evidências que correspondam aos objetivos ou metas da criança e da família e que sejam implementadas de acordo com a rotina familiar; (4) suporte e orientação frequentes à família para identificar os progressos da criança e ajustar a complexidade do programa conforme a necessidade; e (5) avaliação dos resultados de maneira compartilhada, envolvendo a família no processo[13]. Cabe apontar que intervenções ofertadas de maneira colaborativa com as famílias, levando em consideração suas preferências, promovem maior adesão dos pais[8].

Recomendam-se encontros regulares entre os terapeutas, as crianças e seus pais, em geral uma vez por semana, a fim de esclarecer dúvidas[6], bem como o uso de um diário para anotação da frequência e do tempo diário para realização da intervenção e um quadro de recompensas para as crianças[1,12], visto que a dosagem e a adesão ao programa domiciliar são essenciais para se obter o efeito desejado[14]. Além da educação dos pais sobre como apoiar a prática domiciliar, é recomendado o fornecimento de materiais escritos e ilustrados sobre as tarefas que serão praticadas[1].

Cabe apontar que o treino orientado ao objetivo e os programas domiciliares podem ser implementados por fisioterapeutas e terapeutas ocupacionais em parceria com as famílias. Na literatura não foram reportados riscos relacionados com essas intervenções.

PARTE II – APRESENTAÇÃO DO CASO CLÍNICO

M.A.M.O., 3 anos de idade, sexo masculino, com diagnóstico clínico de PC do tipo atáxico, nível III no GMFCS III e no Mini-MACS.

M.A.M.O. foi um recém-nascido pré-termo extremo (24 semanas e 3 dias) e de extremo baixo peso ao nascimento (740g). Nascido de parto natural, com uso de fórceps e necessidade de reanimação neonatal após o nascimento, precisou ficar internado por 1 ano após o nascimento, permanecendo em Centro de Terapia Intensiva (CTI) pediátrico por 8 meses. Apresentou displasia broncopulmonar grave e hipertensão pulmonar, sendo traqueostomizado em dezembro de 2019, com estenose traqueal subglótica. Apresentou equivalentes convulsivos à admissão no CTI em novembro de 2019, porém atualmente se encontra estável, sem novas crises ou equivalentes e sem uso de medicamentos. Foi gastrostomizado em julho de 2020.

Em razão da hospitalização e do uso de traqueostomia e gastrostomia, a criança nunca permaneceu na posição prona e não aprendeu a rolar. Com 9 meses de idade corrigida, aprendeu a sentar sozinho, mas não consegue se transferir sozinho de deitado para sentado. Começou a ficar de pé com apoio dos pais com 1 ano e 8 meses de idade corrigida.

Recebeu o diagnóstico de PC aos 2 anos de idade, após resultado de ressonância magnética (RM) de encéfalo, realizada em agosto de 2021, que evidenciou alargamento dos espaços liquóricos extra e intraventriculares, notadamente nas regiões encefálicas anteriores (frontotemporais), afilamento difuso do corpo caloso, redução volumétrica difusa da substância branca profunda dos hemisférios cerebrais, acentuada redução volumétrica difusa dos hipocampos e múltiplos focos de alteração de sinal localizados na substância branca supra e intratentorial.

A residência da família é alugada, e ela precisou mudar recentemente para garantir maior espaço e ambiente mais climatizado para a criança. Vivem na casa a mãe e o irmão mais velho, que tem diagnóstico de transtorno do espectro autista, sem acompanhamento terapêutico. A locomoção externa da criança é realizada, principalmente, por transporte disponibilizado pela prefeitura da cidade ou por carro próprio da família. A criança faz acompanhamento com fisioterapia ambulatorial duas vezes por semana, terapia ocupacional uma vez por semana e fonoaudiologia uma vez por semana.

No início do tratamento, a criança se mostrava receosa com a fisioterapeuta em virtude do longo tempo de hospitalização e dos procedimentos invasivos; assim, chorava ao perceber que se encontrava em ambiente de terapia ou quando em contato com qualquer outra pessoa que não fosse sua mãe. Atualmente, interage bem com a fisioterapeuta, mas sem comunicação ou interação efetiva, sendo classificada como nível IV no Sistema de Classificação da Função de Comunicação (CFCS). Chora para demonstrar quando não gosta ou não quer realizar certa atividade.

Camada 1 – Definição das metas

Inicialmente foram considerados os principais desejos e interesses da família, que, de acordo com a mãe, incluíam "conseguir ficar de pé e andar". Como as metas estavam descritas de maneira genérica, a fisioterapeuta buscou detalhar melhor o que a família considerava para cada uma dessas habilidades. A mãe de M.A.M.O. explicou que a criança só conseguia ficar de pé com apoio e por pouco tempo, e que ainda não conseguia trocar passos mesmo com apoio. Seu desejo era que M.A.M.O. "conseguisse ficar de pé sozinho, sem apoio" e "conseguisse andar sozinho, também sem apoio de ninguém".

Foi solicitado que a mãe pontuasse cada uma das atividades desejadas, considerando as escalas de pontuação (de 1 a 10) de importância, desempenho e satisfação com o desempenho de acordo com o roteiro de entrevista inspirado na Medida Canadense de Desempenho Ocupacional (COPM). A mãe pontuou as duas atividades como 10/10 para importância, 3/10 para desempenho e 3/10 para satisfação atual com "conseguir ficar de pé sozinho, sem apoio" e 1/10 para desempenho e 1/10 para satisfação atual com "conseguir andar sozinho, sem apoio".

Antes de passar para as próximas etapas, a fisioterapeuta explicou à família que seria importante o estabelecimento de metas mais específicas a serem alcançadas em determinado período. Foi acordado com a família que seriam escolhidas metas a serem alcançadas em um período de 12 semanas. Além disso, considerando o prognóstico da criança (classificada como nível III no GMFCS), não era esperado que ela conseguisse realizar essas atividades sem apoio e que o uso de um andador poderia auxiliá-la a alcançar essas metas. Então, foi investigado com a família se haveria outra atividade considerada importante para a criança aprender a executar em seu dia a dia. A mãe apontou que percebia que a criança conseguia ficar de pé com apoio, mas não podia passar sozinha para essa posição quando estava sentada em uma cadeira. Ela não conseguia iniciar a atividade e sempre esperava que a mãe desse a mão para que cumprisse a tarefa.

Considerando o exposto pela família, foram acordadas duas metas a serem alcançadas em 12 semanas de intervenção. As metas foram descritas de acordo com o método SMART (veja o Capítulo 2).

Meta 1

"Em 12 semanas, M.A.M.O. deverá ser capaz de passar da posição sentada em um banco pequeno (da altura da sua perna) para a posição de pé com apoio de ambas as mãos em um mobiliário, sem o apoio de sua mãe."
COPM: importância: 10/10; desempenho: 2/10; satisfação: 3/10.

Meta 2

"Em 12 semanas, M.A.M.O. deverá ser capaz de dar 10 passos para a frente com o apoio do andador."
COPM: importância: 10/10; desempenho: 2/10; satisfação: 6/10.

Camada 2 – Meta realista?

A fisioterapeuta iniciou uma avaliação detalhada do desempenho da criança em cada uma das tarefas a fim de identificar seus pontos fortes e fatores limitantes. Na atividade 1 foi observado que ela conseguia realizar o movimento de passar de sentada em um banco pequeno para de pé com ajuda de alguma pessoa incentivando o movimento, mas, se deixada sozinha, ela não realizava o movimento (Figura 16.1*A*). Na atividade 2 foi verificado que M.A.M.O. conseguia ficar de pé se apoiando em um andador, mas não dava passos (Figura 16.1*B*). Em ambas as atividades, foram observadas grandes

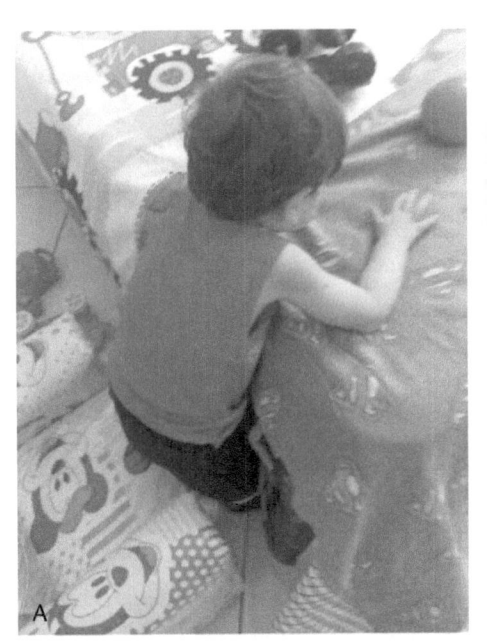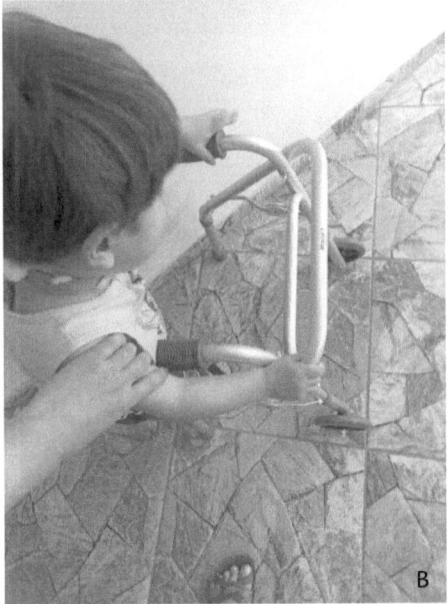

Figura 16.1 Desempenho de M.A.M.O. no início da intervenção. **A** Meta 1. **B** Meta 2.

instabilidade e insegurança, sempre buscando o apoio de uma pessoa. A criança permanecia sentada principalmente com os membros inferiores em anel, com rotação externa excessiva de quadris. Na posição de pé, mantinha os quadris abduzidos e rotados externamente, com base de apoio alargada. Com o apoio das duas mãos pela terapeuta, a criança conseguiu trocar poucos passos curtos, com base de suporte alargada, mas não iniciava a troca de passos no andador.

Para verificar o desempenho de mobilidade da criança foi aplicado o Inventário de Avaliação Pediátrica da Incapacidade – Testagem Computadorizada Adaptativa (PEDI-CAT)[15]. A criança apresentou 15 pontos no escore-T, indicando atraso no desempenho de mobilidade (escore-T < 30). No escore contínuo, chegou a 49 pontos, com limitação em atividades que envolvessem mobilidade independente.

A fim de verificar a capacidade de mobilidade da criança de maneira detalhada, foi aplicada a versão com 66 itens da Medida da Função Motora Grossa (GMFM-66)[16]. O escore foi de 41,6 pontos (IC95%: 39,4 a 43,8). O mapa de itens com a ordem de dificuldade é mostrado na Figura 16.2.

Foi observado que a criança não conseguia realizar algumas atividades com nível de dificuldade menor (anterior ao intervalo de confiança), como os itens 30 (sentado sobre o tapete, abaixa-se para a posição prona com controle), 31 e 32 (passar de sentado para quatro apoios para os lados direito e esquerdo), 36 e 37 (passar do chão para sentado no banco pequeno e banco grande), 39 (manter-se sobre quatro apoios por 10 segundos), 41 (passar de prono para quatro apoios), 42 e 43 (sobre quatro apoios, elevar a mão direita e a esquerda à frente, acima da linha do ombro) e 44 (engatinhar ou impulsionar-se para a frente). A criança encontrava-se um pouco acima da curva do 10° percentil em relação à pontuação do GMFM-66 (Figura 16.3).

Foi possível identificar que as metas estabelecidas em parceria com a família poderiam ser alcançadas, sendo consideradas metas viáveis e realistas.

Camada 3 – Prognóstico

Após avaliação detalhada da criança, houve uma conversa profunda com a família sobre seu prognóstico. As curvas de acompanhamento longitudinal da função motora grossa de crianças com PC indicam que aquelas classificadas como nível III do GMFCS tendem a atingir 90% de seu potencial motor em torno dos 3 anos e 7 meses de idade[17]. Foi conversado com a família sobre a importância da intervenção na faixa etária em que a criança se encontrava. A mãe tinha grande desejo de que seu filho andasse sozinho, e a fisioterapeuta precisou conversar melhor sobre essas questões:

> **Mãe:** "M.A.M.O. tem muito medo e insegurança, sinto que falta pouco para ele andar, mas ele precisa sempre estar com a mão segurando em algo. Caso seja trabalhado firme, o meu filho será capaz dar alguns passos sozinho?"

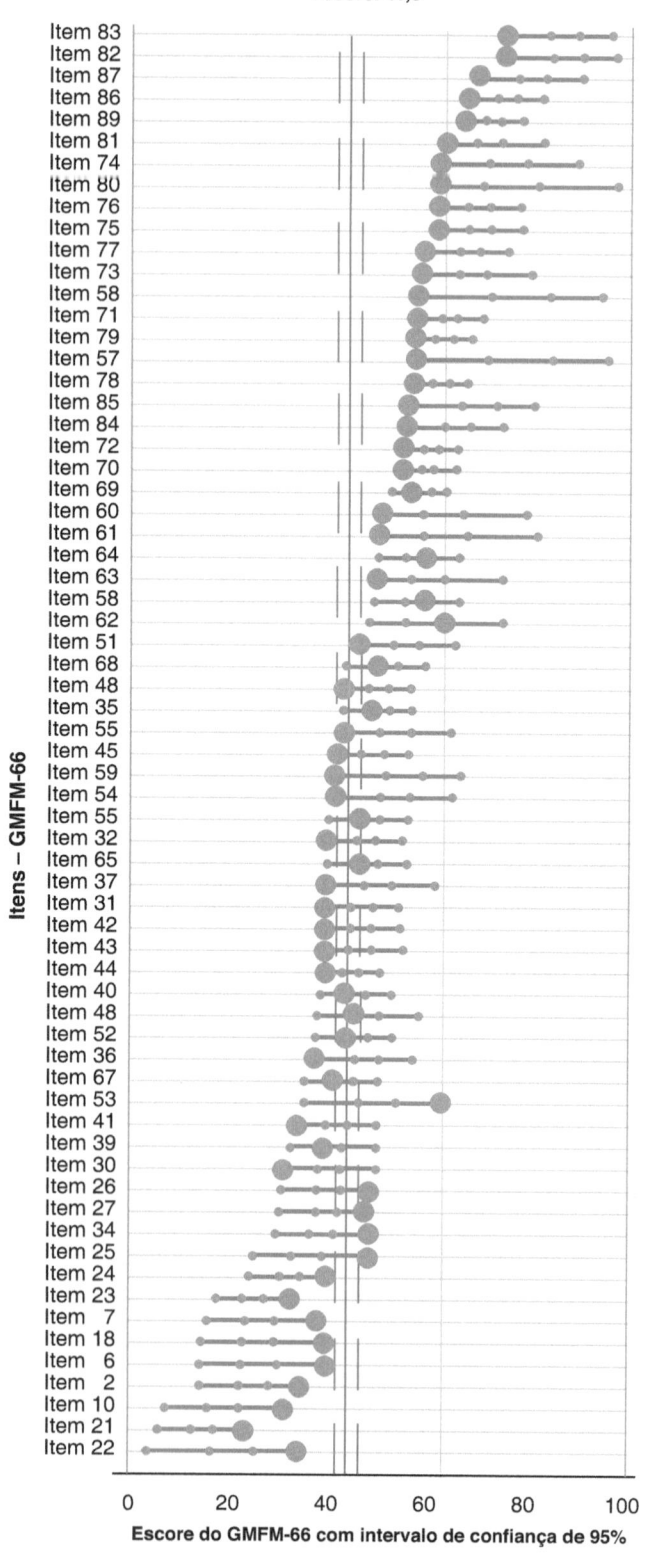

Figura 16.2. Mapa de itens da GMFM-66.

Terapeuta: "Sabemos da ansiedade que envolve querer que um filho ande sozinho. Considerando seu nível de classificação da mobilidade (nível III do GMFCS), não é esperado que ele consiga dar passos de forma independente (sem apoio). No entanto, isso não significa

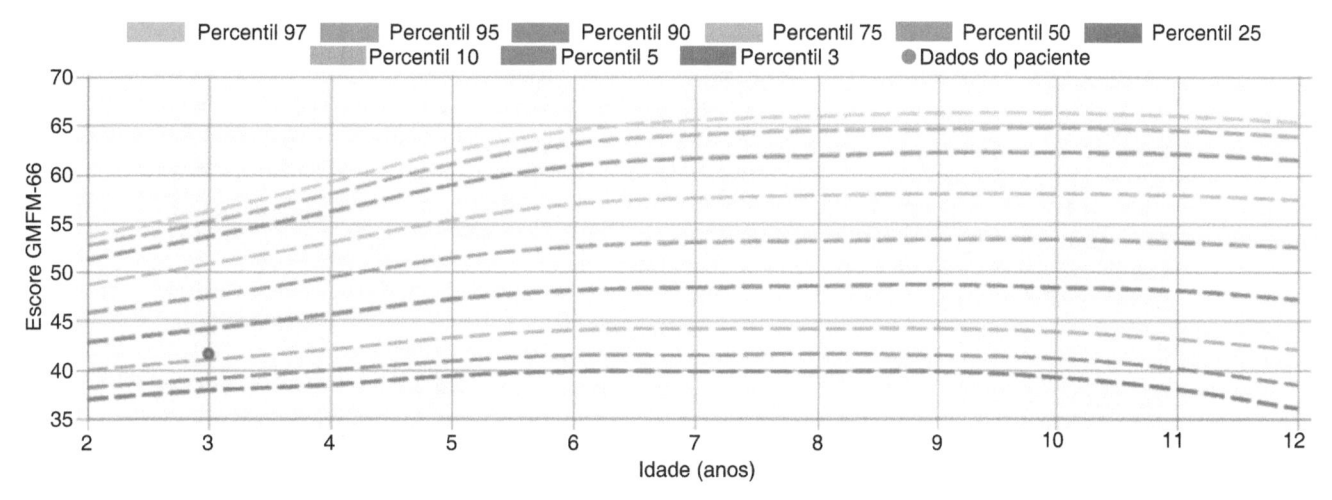

Figura 16.3 Posição da criança em relação à curva percentilar.

que não possamos adaptar outras maneiras de ele ser independente e realizar suas próprias atividades com o seu andador. Cabe apontar que a grande instabilidade e insegurança apresentada por M.A.M.O. é comum nesse tipo clínico de PC (atáxico) e que, muitas vezes, o uso apropriado de incentivos verbais e de um apoio externo de um equipamento pode levá-lo à maior independência."

Após a conversa, a família concordou com o uso do andador e as duas metas foram escalonadas por meio da escala GAS.

Meta 1
GAS:
- **-2:** passa da posição sentada em um banco pequeno para de pé com apoio de ambas as mãos em uma pessoa;
- **-1:** passa da posição sentada em um banco pequeno para de pé com apoio de uma das mãos em uma pessoa;
- **0:** passa da posição sentada em um banco pequeno para de pé com apoio de ambas as mãos em um mobiliário à frente;
- **+1:** passa da posição sentada em um banco pequeno para de pé com apoio de uma das mãos em um mobiliário à frente;
- **+2:** passa da posição sentada em um banco pequeno para de pé com apoio de uma mão no próprio banco.

Meta 2
GAS:
- **-2:** fica em pé segurando em um andador anterior, não dá passos;
- **-1:** dá 10 passos para a frente, apoiado com as duas mãos em um andador anterior e com o apoio de uma pessoa;
- **0:** dá 10 passos para a frente, apoiado com as duas mãos em um andador anterior, com a supervisão verbal de uma pessoa;

- **+1:** dá 20 passos para a frente, apoiado com uma das mãos em um andador anterior, com a supervisão verbal de uma pessoa;
- **+2:** dá 30 passos para a frente, apoiado com uma das mãos em um andador anterior, sem a supervisão verbal de uma pessoa.

Camada 4 – Intervenção

Após a identificação das metas, a fisioterapeuta, com base nas evidências científicas disponíveis, apontou para a família quais intervenções poderiam ser utilizadas para que fosse alcançada a meta estabelecida. Foi conversado com a família sobre o treino orientado ao objetivo e como ele poderia ser implementado em um programa domiciliar para obter o efeito desejado de modo a alcançar as metas. Além disso, como a meta da família estava relacionada com a melhora no desempenho da marcha, foi discutida com a família a possibilidade de um treino de marcha em esteira como adjuvante, a fim de aumentar o efeito da intervenção. (Para mais informações sobre o treino de marcha na esteira, veja o Capítulo 18.)

> **Intervenção-chave:** treino orientado ao objetivo ("luz verde").
> *Mecanismo:* plasticidade cerebral dependente do uso – vai ao encontro da meta estabelecida.
> **Intervenção adjuvante:** treino de marcha na esteira ("luz verde").
> *Mecanismo:* plasticidade cerebral dependente do uso – vai ao encontro de uma das metas estabelecidas.

Camadas 5 e 6 – Modo e dose (planejando a intervenção)

- **Treino orientado ao objetivo:** prática das atividades em casa todos os dias (total: 60 min/dia) com a mãe em ambiente domiciliar[8,18].
- **Treino de marcha na esteira:** 30 minutos, duas vezes por semana (total: 60 min/semana), com a terapeuta em ambiente clínico[19].

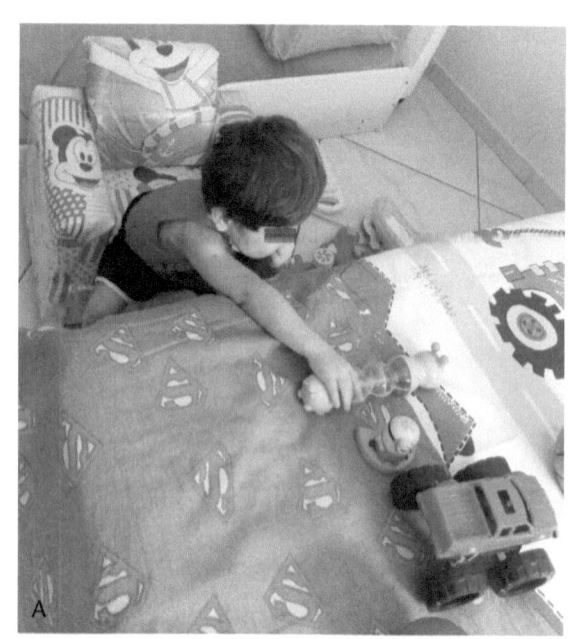 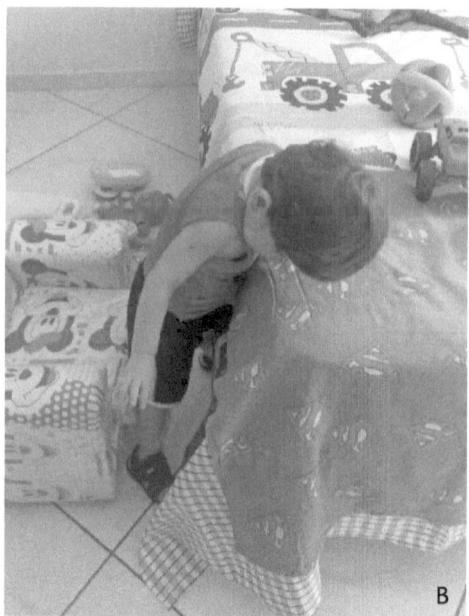

Figura 16.4A e **B** Prática da atividade de sentado para de pé em casa.

A fisioterapeuta reforçou com a família a importância da prática diária das atividades a fim de alcançar a dose necessária, sendo preciso praticar 1 hora por dia nas próximas 12 semanas. Terapeuta e família planejaram, juntos, situações de aprendizado motor para possibilitar o engajamento ativo da criança nas atividades propostas, favorecendo a prática repetitiva. O treino orientado ao objetivo foi planejado para ser executado em ambiente domiciliar pela família e envolvia a adaptação de atividades e do ambiente, buscando estruturar a atividade/tarefa para melhorar o desempenho funcional. Para realização do programa domiciliar foi elaborada uma cartilha escrita e ilustrada com as atividades a serem praticadas em casa. As imagens da criança praticando as atividades-meta foram compartilhadas com a família (Figuras 16.4 e 16.5).

A família foi orientada a iniciar a prática das atividades em um único ambiente da casa, mais controlado, com a utilização de poucos brinquedos, sem o uso de telas ou músicas, a fim de reduzir a distração e aumentar o foco de atenção da criança. À medida que a criança aumentava o engajamento e o tempo de prática na mesma atividade, novos elementos foram permitidos, como presença de outras pessoas, novos brinquedos e mudanças de ambiente. O objetivo principal consistia em permitir a prática ativa da atividade/tarefa, com repetição, por meio da resolução ativa de problemas, bem como a exploração de estratégias alternativas, de modo a alcançar mudanças permanentes no desempenho da atividade/tarefa. Foram discutidas estratégias para promover oportunidades de prática variada em ambientes diversos, como em brinquedos móveis, na cama, na mesa e no sofá. A maior variabilidade de prática visava permitir maior retenção das atividades e transferência para outros ambientes.

Quando necessário, foi utilizado *feedback* para direcionar a atenção para aspectos mais importantes da atividade e facilitar a aquisição de habilidades motoras. A família foi orientada a fornecer comandos verbais simples e claros, com entonação apropriada, para reforço positivo. *Feedback* auditivo e visual, por meio de brinquedos e objetos que chamavam a atenção, foi utilizado para de facilitar o início do movimento, possibilitando que a criança explorasse ativamente o ambiente. O uso de *feedback* de maneira apropriada visou manter a consistência e a intensidade necessária para o treino.

Durante os atendimentos presenciais, semanalmente, foi verificado com a família como estava a execução do programa domiciliar e se havia dificuldades ou necessidade

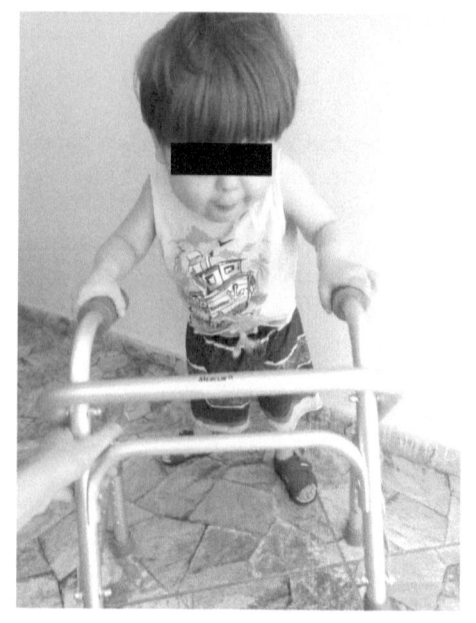

Figura 16.5 Prática da atividade de andar com andador.

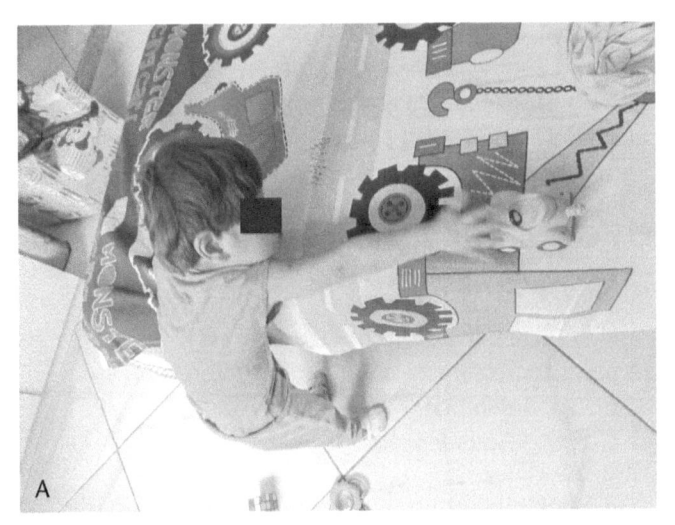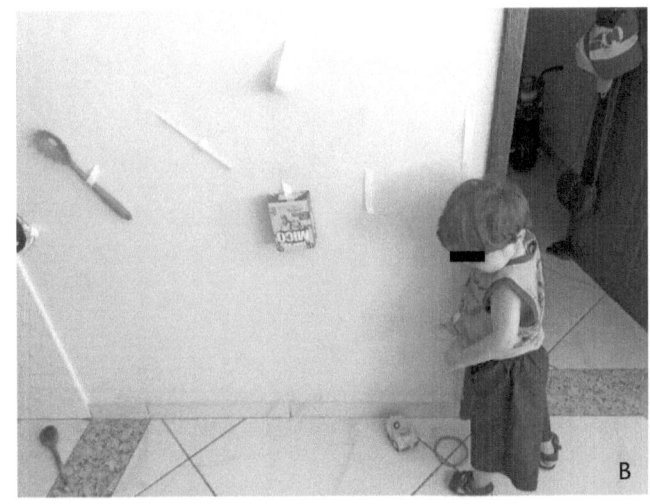

Figura 16.6 Treino de marcha lateral de maneira independente, sem o apoio de terceiros. **A** Na cama, com apoio das duas mãos. **B** Na parede, com apoio de uma das mãos.

de modificações nas atividades. A prática inicial da atividade de passar de sentado para de pé foi realizada no sofá infantil, com braços laterais, de frente para a cama, a fim de proporcionar mais segurança para iniciar o movimento sozinho, sem a ajuda manual de outra pessoa. À medida que M.A.M.O. aumentava sua independência, foi iniciada prática variada com bancos de tamanhos diferentes e locais mais instáveis para apoio.

O treino de marcha no andador foi iniciado com o apoio da mãe. Uma caneleira de 3kg foi acoplada ao andador para garantir maior segurança e aumentar o controle de deslocamento anterior. O treino foi progredindo sem o apoio manual da mãe no andador, mas com supervisão verbal. Com a melhora do desempenho nas atividades-meta, desafios adicionais foram implementados, de modo a aumentar a complexidade da tarefa. Com a melhora da independência na posição de pé, novos deslocamentos eram solicitados, como marcha lateral sem apoio da mãe (Figura 16.6).

À medida que a criança melhorou o desempenho durante a marcha com o andador, a mãe se sentiu mais segura para deixá-la mais independente em outras atividades. A partir daí, novas habilidades foram incorporadas a seu repertório motor e a criança iniciou a marcha com apoio de outros objetos, como seu carrinho de brinquedo. Em alguns momentos, a criança conseguia soltar os braços e permanecer por 5 segundos na posição de pé sem apoio (Figura 16.7).

Durante o período de 12 semanas, a criança permaneceu em acompanhamento fisioterapêutico ambulatorial, realizando treino de marcha em esteira duas vezes por semana, durante 30 minutos, para potencializar o alcance das metas desejadas (Figura 16.8). De acordo com as evidências atuais, o treino de marcha em esteira é considerado efetivo para melhorar a velocidade de marcha e a resistência durante a marcha[2].

Durante esse período de prática, foi observada a transição entre os três estágios de aprendizagem motora[3]. No estágio inicial foi necessária grande assistência física e verbal;

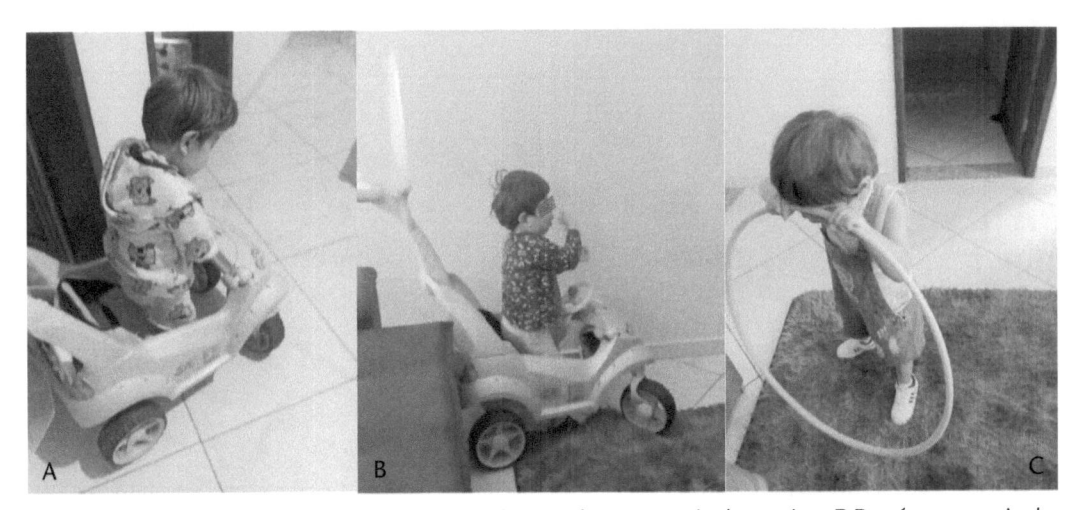

Figura 16.7A Marcha independente com apoio do brinquedo e sem apoio de terceiros. **B** De pé sem o apoio das mãos. **C** De pé com apoio de um objeto móvel.

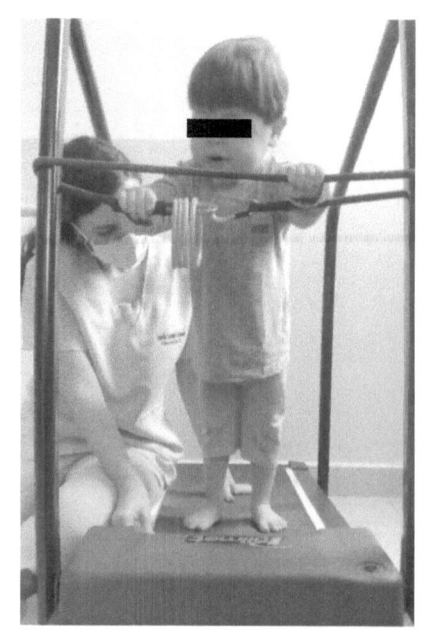

Figura 16.8 Treino de marcha em esteira realizado no ambiente clínico.

no estágio intermediário, com a prática e as possibilidades de erros e acertos, M.A.M.O. conseguia antecipar melhor como realizar a atividade, aprimorando a qualidade do movimento; e no estágio final foi possível observar que M.A.M.O. demonstrava consistência na execução da atividade, incluindo variações da atividade em situações novas.

Camada 7 – As metas foram alcançadas?

Após 12 semanas, foram reavaliados os resultados alcançados. A mãe ressaltou ter observado melhora importante no desempenho das atividades-meta. Foram pontuados novamente o desempenho de M.A.M.O. e sua satisfação com o desempenho nas duas metas propostas, sendo obtida a pontuação da GAS ao final para cada uma das metas estabelecidas em parceria com a família.

Meta 1

"Em 12 semanas, M.A.M.O, deverá ser capaz de passar da posição sentada em um banco pequeno (da altura da sua perna) para a posição de pé com apoio de ambas as mãos em um mobiliário, sem o apoio de sua mãe."
COPM: desempenho: 9/10; satisfação 8/10.
GAS: após intervenção: +2.

Meta 2

"Em 12 semanas, M.A.M.O. deverá ser capaz de dar 10 passos para a frente com o apoio do andador."
COPM: desempenho: 6/10; satisfação 8/10.
GAS: após intervenção: +1.

Os testes padronizados GMFM-66 e PEDI-CAT foram reaplicados. No teste GMFM-66, a pontuação aumentou para 46,9 (IC95%: 44,7 a 49,1). Na curva percentilar do GMFM-66 foi verificado que a criança mudou seu percentil para quase 50 (Figura 16.9). A taxa de evolução da função motora grossa, conforme indicado por Marois e cols. (2016)[20], foi de 5,8, indicando evolução acima do esperado.

A melhora clinicamente importante da capacidade de mobilidade não foi verificada da mesma forma no desempenho da mobilidade pelo PEDI-CAT. A criança permaneceu atrasada na pontuação do escore-T (16 pontos), com mudança do escore contínuo de apenas 1 ponto (mudou de 49 pontos para 50 pontos). De acordo com Fragala-Pinkham (2016)[21], deve ser de 2,5 pontos a mudança mínima detectável para o desempenho de mobilidade após uma intervenção. Desse modo, a família foi orientada a ampliar as oportunidades de prática no dia a dia, além dos horários de treino, a fim de possibilitar mudança real no desempenho de mobilidade em atividades gerais no contexto real da criança.

A Figura 16.10 ilustra o caso de M.A.M.O., utilizando o modelo READ (veja o Capítulo 2).

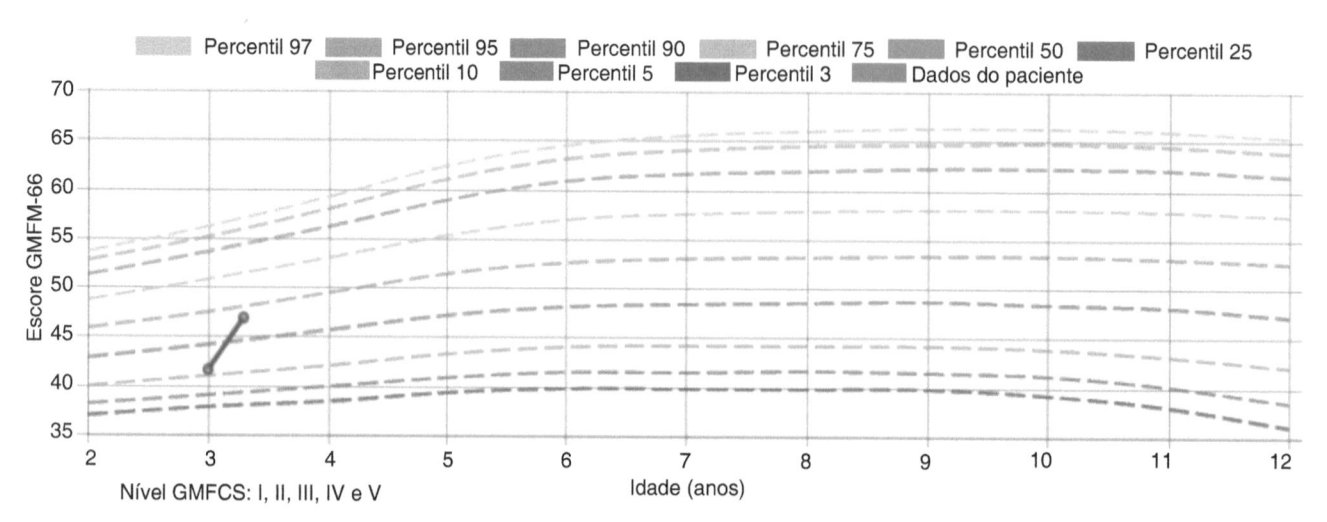

Figura 16.9 Mudança da posição na curva percentilar de M.A.M.O. na GMFM-66 ao final da intervenção.

M.A.M.O é um menino de 3 anos, recém-nascido pré-termo extremo (24 semanas + 3 dias) e extremo baixo peso ao nascimento (740g) com diagnóstico de paralisia cerebral com classificação da Função Motora Grossa (GMFCS) nível III, Sistema de Classificação da Habilidade Manual, versão mini (Mini-MACS), nível III.

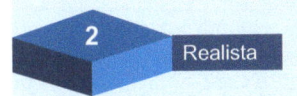

TERAPEUTA: Quais são seus principais desejos e interesses com relação ao desenvolvimento do seu filho?"

META 1: passar de sentado de bancos pequenos para a posição de pé utilizando as mãos – M.A.M.O é capaz de passar da posição sentado em um banco pequeno para de pé com apoio de ambas as mãos em uma pessoa.
META 2: se locomover 10 passos para frente com auxílio de um andador anterior. M.A.M.O. é capaz de permanecer em pé com um andador, mas não consegue dar passos.

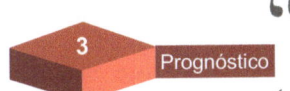

REALISTA? SIM, com incentivo e com um andador; Não, caso seja para realizar de forma independente
VIÁVEL? SIM, realizando o treino orientado ao objetivo

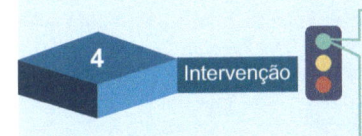

MÃE: "M.A.M.O. tem muito medo e insegurança, sinto que falta pouco para ele andar, mas ele precisa sempre estar com a mão segurando em algo. Caso seja trabalhado firme, o meu filho será capaz dar alguns passos sozinho?

TERAPEUTA: Sabemos da ansiedade envolvida por trás de querer que um filho ande sozinho. Considerando seu nível de classificação da mobilidade (GMFCS nível III), não é esperado que ele consiga dar passos de forma independente (sem apoio). Porém, isso não significa que não possamos adaptar outras maneiras de ele ser independente e realizar suas próprias atividades com o seu andador. Cabe apontar que a grande instabilidade e insegurança apresentada por M.A.M.O. é comum nesse tipo clínico de PC (ataxia) e que, muitas vezes, o uso apropriado de incentivos verbais e de um apoio externo de um equipamento pode levá-lo a maior independência."

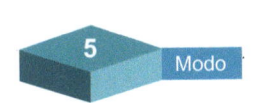

TREINO ORIENTADO AO OBJETIVO para promover funções motoras
MECANISMO: plasticidade dependente da experiência, vai ao encontro da meta estabelecida.
TREINO DE MARCHA EM ESTEIRA para promover funções motoras
MECANISMO: Plasticidade dependente da experiência, vai ao encontro de uma das metas estabelecidas

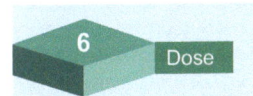

TREINO ORIENTADO AO OBJETIVO: Pratica as atividades em casa todos os dias (total: 60 min/dia) com a mãe em ambiente domiciliar.

TREINO DE MARCHA NA ESTEIRA: 30 min 2x/semana (total: 60 min/semana), com a terapeuta em ambiente clínico.

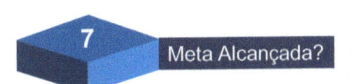

TERAPEUTA: Nós precisamos praticar as atividades em domicílio por uma hora diária, todos os dias, nas próximas 12 semanas. Como você acha que podemos encaixar isso em sua rotina?

RESULTADO META 1 – PASSAR DE SENTADO PARA DE PÉ SOZINHO: Pontuação de desempenho da COPM adaptada 9/10. GAS pós-intervenção: +2.

RESULTADO META 2 – ANDAR NO ANDADOR: Pontuação de desempenho da COPM adaptada 6/10. GAS pós-intervenção: +1.

TERAPEUTA: Parabéns, agora M.A.M.O. consegue passar independentemente de sentado para de pé e se locomover dentro de casa. Você se lembra quando começamos, quando ele só fazia as atividades se tivesse incentivo e apoio manual de outra pessoa? Parece que o treino orientado para o objetivo e o treino de marcha na esteira funcionaram.

Figura 16.10 Síntese do caso de M.A.M.O. utilizando o modelo READ. (Adaptada de Novak *et al.*, 2021[22].)

CONSIDERAÇÕES FINAIS

O treino orientado ao objetivo em um programa domiciliar, associado ao treino de marcha na esteira em um ambiente clínico, mostrou-se promissor para alcançar as metas desejadas pela família no período de 12 semanas.

Referências

1. Jackman M, Sakzewski L, Morgan C et al. Interventions to improve physical function for children and young people with cerebral palsy: International clinical practice guideline. Dev Med Child Neurol 2021; 64(5):536-49. Disponível em: http://dx.doi.org/10.1111/dmcn.15055.

2. Novak I, Morgan C, Fahey M et al. State of the Evidence Traffic Lights 2019: Systematic review of interventions for preventing and treating children with cerebral palsy. Curr Neurol Neurosci Rep 2020; 20(2):1-21. Disponível em: http://dx.doi.org/10.1007/s11910-020-1022-z.

3. Mastos M, Miller K, Eliasson AC, Imms C. Goal-directed training: Linking theories of treatment to clinical practice for improved functional activities in daily life. Clinical Rehabilitation 2007 Jan; 21(1):47-55. Disponível em: http://dx.doi.org/10.1177/0269215506073494.

4. Hoare B, Imms C. Goal directed training of activity performance. In: Physiotherapy and occupational therapy for people with cerebral palsy: A problem-based approach to assessment and management. London, United Kingdom: Mac Keith Press, 2010.

5. 5. Law M, Darrah J, Pollock N et al. Focus on Function – A randomized controlled trial comparing two rehabilitation interventions for young children with cerebral palsy. BMC Pediatrics 2007 Sep 27; 7(1). Disponível em: https://doi.org/10.1186/1471-2431-7-31.

6. Löwing K, Bexelius A, Brogren Carlberg E. Activity focused and goal directed therapy for children with cerebral palsy – Do goals make a difference? Disabil Rehabil 2009; 31(22):1808-16. Disponível em: http://dx.doi.org/10.1080/09638280902822278.

7. Ahl LE, Johansson E, Granat T, Carlberg EB. Functional therapy for children with cerebral palsy: An ecological approach. Develop Med Child Neurol 2005 Aug; 47(09):613.

8. Novak I, Berry J. Home program intervention effectiveness evidence. Phys Occup Ther Pediatr 2014; 34(4):384-9. Disponível em: http://dx.doi.org/10.3109/01942638.2014.964020.

9. Kleim JA, Jones TA. Principles of experience-dependent neural plasticity: Implications for rehabilitation after brain damage. J Speech, Lang Hear Res 2008; 51(1):225-39. Disponível em: http://dx.doi.org/10.1044/1092-4388(2008/018).

10. Jackman M, Lannin N, Galea C, Sakzewski L, Miller L, Novak I. What is the threshold dose of upper limb training for children with cerebral palsy to improve function? A systematic review. Aust Occup Ther J [Internet] 2020 Jun; 67(3):269-80. Disponível em: https://doi.org/10.1111/1440-1630.12666.

11. Morgan C, Fetters L, Adde L et al. Early intervention for children aged 0 to 2 years with or at high risk of cerebral palsy: International clinical practice guideline based on systematic reviews. JAMA Pediatr 2021; 175(8):846-58. Disponível em: http://dx.doi.org/10.1001/jamapediatrics.2021.0878.

12. Vroland-Nordstrand K, Eliasson AC, Jacobsson H, Johansson U, Krumlinde-Sundholm L. Can children identify and achieve goals for intervention? A randomized trial comparing two goal-setting approaches. Dev Med Child Neurol 2015; 58(6):589-96. Disponível em: http://dx.doi.org/10.1111/dmcn.12925.

13. Novak I, Cusick A. Home programmes in paediatric occupational therapy for children with cerebral palsy: Where to start? Aust Occup Ther J 2006; 53(4):251-64. Disponível em: http://dx.doi.org/10.1111/j.1440-1630.2006.00577.x.

14. Sakzewski L, Ziviani J, Boyd RN. Best responders after intensive upper-limb training for children with unilateral cerebral palsy. Arch Phys Med Rehabil [Internet] 2011; 92(4):578-84. Disponível em: http://dx.doi.org/10.1016/j.apmr.2010.12.003.

15. Mancini MC, Coster WJ, Amaral MF, Avelar BS, Freitas R, Sampaio RF. New version of the pediatric evaluation of disability inventory (PEDI-CAT): Translation, cultural adaptation to Brazil and analyses of psychometric properties. Brazilian J Phys Ther 2016; 20(6):561-70. Disponível em: https://doi.org/10.1590/bjpt-rbf.2014.0166.

16. Russell DJ, Rosenbaum PL, Avery LM, Lane M. Gross Motor Function Measure (GMFM-66 & GMFM-88) – User's Manual (CDM). Vol. 2, Mac Keith Press, 2013. 209 p.

17. Rosenbaum PL, Walter SD, Hanna SE et al. Prognosis for Gross Motor Function in cerebral palsy creation of motor development curves. JAMA Pediatr 2002; 288(11):1357-63. Disponível em: https://doi.org/10.1001/jama.288.11.1357.

18. Toovey R, Bernie C, Harvey AR, McGinley JL, Spittle AJ. Task-specific gross motor skills training for ambulant school-aged children with cerebral palsy: A systematic review. BMJ Paediatr Open 2017; 1(1).

19. Booth ATC, Buizer AI, Meyns P, Oude Lansink ILB, Steenbrink F, van der Krogt MM. The efficacy of functional gait training in children and young adults with cerebral palsy: A systematic review and meta-analysis. Dev Med Child Neurol 2018 Sep; 60(9):866-83. Disponível em: https://doi.org/10.1111/dmcn.13708.

20. Marois P, Marois M, Pouliot-Laforte A, Vanasse M, Lambert J, Ballaz L. Gross Motor Function Measure Evolution Ratio: Use as a control for natural progression in cerebral palsy. Arch Phys Med Rehab 2016 May; 97(5):807-814.e2. Disponível em: https://doi.org/10.1016/j.apmr.2015.07.024.

21. Fragala-Pinkham MA, Dumas HM, Lombard KA, O'Brien JE. Responsiveness of the Pediatric Evaluation of Disability Inventory-Computer Adaptive Test in measuring functional outcomes for inpatient pediatric rehabilitation. Segal R (ed.) J Pediat Rehab Med 2016 Sep; 9(3):215-22. Disponível em: https://doi.org/10.3233/prm-160382.

22. Novak I, Velde A, Hines A et al. Rehabilitation evidence-based decision-making : The READ model. Front Rehabil Sci 2021; 2(October):1-10. Disponível em: https://doi.org/10.3389/fresc.2021.726410.

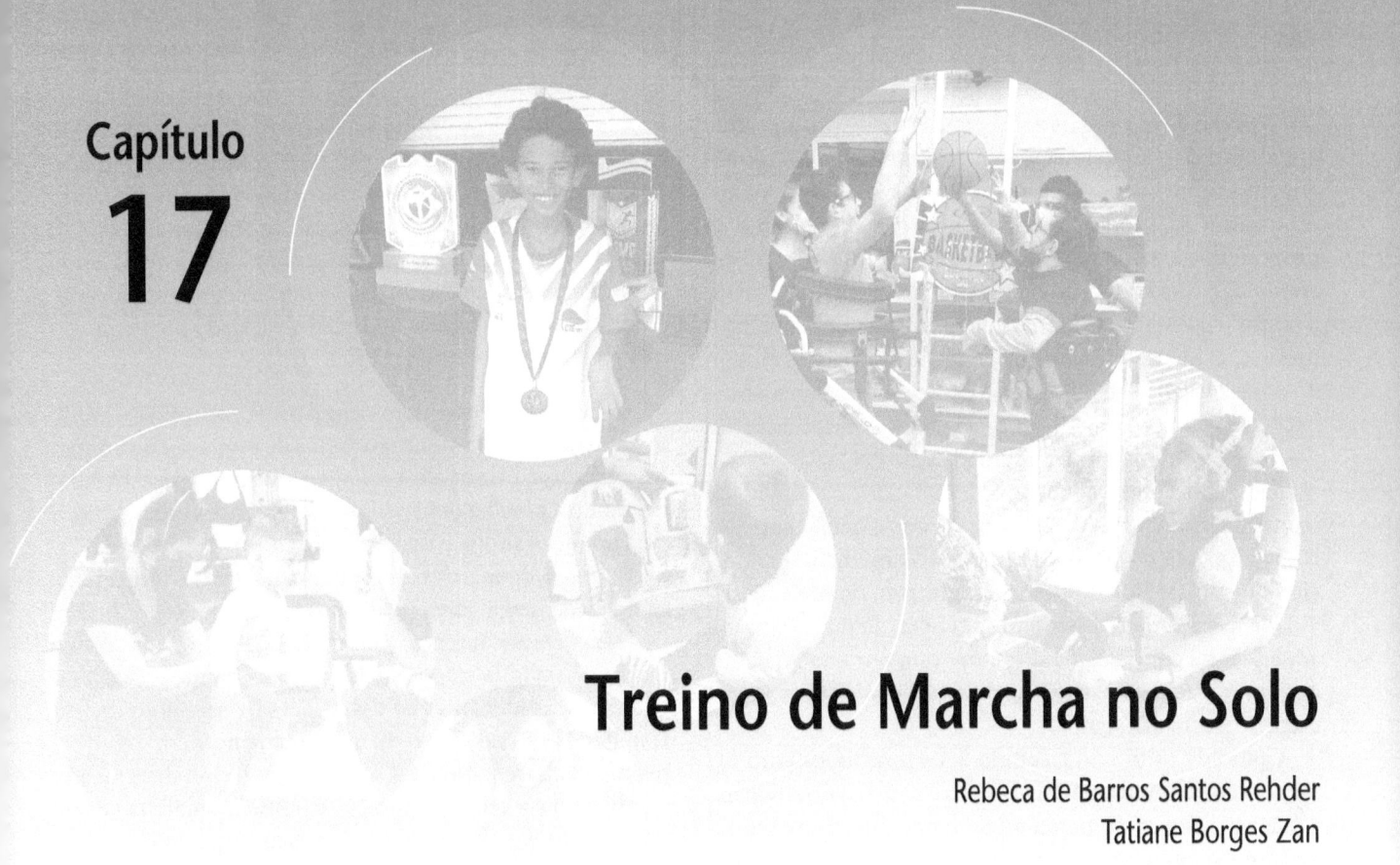

Treino de Marcha no Solo

Rebeca de Barros Santos Rehder
Tatiane Borges Zan

INTRODUÇÃO

A paralisia cerebral (PC) é uma condição que cursa com disfunções motoras em níveis diversos. Cerca de 90% dos indivíduos com PC têm ou terão alguma dificuldade de locomoção[1]. Intervenções que promovam a habilitação, recuperação ou adaptação de formas de mobilidade ou locomoção devem ser discutidas para nortear a equipe diante dos desafios de tomada de decisão quanto ao estabelecimento de metas e à escolha das melhores intervenções em parceria com a família. Neste capítulo abordamos o treino de marcha no solo, suas particularidades, seus ingredientes e mecanismos, bem como as possibilidades de adaptação que podem tornar essa intervenção acessível e viável.

PARTE I – DESCRIÇÃO DA INTERVENÇÃO

A marcha humana é um evento cíclico, composto por movimentos sequenciais e sincrônicos de membros inferiores, que tem por finalidade a locomoção[2]. Esse evento depende da interação de diversos sistemas, e sua harmonia resulta em uma forma de locomoção eficiente e com o menor gasto energético possível[2].

A marcha humana tem atributos importantes que frequentemente são perdidos ou não desenvolvidos, dependendo da condição de saúde. Podemos citar: (1) estabilidade para o apoio e manutenção do corpo contra ação da gravidade, (2) mobilidade e amplitude de movimento para proporcionar o melhor alinhamento possível e adequado ao movimento diante das inúmeras posições requeridas entre os ciclos e (3) controle motor eficiente para garantir a sequência de movimentos e posturas necessárias à atividade[3].

O treino de marcha está sob o termo guarda-chuva do "treino específico da tarefa" (veja o Capítulo 14), baseado em teorias de aprendizado motor, tendo como ingredientes a prática ativa, repetitiva e intensiva, o estabelecimento de metas e o planejamento colaborativo, além de estratégias motivacionais[4,5]. Os desfechos (alvos) dessa intervenção podem ser alcançados por meio de mecanismos que envolvem o aprendizado a partir da experiência e a plasticidade dependente do uso[4,5]. Essa intervenção-chave (isto é, treino de marcha no solo) também pode estar associada a intervenções adjuvantes para potencializar a função motora ou a mobilidade, como o uso de tecnologias assistivas (por exemplo, andadores), treino de condicionamento físico (veja o Capítulo 34) e fortalecimento muscular (veja o Capítulo 27). Esses elementos podem ter como objetivo final a aquisição, a recuperação e/ou a adaptação da marcha[4,5]. (Para mais detalhes sobre ingredientes e mecanismo das intervenções, veja o Capítulo 2.)

O treino de marcha no solo é uma intervenção que pode ser conduzida pelo fisioterapeuta com experiência e conhecimento sobre a marcha humana típica e seus componentes e variáveis, sendo com frequência parte integrante de programas domiciliares (veja o Capítulo 16), podendo ser conduzido pela família e/ou pelo próprio cliente[6]. Ademais, a opção pelo treino de marcha em solo ou em esteira ergométrica, com ou sem suporte parcial de peso e com ou sem dispositivos para estabilidade irá depender das demandas e necessidades de cada indivíduo, sendo essas peculiaridades discutidas com maior profundidade adiante.

São conhecidos os inúmeros benefícios da mobilidade (com ou sem assistência) de crianças e adolescentes com PC, como aumento da densidade mineral óssea, melhor condicionamento cardiorrespiratório e aumento do nível de atividade física[4]. Além disso, tem sido relatado que crianças e adolescentes com PC que se locomovem por meio da marcha aumentam sua participação em atividades em casa, na escola e na comunidade[7].

Como discutido no Capítulo 2, os indivíduos com PC apresentam comprometimentos nos domínios de atividade e participação, como perda no desempenho em mobilidade (por exemplo, caminhada ao ar livre e subida e descida de escadas)[8,9]. As limitações de mobilidade de crianças e adolescentes com PC também ocasionam alterações importantes no padrão de marcha (por exemplo, velocidade de marcha, tamanho do passo e cadência)[3], bem como maior gasto energético (isto é, aumentado de até três vezes durante a marcha), em comparação com as crianças com desenvolvimento típico, particularmente para aquelas classificadas com os níveis III e IV do Sistema de Classificação da Função Motora Grossa (GMFCS [veja o Capítulo 2])[10-13]. Como as limitações de mobilidade e autocuidado estão frequentemente relacionadas com deficiências do sistema musculoesquelético, um alvo (desfecho) importante para grande parte dessa população consiste em melhora da mobilidade[3,8-13].

Assim, considerando os alvos (desfechos) modificáveis por meio do treino de marcha no solo, podemos listar alguns instrumentos utilizados para avaliação dos desfechos de estrutura e função do corpo (por exemplo, tolerância ao exercício físico [percepção de esforço]), atividade (mobilidade) e participação mais adotados na prática clínica do fisioterapeuta pediátrico, a saber:

- **Tolerância ao exercício físico (percepção de esforço):** o *Pictorial Children's Effort Rating Table* (PCERT)[14] É um instrumento ainda não traduzido para o português do Brasil e suas propriedades de medida ainda não foram investigadas para a população brasileira. Entretanto, tem sido amplamente usado na população pediátrica em virtude da facilidade de compreensão e resposta.
- **Mobilidade e tolerância ao exercício físico:** Teste de Caminhada 6 minutos – instrumento válido e confiável para a população de crianças com PC[15].

- **Avaliação da mobilidade:** Teste de Caminhada de 10 Metros[16]; *Timed Up and Go Test*[17] e Medida da Função Motora Grossa (GMFM)[18] – instrumentos válidos e confiáveis para utilização na população de crianças com PC[16,18].
- **Participação:** a *Participation and Environment Measure – Child and Youth* (PEM-CY) é um instrumento já traduzido para o português do Brasil e validado para crianças e jovens brasileiros com PC[19].

Cabe destacar que todos esses instrumentos são muito mencionados na literatura para fins de avaliação de inúmeros desfechos, principalmente relacionados com a mobilidade, sendo a escolha dependente dos objetivos estabelecidos pela criança/família e da faixa etária.

O treino de marcha em crianças com PC é largamente estudado, e suas evidências são fortes. Novak e cols. (2019)[20] listaram diversas intervenções motoras relacionadas com o treino de marcha e apontadas como luz verde ("faça") no sistema de evidências que usam luzes de semáforo (veja o Capítulo 2), como treino de mobilidade no solo, treino específico da tarefa (veja o Capítulo 14), treino direcionado ao objetivo (veja o Capítulo 16) e treino de marcha em esteira (veja o Capítulo 19) com ou sem suporte parcial de peso[20]. Em todas essas intervenções são observados ingredientes e mecanismos de ação comuns, como já reportado previamente.

Jackman e cols. (2022)[21] publicaram um artigo recente que apresenta diretrizes de boas práticas para aumentar a função física/mobilidade de crianças com PC (veja o Capítulo 10), bem como as respectivas intervenções para melhora da mobilidade. O artigo citado recomenda o uso do treino de marcha em esteira (evidência moderada) para promover melhora em desfechos como aumento da velocidade da marcha e da resistência muscular[21]. Ademais, há recomendação de que o treino de marcha em esteira seja associado (como uma intervenção adjuvante) ao treino de marcha em solo, haja vista que esta última torna possível a realização da tarefa do deambular em ambiente natural da criança, proporcionando outros ingredientes além dos benefícios da esteira, como a variação de estímulos, bem como a motivação e o engajamento da criança e de seus pais para o alcance dessa meta[21-25]. (Para mais detalhes sobre o treino de marcha em esteira, consulte o Capítulo 19.)

É sabido que metas direcionadas a ficar em pé e a andar são demandas comuns dentro do cenário da reabilitação (veja os Capítulos 1 e 2), sendo necessárias diferentes abordagens, intervenções e adaptações diante da grande diversidade funcional das crianças com PC. Uma das principais ferramentas que tornam acessível o treino de marcha em solo é o suporte parcial de peso[26].

A suspensão parcial de peso auxilia o treino específico da tarefa de marcha em solo, promovendo melhor controle postural, coordenação e redução de movimentos compensatórios[27]. Cabe observar que, além da facilitação global mediante a retirada de parte da carga de peso corporal, a suspensão parcial de peso permite que o terapeuta guie e facilite o movimento[27]. Com a suspensão parcial de peso é possível treinar e vivenciar a marcha no solo em crianças com diversos níveis no GMFCS[27].

De acordo com o nível no GMFCS, é necessária a utilização de dispositivos auxiliares à marcha com características e ajustes específicos às necessidades do paciente, de modo a facilitar a marcha para promover o melhor desempenho possível (intervenções adjuvantes). Novak e cols. (2019)[20] reportaram que intervenções que utilizam tecnologias assistivas são classificadas como luz amarela ("provavelmente faça"), a fim de promover desfechos motores (veja os Capítulos 2 e 10).

Em revisão sistemática foi relatado que programas de intervenção com treino de marcha em solo compostos por uma dose de no mínimo 10 sessões, com duração de 20 minutos por 2 semanas, já promoveriam mudanças nos desfechos relacionados com os parâmetros de marcha[20,28].

O treino de marcha no solo é uma intervenção segura, mas é necessário que o paciente conte sempre com um acompanhante responsável para supervisão, principalmente quando é utilizado um dispositivo de marcha. A supervisão é necessária em virtude do risco de acidentes com o equipamento, principalmente ao ser iniciado o uso do dispositivo em ambientes comunitários, os quais podem estar relacionados com a imaturidade do paciente, ou por conta dos riscos de navegação em ruas e calçadas, irregularidades do solo ou eventuais imprevistos no percurso.

As abordagens para manejo adequado da implementação do treino de marcha no solo devem ser individualizadas. Os terapeutas devem considerar tanto os recursos disponíveis (por exemplo, tecnologias assistivas) como as demandas do paciente no momento do planejamento da intervenção, levando em consideração as preferências dos envolvidos e o foco na promoção de mobilidade da criança ou adolescente com PC. A seguir será apresentado um caso clínico que ilustra todos os aspectos abordados até aqui.

PARTE II – APRESENTAÇÃO DO CASO CLÍNICO

G.L.S., 12 anos, sexo masculino, diparético misto com predomínio distônico, nível IV no GMFCS, nível III no Sistema de Classificação da Função Manual (MACS) e nível 1,1,1 na Escala de Mobilidade Funcional (FMS). (Para mais detalhes sobre os sistemas de classificação, veja o Capítulo 1).

G.L.S. compreende bem comandos, interage com brincadeiras e demais pessoas em ambientes comunitários e se comunica de maneira não verbal, por meio de figuras, gestos e alguns balbucios de afirmação ou negação.

G.L.S. é filho único e sua família tem bom nível socioeconômico. A mãe relata gestação sem intercorrências até 24 semanas. Durante ultrassonografia de rotina, o médico observou sofrimento fetal, encaminhando-a para uma cesárea de emergência (posteriormente se soube que o sofrimento era decorrente de coágulos que reduziram o aporte sanguíneo ao feto).

G.L.S. nasceu prematuro extremo (24 semanas) e permaneceu internado por 85 dias em Unidade de Terapia Intensiva. Durante esse período, apresentou leucomalácia periventricular grau 4, sendo diagnosticado com PC. A família recebeu orientações precisas sobre a necessidade de acompanhamento terapêutico multidisciplinar após a alta hospitalar.

Desde então, G.L.S. iniciou intervenção precoce com a equipe da fisioterapia. Somente após 1 ano de vida iniciou acompanhamento multidisciplinar em clínicas particulares, recebendo atendimentos e supervisões de profissionais das áreas de fisioterapia (ambulatorial, aquática e equoterapia), terapia ocupacional, fonoaudiologia, psicologia e pedagogia.

Atualmente, a mãe relata ter recebido poucas orientações quanto a equipamentos, posicionamentos e cuidados específicos para prevenção de alterações musculoesqueléticas – G.L.S. iniciou protocolo de gerenciamento postural (veja o Capítulo 9) em parapodium apenas aos 4 anos de idade. Entre o quarto e o quinto ano de vida, G.L.S. realizou correção cirúrgica de encurtamento de flexores de joelhos (por meio de tenotomia).

A cadeira de rodas sempre foi a principal forma de locomoção de G.L.S., aliada ao uso contínuo de órteses tornozelo-pé rígidas (AFO). Até os 5 anos de idade não havia experimentado treinos específicos direcionados à marcha. Antes disso, G.L.S. trocava passos em casa, segurado pelas mãos por seu avô, enquanto a mãe assistia. Depois de muita insistência da família, a fisioterapeuta que o acompanhava prescreveu o andador da marca Rifton®, modelo Pacer (Figura 17.1*A*), com suporte circular de tronco, apoios de antebraços e suporte de tornozelos – a fim de evitar padrão do tipo marcha em tesoura – dando início aos treinos específicos de marcha (entre o quinto e o sexto ano de vida).

Com cerca de 8 anos de idade e a mudança da equipe de reabilitação, foi proposta a troca do andador por outro dispositivo mais leve, fornecendo menor assistência para suporte do peso corporal e com maior possibilidade para curvas e marcha em longas distâncias. Foi então prescrito andador posterior da marca R82®, modelo Crocodile, tamanho 3, com acessórios de apoio lombar, cinto abdominal e apoios de antebraços e mãos (Figura 17.1*B*). Esse dispositivo foi usado até G.L.S. completar 11 anos.

Mesmo com o novo dispositivo, a cadeira de rodas manual – conduzida por ele em curtas e por terceiros em média e longas distâncias – foi mantida como principal meio de locomoção tanto em casa como na comunidade. No entanto, foi possível inserir a marcha com o novo andador em atividades em casa, na escola e em ambientes comunitários (por exemplo, parques).

Aos 12 anos de idade houve piora importante na habilidade de G.L.S. em se locomover com o andador, "perdendo a capacidade de andar" (segundo a mãe). Nesse período é possível elencar dois fatores primordiais que explicariam a perda significativa nas capacidades funcionais: o início da

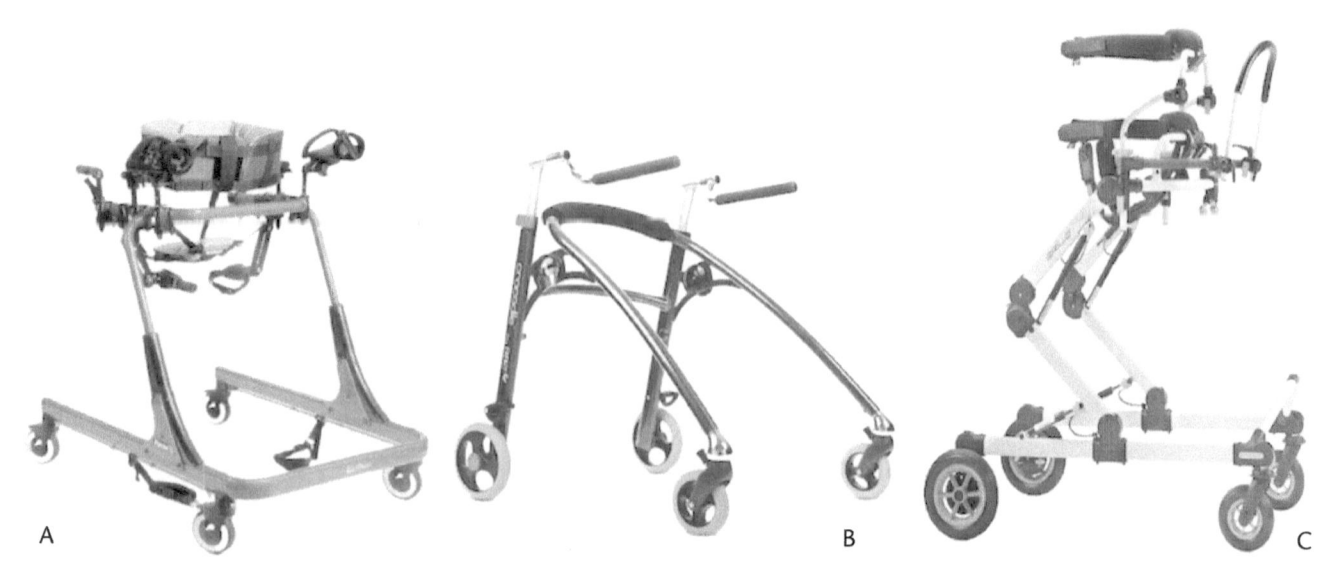

Figura 17.1 Imagens dos três andadores utilizados por G.L.S. ao longo da vida. **A** Rifton Pacer. **B** Crocodile. **C** Grillo Ormesa.

pandemia e o consequente afastamento dos atendimentos, associado ao grande estirão de crescimento (veja o Capítulo 1). Ambos os eventos foram determinantes para o declínio das habilidades de mobilidade de G.L.S., como a capacidade de andar com seu andador.

A família tem acesso aos serviços de saúde em sua cidade e região, é bastante positiva e participativa, bem como engajada na busca de novas abordagens terapêuticas, atividades, equipamentos e tecnologias para proporcionar a melhor funcionalidade possível e qualidade de vida a G.L.S. A seguir serão descritos o raciocínio clínico e a tomada de decisão por meio do modelo *Rehabilitation Evidence-Based Decision-Making* (READ [veja o Capítulo 2]).

Camada 1 – Definição das metas

A equipe de reabilitação conversou com a família sobre suas queixas e expectativas. A queixa principal da família era: "G.L.S. não consegue mais andar pela varanda de casa com seu andador." A família atribui essa impossibilidade ao ganho de estatura e peso de G.L.S. e cita questões comportamentais (G.L.S. não aceita a atividade, chora, irrita-se e demonstra não estar confortável com esse desafio). Para a família, seria muito importante que G.L.S. retomasse a marcha com andador, pois essa atividade faz parte das atividades de lazer em casa com os primos e dos passeios em família (por exemplo, caminhar no parque e no *shopping*). Diante da queixa principal e da expectativa da família, focamos em entender a principal causa da perda dessa habilidade.

Na análise da tarefa, concluímos que o andador então utilizado pelo paciente (modelo posterior, marca R82®, modelo Crocodile, tamanho 3 [Figura 17.2*B*]) representava uma barreira importante à atividade de marcha. Isso porque no contexto atual, sem suporte parcial de peso, G.L.S. despendia alto gasto energético para realização de poucas trocas de

passos, com rápida fadiga, além de demandar maior apoio de terceiros e suporte para a troca de passos.

Em conversa com a família, concordamos que essa meta somente seria real se fosse considerada a troca do dispositivo auxiliar de marcha. A família entendeu o ponto de vista da equipe e prontamente concordou em realizar avaliação específica para a troca do andador. Após essa avaliação, foi feita a prescrição do andador Grillo, da marca Ormesa®, tamanho grande, com modelo PT posterior, completo em termos de acessórios (Figura 17.1*C*). Após sua aquisição, propusemos nova reunião para estabelecimento de metas junto à família.

Utilizamos o roteiro de entrevista inspirado na Medida Canadense de Desempenho Ocupacional (COPM [veja o Capítulo 2])[29] para o estabelecimento das metas, conforme descrito a seguir:

> **Terapeuta:** "Qual atividade a sua criança gosta de fazer em seu tempo livre?"
> **Família:** "G.L.S gosta muito de brincar com os primos na varanda de casa, sendo basquete e futebol os jogos preferidos da turma. Há pouco tempo ganhou de um amigo próximo um *kit* contendo bola e gols e está fascinado por jogar futebol."

Segundo os cuidadores, com o novo *kit* de futebol, G.L.S. gostaria de jogar bola na varanda de casa, mas não tolera o esforço de andar em seu andador (Figura 17.2*B*) por muito tempo, apresentando fadiga precoce e desistindo da atividade em pouco tempo.

Assim, foi estabelecida a seguinte meta com a família:

> **Meta 1:** "Em 4 semanas, G.L.S. conseguirá completar uma volta na varanda de sua casa (17 metros de comprimento) utilizando seu andador novo (Figura 17.1*C*)."
> *COPM:* desempenho: 5/10; satisfação: 3/10.

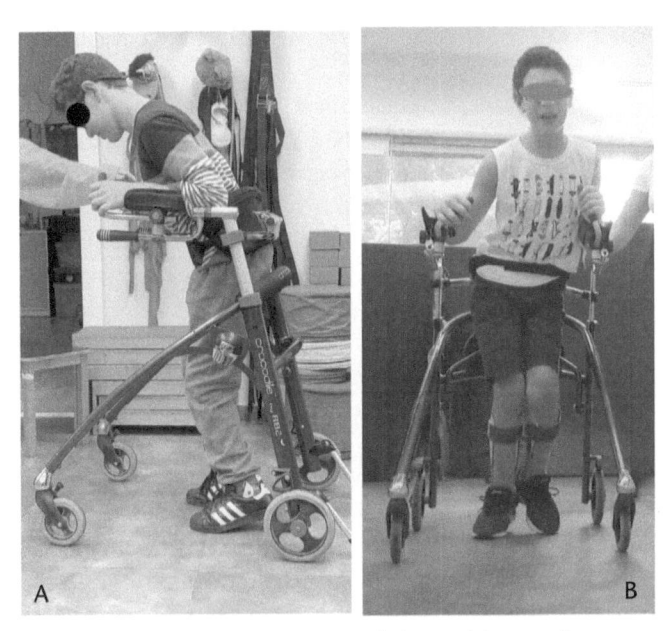

Figura 17.2A e **B** Paciente com seu andador modelo posterior, marca R82®, modelo Crocodile, tamanho 3.

A folha de metas das Minhas Palavras Favoritas ou *F-words* (veja o Capítulo 2) também foi aplicada, sendo destacados pelo adolescente e pelos familiares: "uso do andador em todos os lugares o quanto for possível" (funcionalidade) e "passear com o andador pelas ruas e *shopping*" (diversão). Essas metas estão de acordo com o que foi relatado pela família e o desejo do adolescente.

Camada 2 – Meta realista?

A partir do exposto, foi observado que a meta estabelecida era viável *sim*, em razão da troca do dispositivo auxiliar de marcha, haja vista que a família tinha condições financeiras

para adquiri-lo, ou *não* viável, caso fosse mantido o andador posterior sem suporte parcial de peso. Ademais, é uma meta viável porque o espaço clínico que o cliente frequenta para fazer terapias conta com serviço de avaliação e prescrição de andadores, bem como treinamentos intensivos específicos de treino de marcha no solo com andadores.

Como não foi possível a avaliação presencial de G.L.S. em sua casa, solicitamos à família que filmasse a atividade em questão (G.L.S. com seu andador na varanda, percorrendo o trajeto estabelecido). Ao final do percurso, pedimos à família que verificasse a percepção de esforço de G.L.S. por meio da PCERT (Figura 17.3)[14].

G.L.S. levava cerca de 20 minutos para realizar o percurso de 17 metros, apresentando grande dificuldade para navegação (direcionar seu novo andador [Figura 17.1C]) e para fazer curvas e pivoteios. A autoiniciação da marcha também não acontecia em todos os momentos, sendo necessária a ajuda de outra pessoa para movimentar o equipamento nos primeiros passos. Ao final do percurso, G.L.S. relatou estar exausto, apontou o número 10 na PCERT e pediu para se sentar em sua cadeira.

Para avaliação de questões cinemáticas espaciais e temporais da marcha, fizemos em ambiente terapêutico o Teste de Caminhada de 10 metros (TC10m) com o objetivo principal de verificar o tempo que G.L.S. levava para percorrer 10 metros em sua velocidade habitual, sendo uma forma de quantificar mudanças quanto à capacidade de andar[16,30]. Para o teste foi demarcada uma distância de 10 metros (a ser percorrida) e mais 1 metro adjacente em cada extremidade do trajeto (totalizando um espaço livre e amplo de 12 metros de comprimento). G.L.S. foi posicionado na linha de início do trajeto e recebeu o seguinte comando: "Você está vendo o alvo ali na frente? Vou pedir para você ir até lá e apertá-lo para mim. Pode ir, quando quiser!"

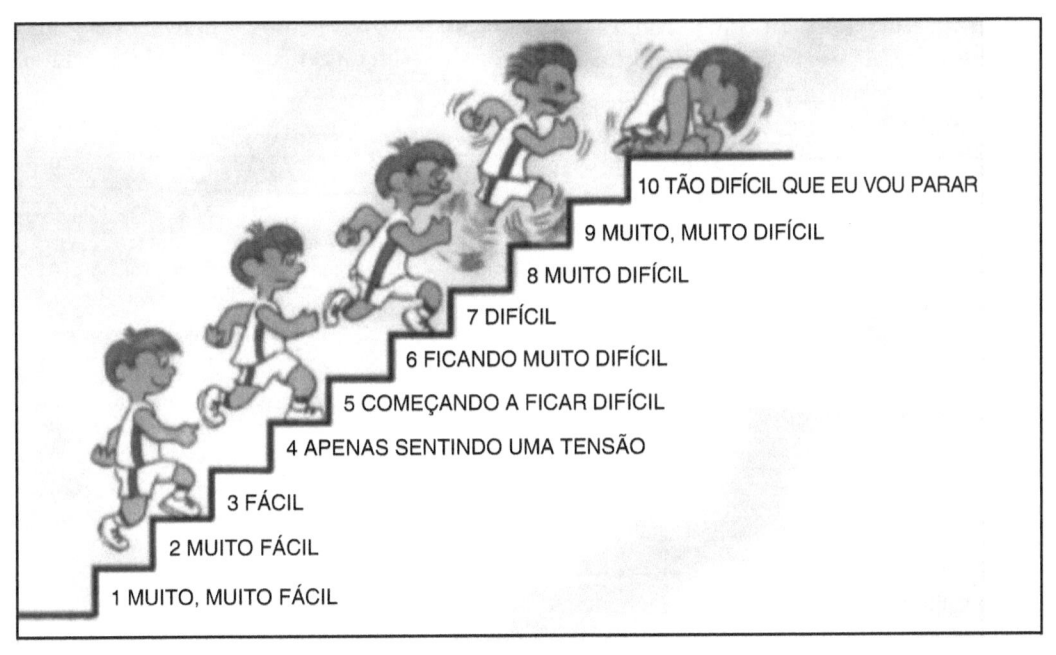

Figura 17.3 *Pictorial Children's Effort Rating Table* (PCERT)[14].

Foi necessário ajuste no comando de voz para que a atividade fosse concretizada e se tornasse de fácil entendimento e execução. Foram feitas três tentativas e considerado o menor tempo (TC10m: tempo inicial de 44 segundos). Durante o teste, fizemos filmagens em vistas anterior e lateral com o objetivo de avaliar, também, o alinhamento biomecânico, a dinâmica da marcha e os ajustes do andador para que fosse possível otimizar a tarefa, conferindo a maior mobilidade possível com o menor gasto energético de G.L.S.

Além disso, foram observados pontos fundamentais, como limitadores da atividade em questão: dificuldade na autopropulsão para iniciar a marcha, inabilidade de G.L.S. para realizar curvas e pivotear com andador para mudanças de direção (com grande gasto de tempo e esforço) e a fadiga precoce que o impedia de continuar jogando futebol e brincar com os primos.

Foram coletados, também, parâmetros nos domínios da estrutura e função do corpo (Quadro 17.1).

Os achados do exame físico revelam pontos que merecem atenção. Após observarmos as angulações para extensão de joelhos, entendemos que há importante restrição de amplitude de movimento dessa articulação com consequente flexão bilateral de joelhos durante a postura em pé e a marcha. Ademais, tanto o teste de Thomas positivo como a angulação pélvica observada indicam compensações importantes: anteversão de pelve associada à flexão de quadril e aumento da lordose lombar. Assim, além da considerável desvantagem biomecânica para a extensão completa de membros inferiores, é grande a tendência de flexão anterior de tronco em virtude dos desalinhamentos e das limitações observadas.

Camada 3 – Prognóstico

Como relatado anteriormente, G.L.S. passou por um estirão de crescimento (esperado para a idade [veja o Capítulo 1]) com consequências musculoesqueléticas importantes que precisam ser consideradas. As limitações de amplitude de movimento para extensão de joelhos e retificação de pelve, associadas ao aumento de peso e estatura, são fatores que dificultam a postura em pé e a marcha. Isso porque as desvantagens biomecânicas agora instaladas impõem maior carga para movimentos e posturas contra a ação da gravidade. Assim, essa associação de questões de estrutura e função do corpo acarreta uma demanda motora importante que G.L.S. não é capaz de gerenciar sem o dispositivo de

marcha adequado com suporte parcial de peso para distâncias acima de 5 metros.

Hanna e cols. (2009)[31] observaram que pessoas com PC nos níveis funcionais III a V apresentam perdas das capacidades funcionais ao longo da vida, as quais são mais evidentes nas pessoas com o nível IV do GMFCS. Os autores associam esse declínio às mudanças estruturais relacionadas com o crescimento e o maior gasto energético para movimentos ativos e funções motoras autoiniciadas (veja o Capítulo 1).

A mobilidade de pessoas com PC sofre mudanças ao longo do tempo, especialmente para as que apresentam níveis mais altos do GMFCS – enquanto o nível funcional é normalmente estável ou aumenta em crianças que deambulam de maneira independente (níveis I e II), aquelas que dependem do uso de dispositivos auxiliares apresentam perda mais pronunciada de sua capacidade de deambulação (níveis III a V)[31,32].

Desse modo, ao conversar com a família e expor que G.L.S. não "perdeu a capacidade de andar com andador", mas que seu andador havia se tornado uma barreira para que a atividade acontecesse e seria necessário um dispositivo que atendesse às demandas atuais e se tornasse efetivamente um facilitador da atividade, seus pais prontamente adquiriram o novo andador prescrito, como comentado previamente (Figura 17.1C).

No Quadro 17.2 pode ser visualizada a *Goal Attainment Scaling* (GAS [veja o Capítulo 2]).

Camada 4 – Intervenção

Finalizada a avaliação e estabelecidas as metas com a família, a equipe selecionou as abordagens pertinentes à condição de saúde, ao nível funcional e às metas estabelecidas. A seleção foi feita com base em evidências científicas atuais e discutidas com a família para melhor escolha das intervenções, considerando fatores pessoais, preferências e outras

Quadro 17.1 Avaliação física de G.L.S.

Estatura corporal	1,65m
Peso corporal	53,8kg
Goniometria de flexores de joelhos	Ângulo poplíteo direito: 45 graus Ângulo poplíteo esquerdo: 60 graus
Teste de Thomas	Positivo bilateral
Ângulo de anteversão pélvica	30 graus

Quadro 17.2 Descrição da escala GAS de G.L.S.

Mobilidade	Tempo em 4 semanas
-2	Completa uma volta na varanda de sua casa (17 metros de comprimento), em 20 minutos, apontando o número 10 na PCERT
-1	Completa uma volta na varanda de sua casa (17 metros de comprimento), em 20 minutos, apontando menos que o número 8 na PCERT
0	Completa uma volta na varanda de sua casa (17 metros de comprimento), em 16 minutos, apontando menos que o número 6 na PCERT
+1	Completa uma volta na varanda de sua casa (17 metros de comprimento), em 14 minutos, apontando menos que o número 6 na PCERT
+2	Completa uma volta na varanda de sua casa (17 metros de comprimento), em 12 minutos, apontando menos que o número 6 na PCERT

PCERT: *Pictorial Children's Effort Rating Table.*

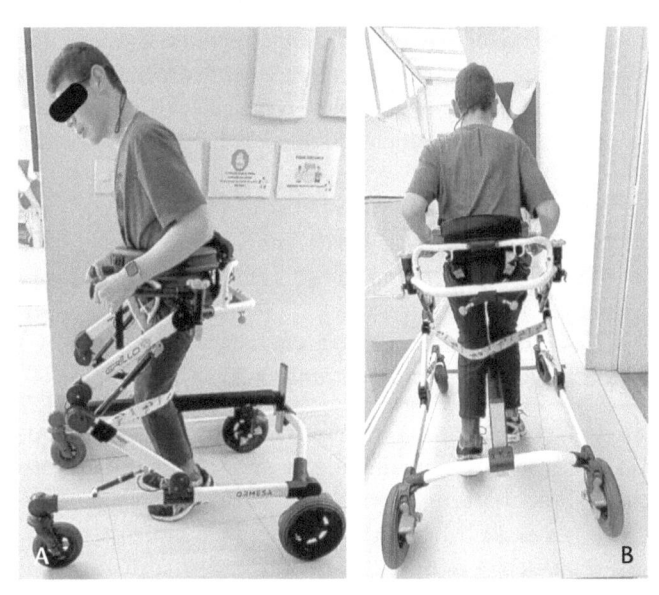

Figura 17.4A e **B** Ajustes do andador Grillo Ormesa.

questões relacionadas com a condição de saúde. Assim, as seguintes intervenções foram selecionadas:

Intervenção-chave: treino específico da tarefa ("luz verde")[20,33].
Mecanismo: plasticidade dependente do uso e aprendizado pela experiência.
Intervenção adjuvante: treino de marcha em esteira com suporte parcial de peso ("luz verde")[20].
Mecanismo: plasticidade dependente do uso e aprendizado pela experiência.
Intervenção adjuvante: tecnologia assistiva ("luz amarela")[20].
Mecanismo: manutenção do comprimento dos tecidos e remodelamento ósseo; mudança no funcionamento de órgãos (cardiovascular e muscular).

Camada 5 – Modo (planejando a intervenção)

Antes do planejamento da intervenção, foram feitos ajustes no novo andador (Figura 17.1C) para que o equipamento se tornasse de fato um facilitador da marcha. Os ajustes foram propostos após filmagem de diversas combinações, sendo considerada mais adequada a que mantinha o melhor alinhamento possível e conferia o melhor desempenho a G.L.S. tanto no TC10m como na mobilidade para curvas e pivoteios durante a navegação com o andador.

Consideramos manter os seguintes ajustes no novo andador (Figura 17.4): estabilizador pélvico com suporte de quadril ajustado para suspender parcialmente o peso corporal, porém sem comprometer componentes de propulsão na marcha; apoio circular de tronco inferior; barra separadora de membros inferiores, evitando marcha em tesoura; manoplas para apoio das mãos na condução da estrutura, e faixa em neoprene adicional, que foi presa à estrutura do andador de maneira adaptada para funcionar como limitação

semirrígida para redução do comprimento do passo em angulações extremas de extensão de quadril na marcha. Com essa configuração, observamos que G.L.S. apresentou maior mobilidade de tronco superior para realizar curvas e mudanças de direção (comparada à configuração com apoio de tronco superior), além de melhor alinhamento de tronco superior (maior verticalidade, comparada à configuração sem a faixa delimitadora de passo).

Acertadas as configurações do andador, demos início à programação da intervenção da seguinte maneira:

- **Treino de mobilidade em solo com andador:** durante a terapia, a intervenção principal foi o treino específico da tarefa. Esses treinos serão realizados três vezes por semana, por 4 semanas consecutivas, com 1 hora de duração. Serão realizados treinos de mobilidade no solo tanto em ambiente interno como externo por meio da marcha com o novo andador (veja a Figura 17.4), seguindo os ajustes preestabelecidos.
- **Treino de marcha em esteira com suporte parcial de peso:** os treinos de marcha em esteira com suporte parcial de peso ocorrerão duas vezes por semana, por 4 semanas consecutivas, com 1 hora de duração, e compreenderão a marcha em esteira plana, com velocidade variando de 0,1 a 1,2km/h, com intervalos (estipulados pelo terapeuta de acordo com o relato de G.L.S. quanto a cansaço segundo a escala PCERT). O suporte parcial de peso será feito por meio de cinto circular de abdome, acessórios de suspensão em virilha e correias rígidas ancoradas em elásticos superiores, para conferir componente dinâmico craniocaudal à suspensão vertical de peso corporal.

Os pais também foram orientados a proporcionar estímulos de marcha nos finais de semana com uso do andador por 30 minutos, com liberdade para escolherem a atividade juntos, desde que envolvesse a marcha e fosse prazerosa e motivadora. Orientamos também a bipedestação com suporte de talas extensoras durante 60 minutos diários (em contraturno da terapia). (Para mais informações sobre o programa de gerenciamento postural, veja o Capítulo 24.)

Camada 6 – Dose

Como proposta terapêutica, acordamos com a família a realização de 4 semanas de terapia intensiva (5 dias por semana – 1 hora/dia). Todos os atendimentos foram iniciados com treino de marcha (em solo com andador ou em esteira com suporte parcial de peso).

Na primeira semana de intervenção, as distâncias e a velocidade de marcha foram ajustadas de acordo com a percepção de esforço de G.L.S., sendo estabelecidas pausas ou até mesmo a interrupção de atividades conforme o nível de cansaço relatado. Os treinos de marcha em solo foram realizados tanto em ambiente interno como externo à clínica com a frequência de três vezes por semana. Em ambiente interno à clínica foram determinados circuitos dinâmicos com momentos de "pare e siga" e treinos relacionados com a mudança de direção e pivoteios com andador.

Em ambiente externo, G.L.S. foi encorajado a se locomover com seu andador para o mercado, lojas e parque. Nesses trajetos, foi sempre acompanhado e supervisionado por terapeutas que evitavam qualquer contato físico com G.L.S. e o encorajaram a completar o percurso e a manter a velocidade da marcha, orientando-o, se necessário, quanto à direção a ser tomada. A distância percorrida variou de 250 a 400 metros (percurso que compreende a saída da clínica, a ida ao mercado e o retorno à clínica), em terreno de asfalto e aclives/declives das rampas nas calçadas.

Para otimizar a autopropulsão inicial, ajustamos o andador, retirando o apoio de tronco superior, a fim de permitir leve inclinação anterior para deslocamento anterior do centro de massa e a consequente facilitação da extensão dos membros inferiores para "empurrar" o chão e deslocar o dispositivo à frente.

Os treinos de marcha em esteira foram realizados duas vezes por semana com suporte parcial de peso ajustado de modo a aprimorar o alinhamento durante a troca de passos, amenizando a marcha em agachamento e liberando movimentos mais amplos de passos com menor atrito com a manta da esteira. Durante esses treinos, G.L.S. foi encorajado a manter adequado comprimento de passo e a acompanhar a cadência imposta pela esteira. Além disso, foram propostas variações de apoios, ora com a barra à frente, ora sem apoio de membros superiores, bem como quanto à velocidade e às pausas, havendo treinos intervalados com picos de velocidade e treinos contínuos com poucas pausas e velocidade mais baixa. A velocidade variou entre 0,1 e 1,2km/h, e a distância total percorrida foi de 450 a 550 metros na esteira.

Os estímulos progrediram a cada semana, e tanto os treinos de marcha como os específicos evoluíram em intensidade e tempo. Todas as tarefas foram associadas a atividades prazerosas relacionadas com os interesses de G.L.S., como jogar futebol ou basquete, e inseridas em contextos de vida (idas ao mercado para um objetivo estabelecido em conjunto, como comprar o lanche da manhã [Figura 17.5]).

Camada 7 – As metas foram alcançadas?

Meta 1: após 4 semanas de Intervenção, G.L.S. foi capaz de completar uma volta na varanda de sua casa (17 metros de comprimento).
COPM: desempenho: 7/10; satisfação: 9/10.
GAS: início: -2; após intervenção: 0.

Após 4 semanas de intervenção, a família relatou que G.L.S. readquiriu a habilidade de andar com andador e a capacidade de fazer curvas e realizar mudanças de direção. Com essa nova conquista, a família também reportou maior participação de G.L.S. em atividades familiares e nas brincadeiras com os primos, sendo combinado que G.L.S. receberia primos e amigos em sua casa para jogar futebol uma vez por semana.

Na escala GAS, G.L.S. passou de -2 para 0, sendo capaz de completar uma volta na varanda de sua casa (17 metros de comprimento) em menos de 16 minutos e apontando o número 5 na PCERT.

Ratificando o relato da família e a escala GAS, G.L.S. obteve melhor desempenho no TC10m (tempo inicial: 44 segundos; tempo final: 12 segundos), o que se reflete no aumento considerável da velocidade de marcha tanto pelo aumento do comprimento de passo como pela cadência maior; além disso, a maior habilidade de navegação torna a trajetória linear e, consequentemente, percorrida em menos tempo.

Assim, a adequação do dispositivo e dos ajustes do andador (uso de tecnologia assistiva), o treino de marcha na esteira (intervenção adjuvante) e o treino de marcha no solo (intervenção principal) garantiram a assistência necessária para a viabilidade da marcha, proporcionando o melhor

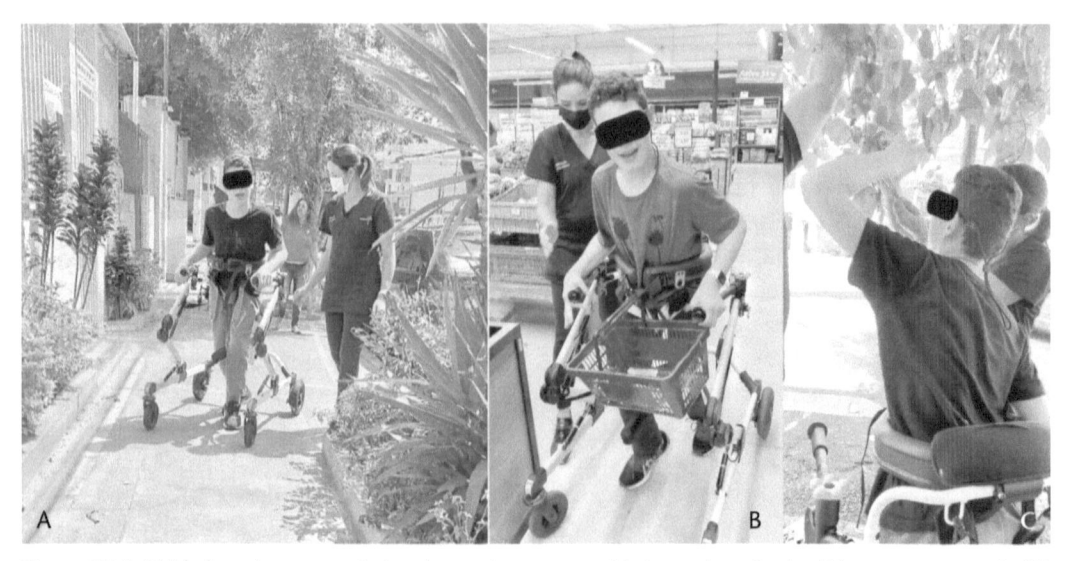

Figura 17.5 Atividades externas para treino de marcha na comunidade – pelas calçadas (**A**), no supermercado (**B**) e caminhada no parque para colher amoras (**C**).

alinhamento possível durante a tarefa e permitindo maior mobilidade para que G.L.S. participasse da atividade de jogar futebol com os primos. Essas intervenções (principal mais adjuvantes) não apenas promoveram melhora importante da atividade (evidenciada pelo resultado do TC10m e na GAS), mas também impactaram positivamente a participação (conforme relatado pela família).

CONSIDERAÇÕES FINAIS

Como acontece com muitos pacientes com níveis funcionais mais baixos, o treino de marcha para G.L.S. objetiva preservar a mobilidade e favorecer a participação e a socialização em momentos específicos, além de promover os diversos benefícios fisiológicos da verticalização para saúde e envelhecimento com qualidade de vida.

Quando se consideram o desempenho funcional e a atividade de vida diária, a cadeira de rodas ainda é a principal forma de locomoção. A necessidade de uso diário da cadeira de rodas não descarta a importância dos treinos de marcha em solo em virtude dos benefícios promovidos pela atividade física e pela possibilidade de outras formas de locomoção.

Entendemos que ambas as formas de locomoção não se anulam, mas se complementam, e a escolha de qual utilizar deve levar em consideração as demandas individuais, bem como o ambiente e a situação, buscando manter os níveis de função e participação de maneira prazerosa e confortável, sempre respeitando as escolhas e preferências do indivíduo e de sua família.

É papel fundamental da equipe de reabilitação tornar essa escolha possível tanto mediante o aprimoramento das habilidades com treinos específicos como por meio da adequação das barreiras e da orientação dos envolvidos.

Referências

1. Mattern-Baxter K, Bellamy S, Mansoor JK. Effects of intensive locomotor treadmill training on young children with cerebral palsy. Pediatr Phys Ther 2009; 21(4):308-18.
2. Perry J. Análise de Marcha Vol. 1 – Marcha Normal. 1. ed. São Paulo: Manole, 2004.
3. Gage JR. Schawartz MH, Koop SE. The identification and treatment of gait problems in cerebral palsy. 2. ed. Bermondsey St: Mac Keith Press, 2009.
4. Harkema S, Behrman A, Barbeau H. Locomotor training: Principles and practice. 1. ed. Oxônia: Oxford University Press, 2011.
5. Jackman M, Lannin N, Galea C, Sakzewski L, Miller L, Novak I. What is the threshold dose of upper limb training for children with cerebral palsy to improve function? A systematic review. Aust Occup Ther J 2020; 67(3):269-80.
6. Barbeau H. Locomotor training in neurorehabilitation: Merging rehabilitation concepts. Neurorehabil Neural Repair 2003; 17:3-11.
7. Reedman SE, Boyd RN, Trost SG, Elliott C, Sakzewski L. Efficacy of participation-focused therapy on performance of physical activity participation goals and habitual physical activity in children with cerebral palsy: A randomized controlled trial. Arch Phys Med Rehabil 2019; 100:676-86.
8. Bjornson KF, Zhou C, Stevenson RD, Christakis D. Relation of stride activity and participation in mobility-based life habits among children with cerebral palsy. Arch Phys Med Rehabil 2014 Feb; 95(2):360-8.
9. Qian G, Cai X, Xu K et al. Which gait training intervention can most effectively improve gait ability in patients with cerebral palsy? A systematic review and network meta-analysis. Front Neurol 2023 Jan; 13:1005485.
10. Bolster EAM, Balemans ACJ, Brehm MA, Buizer AI, Dallmeijer AJ. Energy cost during walking in association with age and body height in children and young adults with cerebral palsy. Gait Posture 2017; 54:119-26.
11. Johnston TE, Moore SE, Quinn LT, Smith BT. Energy cost of walking in children with cerebral palsy: Relation to the Gross Motor Function Classification System. Dev Med Child Neurol 2004; 46:34-8
12. Bjornson KF, Belza B, Kartin D, Logsdon R, McLaughlin J. Ambulatory physical activity performance in youth with cerebral palsy and youth who are developing typically. Phys Ther 2007; 87:248-57.
13. Kerr C, Parkes J, Stevenson M, Cosgrove AP, McDowell BC. Energy efficiency in gait, activity, participation, and health status in children with cerebral palsy. Dev Med Child Neurol 2008; 50(3):204-10.
14. Yelling M, Lamb KL, Swaine IL. Validity of a pictorial perceived exertion scale for effort estimation and effort production during stepping exercise in adolescent children. Europ Phys Educ Rev 2002; 8:157-75.
15. Bolster EA, Dallmeijer AJ, de Wolf GS, Versteegt M, Schie PE. Reliability and construct validity of the 6-Minute Racerunner Test in children and youth with cerebral palsy, GMFCS Levels III and IV. Phys Occup Ther Pediatr 2017 Mai; 37(2):210-21.
16. Chrysagis N, Skordilis EK, Koutsouki D. Validity and clinical utility of functional assessments in children with cerebral palsy. Arch Phys Med Rehabil 2014 Feb; 95(2):369-74.
17. Himuro N, Abe H, Nishibu H, Seino T, Mori M. Easy-to-use clinical measures of walking ability in children and adolescents with cerebral palsy: A systematic review. Disabil Rehabil 2017 May; 39(10):957-68.
18. Russell DJ, Avery LM, Rosenbaum PL, Raina PS, Walter SD, Palisano RJ. Improved scaling of the gross motor function measure for children with cerebral palsy: Evidence of reliability and validity. Phys Ther 2000 Set; 80(9):873-85.
19. Galvão ERVP, Cazeiro APM, Campos AC, Longo E. Medida da Participação e do Ambiente – Crianças e Jovens (PEM-CY): Adaptação transcultural para o uso no Brasil. Rev Terap Ocupac – USP 2018; 29(3):237-45.
20. Novak I, Morgan C, Fahey M et al. State of the Evidence Traffic Lights 2019: Systematic review of interventions for preventing and treating children with cerebral palsy. Curr Neurol Neurosci Rep 2021; 20(2):3.
21. Jackman M, Sakzewski L, Morgan C et al. Intervenções para promover a função física de crianças e jovens com paralisia cerebral: Diretriz internacional de prática clínica. Dev Med Child Neurol 2022: 21.
22. Riley PO, Paolini G, Della Croce U, Paylo KW, Kerrigan DC. A kinematic and kinetic comparison of overground and treadmill walking in healthy subjects. Gait Posture 2007; 26(1):17-24.
23. Rozumalski A, Novacheck TF, Griffith CJ, Schwartz MH. Over Ground vs. Treadmill Walking: Differences in moments are due to differences in ground reaction forces. Proceedings of ESMAC/SIAMOC Conference. Rome, 2014.
24. Rozumalski A, Novacheck TF, Griffith CJ, Walt K, Schwartz MH. Tread-mill vs. overground running gait during childhood: A qualitative and quantitative analysis. Gait Posture 2015; 41:613-8.
25. van der Krogt MM, Sloot LH, Buizer AI, Harlaar J. Kinetic comparison of walking on a treadmill versus overground in children with cerebral palsy. J Biomech 2015; 48(13):3577-83.
26. Day JA, Fox EJ, Lowe J, Swales HB, Behrman AL. Locomotor training with partial body weight support on a treadmill in a non-ambulatory child with spastic tetraplegic cerebral palsy: A case report. Pediatr Phys Ther 2004; 16(2):106-13.

27. Su IY, Chung KK, Chow DH. Treadmill training with partial body weight support compared with conventional gait training for low-functioning children and adolescents with non-spastic cerebral palsy: A two-period crossover study. Prosthet Orthot Int 2013; 37(6):445-53.

28. Booth ATC, Buizer AI, Meyns P, Oude Lansink ILB, SteenbrinkF, van der Krogt MM. The efficacy of functional gait training in children and young adults with cerebral palsy: A systematic review and meta-analysis. Dev Med Child Neurol 2018; 60(9):866-83.

29. An M, Palisano RJ. Family-professional collaboration in pediatric rehabilitation: A practice model. Disabil Rehabil 2014; 36(5):434-40.

30. Watson MJ. Refining the Ten-meter Walking Test for use with neurologically impaired people. Physiotherapy 2002; 88(7):386-97.

31. Hanna SE, Rosenbaum PL, Bartlett DJ et al. Stability and decline in gross motor function among children and youth with cerebral palsy aged 2 to 21 years. Dev Med Child Neurol 2009; 51:295-302.

32. Nardon M, Ruzzante F, O'Donnell L, Adami A, Dayanidhi S, Bertucco M. Energetics of walking in individuals with cerebral palsy and typical development, across severity and age: A systematic review and meta-analysis. Gait Posture 2021 Oct; 90:388-407.

33. Hubbard IJ, Parsons MW, Neilson C, Carey LM. Task-specific training: Evidence for and translation to clinical practice. Occup Ther Int 2009; 16(3-4):175-89.

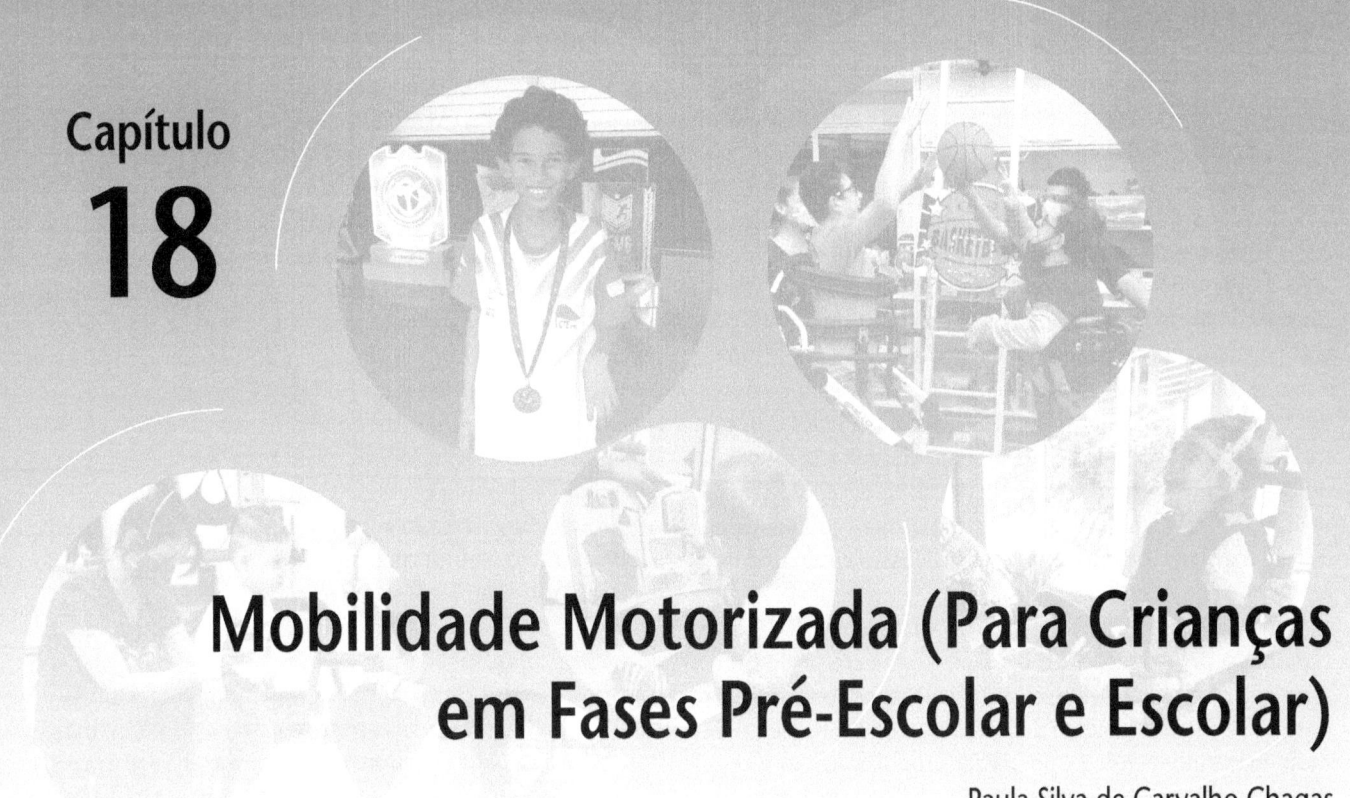

Capítulo 18

Mobilidade Motorizada (Para Crianças em Fases Pré-Escolar e Escolar)

Paula Silva de Carvalho Chagas
Letícia Ribeiro Diogo
Flávia de Souza Bastos

INTRODUÇÃO

O desenvolvimento infantil é baseado na capacidade de se mover, explorar e interagir com o mundo. O desenvolvimento motor perceptivo infantil é alcançado por meio de experiências adquiridas. A mobilidade autodirigida é importante para o desenvolvimento motor e inclui avanços na cognição, habilidades sociais e de linguagem e desenvolvimento emocional[1].

Crianças e adolescentes com deficiências podem apresentar déficits em estruturas e funções corporais, limitações para realização de atividades e restrições na participação[2]. A participação constitui um conceito central relacionado com saúde e doença, dentro da estrutura da Classificação Internacional de Funcionalidade, Incapacidade e Saúde (CIF), podendo ser definida como a frequência e o envolvimento em situações de vida diária[2,3].

A participação em atividades de lazer proporciona às crianças oportunidades de diversão, relaxamento, recreação, autoenriquecimento e alcance de metas. Além disso, o lazer assume importância central para a construção da competência, autodeterminação e identidade das crianças, bem como para a socialização e a personalidade em desenvolvimento. A participação em atividades de lazer significativas está correlacionada ao desenvolvimento, ao bem-estar das crianças e à qualidade de vida[2,3].

Uma das maiores preocupações dos pais, quando descobrem que seu filho tem alguma deficiência, é se ele vai andar. Quando esse objetivo não pode ser alcançado, profissionais de reabilitação podem proporcionar às crianças e adolescentes outras formas de mobilidade precoce. A mobilidade precoce é um dos principais objetivos de pais e cuidadores de crianças com deficiências. Proporcionar a mobilidade precoce de forma motorizada ou não motorizada tem sido o foco de diversos estudos[1,4-10]. Convém considerar a promoção da mobilidade independente especialmente ao ar livre para crianças com PC com idades entre 0 e 11 anos. É necessário passar da teoria à prática e explorar todas as opções de mobilidade para promover independência, atividade e participação das crianças com PC[9].

PARTE I – DESCRIÇÃO DA INTERVENÇÃO

A mobilidade autodirecionada pode ser definida como a mobilidade controlada pelo indivíduo e pode incluir: (1) deambulação; (2) uso de tecnologias não motorizadas, como andadores e estabilizadores que permitem mobilidade quando em pé; e (3) uso de tecnologia motorizada, que inclui cadeiras de rodas elétricas, carros infantis que se deslocam quando acionados ou outros equipamentos similares[1].

Na Inglaterra, 49% da população com deficiência apresentam alguma limitação de mobilidade, sendo estimado que 19% das crianças com deficiência apresentem alguma limitação de mobilidade[4].

A ausência de locomoção ou de mobilidade pode levar a déficits cognitivos, de aprendizagem, de desenvolvimento da independência, autonomia e participação em situações de vida diária, em casa, na escola e na comunidade[4,9,11]. Países desenvolvidos proporcionam mobilidade e outras formas de equipamentos de locomoção para crianças com mais de 5 anos de idade, e atualmente a preocupação é se os menores de 5 anos podem obter mais benefícios caso esses equipamentos sejam ofertados mais precocemente[4]. Já em países de baixa e média renda, como o Brasil, os profissionais de reabilitação têm dificuldade de proporcionar mobilidade de outras maneiras devido ao alto custo desses equipamentos em território nacional.

Um projeto que tem feito muito sucesso nos EUA e se espalhado pelo mundo é o *Go Baby Go*[1]. Esse projeto desenvolveu a adaptação de carrinhos elétricos comercializados para que crianças com deficiências com limitações para mobilidade independente possam se propulsionar através de diferentes tipos de sensores, possibilitando, assim, a exploração ambiental, a socialização, a diversão e o brincar. A vantagem desse projeto, além do custo, considerado baixo para adaptação dos carrinhos em países desenvolvidos, está em possibilitar adaptações individualizadas para cada criança[1].

Esse projeto tem se tornado popular no Brasil com o objetivo de adaptar equipamentos para mobilidade e/ou locomoção dessas crianças, proporcionar a mobilidade precoce de forma motorizada com custo reduzido e promover autonomia, participação e visibilidade de crianças com deficiência que não apresentam mobilidade independente. Quatro grupos de crianças podem se beneficiar do uso da mobilidade motorizada[11]: (1) as que nunca irão se locomover pela marcha; (2) as que apresentam mobilidade ineficiente; (3) as que perdem a habilidade de andar ou de andar com eficiência; e (4) as que precisam de assistência para mobilidade no início da infância.

Detalhes sobre os princípios teóricos que norteiam essa intervenção, mecanismo de ação, componentes/ingredientes ativos, instrumentos mais utilizados para mensurar os desfechos modificáveis e evidências que norteiam essa intervenção podem ser consultados em detalhes no Capítulo 7. Em termos de dose e frequência, a literatura ainda não apresenta consenso quanto à forma ideal de treino da mobilidade motorizada, variando a dose de 30 a 120 minutos, uma a três vezes por semana, durante 12 a 16 semanas. A intervenção pode ser realizada pelo terapeuta da criança e/ou pelos cuidadores com orientação/supervisão[4].

PARTE II – APRESENTAÇÃO DO CASO CLÍNICO

F.A.C., criança do sexo feminino, 5 anos, diagnosticada com PC do tipo bilateral espástica, classificada com o nível V tanto no Sistema de Classificação da Função Motora Grossa (GMFCS) como no Sistema de Classificação da Habilidade Manual (MACS). Com gestação tranquila, a mãe se manteve ativa durante toda a gravidez. Com 39 semanas entrou em trabalho de parto, que inicialmente seria normal, porém, ao constatar demora para sua realização e com a preocupação de possível sofrimento fetal, foi direcionada para cesariana.

F.A.C. nasceu apresentando Apgar de 4/6 com intercorrências nos dias seguintes, como convulsões e falta de oxigenação, necessitando permanecer 15 dias na Unidade de Terapia Intensiva Neonatal (UTIN). Um exame de ressonância magnética identificou uma lesão cerebral aguda e subaguda grave. Atualmente, a criança apresenta quadro de epilepsia, disfagia e refluxo gastroesofágico, porém essas condições clínicas estão sob controle. A criança apresenta 4 graus e meio de hipermetropia e 1 grau de astigmatismo, necessitando usar óculos todos os dias.

Como facilitadores ambientais, a criança tem a cadeira de rodas propulsionada por seu cuidador para auxiliar seu transporte, assim como parapódio, andador com suporte de tronco e pelve e *headpod*, órteses e extensores de membros inferiores, órtese de posicionamento para as mãos e um *Firefly Upsee* para uso diário (Figura 18.1). A criança reside com seus pais e frequenta escola, sendo classificada como de nível socioeconômico B2, segundo o Critério Brasil[12].

Para acompanhamento de sua saúde são usados o Sistema Único de Saúde (SUS) e plano de saúde particular. Equipe de reabilitação realiza seu tratamento todos os dias, principalmente fisioterapia, fonoaudiologia e terapia ocupacional, sendo utilizadas as seguintes técnicas de tratamento: conceito Bobath, método Padovan, hidroterapia e equoterapia. Além disso, realizou dois ciclos de terapia intensiva por meio da técnica *Therasuit* no último ano.

F.A.C. é uma criança participativa, que interage bem com terapeutas, adultos e crianças.

Camada 1 – Definição das metas

Em entrevista com a mãe da criança foi levantado o seguinte diálogo:

> **Terapeuta:** "Quando você iniciou o uso do carro motorizado?"
> **Mãe:** "Iniciamos o uso em janeiro de 2021."

> **Terapeuta:** "Qual era sua meta na época? O que você pensava em ganhar?"
> **Mãe:** "Não tínhamos suporte de cabeça. No início nosso intuito era ganhar controle de cabeça, mas vimos que não estava dando certo. A mão não era efetiva e a criança fazia muito esforço para levantar a cabeça. Depois de colocar o suporte para a cabeça, percebi que a mão ficou mais ativa. Colocamos o acionador e ela começou a usar melhor. O acionador fora do carrinho não era produtivo; ela não ligava ao efeito de ação e reação. Com o uso do carrinho, ela foi percebendo o efeito de ação e reação relacionado ao acionador. Vi como o cognitivo melhorou com o uso do carrinho."

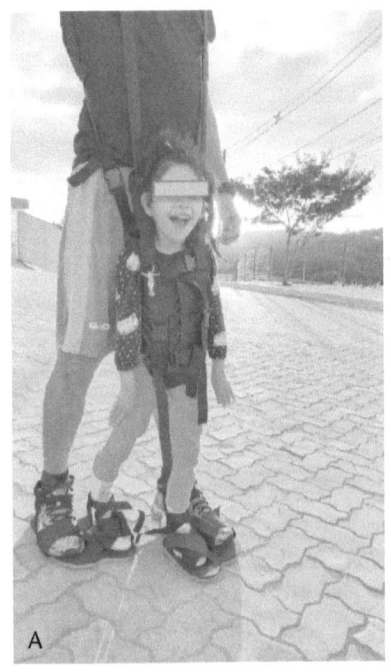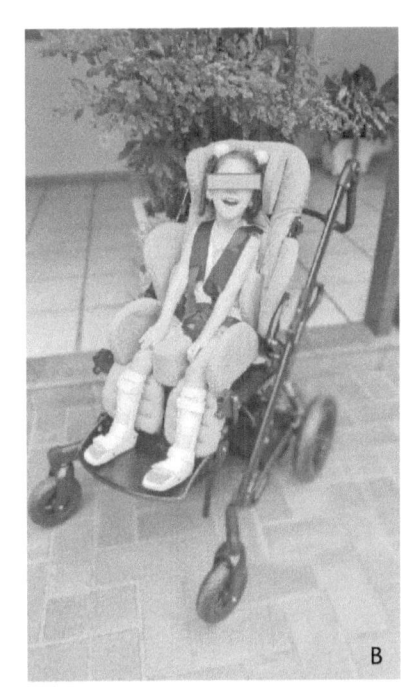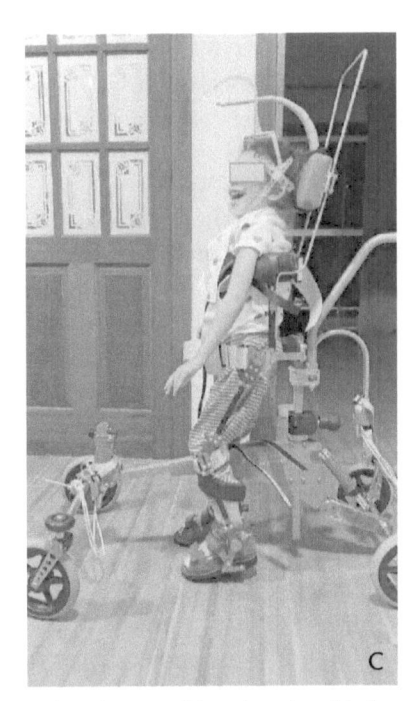

Figura 18.1 F.A.C. em uso de alguns dos equipamentos adaptativos. **A** *Firefly Upsee.* **B** Cadeira de rodas propulsionada pelo cuidador. **C** Andador com suporte de tronco, pelve e *headpod*.

Terapeuta: "E agora, em outubro de 2022, qual sua meta para o uso do carro motorizado com a criança?"
Mãe: "Queremos a melhora do manuseio e da movimentação da mão. Eu queria algo mais efetivo, pois ela leva a mão até o acionador, esbarra nele, mas não consegue mantê-lo acionado, não permanece. Mas ao mesmo tempo ela tem o movimento da pega, então, se a gente leva a mão dela, ela faz. Gostaria que ela melhorasse, aperfeiçoasse esse movimento. Essa ação. Manter a mão."

As metas da intervenção foram estabelecidas com base na entrevista e de acordo com a Medida Canadense de Desempenho Ocupacional (COPM)[13]:

Meta 1 – Pegar e acionar o joystick

Terapeuta: "Qual a importância disso para você (de 1 a 10)?"
Mãe: "9 para pegar e 10 para acionar."

Terapeuta: "Como você avalia o desempenho dela hoje (de 1 a 10)?"
Mãe: "2 para pegar e 1 para acionar."

Terapeuta: "Qual a sua satisfação hoje com ela fazendo o movimento de pegar e largar (de 1 a 10)?"
Mãe: "2 para pegar e 1 para acionar (levando em consideração o grau da deficiência dela, vejo um esforço dela para tentar conseguir)."

Terapeuta: "E qual seria sua outra meta?"
Mãe: "Gostaria que ela tivesse compreensão e controle do acionador."

Meta 2 – Compreender e controlar o acionador

Terapeuta: "Qual a importância disso para você (de 1 a 10)?"
Mãe: "10."

Terapeuta: "Como você avalia o desempenho dela hoje (de 1 a 10)?"
Mãe: "2. Ela mantém e fica uns 5 segundos. Acho que a meta pode ser passar para 15 segundos e depois 30 segundos."

Terapeuta: "Qual a sua satisfação hoje com ela para acionar esse tempo (de 1 a10)?"
Mãe: "5."

Camada 2 – Meta realista?

- **A meta é realista?** Sim, a criança tem o carro motorizado com *joystick* para acioná-lo.
- **Viável?** Sim, ela vai realizar o tratamento em ambiente domiciliar.

Mobilidade Impulsionada pela Aprendizagem (ALP)

A avaliação do uso de ALP[14] é uma medida baseada em processo de oito fases que descreve o desempenho ocupacional por meio de um dispositivo de mobilidade. As fases vão desde quando as crianças estão apenas começando a explorar os efeitos do *joystick* ou ativando o interruptor (aprendiz – fases 1 e/ou 2), passando pelo início das ações intencionais da criança sobre o acionador (principiante – fases 3, 4 e/ou 5), até o momento em que os indivíduos passam a usar o dispositivo para participar de outras atividades e assumem um controle especializado (competente, proficiente ou perito – fases 6, 7 e/ou 8). A ALP estabeleceu validade para uma ampla gama de idades e apresenta boa confiabilidade entre avaliadores, terapeutas e cuidadores[15]. O instrumento foi traduzido para o português do Brasil, mas sua tradução ainda não foi publicada.

Na primeira avaliação, F.A.C. foi considerada nível 1 – Aprendiz (a criança pode apresentar distração extrema, nenhuma resposta à interação com a nova ferramenta ou a uma situação nova; age de maneira passiva ou ansiosa ou não apresenta nenhuma interação; não há movimento intencional específico; pode acidentalmente ativar o *joystick*, ainda que por longos períodos; pode apresentar linguagem corporal de retirada, protetora e/ou rejeição; pode exibir comportamentos estereotipados ou de rejeição, querendo sair do veículo motorizado). A aquisição da habilidade de controlar o carro motorizado inicia com a exploração do movimento e ao aprender a controlar a direção[11].

Inventário de Avaliação Pediátrica de Incapacidade – Testagem Computadorizada Adaptativa (PEDI-CAT)

O PEDI-CAT consiste em uma avaliação de desempenho de atividades e participação para crianças e jovens desde o nascimento até os 21 anos de idade e se utiliza de inteligência artificial, selecionando perguntas sob medida para um indivíduo e alcançando a precisão desejada.

Essa plataforma adaptativa contém um banco de dados com 276 itens nos domínios de atividades diárias, mobilidade, social/cognitivo e responsabilidade. O PEDI-CAT é preenchido pelos pais ou cuidador ou por meio do julgamento

Quadro 18.1 Escore contínuo do PEDI-CAT por dimensões pré-intervenção

PEDI-CAT	Pontuação
Atividades diárias	37 (DP 2,34)
Mobilidade	41 (DP 3,69)
Social/cognitivo	51 (DP 1,37)
Responsabilidade	29 (DP 4,09)

DP: desvio padrão.

profissional de profissionais da saúde familiarizados com as características típicas da criança. A pontuação geral é transformada em escore-T, normativo (com base na idade), e escore contínuo, que possibilita que a criança seja comparada com ela própria ao longo do tempo[16,17].

O Quadro 18.1 lista os escores contínuos alcançados por F.A.C. nas dimensões do teste, enquanto a Figura 18.2 traz a primeira colagem das Minhas Palavras Favoritas (Rosenbaum & Gorter, 2011) feita pela mãe antes de ser iniciado o uso do carro motorizado.

Camada 3 – Prognóstico

As crianças com nível V no GMFCS não apresentam prognóstico de mobilidade/andar de modo independente[18,19]. O uso do GMFCS associado aos diamantes da Medida da Função Motora Grossa (GMFM) pode ajudar a nortear o prognóstico desse grupo de crianças e facilitar a comunicação com os cuidadores e o planejamento das estratégias de intervenção de maneira adequada[19]. (Para mais informações, veja o Capítulo 1.)

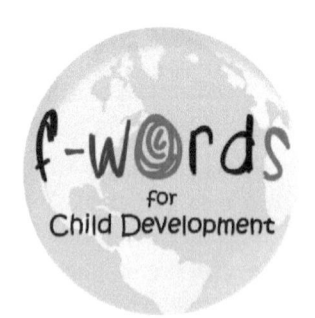

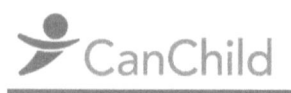

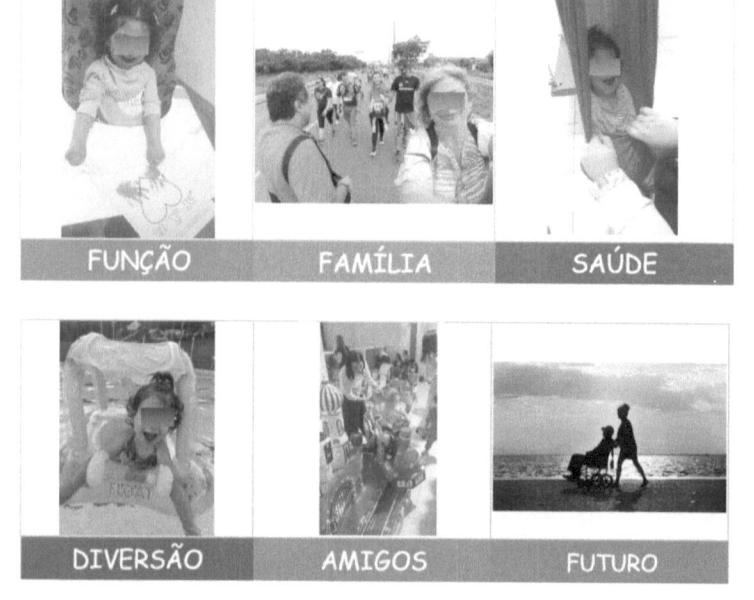

Figura 18.2 "Minhas Palavras Favoritas" na visão da família antes da intervenção da mobilidade motorizada. (Arquivo da família.)

Em conversa com a mãe de F.A.C. foram explicados os motivos para a escolha da mobilidade motorizada nessa fase, e a mãe determinou as metas que gostaria que fossem alcançadas na época com o uso do dispositivo (na época, "melhorar o controle de cabeça"). Passado algum tempo, a mãe da criança já estava mais consciente das possibilidades de sua filha e percebeu os ganhos da mobilidade motorizada, apresentando à equipe uma meta mais adequada ao prognóstico de sua filha: "Pegar, acionar o *joystick* e compreender como controlar o acionador."

De acordo com a escala *Goal Attainment Scaling* (GAS), o objetivo foi traçado da seguinte maneira:

GAS:

- **-2:** a mãe coloca a mão da criança no acionador, e a criança consegue empurrar e manter por 5 segundos, quando solicitada verbalmente pela mãe;
- **-1:** a criança começa a levar a mão em direção ao acionador, com a ajuda da mãe, consegue empurrar o acionador para a frente e manter por 10 segundos, quando solicitada verbalmente pela mãe;
- **0:** a criança leva a mão até o acionador, com a ajuda da mãe, consegue empurrar o acionador para a frente e manter por 15 segundos, três vezes, sem ser solicitada verbalmente pela mãe;
- **+1:** a criança leva a mão até o acionador, com a ajuda da mãe, consegue empurrar o acionador para a frente e manter a mão por 20 segundos, seis vezes, sem ser solicitada pela mãe;
- **+2:** a criança leva a mão até o acionador, consegue encaixar a mão no acionador e empurrar o acionador para a frente sem ser solicitada, mantendo a mão por 30 segundos.

Camada 4 – Intervenção

O uso terapêutico do carro motorizado é uma intervenção relativamente nova na literatura e tem seus estudos fundamentados no uso da cadeira de rodas motorizada[20-22]. De acordo com os níveis de efetividade das intervenções descritas por Novak e cols.[23], podemos considerar o uso do carro motorizado como uma tecnologia assistiva para mobilidade de crianças com os níveis IV e V do GMFCS[4] com benefícios na mobilidade (considerada cor amarela segundo o sistema de cores de tráfego – "vale a pena fazer") e como um programa domiciliar (cor verde – "faça") com benefícios na função manual. O objetivo era promover oportunidades de prática repetida da função manual para ativar o acionador com intervenção proporcionada pelos cuidadores em ambiente domiciliar.

Intervenção-chave: uso do carro motorizado (uso de tecnologia assistiva para mobilidade ["sinal amarelo"])[23], mas com forte recomendação para crianças com níveis IV e V do GMFCS[4].
Mecanismo: aprendizado pela experiência, plasticidade dependente do uso – vai ao encontro da meta estabelecida.

Intervenção adjuvante: programa domiciliar[23] com treino do uso do carro motorizado realizado com a família. *Mecanismo:* aprendizado pela experiência, plasticidade dependente do uso, vai ao encontro da meta estabelecida.

A criança foi contemplada com um carro motorizado em janeiro de 2021. Por intermédio de sua fisioterapeuta, a mãe soube da possibilidade de acionamento de um veículo e dos benefícios para o desenvolvimento da criança. No início, a criança necessitou de um tempo para se acostumar a permanecer no carro motorizado, e os pais ofereciam estímulos e brincadeiras enquanto ela estava sentada.

Camada 5 – Modo (planejando a intervenção)

De acordo com os estudos de Livingstone & Paleg[11], são três as fases de aprendizado: (1) fase exploratória (aprendiz) – aprendizagem do conceito do movimento; (2) fase operacional (principiante) – como operar/utilizar um carro/cadeira de rodas motorizada; e (3) fase funcional (competente) – como usar a cadeira no cotidiano. Ao iniciar o uso do carro motorizado, F.A.C. estava na primeira fase – ainda como aprendiz.

Adaptações do carro motorizado

Inicialmente o carro não era motorizado, mas um brinquedo em que a criança deve ser empurrada enquanto sentada. Para motorização foi utilizado um motor típico de limpador de vidros, de corrente contínua, alimentado com bateria de 12V-7aH. Para acionar o circuito elétrico foi instalado um *joystick*, possibilitando que o carro fosse impulsionado para frente e para trás. Para proteção contra sobrecarga no circuito foi acrescentado um fusível. Os suportes posturais (encostos) foram fabricados com tubos e conexões de PVC de ¾ de polegada, encapados com "espaguete" flutuador com furo, uma boia de piscina de polietileno muito popular, tornando-os mais macios. Para fixação dos tubos e conexões foi usado adesivo específico para PVC. Para confecção dos cintos de segurança foram utilizadas alças de mochila com 30mm de espessura e fechos de engate rápido. As modificações foram permanentes. Um assoalho de MDF foi colocado na altura apropriada para a criança.

O sistema de transmissão do motor consistia em um par de pinhões de bicicleta e corrente. Para isso foi necessário cortar o eixo das rodas traseiras, soldar o pinhão maior ao eixo, soldar o pinhão menor à engrenagem do motor, reunir as duas partes do eixo, também através de solda, e finalmente articular uma corrente de tamanho adequado entre os dois pinhões. O motor foi fixado à própria estrutura do carro por meio de parafusos-passantes e porcas. Os suportes em PVC foram presos por parafusos autoatarraxantes (rosca inteira). A instalação do circuito elétrico com acionador e *plug* para o carregador de baterias exigiu furação do carro em diversos pontos. A bateria foi acondicionada dentro de um compartimento já existente na parte traseira do carro (que simula um porta-malas). O trabalho na oficina para realizar essas tarefas envolveu, em geral, as seguintes ferramentas: furadeira, parafusadeira, esmerilhadeira, máquina de solda, chaves e alicates. O custo aproximado da adaptação do carro foi de R$300,00 (Figura 18.3).

Assim que foram realizadas a motorização e as adaptações iniciais, a criança foi chamada à oficina. Com ela sentada no carrinho, foram verificados a posição do acionador/*joystick*, a inclinação do banco e o apoio para os pés e realizadas adaptações para melhor alinhamento biomecânico – banco, encosto atrás e assento para ficar no tamanho da criança com encaixe do estofado da cadeira de rodas no assento, fixado por velcro. O assento tem elevação lateral (cintura), abdutor de coxa e apoio na lateral do quadril. Inicialmente, o cinto de fixação era o de quatro pontas, mas logo passou para o de cinco pontas, para sustentar mais o tronco, uma vez que a criança ficou mais estável. No início, o carro motorizado não tinha *headpod*.

Camada 6 – Dose

No início da intervenção, a criança levava mais tempo para se acostumar (30 minutos) e só depois brincava um pouco (mais 30 minutos), três vezes por semana. Conforme sua disponibilidade, os pais colocavam a criança no carro motorizado mais vezes por semana.

O objetivo inicial era a adaptação da criança ao carrinho. A mãe trabalhou por meio de estímulos de brincadeiras e sonoros para a criança aceitar ficar sentada no carrinho, a qual se acostumou, mas não entendia como acionar o carrinho nem o motivo de estar ali.

Quando o pai começou a interagir com ela no carrinho, F.A.C. percebeu que ali iria brincar mais com o pai e

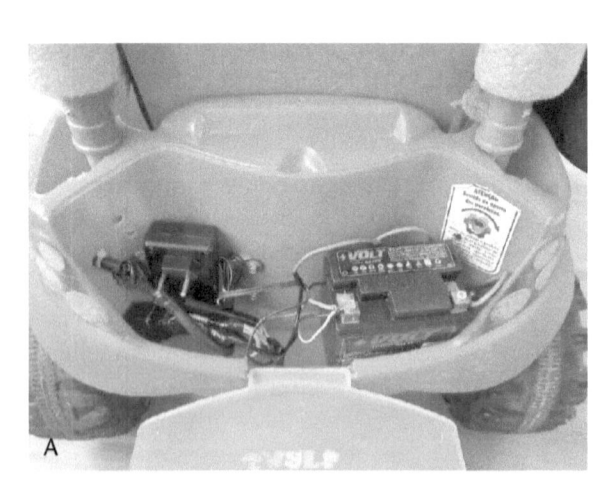
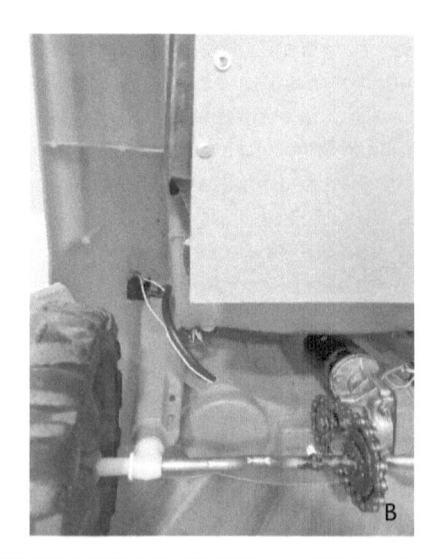
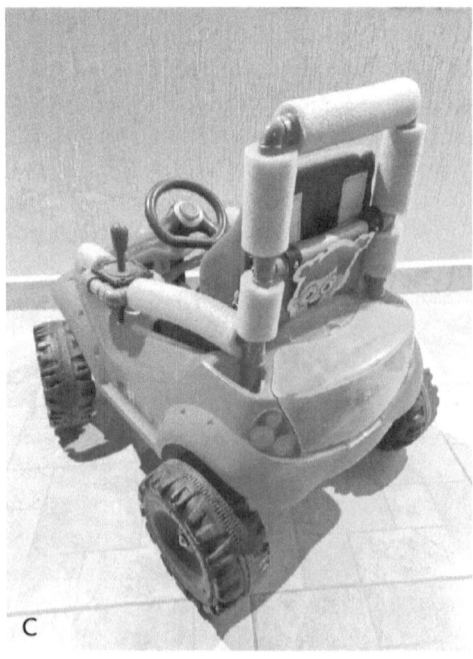
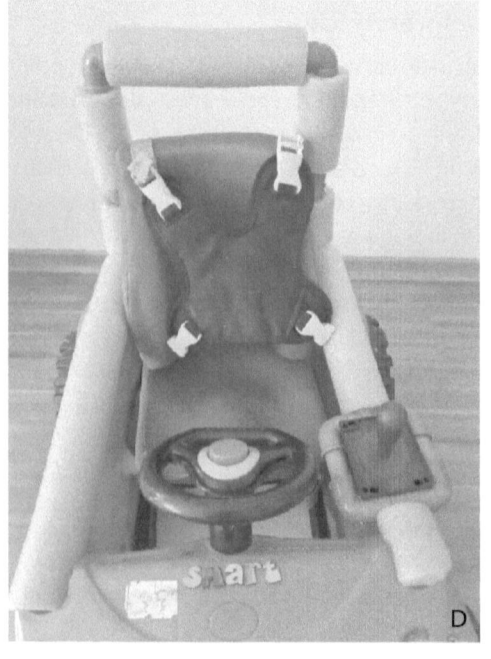

Figura 18.3 Adaptações realizadas no carro motorizado. **A** e **B** Motorização. **C** e **D** Assento; posicionamento do *joystick*, cinto de cinco pontos, canos de PVC e macarrões de piscina. (Projeto Adapt – UFJF.)

começou a interagir mais e a acionar mais o carrinho com a finalidade de brincar com ele. O primeiro intuito era que a criança levantasse a cabeça durante o movimento do carro. Não havia interesse em apoiar a cabeça no encosto para fazer a criança realizar seu controle. Quando ela se acostumou com o carrinho e entendeu a lógica, os pais perceberam que, ao segurar sua cabeça, a função de acionar o carrinho era mais efetiva. Assim teve início a procura por maneiras de estabilizar melhor a cabeça com apoio e *headpod* para o carrinho. Depois dessa etapa, F.A.C. passou a ser colocada no carro motorizado três vezes por semana, de 30 a 60 minutos, com o carro sendo acionado muitas vezes pela própria criança.

Locais de uso

A intervenção foi realizada em ambientes domiciliar e comunitário, na garagem da casa e em um pedaço da calçada e da rua (Figura 18.4).

Camada 8 – As metas foram alcançadas

Após algum tempo, a criança foi reavaliada quanto a suas metas, de acordo com a GAS, a ALP e o PEDI-CAT, e segundo a visão da família quanto aos benefícios percebidos e adquiridos com a intervenção do carro motorizado.

Retornando às metas da mãe, serão apresentados os escores obtidos na COPM adaptada antes e depois da intervenção:

Meta 1 – Pegar e acionar sozinha o joystick

Terapeuta: "Como você avalia o desempenho dela hoje para acionar o joystick com auxílio e pegar sem fazer nada?"
Mãe: "Antes: acionar: 2; pegar: 1. Depois: acionar: 6; pegar: 2."

Terapeuta: "Qual sua satisfação com ela fazendo esse processo de pegar e largar o joystick?"
Mãe: "Levando em consideração o grau da deficiência dela, vejo um esforço dela para tentar conseguir (sic). Antes: acionar: 2; pegar: 1. Depois: acionar: 6; pegar: 2."

Meta 2 – Compreender e controlar o acionador

Terapeuta: "Como você avalia o desempenho dela hoje (de 1 a 10)?"
Mãe: "Antes: 2 – baixo. Ela mantém e fica uns 5 segundos. Acho que a meta pode ser passar para 15 segundos e depois 30 segundos. Depois: 8. Hoje ela permanece no carrinho, já compreende como é o carrinho."

Terapeuta: "Qual sua satisfação hoje com ela para acionar esse tempo (de 1-10)?"
Mãe: "Antes: 5; depois: 7 (ela já mantém entre 15 e 20 segundos com a mão no acionador)."

De acordo com a escala GAS, a criança evolui de -2 para +1; na ALP: inicial: nível 1 – aprendiz; atualmente: nível 3 – principiante. (A criança pode canalizar sua atenção

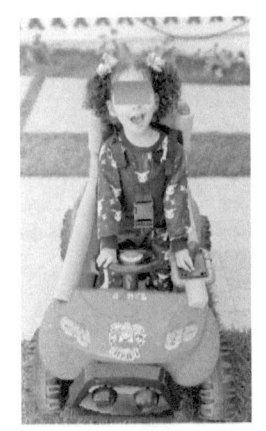
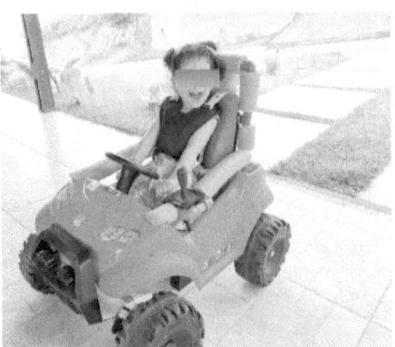
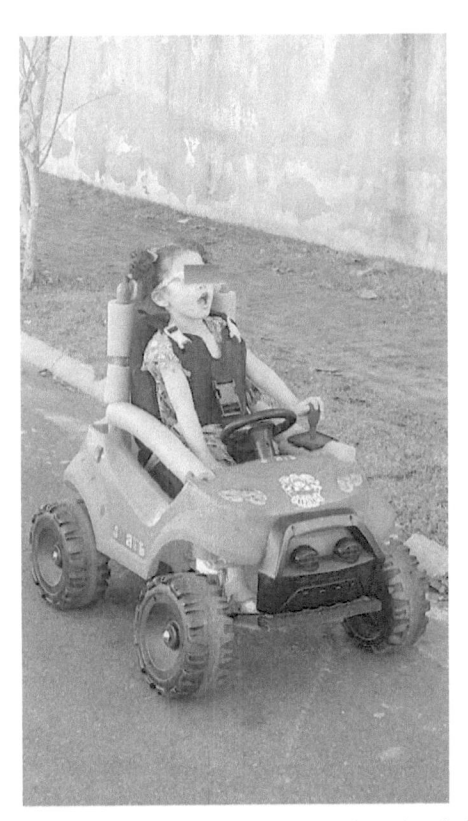
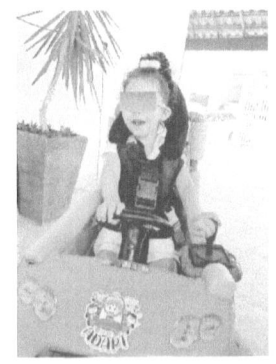
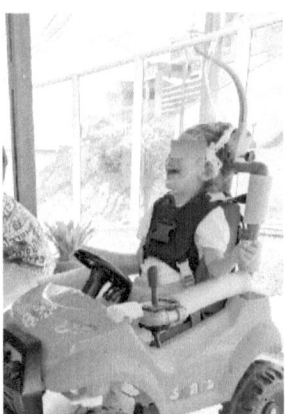

Figura 18.4 F.A.C. utilizando o carro motorizado. (Arquivo da família.)

Quadro 18.2 Escores contínuos obtidos no PEDI-CAT após avaliações pré e pós-intervenção

PEDI-CAT	Pontuação pré-intervenção	Pontuação pós-intervenção
Atividades diárias	37 (DP 2,34)	37 (DP 2,34)
Mobilidade	41 (DP 3,69)	47 (DP 3,17)**
Social/cognitivo	51 (DP 1,37)	51 (DP 1,66)
Responsabilidade	29 (DP 4,09)	32 (DP 3,14)*

DP: desvio padrão.

para um único objetivo, mas ainda é capaz de desviar a atenção. Mantém-se alerta, age e realiza movimentos direcionados distintos. Ativa o *joystick* para obter o resultado do movimento. Aplica força e é capaz de pressionar um único interruptor.)

Nesse momento, F.A.C. já associava o acionador à ação desejada, que era fazer o carro motorizado andar – estabelecendo associações de causa e efeito. Mudou seu nível de aprendizagem de aprendiz para principiante, evoluindo 2 pontos na escala ALP (1/7 para 3/7; total de pontos = 7).

O Quadro 18.2 mostra os escores contínuos obtidos na avaliação por meio do PEDI-CAT e na reavaliação. Foram observadas melhoras significativas no domínio de mobilidade com leve aumento no domínio de responsabilidade.

Benefícios percebidos e adquiridos segundo a visão da mãe

Mãe: "Na minha opinião, o grande ganho com o carrinho foi na função do entendimento. Com o acionador de brinquedos, ela não se interessava. Depois do uso no carrinho, ela começou a entender como funciona a ação-reação. O cognitivo dela melhorou bastante com o uso do headpod. Além disso, teve melhora no alcance com os membros superiores, permitindo que o movimento de acionar o carrinho seja melhor e mais efetivo. O acionamento também permanece por mais tempo."

Outro fato relatado pela mãe foi como os amigos, professores da escola e pessoas da comunidade em geral se espantaram com o quanto a criança estava esperta. Todos achavam que quem controlava o carrinho era a mãe, e não a criança. Eles também não acreditavam no potencial da criança, assim como a mãe antes da intervenção.

Recentemente, a família preencheu outra colagem das "Minhas Palavras Favoritas", depois da introdução do carro motorizado na vida da criança. A visão das palavras favoritas também apresentou mudanças (Figura 18.5).

Para sintetizar este capítulo, a Figura 18.6 mostra o caso apresentado de acordo com o modelo READ, proposto por Novak e cols. (veja o Capítulo 2)[24].

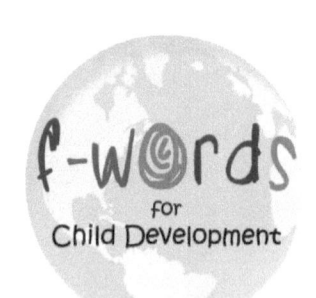
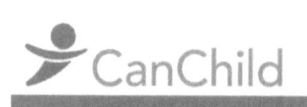
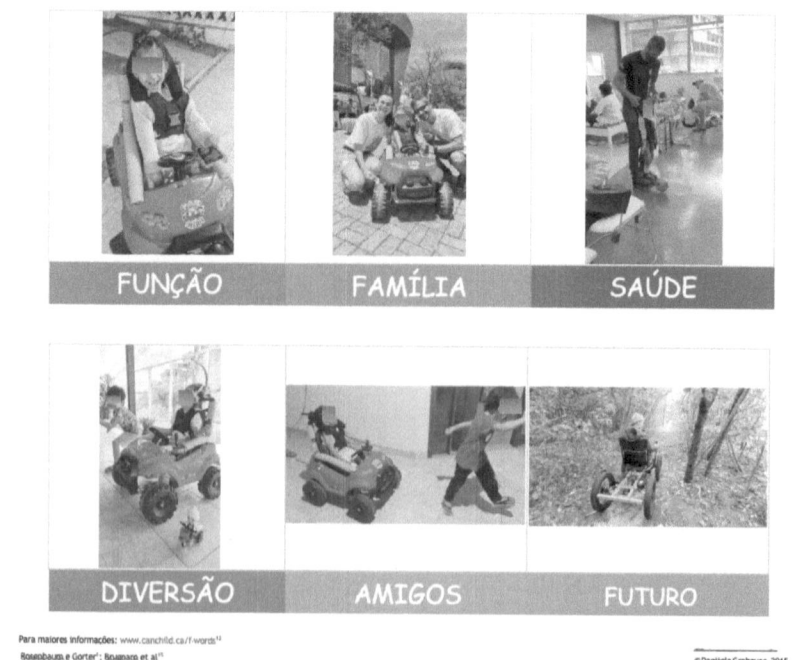

Figura 18.5 "Minhas Palavras Favoritas" na visão da família após a intervenção da mobilidade motorizada. (Arquivo da família.)

F.A.C. é uma menina de 5 anos, com diagnóstico de paralisia cerebral, do tipo bilateral espástica. Classificação da Função Motora Grossa (GMFCS) nível V, Sistema de Classificação da Habilidade Manual (MACS) nível V.

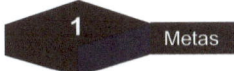

TERAPEUTA: Qual sua meta para o uso do carro motorizado com a criança?

META 1: PEGAR E ACIONAR O *JOYSTICK*
Queremos a melhora do manuseio e da movimentação da mão, mantendo por 15 segundos no acionador (COPM desempenho - 2/10 pegar e 1/10 acionar).

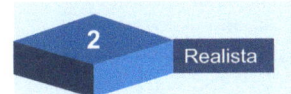

REALISTA?: Sim, a criança tem o carro motorizado com *joystick* para acioná-lo.
VIÁVEL?: Sim, ela vai realizar o tratamento em ambiente domiciliar.

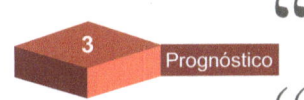

TERAPEUTA: Crianças com GMFCS V não apresentam prognóstico motor de alcance da mobilidade (andar) de forma independente.

A mãe da criança, já estava mais clara das possibilidades de sua filha e, entendendo o objetivo e as possibilidades da mobilidade motorizada, apresentou para a equipe seguinte meta: Pegar, acionar o *joystick* e compreender para controlar o acionador do carro motorizado.

Meta especificada para incluir o uso do acionador no carro motorizado.

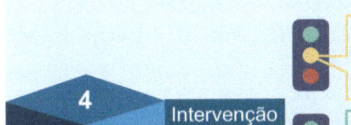

USO DO CARRO MOTORIZADO: Uso de tecnologia assistiva para mobilidade.
MECANISMO: aprendizado/plasticidade dependente do uso

PROGRAMA DOMICILIAR: treino manual centrado no objetivo.
MECANISMO: aprendizado/plasticidade dependente do uso.

No início do uso, a criança necessitou de adaptação para se acostumar a ficar no carro, os pais ofereciam estímulos e brincadeiras com a criança sentada no carro. O carro chegou através da clínica onde a criança realizava tratamento fisioterapêutico. A mãe soube da possibilidade de utilizar o carro motorizado por meio da fisioterapeuta da criança.

Adaptações do carro motorizado: motorização; assento; posicionamento do *joystick*, cinto de 5 pontos, canos de PVC, macarrões de piscina

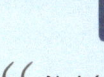

USO DA TECNOLOGIA ASSITIVA – CARRO MOTORIZADO PARA MOBILIDADE: Sentar no carro adaptado e praticar a mobilidade motorizada

LOCAL/PROGRAMA DOMICILIAR: A intervenção realizada em ambiente domiciliar e comunitário, na garagem da casa e em um pedaço da calçada e rua

ACIONADOR: Criança foi estimulada a colocar e acionar o carro todas as vezes

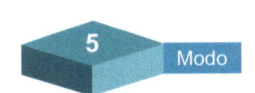

3 vezes por semana, de 30 a 60 minutos
Com o carro sendo acionado muitas vezes por ela mesma.

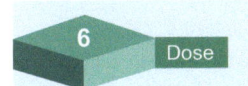

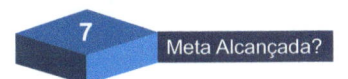

RESULTADO META 1 – PEGAR E ACIONAR O *JOYSTICK* (Pontuação de desempenho da COPM Acionar: 6/10, Pegar: 2/10; GAS: +1 : criança leva a mão até o acionador, com a ajuda da mãe, consegue empurrar o acionador para frente e manter a mão por 20 segundos; seis vezes sem ser solicitada).

MÃE: "Na minha opinião o grande ganho com o carrinho foi na função do entendimento. Além disso, teve melhora no alcance com os MMSS, permitindo que o movimento de acionar o carrinho seja melhor e mais efetivo. Todos achavam que quem controlava o carrinho era eu (mãe) e não a criança."

(Traduzida por Julia Melo e Hércules Ribeiro Leite.)

Figura 18.6 Mobilidade motorizada para crianças na fase pré-escolar de acordo com o modelo READ.

CONSIDERAÇÕES FINAIS

Neste capítulo, conhecemos alguns dos benefícios da mobilidade motorizada como intervenção, implementada de maneira lúdica em ambientes domiciliar e comunitário, para as crianças em fase pré-escolar ou escolar. A participação nos momentos de lazer é de suma importância para o desenvolvimento social da criança.

Com interação familiar, a criança é capaz de se adaptar ao novo e desfrutar de momentos que lhe permitem certas escolhas e independência, como acionar o carrinho para se movimentar e assim brincar com os pais. A aquisição da independência na mobilidade repercute em ganho na mobilidade, manual, cognitivo e social da criança. Essas aquisições são somadas aos ganhos obtidos por meio das terapias que a criança realiza em seu dia a dia. A possibilidade de adaptar e motorizar carros não elétricos torna possível que mais crianças tenham acesso a essa mobilidade, independentemente de sua condição econômica, proporcionando benefícios à população.

Agradecimentos

Agradecimento especial a Livia Ferreira Coutinho Alonso – Técnica Administrativa em Educação da Universidade Federal de Juiz de Fora (UFJF) e colaboradora técnica do Projeto de Extensão ADAPT da UFJF – mãe da criança cujo caso é descrito neste capítulo.

O projeto de extensão com interface em pesquisa ADAPT é uma parceria entre a Faculdade de Fisioterapia e a Faculdade de Engenharia da Universidade Federal de Juiz de Fora que adapta carrinhos não motorizados para promover a mobilidade motorizada e proporcionar a inclusão social das crianças com deficiência e seus familiares.

Agradecemos também toda a equipe do Projeto ADAPT, sem a qual esse projeto não seria possível.

Agradecemos pelo apoio financeiro da FAPEMIG – APQ 03664/22 – edital Chamada FAPEMIG 11/2022 Apoio a Projetos de Extensão em Interface com a Pesquisa – e pelo apoio da Pró-Reitoria de Extensão da UFJF.

Referências

1. Logan SW, Hospodar CM, Feldner HA, Huang HH, Galloway JC. Modified ride-on car use by young children with disabilities. Pediatr Phys Ther 2018 Jan; 30(1):50-6. doi: 10.1097/PEP.0000000000000468.
2. Longo E, Regalado ICR, Galvao E, Ferreira HNC, Badia M, Baz BO. I want to play: Children with cerebral palsy talk about their experiences on barriers and facilitators to participation in leisure activities. Pediatr Phys Ther 2020 Jul; 32(3):190-200. doi:10.1097/PEP.0000000000000719.
3. Imms C. The nature of participation. In: Imms CG, Green D. (eds.) Participation: Optimising outcomes in childhood-onset neurodisability. Mac Keith Press, 2020.
4. Bray N, Kolehmainen N, McAnuff J et al. Powered mobility interventions for very young children with mobility limitations to aid participation and positive development: The EMPoWER evidence synthesis. Health Technol Assess 2020 Oct; 24(50):1-194. doi: 10.3310/hta24500.
5. Livingstone RW, Bone J, Field DA. Beginning power mobility: An exploration of factors associated with child use of early power mobility devices and parent device preference. J Rehabil Assist Technol Eng 2020 Jan-Dec; 7:2055668320926046. doi: 10.1177/2055668320926046.
6. Logan SW, Hospodar CM, Bogart KR et al. Real world tracking of modified ride-on car usage in young children with disabilities. J Mot Learn Dev 2019 Dec; 7(3):336-53. doi: 10.1123/jmld.2019-0015.
7. Logan SW, Feldner HA, Bogart KR et al. Perceived barriers of modified ride-on car use of young children with disabilities: A content analysis. Pediatr Phys Ther 2020 Apr; 32(2):129-35. doi: 10.1097/PEP.0000000000000690.
8. Longo E, Campos AC, Spinola Barreto A et al. Go Zika Go: A feasibility protocol of a modified ride-on car intervention for children with congenital Zika syndrome in Brazil. Int J Environ Res Public Health 2020 Sep; 17(18). doi: 10.3390/ijerph17186875.
9. Rodby-Bousquet E, Paleg G, Casey J, Wizert A, Livingstone R. Physical risk factors influencing wheeled mobility in children with cerebral palsy: A cross-sectional study. BMC Pediatr 2016 Oct; 16(1):165. doi: 10.1186/s12887-016-0707-6.
10. Rosen L, Plummer T, Sabet A, Lange ML, Livingstone R. RESNA position on the application of power mobility devices for pediatric users. Assist Technol 2017 Dec: 1-9. doi: 10.1080/10400435.2017.1415575.
11. Livingstone R, Paleg G. Practice considerations for the introduction and use of power mobility for children. Dev Med Child Neurol 2014 Mar; 56(3):210-21. doi: 10.1111/dmcn.12245.
12. ABEP – Associação Brasileira de Empresas de Pesquisa. Critério de classificação econômica. Brasil, 2021.
13. An M, Palisano RJ. Family-professional collaboration in pediatric rehabilitation: A practice model. Disabil Rehabil 2014; 36(5):434-40. doi: 10.3109/09638288.2013.797510.
14. Nilsson L, Durkin J. Assessment of learning powered mobility use – Applying grounded theory to occupational performance. J Rehabil Res Dev 2014; 51(6):963-74. doi: 10.1682/JRRD.2013.11.0237.
15. Svensson E, Nilsson L. Inter-rater reliability of the assessment of learning powered mobility use, version 2.0, when applied with children and adults engaged in Driving to Learn in a powered wheelchair. Aust Occup Ther J 2021 Apr; 68(2):115-23. doi: 10.1111/1440-1630.12709.
16. Haley SM, Coster WJ, Dumas HM, Fragala-Pinkham MA, Moed R. PEDI-CAT version 1.3.6. Development, Standardization and Administration Manual, 2012.
17. Mancini MC, Coster WJ, Amaral MF, Avelar BS, Freitas R, Sampaio RF. New version of the Pediatric Evaluation of Disability Inventory (PEDI-CAT): translation, cultural adaptation to Brazil and analyses of psychometric properties. Braz J Phys Ther 2016; 20(6):561-70.
18. Palisano R, Rosenbaum P, Walter S, Russell D, Wood E, Galuppi B. Development and reliability of a system to classify gross motor function in children with cerebral palsy. Dev Med Child Neurol 1997; 39(4):214-23.
19. Rosenbaum PL, Walter SD, Hanna SE et al. Prognosis for gross motor function in cerebral palsy: Creation of motor development curves. JAMA 2002; 288(11):1357-63.
20. Livingstone R, Field D. Systematic review of power mobility outcomes for infants, children and adolescents with mobility limitations. Clin Rehabil 2014 Oct; 28(10):954-64. doi: 10.1177/0269215514531262.

21. Jones MA, McEwen IR, Neas BR. Effects of power wheelchairs on the development and function of young children with severe motor impairments. Pediatr Phys Ther 2012; 24(2):131-40; discussion 140. doi: 10.1097/PEP.0b013e31824c5fdc.

22. Casey J, Paleg G, Livingstone R. Facilitating child participation through power mobility. Brit J Occup Ther 2013; 76(3):3. doi: 10.4276/030802213X13627524435306.

23. Novak I, Morgan C, Fahey M et al. State of the Evidence Traffic Lights 2019: Systematic review of interventions for preventing and treating children with cerebral palsy. Curr Neurol Neurosci Rep 2020; 20(2):3.

24. Novak I, Te Velde A, Hines A et al. Rehabilitation evidence-based decision-making: The READ model. Front Rehabil Sci 2021; 2:726410. doi: 10.3389/fresc.2021.726410.

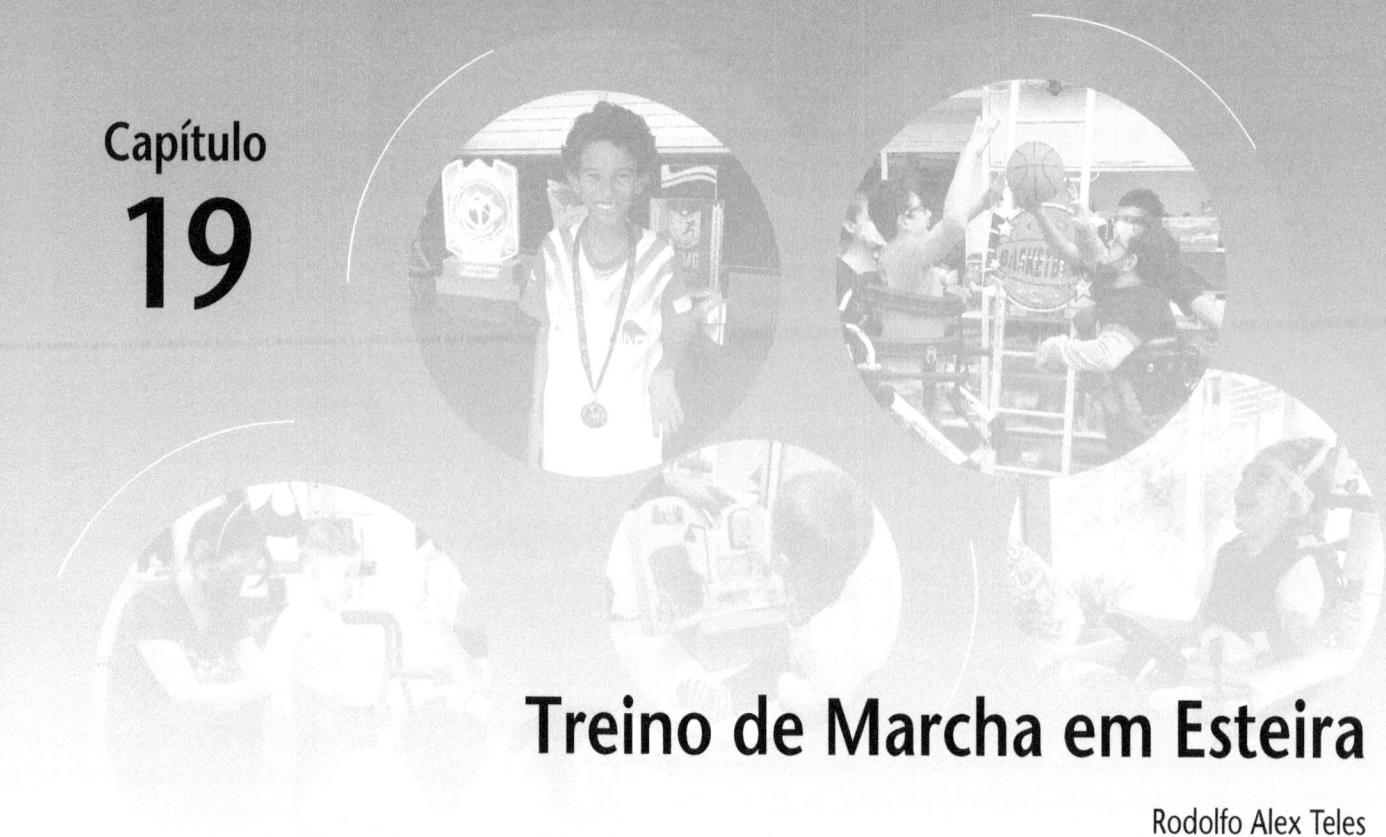

Rodolfo Alex Teles
Bruna Baggio

INTRODUÇÃO

O treino da marcha em esteira é fundamentado em teorias de neuroplasticidade com mecanismos que visam potencializar o aprendizado motor e proporcionar maior ativação neuromotora por meio de um treino específico da tarefa. O presente capítulo tem por objetivo explorar as evidências científicas e a aplicabilidade prática do treino de marcha em esteira para crianças com paralisia cerebral (PC), abordando os principais pilares que fomentam essa intervenção, com foco principal na tradução do conhecimento para a prática clínica do fisioterapeuta.

PARTE I – DESCRIÇÃO DA INTERVENÇÃO
Aspectos relacionados com o treinamento da marcha em esteira

A utilização de uma esteira possibilita maior repetição de passos em um ambiente seguro e controlado, podendo influenciar a intensidade do treinamento[1]. O treinamento em esteira proporciona desfechos específicos para o ciclo da marcha, favorecendo a amplitude de algumas articulações por meio do movimento repetitivo produzido pela esteira (por exemplo, na extensão do quadril e flexão dorsal dos tornozelos). Além dos possíveis benefícios citados, a atividade na esteira pode potencializar as funções cardiorrespiratórias,

as quais são fundamentais para melhor qualidade de vida das pessoas com PC. O efeito do treino pode minimizar as consequências nocivas da inatividade e contribuir para melhor desenvolvimento musculoesquelético[2].

O planejamento do tratamento fisioterapêutico que utiliza o treinamento em esteira deve iniciar com a classificação funcional do paciente por meio do Sistema de Classificação da Função Motora Grossa (GMFCS)[3] e uma conversa com o paciente e a família para que sejam traçadas metas realistas e alcançáveis (veja os Capítulos 1 e 2)[4].

Para algumas crianças e adolescentes, o objetivo da intervenção por meio do treino de marcha é potencializar especificamente as funções da marcha também por meio de intervenções adjuvantes, como o uso de órteses e dispositivos auxiliares. Entretanto, essa meta pode não ser realista para todos os clientes, pois, para alguns, ficar em ortostase e trocar passos assistidos (com ou sem o uso de suporte parcial de peso) possibilitará apenas benefícios relacionados com as funções cardiopulmonares e musculoesqueléticas, em vista do nível de habilidade e do prognóstico da criança (por exemplo, níveis IV e V no GMFCS).

Independentemente do nível funcional, as crianças praticam uma tarefa com mais engajamento quando motivadas; portanto, sugere-se a realização da intervenção na esteira, criando um ambiente enriquecido em que a criança também esteja se divertindo[5]. Estratégias em que são utilizadas brincadeiras, como atividades de dupla tarefa, jogos e o uso de objetos que potencializam as funções da marcha, devem ser consideradas para tornar o treino mais dinâmico, divertido e relevante.

Quanto ao modo ou à configuração da intervenção de treino de marcha, esta também pode ser realizada em ambiente domiciliar e conduzida pela família, sob supervisão dos fisioterapeutas responsáveis. Mattern-Baxter e cols. avaliaram os efeitos do treinamento em esteira realizado em casa sobre o desfecho de mobilidade de crianças com PC. Nesse estudo, os participantes tinham entre 13,5 e 30,5 meses de idade, e as crianças apresentavam níveis I e II do GMFCS. Os efeitos do treinamento em esteira *versus* grupo-controle sobre a mobilidade demonstraram resultados positivos nos testes *Peabody Developmental Motor Scales-2* (PDMS-2) e no Inventário de Avaliação Pediátrica de Incapacidade (PEDI). Esse estudo também mostrou que o treino aplicado de 120 a 240 minutos por semana foi associado à melhora nas dimensões D (em pé) e E (andar, correr e pular) da Medida da Função Motora Grossa (GMFM)[6].

Adicionalmente, uma revisão sistemática concluiu que, entre as evidências científicas disponíveis, os treinamentos de marcha em esteira e no solo são as intervenções mais eficazes para melhorar a velocidade da marcha em crianças com PC que deambulam[7]. Quando utilizado em conjunto com estratégias de *feedback*, o treino em esteira pode aumentar os efeitos na velocidade de marcha de crianças com PC unilateral e classificadas no nível II do GMFCS[8]. Ademais, o treino de andar para trás em esteira também tem se mostrado eficaz para potencializar os parâmetros espaço-temporais e medidas de mobilidade em crianças com PC unilateral[9]. Por fim, estudos que analisaram o impacto do treino de

esteira no controle postural em crianças classificadas nos níveis I a III do GFMCS sugerem que para que esse desfecho seja potencializado é necessário um aumento gradual da velocidade da esteira, com atendimentos de 30 minutos, duas ou três vezes por semana, durante 7 a 12 semanas[10-12].

Apesar do aumento das evidências sobre o uso da esteira como recurso terapêutico, os clínicos precisam ter cautela quanto à generalização da intervenção, sendo preciso notar que a qualidade das evidências é um aspecto fundamental para a construção de uma intervenção mais eficaz. A definição quanto à melhor dosagem (frequência e duração), o tipo de treino e a faixa etária que mais se beneficiaria dessa intervenção são pilares fundamentais para uma tomada de decisão mais assertiva.

Algumas estratégias podem ser adotadas em conjunto com o treino de marcha, como o uso de suporte parcial de peso. Entretanto, essa medida é mais utilizada em crianças com PC nos níveis IV e V do GMFCS para possibilitar a experimentação da troca de passos em ambiente seguro e controlado (Figura 19.1)[1,13]. Ensaios clínicos não têm descrito a utilização do suporte parcial de peso em crianças com os níveis I a III do GMFCS (Figura 19.2)[11,14,15]. Considerando que nesses níveis funcionais a força e o controle motor seletivo são adequados, o suporte parcial de peso não é um dispositivo essencial para o treino em esteira. Ademais, cabe salientar que em todos os níveis funcionais a supervisão de um profissional é recomendada durante o treinamento.

É importante que o fisioterapeuta saiba escolher a dosagem mais adequada dentro do processo de raciocínio clínico (veja o Capítulo 2). A intensidade da intervenção pode variar de acordo com as metas estabelecidas, como mediante manipulação da velocidade, inclinação e aumento do tempo da prática. Uma revisão sistemática avaliou os efeitos do

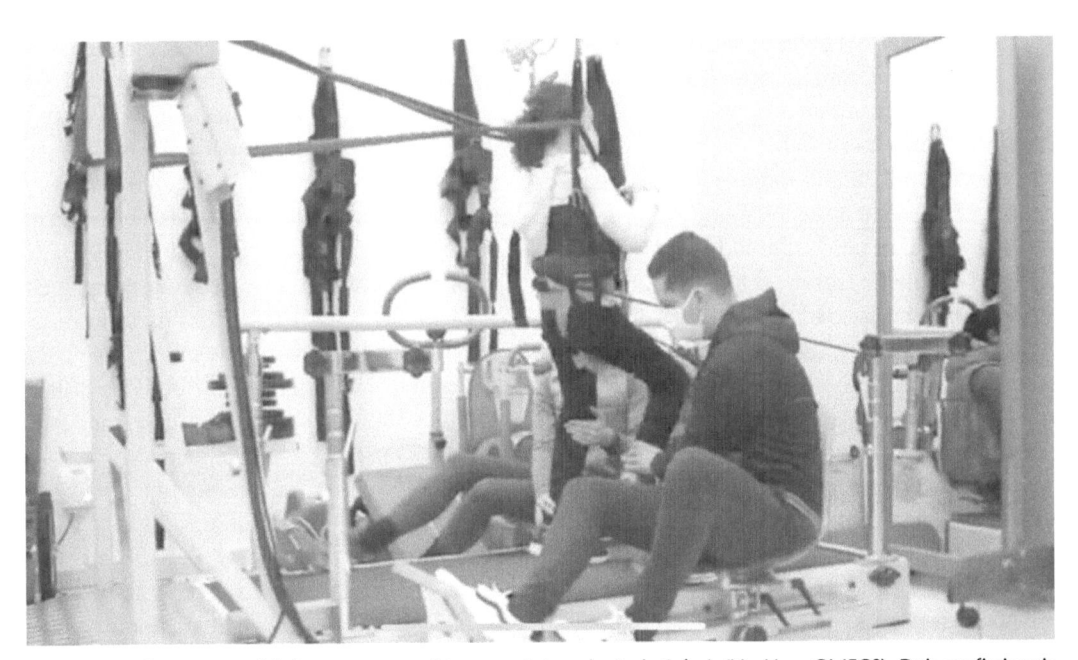

Figura 19.1 Suporte parcial de peso com colete em esteira adaptada (níveis IV e V no GMFCS). Dois profissionais auxiliam alguns componentes do passo da paciente.

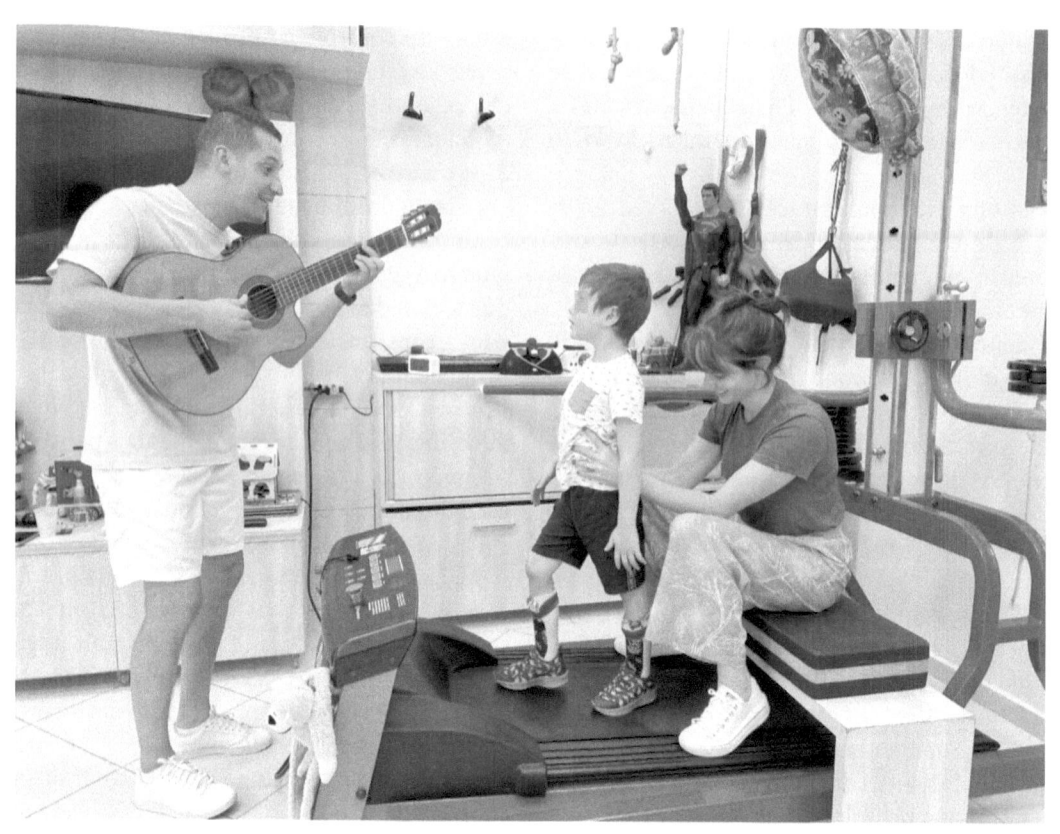

Figura 19.2 Treinamento na esteira com andador posterior posicionado sobre lona da esteira. Treino conduzido de maneira lúdica, utilizando uma atividade de interesse da criança.

treinamento de caminhada mecanicamente assistida (tecnologia robótica), com ou sem suporte de peso, sobre desfechos de atividade, participação e qualidade de vida em crianças de 3 a 18 anos de idade com PC. Os achados dessa revisão mostraram que a intensidade do treinamento variou quanto à duração da sessão (15 a 40 minutos), frequência das sessões (duas a cinco vezes por semana) e duração dos períodos de intervenção (4 a 12 semanas). No entanto, a maioria dos estudos apresentou intervenções com duração de 30 minutos, três vezes por semana, por 12 semanas de treino em esteira (com ou sem suporte de peso corporal)[16].

O estudo de Novak e cols. (2020)[17] sobre as práticas baseadas em evidências na PC recomenda a intervenção em esteira com ou sem suporte parcial de peso, utilizando evidências de ensaios clínicos para os desfechos sobre a função motora grossa, a resistência muscular e a velocidade de marcha. Adicionalmente, uma revisão Cochrane concluiu que as intervenções de treinamento em esteira para crianças com PC com menos de 6 anos de idade podem acelerar a aquisição de habilidades motoras[18]. Por fim, sabe-se que o treinamento funcional de marcha, incluindo o treino em esteira, em crianças e adultos jovens com PC é uma intervenção segura para melhorar os resultados relacionados com a capacidade de deambular[1].

Uma vez identificados os benefícios dessa intervenção, também é importante destacar a adoção de instrumentos de avaliação válidos e confiáveis para monitorar seus efeitos. Para avaliação da estrutura e função corporal, tem sido sugerida a análise de marcha 3D[19]. Adicionalmente, é possível o uso de acelerômetros para mensuração do tempo, distância, intensidade e quantidade de passos em diversos ambientes, representando uma medida ecologicamente correta do resultado diário do treinamento de marcha[20]. Para avaliação no domínio atividade, os seguintes instrumentos de avaliação têm sido reportados: GMFM, PEDI, *Timed Up and Go* (TUG), Teste de Caminhada de 2 e 6 minutos e o Teste de Caminhada de 10 metros[1,7,11]. Além das avaliações focadas nas funções corporais e no nível de habilidade, também é fundamental analisar a participação (por exemplo, por meio da *Participation and Environment Measure – Children and Youth* [PEM-CY], instrumento que avalia a participação desses indivíduos nos ambientes da casa, escola e comunidade)[21].

Por fim, sabe-se que o treino de marcha em esteira promove benefícios nas habilidades motoras de crianças e adolescentes com PC. Trata-se de um recurso complementar ao tratamento fisioterapêutico que pode ser utilizado em outros ambientes além da clínica, mas que exige supervisão especializada. O protocolo de treinamento de esteira adequado, considerando os diversos perfis funcionais de crianças com PC, vem sendo discutido amplamente em artigos científicos. Com o crescimento dos estudos e a melhor qualidade das evidências publicadas, espera-se que essa intervenção se torne uma opção ainda mais efetiva e relevante para indivíduos com PC. A seguir será apresentado um caso clínico que ilustra a aplicação dessa intervenção no cenário de prática clínica.

PARTE II – APRESENTAÇÃO DO CASO CLÍNICO

N.A. é uma criança com 32 meses de idade, raça branca, sexo masculino e com diagnóstico de PC do tipo bilateral (diplegia espástica). A criança é classificada no nível III do GFMCS e no nível II do Sistema de Classificação da Habilidade Manual (MACS). O paciente em questão nasceu com 33 semanas, tendo recebido cuidados na Unidade de Terapia Intensiva (UTI). N.A. realizou avaliação com neurologista durante o período da internação, quando foi diagnosticado com PC.

A criança é o primeiro filho do casal, com mãe e pai com mais de 30 anos de idade, nível socioeconômico alto e excelente acesso aos serviços de saúde. Os pais são participativos e buscam informações sobre o diagnóstico e as intervenções para o filho. A criança e a família residem em apartamento com espaço adequado para o uso de dispositivos auxiliares, não sendo reportadas outras barreiras arquitetônicas.

N.A. frequenta escola infantil no período da tarde e tem disponibilidade de transporte, realizado pelos pais. No turno da manhã, conta com uma cuidadora para auxiliá-lo nas atividades de vida diária (por exemplo, higiene, alimentação e brincadeiras). A criança faz acompanhamento com fisioterapeuta desde o período da internação. N.A. não faz uso de medicamentos e também não foi submetido a cirurgias ou outros procedimentos para manejo do tônus muscular. A criança apresenta boa capacidade das funções de comunicação e adequada relação com a equipe de fisioterapeutas. Suas preferências são brinquedos musicais, carrinhos e jogar bola.

Camada 1 – Definição das metas

A família procurou o serviço especializado em fisioterapia quando a criança tinha 32 meses de idade com o objetivo de incentivar a marcha na esteira, para que N.A. adquirisse essa habilidade, se possível sem o uso de dispositivos auxiliares.

A fim de conhecer o nível de funcionalidade de N.A., um teste em esteira foi realizado no ambulatório. Durante o teste, N.A. necessitou de suporte em tronco superior (realizado pelo fisioterapeuta), trocou 33 passos em 1 minuto, à velocidade de 0,5km/h. Após esse período, apresentou sinais de fadiga, necessitando de descanso. Além disso, foi testado o uso do andador posterior no solo para verificar como o paciente se adaptaria a esse dispositivo. Em um primeiro momento, o paciente apresentou curiosidade e um pouco de insegurança ao utilizar o equipamento. Com base nas primeiras observações referentes à indicação e à utilização do andador, verificou-se a necessidade de treinamento e incentivo para utilização do dispositivo, de modo a proporcionar maior funcionalidade e independência.

Vale salientar que até aquele momento a criança era acompanhada por outro serviço e não havia sido indicado nenhum tipo de órtese e/ou andador. O treino de esteira não era uma intervenção utilizada. A partir desse primeiro

contato com a criança e com base nas expectativas elencadas pela família, os profissionais deram início a uma conversa humanizada com os familiares sobre a possibilidade de alcance da meta estabelecida inicialmente ("marcha sem uso de dispositivos auxiliares"). Vale destacar que o nível funcional da criança foi confirmado no teste da esteira – nível III no GMFCS, como mencionado previamente.

Camada 2 – Meta realista?

Meta estabelecida inicialmente pelos pais: "É possível que N.A. consiga adquirir marcha sem uso de dispositivos auxiliares?"

O fisioterapeuta informou a família que, considerando o prognóstico da criança (isto é, classificada no nível III do GMFCS), essa não seria uma meta realista/alcançável para aquele momento. Também foi abordada a importância de inclusão das preferências da criança no processo de estabelecimento de metas.

Camada 3 – Prognóstico

Os pais ficaram surpresos com as informações fornecidas pelo fisioterapeuta, mas gostaram da maneira como estava sendo conduzida a explicação, de forma clara, objetiva, baseada em evidências, e também enfatizando a importância da participação da criança no processo de estabelecimento de metas. Dentro desse processo de escuta, os pais ainda levantaram outras dúvidas, como:

Mãe: "Meu filho irá precisar usar andador para sempre? Ele vai precisar usar cadeira de rodas?"
Terapeuta: "Seu filho é classificado no GMFCS III. Nesse nível funcional é esperado que, no decorrer de seu desenvolvimento, haja uma variabilidade no uso de dispositivos. Algumas vezes, para curtas e médias distâncias, será necessário o uso de andador. Para longas distâncias, uma cadeira de rodas será necessária. Mas é muito importante que você lembre que toda forma de locomoção importa. Precisamos incentivar a autonomia do N.A. em diversos contextos. Estarei sempre à disposição para ajudá-la com desafios cotidianos que podem surgir."

Após essa conversa com a família, o processo de estabelecimento de metas foi retomado:

Pais: "Com base nas informações que foram passadas e informadas, gostaríamos que N.A. conseguisse se movimentar mais e se cansasse menos."

A partir daí, as metas foram elaboradas a partir da escala *Goal Attainment Scaling* (GAS [veja o Capítulo 2]):

Meta 1

"Em 12 semanas, N.A. será capaz de dar mais passos na esteira com seu andador posterior, por 7 minutos, sem pausas."
GAS:

- **-2:** consegue caminhar na esteira por 1 minuto, sem pausa;
- **-1:** consegue caminhar na esteira por 4 minutos, sem pausa;
- **0:** consegue caminhar na esteira por 7 minutos, sem pausa;
- **+1:** consegue caminhar na esteira por 10 minutos, sem pausa;
- **+2:** consegue caminhar na esteira por 13 minutos, sem pausa.

Terapeuta: "N.A., de qual brincadeira você mais gosta?"
Paciente: "Jogar futebol."

Terapeuta: "Você gostaria de jogar futebol com seu andador?"
Paciente: "Sim."

Meta 2
"Em 12 semanas, N.A. conseguirá permanecer de pé, segurar-se no andador posterior e jogar bola com o pai, porém em ambiente ambulatorial."
GAS:

- **-2:** não consegue permanecer de pé e segurar-se no andador posterior;
- **-1:** consegue permanecer de pé e utilizar o andador posterior em ambiente terapêutico e com supervisão dos fisioterapeutas;
- **0:** consegue permanecer de pé, segura-se no andador posterior e joga bola com o pai, com supervisão dos fisioterapeutas;
- **+1:** consegue permanecer de pé, segura-se no andador posterior e o utiliza em ambiente domiciliar e joga bola com seu pai;
- **+2:** consegue permanecer de pé e utilizar de maneira independente o andador posterior, em qualquer ambiente, e joga bola com outras crianças na comunidade.

Todas as metas (realistas e viáveis) e as respectivas escalas GAS foram compartilhadas com os pais.

Camada 4 – Intervenção
Com base nas evidências científicas disponíveis, nas preferências da criança e na *expertise* do profissional, o fisioterapeuta apresentou as intervenções que poderiam ser utilizadas para alcance das metas estabelecidas. A seguir são apresentadas as intervenções escolhidas, bem como seus mecanismos.

Intervenção-chave: treino específico da tarefa (marcha) em esteira para aumentar a mobilidade, bem como a resistência ("luz verde")[17].
Mecanismo: plasticidade dependente do uso – vai ao encontro da meta estabelecida.
Intervenção adjuvante: treino de marcha no solo utilizando andador posterior ("luz verde")[17].

Mecanismo: plasticidade dependente do uso – vai ao encontro da meta estabelecida.
Intervenção adjuvante: uso de um par de órteses tornozelo-pé (AFO rígida) para melhora da cinemática e aumento da velocidade de marcha ("luz amarela")[17].
Mecanismo: melhores alinhamento biomecânico e comprimento do passo, com contribuição para melhora da velocidade de marcha – vai ao encontro da meta estabelecida.
Suporte familiar: a família de N.A. está disposta a incentivar a deambulação com o andador posterior em ambientes variados, com utilização das órteses em curtas e médias distâncias, principalmente nos ambientes escolar e comunitário.

Camada 5 – Modo (planejando a intervenção)

- **Treino específico da tarefa em esteira:** três vezes por semana, em ambulatório. O treinamento na esteira foi realizado com a utilização de um andador posterior inserido sobre a lona da esteira a fim de proporcionar o menor suporte possível e incentivar o uso do dispositivo auxiliar (andador [Figura 19.3]). O fisioterapeuta foi graduando o tempo de treino de acordo com a tolerância do paciente, sendo mensurada a frequência cardíaca como uma das formas de monitoramento de fadiga e esforço[16].

- **Treino de marcha no solo utilizando andador posterior:** após realizar o treinamento na esteira, o paciente descansava por aproximadamente 5 minutos, e após esse período era realizado o treinamento no solo, utilizando o andador posterior em atividades lúdicas no ambiente ambulatorial, a fim de incentivar essa habilidade

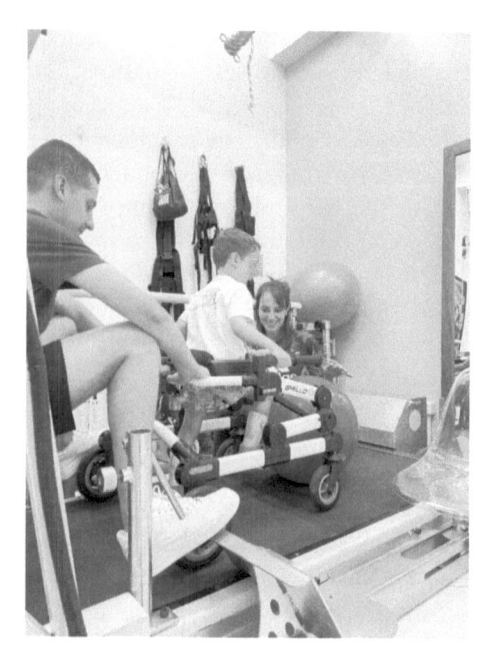

Figura 19.3 Treino em esteira convencional com paciente no nível III do GMFCS. A profissional está auxiliando o alinhamento do paciente pelo quadril, enquanto realiza o treino interagindo com a música.

e proporcionar maior autonomia. O tempo destinado a esse treinamento foi de aproximadamente 20 minutos[10].

- **AFO rígida:** utilizada no treinamento de marcha na esteira, no solo e na comunidade, a fim de proporcionar um treinamento mais eficaz para o paciente (vantagem biomecânica). O tempo de utilização da órtese foi de aproximadamente 9 horas diárias. A criança utilizava o dispositivo na escola, nas terapias, em atividades que envolvessem marcha e ortostase e em passeios com a família. N.A. apresentava boa aceitação e adaptação da órtese.

Após conversa com os pais e a criança, a família foi encorajada a incentivar o uso do andador em ambientes variados, como casa, escola, passeios no parque, entre outras atividades que considerasse relevante, diariamente, pelo período de 25 minutos. Essa dosagem foi estabelecida após diálogo com os pais em que foi verificado que esse tempo seria considerado viável segundo a rotina da família. A indicação dessas atividades visava incentivar a autonomia do paciente com a utilização do andador posterior.

Camada 6 – Dose

O fisioterapeuta questiona a família sobre a dosagem do treinamento e verifica a viabilidade do treinamento na rotina:

Terapeuta: "Vocês precisarão comparecer à clínica três vezes por semana durante as próximas 12 semanas, pelo período de 1 hora (total de 3 horas/semana nas próximas 12 semanas) e realizar algumas atividades fora do ambiente clínico todos os dias (25 minutos). Vocês consideram viável encaixar essa carga horária na rotina atual?"
Família: "Sim, como N.A. possui o período da manhã sem atividades direcionadas, o tempo dos atendimentos está adequado para nossa rotina. As atividades solicitadas para serem realizadas fora do ambiente clínico são viáveis, pois N.A. gosta de passear em parques e *shopping* e brincar com os amigos."

A família demonstra estar engajada e ciente das atividades e dosagens sugeridas.

No treinamento de marcha na esteira, a velocidade estabelecida a partir da avaliação e da tolerância do paciente foi de 0,7km/h. Na primeira semana ele necessitou de pausa após 2 minutos de treino. No decorrer das 12 semanas de atendimento, as pausas foram se tornando mais espaçadas. Após 4 semanas de treinamento, o paciente caminhou por 4 minutos sem pausas; após esse período, a velocidade do treinamento foi aumentada para 1,0km/h. Após 8 semanas, N.A. realizou o treinamento na esteira por 7 minutos sem pausas. No início na nona semana foi utilizada a velocidade de 1,3km/h para o treinamento de marcha na esteira, e ao final do treinamento ele caminhou por 10 minutos sem pausa na esteira, à velocidade de 1,3km/h.

No início do treinamento de marcha no solo utilizando o andador posterior, o paciente tinha dificuldade em permanecer em pé, segurando o dispositivo para realizar atividades lúdicas. Essa estratégia foi enfatizada ao serem utilizadas atividades de preferência do paciente, com a manipulação do ambiente para favorecer a autonomia de N.A. e encorajamento para uso do dispositivo em ambientes controlados. Após 8 semanas, o paciente foi capaz de ficar em pé no andador e jogar bola com seu pai no ambiente ambulatorial; após 12 semanas, foi capaz de utilizar o andador posterior no ambiente domiciliar e jogar bola com o pai.

Camada 7 – As metas foram alcançadas?

Após realizada a intervenção proposta, verificamos que N.A. foi capaz de caminhar na esteira por 10 minutos sem pausas – no início da intervenção, uma pausa era necessária após 1 minuto de treino.

Terapeuta: "N.A., você é um menino muito forte; depois de treinar bastante, você conseguiu caminhar na esteira por bastante tempo. Parabéns!"
GAS: início: 2; após 12 semanas de intervenção: +1.

N.A. também conseguiu utilizar o andador em ambiente domiciliar e jogar bola com seu pai. Antes da intervenção, N.A. não utilizava o andador.

Terapeuta: "Agora você consegue brincar de jogar bola com o seu pai em casa, utilizando o seu andador, e se divertir muito. Parabéns!"
GAS: início: 2; após 12 semanas de intervenção: +1.

Fisioterapeuta: "Parece que o programa de treinamento direcionado a metas e a abordagem de terapia multimodal ajudaram a melhorar a independência funcional de N.A. A participação de todos vocês (família e paciente) foi fundamental para o alcance das metas."

Referências

1. Booth ATC, Buizer AI, Meyns P, Oude Lansink ILB, Steenbrink F, van der Krogt MM. The efficacy of functional gait training in children and young adults with cerebral palsy: A systematic review and meta-analysis. Dev Med Child Neurol 2018 Sep; 60(9):866-83.
2. Verschuren O, Peterson MD, Balemans AC, Hurvitz EA. Exercise and physical activity recommendations for people with cerebral palsy. Dev Med Child Neurol 2016 Aug; 58(8):798-808.
3. Palisano R, Rosenbaum P, Walter S, Russell D, Wood E, Galuppi B. Development and reliability of a system to classify gross motor function in children with cerebral palsy. Dev Med Child Neurol 1997 Apr; 39(4):214-23.
4. Novak I, Te Velde A, Hines A et al. Rehabilitation evidence-based decision-making: The READ model. Front Rehabil Sci 2021.
5. Morgan C, Novak I, Badawi N. Enriched environments and motor outcomes in cerebral palsy: A systematic review and meta-analysis. Pediatrics 2013; 132(3):e735-46.
6. Mattern-Baxter K, McNeil S, Mansoor JK. Effects of home-based locomotor treadmill training on gross motor function in young children with cerebral palsy: A quasi-randomized controlled trial. Arch Phys Med Rehabil 2013 Nov; 94(11):2061-7.
7. Moreau NG, Bodkin AW, Bjornson K et al. Effectiveness of rehabilitation interventions to improve gait speed in children with

cerebral palsy: Systematic review and meta-analysis. Phys Ther 2016; 96:1938-54.

8. Gharib NM, El-Maksoud GM, Rezk-Allah SS. Efficacy of gait trainer as an adjunct to traditional physical therapy on walking performance in hemiparetic cerebral palsied children: A randomized controlled trial. Clin Rehabil 2011 Oct; 25(10):924-34.

9. Abdel-Aziem AA, El-Basatiny HM. Effectiveness of backward walking training on walking ability in children with hemiparetic cerebral palsy: A randomized controlled trial. Clin Rehabil 2017 Jun; 31(6):790-7.

10. Grecco LA, Zanon N, Sampaio LM, Oliveira CS. A comparison of treadmill training and overground walking in ambulant children with cerebral palsy: A randomized controlled clinical trial. Clin Rehabil 2013 Aug; 27(8):686-96.

11. Grecco LA, Tomita SM, Christovão TC, Pasini H, Sampaio LM, Oliveira CS. Effect of treadmill gait training on static and functional balance in children with cerebral palsy: A randomized controlled trial. Braz J Phys Ther 2013 Jan-Feb; 17(1):17-23

12. Dewar R, Love S, Johnston LM. Exercise interventions improve postural control in children with cerebral palsy: A systematic review. Dev Med Child Neurol 2015 Jun; 57(6):504-20

13. Chiu HC, Ada L, Bania TA. Mechanically assisted walking training for walking, participation, and quality of life in children with cerebral palsy. Cochrane Database Syst Rev 2020 Nov; 11(11):CD013114.

14. Chrysagis N, Skordilis EK, Stavrou N, Grammatopoulou E, Koutsouki D. The effect of treadmill training on gross motor function and walking speed in ambulatory adolescents with cerebral palsy: A randomized controlled trial. Am J Phys Med Rehabil 2012 Sep; 91(9):747-60.

15. Swe NN, Sendhilnnathan S, van Den Berg M, Barr C. Over ground walking and body weight supported walking improve mobility equally in cerebral palsy: A randomised controlled trial. Clin Rehabil 2015 Nov; 29(11):1108-16

16. Chiu HC, Ada L, Bania TA. Mechanically assisted walking training for walking, participation, and quality of life in children with cerebral palsy. Cochrane Database Syst Rev 2020 Nov; 11(11):CD013114.

17. Novak I, Morgan C, Fahey M et al. State of the Evidence Traffic Lights 2019: Systematic review of interventions for preventing and treating children with cerebral palsy. Curr Neurol Neurosci Rep 2020 Feb; 20(2):3.

18. Valentín-Gudiol M, Mattern-Baxter K, Girabent-Farrés M, Bagur-Calafat C, Hadders-Algra M, Angulo-Barroso RM. Treadmill interventions in children under six years of age at risk of neuromotor delay. Cochrane Database Syst Rev 2017 Jul; 7(7):CD009242.

19. Kawamura CM, Morais Filho MC, Barreto MM, Paula Asa SK, Juliano Y, Novo NF. Comparison between visual and three-dimensional gait analysis in patients with spastic diplegic cerebral palsy. Gait Posture 2007 Jan; 25(1):18-24.

20. Bjornson KF, Zhou C, Stevenson RD, Christakis D. Relation of stride activity and participation in mobility-based life habits among children with cerebral palsy. Arch Phys Med Rehabil 2014 Feb; 95(2):360-8.

21. Mitchell LE, Ziviani J, Boyd RN. Characteristics associated with physical activity among independently ambulant children and adolescents with unilateral cerebral palsy. Dev Med Child Neurol 2015 Feb; 57(2):167-74.

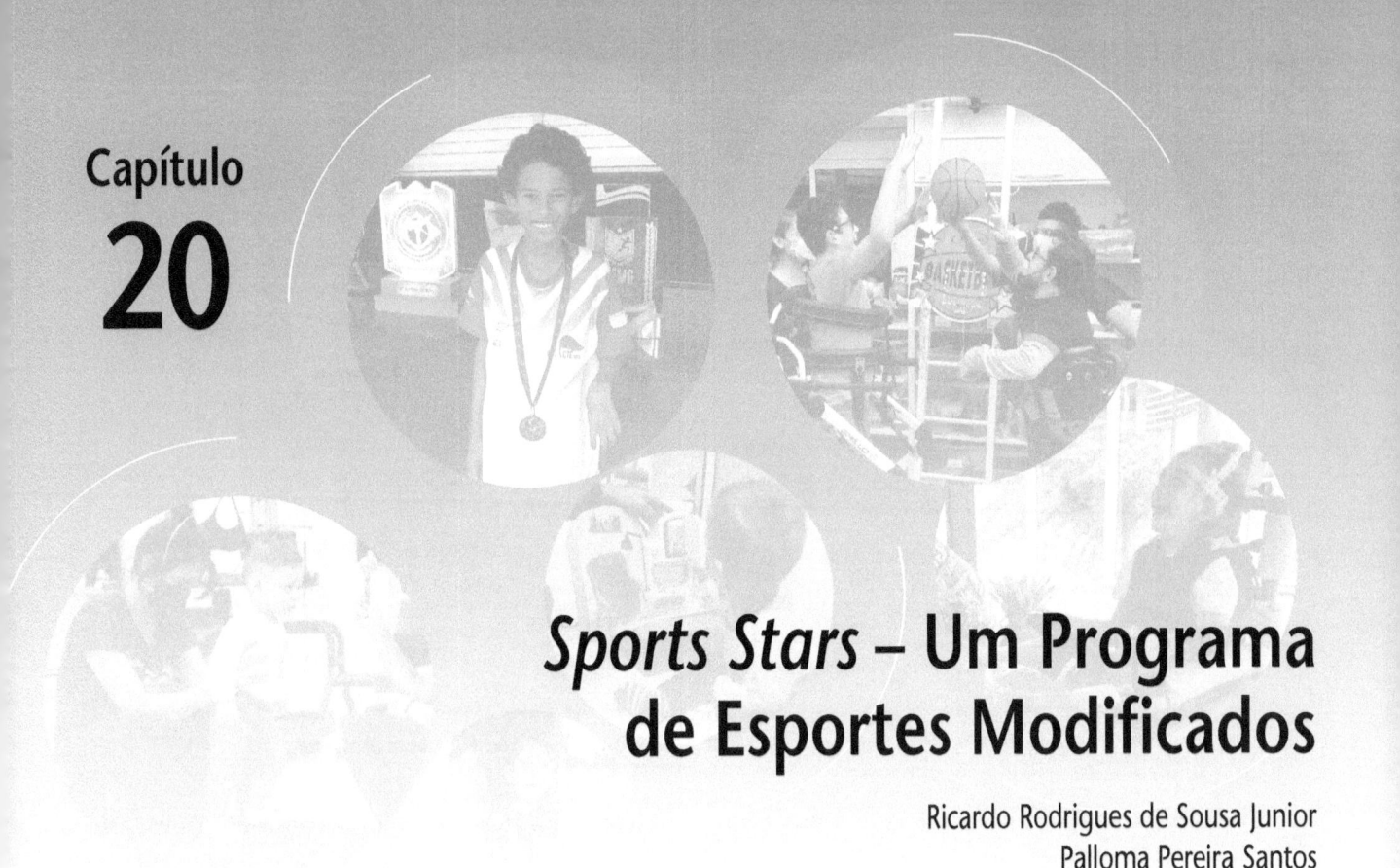

Capítulo 20

Sports Stars – Um Programa de Esportes Modificados

Ricardo Rodrigues de Sousa Junior
Palloma Pereira Santos
Hércules Ribeiro Leite

INTRODUÇÃO

Participar de atividades físicas significa "pessoas se movendo, agindo e atuando em espaços e contextos culturalmente específicos e influenciadas por uma gama de interesses, emoções, ideias, instruções e relacionamentos"[1]. Participar de atividades físicas de lazer significa ser frequente e estar envolvido em diferentes esportes (isto é, atividades físicas estruturadas com competições e regras) ou atividades de recreação física (ou seja, atividades físicas não estruturadas com objetivo de bem-estar e saúde)[2].

Crianças com paralisia cerebral (PC) apresentam níveis menores de atividade física e maiores de sedentarismo, participando menos de atividades físicas de lazer, quando comparadas a seus pares com desenvolvimento típico[3,4]. Assim, esforços são necessários para garantir que esse grupo participe de atividades físicas de lazer em esportes e recreação física continuamente.

Para que as crianças com PC participem de atividades físicas de lazer continuamente, é necessário que elas desenvolvam os componentes da alfabetização física, a qual consiste na integração de quatro diferentes domínios que qualquer pessoa precisa desenvolver para participar de atividades físicas ao longo da vida[5]:

1. Domínio físico (isto é, habilidades locomotoras, habilidades de controle de objetos, força muscular, resistência, equilíbrio, coordenação).

2. Domínio psicológico (ou seja, motivação, engajamento, confiança e autorregulação).
3. Domínio social (isto é, relacionamentos, colaboração).
4. Domínio cognitivo (ou seja, conhecimento de conteúdo, conhecimento de regras, táticas e raciocínio).

Para melhor compreensão da participação em atividades físicas de crianças com PC e outras deficiências, Clutterbuck (2019)[6] descreve seis diferentes cenários relacionados com a participação em atividades físicas de lazer no *modelo de participação SPORTS para crianças e adolescentes com deficiências* (Figura 20.1). Os primeiros dois cenários do modelo SPORTS (fases "S" e "P") representam intervenções centradas no esporte, ou seja, qualquer modalidade de intervenção ofertada por um profissional da saúde que contribua para participação em atividades físicas de lazer[7]. Os demais cenários do modelo (fases "O", "R", "T" e S") incluem diferentes contextos de participação em atividades físicas na comunidade onde crianças podem ser inseridas a depender de suas preferências, competências e disponibilidade de programas[6].

As intervenções centradas no esporte (fases "S" e "P" do modelo SPORTS) preparam as crianças com PC para participar de atividades físicas na comunidade (fases "O", "R", "T" e S" do modelo SPORTS). Essas intervenções apresentam resultados positivos para promoção da participação

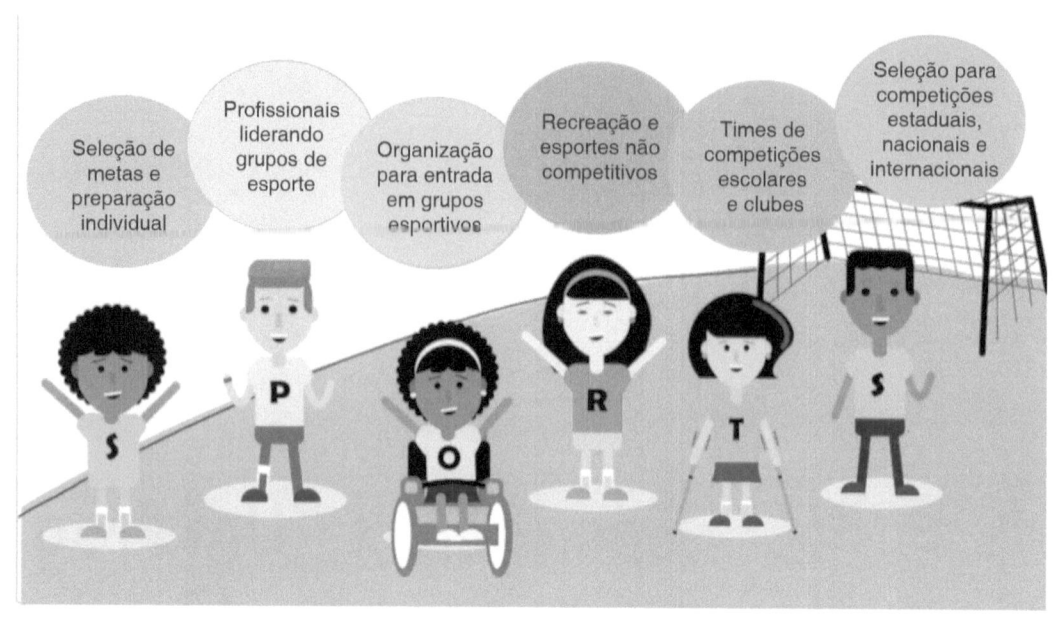

Figura 20.1 Modelo de participação SPORTS. (Reproduzida de Sousa Junior *et al.*, 2022[7].)

em atividades físicas de crianças com PC[7,8]. Uma revisão sistemática recente investigou a efetividade de intervenções centradas no esporte na participação em atividades físicas de crianças e adolescentes com PC. De acordo com esse estudo, as intervenções efetivas para melhorar a participação em atividades físicas dessa população incluem diferentes aspectos dentro dos quatro domínios da alfabetização física[7]. Entre essas intervenções se destacam as de esportes modificados.

PARTE I – DESCRIÇÃO DA INTERVENÇÃO

As intervenções de esportes modificados objetivam a melhora do desempenho em habilidades motoras esportivas, aproximando o cliente de seu contexto real e facilitando, assim, a participação em atividades físicas[9]. Nessa intervenção, as crianças participam no treino de habilidades motoras (por exemplo, habilidades de correr, saltar e arremessar) em combinação com a introdução à prática esportiva, com modificações adequadas com base em suas competências[9]. O principal componente dessa intervenção é o aprendizado pela ação, cujo objetivo é a melhora do desempenho dentro dos quatro domínios da alfabetização física – físico, social, cognitivo e psicológico – de modo a promover a participação da criança em atividades físicas[9].

Diferentes intervenções de esportes modificados foram descritas na literatura, incluindo o treino de habilidades motoras fundamentais direcionadas a diferentes esportes, como *surf*, esqui, natação e ginástica[10,11]. No que concerne a crianças com PC, as intervenções de esportes modificados ainda apresentam nível de evidência baixo em razão da pequena quantidade de ensaios clínicos controlados e aleatorizados sobre o tema. Novak e cols. (2020)[12] consideram essa modalidade uma intervenção "provavelmente faça", o que significa que ainda são necessários mais estudos para avaliar a efetividade da intervenção, porém os resultados

apresentados até o momento são positivos. Novos estudos estão sendo desenvolvidos para fortalecer o nível de evidência dessa intervenção[13,14]. Entre as diversas intervenções de esportes modificados, destaca-se o *Sports Stars*.

O *Sports Stars* teve origem na Austrália, a partir de um estudo controlado aleatorizado[15]. Nessa intervenção de esportes modificados foram incluídas crianças que deambulam sem auxílio de dispositivos, ou seja, aquelas classificadas nos níveis I e II do Sistema de Classificação da Função Motora Grossa (GMFCS [veja o Capítulo 1][15]. As crianças participantes realizavam o treino de habilidades motoras grossas de locomoção (por exemplo, corrida e salto) e de controle de objetos (por exemplo, arremesso, passe e chute) em grupo, lideradas por um fisioterapeuta. Em seguida, elas eram introduzidas à prática modificada de esportes culturalmente relevantes no país (futebol, *netball*, *t-ball* e *cricket*)[15].

Após 8 semanas de treinamento, o *Sports Stars* mostrou-se efetivo em melhorar a participação (frequência e envolvimento) em atividades físicas de lazer das crianças com PC[16]. Essa intervenção também mostrou resultados positivos na capacidade de execução das habilidades motoras grossas dos participantes[16]. Além disso, de acordo com a percepção de pais e cuidadores, as crianças participantes também obtiveram resultados positivos nas competências dos domínios social, cognitivo e psicológico da alfabetização física[17].

Considerando a relevância e a efetividade do *Sports Stars* para o treino de habilidades motoras e a participação em atividades físicas de lazer em crianças deambulantes com PC australianas, o projeto *Sports Stars* Brasil foi desenvolvido com o objetivo de aplicar o programa no contexto brasileiro. Essa versão adaptada incluiu o treino de habilidades relacionado com esportes culturalmente relevantes no país: futebol, handebol, basquete e atletismo. Além disso, considerando

Quadro 20.1 Exemplo de graduação da complexidade da tarefa

Habilidade – Correr desviando de cones (corrida em zigue-zague)				
Níveis de graduação da complexidade da tarefa				
Domínio físico	Anda rapidamente entre cones espaçados (distância grande) ➡	Corre entre cones espaçados (distância grande); derruba os cones ➡	Corre entre cones espaçados (distância grande) sem derrubar os cones ➡	Corre entre cones espaçados (distância curta) sem derrubar os cones ➡	Corre rapidamente entre cones espaçados (distância curta) sem derrubar os cones
Domínio social	Interação pobre ou inapropriada com os colegas ➡	Interação neutra com os colegas ➡	Interage positivamente com os colegas ➡	Desenvolvimento de conexões com o grupo ➡	Competitivo e encorajador
Domínio cognitivo	Tem dificuldade em entender a regra de correr e passar entre os cones ➡	Lembra a regra de correr e passar entre os cones sem derrubar ➡	Entende o momento correto de desviar dos cones ➡	Aplica uma instrução do terapeuta para aumentar a velocidade ao passar pelos cones ➡	Faz sozinho análises da técnica para aumentar a velocidade ao passar pelos cones
Domínio psicológico	Inseguro e pouco motivado para tentar alguma parte da atividade ➡	Necessita de encorajamento para tentar alguma parte da atividade ➡	Confiante, motivado a tentar os objetivos da atividade ➡	Confiante, motivado a atingir os objetivos da atividade ➡	Confiante, motivado a melhorar as partes desafiadoras da atividade

a atuação do profissional de Educação Física na introdução esportiva de crianças e adolescentes com deficiência no Brasil, o projeto *Sports Stars* Brasil foi desenvolvido para ser oferecido de maneira interdisciplinar em parceria entre a Fisioterapia e a Educação Física, e a avaliação de sua efetividade encontra-se em andamento[13,14].

Durante o *Sports Stars* Brasil, as crianças participam de oito sessões de 1 hora, uma por semana, com foco em diferentes esportes a cada 2 semanas (futebol, handebol, basquete e atletismo). As crianças recebem o treino de habilidades esportivas locomotoras e de controle de objetos. Em seguida, os profissionais de Educação Física promovem a introdução das crianças ao esporte de forma modificada, com base nas capacidades dos participantes. A Figura 20.2 apresenta a organização de treinamento durante uma sessão do *Sports Stars* Brasil.

Ao longo das 8 semanas de intervenção, o treino de habilidades motoras se utiliza do princípio de aprendizagem motora da prática progressiva. Os principais ingredientes dessa intervenção são a oportunidade de prática repetitiva, com uso de dicas verbais, o treino em grupo e a introdução à prática esportiva como estratégias motivacionais. Já os mecanismos incluem o aprendizado pela experiência e a mudança no funcionamento de órgãos (sistemas cardiorrespiratório, muscular e nervoso central). (Para mais detalhes sobre ingredientes e mecanismos, veja o Capítulo 2.) Assim como em outras intervenções de treino de habilidades motoras para crianças com PC (por exemplo, treino de mobilidade, treino intensivo bimanual do braço e da mão)[18,19], cabe ao terapeuta analisar criteriosamente o desempenho da criança ao realizar as habilidades motoras de locomoção e controle de objetos e graduar a complexidade da tarefa ao promover o treino da habilidade. O Quadro 20.1 apresenta um exemplo da graduação da complexidade de uma habilidade treinada no *Sports Stars*.

Além disso, as habilidades sociais, cognitivas e psicológicas da alfabetização física também são incentivadas durante todo o treinamento. Para que o terapeuta seja capaz de graduar apropriadamente a complexidade das tarefas durante o treinamento, é necessário lançar mão de instrumentos de

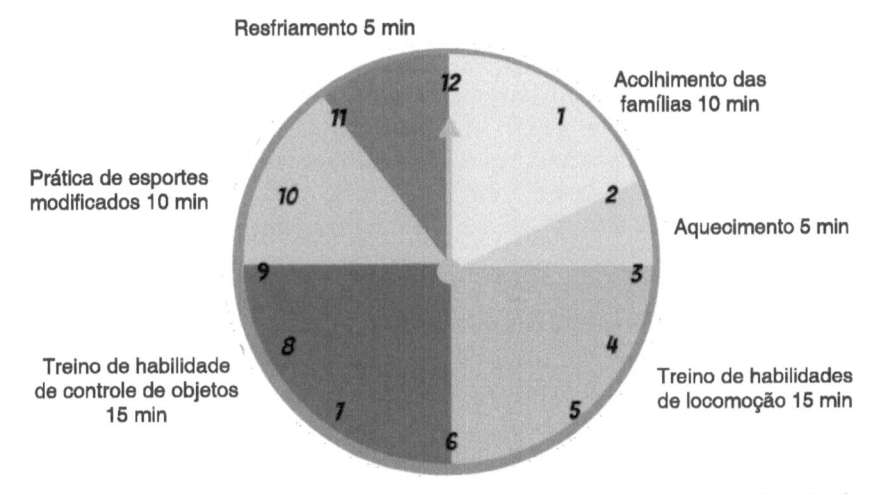

Figura 20.2 Organização da sessão do programa *Sports Stars* Brasil. (Adaptada de Clutterbuck et al., 2018[15].)

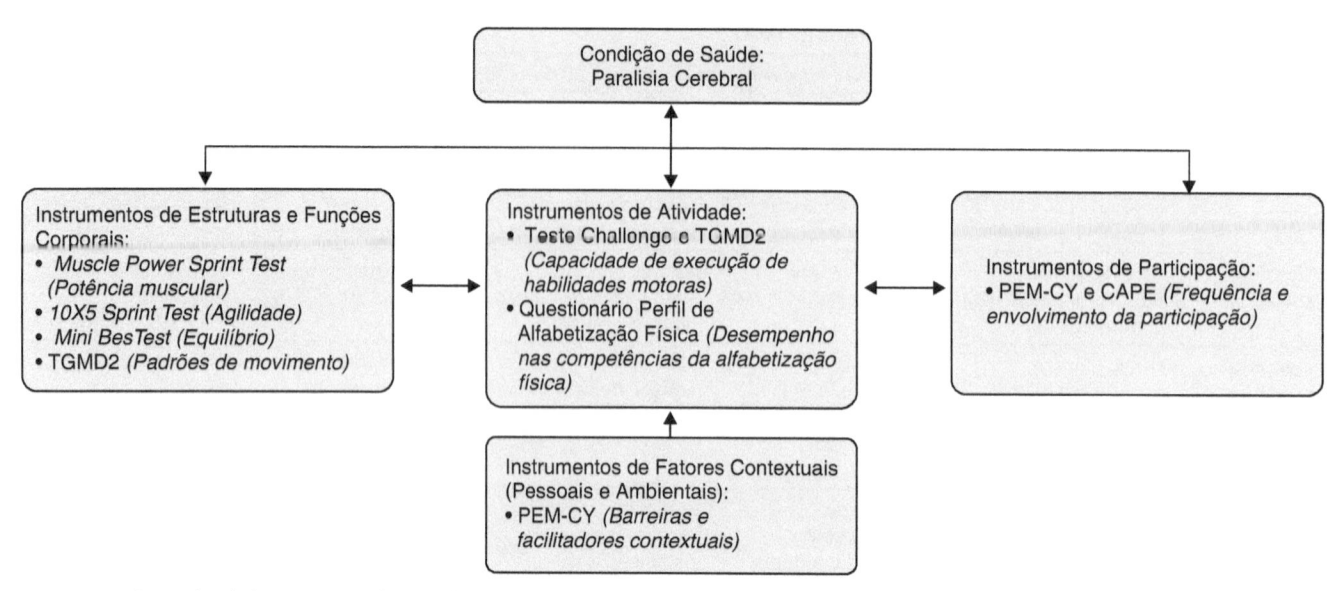

Figura 20.3 Exemplos de instrumentos de medida norteadores da intervenção de esportes modificados. (*CAPE*: *Children's Assessment of Participation and Enjoyment* [Avaliação da Participação e Engajamento da Criança]; *TGMD2*: *Test of Gross Motor Development 2* [Teste do Desenvolvimento Motor Grosso-2]; *PEM-CY*: *Participation and Enviroment Measure-Children and Youth* [Medida de Participação e do Ambiente da Criança e do Jovem]).

avaliação que o auxiliam a compreender as necessidades da criança e seu desempenho na execução das habilidades.

Atualmente, diversos instrumentos de medida validados para crianças com PC podem ser utilizados para nortear as intervenções de esportes modificados. Existem instrumentos e questionários disponíveis que avaliam todos os domínios da Classificação Internacional de Funcionalidade, Incapacidade e Saúde (CIF) e que contemplam os diferentes aspectos da alfabetização física. A Figura 20.3 contém alguns exemplos desses instrumentos.

PARTE II – APRESENTAÇÃO DO CASO CLÍNICO

E.J.L., 8 anos de idade, sexo masculino, tem o diagnóstico de PC espástica unilateral devido a um acidente vascular cerebral intrauterino. Ele é classificado no nível I do GMFCS, do Sistema de Classificação da Função Manual (MACS) e do Sistema de Classificação da Comunicação (CFCS) (veja o Capítulo 1).

E.J.L. não apresenta déficits cognitivos e compreende e responde bem a comandos. Desde 1 ano de idade, realiza atendimentos semanais com profissionais da Fisioterapia, Fonoaudiologia e Terapia Ocupacional e acompanhamento com psicopedagoga.

E.J.L. mora com sua mãe e irmã. Sua mãe trabalha em casa como costureira no período da manhã e se dedica a acompanhar a criança nas terapias no período da tarde. A família só acessa os serviços de saúde através do Sistema Único de Saúde (SUS). A mãe da criança procurou o projeto *Sports Stars* Brasil, indicado pela fisioterapeuta que atendia a criança.

As principais demandas terapêuticas da criança foram listadas por sua mãe, utilizando a linguagem das Minhas Palavras Favoritas (Figura 20.4)[20]. Essas demandas terapêuticas da criança se relacionam com as demandas escolares, como melhora da escrita, do desempenho nas atividades acadêmicas e na participação em atividades em sala de aula. Além

disso, uma das demandas da mãe de E.J.L. é com relação à participação nas atividades de Educação Física.

Segundo a mãe, E.J.L. tem dificuldade em acompanhar os colegas nas atividades propostas pelo professor de Educação Física. A criança apresenta dificuldade de coordenação em atividades com bola e corrida (não consegue chutar uma bola em um alvo nem quicar uma bola e corre trombando nos colegas). A mãe da criança também gostaria que ela fosse inserida em algum programa de esportes para que, além de praticar mais as habilidades motoras e manter-se ativa, E.J.L. melhorasse suas habilidades sociais. E.J.L. não é uma criança tímida, mas tem dificuldade em socializar-se com seus pares no ambiente escolar.

Camada 1 – Definição das metas

Durante a entrevista, o terapeuta solicitou que fossem levantadas três metas específicas que a mãe de E.J.L. gostaria que a criança melhorasse com a intervenção de esportes modificados: a primeira relacionada com o desempenho em alguma atividade motora associada ao esporte (por exemplo, correr, saltar, pular, quicar uma bola), a segunda relacionada com a frequência de participação em atividades físicas (por exemplo, participar mais tempo da Educação Física da escola, realizar atividades físicas mais vezes por semana) e a terceira relacionada com o envolvimento durante a participação em atividades físicas (por exemplo, se engajar mais em atividades físicas em grupo, ficar mais confiante ao realizar algum esporte). Essas metas se encontram no Quadro 20.2, e o desempenho da criança no momento da entrevista e a satisfação da mãe quanto a esse desempenho foram pontuados em uma escala de 1 (pior desempenho) a 10 (melhor desempenho possível) por meio de um roteiro de entrevista inspirado na Medida Canadense de Desempenho Ocupacional (COPM [veja o Capítulo 2]).

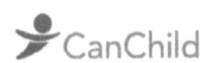 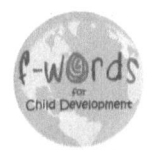

Folha de Metas das Palavras Favoritas (F-words)

Nome: *E.g.L*   **Data:** *24-02-2022*

> Instruções: Por favor, use esse formulário para escrever uma meta para cada uma das suas Palavras Favoritas (F-words-Função, Família, Saúde, Diversão, Amigos & Futuro) e explique o por que elas são importantes para você. Elas podem ser metas que você gostaria de desenvolver em casa, na terapia, na escola e/ou na comunidade. Juntos, vamos em busca das metas que são importantes para você!

FUNÇÃO:

Meta: *Melhorar a coordenação motora*

Por quê?! *Ele tem dificuldade de escrever, de jogar e chutar uma bola, quando de corre, tromba nos amigos*

FAMÍLIA:

Meta: *Brincar mais com a irmã*

Por quê?! *Ele fica muito parado e prefere jogar jogos no celular do que brincar com ela*

SAÚDE:

Meta: *Se cansar menos quando brinca de correr*

Por quê?! *Toda vez que ele vai correr de logo se cansa e para*

DIVERSÃO:

Meta: *Fazer algum esporte ou a educação física da escola*

Por quê?! *Ele tem vergonha de jogar com os colegas da escola, fica excluído*

AMIGOS:

Meta: *Fazer amizades*

Por quê?! *Ele tem muita dificuldade de socializar com as crianças da idade dele*

FUTURO:

Meta: *Ser uma criança saudável e feliz*

Por quê?! *Eu quero que meu filho cresça e desenvolva da melhor forma possível*

Figura 20.4 Folha de metas das Minhas Palavras Favoritas.

Quadro 20.2 Metas de tratamento pré-intervenção

Metas elencadas pela mãe da criança		Desempenho	Satisfação
Atividades motoras	Arremessar e chutar uma bola com mais eficiência	5	8
Frequência da participação	Brincar mais vezes de futebol com os amigos da escola durante a semana	1	1
Envolvimento ao participar	Ter mais confiança para brincar de futebol com outras crianças	5	1

Camada 2 – Meta realista?

A fim de avaliar se as metas são realistas e alcançáveis, o terapeuta utilizou diferentes instrumentos padronizados para melhor compreender as necessidades da criança. O teste *Challenge* foi utilizado para verificar o repertório motor da criança e como ela executa diferentes habilidades motoras de maior complexidade (corrida, arremesso e salto). Entre os critérios de pontuação desse teste encontram-se a capacidade de execução das habilidades, a precisão na execução das habilidades motoras e o tempo de execução[21]. A criança pontuou 78% (87 em um total de 112 pontos), perdendo pontos principalmente nos seguintes itens:

- **Item 2 – arremessar e pegar uma bola de basquete:** teve dificuldades em pegar a bola arremessada pelo terapeuta e jogar novamente.
- **Item 3 – quicar uma bola de uma mão para a outra:** incapaz de quicar uma bola passando de uma mão para a outra.
- **Item 4 – acertar um alvo na parede:** sem precisão para acertar o alvo colocado 3 metros à frente da criança.
- **Item 5 – jogar e pegar uma bola de tênis:** faz a tarefa com lentidão.
- **Item 6 – correr e chutar uma bola de futebol:** dificuldade para correr e chutar a bola simultaneamente; chute com pouca precisão.
- **Item 9 – andar e virar de costas:** corre sem precisão; dificuldade de frear.
- **Item 10 – correr 10 metros e parar:** corre sem precisão; dificuldade de frear.
- **Item 11 – correr 10 metros, pegar um pino de boliche e voltar:** corre sem precisão; dificuldade de frear.
- **Item 12 – correr em zigue-zague entre cones:** corre com lentidão; dificuldades na precisão do movimento; esbarra nos cones.

Durante a realização do *Challenge* ainda foi possível verificar que a criança frequentemente apresentava dificuldades para se autorregular e se organizar de modo a planejar a execução das atividades, muitas vezes realizando-as com pouca precisão ou de maneira descoordenada. Em alguns itens, E.J.L. tentava fazer as atividades rápido demais e se desequilibrava, tinha dificuldade de frear a corrida ou perdia o controle da bola.

Além do teste *Challenge*, a mãe da criança foi entrevistada por meio do Questionário Perfil de Alfabetização Física (QPAF). Esse questionário avalia o desempenho da criança nos diferentes componentes dos quatro domínios de alfabetização física (físico, cognitivo, social e psicológico)[22]. E.J.L. pontuou em 85% do questionário. Segundo a pontuação de sua mãe, a criança realiza parcialmente atividades físicas usando habilidades de manipulação (arremessar ou chutar uma bola), com coordenação, equilíbrio e empatia pelos colegas, relacionando-se positivamente com os colegas da idade, com confiança e engajamento.

Por fim, para análise dos aspectos da participação, a PEM-CY foi utilizada para avaliar a frequência, o envolvimento e o desejo de mudança da participação da criança na escola e na comunidade, além de analisar barreiras contextuais[23]. Nesse questionário, notou-se que E.J.L. apresentava baixa frequência de participação nas atividades escolares e na comunidade e que sua mãe gostaria que ela participasse mais vezes de grupos e atividades físicas livres e estruturadas na comunidade. Por meio desse questionário foi possível verificar que a falta de informação sobre serviços disponíveis na comunidade era uma barreira apontada pela mãe da criança.

Camada 3 – Prognóstico

Ao se fundamentar na avaliação da criança, em seu nível funcional (nível II do GMFCS nível II) e nas demandas da mãe, o terapeuta considerou três metas de intervenção específicas e alcançáveis com o programa de esportes modificados:

1. Em 8 semanas E.J.C. será capaz de arremessar ou chutar uma bola de plástico (bola leve) diretamente para um colega a 5 metros de distância.
2. Em 8 semanas E.J.C. será capaz de brincar com os colegas de futebol na escola pelo menos duas vezes por semana.
3. Em 8 semanas E.J.C será capaz de participar do futebol com os colegas com confiança durante toda a atividade (aproximadamente 1 hora).

Camada 4 – Intervenção

A intervenção de esportes modificados foi a intervenção-chave, conduzida por meio do programa *Sports Stars*. A intervenção foi realizada uma vez por semanas, durante 8 semanas, com 1 hora por sessão. Durante o período da intervenção, E.J.L. estava de férias das demais terapias (Fisioterapia, Fonoaudiologia e Terapia Ocupacional). A intervenção de esportes modificados foi a única a ser utilizada no momento, sem nenhuma outra intervenção adjuvante.

> **Intervenção-chave:** intervenção de esportes modificados (sinal amarelo).
> *Mecanismo:* desenvolvimento dos componentes da alfabetização física por meio do aprendizado pela ação.

Camada 5 – Modo (planejando a intervenção)

Esperava-se com essa intervenção que E.J.L. melhorasse os componentes dos quatro domínios da alfabetização física mediante a prática aproximada de um contexto real de atividades físicas. A intervenção foi conduzida em quadra poliesportiva com mais três crianças entre 6 e 10 anos de idade com PC e o mesmo perfil funcional de E.J.L.

Durante as 8 semanas de treinamento, E.J.L. praticou habilidades motoras de locomoção e controle de objetos e foi introduzido em quatro diferentes esportes (futebol, handebol, basquete e atletismo). O Quadro 20.3 apresenta dois exemplos de plano de sessão semanal da criança, bem como as estratégias para graduação da complexidade das tarefas treinadas e para melhora dos componentes da alfabetização física.

Quadro 20.3 Exemplo de plano de sessões do caso clínico

Semana # 1 – Futebol			
Atividades	**Desempenho físico**	**Desempenho social, cognitivo e psicológico**	**Progressão do treinamento para a semana # 2**
Atividades de aquecimento (5 minutos): rotação de ombros e braços, rotação de tornozelo, saltos e polichinelos			
Treinamento de habilidades de locomoção (15 minutos)			
Corrida de revezamento em linha reta	Corre rapidamente e passa o bastão lentamente e sem coordenação	Demonstra interação neutra com os colegas Compreende as regras das atividades propostas Apresenta bastante motivação e confiança para atingir os objetivos das atividades O excesso de excitação nas atividades provoca desorganização em determinados momentos	Propor *feedback* mais direto, com comandos como "começou", "já está quase acabando", "acabou", e propor *feedback* positivo ao final da realização de cada atividade para auxiliar a criança a se organizar durante a prática
Costurar em volta do cone (zigue-zague)	Corre entre cones espaçados (distância grande) sem derrubá-los		
Dedos tocando a bola de futebol	Alterna os pés na bola lentamente, sem perder o equilíbrio		
Treinamento de controle de objetos (15 minutos)			
Correr e chutar a bola ao gol	Corre e chuta a bola, gol a 3m de distância	Demonstra interação neutra com os colegas Compreende as regras das atividades propostas e consegue aplicar instruções dos terapeutas Apresenta bastante motivação e confiança para atingir os objetivos das atividades O excesso de excitação nas atividades provoca desorganização em determinados momento	Propor *feedback* mais direto, com comandos como "chute mais forte", "vamos aguardar sua vez", "olhe para a bola", e propor *feedback* positivo ao final da realização de cada atividade para o excesso de empolgação dessa mensagem não interferir no desempenho
Toque/passe	Para a bola e toca devagar para o colega a 1,5m de distância		
Proteção ao gol – pegar a bola	Encosta na bola grande com qualquer parte do corpo quando é arremessada rapidamente		
Esportes modificados (10 minutos)			
Jogo de futebol com crianças participando do mesmo time, realizando passes umas para as outras e chutando para a proteção ao gol	Consegue receber e realizar alguns passes assertivos para os colegas, corre lentamente com a posse de bola e realiza os chutes ao gol	Desenvolve conexões com o grupo Consegue aplicar a instrução do terapeuta ou dos colegas para melhorar seu desempenho	Aumentar a complexidade do jogo, propondo duas equipes diferentes
Resfriamento (5 minutos): alongamento ativo de membros inferiores e superiores			
Semana # 3 – Handebol			
Atividades	**Desempenho físico**	**Desempenho social, cognitivo e psicológico**	**Progressão do treinamento para a semana # 2**
Atividades de aquecimento (5 minutos): rotação de ombros e braços, rotação de tornozelo, saltos			
Treinamento de habilidades de locomoção (15 minutos)			
Costurar em volta do cone (zigue-zague)	Corre entre cones espaçados (distância grande) sem derrubá-los	Desenvolvimento de conexões com o grupo Compreende as regras das atividades propostas e consegue aplicar as instruções dos terapeutas O excesso de excitação nas atividades provoca desorganização em determinados momento	Propor *feedback* positivo ao final da realização de cada atividade para o excesso de empolgação dessa mensagem não interferir no desempenho Promover *feedback* prescritivo para melhorar o desempenho da corrida de costas ou realizar a tarefa através da prática simplificada (dar apoio nos membros superiores ou no ombro)
Corrida lateral	Corre de lado, necessitando virar o corpo para se orientar; vai e volta		
Corrida de costas	Inicia a corrida de costas, necessitando virar o corpo para se orientar		

(Continua)

Quadro 20.3 Exemplo de plano de sessões do caso clínico *(Continua)*

Treinamento de controle de objetos (15 minutos)			
Arremesso ao gol	Arremessa a bola acima da cabeça, gol a 3m de distância	Desenvolvimento de conexões com o grupo	Propor *feedback* positivo ao final da realização de cada atividade para o excesso de empolgação dessa mensagem não interferir no desempenho
Proteção ao gol – pegar a bola	Agarra a bola pequena com qualquer parte do corpo quando é arremessada devagar	Compreende as regras das atividades propostas e consegue aplicar instruções dos terapeutas	Propor variação no tamanho da bola
Quicar a bola – mudança de direção	Anda lentamente quicando a bola aproximadamente 3m em linha reta	Apresenta bastante motivação e confiança para atingir os objetivos das atividades O excesso de excitação nas atividades provoca desorganização em determinados momento	
Esportes modificados (10 minutos)			
Jogo de handebol, em que o grupo joga no mesmo time com a proteção do gol	Realiza passes assertivos para os colegas, e recebe alguns passes com consistência Há melhora na organização emocional, refletindo em maior concentração na atividade	Desenvolve conexões com o grupo Consegue aplicar a instrução do terapeuta ou dos colegas para melhorar seu desempenho	Propor alvos espalhados ao gol para variar o estímulo e possibilitar que a criança explore diferentes forças e direções no arremesso
Resfriamento (5 minutos): alongamento ativo de membros inferiores e superiores			

Fonte: adaptado de Clutterbuck *et al.*, 2020[6].

Camada 6 – Dose

A intervenção de esportes modificados ocorreu em 8 semanas, com 1 hora por sessão a cada semana. No total, a intervenção consistiu em 16 horas de treinamento em grupo das habilidades motoras e dos componentes da alfabetização física.

Camada 7 – As metas foram alcançadas?

Ao final da intervenção E.J.L. foi capaz de melhorar seu desempenho nas habilidades motoras (melhora da coordenação durante a corrida e melhor precisão nas atividades de controle de objetos) e nos demais componentes da alfabetização física (maior confiança, engajamento, conhecimento de táticas e socialização). Após a intervenção, E.J.L. começou a jogar futebol com os amigos da escola com confiança. Após as 8 semanas, a mãe de E.J.L. foi novamente perguntada sobre as metas selecionadas antes do início da intervenção. De acordo com sua percepção, houve melhora

no desempenho e em sua satisfação com as três metas elencadas (Quadro 20.4). As mudanças também foram notadas nos instrumentos padronizados administrados.

Na reavaliação, E.J.L. pontuou 85% no teste *Challenge* (95 do total de 112 pontos), cumprindo os itens de corrida e de controle de objetos com mais precisão. E.J.L. apresentava excesso de agitação e empolgação durante as práticas das atividades, o que causava desorganização para conclusão satisfatória das demandas propostas. Nesse sentido, a equipe de terapeutas se utilizou de estratégias para otimizar seu desempenho. A autorregulação e a capacidade de se organizar, muito enfatizadas durante a intervenção, auxiliaram a criança a executar os itens do teste, o que foi notável na reavaliação.

No instrumento QPAF, a criança alcançou a pontuação de 95% do questionário, obtendo melhor desempenho em diferentes componentes dos quatro domínios da alfabetização física. No questionário de participação PEM-CY, E.J.L. obteve mudanças nos itens relacionados com a atividade física, no domínio de participação na comunidade, por estar

Quadro 20.4 Metas de tratamento pré e pós-intervenção

Metas elencadas pela mãe da criança		Pré-intervenção		Pós-intervenção	
		Desempenho	Satisfação	Desempenho	Satisfação
Atividades motoras	Arremessar e chutar uma bola com mais eficiência	5	8	8	10
Frequência da participação	Brincar mais vezes de futebol com os amigos da escola durante a semana	1	1	10	10
Envolvimento ao participar	Ter mais confiança para brincar de futebol com outras crianças	5	1	10	10

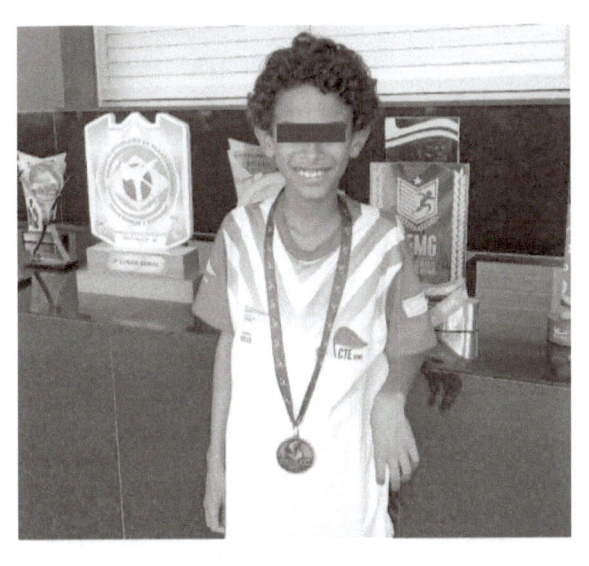

realizando atividades físicas com mais frequência. Três meses após a intervenção, a criança iniciou o treino de atletismo paralímpico duas vezes por semana (Figura 20.5) e recebeu alta do serviço de Fisioterapia, cumprindo assim o principal objetivo do programa *Sports Stars*, que é fazer a ponte entre o serviço de Fisioterapia convencional e a prática de esportes na comunidade. Assim, a intervenção de esportes modificados revelou-se benéfica para a criança.

O programa *Sports Stars* foi capaz de auxiliar o desenvolvimento dos componentes da alfabetização física e promover a participação em atividades físicas. A Figura 20.6 apresenta o resumo do caso clínico.

Figura 20.5 E.J.L. em sua primeira competição de Atletismo Paralímpico. (Acervo da família.)

E.J.L. tem 4 anos, com diagnóstico de paralisia cerebral, do tipo unilateral espástica.
Sistema de Classificação da Função Motora Grossa (GMFCS) nível I
Sistema de Classificação da Habilidade Manual (MACS) nível I

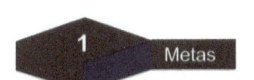

-Arremessar e chutar uma bola com mais eficiência
-Brincar de futebol com os amigos da escola mais vezes durante a semana
-Ter mais confiança para brincar de futebol com os amigos

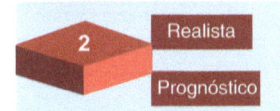

REALISTA? SIM
VIÁVEL? SIM
ALCANÇÁVEL? SIM
"Em 8 semanas E.J.L. será capaz de arremessar ou chutar uma bola de plástico (bola leve) diretamente para um colega a 5 metros de distância."
"Em 8 semanas E.J.L. será capaz de brincar com os colegas de futebol na escola pelo menos duas vezes por semana."
"Em 8 semanas E.J.L. será capaz de participar do futebol com os colegas com confiança durante toda a atividade (aproximadamente 1 hora)."

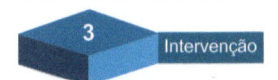

Esportes modificados

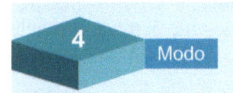

Programa *Sports Stars* Brasil: Treino de habilidades motoras de locomoção e de controle de objetos em grupo juntamente com a introdução à prática esportiva do futebol, handebol, basquete e atletismo

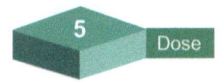

1 hora, 1 vez por semana, durante 8 semanas

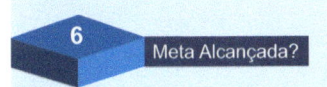

Meta 1:Arremessar e chutar uma bola com mais eficiência
Pré: Desempenho 5 Satisfação 8
Pós: Desempenho 8 Satisfação 10

Meta 2: Brincar de futebol com os amigos da escola mais vezes durante
a semana
Pré: Desempenho 1 Satisfação 1
Pós: Desempenho 10 Satisfação 10

Meta 3: Ter mais confiança para brincar de futebol com os amigos
Pré: Desempenho 5 Satisfação 1
Pós: Desempenho 10 Satisfação 10

Figura 20.6 Resumo do caso clínico.

CONSIDERAÇÕES FINAIS

O objetivo maior de um programa de esportes modificados para crianças com PC é promover a transição entre o serviço de fisioterapia usual para a participação em atividades físicas na comunidade. Essa transição acontece mediante o desenvolvimento dos domínios da alfabetização física. Após 8 semanas de intervenção, E.J.L. foi capaz de aumentar sua frequência de participação em atividades físicas, bem como seu envolvimento ao participar. Além disso, a criança melhorou diferentes competências dentro dos domínios físico, cognitivo, social e psicológico da alfabetização física. Essa intervenção é considerada promissora para ser utilizada em crianças com PC.

Referências

1. Piggin J. What Is Physical Activity? A Holistic Definition for Teachers, Researchers and Policy Makers. Front Sport Act Living. 2020;2: 1-7.
2. Australia. National Sport and Active Recreation Policy Framework. *Aust Gov.* 2011. Disponível em https://www1.health.gov.au/internet/main/publishing.nsf/Content/aust_sport_path~aust_sport_path_report_response~aust_sport_path_report_response_1_1 acessado em 06 de março de 2023.
3. Engel-Yeger B, Jarus T, Anaby D, Law M. Differences in patterns of participation between youths with cerebral palsy and typically developing peers. Am J Occup Ther. 2009;63(1):96-104.
4. Michelsen SI, Flachs EM, Damsgaard MT, et al. European study of frequency of participation of adolescents with and without cerebral palsy. Eur J Paediatr Neurol. 2014;18(3):282-294.
5. Edwards LC, Bryant AS, Keegan RJ, Morgan K, Jones AM. Definitions, Foundations and Associations of Physical Literacy: A Systematic Review. Sport Med. 2017;47(1):113-126.
6. 6. Clutterbuck GL. Becoming Sports Stars: The development and evaluation of a Practitioner-led, transition-focussed, peer-group sports intervention for ambulant children with cerebral palsy [dissertação]. Queensland (Australia): University of Queensland; 2019.
7. Sousa Junior RR de, Souto DO, Camargos ACR, Clutterbuck GL, Leite HR. Moving together is better: a systematic review with meta-analysis of sports-focused interventions aiming to improve physical activity participation in children and adolescents with cerebral palsy. Disabil Rehabil. 2022;0(0):1-11.
8. Kilgour G, Adair B, Stott NS, Steele M, Hogan A, Imms C. Do physical activity interventions influence subsequent attendance and involvement in physical activities for children with cerebral palsy: a systematic review. Disabil Rehabil. 2021;0(0):1-17.
9. Clutterbuck G, Auld M, Johnston L. Active exercise interventions improve gross motor function of ambulant/semi-ambulant children with cerebral palsy: a systematic review [with consumer summary]. Disabil Rehabil. 2019;41(10)1131-1151.
10. 10. Cook O, Frost G, Twose D, et al. Can-flip: A pilot gymnastics program for children with cerebral palsy. Adapt Phys Activ Q. 2015; 32: 349-370.
11. 11. Sousa A. Estrutura das intervenções de esportes modificados para crianças e adolescentes com deficiência: uma revisão bibliográfica do tipo escopo [trabalho de conclusão de curso]. Belo Horizonte: Universidade Federal de Minas Gerais; 2022.
12. Novak I, Morgan C, Fahey M, et al. State of the Evidence Traffic Lights 2019 : Systematic Review of Interventions for Preventing and Treating Children with Cerebral Palsy. Curr Neurol Neurosci Rep. 2020; 20(2):3.
13. Souto DO, Da Silva LC, De Sousa Junior RR, et al. Practitioner-led, peer-group sports intervention combined with a context-focused intervention for children with cerebral palsy: a protocol of a feasibility randomised clinical trial. BMJ Open. 2023;13(1):1-10.
14. R. R de SJ, A.C. RC, G.L. C. Effectiveness of Modified Sports for Children and Adolescents With Cerebral Palsy: A Pragmatic Study Protocol. Pediatr Phys Ther. 2022;34(1):81-87.
15. Clutterbuck GL, Auld ML, Johnston LM. SPORTS STARS study protocol: A randomised, controlled trial of the effectiveness of a physiotherapist-led modified sport intervention for ambulant school-aged children with cerebral palsy. BMC Pediatr. 2018;18(1).
16. Clutterbuck GL, Auld ML, Johnston LM. SPORTS STARS: a practitioner-led, peer-group sports intervention for ambulant, school-aged children with cerebral palsy. Activity and participation outcomes of a randomised controlled trial. Disabil Rehabil. 2020; 30:1–9.
17. Clutterbuck GL, Auld ML, Johnston LM. SPORTS STARS: a practitioner-led, peer-group sports intervention for ambulant, school-aged children with cerebral palsy. Parent and physiotherapist perspectives. Disabil Rehabil. 2020; 7:1-10.
18. Charles J, Gordon AM. Development of hand-arm bimanual intensive training (HABIT) for improving bimanual coordination in children with hemiplegic cerebral palsy. Dev Med Child Neurol. 2006;48(11):931-936.
19. Toovey R, Bernie C, Harvey A, Mcginley J, Spittle A. Task-specific gross motor skills training for ambulant school aged children with cerebral palsy: A systematic review. Dev Med Child Neurol. 2017;59:108-109.
20. Rosenbaum P, Gorter JW. The "F-words" in childhood disability: I swear this is how we should think. Child Care Health Dev. 2012;38(4):457-463.
21. Sousa Junior RR, Gontijo APB, Santos TRT, Wright FV, Mancini MC. Measurement Properties and Translation to Brazilian-Portuguese of the Challenge for Children and Adolescents with Cerebral Palsy. Phys Occup Ther Pediatr. 2020;0(0):1-18.
22. Sousa A, Guimaraes R. Desenvolvimento de um instrumento para avaliação da alfabetização física: questionário perfil de alfabetização física (QPAF) [trabalho de conclusão de curso]. Belo Horizonte: Universidade Federal de Minas Gerais; 2022.
23. Coster W, Law M, Bedell G, Khetani M, Cousins M, Teplicky R. Development of the participation and environment measure for children and youth: Conceptual basis. Disabil Rehabil. 2012;34(3):238-246.

Intervenção Focada no Contexto Associada a uma Intervenção de Esportes Modificados

Luana Cristina da Silva
Ana Carolina Andrade Ramos de Souza
Deisiane Oliveira Souto
Ricardo Rodrigues de Sousa Junior
Rafael Coelho Magalhães
Hércules Ribeiro Leite

INTRODUÇÃO

Neste capítulo serão apresentados os princípios teóricos que norteiam as intervenções, os elementos essenciais para avaliação, as estratégias que favorecem sua implementação, bem como as evidências mais atuais sobre os desfechos de participação. Em seguida, será apresentado um caso clínico que exemplifica como a intervenção pode ser utilizada na prática clínica.

PARTE I – DESCRIÇÃO DA INTERVENÇÃO

A intervenção Caminhos e Recursos para Engajamento e Participação (*Pathways and Resources for Engagement and Participation* [PREP]) foi desenvolvida por pesquisadores da *CanChild*, no Canadá, e consiste em uma estratégia de intervenção destinada a melhorar a participação por meio de modificações em fatores ambientais[1-3]. Essa intervenção relativamente nova, baseada em evidências, pode ser empregada para melhorar a participação em atividades de escolha da criança e sua família.

Nessa intervenção, os prestadores de serviço, juntamente com a criança e seus pais/cuidadores, identificam aspectos do ambiente e da atividade que apoiam ou dificultam a participação[1,3]. Assim, o PREP foca na promoção de modificações no ambiente e nas demandas das tarefas em vez de focar apenas em fatores de estrutura e função do corpo. Essa intervenção envolve ainda o treinamento dos familiares e de outras pessoas envolvidas nas atividades cotidianas da criança. O PREP parte do princípio de que intervir no ambiente natural do indivíduo pode promover efeitos positivos e duradouros em sua participação[3].

O protocolo PREP foi desenvolvido para ser aplicado por terapeutas ocupacionais. Entretanto, considerando que seus ingredientes e princípios não são exclusivos de uma única profissão, os autores originais (Dana Anaby e Rachel Teplicky) propuseram que sua adaptação para o Brasil também incluísse outros profissionais. Assim, a versão brasileira do PREP pode ser utilizada por provedores de serviço em uma variedade de ambientes de prática clínica, incluindo fisioterapeutas. Para utilização dessa intervenção, recomenda-se que o profissional leia o manual disponível para compra no *site* da *CanChild* (https://www.canchild.ca/en/shop/25-prep-intervention-protocol) e faça o treinamento *online*, disponível no *link* https://www.prepintervention.ca/.

A colaboração com profissionais de outras áreas da saúde (fonoaudiólogos, profissionais de Educação Física, entre outros) e com indivíduos de organizações comunitárias (treinadores ou líderes de grupo) é essencial para a implementação do protocolo[4]. O PREP pode ser adotado para indivíduos com condições variadas de saúde e níveis diferentes de habilidades, incluindo crianças com paralisia cerebral (PC). A intervenção não exige equipamentos ou recursos específicos para sua implementação. Como as metas de participação são individualizadas, os equipamentos ou recursos podem variar de acordo com as metas e as necessidades de cada criança.

A intervenção se divide em cinco etapas (Quadro 21.1). Inicialmente, o terapeuta atenderá cada criança e sua família de maneira individualizada e, juntos, identificarão metas de participação de acordo com o desejo da criança, mas que de alguma maneira são difíceis para ela[1]. A intervenção PREP deve implementar estratégias de soluções para remover barreiras ambientais e, assim, atingir as metas de participação definidas pelo cliente[1]. Adaptar equipamentos, melhorar a acessibilidade física, encontrar programas disponíveis e buscar apoio de organizações não governamentais (ONG) ou instituições são exemplos de estratégias para remoção de barreiras ambientais que podem melhorar a participação.

Durante as etapas da intervenção PREP, os terapeutas, juntamente com a criança e pais/cuidadores, discutem de forma engajada e trocam informações para aumentar a base de conhecimento sobre a criança e a tarefa e as habilidades da família (Figura 21.1)[1], o que possibilita maior empoderamento dos clientes e aprimoramento da capacidade de resolver problemas[2]. O objetivo final do PREP é fornecer às famílias o conhecimento e as habilidades necessárias para

resolução de problemas e ao mesmo tempo facilitar o alcance das metas de participação[2]. Desse modo, as etapas do PREP são colaborativas e incorporam princípios gerais de *coaching*[3].

O protocolo PREP foi originalmente desenvolvido para promover três metas de participação em um período de 20 semanas, o que inclui uma fase inicial de 4 semanas, um período de intervenção de 12 semanas (4 semanas para cada meta de participação) e um acompanhamento de 4 semanas[1]. Contudo, é aceitável que o protocolo seja adaptado para atender as demandas de cada criança e seus pais/cuidadores. Por exemplo, o protocolo pode ser alterado a fim de incluir um número diferente de metas, de acordo com as prioridades da criança e da família/cuidadores ou a disponibilidade de programas e atividades de interesse.

Segundo o manual do PREP, é recomendado focar em uma meta por vez, o que facilitará a comparação dos resultados. No entanto, também é possível atuar em mais de uma meta por vez para melhor adequação da agenda do terapeuta e/ou da criança e pais/cuidadores[4].

Os mecanismos da intervenção PREP envolvem o aprendizado por meio da experiência dentro do contexto em que a criança está inserida, a plasticidade dependente da intensidade e envolvimento da criança na atividade realizada, e mudanças em funções mentais. Ademais, essa intervenção pode apresentar diferentes ingredientes (veja o Capítulo 2), a saber:

- Modificação do ambiente.
- Educação de todos os envolvidos na intervenção.
- Estratégias motivacionais.
- Estabelecimento de metas.

Quadro 21.1 Resumo das etapas do protocolo PREP

Etapas	Descrição
Faça metas	Nessa etapa são identificadas até três metas de participação. Para isso, o terapeuta, em reunião com a criança/adolescente/jovem e pais/cuidadores, deverá utilizar a COPM para facilitar a identificação de metas de participação em atividades em casa, na escola ou na comunidade. Após identificar as metas, a COPM deve ser utilizada para avaliar o desempenho e a satisfação em cada meta de participação desejada
Trace um plano	Nessa etapa, para cada meta de participação, o terapeuta e a criança/adolescente/jovem e os pais/cuidadores devem desenvolver um plano de intervenção. O mapeamento do plano deve envolver uma discussão sobre os pontos fortes da criança e as habilidades relacionadas com a atividade escolhida. Os fatores ambientais e as características das atividades que limitam a participação devem ser modificados. Uma equipe formada por familiares, amigos, professores, treinadores, voluntários e um especialista na meta escolhida pode ser incluída no plano de participação, se necessário
Faça acontecer	Nessa etapa, o plano é colocado em prática, e modificações ambientais e na atividade devem ser implementadas para facilitar a participação. O terapeuta trabalha em colaboração com a equipe de participação para treinar todas as partes interessadas sobre as formas de tornar a atividade possível
Mensure o processo e os desfechos	Nessa etapa, os resultados devem ser avaliados para cada meta de participação. A mensuração das escalas de desempenho e satisfação da COPM deve ser obtida regularmente ao longo da linha de base, durante a intervenção e após a intervenção. A PEM-CY também pode ser administrada antes e após a intervenção para medir mudanças no perfil de participação da criança/adolescente/jovem
Siga em frente	Nessa etapa, o terapeuta deve discutir com a criança/adolescente/jovem e os pais/cuidadores estratégias aprendidas na intervenção que possam ser generalizadas para novas atividades e elaborar um plano para garantir a sustentabilidade da participação

COPM: Medida Canadense de Desempenho Ocupacional; PEM-CY: Medida da Participação e do Ambiente – Crianças e Jovens; PREP: Caminhos e Recursos para Engajamento e Participação.

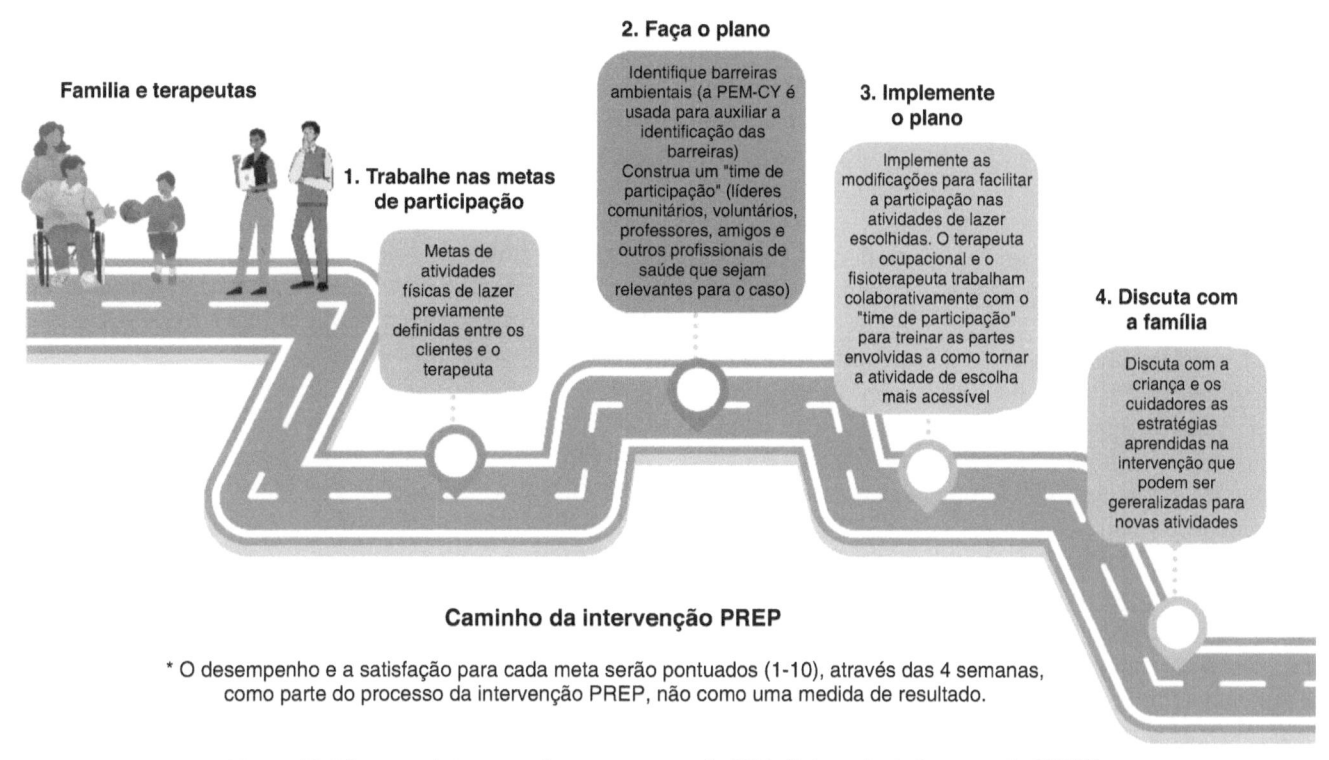

Figura 21.1 Resumo da intervenção com o protocolo PREP. (Adaptada de Souto *et al.*, 2023[15].)

Assim como em qualquer programa de reabilitação, no PREP o processo de avaliação é essencial para o sucesso da intervenção. A avaliação deve ser específica e individualizada a fim de identificar as potencialidades e dificuldades enfrentadas pela criança, bem como para o estabelecimento de uma intervenção efetiva. Conforme previsto no manual da intervenção PREP[4], a Medida Canadense de Desempenho Ocupacional (COPM [veja o Capítulo 2] deve ser utilizada durante a intervenção PREP para definição das metas e para pontuar o desempenho e a satisfação dos clientes em relação às metas estabelecidas. Além disso, a Medida da Participação e do Ambiente – Crianças e Jovens (PEM-CY) pode ser utilizada como medida auxiliar para identificação de barreiras e facilitadores ambientais.

Desenvolvida no Canadá e fundamentada na prática centrada no cliente[5], a COPM é uma medida de resultado baseada em uma entrevista semiestruturada que investiga o desempenho autopercebido e a satisfação do participante em relação às metas estabelecidas[5]. A COPM avalia os domínios de autocuidado, produtividade e lazer e foi desenvolvida para ser utilizada por terapeutas ocupacionais, uma vez que seu domínio de interesse é a ocupação. No entanto, equipes multidisciplinares usam a medida para identificação das preocupações do cliente e dos membros da equipe que precisam ser envolvidos. Com isso, geralmente expandem a natureza da entrevista para enfocar, também, outras questões. Assim, os métodos de entrevista e pontuação são transferíveis para outros domínios de interesse, mas não são mais os mesmos da COPM original[6]. Dessa maneira, a COPM é usada no PREP para auxiliar as crianças e pais/cuidadores na identificação das metas de participação. O instrumento é utilizado de modo adaptado[7], pois considera apenas o domínio de lazer da medida. A COPM é confiável e válida e pode detectar mudanças no desempenho ao longo do tempo e após uma intervenção[5,8]. Uma mudança de 2 pontos ou mais é considerada clinicamente importante[9].

A PEM-CY é uma medida de resultado obtida a partir das percepções dos pais e avalia a participação de crianças e adolescentes (5 a 17 anos de idade) com e sem deficiência em casa, na escola e na comunidade, bem como fatores ambientais nesses respectivos ambientes[10]. Essa medida analisa a frequência e o envolvimento das crianças e adolescentes nas atividades realizadas, bem como as características dos ambientes que influenciam a participação. A PEM-CY foi traduzida e adaptada culturalmente para a população brasileira[11] e tem sido utilizada como uma medida de resultado para avaliar os efeitos das intervenções de participação[12,13].

O protocolo PREP revelou-se eficaz não apenas em melhorar a participação em atividades escolhidas, mas também afetou positivamente desfechos de estruturas e funções do corpo em adolescentes com deficiência, incluindo a PC[2]. Além disso, foram observados níveis de participação maiores em atividades comunitárias, que resultaram em melhoria das funções motoras, cognitivas, mentais e sociais, com a percepção de maior autonomia[2].

O PREP teve impacto positivo no empoderamento familiar de pais/cuidadores de adolescentes com incapacidades motoras, provavelmente devido ao envolvimento ativo da família durante a implementação da intervenção[2]. Intervenções focadas no contexto são classificadas como "provavelmente faça" no modelo de classificação das intervenções para crianças e jovens com PC proposto por Novak e cols. (2019)[14] (veja o Capítulo 2). Assim, o PREP tem demonstrado o potencial das intervenções focadas no contexto para promover mudanças em vários domínios da funcionalidade.

Como apresentado no Capítulo 20, a intervenção *Sports Stars* tem por objetivo aumentar a participação em atividades recreativas e esportivas de crianças com PC – as quais são submetidas a oito sessões semanais, onde são treinadas habilidades locomotoras e manipulativas, bem como são apresentadas a quatro esportes modificados (futebol, handebol, atletismo e basquete). Há na literatura evidências que apontam os efeitos positivos dessa intervenção para promoção da participação na comunidade; entretanto, é sabido que a adesão e a permanência dessas crianças nessas atividades ao longo da vida serão determinadas pelos fatores contextuais, especialmente pelo ambiente. Atualmente, a intervenção PREP está sendo implementada e testada em crianças brasileiras com PC[15].

Segurança e eventos adversos

Os riscos associados à intervenção irão variar de acordo com a tarefa de interesse do participante e as estratégias elencadas pela equipe. Os riscos podem ser minimizados a partir de uma avaliação adequada do terapeuta quanto ao contexto em que a tarefa será realizada, a fim de identificar os possíveis fatores de risco e orientar a família e a criança sobre a(s) maneira(s) de minimizar esses riscos.

A seguir será apresentado o caso de uma criança que recebeu a intervenção com o protocolo PREP associado a uma intervenção de esportes modificados, o *Sports Stars* (veja o Capítulo 20).

PARTE II – APRESENTAÇÃO DO CASO CLÍNICO

L.M.R. é uma criança do sexo masculino, de 10 anos de idade, diagnosticada com PC espástica bilateral em decorrência da prematuridade (nível I no Sistema de Classificação da Função Motora Grossa [GMFCS], no Sistema de Classificação de Habilidade Manual [MACS] e no Sistema de Classificação da Função de Comunicação [CFCS]). Além disso, a criança é classificada na Escala de Mobilidade Funcional (FMS) como 6 nas três distâncias estabelecidas (5, 50 e 500 metros). (Para mais detalhes sobre os sistemas de classificação, veja o Capítulo 1.)

A criança é inteligente, gentil, engraçada e sociável, e gosta de participar de atividades recreativas ativas. Entretanto, atualmente não realiza nenhuma atividade física estruturada. L.M.R. realiza atividades físicas com frequência na rua de sua casa, onde brinca de futebol com seus vizinhos. A criança reside com a mãe, o pai e a irmã mais velha. A família é muito participativa e empenhada nos cuidados em saúde da criança. Os avós maternos e os tios também são extremamente carinhosos e participativos em sua vida – residem na mesma rua e dão suporte em seus cuidados quando necessário. A criança frequenta escola pública da rede regular de ensino e participa ativamente da aula de educação física.

L.M.R. nasceu pré-termo (34 semanas) e permaneceu 10 dias na Unidade de Tratamento Intensivo Neonatal. Em decorrência da prematuridade, apresenta diparesia espástica, diagnosticada tardiamente. Realiza acompanhamento fisioterapêutico desde os 5 anos de idade. Atualmente, é atendido duas vezes por semana em clínica-escola de uma universidade. L.M.R. não faz uso de medicações e não realiza outros atendimentos, como terapia ocupacional e fonoaudiologia, de acordo com as demandas funcionais apresentadas pela família.

Segundo o relato de sua mãe, as demandas de tratamento atuais estão relacionadas com o desempenho de habilidades motoras mais complexas (corrida, agarrar ou chutar uma bola). Além disso, a criança apresenta demandas relacionadas com a participação em atividades físicas. Embora participe com frequência de atividades físicas diariamente (esportes e brincadeiras ativas na educação física escolar e no futebol com outras crianças na rua de casa), L.M.R. expressa desejo de participar de uma variedade maior de atividades físicas (aprender novas brincadeiras e esportes), e sua família gostaria que ele tivesse mais confiança e se engajasse mais em brincadeiras ativas com seus amigos na rua e na escola. As demandas terapêuticas da criança foram listadas por sua mãe, utilizando a linguagem das "Minhas Palavras Favoritas" (Figura 21.2).

Considerando que apresentavam queixas relacionadas com a participação em atividades físicas, os familiares e a criança buscaram auxílio profissional com intuito de modificar esse cenário. O resumo do caso clínico pode ser consultado na Figura 21.3.

Camada 1 – Definição das metas

Para determinação das metas e do nível atual de desempenho e satisfação da criança nas tarefas escolhidas, a COPM foi adaptada (conforme orientado pela versão brasileira no manual PREP)[7], considerando apenas o domínio de "lazer" da medida. As metas de participação em atividades recreativas e/ou esportivas foram determinadas entre a criança e a mãe, a qual foi responsável pela pontuação do desempenho e da satisfação. As metas estipuladas pela criança e suas respectivas notas para o desempenho e satisfação foram:

- Jogar futebol na posição de goleiro – desempenho: 7; satisfação: 8.
- Brincar de "rouba bandeira" na rua de casa com os amigos – desempenho: 6; satisfação: 3.

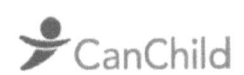 **Folha de Metas das Palavras Favoritas (F-words)**

Nome: *L.M.R*   **Data:** *11/10/2022*

> Instruções: Por favor, use esse formulário para escrever uma meta para cada uma das suas Palavras Favoritas (F-words-Função, Família, Saúde, Diversão, Amigos & Futuro) e explique o por quê elas são importantes para você. Elas podem ser metas que você gostaria de desenvolver em casa, na terapia, na escola e/ou na comunidade. Juntos, vamos em busca das metas que são importantes para você!

FUNÇÃO:

Meta: *Melhorar a corrida, pegar e arremessar uma bola*

Por quê?! *Ele tem dificuldade de levantar o pé para correr. Quando arremessa a bola, ele não acerta o alvo*

FAMÍLIA:

Meta: *Não possui*

Por quê?! *-*

SAÚDE:

Meta: *Se manter mais ativo no dia a dia*

Por quê?! *Eu gostaria que ele fizesse mais atividade física e ficasse menos parado ao longo do dia*

DIVERSÃO:

Meta: *Conhecer diferentes esportes e brincadeiras*

Por quê?! *Atualmente ele só brinca de futebol e faz educação física na escola; ele tem vontade de aprender novas atividades*

AMIGOS:

Meta: *Ficar mais confiante para brincar com os amigos de brincadeiras que ele não conhece*

Por quê?! *Quando ele brinca de coisas que não sabe, se sente muito inseguro*

FUTURO:

Meta: *Crescer sendo fisicamente ativo*

Por quê?! *Eu quero que meu filho possa brincar junto com seus colegas da escola e da rua e continue se desenvolvendo*

Para maiores informações: www.canchild.ca/f-words[12]
Rosenbaum e Gorter[1]; Brugnaro et al[14]

Adaptado de Fuller & Susini, 2015
©CanChild F-words Research Team, 2017

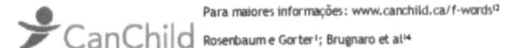

Figura 21.2 Metas de L.M.R. relacionadas com "Minhas Palavras Favoritas".

L.M.R. tem 10 anos de idade e diagnóstico de paralisia cerebral espástica bilateral. Ele é classificado como nível I no Sistema de Classificação da Função Motora Grossa (GMFCS) e como nível I no Sistema de Classificação da Habilidade Manual (MACS)

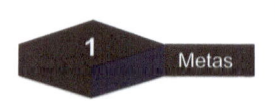

" TERAPEUTA: Tem algum esporte ou brincadeira que você gostaria de praticar?
(Instigando L.M.R a determinar metas)
META 1: Jogar futebol na posição de goleiro
META 2: Brincar de "rouba-bandeira" na rua de casa com os amigos

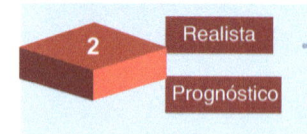

REALISTA: Sim
VIÁVEL: Sim
Em 4 semanas, a criança deverá ser capaz de jogar futebol na posição de goleiro três vezes na semana
Em 4 semanas, a criança deverá ser capaz de brincar de rouba-bandeira com os amigos do bairro pelo menos uma vez na semana

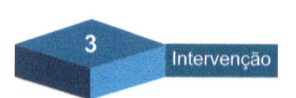

 Protocolo PREP para minimizar ou eliminar as barreiras ambientais e desenvolver suportes à participação na meta de escolha.
MECANISMO: modificação do ambiente. Educação de todos sujeitos envolvidos.
Estratégias motivacionais. Estabelecimento de metas

 Intervenção de esportes modificados (*Sports Stars*).
MECANISMO: aprendizado pela experiência e mudança no funcionamento de órgãos (sistemas cardiorrespiratório, muscular e nervoso central)

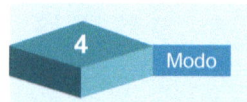

PREP: determinação de barreiras à participação nas metas de escolha; planejamento de estratégias para minimizar ou eliminar essas barreiras e implementação de um plano de ação. Todas as etapas realizadas em conjunto com a família

Programa *Sports Stars*: Treino em grupo de habilidades motoras avançadas de locomoção e controle de objetos, assim como a introdução em quatro esportes: o futebol, o handebol, o basquete e o atletismo

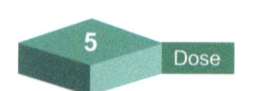

PREP: Um encontro semanal com duração de 1 hora, durante oito semanas de intervenção, sendo 4 semanas para trabalhar cada meta

Programa *Sports Stars*: Uma hora por sessão, uma vez por semana, durante 8 semanas

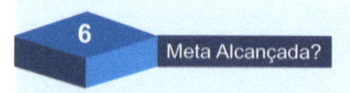

META 1 – Jogar futebol na posição de goleiro
COPM pré: desempenho: 7; satisfação: 8
COPM pós: desempenho: 9; satisfação: 9

META 2 – Brincar de "rouba-bandeira" na rua de casa com os amigos
COPM pré: desempenho: 6; satisfação: 3
COPM pós: desempenho: 9; satisfação: 9

Figura 21.3 Resumo do caso.

Meta 1

Camada 2 – Meta realista?

O primeiro encontro entre a equipe de terapeutas e a família para iniciar a intervenção foi conduzido presencialmente. Com intuito de determinar se a segunda meta é realista e viável, em conjunto com a família, foram identificados os suportes e as barreiras relacionadas com a meta de "jogar futebol na posição de goleiro". Assim, o planejamento foi realizado depois de levantados os seguintes pontos:

- Os pontos fortes da criança em relação à tarefa desejada e às experiências prévias: "já jogou como goleiro nas brincadeiras de futebol na rua com os amigos; se considera bom na defesa; sabe as melhores estratégias para defender (defender com a mão as bolas altas e com o pé as bolas baixas); conhece as regras."
- As partes da atividade que são desafiadoras: "agarrar as bolas, pois ele tem medo de tentar agarrar as bolas fortes e de se jogar para defender (tem medo de machucar o braço quando cai no chão)."

Quadro 21.2 Resultados da PEM-CY pré e pós-intervenção

Medida da Participação e do Ambiente – Crianças e Jovens (PEM-CY)						
Domínios	Pré-intervenção			Pós-intervenção		
	Casa	Escola	Comunidade	Casa	Escola	Comunidade
Frequência (média)	6,2	7	4	6,5	4	5
Envolvimento (média)	4	5	5	4	5	5
Atividades realizadas (número)	10	2	7	10	5	7
Desejo de mudança (%)	80	60	30	50	60	30

- O local e o horário em que a atividade poderia ser realizada: "gostaria de jogar em uma quadra aberta no bairro onde eles moram, que tem os gols e é demarcada; durante a semana ele brinca na rua e aos finais de semana a família pode levá-lo para uma quadra no bairro."
- Com quem ele gostaria de jogar: "com os amigos do bairro."
- Os materiais necessários: "a criança tem bola e luva de goleiro."
- A necessidade de treinamento e preparação: "todos os amigos gostam muito de futebol e sabem as regras."
- Quem poderia fazer parte da equipe de participação: "os amigos do bairro; a irmã, os pais e a professora de educação física".
- Qual parte da atividade ele mais gostaria de fazer: "agarrar mais as bolas."

Além disso, a PEM-CY foi realizada com a mãe para auxiliar a determinação dos suportes e barreiras à participação social, assim como para traçar o padrão de participação da criança em atividades em casa, na escola e na comunidade, considerando-se a frequência, o envolvimento e o desejo de mudança da mãe. Os resultados obtidos no questionário podem ser consultados no Quadro 21.2. As principais barreiras apontadas pelo questionário estavam relacionadas com a participação na comunidade: as condições do tempo em áreas abertas e a segurança; a falta de programas e serviços, informações e equipamentos na comunidade; e a falta de tempo e dinheiro disponível para garantir a participação da criança na comunidade.

Camada 3 – Prognóstico

Intervenções contextuais têm se mostrado efetivas para garantir a participação de indivíduos com PC em metas relacionadas com esse desfecho[2]. Além disso, o treino de esportes modificados pode melhorar habilidades avançadas (por exemplo, agarrar uma bola) em crianças com PC com nível I do GMFCS. Assim, considerando as barreiras e os suportes identificados na etapa anterior com a família e a criança, os terapeutas determinaram a seguinte meta específica e alcançável:

Meta 1
"Em 4 semanas a criança deverá ser capaz de jogar futebol na posição de goleiro três vezes na semana."

Camada 4 – Intervenção

O protocolo PREP foi a intervenção-chave utilizada no presente caso e a intervenção adjuvante foi o treino de esportes modificados (programa *Sports Stars*). Durante o período da intervenção, L.M.R. continuou em atendimento no serviço de fisioterapia.

Intervenção-chave: intervenção contextual ("luz amarela").
Mecanismo: modificação do ambiente; educação de todos os envolvidos; estratégias motivacionais; estabelecimento de metas.
Intervenção adjuvante: intervenção de esportes modificados ("luz amarela").
Mecanismo: aprendizado pela experiência e mudança no funcionamento de órgãos (sistemas cardiorrespiratório, muscular e nervoso central).

Camada 5 – Modo

Após levantamento dos suportes e das barreiras relacionadas com a meta, foram traçadas estratégias para garantir a participação da criança na tarefa de interesse. As barreiras e as respectivas estratégias implementadas estão sumarizadas no Quadro 21.3.

Considerando a meta da criança, foi conversado com os terapeutas responsáveis pela implementação do *Sports Stars* (veja capítulo 20) sobre a possibilidade de aumentar a intensidade do treino da tarefa de defender a bola no gol e atividades de controle de objetos com as mãos (agarrar e receber uma bola) com distâncias maiores. Desse modo, os profissionais ensinaram as melhores estratégias de defesa para a criança, que pôde praticar durante o treino na intervenção. De acordo com a evolução, a equipe progredia o nível de complexidade da tarefa (Figura 21.4).

Seguindo em frente: finalizada essa etapa da intervenção, foi questionado com a criança e a família seu interesse em dar continuidade à prática da tarefa e como proceder. A família buscou uma escola de futebol particular para a criança, que começou a treinar na posição de goleiro semanalmente (Figura 21.5) – o treino é realizado com crianças com desenvolvimento típico da mesma faixa etária de L.M.R.

Quadro 21.3 Resumo das estratégias implementadas com relação à meta 1

Meta – Jogar futebol na posição de goleiro		
Barreiras/suportes ambientais ou de atividades	**Estratégias**	**Comentários**
Medo de cair e de se machucar enquanto tenta defender uma bola ao gol	Treino das diferentes formas de cair em um local macio e seguro (colchão) Compra de uma joelheira e cotoveleira para dar mais autonomia e segurança Orientações oferecidas por um profissional de educação física	Todas as estratégias foram implementadas e funcionaram
Disponibilidade dos amigos	Convidar os amigos com antecedência e levá-los para jogar aos finais de semana na quadra do bairro	No período da intervenção, a criança não pôde convidar os amigos, mas a família relatou que irá convidá-los nas próximas oportunidades
Falta de variação nas atividades ofertadas na educação física	A criança conversar com a professora e sugerir a variação das atividades A terapeuta conversar com a professora Os pais conversarem com a professora	A criança e a terapeuta conversaram com a professora e ambas as estratégias funcionaram
Locais para jogar serem de asfalto	Jogar com joelheira e caneleira Jogar na quadra do bairro	Todas as estratégias foram implementadas e funcionaram
Dificuldade em fazer movimentos mais difíceis para defender no gol	Receber orientações de um profissional de educação física Realizar o treino da tarefa em casa, durante a semana	Todas as estratégias foram implementadas e funcionaram

Atividade de agarrar a bola/defender o gol- Progressões

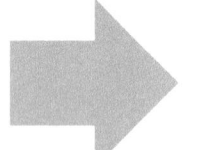

Agarra uma bola pequena com as mãos quando é chutada rapidamente

Agarra uma bola pequena com as mãos quando é chutada rapidamente e nas laterais

Defende o gol com os pés quando a bola vai baixa ou com as mãos quando a bola vai alta e rápida

Figura 21.4 Exemplo de progressão da complexidade relacionada com a tarefa.

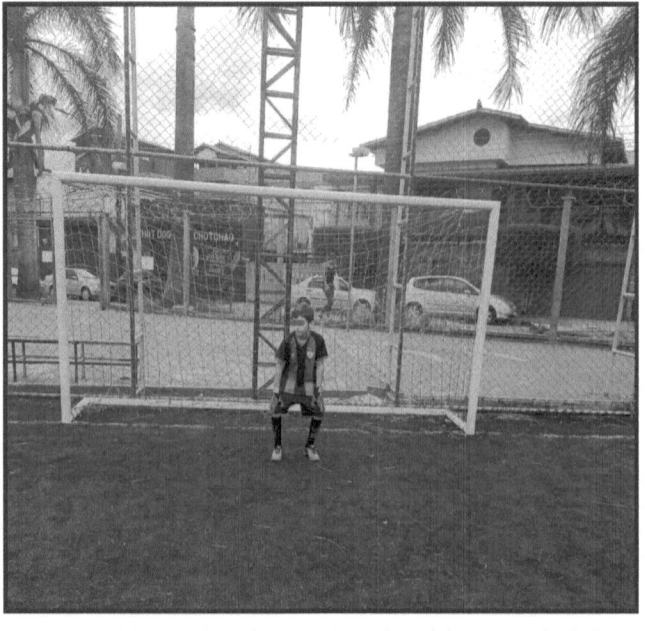

Figura 21.5 L.M.R. treinando na posição de goleiro na escola de futebol. (Arquivo da família.)

Camada 6 – Dose

A intervenção aconteceu em um período de 4 semanas com quatro encontros presenciais de aproximadamente 40 minutos cada. Além disso, L.M.R. participou do programa *Sports Stars* (veja o Capítulo 20) pelo período de 8 semanas, concomitantemente à intervenção PREP, realizando 8 horas de treino das habilidades motoras em grupo.

Meta 2

Camada 2 – Meta realista?

Com intuito de determinar se a segunda meta é realista e viável, uma nova reunião presencial foi realizada entre a equipe, a criança e a família para determinação dos suportes e barreiras relacionadas com a meta de "brincar de 'rouba bandeira' na rua de casa com os amigos". Novamente, os seguintes pontos foram investigados:

- Os pontos fortes da criança em relação à tarefa desejada, e as experiências prévias: "conhecia a brincadeira de 'rouba bandeira' e brincou um dia com os amigos na rua; gosta de correr; gosta de brincar na defesa, 'impedindo' que os adversários passem na sua área."
- As partes da atividade que são desafiadoras: "os amigos da rua que brincam com ele são resistentes em praticar outras atividades, preferindo sempre brincar de futebol; a professora de Educação Física não varia as atividades."
- O local e o horário em que a atividade poderia ser realizada: "na rua onde eles moram ou em uma quadra aberta no bairro em que eles moram."
- Com quem ele gostaria de jogar: "com os amigos da rua e da escola."
- Os materiais necessários: "qualquer objeto simples (chinelo, garrafa, entre outros) para ser a bandeira."
- A necessidade de treinamento e preparação: "a criança e os amigos conhecem as regras da brincadeira."
- Quem poderia fazer parte da equipe de participação: "a professora de educação física da escola."
- Qual parte da atividade ele mais gostaria de fazer: "ficar na defesa (não deixar os adversários cruzarem sua área)."

Além disso, os resultados obtidos na PEM-CY, realizada previamente, foram utilizados no planejamento da presente meta.

Camada 3 – Prognóstico

Intervenções contextuais têm se mostrado efetivas para garantir a participação de indivíduos com PC em metas de participação significativas[2]. Além disso, o treino de esportes modificados pode melhorar habilidades avançadas (por exemplo, agarrar e lançar uma bola) em crianças com PC com nível I do GMFCS, assim como oferece oportunidade para a prática de esportes de maneira modificada. Assim, considerando as barreiras e os suportes identificados na etapa anterior, em conjunto com a família e a criança, os terapeutas determinaram a seguinte meta específica e alcançável:

> **Meta 2**
> "Em 4 semanas, a criança deverá ser capaz de brincar de rouba bandeira com os amigos do bairro pelo menos uma vez na semana."

Camada 4 – Intervenção

O protocolo PREP foi a intervenção-chave utilizada no presente caso e a intervenção adjuvante foi o treino de esportes modificados (programa *Sports Stars*). Durante o período da intervenção, L.M.R. continuou em atendimento no serviço de fisioterapia.

> **Intervenção-chave:** intervenção contextual ("sinal amarelo").
> *Mecanismo:* modificação do ambiente; educação de todos os envolvidos; estratégias motivacionais; estabelecimento de metas.
> **Intervenção adjuvante:** intervenção de esportes modificados ("sinal amarelo").
> *Mecanismo:* oportunidade de pratica repetitiva; uso de dicas verbais; treino em grupo e introdução à pratica esportiva como estratégias motivacionais.

Camada 5 – Modo

Após levantamento das barreiras e suportes relacionados com a tarefa de "brincar de 'rouba bandeira' na rua de casa com os amigos", foram traçadas estratégias apresentadas no Quadro 21.4.

Na intervenção *Sports Stars* (veja o Capítulo 20), na etapa de esportes modificados, os profissionais conduziram uma dinâmica que teve como objetivo roubar a bandeira do time adversário. A tarefa incluiu o treino das habilidades motoras desenvolvidas na sessão, e relacionadas com o atletismo, e o treino da tarefa pela qual a criança tinha interesse. As outras crianças participantes ficaram muito envolvidas e relataram gostar da dinâmica realizada.

Seguindo em frente: finalizada essa etapa da intervenção, foi conversado com a criança e a família sobre como manter a prática da brincadeira no dia a dia. A irmã sugeriu que ela comandasse a brincadeira na rua e que L.M.R. sugerisse a brincadeira para a professora de educação física da escola.

Camada 6 – Dose

A intervenção ocorreu durante 4 semanas, com quatro encontros presenciais de aproximadamente 40 minutos cada. Além disso, L.M.R. participou do programa *Sports Stars* por um período de 8 semanas concomitantemente à intervenção PREP (8 semanas: 4 para a meta 1 e 4 para a meta 2), realizando 8 horas de treino das habilidades motoras em grupo.

Quadro 21.4 Resumo das estratégias implementadas com relação à meta 2

Meta – Brincar de roubar bandeira na rua de casa com os amigos		
Barreiras/suportes ambientais ou de atividades	Estratégias	Comentários
Falta de variação nas atividades ofertadas na educação física	A criança deveria conversar com a professora e sugerir a brincadeira A terapeuta deveria conversar com a professora Os pais deveriam conversar com a professora	A criança e a terapeuta conversaram com a professora e ambas as estratégias funcionaram
Necessidade de ter muitos jogadores	Convidar outras crianças que brincam na quadra do bairro para brincar Sugerir que a brincadeira seja realizada na aula de educação física Realizar uma partida no *Sports Stars* (Ver capítulo 20)	A segunda e terceira estratégias foram implementadas e funcionaram
Falta de interesse dos amigos em brincar de rouba-bandeira	Conversar com os amigos para incentivá-los a brincar A irmã mais velha de L.M.R. irá sugerir a brincadeira entre os amigos Além disso, a irmã irá incentivar L.M.R. a conversar com os amigos para sugerir a brincadeira	Todas as estratégias foram implementadas e funcionaram

Quadro 21.5 Resultados da COPM pré e pós-intervenção

Medida Canadense de Desempenho Ocupacional (COPM)				
Metas	Pré-intervenção		Pós-intervenção	
	Desempenho	Satisfação	Desempenho	Satisfação
Jogar futebol na posição de goleiro	7	8	9	9
Brincar de roubar bandeira na rua de casa com os amigos	6	3	9	9

Camada 7 – As metas foram alcançadas?

Durante todo o período de intervenção, as pontuações de desempenho e satisfação estabelecidas segundo a COPM foram coletadas semanalmente com a mãe da criança. As Figuras 21.6*A* e *B* mostram o padrão de mudança nas pontuações desde a linha de base até a reavaliação.

Ao final do período de intervenção, a família relatou que a criança jogava na posição de goleiro sempre que brincava com os amigos na rua, variando entre duas e quatro vezes por semana. Além disso, a criança começou a treinar em uma escola de futebol uma vez na semana, aumentando, assim, a frequência de participação na atividade. Ademais, a criança teve a oportunidade de brincar de "rouba-bandeira" com os amigos na escola, alcançando as metas estipuladas.

Por fim, foi aplicada novamente a COPM, considerando as metas estabelecidas e a pontuação para desempenho e satisfação na primeira avaliação. Como se pode observar no Quadro 21.5, houve aumento de 2 pontos no desempenho e de 1 ponto na satisfação relacionada com a meta de jogar como goleiro e aumento de 3 pontos no desempenho e 6 pontos de satisfação na meta relacionada com a brincadeira de roubar a bandeira.

Para finalizar, a PEM-CY foi adotada para reavaliar se houve mudança no padrão de participação da criança nas atividades em casa, na escola e na comunidade, considerando a frequência, o envolvimento e o desejo de mudança. Os resultados da avaliação pré e pós-intervenção podem ser consultados no Quadro 21.5. Como observado, não houve mudanças significativas em comparação à avaliação pré--intervenção.

O aumento de 2 pontos na pontuação do desempenho e satisfação representa uma mudança clinicamente relevante nos resultados da COPM. Em vista disso, foi observada uma mudança positiva com as duas metas estabelecidas após a intervenção com o protocolo PREP, associado ao programa *Sports Stars* (veja o Capítulo 2). Como não houve diferença significativa nos resultados da PEM-CY, conclui-se pela ausência de mudança global no perfil de participação da criança em casa, na escola e na comunidade após o período da intervenção, o que ressalta a importância da utilização de instrumentos que visam às preferências individuais dos sujeitos (COPM ou a *Goal Attainment Scaling* [GAS] – veja o Capítulo 2).

A PEM-CY também é um instrumento importante, mas tem sido considerado um instrumento genérico, sendo difícil captar suas nuances de maneira mais ampla, embora seja extremamente importante para elencar metas e para avaliação do ambiente (barreiras e suportes). Por isso, no caso de L.M.R., o protocolo PREP, associado ao programa *Sports Stars*, foi capaz de impactar positivamente no desempenho e a satisfação em relação a metas de participação em atividades recreativas de interesse da criança.

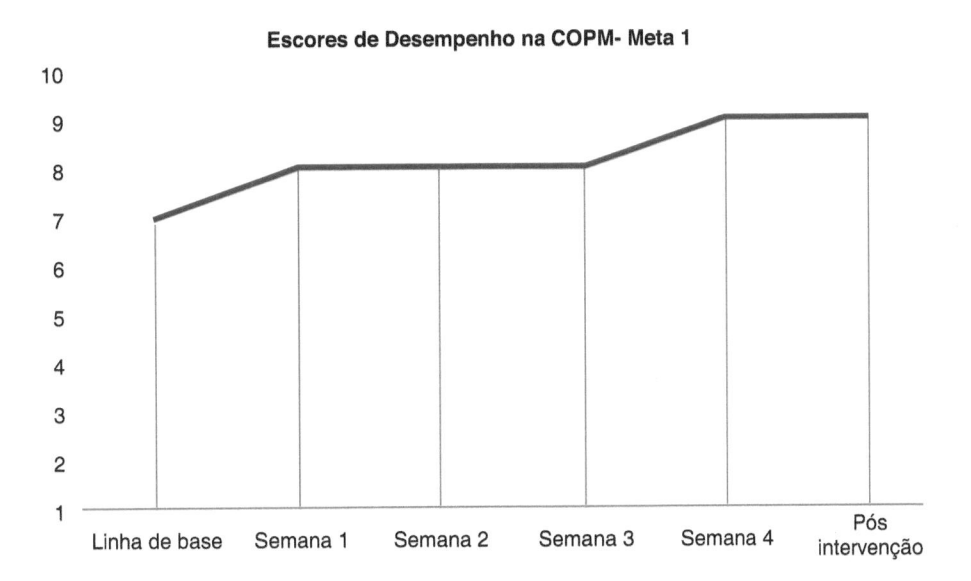

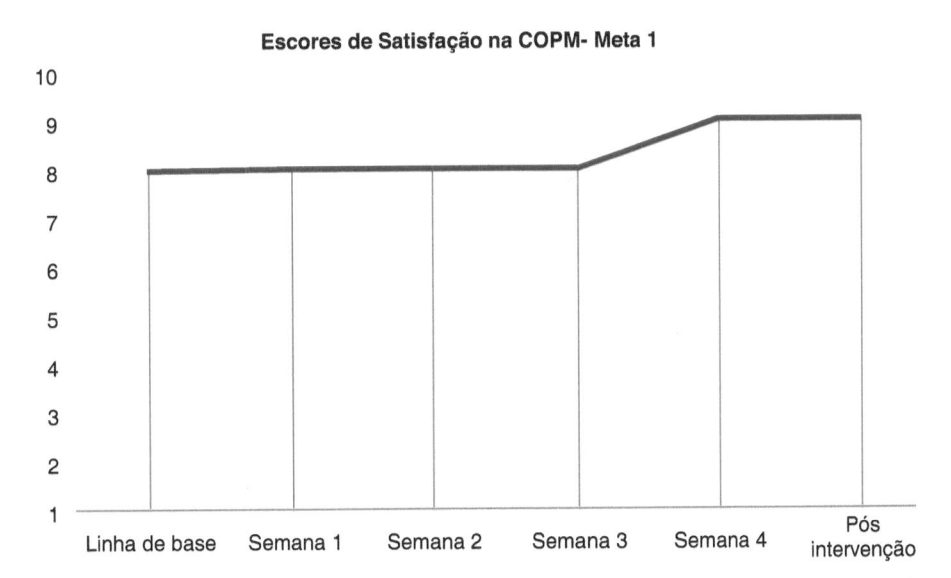

Figuras 21.6 Pontuações semanais da COPM, ao longo da intervenção, relacionadas com a meta 1 (**A**) e a meta 2 (**B**). *(Continua)*

CONSIDERAÇÕES FINAIS

No presente caso, foi possível observar que a criança obteve melhora no desempenho e na satisfação em metas relevantes para ela e a família, após a implementação de duas intervenções associadas. Visto isso, a implementação de dois protocolos de intervenção, que possuem mecanismos de ação distintos, porém um alvo em comum se mostrou efetiva na melhora dos desfechos relacionados a participação neste caso.

Referências

1. Anaby DR, Law M, Feldman D, Majnemer A, Avery L. The effectiveness of the Pathways and Resources for Engagement and Participation (PREP) intervention: Improving participation of adolescents with physical disabilities. Dev Med Child Neurol 2018 Feb; 60(5):513-9.

2. Anaby D, Mercerat C, Tremblay S. Enhancing youth participation using the PREP intervention: Parents' perspectives. Internat J Environm Res Public Health [Internet] 2017 Sep 2; 14(9):1005. Disponível em: https://www.ncbi.nlm.nih.gov/pmc/articles/PMC5615542/.

3. Anaby D, Vrotsou K, Kroksmark U, Ellegård K. Changes in participation patterns of youth with physical disabilities following the Pathways and Resources for Engagement and Participation intervention: A time-geography approach. Scand J Occup Ther 2019 Jan; 27(5):1-9.

4. CanChild [Internet]. A research centre of McMaster University. Disponível em: https://www.canchild.ca/en/shop/25-prep. Acesso em: 7 fev 2023.

5. Law M, Baptiste S, McColl M, Opzoomer A, Polatajko H, Pollock N. The Canadian Occupational Performance Measure: An outcome measure for occupational therapy. Can J Occup Ther 1990 Apr; 57(2):82-7.

6. COPM. Using the COPM in multidisciplinary teams [Internet]. 2014. Disponível em: https://www.thecopm.ca/casestudy/the-copm-in-multidisciplinary-teams/.

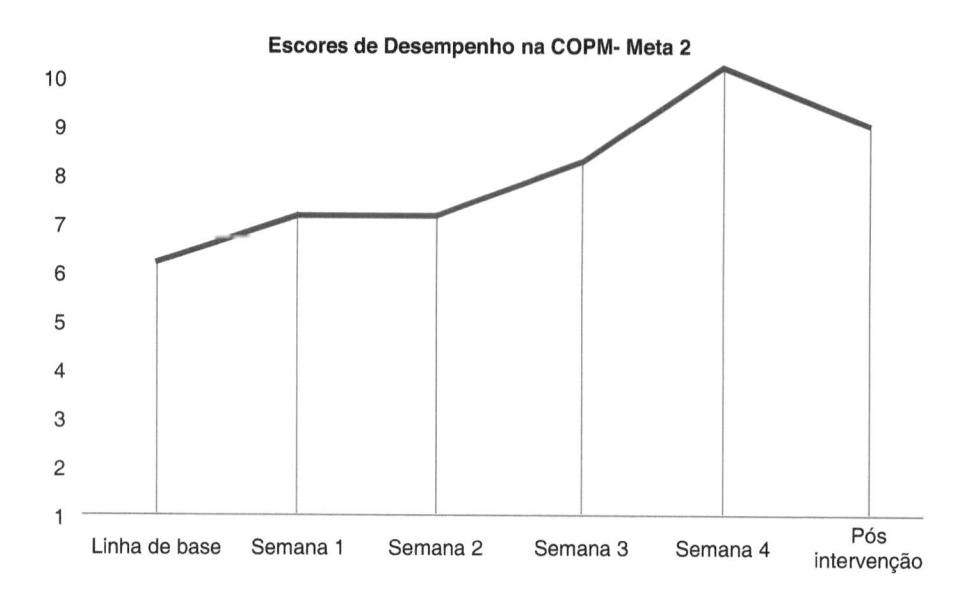

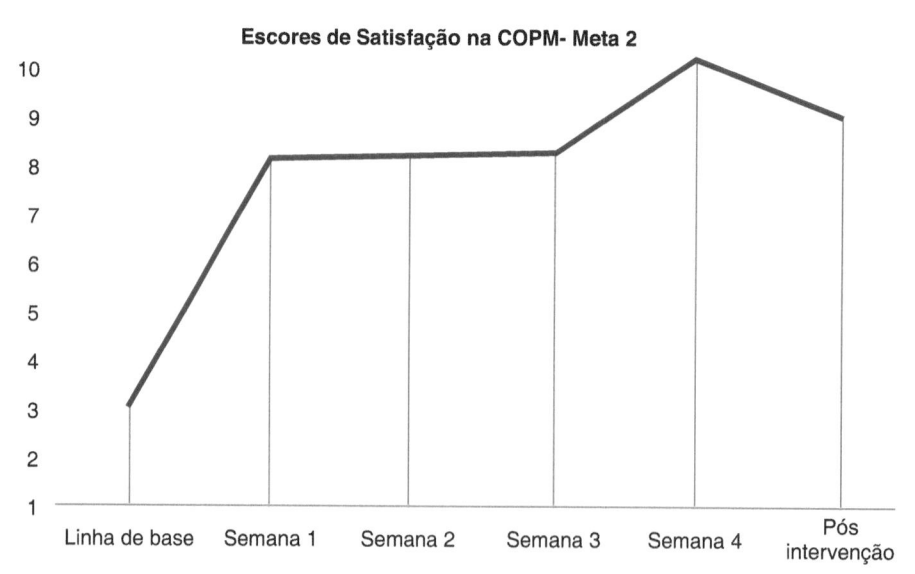

Figuras 21.6 *(Cont.)*

7. An M, Palisano RJ. Family-professional collaboration in pediatric rehabilitation: A practice model. Disab Rehab 2013 May; 36(5):434-40.

8. McColl MA, Paterson M, Davies D, Doubt L, Law M. Validity and community utility of the Canadian Occupational Performance Measure. Can J Occup Ther 2000 Feb; 67(1):22-30.

9. Carswell A, McColl MA, Baptiste S, Law M, Polatajko H, Pollock N. The Canadian Occupational Performance Measure: A research and clinical literature review. Can J Occup Ther 2004 Oct; 71(4):210-22.

10. Coster W, Bedell G, Law M et al. Psychometric evaluation of the Participation and Environment Measure for Children and Youth. Dev Med Child Neurol 2011 Oct; 53(11):1030-7.

11. Galvão ERVP, Cazeiro APM, Campos AC, Longo E. Medida da Participação e do Ambiente – Crianças e Jovens (PEM-CY). Rev Terap Ocupac USP 2018 Nov; 29(3):237-45.

12. Krieger B, Schulze C, Boyd J et al. Cross-cultural adaptation of the Participation and Environment Measure for Children and Youth (PEM-CY) into German: A qualitative study in three countries. BMC Pediatrics 2020 Oct; 20(1).

13. Reedman SE, Boyd RN, Trost SG, Elliott C, Sakzewski L. Efficacy of participation-focused therapy on performance of physical activity participation goals and habitual physical activity in children with cerebral palsy: A randomized controlled trial. Arch Phys Med and Rehab 2019 Apr; 100(4):676-86.

14. Novak I, Morgan C, Fahey M et al. State of the Evidence Traffic Lights 2019: Systematic review of interventions for preventing and treating children with cerebral palsy. Current Neurol Neurosci Rep 2020 Feb; 20(2).

15. Souto DO, Silva LC, Sousa Junior RR et al. Practitioner-led, peer-group sports intervention combined with a context-focused intervention for children with cerebral palsy: A protocol of a feasibility randomised clinical trial. BMJ Open [Internet] 2023 Jan; 13(1):e068486. Disponível em: https://pubmed.ncbi.nlm.nih.gov/36720567/. Acesso em: 7 fev 2023.

Intervenção Focada no Contexto – Caminhos e Recursos para o Engajamento e a Participação (PREP)

Egmar Longo
Isabelly Cristina Rodrigues Regalado
Jean Bendito Felix
Viviann Alves de Pontes

INTRODUÇÃO

Este capítulo apresenta a descrição de uma intervenção focada no contexto para uma criança com paralisia cerebral (PC), denominada Caminhos e Recursos para Engajamento e Participação (PREP). Trata-se de uma abordagem facilitada por profissionais de saúde com o objetivo de aumentar a participação de indivíduos por meio da modificação do ambiente[1]. (Para mais informações sobre os princípios teóricos que norteiam a intervenção PREP e a descrição detalhada das estratégias utilizadas em cada etapa da intervenção, veja o Capítulo 21.)

PARTE I – DESCRIÇÃO DA INTERVENÇÃO

A participação representa o envolvimento de um sujeito em situações da vida real[2]. Em 2017, Imms e cols.[3] desenvolveram uma nova proposta que compreende a participação por meio de uma família de construtos. A família de construtos foi dividida em dois elementos: (1) comparecimento, que significa a frequência de participação em atividades; e (2) envolvimento, que abrange os elementos de engajamento, persistência, afeto, conexão social e preferências em atividades[4]. Essa iniciativa objetiva facilitar a implementação da avaliação e intervenção em participação e pode beneficiar o desenvolvimento de programas de reabilitação que almejam melhorar a participação de crianças com deficiência.

Uma proposta de intervenção inovadora, a PREP pode ser aplicada a indivíduos de diferentes idades e habilidades e envolve cinco etapas: (1) "estabeleça metas"; (2) "faça o mapeamento do plano"; (3) "faça acontecer"; (4) "meça o processo e os desfechos"; e (5) "siga em frente" (Figura 22.1). Esse programa objetiva melhorar a participação em atividades escolhidas pelo próprio indivíduo e/ou familiar, modificando aspectos do ambiente e orientando crianças/jovens e pais[5,6].

As etapas da intervenção incorporam uma discussão engajada da equipe que promove trocas de informações para aumentar o conhecimento e a capacidade da família na resolução de problemas, resultando no desenvolvimento de um plano personalizado para minimizar barreiras e criar apoios para a criança[1]. A abordagem PREP propõe que a participação das crianças pode ser influenciada pela modificação do ambiente[1], e pesquisas recentes apontam que intervenções personalizadas que incorporam elementos de educação e orientação podem melhorar a participação[8,9].

A PREP não oferece riscos aos participantes e pode ser realizada em todos os locais que contam com a participação do indivíduo, pois o principal componente da intervenção consiste na modificação de seu ambiente natural. O prazo para realização da intervenção é variável, mas ela foi desenhada para um período de 20 semanas, com uma etapa

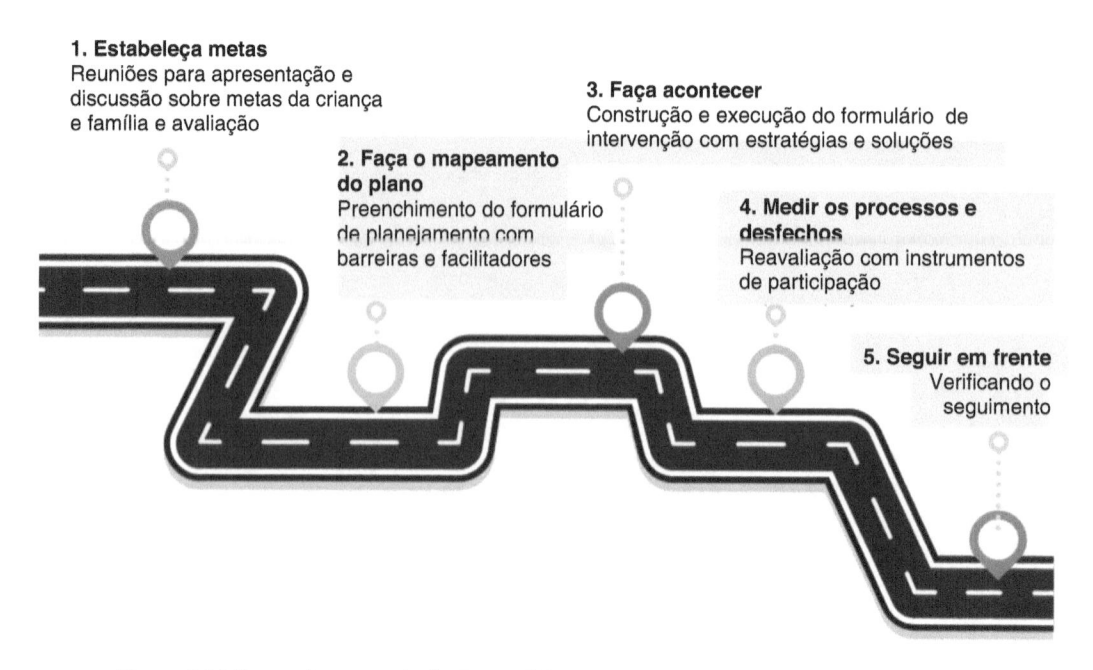

Figura 22.1 Etapas do protocolo de desenvolvimento PREP. (Adaptada de Souto *et al.*, 2023[7].)

inicial de 4 semanas, 12 semanas de intervenção e 4 semanas de acompanhamento, focando em três metas de participação. Por se tratar de uma intervenção centrada nas modificações do ambiente, não existem elementos, recursos ou equipamentos definidos para uso na PREP, a qual pode ser aplicada para melhorar a participação em qualquer condição de saúde, incluindo crianças com PC classificadas em qualquer nível do Sistema de Classificação da Função Motora Grossa (GMFCS).

A PC é definida como um grupo de desordens permanentes do desenvolvimento e da postura que ocasionam limitações de atividades de vida diária, atribuídas a distúrbios não progressivos que ocorreram no cérebro fetal ou infantil em desenvolvimento, sendo uma das causas mais frequentes de incapacidade motora em crianças[10,11]. Essas desordens podem acompanhar distúrbios sensoriais, cognitivos, perceptuais, de comunicação e comportamento, além de interferirem diretamente no sistema musculoesquelético (veja o Capítulo 1)[12]. Por esses motivos, as crianças com PC necessitam estar inseridas em programas de reabilitação o mais cedo possível para que ocorra acompanhamento especializado com estímulo precoce do desenvolvimento neuropsicomotor e melhora do desempenho nas atividades[13,14].

Nesse contexto, a abordagem terapêutica para essa população, que outrora focava apenas na mudança dos domínios da função e estrutura do corpo com o pressuposto de que elas interferem nos domínios da atividade e participação[15], deve almejar a mudança das habilidades da criança por meio do uso de sistemas dinâmicos que se concentram na criança, na família e em seu ambiente[16].

As principais medidas de avaliação utilizadas na intervenção com PREP são a Medida Canadense de Desempenho Ocupacional (COPM [veja o Capítulo 2])[17] e a Medida de Desenvolvimento e de Ambiente – Crianças e Jovens (PEM-CY). A COPM possibilita medir o progresso e elencar problemas de participação, ao passo que a PEM-CY avalia a participação e o ambiente das crianças de 5 a 17 anos de idade[18].

Atualmente, um dos objetivos dos serviços de reabilitação[19] e a expectativa dos pais é o direito à participação[20]. Por isso, a comunidade internacional de saúde infantil está empenhada em desenvolver ações coletivas para avançar na implementação de intervenções com abordagens focadas na participação[21,22], entre as quais a PREP se destaca[5]. Quando a PREP é comparada a outras abordagens tradicionais, apresenta um diferencial, pois visa identificar pontos fortes e barreiras no ambiente em que a criança está inserida em vez de alterar deficiências subjacentes, como coordenação motora ou cognição[23].

A literatura disponível evidencia uma carência de intervenções baseadas em evidências científicas destinadas a crianças com deficiência moderada a grave. O estado de evidência para intervenções em PC apresentado por Novak e cols. (2020)[24] aponta que as terapias baseadas no contexto estão sinalizadas na cor amarela ("provavelmente faça" [para mais detalhes sobre o sistema de evidências por meio de luzes de semáforo, veja o Capítulo 2]). Portanto, novos estudos são necessários para confirmar a efetividade da terapia, bem como para sistematizar as estratégias e os ingredientes de uma intervenção baseada no contexto. Nesse sentido, a PREP surge como intervenção potente para ser implementada por profissionais da reabilitação infantil, por promover a participação por meio do envolvimento e do empoderamento das famílias e de suas crianças.

O modelo PREP está sob o termo guarda-chuva da terapia baseada no contexto e o domínio participação da

Classificação Internacional de Funcionalidade, Incapacidade e Saúde (CIF) e busca identificar as preferências das crianças com deficiência, identificar barreiras e facilitadores para o sucesso da intervenção, criar suportes e estratégias para eliminar ou diminuir o impacto das barreiras do ambiente e, por fim, traçar um plano de ação para o cumprimento de metas viáveis e realistas.

Os mecanismos da intervenção PREP envolvem o aprendizado por meio da experiência no contexto em que a criança está inserida, a plasticidade dependente da intensidade e envolvimento da criança na atividade realizada e mudanças em funções mentais. Ademais, essa intervenção pode apresentar diferentes ingredientes (para mais detalhes sobre mecanismos e ingredientes, veja o Capítulo 2), como:

- Modificação do ambiente.
- Educação de todos os envolvidos na intervenção.
- Estratégias motivacionais.
- Estabelecimento de metas.

Essa intervenção-chave também pode estar associada a intervenções adjuvantes a fim de potencializar a função motora, como treino orientado à tarefa (veja o Capítulo 14), tecnologias assistivas (por exemplo, andadores), treino de condicionamento físico (veja o Capítulo 34) e fortalecimento muscular (veja o Capítulo 27). Todos esses elementos podem ser ingredientes-chave na aquisição de nova habilidade, retenção ou transferência para outro contexto de interesse da criança e da família.

A seguir será apresentado um caso clínico referente ao uso do PREP com detalhamento do planejamento e aplicação prática.

PARTE II – APRESENTAÇÃO DO CASO CLÍNICO

J.D., 7 anos de idade, sexo masculino, tem PC espástica bilateral do nível IV no GMFCS, no Sistema de Classificação da Habilidade Manual (MACS) e no Sistema de Classificação da Função de Comunicação (CFCS [veja o Capítulo 1]).

A mãe relatou ter engravidado sem planejamento, pela segunda vez, aos 34 anos. O pré-natal foi completo, e na última ultrassonografia o médico suspeitou da síndrome congênita do Zika (SCZ). O parto ocorreu via vaginal com 42 semanas de gestação. O bebê nasceu com 2.980g e 48cm; perímetro cefálico de 30cm; Apgar de 9 no primeiro e quinto minutos. Não precisou de cuidados intensivos e recebeu alta com a mãe após 3 dias de internação.

Durante a internação, realizou ultrassom transfontanela para investigação do perímetro cefálico diminuído, porém o diagnóstico de SCZ foi confirmado apenas por meio de tomografia computadorizada aos 2 meses. Após o diagnóstico, a família iniciou acompanhamento com equipe multiprofissional, incluindo fisioterapia e fonoaudiologia.

Aos 3 anos de idade, a criança recebeu aplicação de toxina botulínica em membros inferiores e superiores para redução da espasticidade. Após o procedimento, teve início

a utilização de órteses abdutora do polegar e de posicionamento para tornozelo e pé órtese suropodálica (AFO). Não apresenta epilepsia e nunca fez uso contínuo de medicações. Recebe o benefício de prestação continuada para auxílio nas despesas com o tratamento.

Quanto ao apoio e às atitudes, a criança reside com os pais e tem uma irmã mais velha, que já é casada. Os tios frequentam a casa semanalmente e atuam como rede de apoio, quando necessário. Quanto a produtos e tecnologia, a criança utiliza AFO rígidas para posicionamento e parapódio de PVC para treino de ortostatismo (confeccionado pelos pais). Para a locomoção, tem cadeira de rodas manual, sem adaptações, a qual é propulsionada por terceiros, e um carro de brinquedo motorizado modificado.

Atualmente, a criança é acompanhada por dois serviços de saúde, ambos fora de seu município, onde realiza fisioterapia duas vezes por semana. Para se deslocar, a família utiliza o transporte da Secretaria de Saúde. Apesar de receber o benefício de prestação continuada, a mãe relata que o valor é insuficiente para participação em atividades de lazer.

J.D. é uma criança feliz, sorridente e motivada para as atividades propostas.

Camada 1 – Definição das metas

Nessa etapa do planejamento, a mãe foi estimulada a falar sobre as habilidades que gostaria que o filho adquirisse. A entrevista, remota, foi guiada por um fisioterapeuta e um terapeuta ocupacional, ambos com *expertise* em participação. Os avaliadores iniciaram a discussão perguntando à mãe sobre as atividades que ela gostaria que a criança melhorasse.

As tarefas foram divididas de acordo com os diferentes cenários de participação: casa, comunidade e escola. Quanto às atividades na comunidade, a criança passeia com seu carro de brinquedo motorizado em uma praça perto de casa. Nesse cenário, a mãe relatou que a criança realiza todas as atividades sentada e percebe que seu filho demonstra muito interesse por jogar bola. O "jogar bola" foi expresso como uma tarefa da qual ela gostaria que a criança participasse.

No cenário da casa, a mãe relatou que gostaria que a criança utilizasse o carro de brinquedo motorizado. Ela acredita que com o apoio da família e da equipe a criança poderia ser independente dentro de casa e sente que essa atividade proporciona envolvimento e prazer para a criança. No cenário da escola não foi possível obter informações, pois a criança continua na modalidade de ensino remoto.

Com o conhecimento das expectativas da família e das possíveis metas, foi identificado que o modelo PREP poderia ser indicado para melhorar a participação da criança. Assim, a família foi convidada a participar da intervenção. Com o devido aceite e a compreensão de como funcionaria o modelo de intervenção PREP, deu-se início à aplicação de

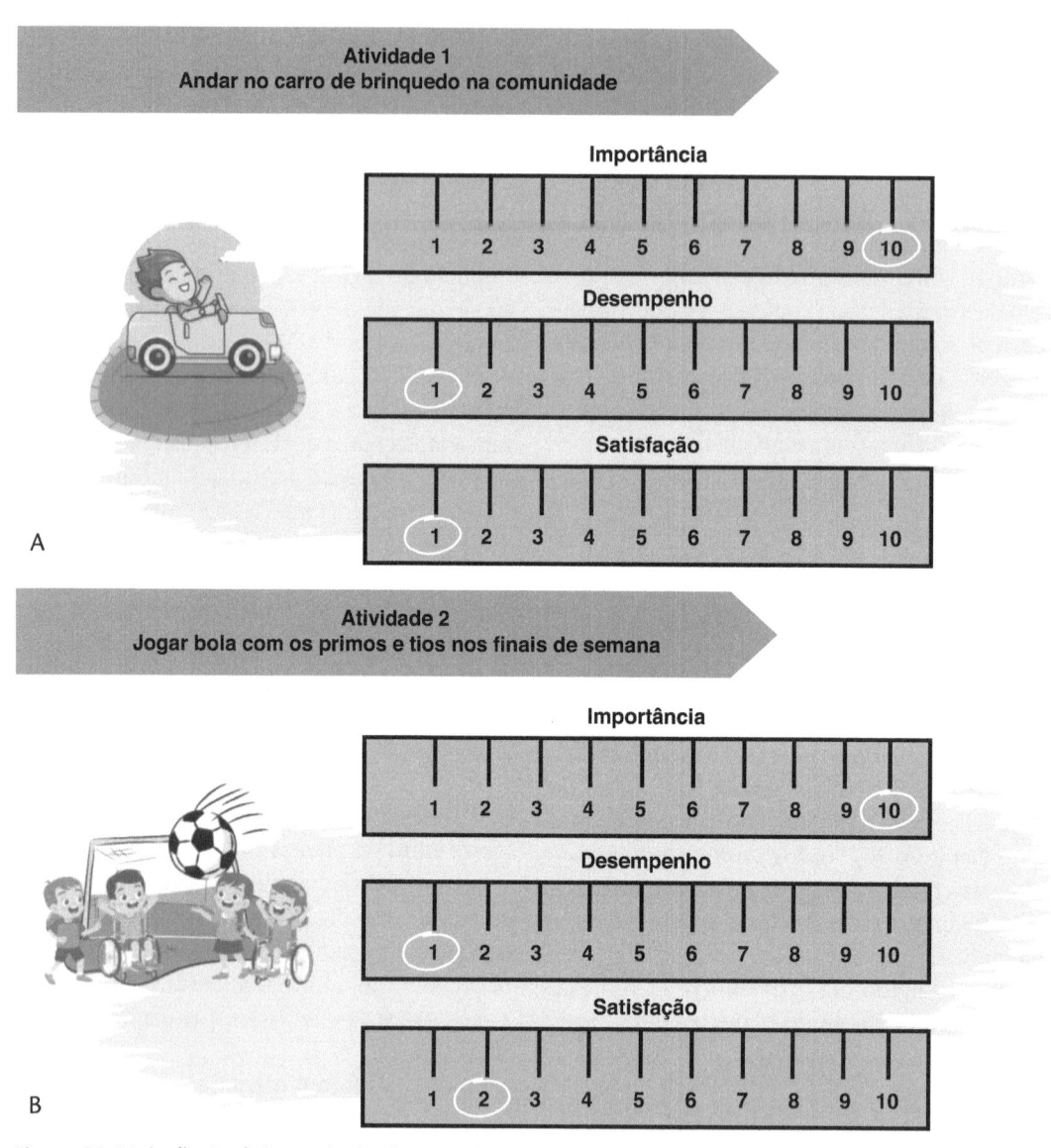

Figura 22.2A Avaliação da importância, desempenho e satisfação da meta 1. **B** Avaliação da importância, desempenho e satisfação da meta 2.

instrumentos para detecção de metas viáveis e realistas para melhorar a participação da criança. A seguir serão apresentadas as escalas de avaliação selecionadas.

A COPM é administrada por terapeuta previamente treinado em entrevista semiestruturada com a duração de 20 a 45 minutos, podendo ser aplicada para qualquer população, independentemente do diagnóstico e da etapa do desenvolvimento. Sua finalidade é medir a autopercepção na mudança do desempenho ocupacional[25,26]. Mudanças clinicamente significativas da COPM são detectadas acima de 2 pontos, e a confiabilidade está relacionada com teste e reteste[25]; por isso, as pontuações do desempenho e da satisfação devem ser reavaliadas e comparadas para comprovação da eficácia da intervenção[27].

As Figuras 22.2*A* e *B* ilustram os dados da COPM em relação aos resultados da entrevista com a mãe sobre os domínios de desempenho, satisfação e importância nas tarefas selecionadas para a criança.

A PEM-CY avalia, por meio da percepção dos cuidadores, a participação e o ambiente de crianças e jovens com idades entre 5 e 17 anos em casa, na escola e na comunidade[28]. A versão brasileira é uma adaptação transcultural da versão de Portugal validada para uso no Brasil[29].

A Figura 22.3 ilustra os resultados da avaliação da participação da criança na fase de pré-intervenção, considerando apenas a seção "Comunidade" da PEM-CY.

Camada 2 – Meta realista?

A família foi apresentada ao formulário de planejamento que descreve as atividades de usar o carro de brinquedo motorizado no ambiente de casa e jogar bola com os primos e tios nos finais de semana, incluindo aspectos necessários para sua realização. No Quadro 22.1 é apresentado o resumo dos formulários de planejamento desenvolvidos pela família e a equipe.

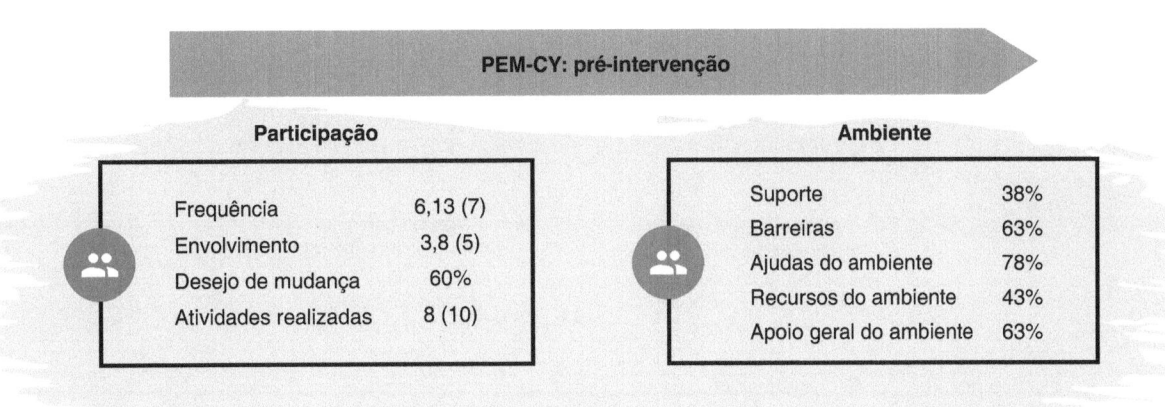

Figura 22.3 Resultados da PEM-CY pré-intervenção: participação e ambiente (comunidade).

Quadro 22.1 Formulário de planejamento para a meta 1

Meta 1: Andar no carro de brinquedo motorizado na comunidade			
Área foco	**Fator específico** (p. ex., disponibilidade de amigos, acessibilidade física, demandas cognitivas da atividade)	**Suporte ou barreira para participação?**	**Pode ser modificado?** 1. Sim, facilmente modificado 2. Sim, com dificuldade 3. Não, não pode ser modificado 4. Não necessita ser modificado
Fatores ambientais	A mãe da criança é sobrecarregada e relata ter pouco tempo para se dedicar às atividades de lazer com a criança	Barreira	2. Conversar com a rede de apoio para ajudar nas tarefas relacionadas à criança
	A criança tem um carro de brinquedo motorizado que utiliza para atividades de lazer em casa e na comunidade	Suporte	1. Sim, facilmente modificado (o carro de brinquedo motorizado pode precisar de algumas adaptações devido ao crescimento da criança)
	Ambiente de casa tem espaço para o treino com o carro de brinquedo motorizado	Suporte	4. Não necessita ser modificado
	Filha de 22 anos às vezes ajuda nos cuidados com a criança	Suporte	1. Incentivar a filha a estar nos momentos de intervenção
Fatores relativos à ocupação ou atividade	A criança não desvia objetos quando utiliza o carro de brinquedo motorizado	Barreira	2. Treinamento
	A criança não fica mais de 1 hora no carro de brinquedo motorizado	Barreira	2. Enfatizar para a família a qualidade da tarefa
Fatores pessoais	A criança fica muito feliz quando usa o carro de brinquedo motorizado	Suporte	4. Não necessita ser modificado
Alvo da interpretação: Será realizada uma visita à casa da família para ver elementos do ambiente e as adaptações necessárias para o carro de brinquedo motorizado.			

Camada 3 – Prognóstico

A PREP tem se mostrado uma abordagem emergente interessante para garantir o protagonismo da família na escolha de metas viáveis e realistas de modo a melhorar a participação de crianças com deficiências.

Mediante a aplicação de instrumentos e uma conversa com a família sobre o nível da criança no GMFCS e as habilidades e suportes para construção de objetivos factíveis, foram definidas as metas, em conjunto com a família, utilizando a *Goal Attainment Scaling* (GAS [Figura 22.4*A* e *B*]).

Camada 4 – Intervenção

Meta 1

O protocolo PREP foi a intervenção-chave utilizada no presente caso. Durante o período da intervenção, J.D. continuou em atendimento no serviço de Fisioterapia.

Intervenção-chave: intervenção contextual ("sinal amarelo")[30].
Mecanismo: plasticidade dependente do uso, aprendizado pela experiência e mudanças em funções mentais.

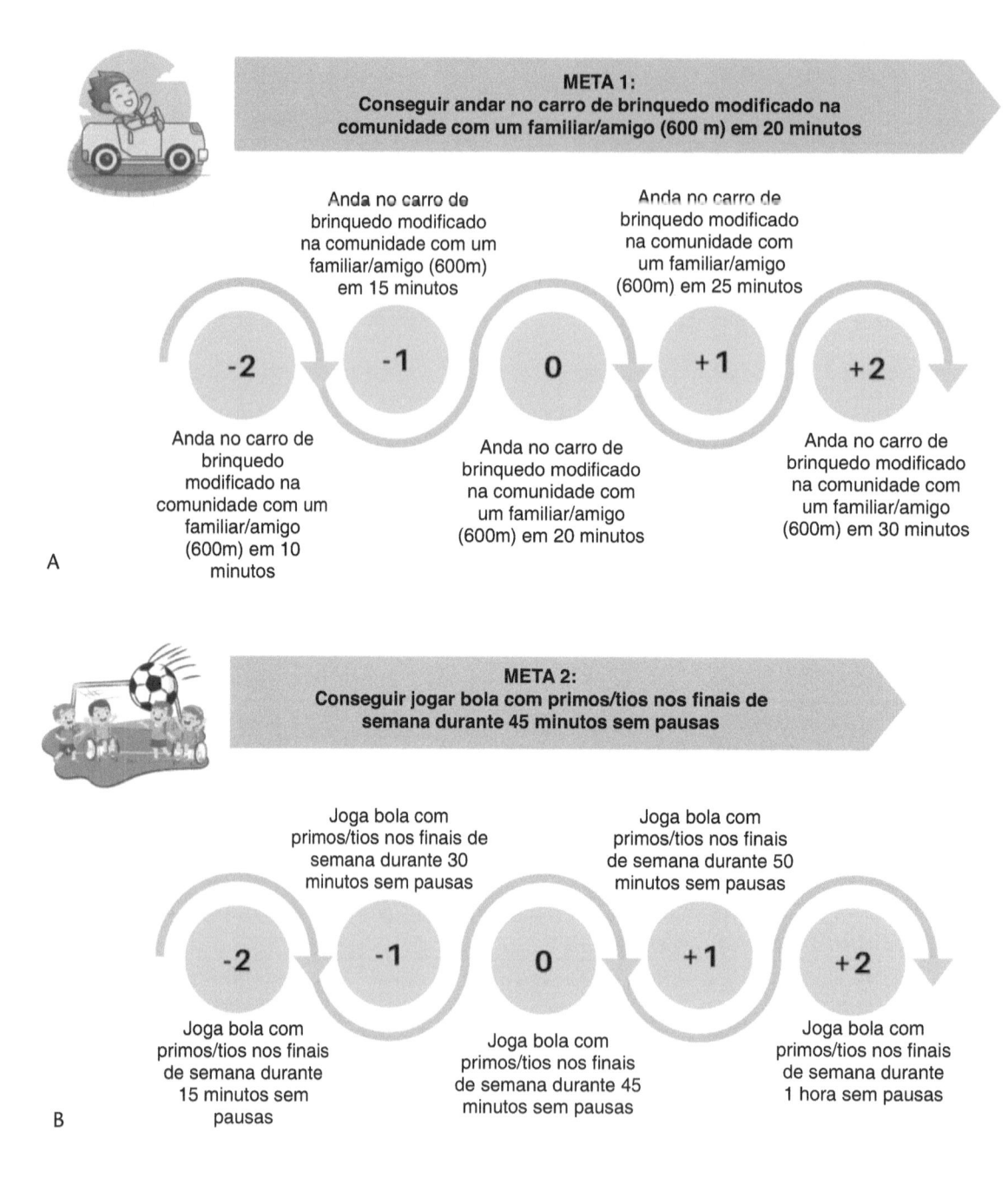

Figura 22.4A Escala GAS da meta 1. **B** Escala GAS da meta 2.

Ingredientes: modificação do ambiente; educação de todos os sujeitos envolvidos na intervenção; estratégias motivacionais; estabelecimento de metas.

Intervenção adjuvante: treino orientado ao objetivo ("sinal verde").

Mecanismos: plasticidade dependente do uso e aprendizado pela experiência.

Ingredientes: treino das habilidades motoras de alcance, preensão e percepção do movimento para movimentação do carro de brinquedo motorizado e para desvio de obstáculos, as quais são necessárias para realização da meta 1.

Meta 2

Intervenção-chave: intervenção contextual ("sinal amarelo").

Mecanismo: plasticidade dependente do uso, aprendizado pela experiência e mudanças em funções mentais.

Ingredientes: modificação do ambiente; educação de todos os sujeitos envolvidos na intervenção; estratégias motivacionais, estabelecimento de metas.

Intervenção adjuvante: treino orientado ao objetivo (sinal verde).

Mecanismo: plasticidade dependente do uso e aprendizado pela experiência.

Ingredientes: treino das habilidades motoras de chute, arremesso e recepção da bola com uso de tecnologia assistiva para auxiliar a bipedestação, as quais são necessárias para a realização da meta 2.

Camada 5 – Modo

Meta 1

Nessa fase da intervenção, a família recebeu um formulário de intervenção contendo informações sobre a descrição da meta 1: "andar no carro de brinquedo motorizado". As barreiras elencadas no formulário de planejamento e as estratégias ou soluções utilizadas para sua eliminação estão descritas no Quadro 22.2.

Com base nas barreiras e suportes observados durante o formulário de planejamento, o formato da intervenção consistiu em três modos: visita domiciliar, realizada para ver elementos do ambiente e adaptações necessárias para o carro de brinquedo adaptado; ambulatorial, com intervenção duas vezes por semana para o treino orientado ao objetivo e orientação da família; e comunidade, com aplicação prática da meta 1, até duas vezes por semana, durante 4 semanas, na praça de eventos próximo à casa onde a criança vive com a família.

Meta 2

Após as 4 semanas de intervenção da meta 1, foi dado seguimento à intervenção para o desenvolvimento do formulário de planejamento da meta 2 (Quadro 22.3): "jogar bola com os tios e primos no final de semana" (Quadro 22.4).

Nas 4 semanas seguintes, a família colocou em prática o plano de intervenção para eliminação de barreiras e incentivo aos facilitadores para realização da meta. O formato da intervenção consistiu em três modos: visita domiciliar, para reconhecimento do andador de PVC desenvolvido pela família e realização de adaptações; ambulatorial, com treino orientado ao objetivo realizado na prancha ortostática e orientação à família; e comunidade, com treino da meta junto aos primos e tios nos finais de semana, por 4 semanas.

Quadro 22.2 Formulário de intervenção da meta 1

Meta 1: Andar no carro de brinquedo motorizado na comunidade		
Barreiras/suportes ambientais ou de atividade	**Estratégias**	**Comentários**
Tempo	A mãe concordou em pedir ajuda da filha mais velha e dos irmãos que moram próximo A equipe concordou em não ter sistematização de horários, a tarefa sendo realizada duas ou três vezes na semana em momentos de lazer da família	As duas estratégias funcionaram A mãe teve o apoio da filha e dos irmãos nos fins de semana, tornando possível a realização da tarefa nos finais de semana
Carro de brinquedo motorizado	Usar o carro de brinquedo motorizado como uma ferramenta para facilitar os passeios da criança na comunidade	A estratégia funcionou bem durante as duas primeiras semanas; o carro de brinquedo motorizado se mostrou seguro e estável para uso na comunidade Na terceira semana, porém, uma das adaptações se rompeu devido ao uso contínuo, tendo a família da criança consertado o cinto que se rompeu, e a criança voltou a realizar a tarefa na quarta semana de intervenção
A criança não desvia de obstáculos	Ir para uma praça com área livre e adequada para mobilidade motorizada da criança	A estratégia funcionou Uma praça com área livre maior e menos obstáculos possibilitou que a criança se locomovesse livremente sem se preocupar com o desvio de obstáculos
A criança não fica mais de 1 hora no carro de brinquedo motorizado	Manter a criança na realização da tarefa enquanto for prazeroso para ela, sem se deter quanto ao tempo de exposição	A estratégia funcionou A família deixou de se deter quanto ao tempo de exposição à atividade e começou a focar mais nos níveis de envolvimento e prazer da criança na realização da tarefa
Disponibilidade da filha mais velha e dos tios	Apesar de a filha e os tios trabalharem durante a semana, eles se disponibilizaram a ajudar na intervenção durante os finais de semana	A estratégia foi implementada com sucesso Os familiares se sentiram felizes em participar desse momento de lazer da criança
Convidar as crianças da rua para participar	A mãe ficou com a tarefa de fazer o convite às crianças da comunidade para irem à praça durante a realização da tarefa	A estratégia foi implementada com sucesso Sempre que se programava para fazer o passeio na praça, a mãe da criança avisava a vizinhança sobre o passeio Participaram da atividade seis crianças
A criança demonstra grande interesse no uso do carro de brinquedo motorizado	Utilizar essa motivação da criança para mostrar a importância da realização da atividade para melhorar os níveis de envolvimento e participação da criança	A estratégia funcionou A motivação da criança na realização conseguiu contagiar a mãe e a rede de apoio

Quadro 22.3 Formulário de planejamento para a meta 2

Meta 2: Jogar bola com os primos e tios			
Área foco	Fator específico (p. ex., disponibilidade de amigos, acessibilidade física, demandas cognitivas da atividade)	Suporte ou barreira para participação?	Pode ser modificado? 1. Sim, facilmente modificado 2. Sim, com dificuldade 3. Não, não pode ser modificado 4. Não necessita ser modificado
Fatores ambientais	Disponibilidade dos primos e tios	Suporte	4. A família dispõe de tempo no fim de semana
	Disponibilidade do ginásio de esportes	Barreira	2. Os horários são negociáveis
	Andador construído com material PVC	Barreira	2. Estudar possibilidades de melhorar as adaptações para a tarefa
Fatores relativos à ocupação ou atividade	Chutar a bola	Barreira	2. Treinamento
	Instrução ou *coaching*	Suporte	1. Será realizado por um integrante da equipe
	Velocidade da bola	Barreira	1. Treinamento e orientação dos primos e tios sobre a velocidade adequada da tarefa
Fatores pessoais	Luxação do quadril	Barreira	3. Pode limitar o tempo de realização da tarefa
Alvo da interpretação: Treinar a tarefa durante a intervenção fisioterapêutica; realizar visita domiciliar para treinar a tarefa no contexto de vida real da criança; orientar os primos e tios quanto a estratégias que podem ajudar na realização segura da tarefa.			

Quadro 22.4 Formulário de intervenção da meta 2

Meta 2: Jogar bola com os primos e tios no final de semana		
Barreiras/suportes ambientais ou de atividade	Estratégias	Comentários
A criança é classificada no GMFCS como nível IV e não tem habilidades motoras para bipedestação e marcha, sendo necessário o uso de um dispositivo de tecnologia assistiva para apoio durante a realização da atividade	Fazer adaptações em um *parapodium* de cano PVC para tornar a tarefa viável para a criança	A estratégia funcionou parcialmente Foram realizadas as adaptações para o uso do dispositivo, porém o peso do equipamento impediu seu transporte até o ginásio de esportes, sendo a tarefa realizada somente no ambiente de casa
A criança tem uma luxação de quadril que poderia ser um fator limitante para o uso do dispositivo	Utilizar o equipamento por períodos curtos de tempo (15 a 20 minutos) e observar desconforto por parte da criança durante o uso	A estratégia funcionou No período estipulado a criança não relatou desconforto e mostrou bons níveis de envolvimento e participação
Adquirir um dispositivo auxiliar à marcha adaptado às necessidades da criança	A equipe pesquisou qual dispositivo e adaptações seriam necessárias para a realização da atividade	A estratégia não funcionou dentro das 4 semanas de intervenção A família não tinha recursos próprios e precisou entrar com um pedido do dispositivo na Secretaria de Saúde, que não deu um prazo de retorno
Frequentar um local adequado para jogar bola	Durante a semana, a mãe poderia jogar bola com a criança na área de casa Nos finais de semana, a criança e os primos poderiam ir a um ginásio de esportes perto de casa para assistir aos jogos de futebol	A estratégia funcionou parcialmente Em casa, durante a semana, a mãe conseguiu fazer uso do dispositivo que tinha para jogar bola com a criança na área da casa Durante os finais de semana, a criança e os primos frequentaram o ginásio de esportes, porém, a única atividade realizada nesse contexto foi a de assistir aos jogos

GMFCS: Sistema de Classificação da Função Motora Grossa

Camada 6 – Dose

A intervenção do programa PREP envolveu as cinco etapas descritas anteriormente e foi desenvolvida em 20 semanas, divididas em blocos de 4 semanas, como ilustra a Figura 22.5. A intensidade dos encontros foi de duas vezes por semana para a intervenção principal (treino das metas na comunidade) e duas vezes por semana para a intervenção adjuvante (treino orientado ao objetivo em ambulatório),

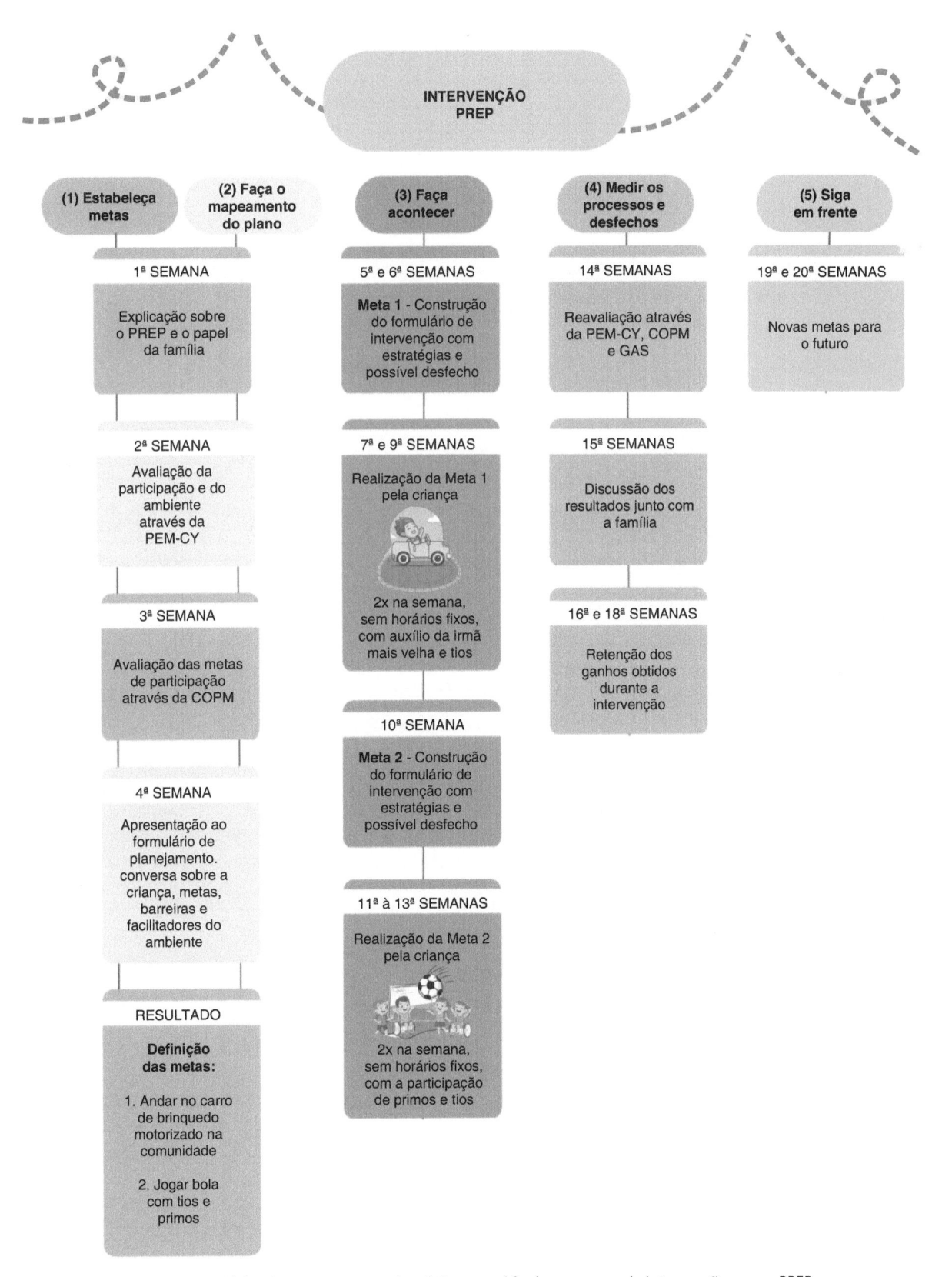

Figura 22.5 Linha do tempo com a descrição resumida das semanas de intervenção com a PREP.

totalizando 4 dias de intervenção por semana. Foram realizadas, também, visitas domiciliares na sexta e décimas semanas de intervenção.

Camada 7 – As metas foram alcançadas?

Nessa fase da intervenção, a equipe reavaliou as habilidades e a participação da criança por meio da COPM, da PEM-CY e da GAS e acompanhou a família de maneira remota por 4 semanas para observar a retenção das habilidades.

Os resultados da COPM após o período de intervenção estão ilustrados nas Figuras 22.6*A* e *B*. Percebe-se

que houve mudanças clinicamente significativas nas atividades estabelecidas pela família com escores acima de 2 pontos.

Além das mudanças expressas nos escores da COPM, também foram identificadas mudanças nos valores da PEM-CY (Figura 22.7), o que reforça que intervenções focadas no ambiente podem favorecer a participação de crianças com PC.

Os resultados da GAS apontam que houve mudanças clinicamente significativas no alcance das metas (Figura 22.8), com escore-T acima de 50, conforme os parâmetros da própria escala.

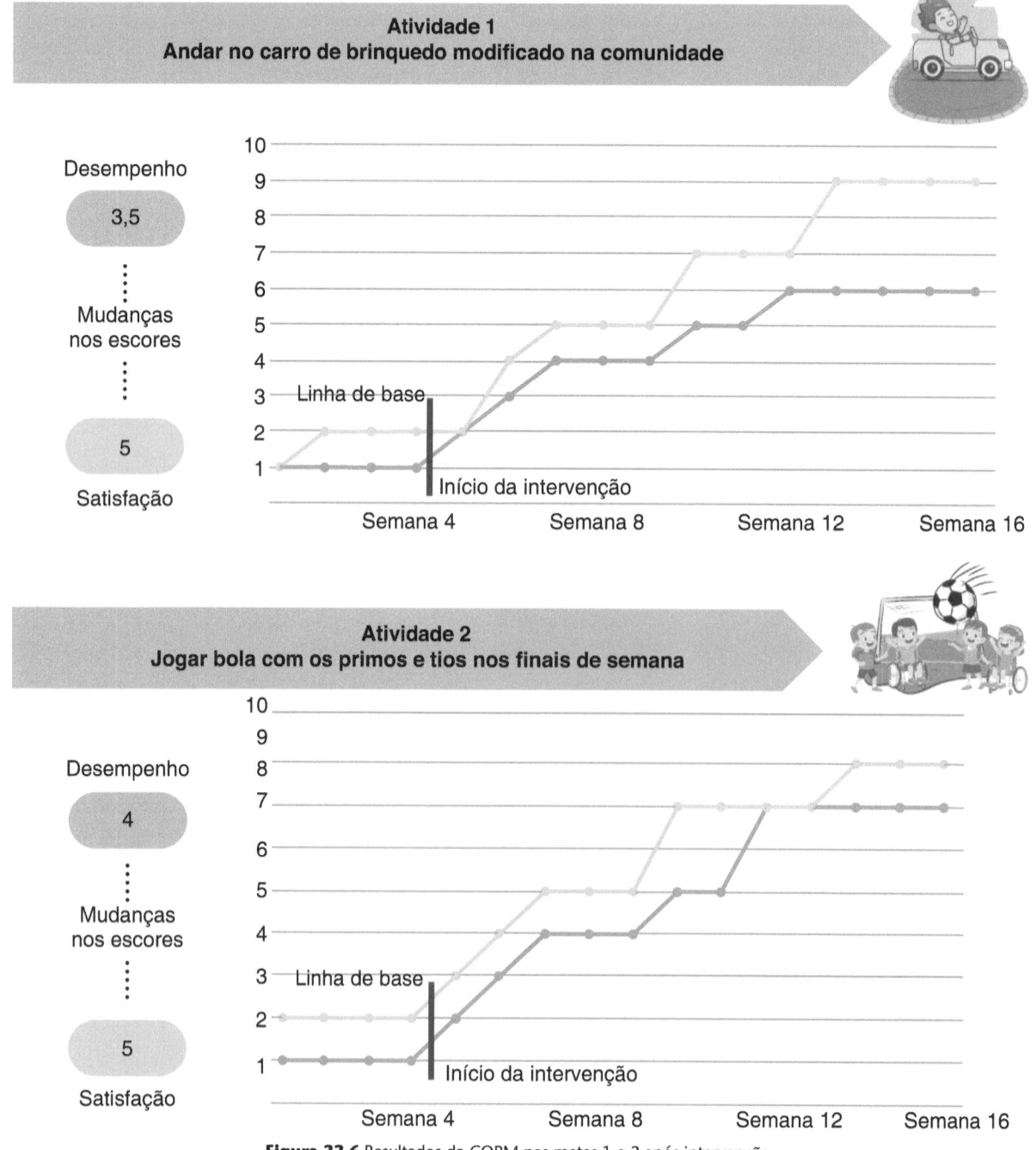

Figura 22.6 Resultados da COPM nas metas 1 e 2 após intervenção.

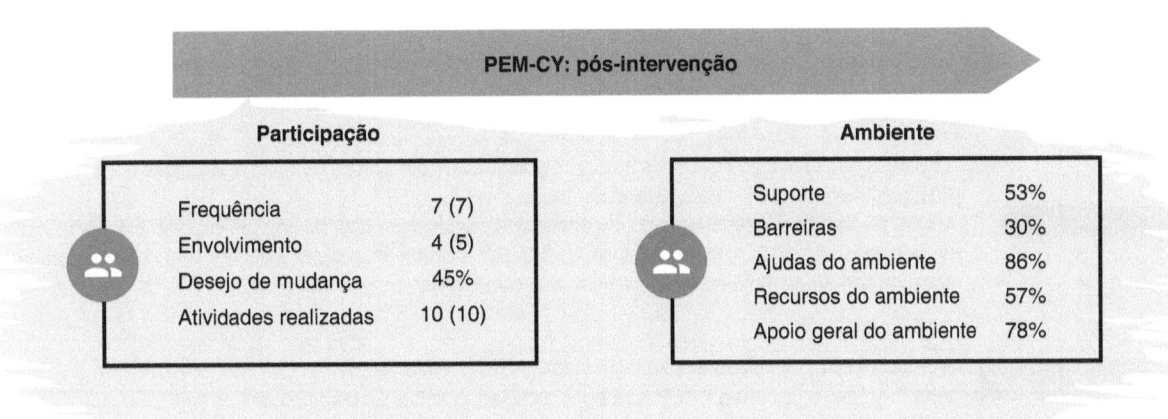

Figura 22.7 Resultados da PEM-CY após intervenção: participação e ambiente (comunidade).

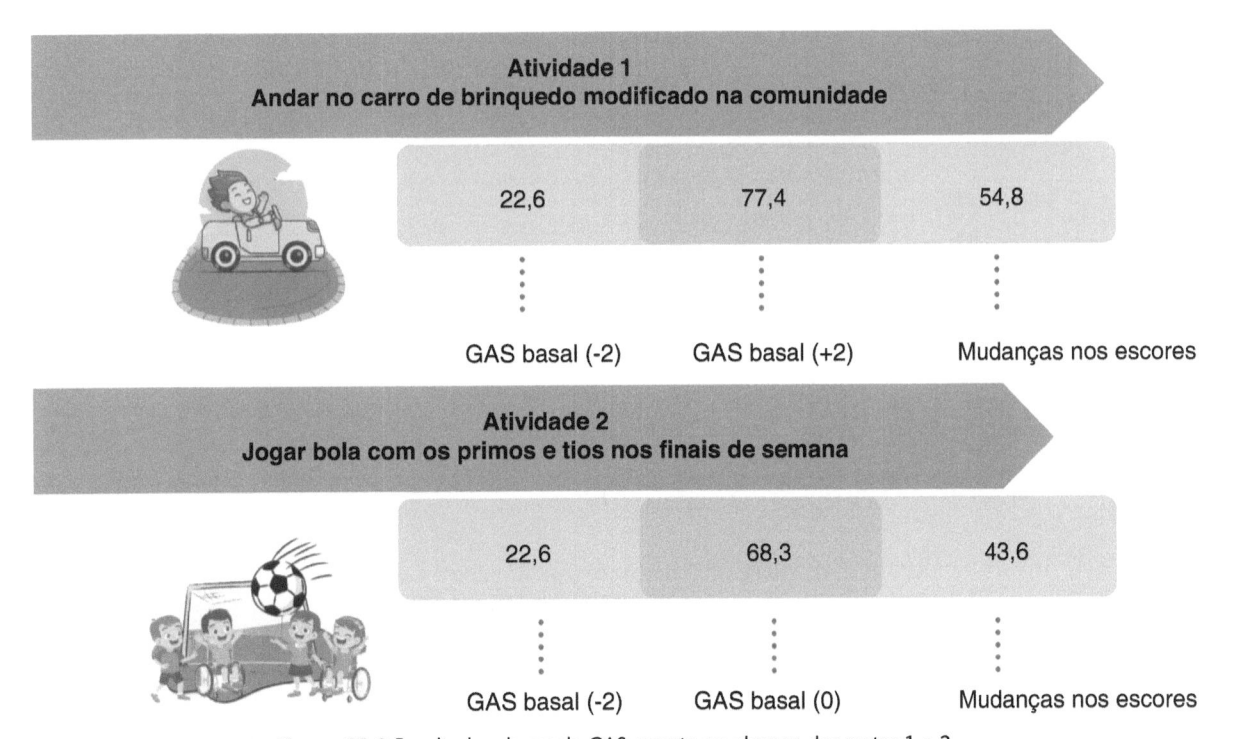

Figura 22.8 Resultados da escala GAS quanto ao alcance das metas 1 e 2.

Diante dos ganhos relacionados com a participação de J.D., tanto a família como a equipe ficaram muito satisfeitas com a intervenção. Assim, a equipe e a família puderam identificar novas metas para o futuro apoiadas na PREP. Os resultados descritos no caso clínico apresentado são similares aos relatados na literatura no que diz respeito à viabilidade e à eficácia da PREP para promover a participação, com estratégias de baixo custo e recursos disponíveis na comunidade.

Considerando que crianças com PC enfrentam desafios para receber intervenções baseadas em evidências, especialmente as focadas nos desfechos de participação, a PREP deve ser considerada para incrementar os níveis de engajamento de crianças com PC classificadas como nível IV ou V do GMFCS.

O resumo do caso clínico com todas as camadas do modelo READ (veja o Capítulo 2) pode ser consultado na Figura 22.9.

Paciente J.D.; 7 anos; sexo masculino, com paralisia cerebral espástica bilateral. Ele é classificado como nível IV no Sistema de Classificação da Função Motora Grossa (GMFCS) e no Sistema de Classificação das Habilidades Manuais (MALS)

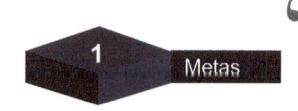

❝ TERAPEUTA: Quais as atividades que você gostaria que ele fizesse ou que conseguisse fazer melhor? (Instigação com a família para determinar metas).

META 1: Usar o carro de brinquedo motorizado na comunidade (COPM nota do importânoia: 10/10; nota de desempenho: 1/10; nota de satisfação: 1/10). Em 4 semanas, a criança deverá ser capaz de andar no carro de brinquedo motorizado na comunidade com familiar/amigo (600m) em 20 minutos.

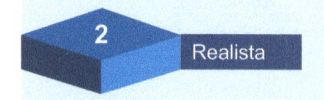

REALISTA? SIM, com adaptações ambientais.

VIÁVEL? SIM, o protocolo PREP foca em realizar adaptações no contexto real da criança e família.

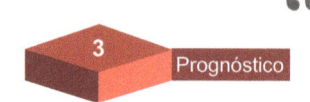

❝ FAMÍLIA: Nós acreditamos que com o equipamento adequado e com esforço da família e da equipe, ele poderia se movimentar com independência dentro de casa, e na comunidade.

TERAPEUTA: Podemos conversar com a rede de apoio para ajudar nos passeios com o carro de brinquedo motorizado na comunidade; fazer um treinamento em ambiente controlado e realizar as adaptações no carro de brinquedo motorizado para melhorar a segurança e o conforto no uso, o que acha?

*Meta especificada para incluir adaptações na tarefa.

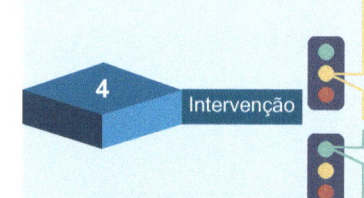

INTERVENÇÃO-CHAVE: Intervenção contextual (sinal amarelo).

MECANISMO PREP: Plasticidade dependente do uso, aprendizado pela experiência e mudanças em funções mentais.

INTERVENÇÃO ADJUVANTE: Treino Orientado ao Objetivo (luz verde)

MECANISMO: Plasticidade dependente do uso e aprendizado pela experiência

COMORBIDADE: Contratura de dedos e punho em flexão bilateralmente, o que dificulta o uso do acionador. Presença de espasticidade bilateralmente, o que afeta a resposta-ação para o desvio de obstáculos.

SUPORTE FAMILIAR: A mãe da criança é bastante engajada, participou de todas as etapas de construção da intervenção, mas é sobrecarregada com tarefas em casa e sente que a execução do plano pode ser um desafio.

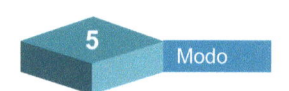

INTERVENÇÕES CONTEXTUAIS: em conjunto, a família e a equipe identificaram as barreiras e suportes. Com essas informações foi possível criar estratégias para minimizar as barreiras e potencializar os suportes e assim garantir a participação na meta desejada. Após isso, a família implementa as estratégias, com apoio da equipe quando necessário.

INTERVENÇÃO ADJUVANTE: Treino Orientado à Tarefa (TOT) (sinal amarelo).
MECANISMO: treino das habilidades motoras de alcance, preensão, percepção do movimento para a movimentação do carro de brinquedo motorizado e desvio de obstáculos, que são necessárias para a realização da meta 1.

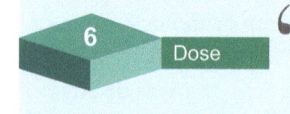

❝ TERAPEUTA: Nós vamos ter encontros uma vez por semana para avaliar o progresso da intervenção e a necessidade de implementar novas estratégias para que em 4 semanas o J.D. possa conseguir realizar a meta. Além disso, J.D. realizará treino de alcance e percepção - ação para o manuseio correto do acionador do carro de brinquedo motorizado. A intensidade dos encontros será de duas vezes por semana para a intervenção principal (treino das metas na comunidade) e duas vezes por semana para a intervenção coadjuvante (TOT em ambulatório), totalizando 4 dias de intervenção por semana.

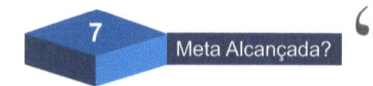

❝ RESULTADO META 1 – Andar de carro de brinquedo motorizado na comunidade (COPM nota de desempenho: 3,5/10; nota de satisfação: 5/10)

TERAPEUTA: Parabéns, a estratégia foi implementada com sucesso. Sempre que puder, convide os amigos da criança e leve-o a pracinha para proporcionar maior engajamento e desfrute!

Figura 22.9 Modelo READ para construção das metas 1 e 2 através da intervenção PREP. *(Continua)*

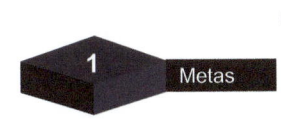

TERAPEUTA: Tem algum esporte ou brincadeira que você gostaria de praticar? (Instigação com a família para determinar metas)
META 2: Jogar bola com os primos e tios nos finais de semana (COPM nota de desempenho: 1/10; nota de satisfação: 2/10). Em 4 semanas, a criança deverá ser capaz de jogar bola com os primos e tios nos finais de semana, durante 45 minutos, sem pausa.

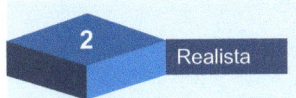

REALISTA? SIM, com adaptações em um andador de PVC construído pela família. NÃO para realizar a atividade sem o dispositivo auxiliar durante o ortostatismo.
VIÁVEL? SIM, o protocolo PREP foca em realizar adaptações no contexto real da criança e família.

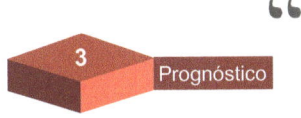

FAMÍLIA: Ele tem grande interesse por bola, sendo a atividade de jogar bola uma tarefa que eu gostaria que ele realizasse e se envolvesse.
TERAPEUTA: A habilidade de jogar bola é uma tarefa que envolve bipedestação, marcha, equilíbrio e tempo de reação. Para tornar a tarefa viável será necessária uma intervenção no ambiente e na tarefa. Será que podemos adaptar o andador de baixo custo que vocês possuem? Usaríamos as órteses extensoras para manter a bipedestação e trabalharíamos aspectos da aprendizagem motora para recepção e chute da bola. O que acha?
Meta especificada para incluir adaptações no ambiente e tarefa.

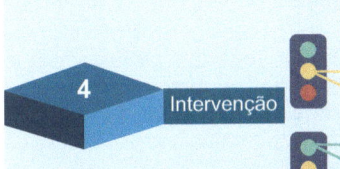

INTERVENÇÃO-CHAVE: Intervenção contextual (sinal amarelo)

MECANISMO PREP: Plasticidade dependente do uso, aprendizado pela experiência e mudança nas funções mentais

INTERVENÇÃO ADJUVANTE: Treino orientado ao objetivo (luz verde)
MECANISMO: Plasticidade dependente do uso e aprendizado pela experiência

COMORBIDADE: Espasticidade de membros inferiores com contratura em flexão de joelho e quadril e flexão plantar de tornozelo bilateralmente. Presença de luxação bilateral de quadril.
SUPORTE FAMILIAR: A mãe da criança é bastante engajada, participou de todas as etapas de construção da intervenção, mas é sobrecarregada com tarefas em casa e sente que a execução do plano pode ser um desafio

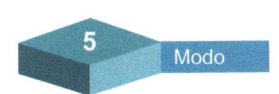

INTERVENÇÕES CONTEXTUAIS: em conjunto, a família e a equipe identificaram as barreiras e suportes e traçaram estratégias para garantir a participação na meta desejada (adaptar o andador, encontrar um local adequado para treinar a habilidade, entre outros). Após isso, a família implementa as estratégias, com apoio da equipe quando necessário.

INTERVENÇÃO ADJUVANTE: Treino Orientado à Tarefa (TOT) (sinal amarelo)
MECANISMO: Uso de tecnologia assistiva para auxiliar a bipedestação e o treino das habilidades motoras de chute, arremesso e recepção da bola, que são necessárias para a realização da meta 2.

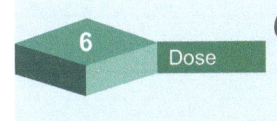

TERAPEUTA: Nós vamos ter encontros uma vez por semana para avaliar o progresso da intervenção e a necessidade de implementar novas estratégias para que em 4 semanas J.D. possa alcançar a meta. Além disso, J.D. realizará treino das habilidades de recepção de chute da bola no andador. A intensidade dos encontros será de duas vezes por semana para a intervenção principal (treino das metas na comunidade) e duas vezes por semana para a intervenção coadjuvante (TOT em ambulatório, totalizando 4 dias de intervenção por semana.

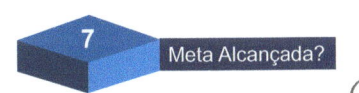

RESULTADO META 2 – Jogar bola com os primos e tios nos finais de semana (COPM nota de desempenho: 3,5/10; nota de satisfação: 5/10)

TERAPEUTA: Parabens, você conseguiu executar a tarefa com sucesso. Foram necessários ajustes do ambiente, mas J.D. conseguiu participar da tarefa com altos níveis de envolvimento e desfrute. Continue assim!.

Figura 22.9 Modelo READ para construção das metas 1 e 2 através da intervenção PREP. *(continuação)*

Referências

1. Anaby DR, Law M, Feldman D, Manjnemer A, Avery L. The effectiveness of the Pathways and Resources for Engagement and Participation (PREP) intervention: Improving participation of adolescents with physical disabilities. Dev Med Child Neurol 2018; 57(5):513-9. Disponível em: http://dx.doi.org/10.1111/dmcn.13682. Acesso em: 12 jan 2023.

2. WHO. The World Health Report. Mental health: New understanding, new hope. 2001.

3. Imms C, Adair B, Keen D, Ullenhag A, Rosenbaum P, Granlund M. Participation: A systematic review of language, definitions, and constructs used in intervention research with children with disabilities. Dev Med Child Neurol 2015; 58(4):380-7. Disponível em: http://dx.doi.org/10.1111/dmcn.12932. Acesso em: 20 jan 2023.

4. Imms C, Green, D. Participation: Optimising outcomes in childhood-onset neurodisability. Mac Keith Press, 2020.

5. Anaby A, Pozniak K. Participation-based intervention in childhood disability: A family-centred approach. Dev Med Child Neurol 2019; 61(5):502. Disponível em: https://onlinelibrary.wiley.com/doi/10.1111/dmcn.14156. Acesso em: 18 nov 2022.

6. Hoehne C, Baranski B, Benmohammed L et al. Changes in overall participation profile of youth with physical disabilities following the PREP intervention. Int J Environ Res Public Health 2020; 17(11):3990. Disponível em: http://dx.doi.org/10.3390/ijerph17113990. Acesso em: 18 nov 2022.

7. Souto DO, Silva LC, Sousa Junior RR et al. Practitioner-led, peer-group sports intervention combined with a context-focused intervention for children with cerebral palsy: A protocol of a feasibility randomised clinical trial. BMJ Open 2023; 13(1):e068486. Disponível em: 10.1136/bmjopen-2022-068486.A acesso em: 20 abr 2023.

8. Adair B, Ullenhag A, Keen D, Granlund M, Imms C. The effect of interventions aimed at improving participation outcomes for children with disabilities: A systematic review. Dev Med Child Neurol 2015; 57(12):1093-104. Disponível em: http://dx.doi.org/10.1111/dmcn.12809. Acesso em: 18 d nov 2022.

9. Anaby D, Mercerat C, Tremblay S. Enhancing youth participation using the PREP intervention: Parents perspectives. Int J Environ Res Public Health 2017; 14(9):1005. Disponível em: .http://dx.doi.org/10.3390/ijerph14091005. Acesso em: 12 dez 2022.

10. Sadowska M, Sarecka-Hujar B, Kopyta I. Cerebral palsy: Current opinions on definition, epidemiology, risk factors, classification and treatment options. Neuropsychiatr Dis Treat 2020; 16:1505-18. Disponível em: 10.2147/NDT.S235165. Acesso em: 12 dez 2022.

11. Ferreira H, Schiariti V, Regalado I et al. Functioning and disability profile of children with microcephaly associated with congenital Zika virus infection. Int J Environ Res Public Health 2018; 15:1107. Disponível em: https://doi.org/10.3390/ijerph15061107. Acesso em: 21 abr 2023.

12. Rosenbaum P, Paneth N, Leviton A, Goldstein M, Bax M. A report: The definition and classification of cerebral palsy April 2006. Dev Med Child Neurol 2007; 109:8-14. Disponível em: https://onlinelibrary.wiley.com/doi/epdf/10.1111/j.1469.-8749.2007.tb12610. Acesso em: 11 nov 2022.

13. Brasil. Ministério da Saúde. Diretrizes de estimulação precoce. Brasília, DF: Ministério da Saúde, 2016.

14. Tudella E, Toledo AM, Lima-Alvarez CD. Intervenção precoce: Evidências para a prática clínica em lactentes de risco. 1. ed. Curitiba: Appris, 2019.

15. Darrah J, Barlett D. Teoria dos sistemas dinâmicos e manejo de crianças com paralisia cerebral: Questões não resolvidas. Criança Jovem Infantil 1995; 8(1):52-9.

16. Salem Y, Godwin EM. Efeitos do treinamento orientado a tarefas na função de mobilidade em crianças com paralisia cerebral. Neuro Reabilitação 2009; 24:307-13.

17. Law M, Baptiste S, Carswell A, McColl MA, Polatajko H, Pollock N. Canadian Occupational Performance Measure (COPM). 5. ed. Ottawa: CAOT Publications, 2014.

18. Coster W, Bedell J, Law M et al. Psychometric evaluation of the Participation an Environment Measure for Children and Youth (PEM CY). Dev Med Child Neurol 2011; 53(11):1030-7. Disponível em: https://doi.org/10.1111/j.1469-8749.2011.04094.x. Acesso em: 18 nov 2022.

19. Imms C, Adair B, Keen D, Ullenhag A, Rosenbaum P, Granlund M. Participation: A systematic review of language, definitions, and constructs used in intervention research with children with disabilities. Dev Med Child Neurol 2015; 58(4):380-7. Disponível em: http://dx.doi.org/10.1111/dmcn.12932. Acesso em: 20 jan 2023.

20. Van de Velde D, Coussens M, De Baets S et al. Application of participation in clinical practice: Key issues. J Rehabil Med 2018; 50(8):679-95. Disponível em: doi:10.2340/16501977.2363. Acesso em: 20 jan 2023.

21. Graham F, Timothy E, Williman J, Levack W. Participation focused practices in paediatric rehabilitation for children with neurodisability in New Zealand: An observational study using mapi audit tool. Child: Care, Health and Development 2020; 46(5):225-562. Disponível em: http://dx.doi.org/10.1111/cch.12789. Acesso em: 11 fev 2023.

22. Anaby D, Khetani M, Piskur B et al. Towards a paradigm shift in pediatric rehabilitation: Accelerating the uptake of evidence on participation into routine clinical practice. Disab Rehab 2021; 44(9):1746-57. Disponível em: http://dx.doi.org/10.1080/09638288.2021.1903102. Acesso em: 18 nov 2022.

23. Law M, Anaby D, Teplicky R, Tuner L. Caminhos e recursos para engajamento e participação, um modelo de prática para terapeutas ocupacionais. Manual de referência. CanChild, 2016.

24. Novak I, Morgan C, Fahey M et al. State of the Evidence Traffic Lights 2019: Systematic review of interventions for preventing and treating children with cerebral palsy. Current Neurol Neurosci Rep 2020 Feb; 20(2). Disponível em: https://doi.org/10.1007/s11910-020-1022-z. Acesso em: 18 nov 2022.

25. Magalhães LC, Magalhães LV, Cardoso AA. Apresentação. In: Law M, Baptiste S, Carswell A, Mccoll MA, Polatajko HL, Pollock N. Medida Canadense de Desempenho Ocupacional (COPM). Trad Magalhães LC, Magalhães LV, Cardoso AA. Belo Horizonte: Editora UFMG, 2009: 11.

26. Law M, Baptiste S, Carswell A, Mccoll MA, Polatajko HL, Pollock N. Medida Canadense de Desempenho Ocupacional (COPM). Trad. Magalhães LC, Magalhães LV, Cardoso BB. Belo Horizonte: Editora UFMG, 2009: 11.

27. Caldas ASC, Facundes VLD, Silva HJ. O uso da Medida Canadense de Desempenho Ocupacional em estudos brasileiros: Uma revisão sistemática. Rev Ter Ocup Univ 2011; 22(3):238-44. Disponível em: https://doi.org/10.11606/issn.2238-6149.v22i3p238-244. Acesso em: 20 jan 2023.

28. Coster W, Bedell G, Law M et al. Psychometric evaluation of the Participation and Environment Measure for Children and Youth. Dev Med Child Neurol 2011; 53(11):1030-7. Disponível em: 10.1111/j.1469-8749.2011.04094.x. Acesso em: 20 jan 2023.

29. Galvão ERVP, Cazeiro APM, Campos AC, Longo E. Medida da Participação e do Ambiente para Crianças e Jovens (PEM-CY): Adaptação transcultural para o uso no Brasil. Rev Ter Ocup USP 2018; 29(3):237-45. Disponível em: https://doi.org/10.11606/issn.2238-6149.v29i3p237-245. Acesso em: 18 nov 2022.

30. Law M, Anaby D, Teplicky R, Turner L. Caminhos e recursos para o engajamento e participação: Um modelo prático para prestadores de cuidado em saúde. Traduzido e adaptado para o Português-Brasil: Leite H, Souto D, Silva L, Longo E, Magalhães R. Canadá: CanChild & Brasil: UFMG e UFP, 2016.

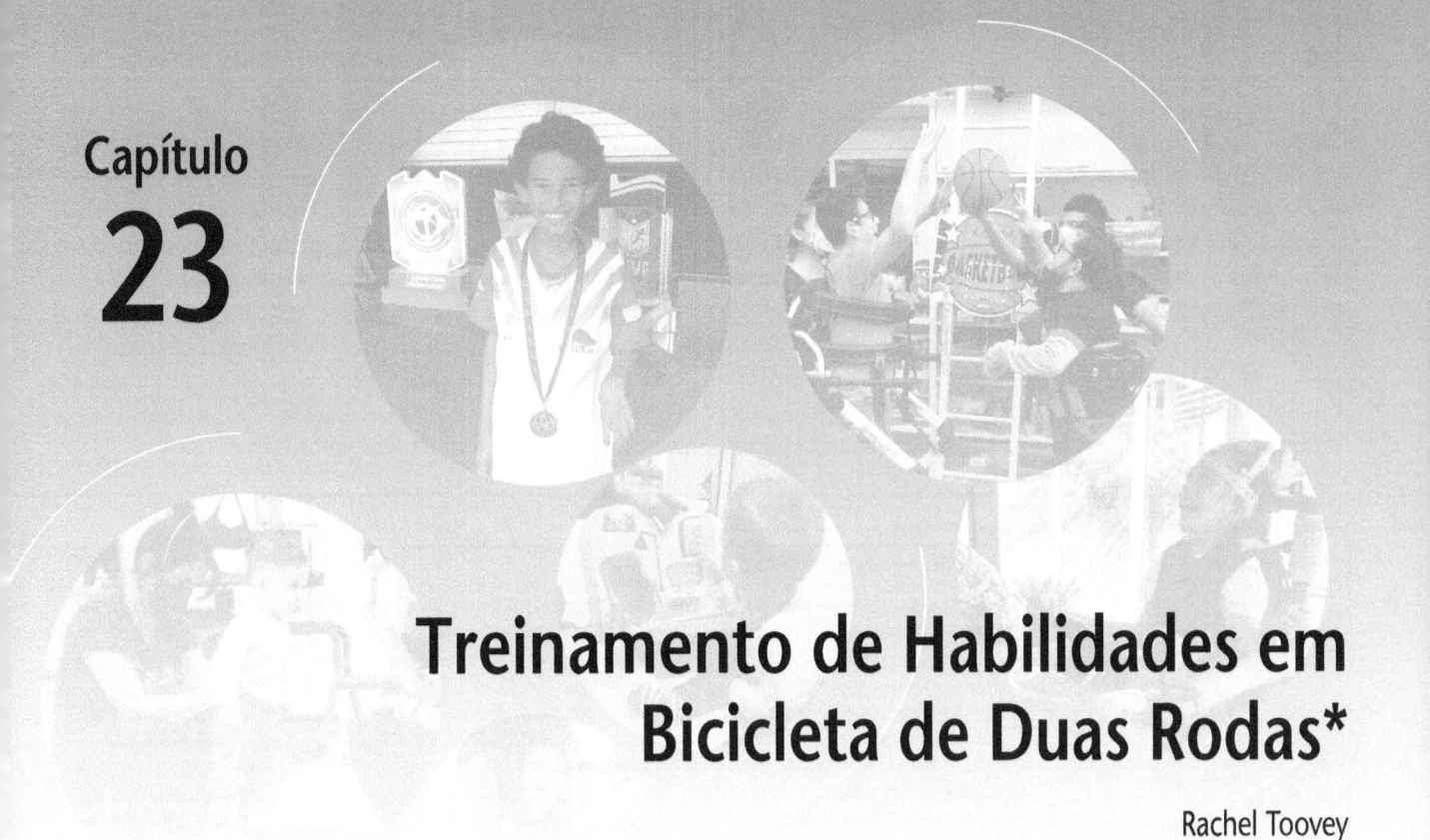

Capítulo 23

Treinamento de Habilidades em Bicicleta de Duas Rodas*

Rachel Toovey

INTRODUÇÃO

Andar de bicicleta pode ser um meio eficaz de envolver crianças com paralisia cerebral (PC) em uma atividade física significativa. Isso é importante em razão das barreiras enfrentadas por crianças com PC, acarretando níveis menores de participação em atividades físicas do que os de seus pares com desenvolvimento típico[1]. Andar de bicicleta é uma atividade infantil popular[2] e pode ser uma meta bastante comum na rotina da fisioterapia[3]. Existem muitos tipos diferentes de bicicletas disponíveis para crianças em todos os níveis da PC, incluindo bicicletas adaptadas (como triciclos reclinados e triciclos verticais) e de duas rodas. Este capítulo se concentrará em uma abordagem para crianças com PC atingirem metas de andar de bicicleta em duas rodas.

TREINAMENTO DE HABILIDADES EM BICLETA DE DUAS RODAS

Embora seja realista para crianças com PC conseguirem andar de bicicleta de duas rodas, uma pequena proporção de crianças com PC classificadas nos níveis I e II do Sistema de Classificação de Função Motora Grossa (GMFCS [veja o Capítulo 1]) irão conseguir, em comparação a seus pares com desenvolvimento típico. Adicionalmente, entre aquelas crianças com

PC que andam de bicicleta, observa-se que a aquisição dessa habilidade foi mais tardia do que para as crianças típicas[4]. O treinamento específico de tarefas conduzido por terapeutas pode ajudar a preencher essa lacuna, ajudando crianças com PC a atingirem suas metas relacionadas com a habilidade de andar em uma bicicleta de duas rodas.

PARTE I – DESCRIÇÃO DA INTERVENÇÃO

A primeira parte desta seção apresentará uma abordagem para atingir os objetivos específicos de andar em bicicleta de duas rodas. Essa intervenção foi desenvolvida e testada por meio de um estudo randomizado controlado, realizado por Toovey e cols.[5,6]. Serão apresentados os princípios teóricos que sustentam essa intervenção e seus componentes. Os resultados modificáveis por meio dessa abordagem serão detalhados, incluindo ferramentas que podem medir seus desfechos. Além disso, serão discutidos a dosagem, o subgrupo de crianças com PC que podem se beneficiar dessa intervenção, seus riscos e quais profissionais podem liderar essa intervenção.

Um programa de treinamento de habilidades em bicicleta de duas rodas – Treino específico da tarefa e conduzido por um terapeuta

Essa intervenção consiste em um programa de treinamento de habilidades em bicicleta, realizado em grupo, específico para uma tarefa, conduzido por terapeutas, executado

*Traduzido pelo Professor Hércules Ribeiro Leite.

2 horas por dia, durante 3 dias, pelo período de 1 semana. Seu objetivo é atingir as metas relacionadas com a atividade e a participação por meio do treino de habilidades em bicicletas de duas rodas. Esse programa foi desenvolvido para crianças classificadas com os níveis I e II no Sistema de Classificação da Função Motora Grossa (GMFCS [veja o Capítulo 1]), com deficiência intelectual leve ou nula e idades variando entre 6 e 15 anos. Essa abordagem envolve sete ingredientes principais, sustentados por princípios teóricos, como mostra o Quadro 23.1, que também detalha a

dosagem e quem pode aplicar essa intervenção. Para mais detalhes sobre ingredientes e mecanismos, veja Capítulo 2.

Os materiais necessários para o programa incluem 10 a 15 cones para dicas visuais, *kit* de primeiros socorros, bomba de pneu de bicicleta e *kit* de reparo, bem como um *kit* de ferramentas simples para promover modificações, incluindo uma chave inglesa e um conjunto de chaves hexagonais. As crianças são incentivadas a trazer suas próprias bicicletas e capacetes sempre que possível para facilitar a prática contínua em casa e em ambientes comunitários.

Quadro 23.1 Principais ingredientes da intervenção

Componente	Detalhes, incluindo princípios subjacentes
Tarefa específica	O treino específico de tarefas concentra-se no treinamento de tarefas funcionais específicas do contexto por meio da prática e da repetição[7]. Essa abordagem é informada pelos princípios da aprendizagem motora e da teoria dos sistemas dinâmicos[8,9] e é apoiada por diretrizes clínicas para melhorar a atividade e participação em crianças com PC[10]. Nesse programa, novas tarefas motoras (p. ex., subir e descer na bicicleta) são inicialmente estruturadas para que a criança sempre conclua ativamente pelo menos parte da tarefa. Isso pode envolver demonstração de tarefas ou orientação física mínima. À medida que o desempenho melhora, a tarefa e/ou o ambiente é/são alterado(s) para encorajar a resolução de problemas e aumentar o desafio motor e a progressão da habilidade (p. ex., nenhuma orientação física fornecida, altura do assento alterada). Depois que uma habilidade motora é adquirida, a variabilidade e a aleatoriedade da prática e da tarefa, bem como os desafios ambientais (p. ex., pedalar em superfícies diferentes, introduzir curvas, subir e descer rampas), são gradualmente introduzidas para aumentar a complexidade e a generalização da habilidade. Em geral, a prática é repetitiva, progressiva, variável e favorece o exercício completo da habilidade/tarefa em vez da prática parcial
Direcionado a objetivos	Intervenções direcionadas a objetivos melhoram a função motora grossa ou mobilidade em crianças com PC, mais do que aquelas intervenções que não apresentam esse componente[10]. As crianças devem ter objetivos de atividade e/ou participação relacionados com o ciclismo de duas rodas para participar desse programa. Os terapeutas estabelecem metas com cada criança e família antes do programa e devem revisar e avaliar essas metas após a intervenção. Os objetivos de cada participante são usados para fornecer oportunidades individualizadas de resolução de problemas e direcionar os movimentos necessários para atender às demandas da tarefa dentro de um contexto em grupo
Liderado por terapeuta	Fisioterapeutas e terapeutas ocupacionais são treinados para oferecer intervenções direcionadas aos objetivos motores de crianças com PC, incluindo aquelas sustentadas pela teoria da aprendizagem motora. No RCT, esse programa foi conduzido por um fisioterapeuta e outro clínico (fisioterapeuta, terapeuta ocupacional ou assistente de saúde [comum no contexto da Austrália]), porém, dependendo do ambiente e do treinamento fornecido, o programa pode ser conduzido por um terapeuta ocupacional. Normalmente, há uma proporção mínima de um clínico para três crianças em cada grupo (1:3)
Desenvolvido para ser realizado em grupo	Esse programa se destina a grupos de até seis crianças. Há evidências que sugerem que os programas de reabilitação baseados em grupo podem melhorar as habilidades motoras, o desempenho autopercebido e a relação custo-eficácia do tratamento, do mesmo modo ou mais do que a terapia individual[11]. Grupos maiores podem ser viáveis quando há terapeutas suficientes e disponíveis para fornecer um ambiente seguro para o treinamento
Dosagem intensiva em relação às metas estabelecidas	O programa na comunidade é de 6 horas, compreendendo 2 horas por dia, durante 3 dias, dentro de um período de 1 semana. As crianças também recebem um programa domiciliar individualizado de 30 minutos diários durante a semana do programa e são aconselhadas a realizar três a cinco atividades relacionadas com as atividades em bicicleta para continuar praticando após o programa. Assim, a dosagem total durante a semana do programa é de 6 a 9,5 horas. Embora isso represente menos horas de prática do que outras intervenções baseadas em aprendizagem motora, como o treinamento intensivo bilateral mão-braço, incluindo os membros inferiores (total de 60 a 90 horas)[12,13], essa é uma dosagem semelhante à de programas de treinamento de habilidades de bicicleta testados em outras populações, incluindo a síndrome de Down e o transtorno do espectro do autismo[14-16]. Além disso, o foco do programa nas metas em bicicleta de duas rodas, em vez de em uma ampla gama de metas, significa que as 6 horas de treinamento são específicas apenas para essas metas. Essa intensidade permite a prática repetitiva e foi apoiada pela percepção dos pais cujos filhos participaram de programa intensivo realizado previamente como parte de um estudo-piloto (série de casos) antes do RCT completo[17]. No RCT, os programas foram executados durante os períodos de férias escolares e com base nas preferências da família

(Continua)

Quadro 23.1 Principais ingredientes da intervenção *(Cont.)*

Componente	Detalhes, incluindo princípios subjacentes
Envolvimento dos pais ou cuidadores	Diretrizes clínicas para melhorar a atividade e a participação de crianças com PC recomendam que os cuidadores, sempre que possível, se envolvam ativamente na intervenção[10]. O envolvimento dos pais facilita a parceria entre eles e o clínico para atingir o objetivo da criança e pode desenvolver a capacidade dos pais de apoiarem a transição da terapia para a vida cotidiana. Pelo menos um dos pais ou cuidador deve comparecer a cada sessão do programa. Os pais são treinados por terapeutas em relação às abordagens de aprendizado motor e estratégias para modificações das tarefas e do ambiente para apoiar e facilitar a obtenção das metas. Os pais recebem orientação verbal sobre estratégias e segurança em ambientes domiciliares e comunitários, incluindo práticas seguras de pilotagem (ou seja, uso de capacete). Os terapeutas trabalham com os pais e os filhos para identificação de locais apropriados para a prática
Ambiente ecológico	Quando o clima está mais adequado, o programa é realizado ao ar livre, em ambientes naturais, onde o ciclismo geralmente ocorre (p. ex., parque, ciclovia etc.). Isso se alinha com a teoria dos sistemas dinâmicos e o treinamento específico da tarefa em termos do papel que o ambiente tem na promoção do aprendizado motor e na vida cotidiana e é apoiado por diretrizes clínicas para melhorar a função física na PC[10]. O cenário deve ter diferentes superfícies (p. ex., grama, cascalho, concreto) e gradientes disponíveis para modificar o treinamento com base no estágio de aprendizado motor de cada participante e promover a resolução bem-sucedida de problemas. Por segurança, os programas são conduzidos longe de estradas e espaços públicos movimentados

RCT: *Randomized Controlled Trial.*

Principais descobertas de um estudo randomizado controlado sobre essa intervenção

Esse programa foi testado por meio de um estudo controlado randomizado de superioridade (cegagem única) e realizado em vários locais, envolvendo 62 crianças de 6 a 15 anos com PC classificadas como níveis I (n = 35) e II (n = 27) no GMFCS[6]. O desfecho primário foi o alcance de metas, medido pela *Goal Attainment Scaling* (GAS [veja o Capítulo 1])[18] e definido como alcance de um nível esperado de pelo menos uma das duas ou três atividades específicas relacionadas com andar em bicicleta de duas rodas e/ou metas relacionadas com a participação.

Conforme mostrado na Figura 23.1, as crianças do grupo do programa de tarefas específicas lideradas pelo terapeuta tiveram chances 10,4 vezes maiores (intervalo de confiança [IC] de 95%: 2,8 a 38,6) de atingir a meta após o programa em comparação com as do grupo-controle. O grupo-controle participou de um programa domiciliar de 1 semana conduzido pelos pais com dosagem combinada e recebeu o telefonema de um terapeuta no meio da semana de treinamento, no qual foi fornecido suporte não específico. Essa superioridade foi mantida 3 meses após o programa, quando as crianças do grupo de tarefas específicas lideradas pelo terapeuta tiveram chances quatro vezes maiores (IC95%: 1,3 a 12,5) de atingir o objetivo nesse momento. As descobertas

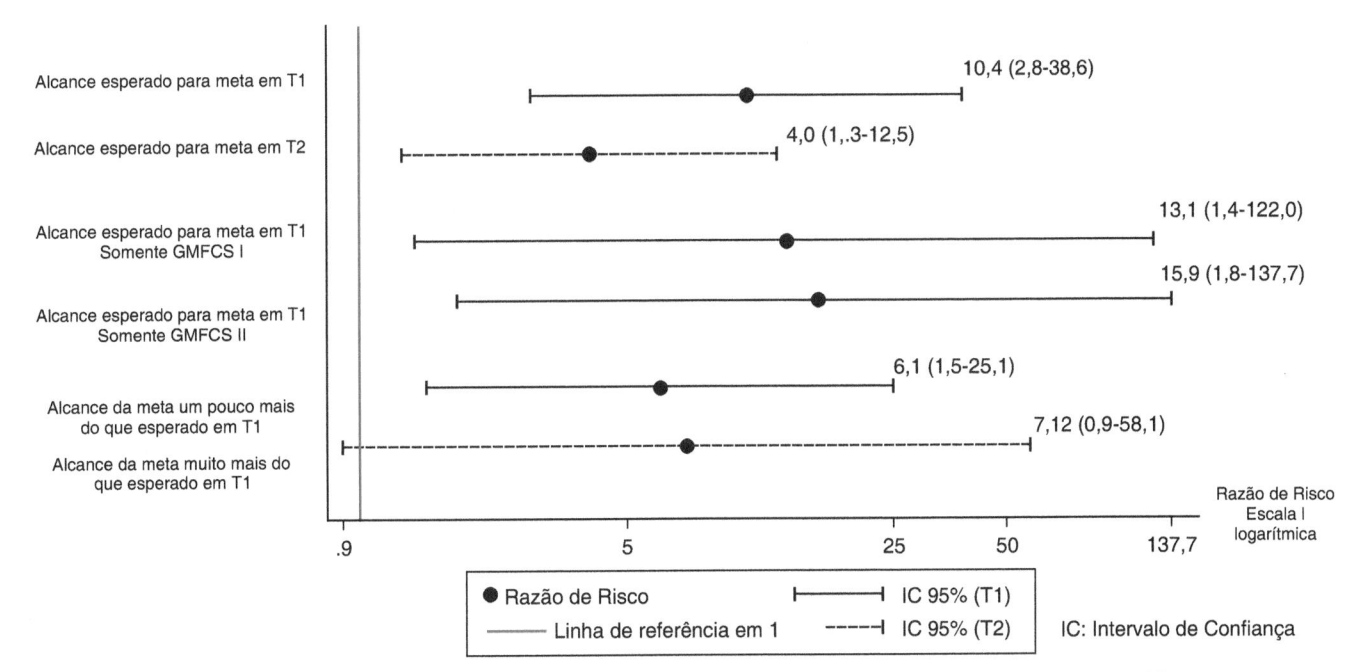

Figura 23.1 Gráfico de Forrest dos resultados relacionados com o alcance de metas com razão de risco ou *Odds Ratio.*

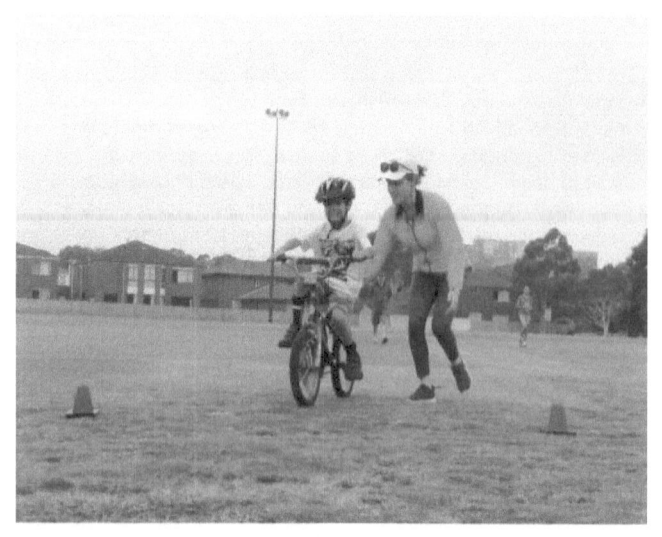

Figura 23.2 L. participando do programa de treino específico de tarefas relacionadas com as metas para andar em bicicleta de duas rodas. Programa conduzido por fisioterapeutas, com seu pai e irmã também presentes.

para esse resultado por nível de GMFCS e nível de alcance de metas também são mostradas na Figura 23.1.

Os desfechos secundários desse RCT incluíram habilidades com a bicicleta, participação relacionada com o andar de bicicleta, habilidades funcionais (atividades diárias, mobilidade, social/cognitiva, responsabilidade), autopercepção (competência na bicicleta, competência cognitiva/escolar, aceitação pelos pares/competência social, aptidão física/atlética competência, autoestima global), atividade física e qualidade de vida relacionada com a saúde.

Doze participantes do grupo de treino específico liderado pelo terapeuta aprenderam a andar de bicicleta de duas rodas por pelo menos 50 metros, de maneira independente e sem rodinhas, durante o programa, em comparação com três no programa domiciliar conduzido pelos pais. As crianças que participaram do programa de tarefas específicas conduzidas pelo terapeuta tiveram quatro vezes (IC95%: 1,1 a 15,4) mais chances de relatar autopercepção elevada sobre a competência de andar de bicicleta na semana seguinte ao programa e maior média no escore de envolvimento ao andar de bicicleta nos 3 meses seguintes ao programa (diferença média de 0,8 [IC95%: 0,1 a 1,6], p = 0,03).

No entanto, houve pouca diferença entre os grupos quanto às habilidades relacionadas com ao andar de bicicleta em qualquer ponto do tempo, o que provavelmente se deve ao nível mais alto de habilidades em bicicleta na linha de base do programa domiciliar conduzido pelos pais. Por exemplo, oito crianças nesse grupo poderiam pedalar 50 metros, de modo independente e sem rodinhas, antes do programa, em comparação com uma no programa específico de tarefa conduzido pelo terapeuta. Foram encontradas pequenas diferenças entre os grupos para os desfechos relacionados com habilidades funcionais, atividade física, qualidade de vida relacionada à saúde e todos os outros domínios de autopercepção.

Medindo as mudanças nos desfechos relacionados com as habilidades em bicicleta de duas rodas

Embora a habilidade de andar de bicicleta de duas rodas possa ser conceituada dentro do domínio de atividade da CIF, muitas vezes o objetivo final do treinamento de habilidades com a bicicleta é a participação de andar de bicicleta na comunidade. Assim, ao medir a mudança, é valioso capturar os construtos de atividade e participação.

A aquisição de habilidades na bicicleta de duas rodas, como aprender a pedalar de maneira independente, é um desfecho de atividade bastante comum; no entanto, não há nenhuma medida de habilidades específicas em bicicleta que tenha sido validada em crianças com PC. No RCT[6], a Lista de Verificação de Habilidades de Ciclismo[19] foi usada para medir as habilidades com o ciclismo como um desfecho secundário. Essa lista de verificação foi desenvolvida para uso em jovens com síndrome de Down e é útil para entender o nível de habilidade da criança com a bicicleta em determinado momento, especialmente em populações afetadas por deficiência de desenvolvimento, pois se concentra nas habilidades iniciais de andar de bicicleta, como subir e descer da bicicleta e pré-pedalagem em descidas onde não há necessidade de propulsão (equilibrando-se) e de maneira fluida. No entanto, a validade e a confiabilidade dessa ferramenta em crianças com PC não são conhecidas, e não foi determinado se ela responde a mudanças.

Muitas medidas de participação validadas na PC tendem a ter foco amplo e podem não responder a mudanças em uma atividade específica, como andar de bicicleta. A definição de metas escolhidas pela criança e pela família é uma recomendação-chave de boas práticas para intervenções a fim de melhorar a atividade e participação de crianças e jovens com PC[10] e torna possível definir metas de atividade e participação.

A GAS e a Medida Canadense de Desempenho Ocupacional (COPM) são duas das ferramentas mais comumente usadas na literatura para capturar o alcance dessas metas (veja o Capítulo 2)[20,21]. Ambas as ferramentas são referenciadas por critério para o estabelecimento de metas individualizadas entre a criança, a família e o clínico[18,22]. A GAS geralmente apresenta uma escala de 5 a 7 pontos, variando entre -3/-2 e +2/+3, onde o zero representa um nível esperado de realização da meta; já uma pontuação negativa indica progresso abaixo do esperado e uma pontuação positiva, progresso maior que o esperado. Ambos os desfechos (GAS e COPM) foram validados para uso em intervenções envolvendo crianças com PC[20,23,24]; no entanto, a GAS oferece maior adaptabilidade para definição e mensuração de metas relacionadas com habilidades específicas, tais como as metas específicas relacionadas com andar de bicicleta (Quadro 23.2).

Quadro 23.2 Exemplo de atividades de andar de bicicleta e metas de participação usando a escala GAS

Escala GAS	Pontuação	Descrição do objetivo relacionado com a atividade	Descrição do objetivo relacionado com a participação
Igual ao início	-2	Capaz de começar a andar de bicicleta sem rodinhas em superfície plana com a ajuda de apenas uma pessoa no assento	Vai de bicicleta para escola uma vez por semestre
Menos que o esperado	-1	Capaz de começar a andar de bicicleta sem rodinhas em superfície plana, com pronta assistência, caso seja necessário	Vai de bicicleta para escola três vezes por semestre
Meta esperada	0	Capaz de começar a andar de bicicleta sem rodinhas em superfície plana com supervisão próxima	Vai de bicicleta para escola, em média, uma vez por semana
Pouco mais que o esperado	+1	Capaz de andar de bicicleta sem rodinhas com supervisão distante	Vai de bicicleta para escola, em média, duas a três vezes por semana
Muito mais que o esperado	+2	Capaz de começar a andar de bicicleta sem rodinhas em superfície plana de modo independente	Vai de bicicleta para escola, em média, quatro ou cinco vezes por semana

Segurança e riscos

Andar de bicicleta é uma tarefa complexa que costuma ser realizada em ambientes imprevisíveis, como estradas, ciclovias e parques, locais onde os perigos potenciais incluem outras pessoas, ciclistas, carros e animais. Não é inesperado que qualquer criança que esteja aprendendo a andar de bicicleta caia e sofra ferimentos leves, mas é importante considerar ações e estratégias individuais em nível ambiental para reduzir os riscos.

Os indivíduos devem sempre usar um capacete que atenda aos padrões de segurança ao andar de bicicleta. O ambiente deve ser adequado para andar de bicicleta (como uma reserva de recreação comunitária ou parque de bicicletas) ou espaçoso o suficiente para que cada ciclista tenha espaço para desviar dos caminhos enquanto aprende e silencioso o suficiente para reduzir os riscos de colisão com perigos. Sempre que possível, os pilotos iniciantes devem evitar andar em estradas e ciclovias de alto tráfego. É importante uma avaliação do risco do programa e do ambiente, incluindo manuseio manual, violência ocupacional (por exemplo, criança ou família frustrada), exposição biológica (por exemplo, cobras, insetos ou poluição), clima/condições físicas, condições de estresse, riscos mecânicos (por exemplo, árvores, outras bicicletas, carros), perigos de escorregar/tropeçar/queda, lidar com o público e preocupações médicas dos participantes. Existem riscos de andar de bicicleta para cada um desses tipos de perigos; portanto, para reduzir os riscos, estratégias devem ser implementadas antes da implantação do programa.

PARTE II – APRESENTAÇÃO DO CASO CLÍNICO

L. é um menino de 9 anos de idade com PC; hemiplegia espástica à direita, nível II no GMFCS e no Sistema de Classificação da Habilidade Manual (MACS) e 5,5,5 na Sistema de Mobilidade Funcional (FMS [veja o Capítulo 1]). L. tem uma irmã mais velha e mora com sua irmã e os pais australianos-filipinos.

L. nasceu a termo e foi diagnosticado com PC aos 12 meses de idade. Nos últimos 5 anos, recebeu injeções anuais de toxina botulínica A no membro superior direito e no membro inferior direito. A criança não tem outras condições coexistentes. L. usa uma órtese tornozelo-pé (AFO) no membro inferior direito quando precisa caminhar longas distâncias, mas prefere não usá-la em casa ou na escola.

Os pais de L. concluíram o ensino médio e são de nível socioeconômico médio. L. frequenta a escola primária católica local e está indo bem em todas as áreas de estudo. Quando L. tinha 6 anos, seus pais tentaram ensiná-lo a andar de bicicleta de duas rodas em casa, com sucesso limitado. Em seguida, aos 7 anos de idade, recorreram a um serviço de terapia ocupacional, que receitou uma bicicleta de duas rodas com estabilizadores. No entanto, L. não utilizava essa bicicleta em casa – relatou que era muito pesada para pedalar e que tinha dificuldade em manter o pé nos pedais. L. está motivado a participar do treinamento de habilidades com bicicletas.

Camada 1 – Definição das metas

L. e sua mãe se reuniram com o fisioterapeuta para discutir os objetivos. Para a mãe de L., as metas eram "andar de bicicleta de duas rodas sem rodinhas" e "fazer passeios de bicicleta com a família e amigos". A fisioterapeuta estava ciente de que era importante envolver L. na definição de seus objetivos para estar mais motivado a se engajar na terapia em direção a eles.

> **Terapeuta:** "Se houvesse uma coisa que você gostaria de fazer relacionada a andar de bicicleta, o que seria?"
> **Objetivo:** "Andar de bicicleta de duas rodas com meus amigos para ir à escola." COPM: 1/10; pontuação de satisfação: 2/10.

A fisioterapeuta perguntou a L. quantas vezes ele ia de bicicleta para a escola com seus amigos. L. respondeu "nunca". O fisioterapeuta continuou com perguntas sobre o motivo e para saber mais sobre o caminho para a escola. L. disse que nunca havia ido de bicicleta para a escola com os amigos porque ainda não tinha aprendido a andar de bicicleta de duas rodas e não queria andar de bicicleta com estabilizadores porque não conseguiria acompanhar seus amigos. L. e sua mãe informaram à fisioterapeuta que a escola ficava a 300 metros de sua casa, em uma ciclovia protegida com declive moderado.

A bicicleta de L. foi revisada pela fisioterapeuta quanto à adequação e ao ajuste. A fisioterapeuta removeu os estabilizadores e ajustou a bicicleta de modo a apoiar o aprendizado das habilidades da bicicleta para iniciantes, ou seja, o guidão foi ajustado para cima para que os braços e as mãos ficassem em posição relaxada e o assento foi ajustado para que os pés tocassem confortavelmente o solo. Essa posição do assento pode aumentar a confiança ao iniciar o treinamento de habilidades com a bicicleta e pode ser ajustada para cima de modo a otimizar a vantagem mecânica, uma vez que a confiança e as habilidades tenham sido desenvolvidas.

As habilidades atuais de L. com a bicicleta foram avaliadas por meio da Lista de Verificação de Habilidades de Ciclismo (Quadro 23.3)[19]. Embora não tenha sido validada para uso em crianças com PC, essa lista fornece informações valiosas sobre o nível atual de habilidades, e não há disponível nenhuma medida alternativa validada de habilidades de bicicleta. A lista de verificação foi conduzida com e sem o uso da AFO. A fisioterapeuta indicou que a AFO poderia ajudar a manter o pé no pedal e apoiar a estabilidade ao subir e descer da bicicleta. Como nenhuma diferença de desempenho foi aparente,

L. solicitou a remoção da AFO para treinamento. L. e a terapeuta chegaram a um acordo para revisar regularmente o desempenho com e sem a AFO.

Camada 2 – Meta realista?

- **É uma meta realista?** Sim, com bastante prática. Trata-se de uma meta de médio prazo (cerca de 3 meses) que pode ser alcançada com a prática em casa, após o programa de treinamento de habilidades em bicicleta durante 1 semana.
- **É viável?** Sim. Um programa de treinamento de habilidades específicas para bicicletas, conduzido por um fisioterapeuta, está disponível para L. e sua família.

Camada 3 – Prognóstico

É possível que crianças com PC classificadas com o nível II no GMFCS andem de bicicleta de duas rodas, e as chances de atingir esse objetivo são aumentadas mediante a participação em um programa de treinamento de habilidades específicas para bicicletas conduzido por fisioterapeutas[4,6]. No entanto, como L. é classificado com nível II no GMFCS e apresenta algum grau de deficiência (comprometimento que inclui espasticidade do lado direito), e elencou uma meta situada na comunidade, ele provavelmente precisará de um programa domiciliar estruturado e de acompanhamento potencial na comunidade para auxiliar o alcance de metas.

A partir da discussão com L. e sua mãe, a meta foi dividida em duas metas: uma de curto prazo (meta 1) e outra de médio prazo (meta 2) (Quadro 23.4).

Quadro 23.3 Lista de verificação de habilidades de ciclismo para L.

Habilidade	Pontuação					
	Indep. (5)	Distância S/V (4)	Estreita S/V (3)	Mín. assist. (2)	Mod-máx assist. (1)	NT/NR (0)
Estacionário e pré-pedalagem (pedais removidos para L.)						
Entra e sai da bicicleta			3			
Move a bicicleta com os pés; período de descida (só se equilibrando)		4				
Para a bicicleta na descida com os freios		4				
Começando a montar						
Dirige em trajetória geralmente reta (sem considerar o nível de suporte para equilíbrio)			3			
Conforto em declives; move-se à velocidade de uma caminhada rápida					1	
Pedala a bicicleta em 10 rotações contínuas					1	
Dominando o ciclismo						
Velocidade/potência suficiente para pedalar 10 metros					1	
Pode andar 30 metros					1	
Lança/começa a pedalar da posição estacionária					1	
Vira e desvia de obstáculos					1	
Gerencia diferentes terrenos					1	

Indep.: independente; S/V: supervisão; mín: mínimo; máx.: máxima; mod.: moderado; NT/NR: não tentou/não realiza.
Fonte: Halayko, 2014.

Quadro 23.4 Escala GAS de L.

Pontuação	Meta 1 – 1 semana	Meta 2 – 12 semanas
-2	Anda em bicicleta por 30m sem rodinhas em superfície plana com assistência moderada a máxima	Não vai para escola com os amigos
-1	Anda de bicicleta sem rodinhas em superfície plana com assistência mínima	Anda de bicicleta até a escola (300m) em ciclovia protegida, com aclive moderado, com supervisão cuidadosa
0	Anda de bicicleta sem rodinhas em superfície plana de 30m com supervisão próxima	Anda de bicicleta até a escola (300m) em ciclovia protegida, com aclive ascendente moderado, sob supervisão à distância
+1	Anda de bicicleta sem rodinhas 30m em superfície plana com supervisão distante	Anda de bicicleta até a escola (300m) em ciclovia protegida, com aclive ascendente moderado, de maneira independente
+2	Anda de bicicleta sem rodinhas 30m em superfície plana de modo independente	Anda de bicicleta para escola (300m) em ciclovia protegida, com aclive ascendente moderado, com supervisão próxima de um amigo ou membro da família andando ao lado dele

Camada 4 – Intervenção

O fisioterapeuta considerou as evidências científicas disponíveis e discutiu as intervenções que poderiam ser usadas para atingir os objetivos de L. Depois de avaliarem suas opções, L. e sua família decidiram participar do programa de treinamento de habilidades de bicicleta com tarefas específicas por um período de 1 semana, liderado por fisioterapeuta, com visita domiciliar de acompanhamento em 3 meses. A família e o pediatra de L. confirmaram que não havia contraindicações, como epilepsia descontrolada, para L. participar desse programa.

> **Intervenção-chave:** treinamento de habilidades em bicicletas de duas rodas (prática específica da tarefa: luz verde para melhorar a função motora grossa/mobilidade) [25].
> *Mecanismo:* plasticidade dependente do uso para atingir a meta estabelecida.
> **Intervenção adjuvante:** programa domiciliar estruturado ("luz verde" para melhorar a função motora grossa/mobilidade).
> *Mecanismo:* plasticidade dependente do uso para atingir a meta estabelecida.

Camada 5 – Modo (planejando a intervenção)

- **Treinamento específico para tarefas:** participação no programa de treinamento realizado em grupo com a execução de tarefas específicas de acordo com as habilidades de andar de bicicleta e liderado por fisioterapeutas (total de 6 horas em 1 semana)[6].
- **Programa domiciliar estruturado:** 30 minutos de prática diária adicional durante a semana do programa de treinamento e 30 a 60 minutos de prática semanal nas 12 semanas seguintes ao programa[6].

Camada 6 – Dose

O fisioterapeuta informa a L. e sua família que eles precisarão frequentar um programa liderado por fisioterapeutas em um parque próximo à clínica de fisioterapia – 2 horas por dia durante 3 dias da semana – nas próximas férias escolares. Durante essa semana, eles também precisariam praticar por 30 minutos diariamente em ambientes de sua comunidade.

Ao final do programa conduzido pelo fisioterapeuta, este prescreverá um programa domiciliar estruturado para L. e seus pais completarem de 30 a 60 minutos por semana durante 12 semanas. Essa prática seria realizada em ambientes comunitários próximos à casa de L., principalmente no trajeto para a escola.

L. e sua família são incentivados a pensar sobre os facilitadores e os desafios de sua participação no programa de treinamento e, juntos, criam estratégias para enfrentar os desafios.

Facilitadores percebidos

- A mãe tem folga do trabalho durante as férias escolares e pode participar do programa com L.
- O transporte ativo para a escola é uma rotina familiar. L. geralmente caminha com sua mãe, enquanto sua irmã anda de bicicleta.
- Existe uma ciclovia protegida, desde a casa de L. até a escola, onde ele pode praticar.

Barreiras percebidas

- A mãe de L. trabalha na maioria dos fins de semana, então não pode praticar com ele nos fins de semana.
- A irmã de L. também precisa de cuidados durante as férias escolares.
- L. não anda de bicicleta há mais de 1 ano e geralmente se cansa após 20 a 30 minutos de atividade física moderada.

Estratégias para enfrentar esses desafios

- O pai de L. também participará do último dia do programa conduzido por fisioterapeuta para aprender sobre o programa domiciliar estruturado para que possa praticar com L. nos fins de semana.
- A irmã de L. também participará do programa e pedalará com supervisão distante de sua mãe e/ou pai.
- Os intervalos serão programados a cada 15 a 20 minutos durante o programa conduzido por fisioterapeuta e a cada 20 a 30 minutos durante o programa domiciliar estruturado.

Camada 7 – As metas foram alcançadas?

As notas no roteiro de entrevista inspirado na COPM e os escores na GAS de L. foram revisados após o programa conduzido pela fisioterapeuta (em 1 semana [meta 1] e em 12 semanas [meta 2]).

Meta 1:
COPM: desempenho: 8/10; satisfação: 9/10. *GAS:* +1.

Meta 2:
COPM: desempenho: 7/10; satisfação: 8/10. *GAS:* 0.

Imediatamente após o programa conduzido pelo fisioterapeuta, L. conseguiu andar de bicicleta de duas rodas sem rodinhas por 30 metros em superfície plana com supervisão à distância. Doze semanas depois, L. podia ir de bicicleta de duas rodas para a escola por 300 metros em uma ciclovia protegida com desnível ascendente moderado sob supervisão distante. O treinamento específico de tarefas e o programa estruturado têm sido eficazes no apoio para que L. alcance seus objetivos.

O fisioterapeuta também avaliou as habilidades de L. com a bicicleta nesses momentos, usando a Lista de Verificação de Habilidades de Ciclismo[19]. Em 1 semana, L. estava independente em todos os itens nos domínios "estacionário e pré-pedalagem" e "iniciando a pedalar" e exigia supervisão distante para todos os itens no domínio "dominando o ciclismo", exceto "virar e desviar de obstáculos" e "gerenciar diferentes terrenos", para os quais ele exigia uma supervisão próxima. Com 12 semanas, L. estava independente em todos os itens da lista de verificação, exceto "virar e desviar de obstáculos" e "gerenciar diferentes terrenos", para os quais exigia supervisão distante.

L. e seus pais ficaram muito felizes com suas conquistas e gostariam de um programa domiciliar estruturado revisado a fim de trabalharem em direção a seu próximo objetivo: "participar de um passeio de bicicleta em família de 1km até meu *playground* favorito." Com 12 semanas, também ficou claro que L. teve um estirão de crescimento e que sua bicicleta estava ficando muito pequena. A fisioterapeuta forneceu orientações sobre a aquisição de uma nova bicicleta de duas rodas e pequenas modificações que poderiam ser feitas para otimizar seu uso, incluindo mover os freios traseiros e as marchas para o lado esquerdo do guidão.

Agradecimentos

Meus agradecimentos às crianças e famílias que participaram do treinamento de habilidades em bicicletas de duas rodas no ensaio clínico randomizado controlado. Sem eles, este conhecimento não teria sido criado. Também gostaria de agradecer aos meus coautores e orientadores: Prof. Alicia Spittle, A/Prof. Adrienne Harvey, Prof. Jennifer McGinley, Prof. Katherine Lee, Dra. Sophy Shih, Donna Goldsmith, Frances Hunter, Frances Wright e Joan Gains. O estudo foi financiado com a subvenção da Physiotherapy Research Foundation (S16-007).

Referências

1. Hulst RY, Gorter JW, Obeid J et al. Accelerometer-measured physical activity, sedentary behavior, and sleep in children with cerebral palsy and their adherence to the 24-hour activity guidelines. Dev Med Child Neurol 2022; (June 2022):393-405.

2. Australian Sports Commission. National Sport and Physical Activity Participation Report [Internet] 2022. Disponível em: https://www.clearinghouseforsport.gov.au/research/ausplay/results.

3. Reedman S, Boyd RN, Trost SG, Elliott C, Sakzewski L. Efficacy of participation-focused therapy on performance of physical activity participation goals and habitual physical activity in children with cerebral palsy: A randomized controlled trial. Arch Phys Med Rehabil [Internet] 2019; 100(4):676-86. Disponível em: https://doi.org/10.1016/j.apmr.2018.11.012.

4. Toovey R, Reid S, Rawicki B, Harvey A, Watt K. Ability of independently ambulant children with cerebral palsy to ride a two-wheel bicycle: A case-control study. Dev Med Child Neurol 2017; 59(4).

5. Toovey R, Harvey AR, McGinley JL, Lee KJ, Shih STF, Spittle AJ. Bike skills training for children with cerebral palsy: Protocol for a randomised controlled trial. BMJ Open [Internet] 2018; 8(2):e019898. Disponível em: http://bmjopen.bmj.com/lookup/doi/10.1136/bmjopen-2017-019898.

6. Toovey RAM, Harvey AR, McGinley JL, Lee KJ, Shih STF, Spittle AJ. Task-specific training for bicycle-riding goals in ambulant children with cerebral palsy: A randomized controlled trial. Dev Med Child Neurol 2021.

7. Hubbard IJ, Neilson C, Carey LM. Task-specific training: Evidence for and clinical practice. Occup Ther Int 2009; 16(3-4):175-89.

8. Wolpert DM, Ghahramani Z, Flanagan JR. Perspective and problems in motor learning. Trends Cogn Sci 2001; 5(11):487-94.

9. Thelen E, Smith L. Dynamic systems theories. In: Lerner R, Damon W (eds.) Handbook of child psychology: Theoretical models of human development. 6. ed. Hoboken, NJ: John Wiley & Sons, 2007: 258-312.

10. Jackman M, Sakzewski L, Morgan C et al. Interventions to improve physical function for children and young people with cerebral palsy: International clinical practice guideline. Dev Med Child Neurol 2021: 1-14.

11. Thomas RE, Johnston LM, Boyd RN, Sakzewski L, Kentish MJ. GRIN: "GRoup versus INdividual physiotherapy following lower limb intra-muscular Botulinum Toxin-A injections for ambulant children with cerebral palsy: an assessor-masked randomised comparison trial": Study protocol. BMC Pediatr [Internet] 2014; 14:35. Disponível em: https://ezp.lib.unimelb.edu.au/.

12. Bleyenheuft Y, Sidiropoulos A, Renders A et al. Intensive upper- and lower-extremity training for children with bilateral cerebral palsy: A quasi-randomized trial. Dev Med Child Neurol 2017; 59(6):625-33.

13. Sakzewski L, Reedman S, McLeod K et al. Preschool HABIT-ILE: Study protocol for a randomised controlled trial to determine efficacy of intensive rehabilitation compared with usual care to improve motor skills of children, aged 2-5 years, with bilateral cerebral palsy. BMJ Open 2021; 11(3):1-11.

14. Dunford C, Rathmell S, Bannigan K. Learning to ride a bike: Developing a therapeutic intervention. Child Young People Fam Occup Ther J 2016; 20(1):10-8.

15. Ulrich D, Burghardt A, Lloyd M, Tiernan C, Hornyak J. Physical activity benefits of learning to ride a two-wheel bicycle for children with down syndrome. Phys Ther 2011; 91(10):1463-77.

16. MacDonald M, Espositio P, Hauck J et al. Bicycle training for youth with down syndrome and autism specturm disorders. Focus Autism Other Dev Disabl 2010; 27(12):12-21.

17. Toovey R, Harvey A, Rawicki B. Outcomes of a goal directed intensive bicycle skills group program for children with cerebral palsy: A pilot case series. Australasian Academy of Cerebral Palsy

and Developmental Medicine Conference. Adelaide, Australia: Dev Med Child Neurol 2016; (8)60-1.

18. Kiresuk T, Sherman R. Goal attainment scaling: A general method of evaluating comprehensive mental health programmes. Comm Ment Health J 1968; 4:443-53.

19. Halayko J. You can ride too! An exploration of the guided discovery of two-wheeled cycling skills by youth with intellectual disabilities [Internet] 2014. Disponível em: https://era.library.ualberta.ca/items/9e277c60-e496-456c-a4ca-08332078d563.

20. Cusick A, McIntyre S, Novak I, Lannin N, Lowe K. A comparison of goal attainment scaling and the Canadian Occupational Performance Measure for paediatric rehabilitation research. Pediatr Rehabil 2006; 9(2):149-57.

21. Law M, Baptiste S, McColl M, Opzoomer A, Polatajko H, Pollock N. The Canadian Occupational Performance Measure: An outcome measure for occupational therapy. Can J Occup Ther 1990; 57(2):82-7.

22. Steenbeek D, Ketelaar M, Galama K, Gorter JW. Goal attainment scaling in paediatric rehabilitation: A critical review of the literature. Dev Med Child Neurol 2007; 49(7):550-6.

23. Steenbeek D, Ketelaar M, Lindeman E, Galama K, Gorter JW. Interrater reliability of goal attainment scaling in rehabilitation of children with cerebral palsy. Arch Phys Med Rehabil 2010; 91(3):429-35.

24. Palisano R. Validity of goal attainment scaling in infants with motor delays. Phys Ther 1993; 73(10):651-8.

25. Novak I, Morgan C, Fahey M et al. State of the Evidence Traffic Lights 2019 : Systematic review of interventions for preventing and treating children with cerebral palsy. Current Neurol Neurosci Rep 2020 Feb; 20(2).

Gerenciamento Postural e Tecnologia Assistiva de Alto Custo

Michelle Antunes Coutinho Atherton
Júlia Martins de Moraes
Rejane Vale Gonçalves

PARTE I – DESCRIÇÃO DA INTERVENÇÃO

Este capítulo tem por objetivo principal descrever o caso clínico de uma criança com paralisia cerebral (PC) que participou de um programa de intervenção cujo foco foi o gerenciamento postural com uso de tecnologia assistiva de alto custo. A expressão gerenciamento postural se refere a uma intervenção que abrange planejamento de posicionamento adequado diário, uso de equipamentos e atividades de modo a fornecer o suporte necessário para manutenção das posturas deitada, sentada e de pé[1]. Crianças com PC classificadas nos níveis IV e V do Sistema de Classificação da Função Motora Grossa (GMFCS) têm habilidades posturais limitadas e, por isso, podem necessitar de suporte para manutenção de posturas com um alinhamento mais adequado e confortável possível[2].

Casey e cols. (2022)[3] relataram que crianças incapazes de mudar de posição, quando em decúbito dorsal ou sentadas, apresentavam duas vezes mais chances de terem assimetrias posturais severas do que aquelas capazes de mudar de posição independentemente. Esse é um aspecto importante que deve ser considerado pelos profissionais de reabilitação, pois a falta de capacidade para mudar de posição, juntamente com a quantidade de tempo gasto em uma mesma posição, possivelmente resultará em mais assimetrias posturais e no aumento do risco de complicações, como dor e desenvolvimento de contraturas e deformidades[1].

O gerenciamento postural é uma forma de manejo que objetiva melhorar aspectos relacionados com o componente estrutura e função corporal da Classificação Internacional de Funcionalidade, Incapacidade e Saúde (CIF)[4], mas deve englobar mudanças ambientais, acolher as necessidades da família e, possivelmente, impactar também os componentes de atividade e participação. Para isso, é necessário integrar intervenções clínicas e orientações diárias sobre o uso de equipamentos e posicionamentos, buscando contribuir para a melhora dos diferentes componentes de funcionalidade da criança com PC[1,2].

A tecnologia assistiva inclui produtos, recursos, metodologias, estratégias, práticas e serviços que objetivam promover a funcionalidade, relacionada com a atividade e participação, de pessoas com deficiência, incapacidades ou mobilidade reduzida, visando à sua autonomia, independência, qualidade de vida e inclusão social[5]. As tecnologias assistivas variam de dispositivos de baixa tecnologia, como calça de posicionamento, a dispositivos de alta tecnologia, como sistemas de comunicação computadorizados ou cadeiras de rodas motorizadas. O acesso aos diferentes tipos de tecnologias depende de fatores como disponibilidade do dispositivo no mercado ou no sistema de saúde e, principalmente, de recursos financeiros da família[6].

O mecanismo de ação do gerenciamento postural combinado com o uso de tecnologia assistiva para posicionamento consiste na manutenção do comprimento adequado dos tecidos moles e no remodelamento do tecido ósseo durante o período de crescimento e desenvolvimento da criança ou adolescente com PC. A manutenção da postura de pé, por exemplo, tem efeito benéfico sobre a densidade mineral óssea de membros inferiores e coluna vertebral e a amplitude de movimento do quadril, joelho e tornozelo[7].

Os ingredientes dessa intervenção envolvem a modificação do ambiente e o uso de tecnologias assistivas para manutenção do alinhamento postural, bem como a educação dos pais e cuidadores sobre a necessidade de adoção de posturas que favoreçam melhor alinhamento e minimizem o desenvolvimento de deformidades[8]. Um estudo de coorte retrospectivo dividiu as crianças com PC em três grupos de acordo com o número de posturas em que a criança usou um sistema de apoio postural denominado *Chailey* em um programa de gerenciamento postural de 24 horas: (1) uso do suporte nas posturas deitada, sentada e em pé; (2) uso do suporte deitado/sentado ou sentado/em pé; (3) uso do suporte apenas na postura sentada e/ou qualquer outro suporte postural[9]. O estudo mostrou que o uso de suporte postural nas três posturas (grupo 1) manteve significativamente mais estável o índice de migração do quadril do que os outros dois grupos. Esse resultado revela a importância de se gerenciar não apenas uma postura, como a de pé, mas de todas as posturas que a criança adota durante sua rotina diária de maneira confortável e sem dor.

Crianças com PC espástica tendem a desenvolver contratura em flexão de quadril e joelho, as quais se podem apresentar mais cedo em crianças classificadas nos níveis IV e V do GMFCS[10]. As contraturas em flexão das articulações dos membros inferiores estão associadas à dificuldade da criança em manter-se na posição de pé ou em posição deitada supina simétrica[11]. Para prevenir ou minimizar o desenvolvimento de contraturas, pode ser indicado o uso de polainas extensoras e de dispositivos para permanecer de pé, bem como a adoção da postura de decúbito ventral sempre que possível[12]. É importante deixar claro que o gerenciamento postural não inclui alongamento muscular passivo da criança, e sim a promoção da função e do conforto em uma variedade de posições não prejudiciais ao longo do período de 24 horas do dia/noite[13,14].

Em revisão sistemática, Paleg e cols. (2013)[15] apontaram os principais desfechos-alvo de programas de suporte de peso na postura de pé para crianças e a respectiva dosagem necessária para proporcionar mudanças nesses desfechos. Os autores mostraram que os programas em pé 5 dias por semana afetam positivamente a densidade mineral óssea (60 a 90 minutos/dia), a estabilidade do quadril (60 minutos/dia em 30 a 60 graus de abdução total bilateral do quadril) e a amplitude de movimento de quadril, joelho e tornozelo (45 a 60 minutos/dia)[15].

Os instrumentos de avaliação, válidos e confiáveis, recomendados para verificar mudança desses desfechos poderiam incluir a densitometria óssea (densidade mineral óssea), o raio-X de quadril, para acompanhar o índice de migração de Reimers (estabilidade do quadril), e a goniometria (amplitude de movimento das articulações dos membros inferiores). Em acréscimo, é interessante citar a *Posture and Postural Abilities Scale* (ainda não traduzida para o português), um instrumento de medida que pode ser usado para identificar assimetrias posturais e classificar a capacidade da criança com PC de manter ou mudar de posição[16].

Um grupo multidisciplinar de especialistas desenvolveu um consenso sobre o gerenciamento postural de crianças com PC com base em evidências científicas e na experiência clínica. Na declaração de consenso, é recomendado um programa de gerenciamento de postura durante 24 horas diárias para crianças classificadas nos níveis IV e V do GMFCS, e o foco do programa é a prevenção de deformidades. O programa deve ser adaptado especificamente para cada criança e pode incluir assentos especiais, suporte noturno, equipamentos para ficar de pé, equipamentos para dar passos com suporte, órteses, intervenções cirúrgicas e sessões de terapia individual. As crianças classificadas nos níveis IV e V do GMFCS devem iniciar o programa de gerenciamento postural de 24 horas na postura deitada assim que for apropriado após o nascimento, na postura sentada a partir dos 6 meses e na postura de pé a partir dos 12 meses de idade[2]. (Para mais informações sobre o gerenciamento postural, veja o Capítulo 9.)

Cabe ressaltar que o gerenciamento postural deve ser conduzido ao longo de toda a vida do indivíduo com PC. Durante as fases da infância e da adolescência, o processo de crescimento ósseo aumenta o risco do desenvolvimento de contraturas e deformidades. Entretanto, na vida adulta, o indivíduo com PC, que tem limitações para mudar de posição e para permanecer de pé, também precisará do suporte necessário para manutenção das posturas deitada, sentada e de pé da maneira mais adequada e confortável possível[11,17].

De acordo com a revisão sistemática de Novak e cols. (2020)[13], que apresentou o estado de evidência de intervenções para prevenção e tratamento de crianças com PC, o gerenciamento postural tem luz amarela para prevenção de deslocamento do quadril. Na realidade, o gerenciamento postural é uma intervenção adjuvante que pode ser combinada a outras intervenções de acordo com as demandas trazidas pela criança e sua família.

Neste capítulo será apresentado um conjunto de intervenções escolhidas para atender as demandas trazidas pela família da criança, sendo a intervenção-chave o treino específico da tarefa (veja o Capítulo 14), combinada a estratégias de gerenciamento postural e uso de tecnologia assistiva.

De acordo com os princípios atuais da aprendizagem motora, o treino específico da tarefa é um programa de treinamento que envolve a prática de movimentos funcionais nas atividades de vida diária. Essa prática resulta em melhora do desempenho de crianças com PC na tarefa específica que foi treinada[18]. Essa técnica apresenta alguns pilares essenciais relacionados com o controle motor: repetição de tarefas desafiadoras, organização do ambiente de prática para emergência da coordenação desejada, participação ativa do paciente para resolução do problema motor durante a prática e a prática de componentes essenciais de movimento baseado nos determinantes biomecânicos[19]. A prática pode ser realizada com componentes da tarefa, modificação da tarefa ou prática da tarefa completa. Em crianças com PC, diversas atividades podem ser trabalhadas, como tarefas específicas, para melhora da função motora grossa ou fina[20].

Com relação à tarefa de trocar passos com uso de equipamentos para ficar de pé, crianças com PC classificadas nos níveis IV e V do GMFCS podem ser motivadas a participar de tarefas de vida diárias, uma vez que a troca de passos pode aumentar a independência da criança[21]. O treino de troca de passos pode ser feito com auxílio de um andador ou na esteira, com ou sem suporte parcial de peso[22]. De modo geral, esse tipo de treino é considerado uma intervenção segura, viável e eficaz para melhorar a capacidade de caminhar de crianças com PC, mostrando efeitos positivos na velocidade de caminhada. A resistência da caminhada e a função motora grossa relacionada com a marcha também apresentam melhora na realização desse treino[22].

A prática na esteira possibilita maior repetição de passos, em ambiente seguro e controlado, com aumento da intensidade, comparada a um treino realizado no solo[23]. Em ambos os métodos pode ser incorporado o uso do sistema de suporte parcial de peso corporal. Esse suporte atua reduzindo a carga nos membros inferiores, permitindo uma postura mais ereta e facilitando a marcha. Isso é importante, principalmente, para crianças classificadas nos níveis IV e V do GMFCS, visto que o treinamento de marcha autodirigida seria desafiador sem a facilitação intensiva dos terapeutas[22]. Seguindo os princípios da aprendizagem motora, parâmetros como intensidade, duração e variabilidade na intervenção são importantes para proporcionar a retenção do efeito do tratamento (veja o Capítulo 8).

PARTE II – APRESENTAÇÃO DO CASO CLÍNICO

C.H., 10 anos de idade cronológica, sexo feminino, com diagnóstico de PC do tipo espástica bilateral (quadriplegia), classificada no nível IV do GMFCS e do Sistema de Classificação da Habilidade Manual (MACS), é a primeira filha de um casal com gestação desejada e planejada. Nasceu de parto cesáreo com 38 semanas de gestação, sem nenhuma intercorrência. Recebeu alta hospitalar com 2 dias de vida e foi para casa com a mãe, seguindo o desenvolvimento típico até os 2 meses e meio de vida.

Nessa época, a mãe da paciente precisou ir rapidamente a seu estabelecimento comercial, deixando a criança sob os cuidados da babá. Pouco tempo depois de sair de casa, recebeu uma ligação da funcionária, informando que C.H. estava "desfalecida", e nesse momento a mãe solicitou que elas fossem imediatamente ao hospital. Após entrar no pronto-atendimento e ser examinada, a equipe médica conversou com a família e explicou que a criança chegou em parada cardiorrespiratória, precisando ser reanimada, e que seu estado clínico era grave. Após 6 dias de internação, os médicos concluíram o diagnóstico clínico: *Shaken Baby* ou síndrome do bebê sacudido, levando à conclusão de que houve violência infantil.

Como essa lesão foi causada antes dos 2 anos de idade, C.H. apresenta hoje o diagnóstico de PC. Após 30 dias de internação, a criança voltou para casa sem uso de ventilação mecânica, realizando alimentação via oral, mas com sequelas neurológicas graves em ambos os hemisférios cerebrais, sendo maiores à direita. Ao longo da primeira infância, C.H. passou por profissionais de fisioterapia, terapia ocupacional, fonoaudiologia, pedagogia, equoterapia e neuropediatria, permanecendo até o momento com acompanhamento multiprofissional.

De acordo com relatos dos profissionais que assistiram a criança, desde o início ela demonstrava alterações importantes na função motora grossa e significativa dificuldade motora fina bimanual com alto grau de dependência em todas as atividades. C.H. iniciou o controle cervical com 1 ano de idade, sendo capaz de atingir a postura sentada com apoio apenas aos 7 anos. A postura de pé só é alcançada com uso de órtese e com apoio de terapeuta ou tecnologia assistiva, com parapódio ou andador, não se mantendo sozinha sequer por alguns segundos. Além disso, a criança apresenta déficit cognitivo importante como limitador de sua funcionalidade. C.H. passou por intervenção cirúrgica para correção de estrabismo em 2017 e por tenotomia de adutores de quadril, flexores de joelho e flexores plantares em janeiro de 2019, melhorando o alinhamento de quadris e joelhos, que se mantinham em flexão, e dos pés, que estavam em equino. Ademais, realizou aplicação de toxina botulínica em tríceps sural esquerdo em novembro de 2022.

Os pais de C.H. se divorciaram quando ela estava com 6 anos de idade e desde então compartilham a guarda da criança. Desse modo, ela passa alguns dias da semana na casa do pai e outros na casa da mãe. Possui parapódio e polainas com a orientação de utilizá-los em ortostatismo todos os dias após a escola, para brincar e/ou se alimentar. Na casa da mãe há área de lazer e brinquedoteca, onde realiza diariamente atividades de lazer com sua babá. Na casa do pai, convive com a irmã de 2 anos de idade, que sempre brinca com C.H., o que se tornou importante fator de motivação e inclusão social.

A criança tem cuidadora em período integral, a qual a acompanha em todas as rotinas e atividades. Faz reabilitação neurofuncional duas vezes por semana com fisioterapeuta, fonoaudióloga e terapeuta ocupacional, além de acompanhamento com a pedagoga. Comunica-se com uso de tecnologia assistiva por meio de um aplicativo em seu *tablet*, demonstrando suas vontades, mas ainda limitada pelas alterações cognitivas. Frequenta escola regular e utiliza cadeira de rodas manual para se locomover nos ambientes internos e externos.

Com o auxílio do andador, é capaz de realizar trocas de passos e se locomover em curtas distâncias. Utiliza órtese curta (AFO) rígida em ambos os membros inferiores e não apresenta encurtamento muscular ou deformidade óssea nessa região. Um fator contextual importante é que os pais se utilizam de formas diferentes de deslocamento dessa criança para as terapias, visto que a mãe usa mais a cadeira de rodas e o pai prefere carregá-la no colo para trajetos curtos e pequenas distâncias. A criança começou a utilizar a cadeira de rodas aos 3 anos de idade. Durante todo esse período de desenvolvimento, o desfecho clínico de se manter sentada no banco sem apoio dos membros superiores sempre esteve presente na intenção e nos objetivos dessa família.

O ambiente da casa de C.H. conta com adaptação com barras no banheiro para segurança quando ela é levada ao vaso sanitário. Apesar de utilizar o vaso sanitário para suas necessidades fisiológicas, C.H. ainda se mantém de fralda o tempo todo, por não conseguir controlar seus esfíncteres. Além disso, a família se utiliza de alguns dispositivos auxiliares de alto custo, como cadeira de alimentação e cadeira de banho, para realizar as atividades de vida diária com a criança.

Ao longo dos anos, alguns fatores contextuais interferiram em seu processo de evolução nas terapias, como episódios de crises convulsivas. Nos últimos 6 meses, a criança apresentou dificuldade em controlar essas crises com os medicamentos, sendo tentados diversos deles. Segundo os médicos, isso se deve ao fator crescimento. Atualmente, faz uso de duas medicações para crises convulsivas, três vezes ao dia.

Camada 1 – Definição das metas

Para elaboração das metas, consideramos o modelo de raciocínio READ (*Rehabilitation Evidence-Based Decision-Making* [veja o Capítulo 2])[24] e usamos o roteiro de entrevista inspirado na Medida Canadense de Desempenho Ocupacional (COPM)[25] para avaliar a importância dessas metas para a família e o atual desempenho da paciente de acordo com a visão familiar.

Para isso, conversamos com o pai e a mãe de C.H. Inicialmente, os pais nos apresentaram uma demanda voltada para marcha com uso de algum dispositivo de auxílio por longas distâncias, a qual despertava grande expectativa. No entanto, durante a avaliação, foi perceptível a dificuldade da criança em realizar marcha no andador por curtas distâncias, necessitando de muito auxílio externo. O terapeuta conversou com a família sobre questões relacionadas com o prognóstico da criança e como seria importante, nesse momento, que a criança melhorasse seu controle de tronco para que o posicionamento na cadeira, no sofá e no chão, enquanto brincava com a irmã, fosse mais seguro e adequado. Além disso, foi discutida a necessidade de melhora do ortostatismo, promovendo melhor alinhamento do tronco e equilíbrio estático para posteriormente evoluir para melhora do equilíbrio dinâmico na marcha com auxílio do andador.

Camada 2 – Meta realista?

Nossa equipe conversou detalhadamente sobre o desenvolvimento da criança e o prognóstico de marcha em crianças com classificadas no nível IV do GMFCS, relacionando o que existe de evidência científica para respaldar a conversa e alinhar com a família metas que fossem mais realistas. Embora a troca de passos com o uso do andador precisasse ser incentivada, a família relatou que no momento as metas relacionadas com a melhora das posturas sentada e de pé seriam mais importantes.

Em nossa prática clínica, adotamos uma abordagem centrada na família, acolhendo de maneira respeitosa as demandas dessa família e alinhando de modo realista os objetivos possíveis ao longo do tempo. A mãe da criança então relatou que gostaria que sua filha conseguisse ficar mais tempo sentada sem precisar encostá-la em algum lugar ou ficar o tempo todo preocupada porque ela se joga muito para trás. Além disso, a mãe gostaria que a filha tolerasse mais tempo a postura de pé com apoio e conseguisse ser um pouco mais independente nessa tarefa.

Em relação à meta estabelecida na postura sentada, a família relatou importância 10, desempenho 4 e satisfação 3. Quanto à meta de melhora do alinhamento postural e do equilíbrio em ortostatismo com apoio dos membros superiores, a família relatou importância 10, desempenho 3 e satisfação 2.

Para auxiliar o estabelecimento das metas, a criança foi avaliada na postura sentada em banco de altura apropriada, com os pés no chão, joelhos e quadris a 90 graus, e na postura em ortostatismo, com auxílio da terapeuta, pois ela não conseguia se manter de maneira independente. Na postura sentada, a criança conseguia permanecer sem apoio por apenas alguns segundos, tempo necessário para o registro fotográfico (Figura 24.1).

Como C.H. já passou por uma intervenção cirúrgica de alongamento de tendão multinível e já precisou de aplicação de toxina botulínica em membros inferiores; a família se preocupa com o desalinhamento postural de sua filha. Para avaliação postural, além dos registros fotográficos, utilizamos o programa *PhysioMaster* com o objetivo de mensurar as angulações apresentadas na postura sentada com os pés apoiados no chão (veja a Figura 24.1).

Além disso, foi utilizado o sensor de análise de movimento *Baiobit*, capaz de auxiliar a avaliação, a intervenção e o acompanhamento do equilíbrio por meio de um *software*

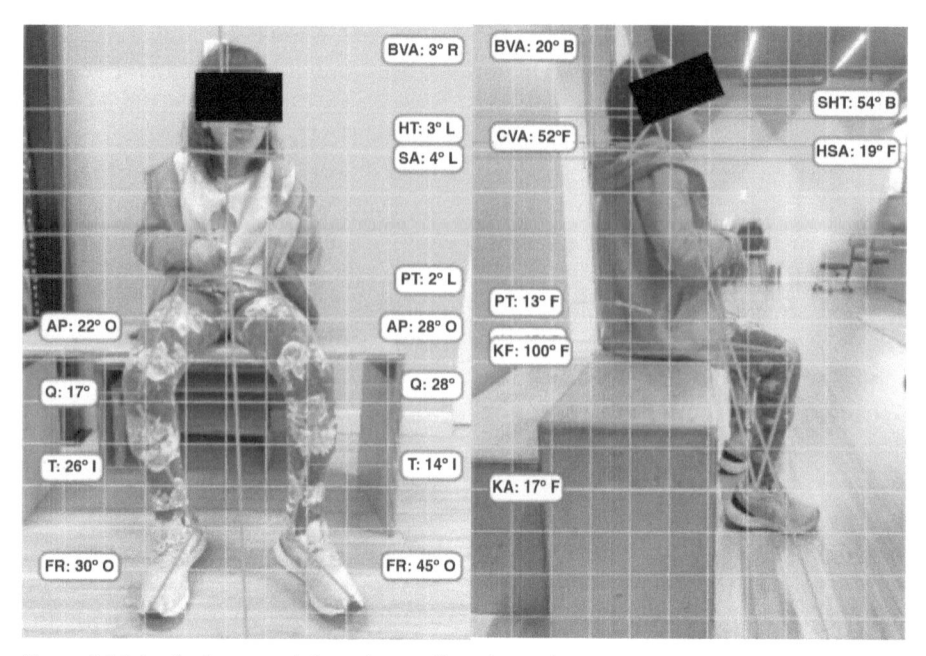

Figura 24.1 Avaliação postural da paciente utilizando o aplicativo *PhysioMaster* nas vistas anterior e lateral, antes da intervenção.

que documenta a amplitude de oscilação corporal em várias direções (Figura 24.2). No caso de C.H., utilizamos o *Baiobit* para avaliar o equilíbrio estático quando posicionada sentada em banco de altura apropriada, com os pés apoiados no chão. Na postura sentada, a amplitude de movimento registrada foi de 70 graus para flexão de tronco, 64 graus para extensão, 23 graus para flexão lateral à direita e 63 graus para flexão lateral à esquerda. Esses valores de amplitude de movimento do tronco demonstram que a criança apresentava grandes oscilações do tronco na postura sentada, o que interferia em sua capacidade de se manter nessa postura.

Por fim, foram utilizados instrumentos padronizados, como a Medida da Função Motora Grossa (GMFM), para avaliar a função motora grossa, e a Avaliação Clínica Precoce do Equilíbrio (ECAB), para analisar o equilíbrio da paciente nas posturas supracitadas. A pontuação inicial da GMFM-66 foi de 32,8 pontos, e a da ECAB, 8 pontos.

Camada 3 – Prognóstico

A fisioterapeuta demonstrou como os recursos devem ser utilizados e orientados de maneira adequada e explicou para a família como as crianças com PC no nível IV do GMFCS podem se beneficiar dessa intervenção, desde que orientadas por profissionais capacitados e habilitados no desenvolvimento infantil. A família precisa fazer parte dessa construção dos objetivos, alinhando as principais demandas para definição

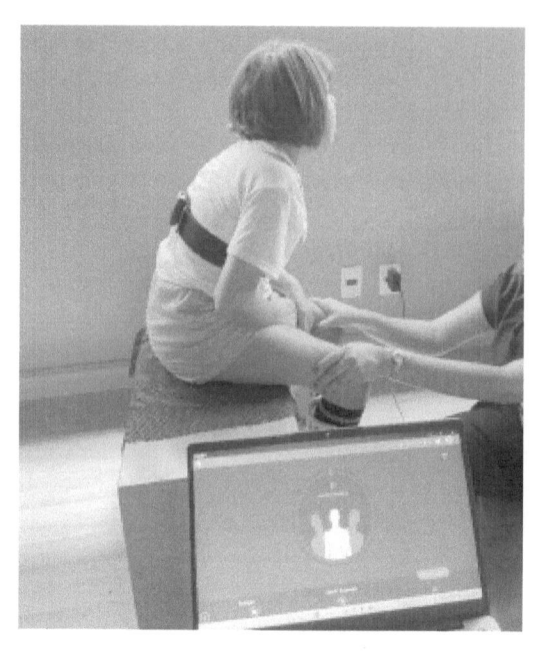

Figura 24.2 Utilização do recurso *Baiobit* para avaliação da oscilação de tronco (flexão, extensão e flexão lateral) da paciente na postura sentada.

da melhor intervenção a ser realizada. Desse modo, o primeiro passo consiste em estabelecer a meta junto à família, alinhando as necessidades e as possibilidades na fase em que a criança se encontra, se se trata de uma meta adequada ou não, entendendo o quanto esse objetivo é importante para a família e qual o desempenho da criança em relação àquela tarefa. Assim, após conversa com a família, as metas foram graduadas por meio da *Goal Attainment Scaling* (GAS)[26].

Meta 1: "Em 12 semanas, a criança deverá ser capaz de manter a postura sentada, em banco de altura apropriada, com quadris e joelhos a 90 graus e pés apoiados no chão, sem apoio dos membros superiores, por 60 segundos."
GAS:

- **-2:** mantém a postura sentada, em banco de altura apropriada, com quadris e joelhos a 90 graus e pés apoiados no chão, com apoio dos membros superiores no banco utilizando polaina de membros superiores, por 30 segundos.
- **-1:** mantém a postura sentada em banco de altura apropriada, com quadris e joelhos a 90 graus e pés apoiados no chão, sem apoio dos membros superiores, por 30 segundos.
- **0:** mantém a postura sentada em banco de altura apropriada, com quadris e joelhos a 90 graus e pés apoiados no chão, sem apoio dos membros superiores, por 60 segundos;
- **+1:** mantém a postura sentada em banco de altura apropriada, com quadris e joelhos a 90 graus e pés apoiados no chão, sem apoio dos membros superiores, realizando alcance anterior por 30 segundos;
- **+2:** mantém a postura sentada em banco de altura apropriada, com quadris e joelhos a 90 graus e pés apoiados no chão, sem apoio dos membros superiores, realizando alcance anterior por 60 segundos.

Meta 2: "Em 12 semanas, a criança deverá ser capaz de manter a postura ortostática, com auxílio de órtese AFO rígida e polaina de membros inferiores e superiores, com apoio dos membros superiores em bastão, sem auxílio externo, por 60 segundos."
GAS:

- **-2:** mantém o ortostatismo com AFO rígida e polaina de membros inferiores e superiores com auxílio externo do terapeuta no tronco e apoio dos membros superiores no bastão por 30 segundos;
- **-1:** mantém o ortostatismo com AFO rígida e polaina de membros inferiores e superiores com auxílio externo do terapeuta no tronco e apoio dos membros superiores no bastão por 60 segundos;
- **0:** mantém o ortostatismo com AFO rígida e polaina de membros inferiores e superiores sem auxílio externo do terapeuta no tronco e com apoio dos membros superiores no bastão por 60 segundos;
- **+1:** mantém o ortostatismo com AFO rígida e polaina de membros inferiores sem auxílio externo do

terapeuta no tronco e com apoio dos membros superiores no bastão por 60 segundos;
- **+2:** mantém o ortostatismo com AFO rígida e polaina de membros inferiores sem auxílio externo do terapeuta no tronco e com apoio dos membros superiores no bastão por 90 segundos.

Camada 4 – Intervenção

Intervenção-chave: treino específico da tarefa ("luz verde").
Mecanismo: plasticidade cerebral dependente do uso; aprendizado pela experiência[27].
Intervenção adjuvante: programa de gerenciamento postural ("luz amarela").
Mecanismo: manutenção do comprimento dos tecidos moles e remodelamento do tecido ósseo[28].

Camadas 5 e 6 – Modo e dose (planejando a intervenção)

Treino específico da tarefa na clínica

A intervenção foi realizada em clínica particular de referência em reabilitação neurofuncional de alta tecnologia, e as sessões foram conduzidas de maneira individual, com a frequência de duas vezes por semana e 1 hora de duração por dia, por 12 semanas. Durante as sessões eram realizados tanto o treino específico da tarefa de permanecer sentada em um banco ou em um rolo (de modo a aumentar a demanda de controle postural) como o treino em ortostatismo com uso de AFO e polainas extensoras (Figura 24.3).

Gerenciamento postural e uso de tecnologia assistiva em casa

Previamente, a família da criança já havia adquirido equipamentos, com recursos financeiros próprios, de modo a potencializar o treino na postura de pé e a troca de passos em casa. Um deles é o parapódio, equipamento utilizado para auxiliar a criança na manutenção da postura em pé e ainda possibilitar a manutenção de uma postura simétrica para garantir a integridade dos tecidos moles e proporcionar uma posição que favoreça o desenvolvimento da estabilidade articular do quadril (Figura 24.4)[1]. Outro equipamento é o andador adaptado com estabilizador para o tronco e apoio na pelve, utilizado para troca de passos com suporte. A criança foi treinada para usar o andador, incluindo treino de habilidades específicas, como empurrar, puxar, desacelerar, parar, virar, inverter, além de lidar com espaços, objetos e superfícies irregulares e inclinadas (Figura 24.5)[29].

A criança ficava de pé no parapódio em casa por 60 minutos ao dia, todos os dias da semana. Enquanto ficava em pé, a criança brincava ou fazia o dever de casa da escola. O andador era usado pelo menos 30 minutos por dia para dar oportunidade à criança de se movimentar ativamente, reduzindo o comportamento sedentário.

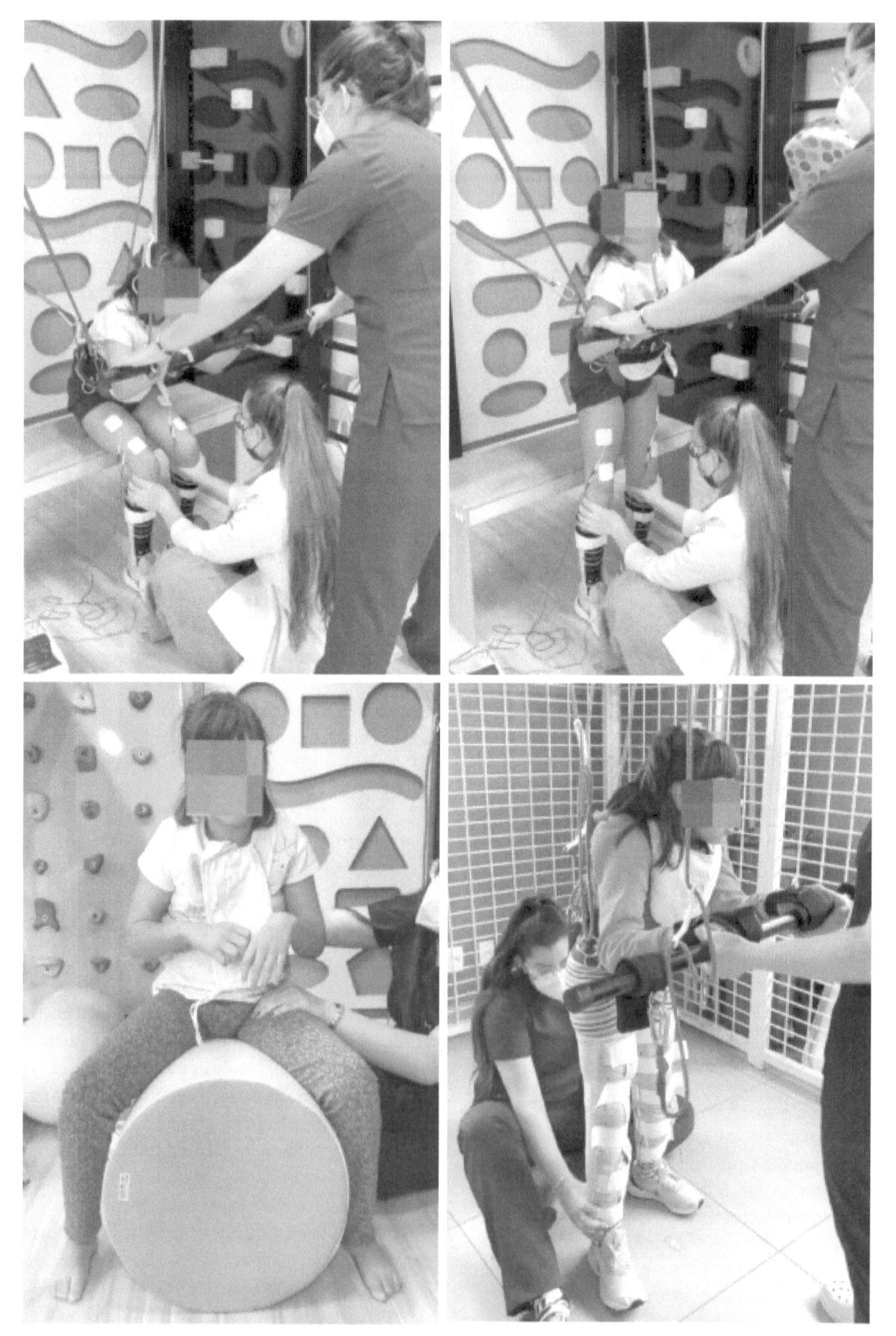

Figura 24.3 Tarefas treinadas durante a intervenção na clínica: postura sentada e postura de pé.

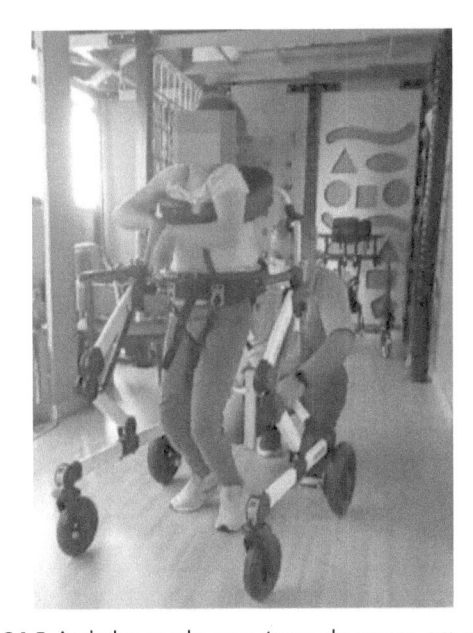

Figura 24.4 Parapódio para permanência na postura de pé em casa.

Camada 7 – As metas foram alcançadas?

Durante a reavaliação, a família respondeu novamente sobre o desempenho e a satisfação de cada uma das metas. Portanto, para a meta de controle na posição sentada os pais pontuaram, respectivamente, 9 e 10. Desse modo, é possível perceber que, para a família, a criança obteve resultado significativo em seu desempenho e a satisfação dos familiares foi atendida.

Essa meta foi alcançada com sucesso, sendo possível mensurar por meio do cronômetro. Dessa maneira, a paciente foi posicionada no banco de altura apropriada, com os pés no chão, quadril e joelhos a 90 graus de flexão, sem apoio dos membros superiores, e mensurou-se o tempo que ela permaneceu sentada sem oscilação do tronco, mantendo

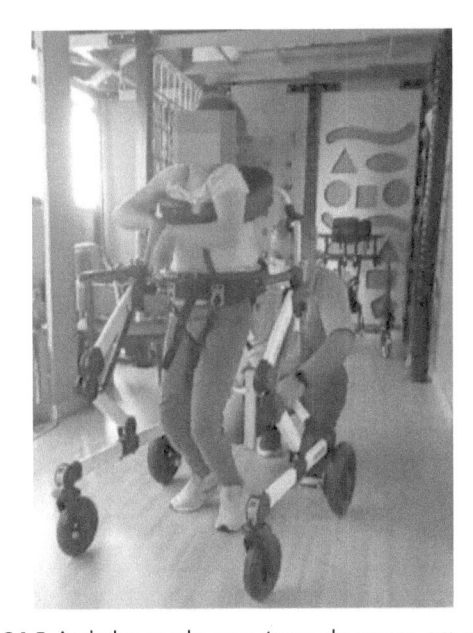

Figura 24.5 Andador usado para troca de passos em casa e na comunidade.

os pés apoiados ao chão. No total, C.H. permaneceu por 62 segundos, alcançando, assim, o nível 0 da escala GAS.

De acordo com a avaliação postural realizada por meio de imagens fotográficas e da análise do aplicativo de celular *PhysioMaster*, podemos perceber uma diferença de alinhamento postural da paciente em relação à avaliação realizada antes da intervenção. A Figura 24.6 mostra a avaliação postural nas vistas anterior e lateral após o término da intervenção. Ao final da intervenção, a criança apresentou redução da base de apoio, com pés mais direcionados para a frente e quadris e joelhos alinhados com os ombros, comparado às fotos na vista anterior.

Por meio da avaliação com o *software Baiobit* foi possível documentar menor oscilação do tronco da paciente em flexão, extensão e flexão lateral. Ao se comparar a amplitude de movimento registrada pré e pós-intervenção, a flexão diminuiu de 70 para 39 graus, a extensão, de 64 para 31 graus, e a flexão lateral, de 23 para 19 graus, além da flexão lateral de tronco, que diminuiu de 23 para 19 graus do lado direito e de 63 para 19 para 13 graus do esquerdo. Os valores apresentados estão relacionados com o movimento que ela realiza para se organizar e conseguir se manter sentada de maneira estável. A menor movimentação do tronco em todas as direções sugere menor instabilidade na postura sentada, ou seja, com menor variação na amplitude de movimento, C.H. é capaz de se organizar, mantendo-se mais tempo sentada de modo independente.

Em relação à meta de controle de tronco em ortostatismo, a família relatou na reavaliação desempenho 5 e satisfação 6. Apesar de ainda ser algo no qual C.H. precisa evoluir, já é perceptível a diferença que seu ganho de habilidade fez para a família.

A paciente ainda apresenta grandes oscilações de cabeça e pescoço na postura ortostática, levando a uma instabilidade postural e difícil manutenção independente do ortostatismo. Quando posicionada de pé, com auxílio do terapeuta, é

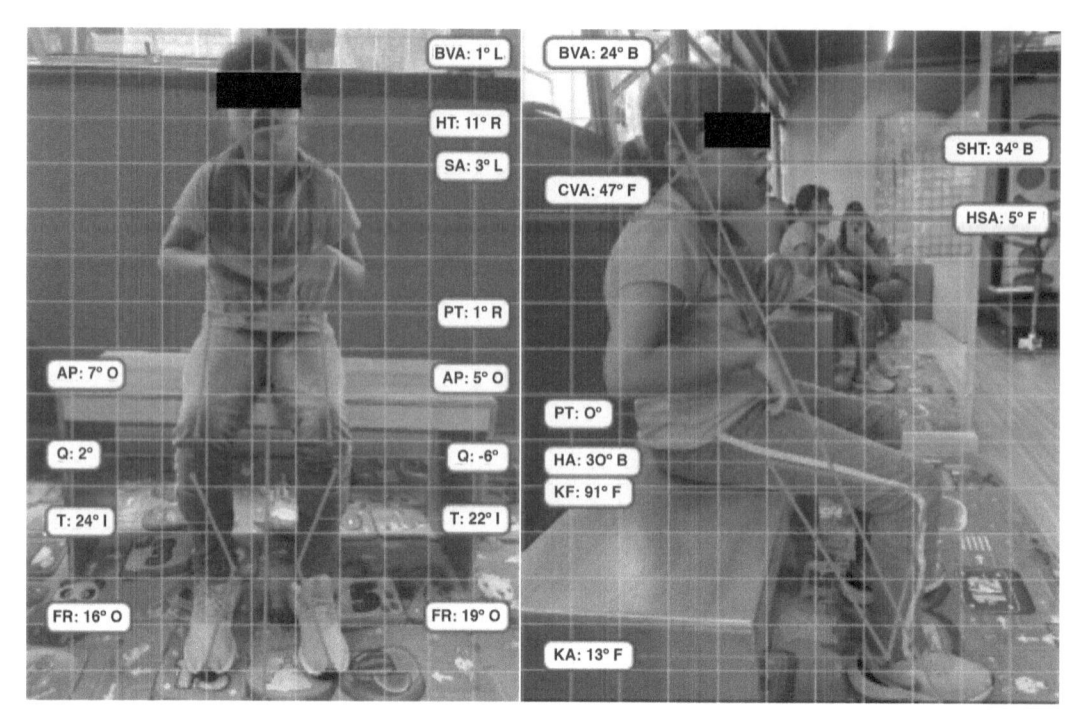

Figura 24.6 Reavaliação postural da paciente utilizando o aplicativo *PhysioMaster* nas vistas anterior e lateral, após a intervenção.

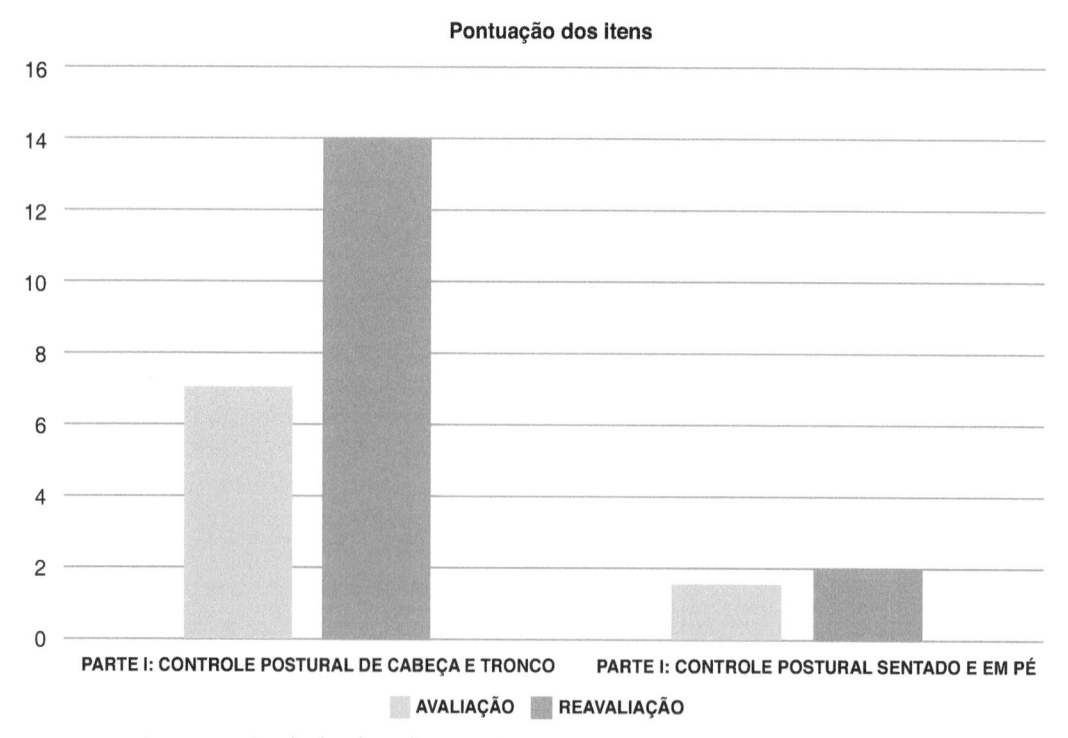

Figura 24.7 Resultados da avaliação realizada por meio da ECAB pré e pós-intervenção.

perceptível uma melhora do controle de tronco e do alinhamento corporal, mantendo os quadris alinhados, descarga de peso em ambos os membros inferiores e necessitando de pouca ajuda para manter-se nessa postura. Por esse motivo, C.H. alcançou o nível -1 da escala GAS.

Com relação aos outros instrumentos utilizados, a pontuação da GMFM-66 aumentou de 32,8 para 36,8 pontos,

indicando pequena mudança na função motora grossa, e a pontuação da ECAB, que pode ser visualizada na Figura 24.7, indica melhora do equilíbrio sentado.

A Figura 24.8 mostra um resumo de todas as camadas do modelo READ (veja o Capítulo 2) que foram estruturadas para definição de metas, planejamento e implementação da intervenção no caso clínico citado.

C.H. é uma menina de 10 anos, com diagnóstico de paralisia cerebral espástica bilateral. Classificação da Função Motora Grossa (GMFCS) nível IV, Função Manual (MACS) nível IV.

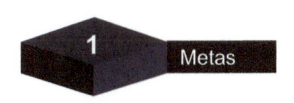

META 1: Quando sentada, manter o controle de tronco sem apoio dos membros superiores e sem oscilação da postura, mantendo os pés apoiados no chão.

META 2: Em ortostatismo, manter-se de pé sem auxílio externo, com polaina nos membros inferiores e apoio das mãos em um bastão.

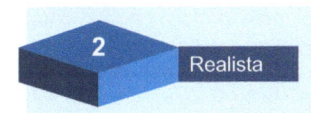

REALISTA?
META 1: SIM. Consegue ficar sentada, mas necessita de apoio dos membros superiores. Com um melhor controle de tronco, pode ficar de forma independente.
META 2: SIM. Com uma melhor base de suporte e menor oscilação do tronco, pode ser que a criança se mantenha na postura ortostática sem auxílio externo de um adulto.

VIÁVEL? SIM para ambas as metas. Com um bom alinhamento postural e treino de equilíbrio, é possível alcançar as metas.

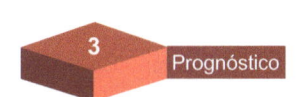

MÃE: "Gostaria que ela conseguisse permanecer mais tempo sentada sem precisarmos encostá-la em algum lugar ou ficar o tempo todo preocupada. Ela se joga muito para trás."

TERAPEUTA: "Precisamos melhorar seu controle de tronco e equilíbrio quando está parada, isso irá favorecer o que você está me relatando e vai melhorar o alinhamento dela."

MÃE: "Quero que ela seja mais independente, consiga fazer mais coisas, brincar com as outras crianças na área de lazer."

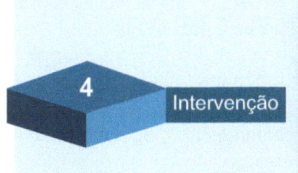

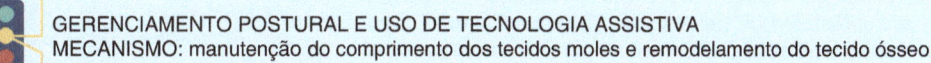

TREINO ESPECÍFICO DA TAREFA para adquirir a tarefa motora
MECANISMO: princípio da especificidade de aprendizagem motora

GERENCIAMENTO POSTURAL E USO DE TECNOLOGIA ASSISTIVA
MECANISMO: manutenção do comprimento dos tecidos moles e remodelamento do tecido ósseo

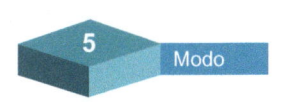

Treino específico da tarefa de forma individual, com frequência de duas vezes por semana e 1 hora de duração por dia de sessão, por 12 semanas.
Ortostatismo com auxilio do parapódio diário por 1 hora em casa
Troca de passos com andador em casa e na comunidade
Exames radiográficos e clínicos semestrais

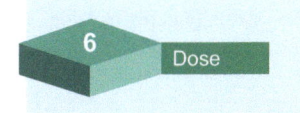

TERAPEUTA: "Nós precisamos praticar as posturas sentada e de pé por 1 hora e meia, todos os dias, nas próximas doze semanas. Além disso, é importante gerenciar as posturas diárias adotadas por C.H. Isso será possível na rotina de vocês?"
FAMÍLIA: "SIM, conseguimos dar esse suporte."

RESULTADOS:

META 1 – Criança foi capaz de permanecer sentada sem apoio dos MMSS em banco de altura apropriada, mantendo-se como esperado. Já consegue ter mais independência no sofá ou para brincar no chão com a irmã.

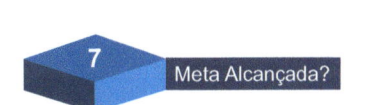

META 2 – Ainda é necessário dar ênfase ao posicionamento ortostático, melhorando o alinhamento corporal e a noção espacial da criança para conseguir se manter sozinha, mas houve progressos significativos.

PAIS E TERAPEUTA: Satisfeitos com os ganhos até o momento. Seguirão com as terapias para aprimoramento dos aprendizados motores.

Figura 24.8 Resumo de todas as camadas do modelo READ.

CONSIDERAÇÕES FINAIS

Este capítulo mostrou como a abordagem fisioterapêutica pode ser direcionada para metas estabelecidas em conjunto com a família, aliando intervenções, como treino de tarefas específicas relacionadas com as expectativas da família, ao gerenciamento de posturas diárias adotadas pela criança. A intervenção voltada para uma criança com PC classificada no nível IV do GMFCS deve focar nas possibilidades e capacidades da criança em se envolver em tarefas que sejam significativas para ela e sua família e no gerenciamento de posturas aliado ao uso de tecnologias assistivas. A prevenção de deficiências secundárias, como encurtamento muscular, escoliose, luxação de quadril e outras deformidades, deve ser realizada e promovida por todas as pessoas envolvidas no cuidado de uma criança com PC.

Referências

1. Paleg G, Livingstone R. Evidence-informed clinical perspectives on postural management for hip health in children and adults with non-ambulant cerebral palsy. J Pediatr Rehabil Med 2022; 15(1):39-48.
2. Gericke T. Postural management for children with cerebral palsy: Consensus statement. Dev Med Child Neurol 2006; 48(4):244.
3. Casey J, Rosenblad A, Rodby-Bousquet E. Postural asymmetries, pain, and ability to change position of children with cerebral palsy in sitting and supine: a cross-sectional study. Disabil Rehabil 2022; 44(11):2363-71.
4. Organização Mundial de Saúde. Classificação Internacional de Funcionalidade, Incapacidade e Saúde. São Paulo: Editora USP, 2015.
5. Østensjø S, Carlberg EB, Vøllestad NK. The use and impact of assistive devices and other environmental modifications on everyday activities and care in young children with cerebral palsy. Disabil Rehabil 2005; 27(14):849-61.
6. Zupan A, Jenko M. Assistive technology for people with cerebral palsy. East J Med 2012.
7. Glickman LB, Geigle PR, Paleg GS. A systematic review of supported standing programs. J Pediatr Rehabil Med 2010; 3(3):197-213.
8. Sato H. Postural deformity in children with cerebral palsy: Why it occurs and how it is managed. Phys Ther Res 2020; 23(1):8-14.
9. Pountney T, Mandy A, Green E, Gard P. Management of hip dislocation with postural management: Management of hip dislocation. Child Care Health Dev 2002; 28(2):179-85.
10. Cloodt E, Wagner P, Lauge-Pedersen H, Rodby-Bousquet E. Knee and foot contracture occur earliest in children with cerebral palsy: A longitudinal analysis of 2,693 children. Acta Orthop 2021; 92(2):222-7.
11. Rodby-Bousquet E, Agustsson A. Postural asymmetries and assistive devices used by adults with cerebral palsy in lying, sitting, and standing. Front Neurol 2021; 12:758706.
12. Laessker-Alkema K, Eek MN. Effect of knee orthoses on hamstring contracture in children with cerebral palsy: Multiple single-subject study. Pediatr Phys Ther 2016; 28(3):347-53.
13. Novak I, Morgan C, Fahey M et al. State of the Evidence Traffic Lights 2019: Systematic review of interventions for preventing and treating children with cerebral palsy. Curr Neurol Neurosci Rep 2020; 20(2):1-21.
14. Gough M. Continuous postural management and the prevention of deformity in children with cerebral palsy: An appraisal. Dev Med Child Neurol 2009; 51(2):105-10.
15. Paleg GS, Smith BA, Glickman LB. Systematic review and evidence-based clinical recommendations for dosing of pediatric supported standing programs. Pediatr Phys Ther 2013; 25(3):232-47.
16. Rodby-Bousquet E, Persson-Bunke M, Czuba T. Psychometric evaluation of the Posture and Postural Ability Scale for children with cerebral palsy. Clin Rehabil 2016; 30(7):697-704.
17. Holmes C, Brock K, Morgan P. Postural asymmetry in non-ambulant adults with cerebral palsy: A scoping review. Disabil Rehabil 2019; 41(9):1079-88.
18. Kumban W, Amatachaya S, Emasithi A, Siriaratiwat W. Effects of task-specific training on functional ability in children with mild to moderate cerebral palsy. Dev Neurorehab 2013; 16(6):410-7.
19. Hubbard IJ, Parsons MW, Neilson C, Carey LM. Task-specific training: Evidence for and translation to clinical practice. Occup Ther Int 2009; 16(3-4):175-89.
20. Toovey R, Bernie C, Harvey AR, McGinley JL, Spittle AJ. Task-specific gross motor skills training for ambulant school-aged children with cerebral palsy: A systematic review. BMJ Paediatr Open 2017; 1(1):e000078.
21. Lepage C, Noreau L, Bernard PM. Association between characteristics of locomotion and accomplishment of life habits in children with cerebral palsy. Phys Ther 1998; 78(5):458-69.
22. Booth ATC, Buizer AI, Meyns P, Oude Lansink ILB, Steenbrink F, Krogt MM van der. The efficacy of functional gait training in children and young adults with cerebral palsy: A systematic review and meta-analysis. Dev Med Child Neurol 2018; 60(9):866-83.
23. Han Y-G, Yun C-K. Effectiveness of treadmill training on gait function in children with cerebral palsy: A meta-analysis. J Exerc Rehabil 2020; 16(1):10-9.
24. Novak I, Velde A te, Hines A et al. Rehabilitation Evidence-Based Decision-Making: The READ model. Front Rehabil Sci 2021; 2:726410.
25. Law M, Baptiste S, Carswell A, McColl MA, Polatajko H, Pollock N. Medida Canadense de Desempenho Ocupacional (COPM), 2000.
26. Bovend'Eerdt TJH, Botell RE, Wade DT. Writing SMART rehabilitation goals and achieving goal attainment scaling: A practical guide. Clin Rehabil 2009; 23(4):352-61.
27. Kolb B, Harker A, Gibb R. Principles of plasticity in the developing brain. Dev Med Child Neurol 2017; 59(12):1218-23.
28. Hart T, Dijkers MP, Whyte J et al. A theory-driven system for the specification of rehabilitation treatments. Arch Phys Med Rehabil 2019; 100(1):172-80.
29. Grecco LAC, Zanon N, Sampaio LMM, Oliveira CS. A comparison of treadmill training and overground walking in ambulant children with cerebral palsy: A randomized controlled clinical trial. Clin Rehabil 2013; 27(8):686-96.

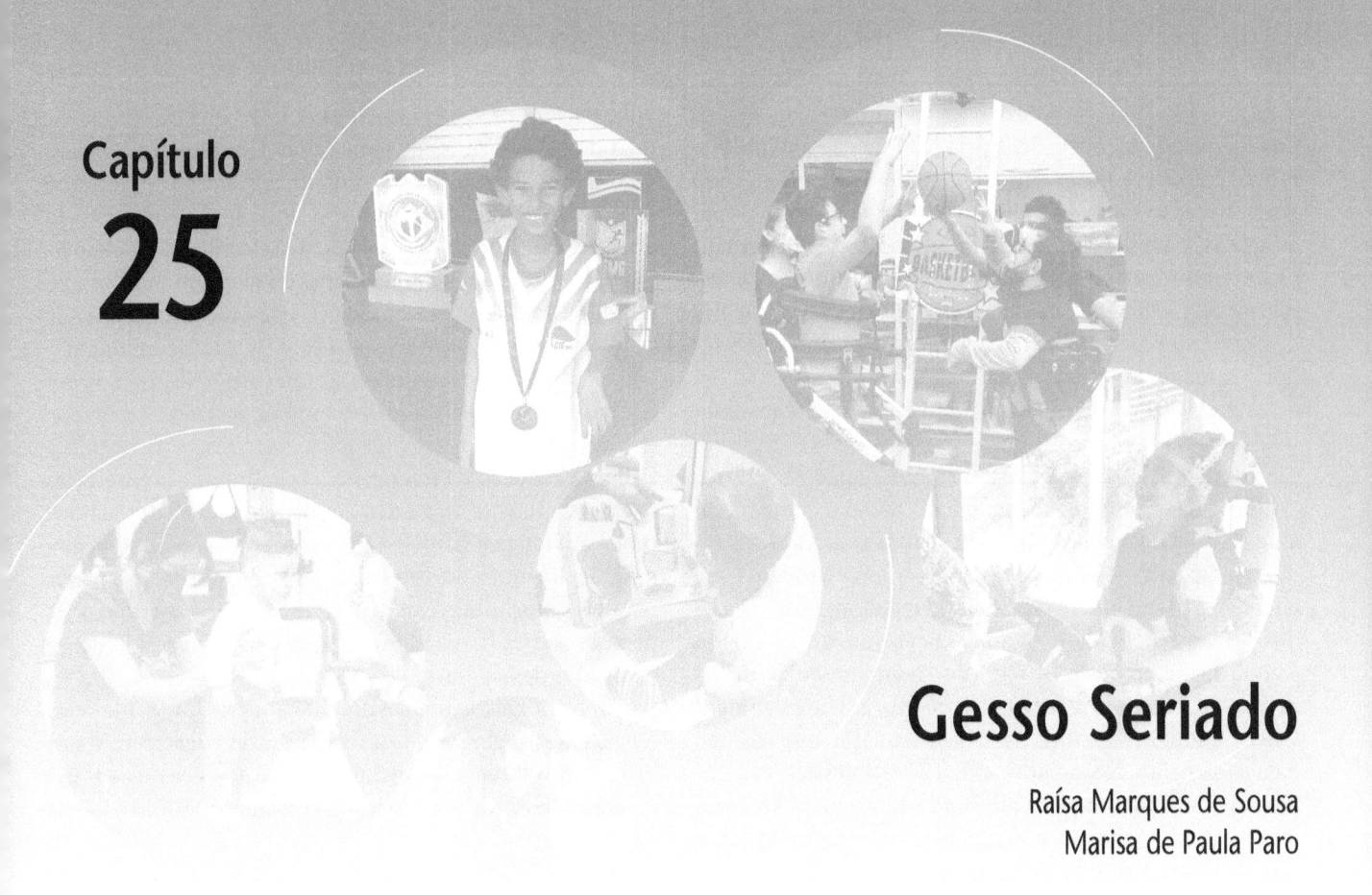

Capítulo
25

Gesso Seriado

Raísa Marques de Sousa
Marisa de Paula Paro

INTRODUÇÃO

Este capítulo tem por objetivo levar o leitor a identificar quais crianças apresentam indicação para intervenção com gesso seriado e saber avaliar se o gesso seriado é a ferramenta ideal para alcançar o desfecho desejado no momento para a criança em questão. Além disso, pretende elucidar as principais questões com relação à forma de avaliação pré-aplicação do gesso, às mensurações durante o protocolo de intervenção e à reavaliação após finalizada a intervenção.

PARTE I – DESCRIÇÃO DA INTERVENÇÃO

Gesso seriado é definido como a aplicação de duas ou mais camadas sucessivas de fibra de vidro ou gesso em determinada articulação de modo a aumentar a amplitude de movimento passiva, mantendo alongamento passivo prolongado no submáximo ou alcance máximo da amplitude[1]. Durante o período em que a criança é submetida à intervenção na articulação do tornozelo, a musculatura posterior da perna é alongada progressivamente até a amplitude de movimento desejada por meio de trocas periódicas do gesso, com base na teoria de que os músculos e outros tecidos moles se adaptam às cargas mecânicas que lhes são impostas[2]. Esse tipo de alongamento prolongado por meio do gesso é há muito tempo utilizado para manejo do pé em equino em crianças

com paralisia cerebral (PC), frequentemente em combinação com outras modalidades de intervenção, como órteses e toxina botulínica[3].

O engessamento dos membros inferiores costuma ser adotado para gerenciar o tônus muscular e melhorar o movimento do tornozelo. Vários estudos mostraram que o uso de gesso pode atuar na redução de tônus[4,5] e que os modelos seriados[6,7] podem melhorar o movimento do tornozelo (especificamente a dorsiflexão do tornozelo) em crianças com PC. Pode ser utilizado de várias maneiras: para abordar a atividade dinâmica excessiva de flexores plantares do tornozelo ou para alongar a unidade musculotendínea[8] com objetivos terapêuticos tipicamente relacionados com o aumento da complacência muscular e da amplitude de movimento para um movimento funcional e evitando ou atrasando a cirurgia ortopédica[9]. A imobilização do músculo espástico em posição alongada estimula a adição de sarcômeros em série e o alongamento do tendão, sendo denominada "regulação trófica"[10].

A redução da amplitude de movimento é uma das alterações no domínio de estrutura e função corporal que podem causar limitação em atividade e restrições na participação, cujos valores tendem a diminuir com o avançar da idade[11]. Crianças dos níveis funcionais I a III do Sistema de Classificação da Função Motora Grossa (GMFCS), por apresentarem a marcha como principal forma de locomoção, com o passar dos anos são as mais atingidas pela redução da amplitude de movimento, principalmente em membros inferiores. Como possíveis causas dessa deterioração funcional relacionada com a marcha, a literatura cita fatores intrínsecos e ambientais. Como fatores intrínsecos podem ser citados a redução de amplitude de movimento, os encurtamentos e as consequentes deformidades de membros inferiores, que podem acarretar dor e perda da função de deambulação[12].

Alguns estudos clínicos sugerem que a resistência manual oferecida pelos alongamentos passivos não é eficaz em manter ou melhorar a amplitude de movimento[13-15]. Outros estudos sugerem que o alongamento não é recomendado antes do fortalecimento e vem sendo desencorajado por reduzir a capacidade do músculo de gerar força à medida que o tendão e os sarcômeros se tornam superalongados[16,17]. Um dos principais objetivos da intervenção com gesso seriado é atuar nesse processo de redução da amplitude de movimento, promovendo alongamento gentil e gradual e aumentando, assim, a amplitude daquela articulação que recebeu o engessamento. Nordmark e cols. (2009)[11] ressaltam a importância da qualidade de alinhamento prolongado dessa musculatura, o que nos leva a pensar na atuação do gesso seriado como coadjuvante nesse processo.

O gesso também atua ao promover uma posição estável ao pé, servindo de suporte para os membros inferiores[18] e fornecendo ao terapeuta a possibilidade de promover a mobilidade proximal na pelve, o que pode ajudar na mudança de peso sobre os membros inferiores, preparando para a postura em pé e o caminhar independente[18-22].

O peso do gesso e a posição estável do pé e do tornozelo promovem melhora da postura e do caminhar por meio das respostas proprioceptivas de sustentação de peso com o calcanhar, aumentando a possibilidade do toque do calcanhar no solo ao dar um passo à frente[23], o que não acontece

quando há deformidade em equino. Comum em crianças com PC espástica, a deformidade em equino é definida como a incapacidade de alcançar dorsiflexão suficiente do tornozelo para permitir o contato do calcanhar com a superfície de suporte sem compensações do membro inferior e da biomecânica do pé[24] (Figura 25.1) e aparece em padrão de marcha em 61% dos indivíduos com PC que deambulam[25].

As implicações funcionais de um padrão de marcha em equino incluem instabilidade, risco de tropeçar e cair, danos ao calçado e excesso de gasto energético, associado à fadiga, à redução da tolerância ao caminhar e ao exercício e, potencialmente, dor e deformidades ósseas e dos tecidos moles em longo prazo[26,27]. O que começa como uma "deformidade dinâmica", atribuída ao desequilíbrio entre o flexor plantar do tornozelo e os grupos musculares dorsiflexores, pode tornar-se fixo ao longo do tempo como resultado de alterações de tecidos moles, articulares e ósseas[24].

Embora não sejam totalmente elucidadas, evidências emergentes sugerem que a formação de contratura é um processo multifatorial, incluindo aspectos neurais e musculares[28], bem como endócrinos, e influências nutricionais e mecânicas[29].

Ainda não estão claras as indicações absolutas para uso do gesso na população infantil. Em recente revisão sistemática com metanálise sobre os efeitos do gesso seriado, de Milne e cols. (2020)[30], os estudos apresentados contaram com participantes de 2 a 14 anos, com média de idade de 5,9 anos. As indicações, precauções e contraindicações para o tratamento com gesso seriado, segundo Cusick (2010)[31], estão no Quadro 25.1.

Nesse contexto, as crianças que mais se beneficiarão do uso do gesso seriado são as espásticas que apresentem redução de amplitude de movimento, encurtamento na musculatura posterior de membros inferiores, marcha na ponta dos pés ou deformidades dinâmicas em equino.

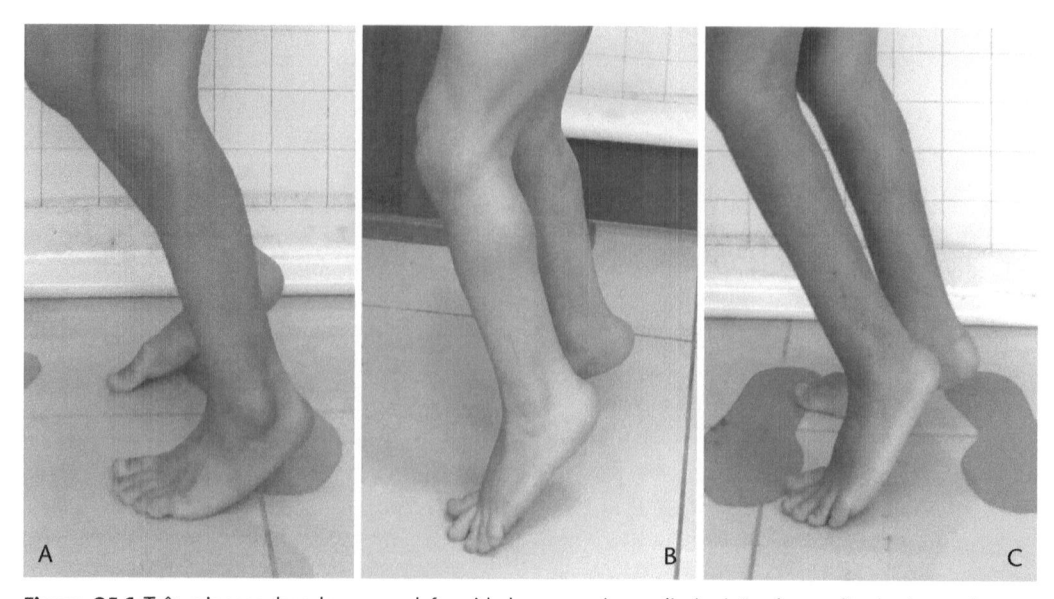

Figura 25.1 Três crianças descalças com deformidade em equino e diminuição da amplitude de movimento de tornozelo.

Quadro 25.1 Indicações, precauções e contraindicações da intervenção

Indicações	Precauções	Contraindicações
Ganho de amplitude de movimento nas extremidades inferiores	Alergias aos materiais ou reações de pele prévias	Integridade da pele prejudicada
Encurtamento de tecidos moles, nervos, vasos e ligamentos	Diminuição da sensibilidade, dificuldade de comunicação	Hipertensão arterial Aumento da pressão intracraniana Fratura não consolidada na região do engessamento
Gestão do tônus anormal	Sudorese excessiva	Osteoporose
Para articulações do complexo tornozelo-pé em desalinhamento	Fratura recente na região a ser engessada	Edema intenso Alteração na circulação
Promover estabilidade distal	Deformidades muito acentuadas há um bom tempo	Calcificação heterotópica na articulação a ser engessada
Quando há risco de piora da deformidade		Deformidades fixas com limitações ósseas
Quando órteses sozinhas não conseguem controlar desalinhamento do membro	Alterações sensoriais que podem interferir na aderência ao	Dificuldade severa de cognição ou paciente extremamente agitado com a impossibilidade de
Para avaliar uma possível órtese	tratamento	monitorar a criança após a colocação do gesso

Fonte: Cusick, 2010[31].

Para analisar a eficácia e mensurar os resultados da intervenção, a medida da amplitude de movimento passiva é a principal forma de mensurar os ganhos de amplitude de movimento na articulação do tornozelo. Essa medida deve ser realizada de maneira padronizada e com avaliadores treinados (Figura 25.2). Além disso, podem ser utilizados instrumentos secundários para avaliação da intervenção para outros desfechos. Pode ser utilizada a baropodometria computadorizada por meio do baropodômetro, equipamento eletrônico capaz de mensurar o equilíbrio e a descarga de peso de modo objetivo e preciso (Figura 25.3)[32]. Esse método avalia o equilíbrio corporal a partir da medição da oscilação postural, representada pelo deslocamento do centro de pressão, detectado por sensores e analisado nas condições sensoriais de cada sujeito. Quanto menor o controle postural, maior é a oscilação do corpo[33]. Essas oscilações podem ser detectadas por meio de gráficos e imagens da distribuição da carga na base de suporte – indicada pela porcentagem de distribuição do peso nos pés da criança.

Outras escalas podem ser utilizadas para avaliação das repercussões no controle postural e na mobilidade, como a escala de equilíbrio pediátrica[34,35], o teste cronometrado *Timed Up and Go* (TUG)[36], que avalia a velocidade de marcha e a transferência de sentado para em pé, e o Teste de Caminhada de 6 minutos[37], um teste que mede a distância percorrida em um período de 6 minutos, com valores de referência para crianças e adolescentes[38]. Além dessas escalas de avaliação, outro recurso utilizado é a Medida da Função Motora Grossa (GMFM) com suas curvas preditivas para idade e nível funcional[39].

Também é possível e viável, na prática clínica, cronometrar o tempo de equilíbrio estático e de algumas transferências ou percursos em que a criança se desloca, para comparação com os valores obtidos antes de colocar o gesso, com

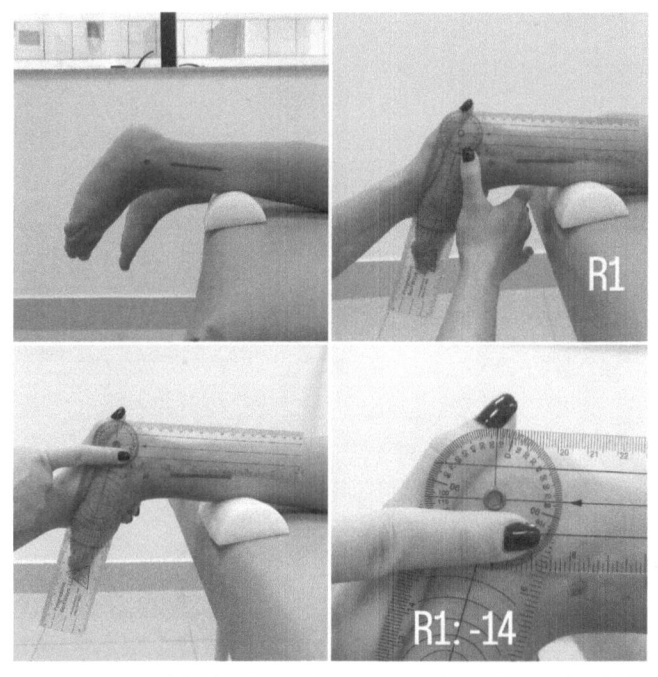

Figura 25.2 Medida da R1 em criança com redução da amplitude de movimento de dorsiflexão. (R1: -14 graus.)

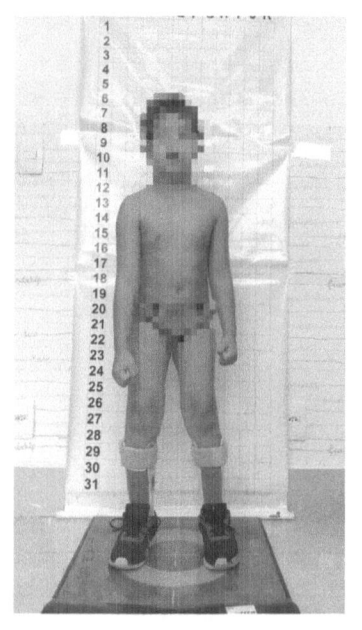

Figura 25.3 Criança sobre o baropodômetro eletrônico para análise da distribuição de peso na base de suporte.

o gesso e depois de finalizado o protocolo. Análises qualitativas, como análise da marcha e visuais, também podem ser realizadas por meio de fotos padronizadas (Figuras 25.4 a 25.6) com o uso de aplicativos de mensuração dos ângulos entre as articulações (Figura 25.7).

Outros estudos têm se dedicado a avaliar os dados de variabilidade da frequência cardíaca durante a utilização do gesso a fim de mensurar as alterações no sistema nervoso central, ocasionadas por uma base de suporte mais estável e, consequentemente, pelo melhor alinhamento postural em

pé. Novos protocolos de avaliação da intervenção com gesso seriado[40] utilizam medidas de amplitude de movimento, fotos padronizadas com análise angular entre tronco, joelho e membros inferiores, dimensões D e E da GMFM, análise gráfica da baropodometria, tempo de equilíbrio estático em pé, desempenho em atividade real e virtual, TUG, análise do equilíbrio estático e dinâmico através da Escala de Equilíbrio Pediátrica e análises da variabilidade da frequência cardíaca através do uso da cinta polar, a fim de verificar os resultados dessa intervenção em crianças com PC (Figura 25.8).

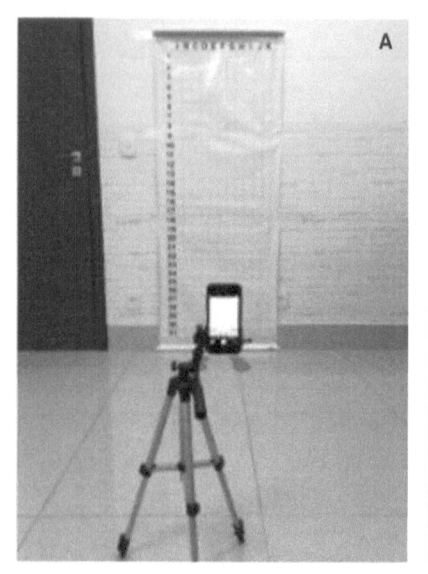
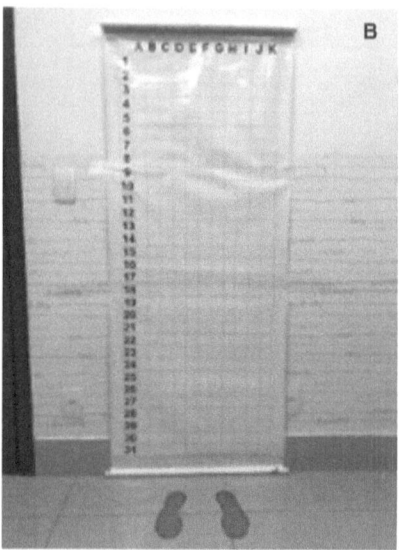

Figura 25.4A Tripé posicionando câmera para fotos e painel quadriculado ao fundo. **B** Painel quadriculado e marcação no chão. Sistema para imagens padronizadas de mensuração qualitativa da intervenção.

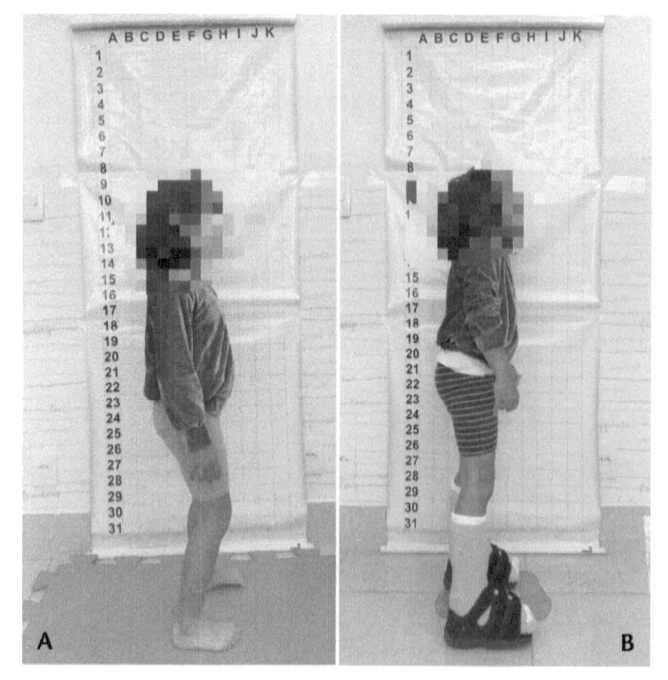

Figura 25.5A e **B** Criança sem gesso e após confecção de bota gessada no mesmo dia, com a utilização de painel quadriculado para mensuração qualitativa da intervenção.

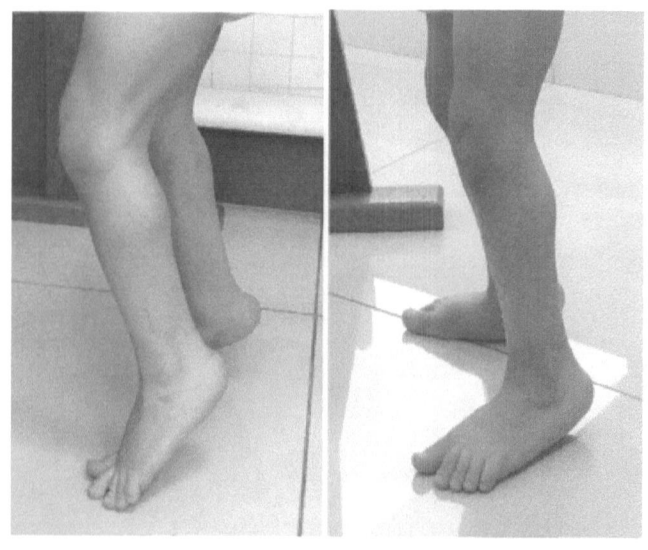

Figura 25.6 Imagem de perfil – mensuração qualitativa por meio das fotos.

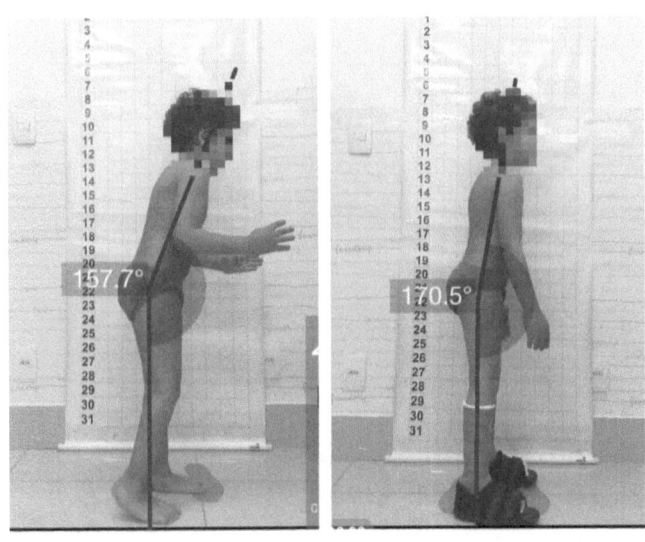

Figura 25.7 Criança em imagem de perfil – mensuração qualitativa, por meio das fotos com painel quadriculado, e quantitativa, por meio de aplicativo de mensuração angular.

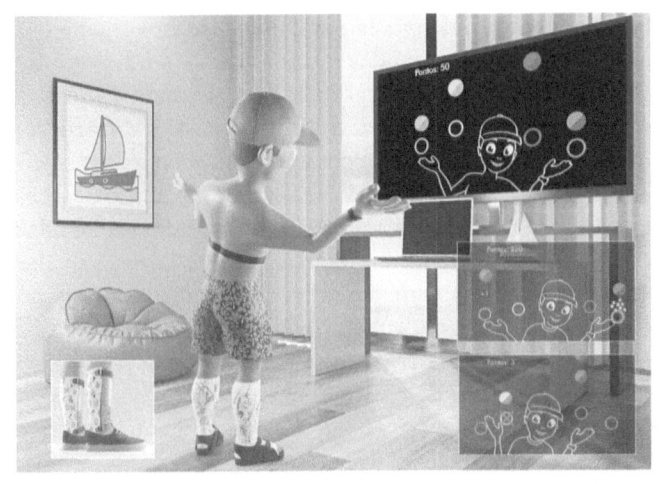

Figura 25.8 Protocolo de intervenção com gesso seriado e análise da variabilidade da frequência cardíaca por meio de cinta polar e jogo virtual. (Reproduzida de Sousa *et al.*, 2023[40].)

Opções conservadoras de gerenciamento de contraturas são frequentemente recomendadas porque são comuns a recorrência do equino após cirurgia de correção em crianças menores e a possibilidade de alongamento excessivo do complexo da gastrocnêmio e sóleo associado à marcha agachada e à deterioração funcional[24,41,42].

Foi estudada a necessidade de submeter crianças à cirurgia para alongamento de seus músculos, assim como o impacto do engessamento nos padrões de caminhada das crianças. O engessamento foi eficaz para retardar a necessidade de cirurgias, e foi demonstrado que os modelos inibidores[43,44] e seriados[7] aumentam o comprimento dos passos de crianças com PC. Além disso, o engessamento em série diminui a marcha na ponta dos pés em crianças com PC[26]. Brouwer, Davidson & Olney (2000)[26] descobriram que, após o engessamento, todas as crianças com PC que haviam andado na ponta dos pés podiam colocar o calcanhar em contato com o chão enquanto andavam. No seguimento de 6 semanas, esses resultados foram mantidos em seis das oito crianças avaliadas.

Grande parcela dos artigos compara a aplicação de toxina botulínica com gesso seriado após aplicação de toxina botulínica, porém Shweta e cols. (2008)[45] ressaltam o ganho significativo de amplitude de movimento articular após o tratamento com gesso seriado, com melhora importante na amplitude de movimento das articulações de pé, tornozelo e joelhos, assim como redução da espasticidade, além de constatarem que o gesso seriado é um tratamento seguro, não invasivo e efetivo. No entanto, ainda são necessários novos estudos com número maior de indivíduos. O mesmo estudo[45] sugere que o uso do gesso seriado nos membros inferiores acarreta diminuição do tônus muscular e melhora os graus de movimento, bem como apresenta facilidade de aplicação, baixo custo e eficácia no manejo da espasticidade de crianças em países em desenvolvimento, podendo ser usado em locais remotos sem grande assistência.

Em 2013, o grupo de Novak e cols. (2020)[46] realizou uma extensa revisão sistemática, com posterior atualização, em que descreveram sistematicamente as melhores evidências disponíveis para intervenções na PC. Nessas revisões, os autores utilizaram o sistema GRADE *(Grading of Recommendations Assessment, Development and Evaluation)*, um sistema de avaliação transparente e sensível para graduar a qualidade das evidências e a força das recomendações, consistindo em ferramenta útil para elaboração de diretrizes em saúde e auxiliando o processo de tomada de decisão.

Além disso, o *Evidence Alert Traffic Light System* foi usado para auxiliar os clínicos a obterem respostas claras e úteis no que diz respeito às recomendações. Nesse sistema, as recomendações são classificadas como luzes verde, amarela ou vermelha – como em um semáforo – com a luz verde significando "faça" e correspondendo às intervenções com alto nível de evidência para determinado desfecho; a luz vermelha significando "não faça", por evidências de alto nível demonstrarem que a intervenção não é efetiva ou pode causar danos, e, por fim, a luz amarela, que reúne uma gama de intervenções que variam entre "provavelmente faça" e "provavelmente não faça" (Figura 25.9), ou seja, intervenções sobre as quais há evidências promissoras de que sejam efetivas, não existindo estudos suficientes ou não sendo conhecidos seus efeitos ou os resultados são conflitantes e, portanto, a resposta do paciente pode ser incerta – nesse caso, os desfechos clínicos devem ser acompanhados.

Quanto à prevenção e ao manejo de contraturas, os autores da revisão sistemática de Novak e cols. (2020)[46] sugerem que tal manejo seja pensado como um processo contínuo ao longo da vida e estabelecem as seguintes recomendações: nos primeiros anos de vida, promover movimentos ativos autoiniciados para impedir fraqueza muscular, desuso e o surgimento das contraturas; antes do desenvolvimento da contratura, realizar movimentos ativos, bipedestação por

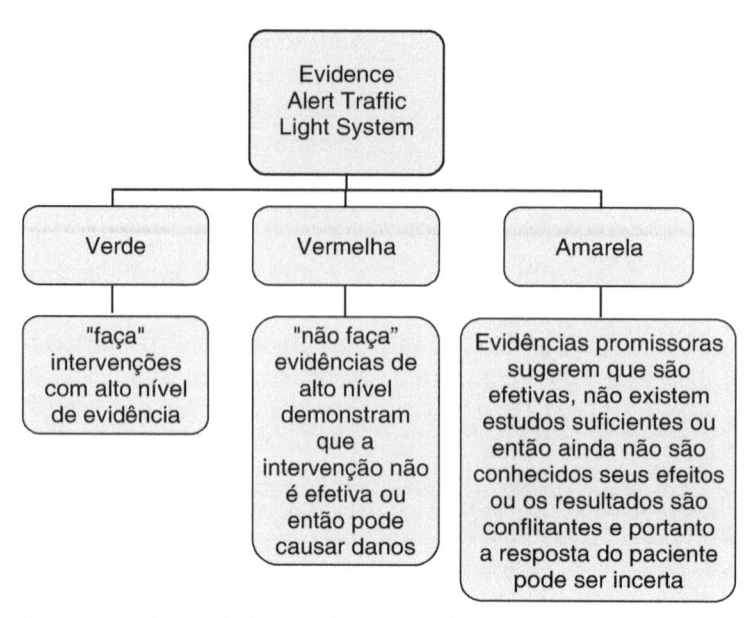

Figura 25.9 *Evidence Alert Traffic Light System.* (Adaptada de Novak *et al.*, 2020[46].)

meio de dispositivos (parapódio) e, quando houver indicação, manejo da espasticidade com toxina botulínica; quando a contratura já começou a se desenvolver, aplicar o gesso seriado e, por fim, com a contratura já instalada, considerar cirurgia ortopédica.

Quanto às evidências sobre os outros componentes da Classificação Internacional de Funcionalidade, Incapacidade e Saúde (CIF), são limitadas em virtude da rara inclusão de atividade e participação nos estudos e porque medidas objetivas de fatores contextuais e ambientais nunca são incluídas. Um estudo encontrou melhorias na função motora grossa ao caminhar, usando a GMFM, em associação com a melhora na espasticidade, no comprimento da passada e na velocidade de progressão na caminhada[3], o que pode sugerir ligações entre as funções corporais e as atividades, porém necessita ser comprovado em outros estudos. Além disso, não há evidências fortes de que a combinação de gesso com toxina botulínica seja superior ao uso isolado de apenas uma das intervenções, apesar de haver algumas evidências de que o gesso sozinho possa ser melhor para redução da espasticidade 6 a 12 meses após o tratamento[43]. Por isso, a escolha de tratamento deve ser feita de acordo com outros fatores, como disponibilidade, custo, conveniência e experiência dos terapeutas, sempre escutando o que a família tem a dizer.

O tratamento com gesso seriado é realizado a partir da confecção de botas gessadas na angulação determinada, após avaliação minuciosa da amplitude de movimento da articulação a ser engessada. A criança permanece fazendo uso da bota gessada com foco nas sessões de fisioterapia para treino de estratégias de equilíbrio, controle postural em pé, transferência de peso e marcha. Após 5 a 10 dias, a primeira bota gessada é retirada e feita nova avaliação da amplitude de movimento para definição da angulação da próxima bota. Gessos seriados são realizados sucessivamente até que seja alcançada a amplitude de movimento desejada.

Uma maneira de medir a amplitude de movimento das articulações é por meio das medidas de R1 e R2. Segundo Cusick (1980)[22], R1 (*Resistance-1*) é considerada a primeira resistência ao movimento de dorsiflexão passiva do tornozelo (Figura 25.2), realizado com a articulação em congruência, e R2 (*Resistance-2*), a máxima amplitude de movimento possível realizada passivamente. Essas medidas são obtidas com a articulação em congruência, ou seja, com a subtalar em posição neutra, sem que esteja em posição de pronação nem supinação, e podem ser replicadas em diversos momentos, sendo consideradas seguras e utilizadas para determinar a amplitude de movimento em que a articulação do tornozelo deve estar para o início e o seguimento posterior do protocolo com gesso seriado.

Na revisão de Milne e cols. (2020)[30], os autores mostraram que tanto a posição de aplicação do gesso como os materiais utilizados variaram entre os estudos. A maioria reportou o uso do gesso sintético, e uma minoria, a atadura gessada. Grande parte realizou a aplicação na postura prona, com o joelho fletido a 90 graus e com a subtalar em posição neutra. A duração do protocolo também variou entre 72 horas e 4 semanas, utilizando-se um único gesso ou até quatro botas gessadas.

Quando o engessamento foi introduzido como adjuvante no manejo de tônus muscular em pacientes com PC, foram realizadas adaptações nas áreas de relevo, proteções de proeminências ósseas, além de áreas moldadas de maior espessura para promover melhor distribuição do peso na base de suporte[18]. Sussman & Cusick detalharam as técnicas de fabricação do gesso, assim como os critérios para seleção de candidatos ao tratamento[18,22,47].

A sugestão de Cusick (2010)[31] para realização do gesso seriado e o protocolo desenvolvido pelas autoras deste capítulo para uso do gesso seriado na prática clínica e em pesquisas se encontram na Figura 25.10.

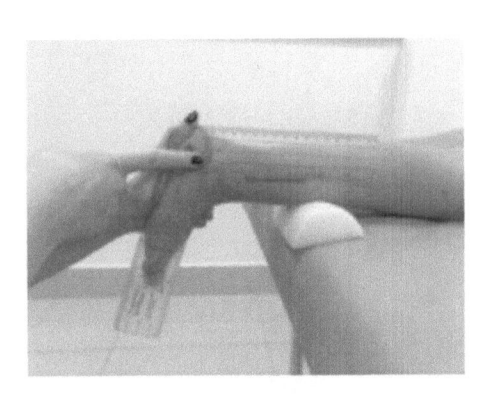 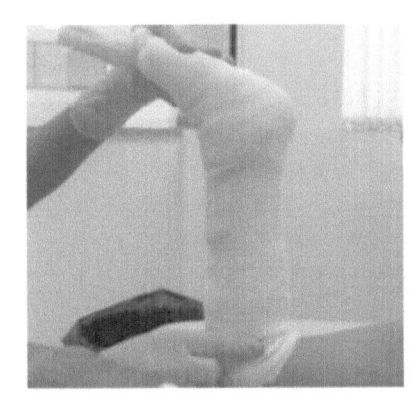 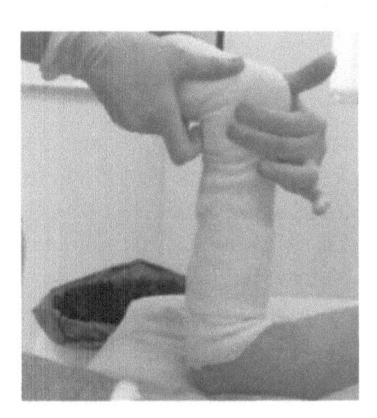

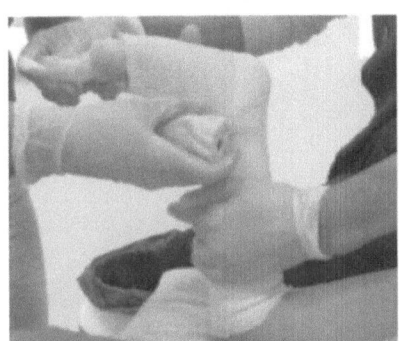 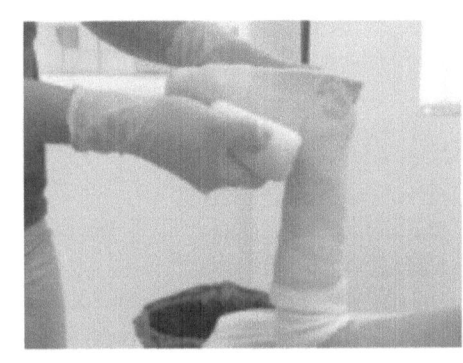 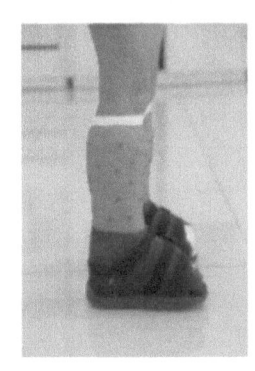

Figura 25.10 Passo a passo da confecção da bota gessada.

Passo a passo da confecção da bota gessada

Com a criança sentada em posição confortável:

- Revestir com malha tubular os pés e a perna da criança.
- Acolchoar com espumas protetoras todas as proeminências ósseas e áreas de possíveis pontos de pressão, para evitar lesões de pele.
- Acrescentar uma camada de algodão sintético e uma segunda camada de malha tubular, cobrindo toda a área a ser engessada.

Com a criança acomodada em prono sobre uma maca:

- Realizar a flexão de joelho a 90 graus; com a subtalar em posição neutra, e respeitando a R1 de cada criança, determinar o ângulo em que será feito o engessamento.
- Usar a atadura gessada, cobrindo todo o pé e o tornozelo da criança – nesse momento, o gesso deve ser moldado de acordo com as proeminências ósseas, os arcos do pé e o alinhamento adequado.
- A segunda camada de gesso é feita com gesso semirrígido *softcast,* cobrindo toda a extremidade distal.
- Uma terceira camada de gesso rígido *fiberglass* é realizada seguindo até dois dedos abaixo da linha poplítea.
- Após o gesso rígido *fiberglass,* pode ser utilizada mais uma camada de gesso sintético nos locais que possam vir a precisar de reforço.
- Quando o gesso já está seco, fazer os ajustes necessários até conseguir a melhor e mais estável base de suporte para a criança. Cabe ressaltar que a base de suporte será

resultado da combinação final: gesso + saltos em cunha + sapato de gesso.

Convém destacar que o material apresentado neste capítulo não qualifica nenhum profissional para aplicação do gesso seriado. O tratamento por meio de gesso seriado exige habilidades clínicas avançadas, bem como prática na realização da técnica e conhecimento de suas implicações. A aplicação por profissional sem o devido treinamento ou com pouca experiência pode oferecer riscos aos pacientes[31].

A literatura também confirma que, embora os estudos indiquem o gesso seriado como ótima opção para gerenciar as deformidades de tornozelo, a habilidade do profissional para manter o alinhamento adequado da articulação ao aplicar o gesso é um fator importante que pode afetar o resultado. Por exemplo, caso não seja devidamente habilidoso, o profissional pode forçar a articulação, entendendo que houve ganho de amplitude de movimento com a aplicação do gesso, mas na realidade esse ganho pode ter sido induzido por desalinhamento ainda maior da articulação do mediopé, e não pelo ganho na articulação do retropé[46], e caso o gesso seja aplicado com o pé em desalinhamento, o tratamento pode piorar o alinhamento do complexo tornozelo-pé.

Os protocolos para aplicação de gesso com alongamento seriado precisam ser conduzidos com uma tensão ideal dos tecidos que serão alongados em períodos específicos a fim de manter o comprimento do segmento corporal e do tecido conjuntivo[48]. Ademais, é importante promover ajustes para evitar atrofia e enfraquecimento muscular. A manutenção de novos comprimentos musculares exige prática e fortalecimento para melhorar e manter o controle seletivo.

Os efeitos adversos mais comuns do engessamento são irritação e ruptura da pele, bem como queixa de dor nos pés e nas pernas. Relatos de fraqueza e atrofia acentuada, documentados por Lee e cols. (2009)[49], despertam preocupação, embora estudos anteriores que utilizaram instrumentos clínicos ou abordagens instrumentadas não tenham demonstrado declínio significativo na potência ou na força de flexores plantares após uso de gesso e/ou toxina botulínica[6,42,50].

Após o tratamento com gesso seriado, deve ser sempre considerado que sua aplicação pode induzir fraqueza muscular secundária e alteração da propriocepção. Por isso, recomendam-se treinamento de força e treino direcionado ao objetivo, para uso funcional da amplitude de movimento conquistada[46].

PARTE II – APRESENTAÇÃO DO CASO CLÍNICO

B.E.O.N., 4 anos de idade cronológica, raça branca, sexo feminino, tem diagnóstico de PC do tipo diplégica espástica bilateral, classificada no nível II do GMFCS[51] e do Sistema de Classificação da Habilidade Manual (MACS)[52].

B.E.O.N. é fruto da quarta gestação de sua mãe. O casal perdeu o primeiro filho ainda na gestação, por trombofilia, e tem duas filhas mais velhas, sem alterações conhecidas, estão na faixa de 25 e 30 anos de idade, de classe econômica média, com acesso a serviço de saúde e atendimento terapêutico.

A criança nasceu com 27 semanas de gestação e sofreu parada cardiorrespiratória, com Apgar 3 e 4 no primeiro e quinto minutos e pesando 750 gramas. Permaneceu 30 dias em tratamento intensivo, quando foi constatada leucomalácia periventricular. Passou por cirurgia para válvula cardíaca aos 29 dias de vida e permaneceu 80 dias entubada.

Com 10 dias de vida começaram as crises convulsivas de difícil controle, com crises graves de epilepsia e internações recorrentes em várias fases da vida. Faz uso de medicação para controle das crises.

A família é muito participativa na vida da criança e está sempre em busca de atendimentos especializados. A criança realiza diversas terapias desde os 8 meses de vida. Frequenta escola regular, com acompanhamento e adaptação curricular, e apresenta leve atraso cognitivo, mas com boa capacidade de compreensão e fala.

Os pais procuraram o tratamento com gesso seriado porque B.E.O.N. apresentava pé equino, incompatível com o uso de órteses, as quais causavam machucados e bolhas. Por esse motivo, a criança não conseguia se sustentar em pé sem apoio com órtese ou descalça, permanecendo se segurando em pé com apoio do peso apenas em antepés (Figura 25.11). Andador posterior (modelo Crocodile I) era usado para grandes distâncias, como ir à escola, porém atualmente a criança não está sendo capaz de usar, apresentando grande dificuldade. Os pais relatam tentar constantemente incentivá-la, mas eles próprios desistem em virtude da grande dificuldade da criança para permanecer de pé.

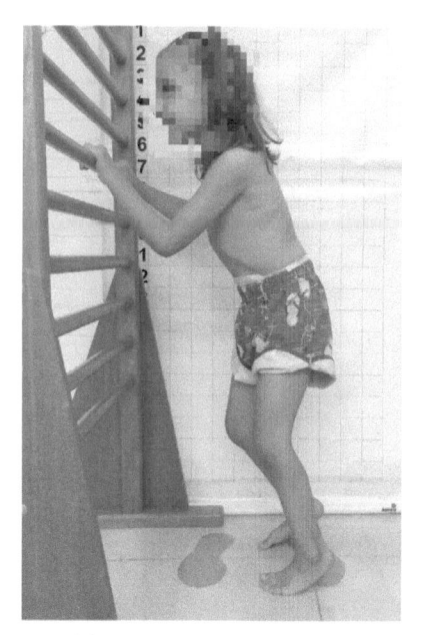

Figura 25.11 Criança em vista lateral antes da intervenção.

B.E.O.N. utiliza cadeira de rodas para locomoção durante passeios longos ou em viagens, sendo capaz de conduzi-la em ambiente controlado. Atualmente, permanece boa parte do tempo brincando no chão, sentada em W.

Camada 1 – Definição das metas

Em conversa aberta e respeitosa com os pais, estes apresentaram suas expectativas em relação ao tratamento com gesso seriado, esperando que B.E.O.N. seja capaz de usar as órteses sem se machucar, manter-se em pé e usar o andador no dia a dia. Gostariam que a criança tivesse novas formas de brincar sem utilizar o chão.

Usando o roteiro de entrevista inspirado na Medida Canadense de Desempenho Ocupacional (COPM), os pais apontaram as seguintes notas para as metas 1 e 2, respectivamente:

Meta 1
"Quando em pé, apoiar os pés no chão com melhor distribuição de peso (apoiando também o retropé) para brincar com as irmãs com as mãos livres."
COPM: importância: 9/10; desempenho: 1/10; satisfação: 1/10.

Meta 2
"Ser capaz de trocar passos com andador para se deslocar dentro de casa de forma independente."
COPM: importância: 8/10; desempenho: 3/10; satisfação: de 4/10.

Camada 2 – Meta realista?

A criança apresenta deformidade em equino flexível, sem comprometimentos estruturais, e não apresenta contraturas. Em relação aos comprimentos musculares de membros inferiores, não apresenta encurtamentos de isquiotibiais, o que possibilita o uso da técnica.

Camada 3 – Prognóstico

Além disso, por ser classificada como nível II no GMFCS II, espera-se que a criança seja capaz de permanecer em pé, dar passos de maneira independente e utilizar o andador para percorrer longas distâncias com boa desenvoltura. A família está de acordo com a proposta de intervenção terapêutica e tem disponibilidade para seguir as orientações em casa e dar continuidade aos atendimentos terapêuticos que a criança já realiza.

Quanto à avaliação da função motora grossa por meio da GMFM, a criança apresentou pontuação de 61,2% (A: 100%; B: 91%; C: 82%; D: 20%; E: 13%).

Realizadas as avaliações específicas de amplitude de movimento e encurtamentos musculares de membros inferiores, as seguintes medidas foram encontradas: R1D: -15 graus, R1E: -20 graus; R2D: -10 graus, R2E: -15 graus (Figura 25.12). Esses valores confirmam diminuição de amplitude de movimento de dorsiflexão passiva e encurtamento da musculatura de tríceps sural bilateralmente. Por ter indicação para realização da intervenção, e com a família ciente de todas as etapas e a criança colaborativa, foi acordada com a equipe a adoção do protocolo com gesso seriado.

As metas estabelecidas de acordo com a escala *Goal Attainment Scaling* (GAS) são exibidas a seguir.

Meta 1
GAS:
- **-2:** permanece em pé com apoio; queixa-se de dor ao usar as órteses e ao tentar brincar nessa postura;
- **-1:** fica em pé com apoio das mãos para brincar;
- **0:** fica em pé sem apoio; usa ocasionalmente uma das mãos como apoio ao se desequilibrar;
- **+1:** fica em pé sem apoio, usando órteses, por 1 minuto, com as mãos livres;
- **+2:** fica em pé sem apoio, usando órteses, por mais de 5 minutos, com as mãos livres.

Meta 2
GAS:
- **-2:** é capaz de trocar passos com suporte de um adulto no tronco e precisa de auxílio para apoiar os pés no chão;
- **-1:** com auxílio do andador, anda em ambiente terapêutico com ajuda do terapeuta para controlar a direção;
- **0:** com auxílio do andador, anda apenas em ambiente terapêutico;
- **+1:** com auxílio do andador, anda dentro de casa sob supervisão e com comandos verbais;
- **+2:** com auxílio do andador, anda dentro de casa, indo de um ambiente ao outro de maneira independente.

Camada 4 – Intervenção

Intervenção-chave: gesso seriado ("luz verde").
Mecanismo: ganho de amplitude de movimento mediante aumento do comprimento muscular.
Intervenção adjuvante: treino específico da tarefa para melhorar o desempenho na atividade ("luz verde").
Mecanismo: plasticidade dependente do uso – vai ao encontro das metas estabelecidas.

Camadas 5 e 6 – Modo e dose (planejando a intervenção)

Foi proposta a intervenção com gesso seriado com protocolo de 1 mês de duração. No primeiro dia foram realizadas a avaliação e a confecção da primeira bota gessada. No mesmo dia a criança realizou 1 hora de fisioterapia e foi orientada quanto ao seguimento de terapia diária com exercícios específicos para descarga de peso e treino do controle postural. Após 1 semana, e a cada semana subsequente, aconteceu a troca da bota, quando o gesso foi retirado, realizada nova avaliação e feita uma nova bota.

A criança permaneceu com o gesso por 30 dias, 24 horas por dia, seguindo as orientações relacionadas com a terapia e os exercícios domiciliares.

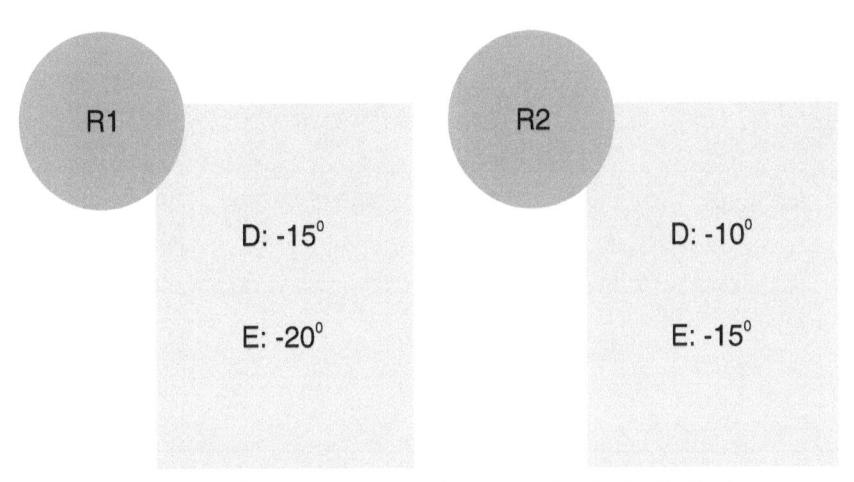

Figura 25.12 Medidas de amplitude de movimento passivo de dorsiflexão de tornozelo nos pés direito e esquerdo (avaliação pré-intervenção).

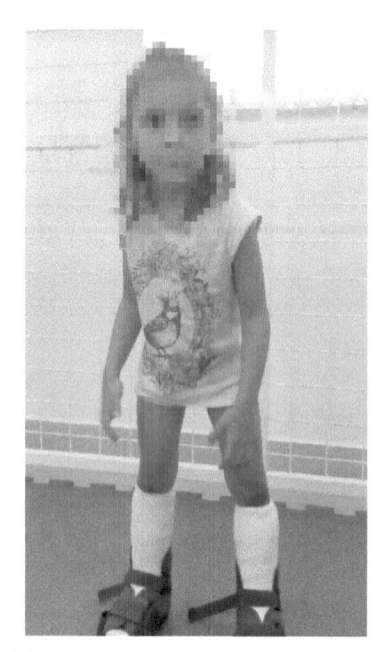

Figura 25.13 Criança em pé sem apoio usando gesso seriado durante a intervenção.

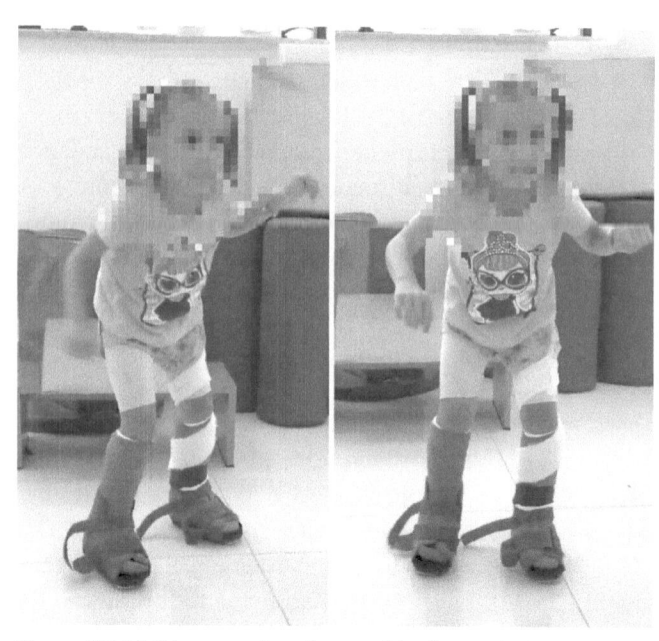

Figura 25.14 Criança realizando exercício de transferência de peso durante a intervenção.

O planejamento consistiu em treino específico da tarefa por 2 horas diárias, cinco vezes por semana. Orientamos a terapeuta que acompanhava a criança em outro serviço para que fossem realizados exercícios específicos de treino de marcha em andador (1h/dia) e também atividades diárias de postura em pé (1h/dia), visando ao aumento do tempo em equilíbrio estático (Figuras 25.13 e 25.14).

Camada 7 – As metas foram alcançadas?

Ao final do tratamento, reavaliamos as medidas de dorsiflexão passiva de tornozelo bilateralmente (Figura 25.15).

De acordo com as medidas da reavaliação, foi possível constatar ganho importante de amplitude de movimento de dorsiflexão passiva bilateralmente. Após esse ganho e com as estratégias de treino traçadas e muito bem realizadas pela família e em terapia, B.E.O.N. foi capaz de permanecer na posição ortostática por mais de 10 minutos (fazendo uso de

órteses rígidas do tipo tornozelo-pé [AFO]) e de utilizar a posição para brincar sem apoio, de maneira tranquila. Também foi capaz de realizar marcha em andador por longas distâncias de modo independente, com boa postura, sem a necessidade de supervisão, bem como fazer passeios com a família (por exemplo, no *shopping*). A Figura 25.16 mostra a criança descalça com apoio total dos pés no chão após a intervenção.

O alcance das metas 1 e 2, segundo o roteiro de entrevista inspirado na COPM, é apresentado a seguir:

Meta 1

"Quando em pé, apoiar os pés no chão com melhor distribuição de peso (apoiando também retropé) para brincar com as irmãs."

COPM: desempenho pré-intervenção: 1/10; pós-intervenção: 10/10; satisfação pré-intervenção: 1/10; pós-intervenção: 10/10.

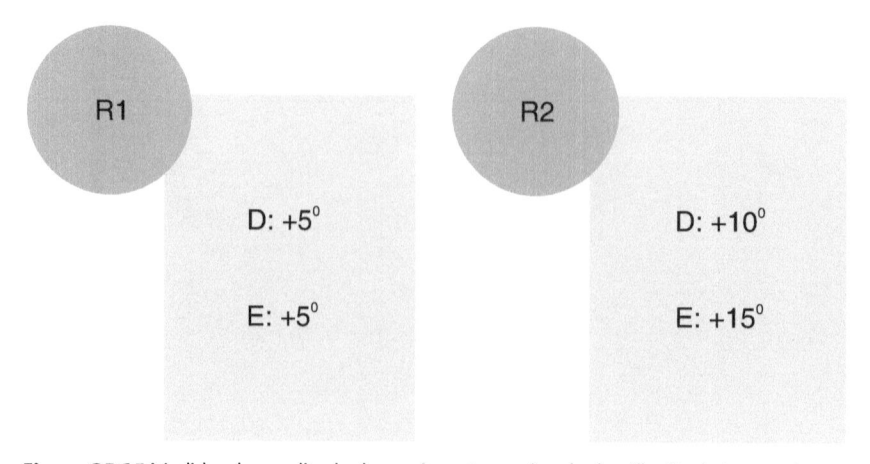

R1   D: +5°   E: +5°

R2   D: +10°   E: +15°

Figura 25.15 Medidas de amplitude de movimento passivo de dorsiflexão de tornozelo nos pés direito e esquerdo (avaliação pós-intervenção).

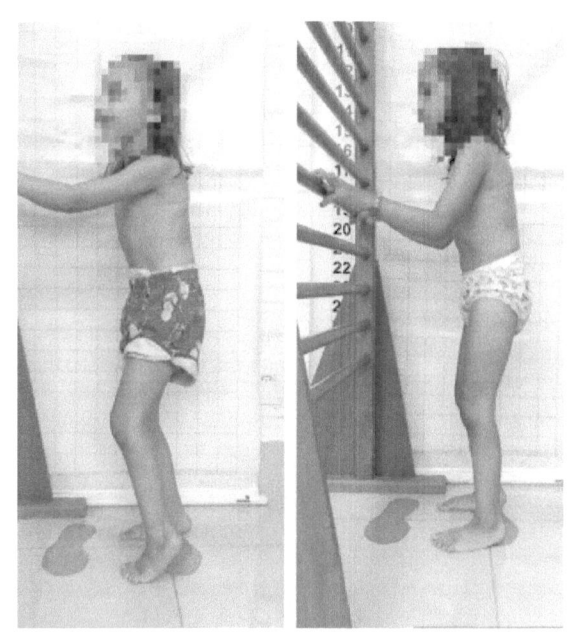

Figura 25.16 Criança em vista lateral antes e após intervenção com gesso seriado.

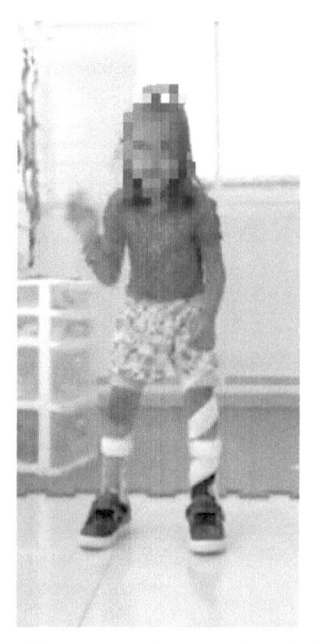

Figura 25.17 Criança em pé sem apoio após intervenção.

Meta 2
"Ser capaz de trocar passos em andador para se deslocar dentro de casa de forma independente."
COPM: desempenho pré-intervenção: 3/10; pós-intervenção: 7/10; satisfação pré-intervenção: 4/10; pós-intervenção: 10/10.

Com relação à escala GAS, os pais da criança pontuaram "+2: Fica em pé sem apoio, usando órteses, por mais de 5 minutos, com as mãos livres" para a meta 1, visto que a criança permaneceu por 10 minutos sem apoio, usando as mãos em brincadeiras (Figura 25.17), e também "+2: Anda dentro de casa com auxílio do andador, indo de um ambiente ao outro de forma independente" para a meta 2, visto que a criança passou a usar o andador como forma de mobilidade dentro de casa (Figura 25.18).

Quanto à reavaliação da função motora grossa por meio da GMFM, a criança apresentou pontuação de 79,6% (A: 100%; B: 98%; C: 95%; D: 69%; E: 36%). As melhoras foram registradas nos itens 28, 29, 35, 48, 49, 50, 51, 52, 53, 56, 58, 59, 62, 63, 64, 68, 69, 70, 78, 79, 84 e 85, com melhora mais significativa nos domínios D (em pé) e E (andar, correr e pular).

Posteriormente, após tratamento com gesso seriado e seguindo o tratamento fisioterapêutico, que incluía estratégias de controle postural e transferência de peso e ampliava os treinos de habilidades motoras com base de suporte mais estável, a criança iniciou marcha independente com supervisão e em ambiente controlado, sendo capaz de realizar 25 passos consecutivos sem necessidade de auxílio

e conseguindo parar para mudar de direção e retomar a marcha. A criança foi acompanhada por 5 meses após a intervenção com gesso seriado, sendo observada melhora gradativa do equilíbrio dinâmico, e ela se tornou capaz de andar de maneira independente, sem a necessidade do andador em casa e na escola. Essas habilidades são compatíveis com o nível II do GMFCS da criança.

Todas as metas e o resumo da intervenção são apresentados na Figura 25.19.

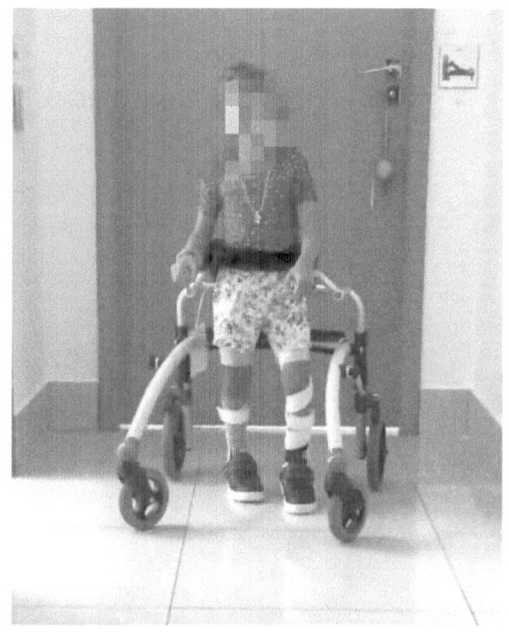

Figura 25.18 Criança em pé com andador posterior (pós-intervenção).

B.E.O.N., 4 anos de idade, raça branca, sexo feminino, tem diagnóstico de paralisia cerebral (PC) espástica bilateral (diplegia). Classificada como nível II no GMFCS II e MACS II.

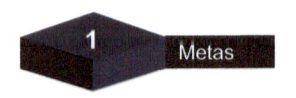

META 1: Quando em pé, apoiar os pés no chão com melhor distribuição de peso para brincar com as irmãs.

META 2: Ser capaz de trocar passos em andador para se deslocar dentro de casa de forma independente.

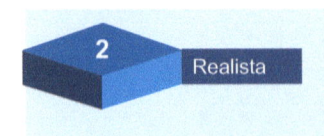

REALISTA?
META 1: SIM. Consegue permanecer em pé com apoio de membros superiores e descarga de peso nos antepés bilateralmente. Com uma base melhor, pode ser possível apoiar os pés totalmente no chão.
META 2: SIM. Com uma base melhor de suporte, pode ser que a criança troque mais passos a ponto de se deslocar em ambiente interno com menor gasto energético, tornando a atividade menos difícil.

VIÁVEL? SIM. Para ambas as metas. Com o gesso são atividades possíveis de serem treinadas.

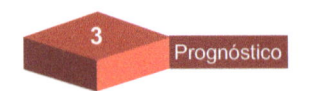

PAIS: acreditam ser possível brincar em pé com as irmãs, mesmo que com apoio, para ter mais opções de brincar fora do chão. Também consideram importante outra forma da criança se locomover dentro de casa.

TERAPEUTA: acredita que a vivência de outras posturas enriquece o repertório motor e possibilita ampliar a participação em casa com as irmãs, para que depois essa atividade seja transferida para a escola e comunidade. Quanto à mobilidade em ambiente interno, é adequado que a criança inicie com andador e depois conquiste mobilidade independente sem uso de equipamento em ambientes internos e controlados, como dentro de casa, compatível com seu nível GMFCS II.

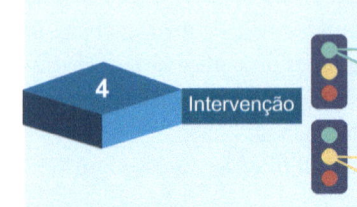

USO DO GESSO SERIADO para promover ganho de amplitude de movimento de dorsiflexão de tornozelo.
MECANISMO: Aumento do comprimento muscular: adição de sarcômeros em série

USO DE EQUIPAMENTOS DE AUXÍLIO À MOBILIDADE para que a criança possa se mover de forma independente

SUPORTE FAMILIAR: Todo o treino será realizado juntamente com a família.

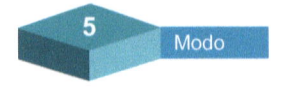

TREINO ESPECÍFICO DA TAREFA: Criança realizará exercícios e brincadeiras na postura em pé fazendo uso do gesso, além de treino de marcha em andador.
TREINAMENTO: Todos os dias, cerca de 1 hora em pé e 1 hora de treino de marcha em andador.

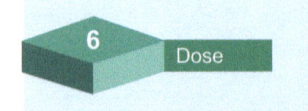

TERAPEUTA: "Nós precisamos praticar por 2 horas, todos os dias, nas próximas 4 semanas.
Isso será possível na rotina de vocês?"
FAMÍLIA: "SIM. Por 4 semanas conseguimos dar esse suporte."

RESULTADOS

META 1: Criança foi capaz de permanecer em pé com AFO rígidas por 10 minutos, sendo capaz de permanecer sem apoio e realizando atividades/brincadeiras usando os membros superiores.

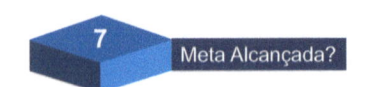

META 2: O deslocamento em ambiente interno (dentro de casa) está sendo feito com andador com menos cansaço e mais vezes ao dia. Criança está tendo iniciativa de usar o andador em vez de se mover engatinhando no chão.

TERAPEUTA: Parabéns, você consegue ficar de pé sozinha e está se locomovendo facilmente com o andador!

PAIS E TERAPEUTA: muito satisfeitos com a intervenção e com os resultados alcançados pela criança em conjunto com sua família.

Figura 25.19 Resumo do caso clínico.

Referências

1. Kelly B, MacKay-Lyons M, Ruggles T, Woodward J. Botulinum toxin type A and serial casting versus botulinum toxin type A or serial casting in treating equinus gait of children with cerebral palsy. Cochrane Database of Systematic Reviews 2008(3).

2. Gajdosik RL. Passive extensibility of skeletal muscle: Review of the literature with clinical implications. Clin Biomech 2001; 16:87-101.

3. Blackmore A, Boettcher-Hunt E, Jordan M, Chan M. A systematic review of the effects of casting on equinus in children with cerebral palsy: An evidence report of the AACPDM. Dev Med Child Neurol 2007; 49:781-90.

4. Otis JC, Root L, Kroll MA. Measurement of plantar flexor spasticity during treatment with tone-reducing casts. J Pediatr Orthop 1985; 5:682-6.

5. Tardieu G, Tardieu C, Colbeau-Justin P, Lespargot A. Muscle hypoextensibility in children with cerebral palsy: II. Therapeutic implications. Arch Phys Med Rehabil 1982; 63:103-7.

6. Brouwer B, Wheeldon RK, Stradiotto-Parker N, Allum J. Reflex excitability and isometric force production in cerebral palsy: The effect of serial casting. Dev Med Child Neurol 1998; 40:168-75.

7. Cameron ME, Drummond SJ. Measurements to quantify improvement following a serial casting program for equinus deformity in children with cerebral palsy: A case study. New Zealand J Phys Ther 1998; 26(1):28-32.

8. McNee A, Will E, Lin J-P et al. The effect of serial casting on gait in children with cerebral palsy: Preliminary results from a crossover trial. Gait & Posture 2007; 25:463-8.

9. Wiart L, Darrah J, Kembhavi G. Stretching with children with cerebral palsy: What do we know and where are we going? Ped Phys Ther 2008; 20:173-8.

10. Tardieu C, Tardieu G, Colbeau-Justin P, Huet de la Tour E, Lespargot A. Trophic muscle regulation in children with congenital cerebral lesions. J Neuro Sci 1979; 42:357-64.

11. Nordmark E, Hagglund G, Lauge-Pedersen H, Wagner P, Westbom L. Development of lower limb range of motion from early childhood to adolescence in cerebral palsy: A population-based study. BMC Med 2009; 7:65.

12. Ando N, Ueda S. Functional deterioration in adults with cerebral palsy. Clin Rehabil 2000; 14(3):300-6.

13. Gorter JW, Becher J, Oosterom I et al. To stretch or not to stretch in children with cerebral palsy. Dev Med Child Neurol 2007; 49(10):797800; author reply 799.

14. Pin TW. Effectiveness of static weight-bearing exercises in children with cerebral palsy. Pediatr Phys Ther. 2007; 19(1):62-73.

15. Katalinic OM, Harvey LA, Herbert RD. Effectiveness of stretch for the treatment and prevention of contractures in people with neurological conditions: A systematic review. Phys Ther 2011; 91(1):11-24.

16. Moreau NG, Gannotti ME. Addressing muscle performance impairments in cerebral palsy: Implications for upper extremity resistance training. J Hand Ther 2015; 28(2):91-9; quiz 100.

17. Faigenbaum AD, Kraemer WJ, Blimkie CJ et al. Youth resistance training: Updated position statement paper from the national strength and conditioning association. J Strength Cond Res 2009; 23(5 suppl):S60-S79.

18. Cusick B, Sussman MD. Short-leg casts: Their role in the management of cerebral palsy. Phys Occup Ther Ped 1982; 2:93-110.

19. Bobath B, Bobath K. Motor development in the different types of cerebral palsy. London: William Heinemann Medical Books Ltd, 1978.

20. Bly L. Components of normal and abnormal movement during the first year of life. In: Slaton DS (ed.) Development of movement in infancy. University of North Carolina at Chapel Hill, 1981: 85-123.

21. Howison M. Occupational therapy with children. In: Hopkins HL, Smith HD (eds.: Willard and Spackman's Occupational Therapy. 6. Ed. Philadelphia, PA: J B Lippincott Co, 1983: 501-46. doi: 10.1007/s11910-020-1022-z.

22. Cusick B. Developmental programs for children in below-knee casts. In: Wilson J (ed.) Orthopedic aspects of developmental disabilities. 2. ed. University of North Carolina at Chapel Hill, 1980: 60-7.

23. Levitt S. Treatment of cerebral palsy and motor delay. 2. ed. Oxford: Blackwell Scientific Publications Ltd, 1982: 228-31.

24. Cobeljic G, Bumbasirevic M, Lesic A, Bajin Z. The management of spastic equinus in cerebral palsy. Orthop and Trauma 2009; 23:201-9.

25. Wren TA, Rethlefsen S, Kay RM. Prevalence of specific gait abnormalities in children with cerebral palsy: Influence of cerebral palsy subtype, age, and previous surgery. J Ped Orthop 2005; 25:79-83.

26. Brouwer B, Davidson L, Olney S. Serial casting in idiopathic toe-walkers and children with spastic cerebral palsy. J Ped Orthop 2000; 20:221-5.

27. Goldstein M, Harper DC. Management of cerebral palsy: Equinus gait. Dev Med Child Neurol 2001; 43:563-9.

28. Barrett RS, Lichtwark GA. Gross muscle morphology and structure in spastic cerebral palsy: A systematic review. Dev Med Child Neurol 2010; 52:794-804.

29. Gough M, Shortland AP. Could muscle deformity in children with spastic cerebral palsy be related to an impairment of muscle growth and altered adaptation? Dev Med Child Neurol 2012; 54:495-9.

30. Milne N, Miao M, Beattie E. The effects of serial casting on lower limb function for children with cerebral palsy: A systematic review with meta-analysis. BMC Pediatr 2020 Jul; 20(1):324. doi: 10.1186/s12887-020-02122-9.

31. Cusick BD. Serial casting and other equinus deformity management strategies for children and adults with central nervous system dysfunction. Progessive GaitWays, LLC, 2010.

32. Brugnera A. A utilização da baropodometria como instrumento de avaliação do equilíbrio. Artigo do Curso de Educação Física – Bacharelado (Graduação). Lajeado, RS: Universidade do Vale do Taquari – Univates, 2017. Disponível em: http://hdl.handle.net/10737/1847.

33. Schäfer GS, Nakayama GK, Rocha BP, Silva DO, Domingos KC, Ferreira AJM. Avaliação do equilíbrio semi-estático de acadêmicos do curso de fisioterapia através da baropodometria. V Congresso Paranaense de Fisioterapia, 2010.

34. Franjoine MR, Gunther JS, Taylor MJ. Pediatric balance scale: A modified version of the berg balance scale for the school-age child with mild to moderate motor impairment: Research report. Physical Therapy Program, Daemen College, Amherst, New York. Ped Phys Ther 2003; 114-28.

35. Ries LGK, Michaelsen SM, Soares PSA, Monteiro VC, Alegretti KMG. Cross-cultural adaptation and reliability analysis of the Brazilian version of Pediatric Balance Scale (PBS). Rev Bras Fisioter 2012; 16(3):205-15.

36. Podsiadlo D, Richardson S. The timed 'up and go': A test of basic functional mobility for frail elderly persons. J Am Geriatr Soc 1991; 39:142-8.

37. ATS Statement: Guidelines for the six-minute walk test. Am J Respir Crit Care Med 2002; 166:111-7.

38. Mylius CF, Paap D, Takken T. Reference value for the 6-minute walk test in children and adolescents: A systematic review. Expert Rev Respir Med 2016 Dec; 10(12):1335-52. doi: 10.1080/17476348.2016.1258305.

39. Rosenbaum PL, Walter SD, Hanna SE et al. Prognosis for gross motor function in cerebral palsy: Creation of motor development curves. JAMA 2002; 288(11):1357-63.

40. Sousa RM, Paro MP, Simcsik AO et al. The use of serial casting in the treatment of children with cerebral palsy: A study protocol. J Hum Growth Dev 2023. doi: 10.36311/jhgd.v33.14146.

41. Flett P, Stern L, Waddy H, Connell T, Seeger J, Gibson S. Botulinum toxin A versus fixed cast stretching for dynamic calf tightness in cerebral palsy. J Paed Child Health 1999; 35:71-7.

42. Ackman JD, Russman BS, Thomas SS et al. Comparing botulinum toxin A with casting for treatment of dynamic equinus in children with cerebral palsy. Dev Med Child Neurol 2005; 47:620-7.

43. Cottalorda J, Gautheron V, Metton G et al. Toe-walking in children younger than six years with cerebral palsy. The contribution of serial corrective casts. J Bone Joint Surg Br 2000; 82(4):541-4.

44. Bertoti DB. Effect of short leg casting on ambulation in children with cerebral palsy. Phys Ther 1986; 66:1522-9.

45. Shweta J, Navnendra M, Mrinal J, Rajeshwari J, Sunil G. Problems in management of cerebral palsy in a developing country. Dev Med Child Neurol 2008 Mar; 50(3):239-40.

46. Novak I, Morgan C, Fahey M et al. State of the Evidence Traffic Lights 2019: Systematic review of interventions for preventing and treating children with cerebral palsy. Curr Neurol Neurosci Rep 2020; 20(2):1-21.

47. Sussman MD, Cusick B. Preliminary report: The role of short-leg tone-reducing casts as an adjunct to physical therapy of patients with cerebral palsy. Johns Hopkins Med J 1979; 145:112-4.

48. Williams PE. Effect of intermittent stretch on immobilized muscle. Ann Rheum Dis 1988; 47:1014.

49. Lee SJ, Sung IY, Jang DH, Yi JH, Lee JH, Ryu JS. The effect and complication of botulinum toxin type A injection with serial casting for the treatment of spastic equinus foot. Annals Rehab Med 2011; 35:344-53.

50. Zwick EB, Êvelik M, Steinwender G, Linhart WE. Short-term effects of botulinum toxin A and serial casting on triceps surae muscle length and equinus gait in children with cerebral palsy. Ceska a Slovenska Neurologie a Neurochirurgie 2009; 72(6):553-8.

51. Hanna SE, Bartlett DJ, Rivard LM, Russell DJ. Reference curves for the Gross Motor Function Measure: Percentiles for clinical description and tracking over time among children with cerebral palsy. Phys Ther 2008 May; 88(5):596-607. doi: 10.2522/ptj.20070314.

52. Eliasson AC, Krumlinde-Sundholm L, Rösblad B et al. The Manual Ability Classification System (MACS) for children with cerebral palsy: Scale development and evidence of validity and reliability. Dev Med Child Neurol 2006 Jul; 48(7):549-54. doi: 10.1017/S0012162206001162.

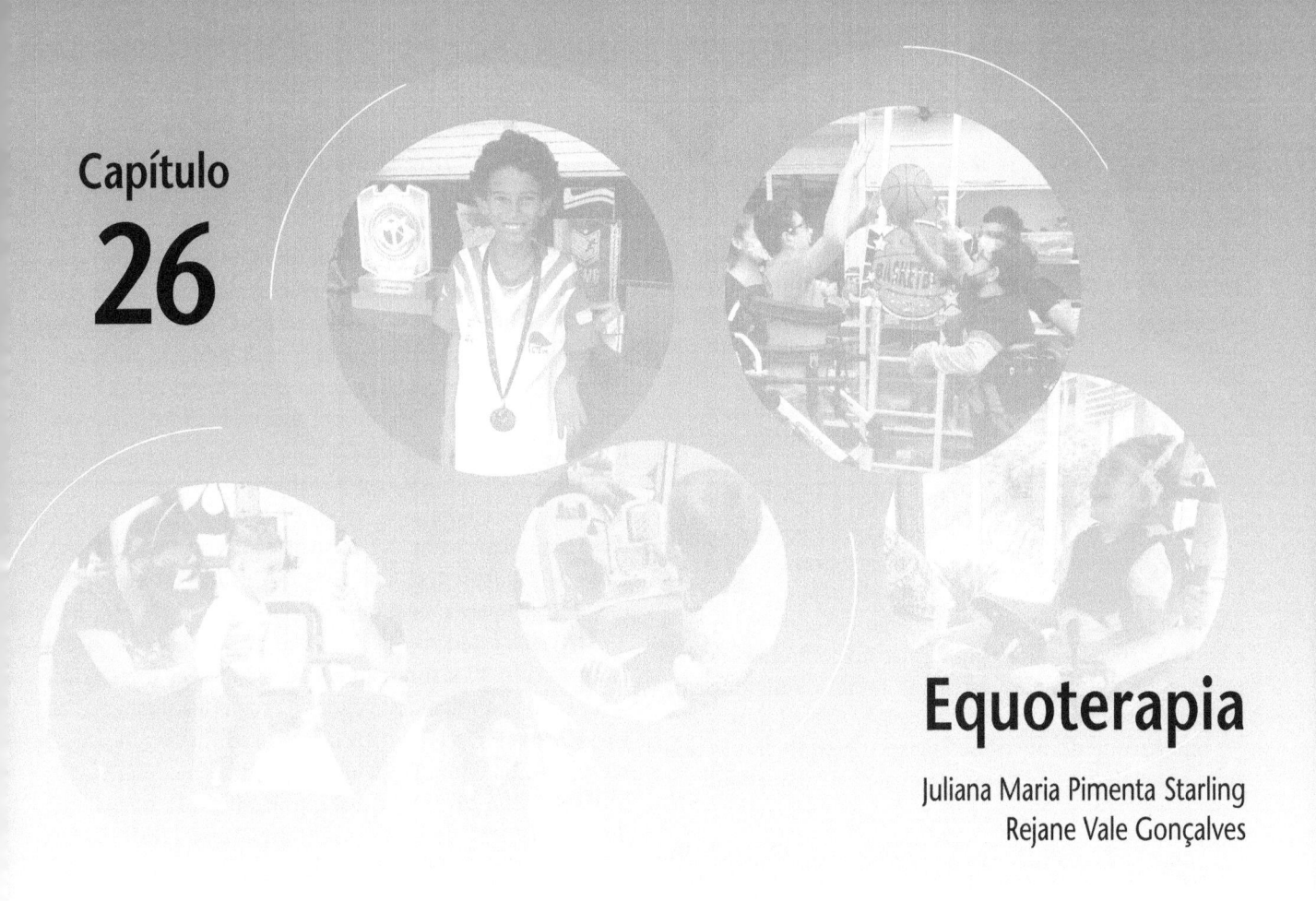

Capítulo 26

Equoterapia

Juliana Maria Pimenta Starling
Rejane Vale Gonçalves

PARTE I – DESCRIÇÃO DA INTERVENÇÃO

O propósito deste capítulo é descrever o caso clínico de uma criança com paralisia cerebral (PC) que participou de um programa de equoterapia.

A equoterapia consiste em um método de habilitação/reabilitação que tem o cavalo como facilitador do processo terapêutico, propiciando diferentes estímulos e podendo provocar mudanças nos diversos aspectos da funcionalidade e da qualidade de vida de pessoas com deficiência[1]. No Brasil, a Associação Nacional de Equoterapia (ANDE-Brasil) caracteriza essa terapêutica como "todas as práticas que utilizem o cavalo com técnicas de equitação e atividades equestres, objetivando a reabilitação e a educação de pessoas com deficiência ou com necessidades especiais"[2]. Atualmente, amparada pela Lei 13.830, de 13 de maio de 2019, a equoterapia constitui modalidade terapêutica com diretrizes definidas pela ANDE-Brasil[3].

Em virtude das características intrínsecas dessa intervenção, diversas famílias buscam a equoterapia como meio para estimular o desenvolvimento motor, cognitivo e comportamental de seus filhos[4]. Segundo a lei, para um paciente se tornar praticante de equoterapia deverá, obrigatoriamente, passar por avaliações médica, fisioterapêutica e psicológica[3]. Nas avaliações é perguntado ao paciente e aos responsáveis o que motivou a busca pela modalidade terapêutica e quais os principais objetivos a serem alcançados. A partir desses dados, juntamente com a equipe e os familiares, as metas da terapia são definidas e estratégias são traçadas. Na fisioterapia, as principais demandas trazidas pelas famílias são motoras, envolvendo aspectos do domínio de funções corporais da Classificação Internacional de Funcionalidade, Incapacidade e Saúde (CIF), como melhora do controle cervical e postural, e aspectos do domínio de atividade, como permanecer sentado, de pé ou andar.

Estudos relatam que os princípios que orientam a equoterapia podem ser baseados nas teorias de aprendizagem motora que destacam o treino repetitivo e intensivo como requisitos para melhora de uma habilidade e função motora[5]. Dessa maneira, o principal ingrediente ativo dessa terapêutica é fornecido pelo passo do cavalo, que se caracteriza como um movimento cadenciado, simétrico e repetitivo, realizado de maneira tridimensional (isto é, para cima e para baixo, para um lado e para o outro, para frente e para trás)[2,4,6]. Essa movimentação é transmitida pelo dorso do cavalo ao praticante de equoterapia, impondo demandas intensas e variadas aos sistemas musculoesquelético, visual e vestibular.

Como exemplo da intensidade dos estímulos é possível citar que, em uma sessão de 30 minutos, o passo do cavalo provoca um estímulo variável, porém intenso, de 2.000 a 3.500 repetições de desafios posturais ao praticante[7]. A variedade dos estímulos dessa prática motora pode ser modificada mediante a mudança da direção, da velocidade e da magnitude de deslocamento provocada pela andadura do animal, além de também possibilitar mudanças no posicionamento do praticante durante a montaria (isto é, postura prono, postura supino, montarias clássica, laterais e invertida e postura esporte [Figuras 26.1 a 26.6]), o que pode alterar a intensidade e a direção das perturbações impostas ao sistema postural do praticante[8,9].

Assim, para manter o equilíbrio sobre uma base de apoio variável e em constante movimento, são necessários ajustes posturais contínuos que exigem uma resposta constante de todos os sistemas envolvidos[6]. Esses elementos podem ser considerados os mecanismos de ação dessa terapêutica[4,6] e podem provocar mudanças diretas no controle postural, no equilíbrio e na coordenação motora do indivíduo que realiza a equoterapia.

Em virtude dessas características, a equoterapia tem sido frequentemente utilizada com o objetivo de promover mudanças no controle postural e no equilíbrio de crianças com PC, sendo o principal desfecho dessa modalidade terapêutica[4]. Em uma revisão recente foi relatado que indivíduos dessa população podem se beneficiar da equoterapia, demonstrando mudanças em diversos aspectos do controle postural, como equilíbrio estático (principalmente na postura sentada), equilíbrio dinâmico e alinhamento postural[10]. Para análise das mudanças nessa área, existem alguns instrumentos de avaliação, válidos e confiáveis, como a Avaliação Clínica Precoce do Equilíbrio (ECAB)[11], a Medida da Função Motora Grossa (GMFM)[12], especificamente a dimensão B, a Escala de Equilíbrio Pediátrica (EEP)[13] e a Avaliação Segmentar do Controle de Tronco (SATCo)[14]. Caso esteja disponível, a plataforma de força também pode ser utilizada para mensurar esse desfecho.

Diversos estudos sobre a influência da equoterapia em crianças com PC já foram publicados. Revisões sistemáticas sobre o tema apresentaram dados que demonstraram grande variedade em relação à idade (3 a 17 anos), às características na topografia e tônus (quadriplegia, diplegia, hemiplegia; espástico, hipotônico, misto) e à classificação no Sistema de Classificação da Função Motora Grossa (GMFCS [I a

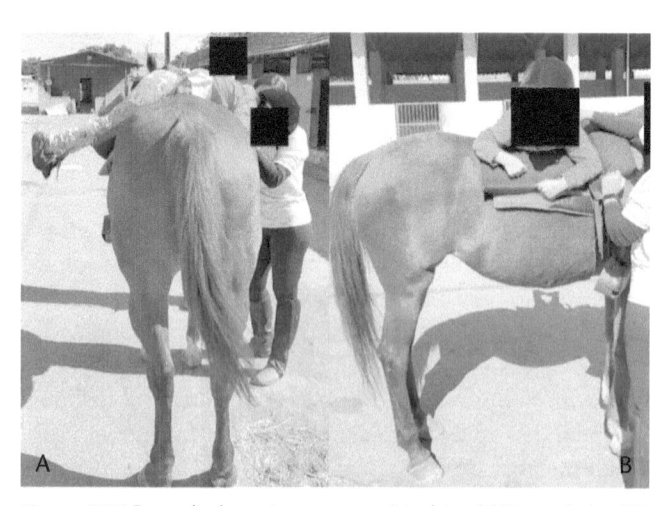

Figura 26.1 Exemplo de postura prono – vistas lateral (**A**) e posterior (**B**).

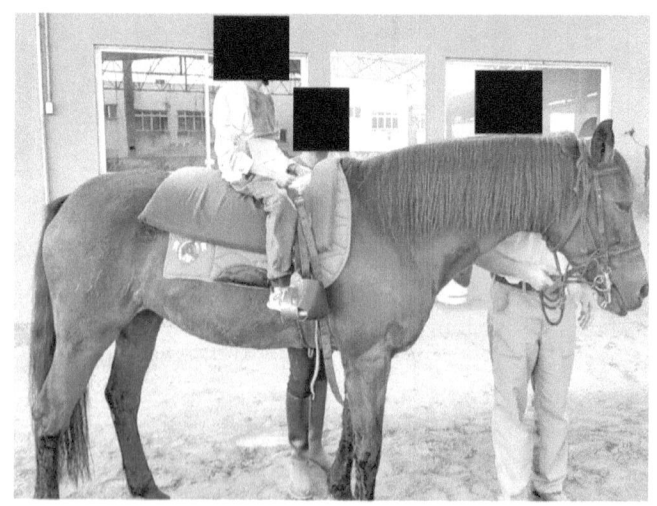

Figura 26.3 Exemplo de montaria clássica – vista lateral.

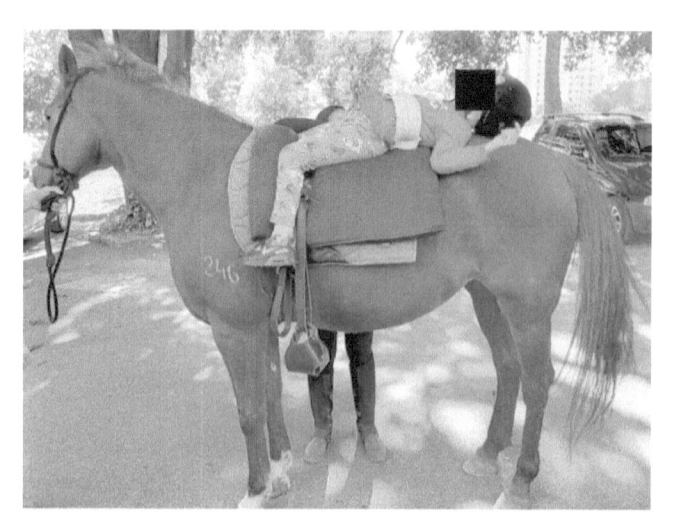

Figura 26.2 Exemplo de postura supino – vista lateral.

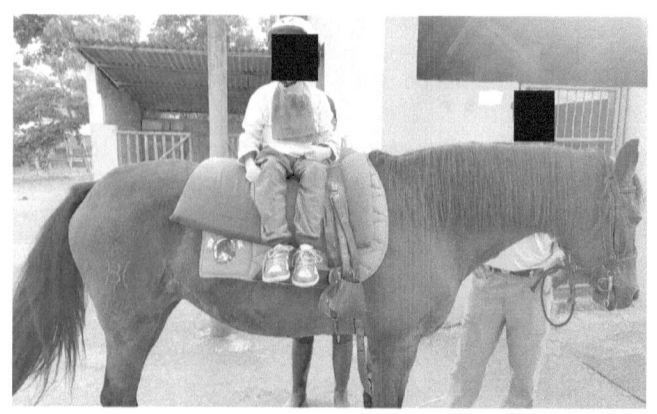

Figura 26.4 Exemplo de montaria lateral – vista lateral.

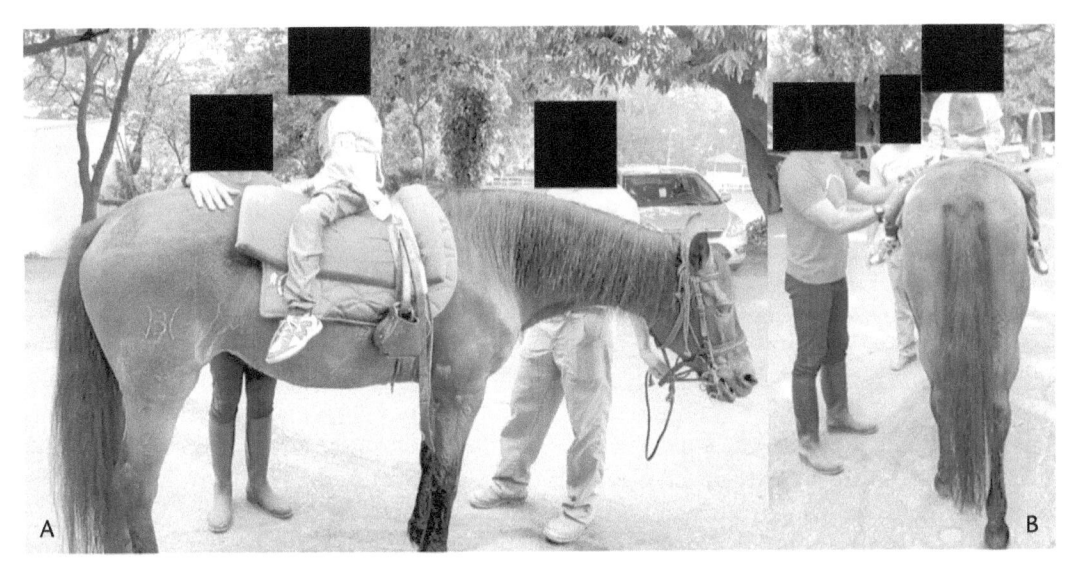

Figura 26.5 Exemplo de montaria invertida – vistas lateral (**A**) e posterior (**B**).

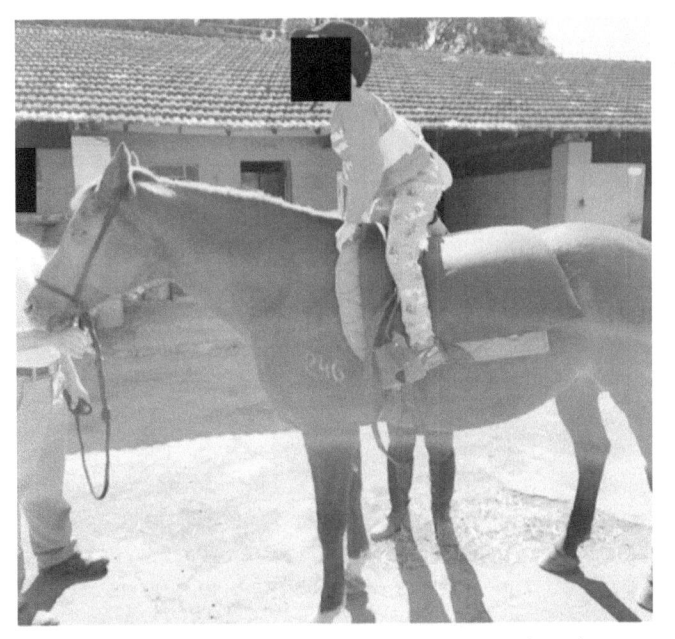

Figura 26.6 Exemplo de postura esporte – vista lateral.

V])[10,15,16]. Essa diversidade também existe em relação à frequência da terapia (uma a três vezes na semana), à duração (8 a 12 semanas) e à intensidade (15 a 45 minutos)[10,15,16]. Entretanto, já foi demonstrado previamente que a equoterapia provocou mudanças na função motora grossa e no desempenho funcional em crianças com PC independentemente da frequência realizada, mas é recomendado que a terapia seja realizada, no mínimo, semanalmente[17]. Os desfechos mais comumente estudados foram função motora grossa e controle postural e equilíbrio.

Na revisão sistemática de Novak e cols. (2020)[22], a equoterapia foi classificada como intervenção luz verde (veja o Capítulo 2), com alta qualidade da evidência e forte recomendação quanto a seu uso para modificação dos desfechos equilíbrio, controle postural e simetria corporal na postura sentada[22,23]. Em relação ao desfecho função motora grossa, a qualidade da evidência é moderada e a força da recomendação é fraca e positiva (luz amarela)[22,24].

Diversas estratégias podem ser utilizadas na equoterapia, as quais são escolhidas de acordo com a meta traçada[4]. Uma delas diz respeito ao cavalo a ser utilizado. Para isso, são considerados os aspectos físicos e comportamentais do animal[18,19]. Os principais pontos observados quanto ao aspecto físico do cavalo são: a estrutura do dorso, já que um cavalo mais largo exige maior abdução de quadril do praticante; a altura do animal, pois deve ser considerada a quantidade de apoio lateral que o praticante irá necessitar (um cavalo mais alto torna mais difícil para o terapeuta ofertar apoio de qualidade com maior segurança); e a passada natural do cavalo (mais longa ou mais curta), que irá influenciar a quantidade de desafios posturais ofertados na sessão[2,18].

Em relação ao aspecto comportamental do cavalo, convém observar a docilidade, o temperamento, se ele se assusta com facilidade, se aceita os tipos de montaria que poderão ser realizadas durante a sessão e se aceita o uso de materiais pedagógicos, entre outros[2,18,19]. O tipo de encilhamento (material utilizado para realizar a montaria) também é uma escolha importante, pois irá permitir maior ou menor contato com o animal e mudanças de postura durante a terapia, bem como garantir o nível de independência na condução do cavalo, entre outras possibilidades[20]. A escolha do terreno (macio [areia] ou duro [asfalto]) influencia o tipo de estímulo ofertado, assim como o circuito a ser realizado (reto, círculos abertos ou fechados, aclive/declive, zigue-zague, em 8 etc.)[19,21].

Na maioria dos atendimentos, o praticante monta sozinho (com ou sem apoio lateral), e essa deve ser sempre a prioridade. Entretanto, em alguns casos específicos é possível iniciar em montaria dupla (praticante e terapeuta juntos), mas com o objetivo de evoluir para montaria individual o mais breve possível[2]. Essa evolução é importante porque durante a montaria dupla o praticante não está recebendo todos os estímulos ofertados pelo movimento do cavalo, diminuindo sua atuação psicomotora[2]. Além disso, cabe considerar o sobrepeso na coluna do animal, o que poderá provocar lesão.

Convém destacar que durante as avaliações para inserção na equoterapia os profissionais devem observar se há contraindicações para essa terapêutica. Quando a criança com PC apresenta luxação ou subluxação de quadril, deve ser observado o grau de amplitude de movimento (principalmente abdução) e se há dor à manipulação da articulação. Caso a dor esteja presente e a amplitude de movimento seja insuficiente para realizar a montaria, a equoterapia está contraindicada para esse paciente. Entretanto, se apesar de ter luxação/subluxação de quadril o paciente não sente dor e tem amplitude de movimento suficiente para montar a cavalo, é sugerida a observação constante durante a montaria, bem como a realização de radiografia de controle com a frequência indicada pelo próprio ortopedista do paciente.

Outras contraindicações importantes à realização de equoterapia são escoliose grave e/ou com repercussões em outros sistemas, crises convulsivas sem controle e uso de sonda nasogástrica[2]. Além disso, como se trata de uma terapêutica que envolve contato direto com um animal, existem riscos potenciais que devem ser informados ao praticante e aos responsáveis, sendo os mais comuns a queda do cavalo, lesões musculoesqueléticas, reações alérgicas ao animal e ao ambiente e, também, riscos psicológicos, já que alguns indivíduos podem demonstrar medo excessivo durante a terapia[1]. Uma intervenção aplicada por uma equipe interdisciplinar, composta por profissionais capacitados e habilitados na área por meio de cursos específicos[3], conforme regulamentado na lei, reduzirá os riscos inerentes à terapêutica, garantindo sua qualidade.

PARTE II – APRESENTAÇÃO DO CASO CLÍNICO

M.E.P.V., 10 anos de idade, raça branca, sexo feminino, tem diagnóstico de PC espástica bilateral, classificada no nível IV do GMFCS e no nível III do Sistema de Classificação das Habilidades Manuais (MACS). Nascida de parto cesáreo com 27 semanas de gestação, primeira gemelar, foi entubada e apresentou diversas paradas cardiorrespiratórias, a última das quais, aos 17 dias de nascimento, foi prolongada e ocasionou uma hemorragia periventricular de grau I. Após 65 dias, recebeu alta hospitalar com o irmão, já com o diagnóstico de leucomalácia/PC, sendo os responsáveis orientados a procurar acompanhamento médico especializado e reabilitação (fisioterapia, fonoaudiologia e terapia ocupacional). Amamentou até os 7 meses de vida e com 2 anos apresentou crises convulsivas focais (em hemiface) que foram controladas com uso de medicação. A mãe relata que a última crise foi há 2 anos. A criança nunca foi submetida a cirurgia ou aplicação de toxina botulínica.

Com 6 meses de vida, M.E.P.V. iniciou reabilitação com fisioterapia e com 1 ano e meio com terapia ocupacional e fonoaudiologia, as quais frequenta até o momento. Frequenta escola regular pública e, segundo relatório, participa com dificuldade de todas as atividades propostas em razão de leve déficit cognitivo e dificuldade de coordenação. M.E.P.V. se comunica verbalmente, sendo classificada como nível II no Sistema de Classificação da Função de Comunicação (CFCS).

Os pais de M.E.P.V. são separados, e a criança vive com os avós, a mãe e o irmão. Seu meio de locomoção é a cadeira de rodas, a qual guia sozinha por pequenas distâncias. Utiliza tutor curto articulado bilateral. Segundo relato, é uma criança tímida, porém curiosa e exploradora. Gosta de cantar e de brincar com o irmão. Faz uso de medicações anticonvulsivantes.

Camada 1 – Definição das metas

A fisioterapeuta se reuniu com M.E.P.V. e sua mãe para conversarem sobre as metas de intervenção que seriam escolhidas. Quando questionada, a família relatou que M.E.P.V. mantém péssima postura quando sentada na cadeira de rodas, ficando "toda torta" (*sic*). Segundo a mãe, quando não está com o cinto, a criança permanece apenas poucos minutos bem alinhada e logo em seguida "desaba" (*sic*) o corpo. Além disso, M.E.P.V. relatou que às vezes se cansa de ficar com a cabeça levantada e que é mais fácil olhar para baixo do que para cima: "É difícil assistir meus desenhos na televisão o tempo que gosto." Essas situações estão dificultando algumas atividades de vida diária e o tempo de atenção durante a escola.

A partir dessa conversa inicial, duas metas foram estabelecidas com M.E.P.V e a mãe. Foi pedido à mãe que pontuasse cada meta com relação à importância, desempenho e satisfação, considerando a escala de pontuação (de 1 a 10), de acordo com o roteiro de entrevista inspirado na Medida Canadense de Desempenho Ocupacional (COPM):

Meta 1

"Melhorar controle e alinhamento postural na cadeira de rodas, sem o uso do cinto."
Objetivo: em 12 semanas ser capaz de permanecer na cadeira com bom controle e alinhamento postural por 6 minutos.
COPM: importância: 9/10; desempenho: 3/10; satisfação: 3/10.

Meta 2

"Aumentar o tempo de controle cervical funcional."
Objetivo: em 12 semanas, ser capaz de assistir a um episódio do desenho da Turma da Mônica (média de 10 minutos) com melhores alinhamento e controle cervical e sem relatar dor e/ou cansaço.
COPM: importância: 7/10; desempenho: 6/10; satisfação: 4/10.

Camada 2 – Meta realista?

É uma meta realista?

Meta 1

Sim., M.E.P.V. já apresentava controle de tronco regular na cadeira de rodas, permanecendo nessa posição de maneira segura e com uso do cinto em torno de 1 minuto. Entretanto, após esse tempo, permanecia com postura mais cifótica e inclinada para um dos lados, mesmo com o uso do cinto.

Meta 2

Sim. A criança já conseguia assistir a desenhos sentada na cadeira de rodas e com uso do cinto por mais de 5 minutos com bom controle e alinhamento cervical. Após esse tempo, relatava dor e cansaço e, por isso, mantinha a cabeça inclinada e mais baixa.

Viável? Sim, esses objetivos são desfechos diretos da equoterapia, já que o movimento do cavalo estimula a musculatura postural de maneira simétrica e incentiva o praticante a manter-se alinhado durante toda a sessão.

Para avaliar e acompanhar a evolução da praticante foi realizada análise do controle postural e do equilíbrio por meio do ECAB e da dimensão sentada (B) do teste GMFM-88, obtendo-se como resultados 17 e 26 pontos (43,3%), respectivamente.

Camada 3 – Prognóstico

As crianças classificadas com o nível IV no GMFCS geralmente apresentam mais dificuldade para permanecer na postura sentada com controle cervical e de tronco regular, de maneira independente, por mais tempo. Entretanto, podem desenvolver maior tolerância para permanecer nessa postura, além de melhorarem seu alinhamento postural.

As metas foram então graduadas por meio da *Goal Attainment Scaling* (GAS)[25]. Vale ressaltar que para definição do -2 da escala foi realizado um teste com a praticante para definição do desempenho atual em relação às duas metas.

Meta 1
GAS:
- **-2:** permanece sentada na cadeira de rodas, de maneira independente (sem uso do cinto no tronco), em torno de 1 minuto, com bom alinhamento postural;
- **-1:** permanece sentada na cadeira de rodas, de maneira independente (sem uso do cinto no tronco), por 4 minutos, com bom alinhamento postural;
- **0:** permanece sentada na cadeira de rodas, de maneira independente (sem uso do cinto no tronco), por 6 minutos, com bom alinhamento postural;
- **+1:** permanece sentada na cadeira de rodas, de maneira independente (sem uso do cinto no tronco), por 8 minutos, com bom alinhamento postural;
- **+2:** permanece sentada na cadeira de rodas, de maneira independente (sem uso do cinto no tronco), por 10 minutos, com bom alinhamento postural.

Meta 2
GAS:
- **-2:** sentada na cadeira de rodas, com o uso do cinto no tronco, consegue assistir a um episódio de desenho de 10 minutos, mantendo alinhamento e controle cervical regular, e relata dor/cansaço no final;
- **-1:** sentada na cadeira de rodas, com o uso do cinto no tronco, consegue assistir a um episódio de desenho de 10 minutos, mantendo alinhamento e controle cervical regular, sem relatar dor e/ou cansaço no final;
- **0:** sentada na cadeira de rodas, com o uso do cinto no tronco, consegue assistir a um episódio de desenho de 10 minutos, mantendo bom alinhamento e controle cervical, sem relatar dor e/ou cansaço no final;
- **+1:** sentada na cadeira de rodas, com o uso do cinto no tronco, consegue assistir a um episódio de desenho de 12 minutos, mantendo bom alinhamento e controle cervical, sem relatar dor e/ou cansaço no final;
- **+2:** sentada na cadeira de rodas, com o uso do cinto no tronco, consegue assistir a um episódio de desenho de 14 minutos, mantendo bom alinhamento e controle cervical, sem relatar dor e/ou cansaço no final.

Camada 4 – Intervenção

A fisioterapeuta, com base nas evidências científicas disponíveis, apontou para a família as intervenções que poderiam ser utilizadas para alcance das metas estabelecidas. Após considerarem juntos os prós e contras de cada intervenção, as seguintes intervenções foram selecionadas:

Intervenção-chave: equoterapia (montaria individual na postura clássica no cavalo seguindo ao passo).
Mecanismo: ajustes posturais contínuos – vai ao encontro das metas.
Suporte familiar: combinado com a família para se organizar e trazer a praticante para terapia, mantendo boa frequência, e estimular o alinhamento correto durante as refeições e ao assistir à televisão.

Camada 5 – Modo (planejando a intervenção)

Equoterapia: frequentar a equoterapia uma vez por semana por 30 minutos[17,26].

M.E.P.V. faz fisioterapia duas vezes por semana, sendo realizados alongamentos e mobilização de membros inferiores, treino de equilíbrio e de controle de tronco na bola suíça, bem como estímulo e vivência nas posições de sedestação, quatro apoios e ortostatismo, conforme relatório entregue pelos responsáveis.

Camada 6 – Dose

Em conversa com a família, a terapeuta informou que seria necessário frequentar a equoterapia uma vez por semana por 30 minutos, em horário previamente estabelecido. Quando perguntado se isso seria possível na rotina da família e da criança, a mãe respondeu afirmativamente.

A intervenção incluiu a escolha do cavalo: uma égua tranquila, dócil, com altura de cernelha (termo zootécnico que denomina a região proeminente localizada entre os ombros do cavalo [Figura 26.7]) de 1,60m, já familiarizada com o atendimento equoterápico, bem como a escolha do encilhamento (Figura 26.8) – manta para aumentar o contato da praticante com o animal, possibilitando também mudanças de posturas durante a sessão –, cilhão com alça – para a praticante pegar e auxiliar a manutenção do controle de tronco –, e com estribos – para a praticante apoiar os pés, facilitando o equilíbrio e estimulando a musculatura dos membros inferiores[20,26].

A conduta durante as sessões foi baseada nos protocolos de atendimento de Prieto (2017)[26] e adaptada para as características da praticante e as metas previamente delineadas:

Atividades realizadas durante as sessões de 1 a 6 (Figuras 26.9 e 26.10)

1. **Início – praticante colocada na égua em postura de montaria clássica, utilizando manta com cilhão com alça:** suporte de duas mediadoras (fisioterapeutas), dando o apoio necessário no tronco com a praticante mantendo as mãos na alça. O apoio necessário é definido pela sustentação suficiente do tronco para evitar um movimento anteroposterior e laterolateral de grandes amplitudes.

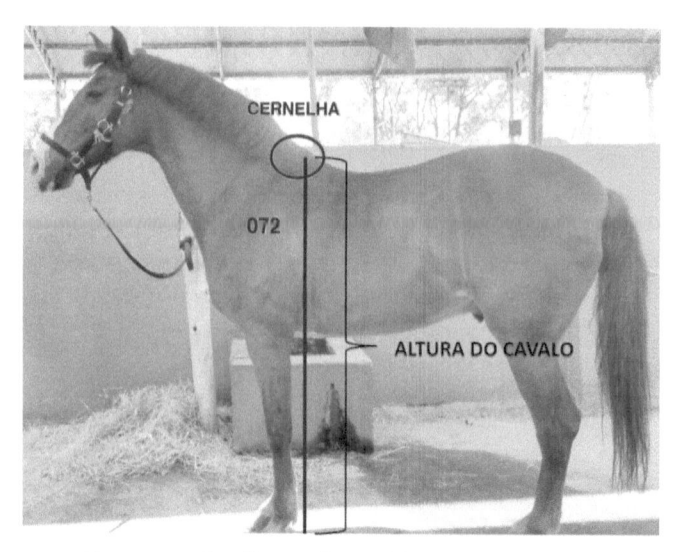

Figura 26.7 Localização da cernelha e altura do cavalo.

Atividade de aquecimento: duas voltas no picadeiro interno, em piso macio, com a égua em seu passo natural (sobrepistando). Praticante sendo incentivada verbalmente a manter a cabeça e o tronco alinhados, ao mesmo tempo que se mantém segurando a alça com as mãos. *Tempo:* 4 minutos.

2. **Atividade no pátio externo, priorizando retas sem aclives/declives, piso rígido, égua em passo natural (sobrepistando):** praticante segurando a alça com as duas mãos, incentivada verbalmente a alinhar o tronco e os ombros e a manter bom alinhamento cervical. Mediadoras dando o apoio necessário em tronco inferior. *Tempo:* 8 minutos.

3. **Atividade no pátio externo, priorizando retas sem aclives/declives, piso rígido, égua em passo natural (sobrepistando):** praticante incentivada a retirar uma

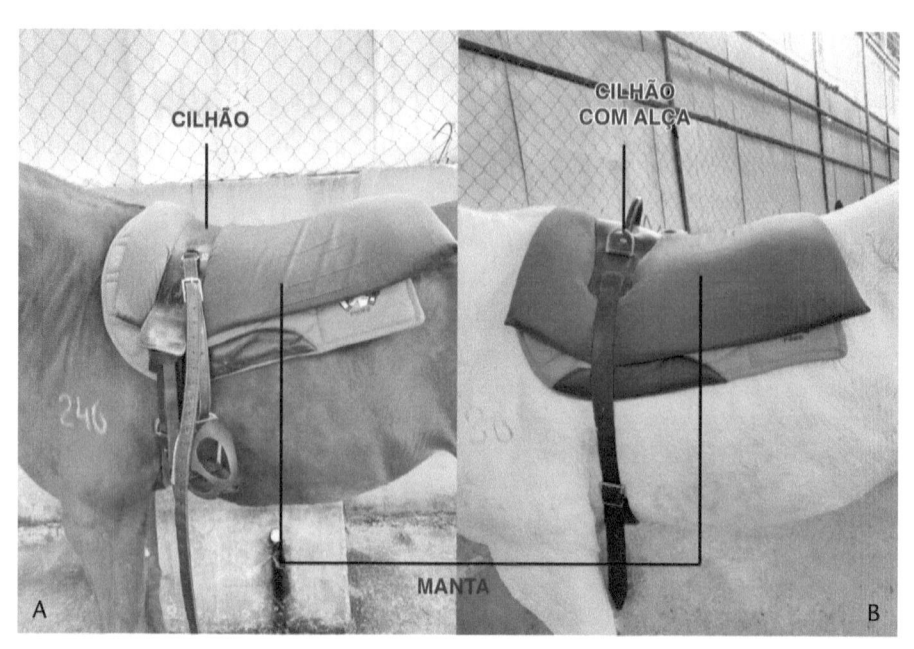

Figura 26. 8 Material de encilhamento: manta com cilhão simples (**A**) e manta com cilhão com uma alça (**B**).

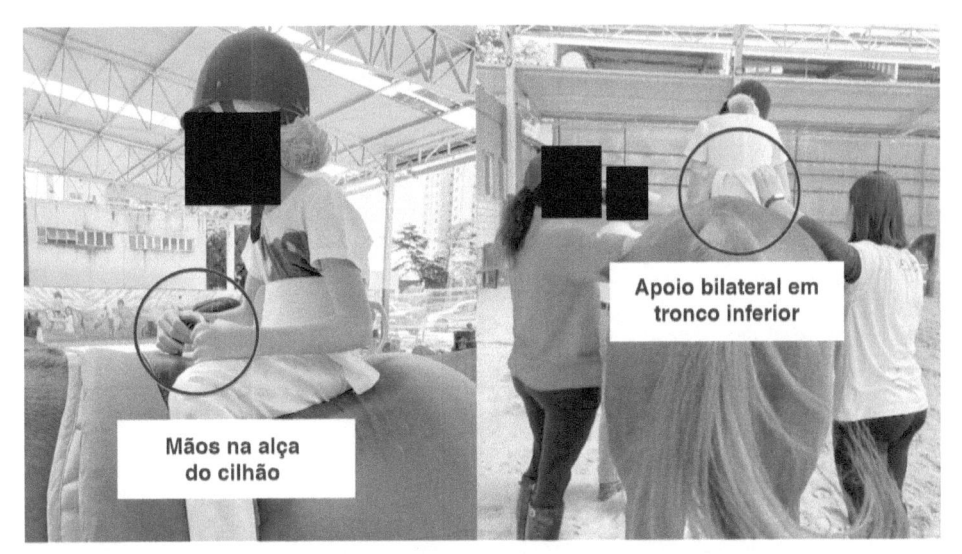

Figura 26.9 Ilustração das mãos de apoio da praticante na alça do cilhão e mãos de apoio das mediadoras no tronco inferior da praticante durante os exercícios 1 e 2, nas sessões de 1 a 6.

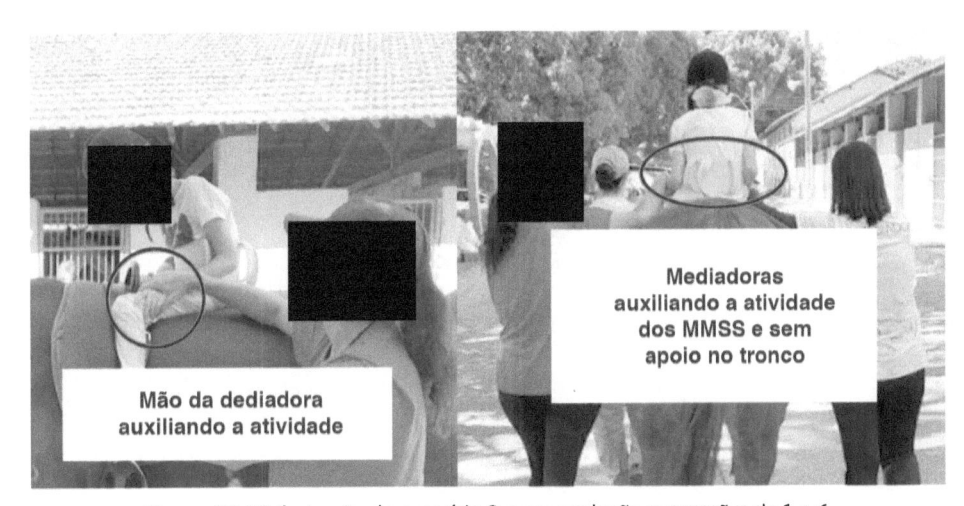

Figura 26.10 Ilustração do exercício 3 e sua evolução nas sessões de 1 a 6.

das mãos da alça e apoiá-la na própria perna, 1 minuto por vez. Mediadoras facilitando o movimento e a manutenção dessa atividade. Realizada bilateralmente. *Tempo:* 8 minutos.

Evolução da atividade após a terceira sessão: praticante incentivada a retirar ambas as mãos da alça e mantê-las nas pernas. *Tempo:* 8 minutos.

4. **Atividade no picadeiro interno, realizando trajeto em círculo amplo (em ambas as direções, alternadamente), piso macio, égua em seu passo natural (sobrepistando):** praticante segurando na alça com as duas mãos, incentivada verbalmente a alinhar o tronco e os ombros e a manter bom alinhamento cervical. Mediadoras dando o apoio necessário em tronco inferior. *Tempo:* 6 minutos.

5. **Final – duas voltas no picadeiro interno, piso macio, égua em seu passo natural (sobrepistando):** praticante incentivada verbalmente a manter o alinhamento da

cervical, tronco e ombros. Mediadoras dando o apoio necessário em tronco inferior. *Tempo:* 4 minutos.

Atividades realizadas durante as sessões de 7 a 12 (Figuras 26.11 e 26.12)

1. **Início – praticante colocada na égua em postura de montaria clássica, utilizando manta com cilhão simples (sem alça):** suporte de duas mediadoras (fisioterapeutas) dando o apoio necessário no tronco com a praticante mantendo as mãos apoiadas na parte anterior da manta. *Atividade de aquecimento:* duas voltas no picadeiro interno, em piso macio, com a égua em seu passo natural (sobrepistando). Praticante sendo incentivada verbalmente a manter a cabeça e o tronco alinhados, enquanto mantém as mãos apoiadas na manta. *Tempo:* 4 minutos

Atividade no pátio externo, priorizando retas sem aclives/declives, piso rígido, égua iniciando o passo em

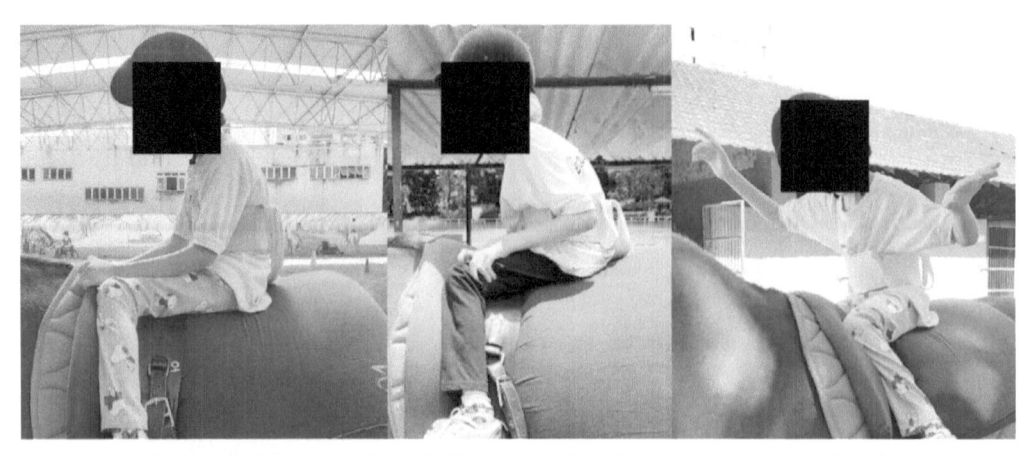

Figura 26.11 Ilustração da evolução dos exercícios 1, 2 e 4 nas sessões de 7 a 12.

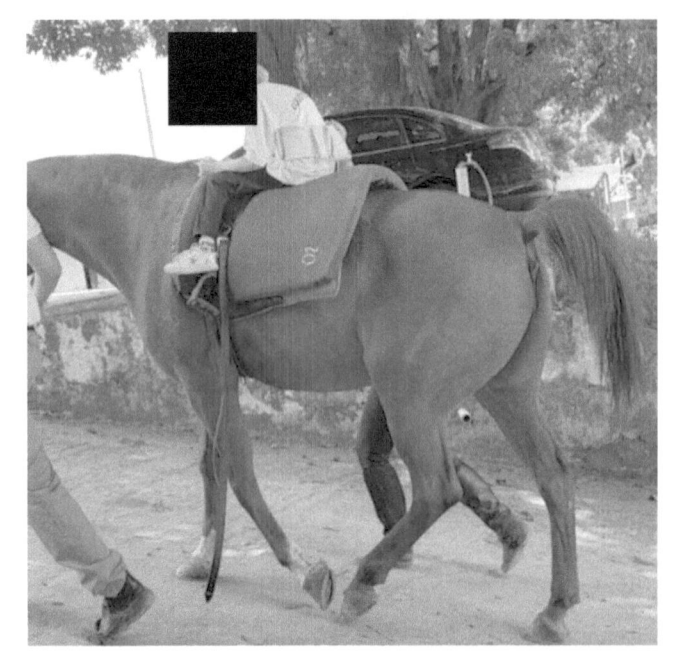

Figura 26.12 Ilustração do exercício 3 das sessões de 7 a 12 (parte de aclive).

sobrepistando (2 minutos), passando para transpistando (4 minutos) e retornando para sobrepistando (2 minutos). Praticante orientada a manter as mãos apoiadas nas próprias coxas e incentivada verbalmente a alinhar o tronco e os ombros e a manter bom alinhamento cervical. Mediadoras mantendo apoio em membros inferiores e, quando necessário, auxiliando a manutenção das mãos nas coxas. *Tempo:* 8 minutos.

2. **Atividade no pátio externo com trajeto com aclives e declives, piso rígido, égua em passo natural (sobrepistando):** durante o aclive, praticante orientada a manter as mãos apoiadas na parte anterior da manta e anteriorizar o tronco. Durante o declive, praticante orientada a apoiar as mãos na manta, lateralmente ao corpo e posteriorizar o tronco. Mediadoras facilitando o movimento, realizando apoio em região inferior do tronco e auxiliando o posicionamento das mãos. *Tempo:* 4 minutos.

3. **Atividade no pátio externo, priorizando retas sem aclives/declives, piso rígido, égua em seu passo natural (sobrepistando):** praticante mantendo apoio das mãos na parte anterior da manta, orientada a elevar um dos membros superiores e contar até 10, alternando os membros com os quais realizou a atividade. Repetir a atividade 10 vezes com cada membro e com o intervalo de 10 segundos entre elas. Mediadoras mantendo apoio em membros inferiores e, quando necessário, auxiliando a manutenção da elevação do membro superior. *Tempo:* 8 minutos.

4. **Evolução da atividade após oitava sessão:** praticante incentivada a elevar ambos os membros superiores e a contar até 10. Repetir a atividade 10 vezes com intervalo de 20 segundos. Mediadoras mantendo apoio em membros inferiores e, quando necessário, auxiliando a manutenção da elevação do membro superior. Tempo: 8 minutos.

5. **Atividade no picadeiro interno, realizando trajeto em 8 (em ambas as direções, alternadamente), piso macio, égua em seu passo natural (sobrepistando):** praticante orientada a alternar o apoio das mãos na manta e nas coxas e incentivada verbalmente a alinhar o tronco e os ombros e a manter bom alinhamento cervical. Mediadoras realizando apoio em membro inferior. *Tempo:* 4 minutos.

6. **Final – duas voltas no picadeiro interno, piso macio, égua em seu passo natural (sobrepistando):** praticante incentivada verbalmente a manter o alinhamento da cervical, tronco e ombros. Mediadoras dando o apoio necessário em membros inferiores. *Tempo:* 4 minutos. Praticante retirada da égua com auxílio máximo das mediadoras.

Camada 7 – As metas foram alcançadas?

Após a 12ª sessão, a fisioterapeuta responsável foi informada de que a praticante apresentou uma intercorrência, sendo necessário suspender os atendimentos. A criança permaneceu afastada de todas as atividades por tempo indeterminado.

Quadro 26.1 Mudanças em itens específicos da ECAB

Itens	Escores ECAB	
	Antes	Depois
ECAB 1.b Retificação da cabeça – lateral (lado direito)	2 (a criança mantém a cabeça alinhada com o corpo; se gentilmente inclinada, a criança pode corrigir a cabeça para a posição vertical)	3 (a criança consistentemente corrige a cabeça para a posição vertical)
ECAB 2 Retificação da cabeça – extensão	2 (a criança eleva verticalmente a cabeça, mas não é capaz de sustentar essa posição. A cabeça pode não ser mantida na linha média)	3 (a criança eleva com facilidade a cabeça verticalmente na linha média e mantém essa posição por 30 segundos)
ECAB 5.a e 5.b Reações de equilíbrio na postura sentada (lados direito e esquerdo)	1 (a criança exibe mínima inclinação [flexão] lateral de tronco com retificação da cabeça, mas sem reação contralateral das extremidades)	2 (a criança exibe incompleta inclinação [flexão]lateral de tronco e incompleta reação contralateral das extremidades com algum grau de retificação de cabeça)
ECAB 6.a e 6.b Extensão protetora – lado (lados direito e esquerdo)	0 (a criança não tenta evitar a queda por meio da abdução ou extensão do braço)	1 (a criança abduz o braço, mas não estende o cotovelo; a criança pode realizar o suporte no antebraço)
ECAB 8 Sentada sem apoio nas costas e com os pés apoiados no chão ou em um banco	2 (capaz de manter-se sentada por 15 segundos)	4.5 (capaz de manter-se sentada por 30 segundos sob supervisão – observacional)

Quadro 26.2 Mudanças em itens específicos da dimensão B da GMFM-88

Itens	Escore da GMFM-88 (Dimensão B)	
	Antes	Depois
(24) **Sentada sobre o tapete:** mantém braços livres por 3 segundos	2	3
(25) **Sentada sobre o tapete com um brinquedo pequeno na frente:** inclina-se para frente, toca o brinquedo, endireita-se sem apoio do braço	1	2
(26) **Sentada sobre o tapete:** toca o brinquedo colocado 45 graus atrás, do lado direito da criança, e retorna à posição inicial	1	2
(28) **Sentada sobre o lado direito:** mantém; braços livres; por 5 segundos	1	2
(29) **Sentada sobre o lado esquerdo:** mantém; braços livres; por 5 segundos	1	2
(30) **Sentada sobre o tapete:** abaixa-se para a posição prona com controle	1	2

As mudanças no equilíbrio e no controle postural mensurados por meio do ECAB são mostradas no Quadro 26.1, e as mudanças na dimensão B da GMFM-88 estão no Quadro 26.2. Em relação à pontuação total, M.E.P.V. obteve 25,5 pontos no ECAB após a 10ª sessão e 30 pontos (50%) na dimensão B da GMFM-88.

Em relação à escala GAS, a criança atingiu as duas metas (nível zero) e a família pontuou 8/10 para desempenho e 10/10 para satisfação, para ambas as metas.

Podemos observar que as sessões de equoterapia influenciaram positivamente a retificação/sustentação da cabeça, as reações de equilíbrio/proteção na postura sentada e, também, o tempo de sustentação postural independente, o que pode ter impactado as duas metas delineadas com os familiares (Figura 26.13). A Figura 26.14 apresenta um resumo de todas as camadas do caso clínico com estabelecimento de metas, avaliação, intervenção e resultados alcançados.

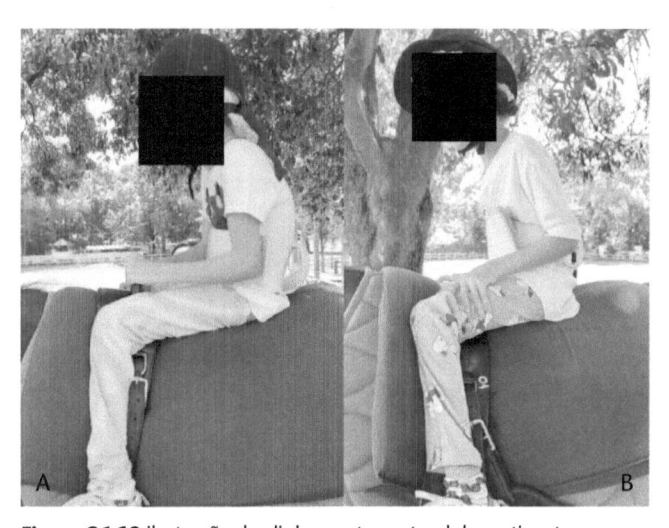

Figura 26.13 Ilustração do alinhamento postural da praticante, comparando dois momentos distintos: na segunda (**A**) e décima (**B**) sessões.

M.E.P.V., 10 anos de idade, sexo feminino, tem diagnóstico de paralisia cerebral espástica bilateral, classificada no nível IV do Sistema de Classificação da Função Motora Grossa (GMFCS)

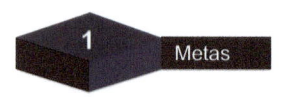

META 1: Melhorar controle e alinhamento postural na cadeira de rodas, sem o uso do cinto.
META 2: Aumentar o tempo de controle cervical funcional para assistir a um episódio do desenho da Turma da Mônica

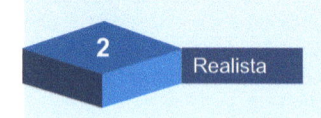

REALISTA?:
META 1: SIM. M.E.P.V. já apresentava controle de tronco na cadeira de rodas, permanecendo com uso do cinto por 1 minuto. Entretanto, após esse tempo, permanecia com a postura mais cifótica e inclinada para um dos lados.
META 2: SIM. A criança já conseguia assistir desenhos, sentada na cadeira de rodas e com uso do cinto, por mais de 5 minutos com alinhamento cervical. Após esse tempo, relatava dor e cansaço e, por isso, mantinha a cabeça inclinada baixa.

VIÁVEL?: SIM para ambas as metas. Esses objetivos são desfechos diretos da equoterapia

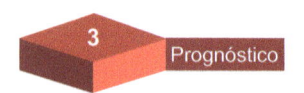

MÃE: "Gostaria que ela conseguisse permanecer mais tempo sentada sem precisarmos encostá-la em algum lugar ou ficar o tempo todo preocupada. Ela se joga muito para trás."

TERAPEUTA: "Precisamos melhorar seu controle de tronco e equilíbrio quando está parada, isso irá favorecer o que você está me relatando e vai melhorar o alinhamento dela."

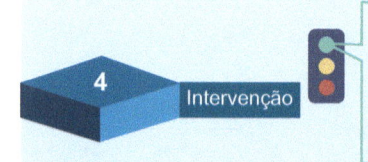

EQUOTERAPIA para modificação dos desfechos equilíbrio, controle postural e simetria muscular na postura sentada.

MECANISMO: para manter o equilíbrio sobre uma base de apoio variável e em constante movimento, são necessários ajustes posturais contínuos que requerem uma resposta constante de todos os sistemas envolvidos.

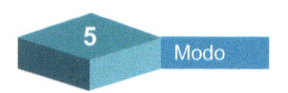

Equoterapia 1x por semana por 30 minutos, por 10 semanas.
A intervenção incluiu a escolha do cavalo: uma égua tranquila, dócil, com altura de cernelha de 1,60m; a escolha do encilhamento manta para um maior contato da praticante com o animal, permitindo também mudanças de posturas durante a sessão, cilhão com alça para a praticante pegar e auxiliar a manutenção do controle de tronco, com estribos, para a praticante apoiar os pés, facilitando o equilíbrio e estimulando a musculatura dos membros inferiores.

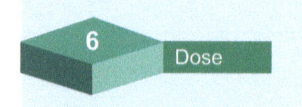

TERAPEUTA: Informou que seria necessário frequentar a equoterapia 1x por semana por 30 minutos, em horário previamente estabelecido.

FAMÍLIA: SIM, conseguimos trazê-la para a equoterapia semanalmente.

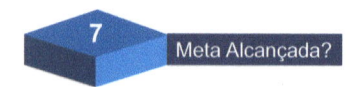

RESULTADOS:

META 1 – Melhora do alinhamento postural na cadeira de rodas sem o uso do cinto, sendo capaz de permanecer por 6 minutos.

META 2 – Consegue assistir a um episódio de desenho por 10 minutos, sentada na cadeira de rodas com o uso do cinto, com bom alinhamento cervical, sem relatar dor ou cansaço.

PAIS: "Estamos muito felizes com a evolução da nossa filha, não apenas na parte de controle postural, mas também na melhora de sua interação e comportamento.

TERAPEUTA: Parabéns, você melhorou o controle sobre sua postura e agora consegue assistir ao desenho sem se cansar e também manter um melhor alinhamento quando está na cadeira."

Figura 26.14 Resumo de todas as camadas do caso clínico.

Referências

1. Sterba JA, Rogers BT, France AP, Vokes DA. Horseback riding in children with cerebral palsy: Effect on gross motor function. Dev Med Child Neurol 2002; 44:301-8.

2. Associação Nacional de Equoterapia. Curso básico de equoterapia. Brasília: Associação Nacional de Equoterapia, 2022.

3. Brasil. Lei 13,830, de 13 de maio de 2019. Dispõe sobre a prática da equoterapia. Disponível em: http://www.planalto.gov.br/ccivil_03/_ato2019-2022/2019/lei/L13830.htm. Acesso em: 9 abr 2023.

4. Wood WH, Fields BE. Hippotherapy: A systematic mapping review of peer-reviewed research, 1980 to 2018. Disabil Rehabil 2019; 43(4):1-25.

5. Dan B. Intensive repetitive motor training: How does it work in children with cerebral palsy? Dev Med Child Neurol 2021; 63(9):1008.

6. Starling JMP, Gontijo APB, Sampaio RF, Mambrini JVM, Fonseca ST, Mancini MC. Hippotherapy: Benefits in children with cerebral palsy with application of the rehabilitation treatment taxonomy. Braz J An Env Res 2021; 4(2):2520-40.

7. Shurtleff TL, Standeven JW, Engsberg JR. Changes in dynamic trunk/head stability and functional reach after hippotherapy. Arch Phys Med Reahbil 2009; 90:1185-95.

8. Bertoti DB. Effect of therapeutic horseback riding on posture in children with cerebral palsy. Phys Ther 1988; 88:1505-12.

9. Casady RL, Nichols-Larsen DS. The effect of hippotherapy on ten children with cerebral palsy. Pediatr Phys Ther 2004; 16:165-72.

10. Pantera E, Froment P, Vernay D. Does hippotherapy improve the functions in children with cerebral palsy? Systematic review based on the International Classification of Functioning. J Integ Comp Med 2022; 28(9):705-20.

11. Gontijo APB, Starling JMP, Oliveira GD, Meier D, Mancini MC. Cultural adaptation, and reliability analysis of the early clinical assessment of balance. Rev Paul Pedriatr 2019; 37(3):325-31.

12. Russel D, Rosenbaum P, Avery L, Lane M. Medida da Função Motora Grossa (GMFM-66; GMFM-88): Manual do usuário. São Paulo: Memnon, 2011.

13. Ries LGK, Michaelsen SM, Soares PSA, Monteiro VC, Alegretti KMG. Adaptação cultural e análise da confiabilidade da versão brasileira da Escala de Equilíbrio Pediátrica (EEP). Rev Bras Fisioter 2012; 16(3):205-15.

14. Sá CSC, Fávero FM, Voos MC, Choren F, Carvalho RP. Versão brasileira da Segmental Assessment of Trunk Control (SATCo). Fisioter Pesq 2017; 24(1):89-99.

15. Menor-Rodríguez MJ, Martín MS, Sánchez-García JC, Montiel-Troya M, Cortés-Martín J, Rodríguez-Blanque R. Role and effects of hippotherapy in the treatment of children with cerebral palsy: a systematic review of the literature. J Clin Med 2021; 10:2589-99.

16. Peia F, Veiga NC, Gomes AP et al. Effects of hippotherapy on postural control in children with cerebral palsy: A systematic review. Pediatr Phys Ther 2023; 35(2):202-10.

17. Prieto AV, Fernandes JMGA, Gutierres ICR, Silva FC, Silva R, Filho PJBG. Effects of weekly hippotherapy frequency on gross motor function and functional performance of children with cerebral palsy: A randomized controlled trial. Motricidade 2021; 17(1):79-86.

18. Matsuura A, Ohta E, Ueda K, Nakatsuji H, Kondo S. Influence of equine conformation on rider oscillation and evaluation of horses for therapeutic riding. J Equine Sci 2008; 19(1):9-18.

19. Flores FM, Dagnese F, Copetti F. Do type of walking surface and the horse speed during hippotherapy modify the dynamics of sitting postural control in children with cerebral palsy? Clin Biomec 2019; 70:46-51.

20. Ribeiro MF, Espindula AP, Junior DEB et al. Activation of lower limb muscle with different types of mounts in hippotherapy. J Bodyw Mov Ther 2018; 22:52-6.

21. Malachowska-Sobieska M, Demczuk-Wlodarczyk E, Wronecki K et al. The clinical picture of a child with spastic diplegia on a horse, depending on the position of hippotherapeutic team. Fizioterapia 2008; 16(4):56-67.

22. Novak I, Morgan C, Fahey M et al. State of the Evidence Traffic Lights 2019: Systematic review of interventions for preventing and treating children with cerebral palsy. Curr Neurol Neurosci Rep 2020; 20(2):1-21.

23. Charry-Sanchez JD, Pradilla I, Talero-Gutierrez C. Effectiveness of animal-assisted therapy in the pediatric population: Systematic review and meta-analysis of controlled studies. J Dev Behav Pediatric 2018; 39(7):580-90.

24. Santos de Assis G, Schlichting T, Rodrigues Mateus B, Gomes Lemos A, Santos AN. Physical therapy with hippotherapy compared to physical therapy alone in children with cerebral palsy: Systematic review and meta-analysis. Dev Med Child Neurol 2022; 64(2):156-61.

25. Bovend'Eerdt TJH, Botell RE, Wade DT. Writing SMART rehabilitation goals and achieving goal attainment scaling: A practical guide. Clin Rehabil 2009; 23(4):352-61.

26. Prieto AV. Efeitos da frequência semanal de um programa de equoterapia na função motora grossa e no desempenho funcional em crianças com paralisia cerebral. Dissertação (Mestrado em Educação Física). Brasília: Universidade de Brasília, 2017. 115f.

Capítulo 27

Fortalecimento Muscular

Valeria Cury
Juliana Barbosa Goulardins
Ana Paula de Sousa

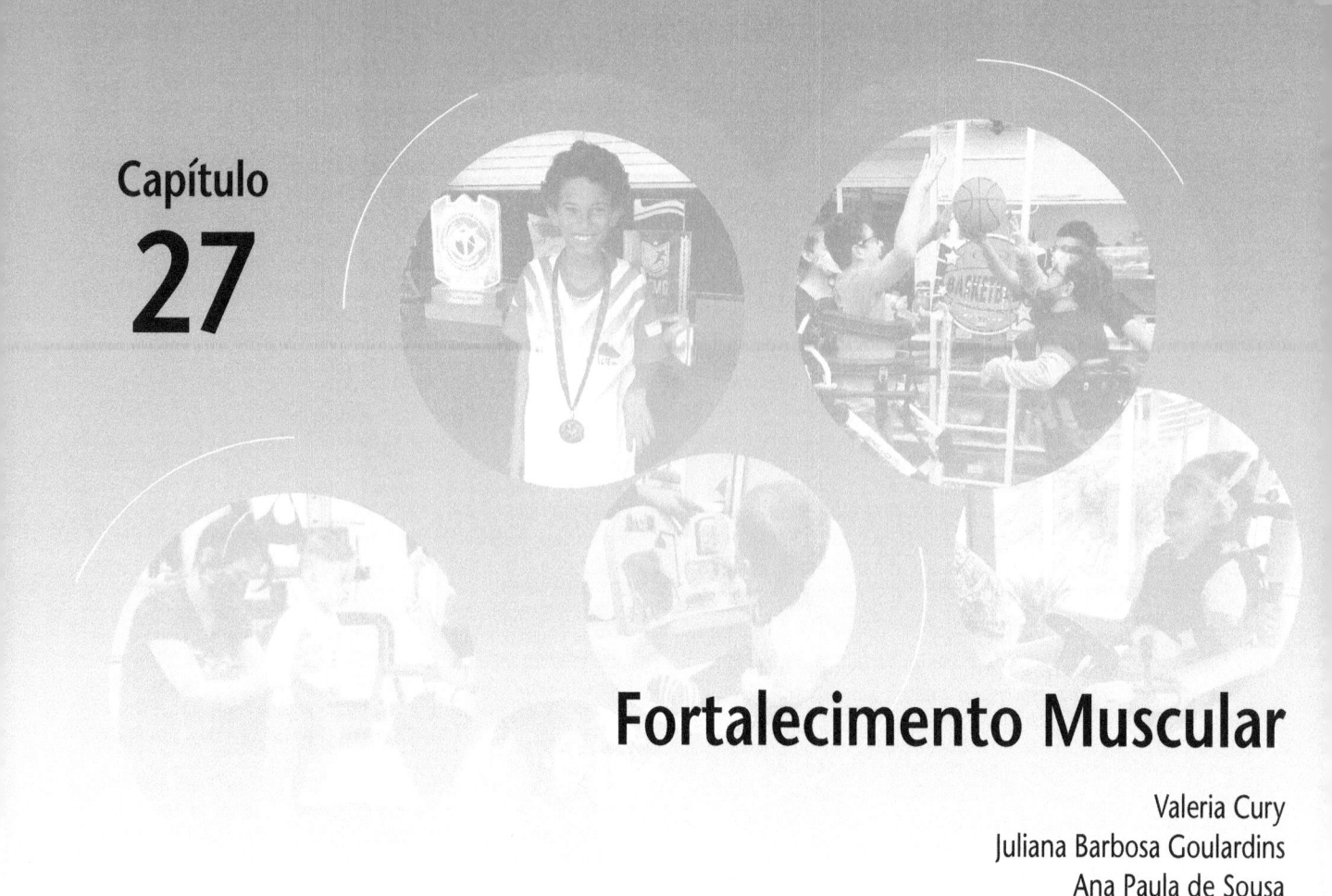

INTRODUÇÃO

Intervenções terapêuticas contemporâneas destinadas a indivíduos com paralisia cerebral (PC) têm buscado cada vez mais abordagens que vão além da capacidade individual, englobando também o ambiente e os objetivos de funcionalidade a partir de metas estabelecidas pelo paciente e sua família. As palavras/expressões função, família, saúde física, diversão, amigos e futuro formam um conjunto de ideias interligadas que evidenciam a importância da promoção de atividades e o engajamento na participação[1,2]. Para tal, ações terapêuticas que buscam otimizar o padrão de movimento, ou seja, tornar nossos pacientes capazes de realizar movimentos eficazes (que obtêm sucesso em alcançar um objetivo) e eficientes (que alcançam esse objetivo com custo energético menor), têm impacto maior em sua funcionalidade[1,3].

Um dos principais impedimentos para o desenvolvimento de movimentos otimizados em indivíduos com PC, no nível de estrutura e função corporal, é a fraqueza muscular, decorrente de prejuízos na ativação muscular e da falta de controle motor, podendo acarretar mudanças estruturais e mal-adaptativas no sistema musculoesquelético em consequência do desuso e da execução de padrões compensatórios disfuncionais, realizados com mau alinhamento biomecânico[3].

Nossos conhecimentos atuais sobre a plasticidade dos sistemas nervoso e musculoesquelético oferecem subsídios para realização terapêutica de movimentos equilibrados em ambiente gravitacional, recomendando o uso de técnicas que têm como base o ganho de força muscular e a promoção da atividade por meio de práticas motoras autoiniciadas, motivadoras, direcionadas para um objetivo, de complexidade progressiva para possibilitar o sucesso e implementadas intensivamente em diferentes situações da vida real[3,4].

A partir desse cenário, iremos contextualizar, neste capítulo, o treinamento de força muscular em indivíduos com PC. Apresentaremos uma discussão por meio da inter-relação entre os aspectos musculoesqueléticos, neurais e biomecânicos e suas especificidades nessa condição. Serão apreciadas as evidências que suportam essa intervenção, os parâmetros para prescrição de exercícios e melhora da função muscular e o processo de raciocínio clínico que envolve a programação dos desfechos, avaliação, implementação do treinamento e documentação dos resultados.

FUNÇÕES RELACIONADAS COM A FORÇA MUSCULAR

Durante o desenvolvimento típico, por meio de prática repetida e progressiva de movimentos antigravitacionais, a criança se torna capaz de suportar o peso corporal, realizar ajustes posturais, equilibrar-se e realizar atividades de mobilidade, desenvolvendo sua força muscular. Interagindo no ambiente, seus sistemas sensoriais são bombardeados por *inputs* internos e externos e recebem, entre outras, informações somatossensoriais, proprioceptivas, mecanorreceptivas, vestibulares, auditivas e visuais, que também são específicas à tarefa e ao contexto no qual essas ações são executadas[3].

Força é definida como a capacidade de produzir as ações musculares necessárias para executar um movimento em particular. Inerentes a essa ação são a quantidade da força, o *timing* e a capacidade de ativar e controlar os músculos necessários à produção desse movimento, podendo envolver uma ou mais articulações que trabalhem juntas, em cooperação. Dessa maneira, a força é um fenômeno neuromusculoesquelético, atividade-específico e, consequentemente, funcionalmente específico. Assim, a capacidade de geração de força muscular, necessária para realização de atividades funcionais, pode ser mais adequadamente descrita como desempenho muscular, que representa a capacidade geral de um músculo realizar trabalho e consiste nos elementos da força, potência e resistência muscular[3,5,6].

Potência muscular se refere à capacidade de gerar, o mais rápido possível, a maior quantidade de força. Atividades de mobilidade, como transferências, subir degraus e passar de sentado para de pé, não exigem força muscular máxima, mas capacidade de gerar força rapidamente[6].

Resistência muscular é a capacidade de sustentar trabalho por um período prolongado e, além dos aspectos neurais, está relacionada com as condições metabólicas para sustentar uma atividade ou esporte durante o tempo necessário[7,8].

PRINCÍPIOS DO TREINAMENTO DE FORÇA MUSCULAR

O fortalecimento muscular, comumente referido por meio das expressões treinamento resistido, treinamento de resistência e treinamento de força muscular (expressão utilizada neste capítulo), abrange grande variedade de modalidades de treinamento, que exigem que a musculatura corporal se movimente contra uma força oposta[9]. Ele também é definido como método especializado de condicionamento que envolve o uso progressivo de ampla gama de cargas resistivas e uma variedade de modalidades de treinamento, projetadas para aprimorar a saúde, a aptidão e o desempenho esportivo[10,11]. No treinamento podem ser realizados todos os tipos de exercícios, incluindo força, potência, resistência, exercícios pliométricos, uso de peso corporal, aparelhos, pesos livres e faixas elásticas, entre outros[6,12].

O Quadro 27.1 exibe a definição dos termos comumente usados no treinamento de força muscular[9,13].

FORÇA MUSCULAR EM INDIVÍDUOS COM PARALISIA CEREBRAL

Indivíduos com PC apresentam 40% a 60% da força muscular nos membros inferiores e 18% da capacidade de gerar potência nos extensores dos joelhos, comparados a seus pares com desenvolvimento típico[6]. Quando separados por nível do Sistema de Classificação da Função Motora Grossa (GMFCS), a força muscular variou entre 75% e 100% do tipicamente previsto para o nível I, entre 40% e 75% para o nível II e entre 20% e 65% para o nível III[14]. Por grupo muscular, os extensores do quadril, flexores plantares do tornozelo e dorsiflexores foram considerados os mais fracos[15].

Quadro 27.1 Termos/expressões comuns utilizados(as) nos treinamentos de força muscular

Termo/expressão	Definição
Exercício	Atividade física planejada, estruturada, repetitiva e intencional, no sentido de que a melhoria ou manutenção de um ou mais componentes da aptidão física é um objetivo
Exercícios de estabilidade do CORE (músculos abdominais)	Programa de fortalecimento com foco nos músculos que estabilizam o tronco e a pelve. O treinamento enfatiza o fortalecimento dos músculos abdominais, extensores espinhais, lombares e glúteos, bem como a flexibilidade das inserções musculares da pelve, como o quadríceps e os músculos isquiotibiais
Exercícios resistidos progressivos	Um regime de exercícios no qual se aumenta progressivamente a quantidade de peso levantado e/ou o número de repetições. Quanto mais repetições, maior o trabalho realizado e maior o desenvolvimento da resistência. Quanto mais peso levantado, maior o desenvolvimento da força
Exercícios pliométricos	Contrações musculares excêntricas e concêntricas repetidas, como saltar para cima e para baixo de uma plataforma
Repetição	Movimento completo de um exercício que normalmente consiste em uma fase de ação muscular concêntrica e outra de ação excêntrica
Zona de treino por repetição	Intervalo que costuma ter três repetições (como 3-5, 8-10)
Força máxima	A maior quantidade de força exercida pelo sistema neuromuscular durante uma contração
Série	Um grupo de repetições separadas por períodos de descanso programados (por exemplo, três séries de 20 repetições)
Resistência máxima (RM)	Número máximo de repetições por série que se pode executar com determinada carga sem que ocorram compensações biomecânicas
1RM	Carga mais pesada que pode ser executada para uma repetição completa de um exercício

A percepção de esforço maior durante o desempenho de atividades de mobilidade por indivíduos com PC reflete, além da fraqueza muscular, maior lentidão na capacidade de geração de força. Esses déficits podem estar relacionados com alterações secundárias na morfologia musculoesquelética, decorrentes do padrão de uso, e com fatores neurais, como perturbações nas vias inibitórias recíprocas, níveis aumentados de co-contração e falhas na ativação voluntária. Essas incapacidades irão interferir na função muscular, um fenômeno neuromusculoesquelético que retrata as condições específicas do indivíduo e que está diretamente relacionado com a tarefa e o contexto[16-18].

A morfologia muscular tem sido considerada o principal determinante da produção de força, e a fraqueza muscular de indivíduos com PC estaria associada a tamanho e qualidade muscular reduzidos[19]. A diminuição do tamanho muscular é relatada em medidas relativas à largura da fibra, na área de secção transversa, espessura e volume muscular, sendo verificada, também, quantidade maior de tecido adiposo[20,21]. Além disso, são identificadas mudanças adaptativas morfológicas e mecânicas secundárias, consequentes à pobre ativação muscular e/ou à atividade estereotipada. Essas incapacidades são identificadas com diminuição da extensibilidade e aumento da rigidez muscular, o qual é atribuído à maior quantidade de colágeno na matriz extracelular, aumento do comprimento dos sarcômeros e redução do número de sarcômeros em série[3,22-25].

De modo geral, indivíduos com PC espástica apresentam padrões motores com repertório de movimentos muitas vezes limitado, pouco variado e ineficaz[26]. Sabe-se que o crescimento e o desenvolvimento musculoesquelético são consequentes ao padrão de uso e que níveis baixos de atividade muscular e hipomobilidade articular podem resultar em alterações metabólicas, aumento da hipertonia e compensações biomecânicas, contribuindo para diminuição do comprimento muscular e deformidades musculoesqueléticas secundárias. A presença de deformidades interfere diretamente na função muscular, tornando necessária a correção por meio de intervenções ortopédicas cirúrgicas para restabelecer o braço de alavanca e o comprimento muscular ótimo[27].

No que se refere ao recrutamento de fibras musculares, as unidades motoras menores, de baixo limiar, compostas principalmente por fibras do tipo I (contração lenta), são recrutadas primeiro durante o desempenho de uma atividade. Com a progressão e o maior requerimento de força, são recrutadas unidades motoras com limiares mais altos, compostas predominantemente por fibras do tipo II (contração rápida). Desse modo, o princípio do tamanho para recrutamento de unidades motoras mantém como reserva as unidades motoras de limiar alto, mais fatigáveis, até que as unidades motoras de baixo limiar não possam mais desempenhar a atividade devido às requisições da tarefa para maior produção de força[9]. Indivíduos com PC apresentam capacidade menor para ativação de unidades motoras de alto limiar necessárias para contração voluntária máxima e

alteração na taxa de disparo das unidades motoras de baixo limiar[28]. Em músculos espásticos ocorre uma perturbação na modulação da taxa de disparo, fazendo com que unidades motoras necessárias para a tarefa não sejam ativadas adequadamente. Essas incapacidades podem acarretar perda de força inicial, diminuição da capacidade de adaptação da resposta motora e fadiga precoce, bem como limitar o controle muscular seletivo e a capacidade de produção de força máxima[29].

Além da fraqueza muscular, indivíduos com PC apresentam perturbações nas vias inibitórias recíprocas que possibilitam o relaxamento do músculo antagonista, enquanto o agonista é ativado. Perturbações nas vias inibitórias conduzem ao aumento da magnitude dos níveis de co-contração[29]. Co-contração consiste na ativação simultânea do músculo agonista, que suporta determinado movimento articular, e antagonista, que se opõe ao mesmo movimento, tendo como efeito o aumento na estabilidade e rigidez articular[30]. O aumento dos níveis de co-contração é um fenômeno natural que ocorre em indivíduos típicos no início do aprendizado de habilidades complexas, diminuindo a partir da prática. Estudos eletromiográficos de indivíduos com PC identificaram a persistência de níveis mais altos de co-contração durante a marcha e a execução de movimentos recíprocos rápidos, interferindo na fluidez e no controle dos movimentos[29].

Em acréscimo, a presença de movimentos discinéticos e ataxia pode estar associada a estabilidade axial precária e manifestação maior de reflexos primitivos durante a função motora, dificultando a realização de movimentos intencionais simétricos, coordenação, controle postural e estabilidade do padrão de movimento[3].

EVIDÊNCIAS DO TREINAMENTO DE FORÇA MUSCULAR EM CRIANÇAS E ADOLESCENTES COM PARALISIA CEREBRAL

No passado, o treinamento de força muscular era considerado contraindicado para indivíduos com PC, particularmente para os pacientes com maior comprometimento funcional relacionado com graus de espasticidade maiores, em razão do argumento de que o aumento da tensão muscular resultaria em aumento da espasticidade e diminuição da amplitude de movimento[31]. No entanto, diversos estudos não encontraram nenhuma mudança na espasticidade durante ou após o treinamento, nem riscos para o praticante, quando implementado com critérios quanto à manutenção do alinhamento biomecânico e à progressão de carga[32-34]. Além disso, a crença de que pacientes com níveis mais graves se beneficiam de terapias passivas caiu em esquecimento com o surgimento de novas tecnologias e a evolução das técnicas terapêuticas conhecidas[3].

Apesar disso, os resultados de revisões sistemáticas fornecem evidências de moderada a baixa qualidade metodológica para apoiar o treinamento de força muscular aplicado a indivíduos com PC. A maioria dos participantes incluídos nesses estudos apresentava PC espástica, unilateral ou bilateral, com classificação variando dos níveis I a III no GMFCS, e as condições mais graves foram menos frequentes[11,35-37]. Exercícios de estabilidade do CORE (músculos abdominais) mostraram-se eficazes em melhorar o controle postural e a função motora de indivíduos com PC atáxica, sendo escassos os estudos que envolvem o treinamento de força muscular em indivíduos com PC discinética[37-39].

As reflexões sobre as características dessas amostras não devem limitar-se à maior frequência do tipo espástico (79,2%)[40]. Possivelmente, as características específicas dos exercícios incluídos no programa de intervenção podem ter norteado a escolha dessa população (por exemplo, pode não haver segurança na realização de exercícios com pesos em cadeia cinética aberta em alguns pacientes discinéticos). O maior déficit no controle motor e os movimentos involuntários frequentes em indivíduos com níveis IV e V no GMFCS podem limitar a capacidade de fortalecimento de músculos específicos e de execução do treinamento muscular com segurança.

Em relação à operacionalização do treinamento de força e suas características, os resultados variaram entre os estudos. No que diz respeito à dose de treino, os programas tiveram duração de 4 a 12 semanas (efeitos de curto prazo), com exercícios realizados entre 2 e 5 dias por semana, com a duração de 20 a 60 minutos/dia. Cada exercício continha entre uma e três séries com três a 20 repetições. Além disso, esses exercícios geralmente eram realizados sem resistência ou com o uso de equipamentos específicos, como bolas, aparelhos de musculação, mochilas, caneleiras, coletes ou sacos de areia[36]. Alguns estudos incluíram o treinamento de grupos musculares específicos, como flexores e extensores de joelho[41,42] e extensores e abdutores de quadril[43,44], enquanto outros utilizavam exercícios funcionais, incluindo tarefas como sentar e levantar[33,45,46], marcha e subida e descida de degraus[47,48].

O treinamento de força muscular tem sido investigado em indivíduos com PC por vários autores com resultados divergentes em diferentes desfechos[49,50]. Por exemplo, o treinamento é apontado como importante para retardar a perda de mobilidade na idade adulta ao aumentar a reserva muscular, reduzir o risco de doenças crônicas, como diabetes *mellitus* tipo 2, e melhorar a função da marcha[51-53]. Embora alguns estudos tenham identificado melhorias nas medidas da função diária[31,49,54,55], outros encontraram pouca ou nenhuma mudança como resultado do treinamento de força[35,56].

Uma revisão Cochrane que avaliou intervenções baseadas em exercícios para indivíduos com PC encontrou evidências de baixa qualidade metodológica que sugerem que o treinamento de força muscular não melhora a função motora grossa, a velocidade da marcha, a participação ou a qualidade de vida relatada pelos pais em curto ou médio prazo. Os resultados sugerem que o treinamento resistido não melhora nenhum aspecto da atividade ou participação, mas pode melhorar a força muscular (no nível de estruturas

e funções de corpo) em crianças, adolescentes e adultos jovens em curto prazo e em crianças e adolescentes em médio prazo[34]. Outro estudo também demonstrou aumento na força muscular em indivíduos com PC mantido, em média, 11 semanas após o término do treinamento progressivo de resistência[36].

Em estudo mais recente e específico sobre o treinamento de força muscular em indivíduos com PC foram demonstrados efeitos positivos sobre a força muscular em membros inferiores, bem como sobre a resistência máxima de trabalho, a velocidade da marcha, o equilíbrio em pé e a função motora grossa, mas esses efeitos têm pouca duração, tornando necessário o treinamento de força de alta intensidade de maneira regular para manter e, idealmente, acumular benefícios ao longo do tempo[35].

Em resumo, as evidências atuais sobre o treinamento de força muscular em indivíduos com PC apontam para melhorias nos domínios específicos da Classificação Internacional de Funcionalidade, Incapacidade e Saúde (CIF), relacionados com estrutura e função corporal, como gasto energético durante a caminhada, melhora do equilíbrio, amplitude articular e ausência de aumento da espasticidade. Dentro do domínio da atividade, os efeitos positivos foram identificados em razão do aumento nas pontuações da Medida da Função Motora Grossa (GMFM), especialmente nos domínios relacionados com as tarefas de manter-se em pé, andar, correr e pular. Em relação à participação, os resultados encontrados são inconsistentes, pois alguns estudos mostram benefícios nesse domínio e outros não, o que reforça a necessidade de mais pesquisas[36,37,57,58].

PARTE I – DESCRIÇÃO DA INTERVENÇÃO

Nesta seção serão descritas ações direcionadas para estrutura e função do corpo, associadas ao treino da tarefa-alvo, com o objetivo de realizar intervenções ancoradas na melhora da força muscular. Os ingredientes descritos podem exigir treinamento específico do profissional[31,59,60].

A CIF oferece estrutura conceitual para esse processo que amplia as ações terapêuticas, direcionando a coleta de dados, a seleção de instrumentos apropriados para avaliação clínica e as informações acerca do desempenho em diferentes ambientes para programação da intervenção direcionada aos objetivos escolhidos pelo paciente/família e que, no contexto deste capítulo, referem-se à melhora do desempenho da função motora e da mobilidade[8].

O programa de treinamento também deve considerar a necessidade de abordagens interdisciplinares e ser implementado de maneira agradável e motivadora para o paciente, ampliando a prática clínica do objetivo funcional. Essa prática deve ser implementada tanto na clínica como no ambiente natural ou em outro que simule as condições mais próximas. Para isso são promovidas ações de parceria colaborativa com a família e outros profissionais em abordagem integrada, bem como identificadas barreiras ambientais e sociais para facilitar o desempenho, incluindo desde indicações de órteses e/ou dispositivos para mobilidade até adaptações arquitetônicas e suporte emocional[8].

A dose ótima da intervenção é estabelecida a partir das características do indivíduo, da complexidade do objetivo e do tipo de intervenção eleita. A intensidade parece representar componente importante na manutenção dos efeitos obtidos com o treinamento de força muscular, sendo recomenda a realização de blocos de intervenção intensiva associados a períodos de intervalo nos quais o indivíduo poderá priorizar outras atividades e demandas[60].

Para auxiliar a identificação de metas para treinamento, a utilização de testes padronizados e relacionados com o desfecho, como a GMFM, oferece subsídios para seleção de tarefas/atividades motoras e análise tanto dos resultados individuais da intervenção como da comparação do paciente a grupo normativo de indivíduos com PC, categorizados por idade e níveis do GMFCS[61].

Além da análise detalhada de atividades específicas e relacionadas com o desfecho, o exame físico visa identificar as principais incapacidades no nível de estrutura e função do corpo que limitam o alcance das metas programadas.

A análise da marcha independente ou assistida, incluindo ou não o uso de órteses e dispositivos de suporte, também pode ser realizada clinicamente, a partir de avaliações observacionais da marcha, como a *Full Body Gait Assessment Form* – desenvolvida pelo Rancho Los Amigos Medical Center[62] – a *Physician's Rating Scale* (PRS) – usada para avaliação da posição do joelho e do pé durante a marcha de crianças com paralisia cerebral espástica[63] –, a *Visual Gait Assessment Scale* (VGAS) – uma nova versão da PRS[64] – e a Escala Observacional de Marcha (EOM)[65], ou por meio da análise tridimensional da marcha, que oferece informações cinemáticas e cinéticas sobre a marcha[27].

A observação da postura e da mobilidade pode identificar desvios no alinhamento musculoesquelético, sugerindo compensações biomecânicas indicativas do desequilíbrio entre grupos musculares antagonistas, além de favorecer a apreciação visual de áreas de hipotrofia, indicando regiões corporais e grupos musculares sugestivos de maior fraqueza muscular.

Medidas objetivas do comprimento muscular e alinhamento ósseo, por meio de goniometria ou recursos similares, oferecem subsídios para o processo de raciocínio clínico que visa estabelecer associações entre restrições musculoesqueléticas específicas e desvios biomecânicos do padrão de movimento.

A avaliação da função muscular pode incluir a solicitação para que o paciente execute atividades de força, potência e resistência para análise do desempenho muscular e identificação de alterações no padrão de movimento, durante atividades de mobilidade, decorrentes de compensações biomecânicas provenientes de fraqueza muscular de grupos específicos, dificuldades no controle motor seletivo, incapacidades no *timing* da ativação muscular, presença de co-contração e outras desordens de movimento[16].

Para avaliação da força muscular podem ser utilizados testes específicos, selecionados a partir da disponibilidade de recursos, da capacitação do profissional e dos objetivos do treinamento. Entre eles estão a dinamometria e o teste muscular manual, que quantificam a produção de força isométrica máxima, e o teste de repetição máxima (RM), que pode ser utilizado para calcular a carga e o número de repetições de determinado exercício[5].

A análise dos aspectos descritos fornece dados para o processo de raciocínio clínico que visa identificar as principais incapacidades que restringem o alcance das metas estabelecidas, elaborando estratégias de intervenção para seu aprimoramento.

O programa de exercícios deve ser elaborado para que o movimento realizado seja treinado em padrão motor, amplitude de movimento, tipo de contração muscular e velocidade condizentes com a tarefa-alvo, respeitando o princípio básico de *especificidade* do treinamento de força muscular[7,9].

Da mesma maneira, convém promover a prática da tarefa-alvo, que pode ser executada de modo inicialmente fragmentado ou com assistência. Para isso, o uso de ingredientes como imobilizadores, vestes terapêuticas, bandagens funcionais e órteses, entre outros, pode favorecer o aprendizado, minimizando compensações biomecânicas e contemplando a especificidade da função muscular. A prática deve evoluir para o desmame progressivo e a realização da tarefa completa em diferentes contextos[53].

Além do tipo de contração muscular, o princípio básico da especificidade considera as necessidades energéticas e metabólicas do treinamento, podendo ser necessários o suporte nutricional e a realização associada de atividades aeróbicas, eleitas em conjunto com o paciente e a família[7,9]. O treinamento específico para melhora da força e da potência deve ser programado em concordância com os objetivos terapêuticos, e as especificidades para sua execução estão descritas no Quadro 27.2.

Durante a implementação do treinamento, restrições no comprimento muscular e hipomobilidade articular devem ser abordadas no início do atendimento por meio de técnicas de terapia manual com o objetivo de minimizar compensações biomecânicas e possibilitar a realização de movimentos ativos em amplitudes funcionais de movimento e alinhamento biomecânico ótimo. São indicadas técnicas manuais e instrumentadas de liberação miofascial, seguidas da realização de movimentos ativos na amplitude de movimento terminal.

Como indivíduos com PC podem apresentar capacidade variável de isolar o movimento articular, na implementação inicial do programa de treinamento de força muscular está indicado um período de "familiarização" em dose menor, sendo sugerida a frequência de duas a quatro vezes por semana com a intensidade de uma a três séries de seis a 15 repetições entre 50% e 85% da RM. Nessa fase, o padrão de ativação muscular deve ser treinado em exercícios muitas vezes monoarticulares, progredindo de contrações musculares concêntricas para períodos de isometria e ativação

Quadro 27.2 Especificidades para execução do treino de força e potência muscular

	Treino de força	Treino de potência (treino explosivo)
Frequência	2 a 3 vezes/semana em dias não consecutivos	2 a 3 vezes/semana
Volume e intensidade	3 grupos de 6 a 10 repetições entre 70% e 85% da RM Progressão e ajuste na carga ocorrem ao longo da progressão do treinamento, mantendo o número de repetições Descanso de 1 minuto entre *sets*	≥ 3 séries ≤ 6 repetições entre 30% e 70% da RM Movimentar a carga o mais rápido possível de modo concêntrico Progressão pelo aumento da carga e/ou velocidade Descanso de 1 minuto entre *sets*
Duração do programa	8 a 20 semanas	Mínimo de 8 semanas

muscular excêntrica de movimentos relacionados com o padrão funcional desejado[31].

O treinamento monoarticular está indicado para músculos muito fracos ou quando ocorrem dificuldades na ativação muscular e na coordenação de movimento, ocasionando compensações biomecânicas. Nesses casos podem ser necessárias assistências manuais, pistas sensoriais ou verbais ou o uso da eletroestimulação neuromuscular (EENM), associada ao movimento específico ou à tarefa motora[31,66]. Além de constituir ingrediente para aumento da força muscular, a EENM durante o *timing* apropriado da tarefa oferece *input* sensório-motor que favorece a ativação muscular, a percepção do movimento desejado e a execução de movimentos mais precisos[66]. O uso da *Universal Exercise Unit* (gaiola de habilidades) também é um dispositivo sugerido por possibilitar a realização de exercícios específicos de maneira assistida ou resistida em amplitude de movimento específica e alinhamento biomecânico ótimo[67].

Após a fase de familiarização, podem ser realizados aumentos graduais na dosagem para acomodar melhoras na força, resistência e função. O treinamento de força muscular tem como princípio básico a *sobrecarga,* que deve ser modulada em doses adequadas de incrementos progressivos tanto na carga como na complexidade da tarefa[7,9].

Na presença de hipertonia é sugerido que o movimento articular específico seja executado progressivamente em toda a amplitude de movimento disponível. Indivíduos com PC discinética, atáxica ou hipotônicos devem ser treinados para aquisição de força muscular em amplitudes de movimento reduzidas e condizentes com o padrão de movimento a ser estimulado.

A fraqueza dos músculos do CORE é uma desordem comum em indivíduos com PC. Estabilidade do CORE descreve a capacidade de controlar a posição e o movimento da região central do corpo, sendo necessária para controle postural, equilíbrio e alinhamento do tronco e da pelve, bem como para realização de movimentos otimizados com os membros. Exercícios de estabilidade do CORE estão associados à melhora do padrão de marcha, da função e da destreza manual[68,69].

Em linhas gerais, o treinamento deve enfatizar o controle motor e a preservação do comprimento muscular natural, a ativação muscular e a força muscular em amplitudes articulares específicas e o desempenho de habilidades motoras

em alinhamento ótimo, simulando contrações musculares concêntricas e excêntricas, em conformidade com situações da vida real[3,70].

De acordo com o princípio básico da *reversibilidade,* ações para manter os ganhos obtidos com a intervenção e prevenir perdas nas melhorias induzidas pelo treinamento devem ser operacionalizadas em conjunto com o indivíduo e sua família após a finalização do programa de treinamento de força muscular[7,9].

PARTE II – APRESENTAÇÃO DO CASO CLÍNICO

A.V., 7 anos e 10 meses de idade, sexo masculino, com diagnóstico de PC bilateral espástico, classificado como nível II no GMFCS, como nível I no Sistema de Classificação da Habilidade Manual (MACS) e 6,5,5 na Escala de Mobilidade Funcional (FMS).

A.V. apresenta história de gestação gemelar, irmão natimorto, parto por cesárea com 32 semanas de gestação, Apgar 2 no primeiro e 8 no quinto minuto. A criança apresentou leucomalácia periventricular e bexiga neurogênica. Iniciou fisioterapia em nosso serviço aos 2 anos e 7 meses de idade, quando engatinhava sem realizar movimentos recíprocos com os membros inferiores, assumia a postura de pé com apoio na mobília, quando solicitado, mas não realizava carga nos membros inferiores, não permanecia voluntariamente para brincar nessa postura nem realizava marcha lateral. O alinhamento dos membros inferiores mantinha-se bilateralmente em flexão/adução e rotação interna dos quadris, flexão dos joelhos e flexão plantar dos tornozelos (Figura 27.1).

A.V. utilizava órtese tornozelo-pé (AFO) rígida bilateral e contava com um andador posterior para treino de marcha, mas seu uso era restrito ao ambiente clínico e ocorria com a ajuda máxima de terceiros. Em casa, utilizava como formas preferenciais de mobilidade o engatinhar, era carregado ou utilizava seu carrinho de bebê nos outros ambientes.

A criança vem apresentando ótima evolução quanto ao desempenho físico e acadêmico. Adquiriu marcha com andador aos 3 anos e 4 meses, com bengalas aos 3 anos 8 meses e independente aos 4 anos e 9 meses. Aos 4 anos, A.V. foi submetido à intervenção cirúrgica ortopédica para alongamento musculotendíneo dos adutores de quadril, isquiotibiais e gastrocnêmios bilateralmente.

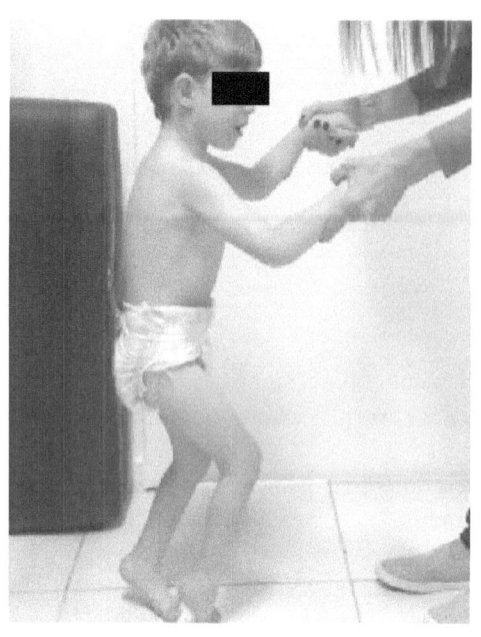

Figura 27.1 A.V., 2 anos 7 meses, padrão típico durante postura de pé e facilitação da marcha.

A.V. realiza suas atividades de mobilidade se apoiando em paredes ou mobílias ou mesmo segurando na mão de terceiros quando em ambiente externo, em terrenos irregulares, para subir meio-fio ou para utilizar escadas.

A estratégia adaptativa desenvolvida por A.V. para o desempenho da marcha em ambiente externo consiste no aumento da velocidade, tendo como consequência a deterioração dos aspectos qualitativos de seu padrão de marcha (A.V. desloca excessivamente seu centro de massa lateralmente e arrasta os pés no chão). Seus pais relatam descontentamento com a aparência da marcha de A.V. e reportam a necessidade de oferecer solicitações verbais frequentes para que a criança mantenha sua atenção nessa atividade, diminuindo a velocidade e não correndo risco de desequilíbrios ou possíveis quedas.

Durante a marcha, A.V. utiliza palmilhas para suporte da pronação excessiva dos pés e tênis regular de cano alto. No passado foi realizado desmame progressivo das órteses e atualmente A.V. faz uso noturno de AFO rígida com boa aceitação e suporte de sua família para essa conduta.

O regime de intervenção para A.V. consiste em módulos mensais de treinamento fisioterapêutico intensivo, realizados trimestralmente por 2 a 3 horas diárias e utilizando técnicas diversas, eleitas a partir da indicação clínica e das preferências da família. Nos períodos de intervalo, a intervenção fisioterapêutica ocorre na frequência média de quatro atendimentos semanais de 45 minutos. De modo geral, as demandas de A.V. e sua família para a reabilitação referem-se à melhora dos aspectos qualitativos da marcha e mobilidade.

Atualmente, A.V. está bem adaptado e feliz em sua escola, acompanhando satisfatoriamente o conteúdo acadêmico. É querido por seus colegas, gosta da educação física e adora participar do futebol. Sua família demonstra preocupações quanto à segurança de A.V. durante atividades de mobilidade em sua escola, uma vez que o espaço físico é amplo e com muitas escadas.

Camada 1 – Definição das metas

Em reuniões periódicas com a família, utilizando o roteiro de entrevista inspirado na Medida Canadense de Desempenho Ocupacional (COPM) para estabelecimento de novos desfechos e avaliação conjunta dos resultados obtidos até o momento no programa de reabilitação, as queixas apresentadas por A.V. e seus pais referiram-se às dificuldades para uso das escadas na escola e ao desejo de que A.V. "não se balançasse tanto para andar e levantasse mais os pés durante a marcha", além de ser capaz de manter atenção nos aspectos qualitativos de seu padrão de movimento ao desempenhar as duas tarefas.

Análise da tarefa

Para análise observacional da marcha, A.V. foi solicitado a deambular continuamente uma distância de 6 metros na clínica e no estacionamento. A marcha de A.V. ocorre com cadência aumentada, base alargada, pouca estabilidade e diminuição temporal da fase de apoio. Seu desempenho é realizado pela criança na maior velocidade possível, com excessiva movimentação lateral do tronco e pouco desprendimento dos pés no solo, causando no observador a impressão de que A.V. poderá se desequilibrar e cair.

Os aspectos qualitativos do padrão de movimento não diferem quando a marcha é realizada em ambiente interno ou externo. Quando solicitado a deambular lentamente, A.V. apresenta dificuldade para realizar o movimento de flexão do joelho na fase de balanço inicial, com flexão insuficiente de quadril e joelho no restante dessa fase. O membro inferior do apoio mantém a postura em extensão excessiva do joelho e insuficiente do quadril durante toda a fase de apoio. A reciprocação dos movimentos entre os membros inferiores é pobre e compensada pelo movimento de circundução do membro inferior na fase de balanço (Figura 27.2).

Para favorecer o foco de atenção nos parâmetros qualitativos da tarefa, A.V. foi solicitado a caminhar a distância de 6 metros entre duas linhas separadas 20cm entre si, sem tocá-las com os pés, em velocidade suficientemente baixa para cumprir a solicitação apresentada, sendo mensurado o tempo médio de execução dessa tarefa após três tentativas.

A tarefa de subir escadas foi avaliada no prédio onde está localizada a clínica de reabilitação. A.V. é capaz de subir os degraus alternando os pés e sem segurar no corrimão e realiza a atividade de forma lenta, vencendo um degrau por vez. Assim, o movimento ocorre de maneira fragmentada e não contínua.

Para atingir o degrau superior é necessário que a criança receba solicitações verbais de sua terapeuta para que aumente sua atenção na tarefa, mantenha sua estabilidade corporal, posicione seu corpo de frente para o degrau e progrida sobre o membro, realizando movimento no plano sagital.

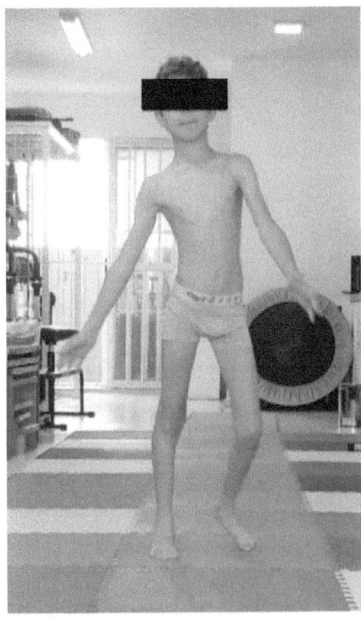
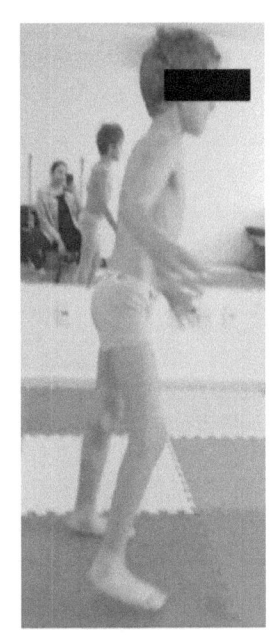

Figura 27.2 A.V., 7 anos e 10 meses de idade, com padrão típico de marcha.

A cada degrau, A.V. necessita de novas solicitações verbais para retomar sua atenção na tarefa e fazer os ajustes corporais necessários. Os desvios mais frequentes do padrão de movimento incluem a rotação do corpo, o posicionamento excessivamente lateralizado do pé no degrau superior e o avanço do membro para esse degrau a partir do movimento de circundução (Figura 27.3).

Testes específicos para avaliação da função muscular foram programados a partir da análise dos componentes das tarefas-alvo. O teste 1 avaliou a capacidade de realizar os movimentos de flexão do quadril e do joelho e dorsiflexão do tornozelo, em padrão de ativação muscular, velocidade e amplitude de movimento condizente com a tarefa de subir escadas (Figura 27.4).

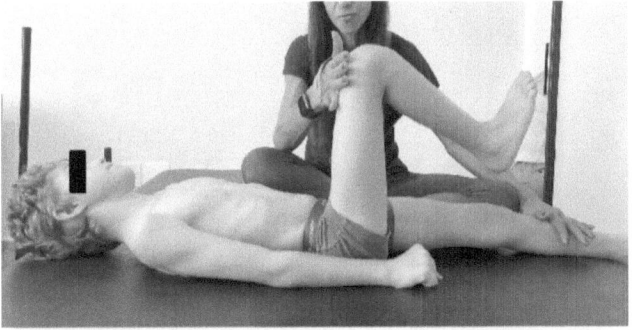

	PRÉ	PÓS
MID	Grau 2 (atinge 70º e não mantém isometria nesta ADM)	Grau 3 (atinge 90º e mantem isometria 10 segundos nesta ADM)
MIE	Grau 2 (atinge 60º e não mantém isometria nesta ADM)	Grau 2 (atinge 80º mantem isometria 3 segundos nesta ADM)

Figura 27.4 Teste de força muscular global envolvendo os flexores de quadril, joelho e tornozelo e componentes de potência e resistência muscular. Em supino, A.V. foi solicitado a manter o alinhamento corporal e realizar o movimento concomitante de flexão de quadril e joelho e dorsiflexão do tornozelo, atingindo, na maior velocidade possível, a amplitude de movimento ativa de 90 graus de flexão do quadril. Após atingir 90 graus, foi solicitado que A.V. mantivesse o membro em isometria, sem perder o alinhamento no plano sagital.

O teste 2 avaliou a capacidade de estabilizar o CORE, mantendo a extensão do quadril e o alinhamento lombo-pélvico em postura neutra durante o movimento de flexão do joelho, necessário para iniciar o movimento de balanço na marcha (Figura 27.5).

A.V. vem sendo submetido ao teste GMFM-66 a cada semestre, sendo classificado consistentemente entre os percentis

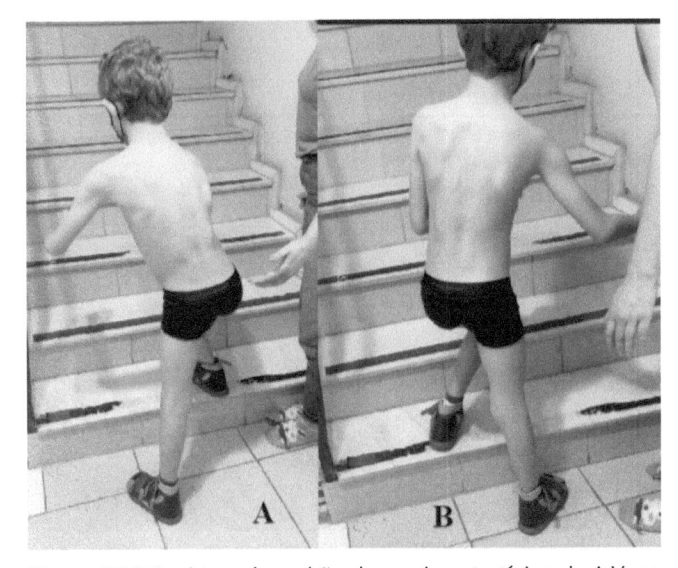

Figura 27.3 Registros do padrão de movimento típico de A.V. ao subir escadas.

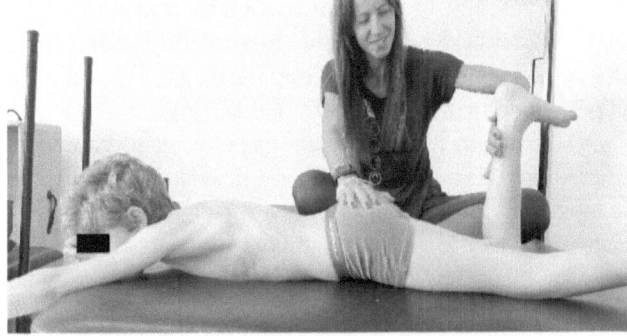

	PRÉ	PÓS
MID	Grau 2 (atinge 60º de flexão do joelho, não mantem isometria)	Grau 2 (atinge 80º de flexão e mantem isometria por 5 seg)
MIE	Grau 2 (atinge 80º de flexão do joelho e não mantem isometria)	Grau 3 (atinge 90º e mantém nessa ADM contra leve resistência)

Figura 27.5 Força muscular dos flexores do joelho em prono. Em prono, A.V. foi solicitado a fletir o joelho até a amplitude de movimento de 90 graus, mantendo isometria na porção terminal da amplitude de movimento ativa.

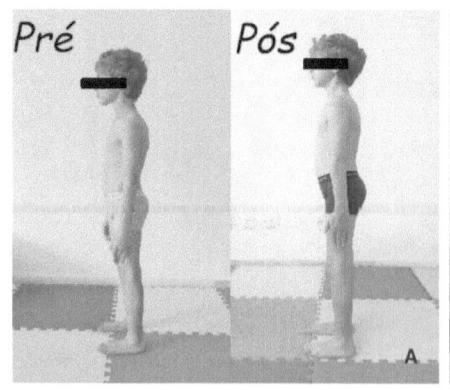 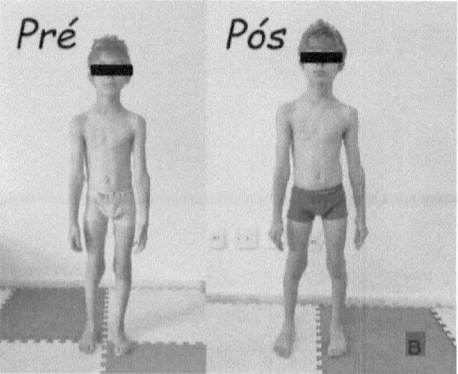 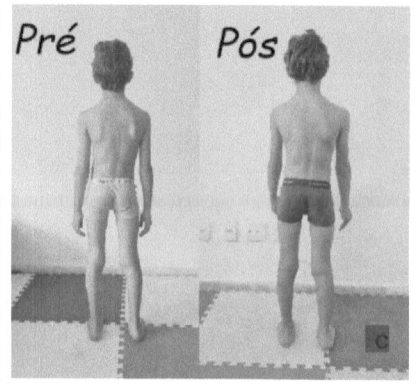

Figura 27.6 Avaliação postural. Avaliação qualitativa da postura em momentos pré e pós-intervenção. Identificada melhora da postura e do trofismo muscular global. **A** Visão lateral. **B** Visão anterior. **C** Visão posterior.

80 e 85 da função motora grossa no nível II do GMFCS. No momento pré-intervenção, A.V. recebeu o escore de 71,2 pontos no teste GMFM-66 (IC95%: 68,1 a 74,3; DP: 1,8).

A análise do mapa de itens do teste GMFM-66 identificou habilidades-alvo, como levantar um dos pés, mantendo os braços livres por mais de 3 segundos, e passar de ajoelhado para semiajoelhado sem usar os braços, dar 10 passos consecutivos entre duas linhas paralelas, andar sobre uma linha de 2cm de largura, transpor um bastão posicionado na altura dos joelhos e descer quatro degraus sem segurar no corrimão, alternando os pés.

Essas habilidades ressaltam a importância de trabalho fisioterapêutico para melhora do controle postural durante atividades de apoio unipodal, da estabilidade e do equilíbrio durante a marcha e a capacidade de realizar movimentos recíprocos com os membros inferiores em amplitudes intermediárias, estando relacionadas com as demandas da família e os desfechos de melhora da qualidade do padrão de marcha e estabilidade no uso de escadas.

Em acréscimo a essas informações, foi realizada avaliação da postura e do alinhamento biomecânico com A.V. de pé e sentado, assim como testes para avaliar a mobilidade da pelve e do tronco (Figuras 27.6 e 27.7).

A.V. apresenta hipomobilidade da pelve, mantida em postura retrovertida quando sentado, e dificuldades na realização de movimentos segmentares entre a coluna lombar, a pelve e os membros inferiores. Essas restrições justificam as dificuldades para realização de movimentos recíprocos em amplitudes intermediárias com os membros inferiores, necessários para a tarefa de subir escadas e para aumentar a amplitude de movimento ativa do membro inferior na fase de balanço da marcha.

O exame físico de A.V. demonstra espasticidade e clônus dos flexores plantares bilateralmente e redução do comprimento muscular dos flexores plantares do tornozelo (amplitude de movimento R1/R2 = -10/0 grau bilateralmente) e hipertonia dos extensores do joelho identificada a partir da resposta positiva ao teste de Ely[27].

Verificam-se hipotrofia e déficit de força muscular global com pobre estabilidade lombopélvica, fraqueza global dos músculos do CORE e dificuldade para realizar movimentos

antigravitacionais com os membros inferiores em qualquer postura.

Apesar de se alimentar bem, A.V. apresenta baixo peso e foi encaminhado para avaliação nutricional, sendo recomendadas dieta e suplementação para favorecer o ganho de massa muscular.

Diante do relato da família sobre a estrutura física da escola e a necessidade de suporte quanto à segurança e à autonomia no ambiente escolar, foi programada visita para avaliação do desempenho de A.V. nesse contexto.

A escola de A.V. tem estrutura física ampla e ambientes com muitas escadas. Nos ambientes internos da escola, a criança se locomove sem assistência física, segurando-se nas paredes ou no mobiliário quando necessário. Nos ambientes externos e planos, A.V. recebe supervisão de um assistente e, ao utilizar escadas, seu assistente segura uma de suas mãos, enquanto a outra mão se mantém no corrimão. Ao utilizar escadas sem assistência física, é necessário que seu assistente se mantenha próximo e ofereça várias solicitações verbais para direcionar a modulação da atenção de A.V. na tarefa, minimizando o risco de quedas (Figura 27.8).

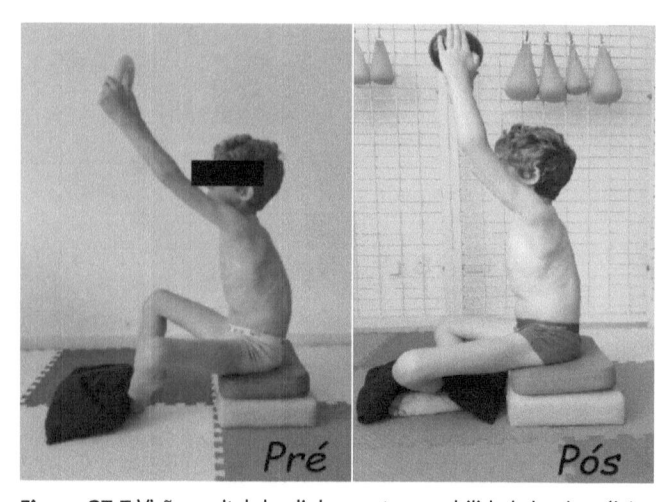

Figura 27.7 Visão sagital do alinhamento e mobilidade lombopélvica na postura sentada. A.V. foi solicitado a elevar os braços segurando a argola e levando a pelve para frente e mantendo as costas eretas.

Com base nessas informações foram estabelecidas as seguintes metas:

Meta 1
"Aumentar a velocidade e a segurança e aprimorar o padrão de movimento ao subir escadas."

A melhora do desempenho da tarefa de subir escadas foi programada no contexto clínico e escolar, como medidas de capacidade e desempenho, em concordância com a CIF[8].

Meta 1A
"Em 4 semanas, A.V. será capaz de subir cinco degraus da escada da clínica, alternando os pés, sem se apoiar no corrimão e receber solicitações verbais de sua terapeuta entre 20 e 29 segundos."

Meta 1B
"Em 4 semanas, A.V. será capaz de subir a escada da entrada de sua escola, alternando os pés, segurando-se com uma das mãos no corrimão, em menos de 31 segundos, recebendo solicitações verbais de seu assistente, que irá se posicionar atrás de A.V. por segurança."
COPM: importância: 2/3; dificuldade: 2/3; desempenho: 5/10; satisfação: 7/10.

Meta 2
"Em 4 semanas, A.V. será capaz de andar a distância de 6 metros entre duas linhas separadas por 20cm entre si sem tocar as linhas com os pés e sem o recebimento de pistas verbais, em velocidade igual ou menor que 23 segundos."
COPM: importância: 2/3; dificuldade: 2/3; desempenho: 7/10; satisfação: 8/10.
No desempenho dessa meta foi quantificado o número de vezes que A.V. tocou as linhas paralelas e o tempo total da tarefa.

Camada 2 – Meta realista?
Com base nos objetivos selecionados por A.V. e seus pais, bem como por sua avaliação física e informações contextuais obtidas na entrevista e na visita escolar, as metas para melhora dos aspectos qualitativos do padrão de marcha e uso de escadas são mensuráveis, realistas, condizentes com as habilidades atuais de A.V., além de relevantes para seu momento acadêmico e social, podendo ser obtidas a partir de regime de intervenção intensiva.

Similaridades entre o padrão de movimento das duas tarefas, compensações biomecânicas verificadas e demandas para o trabalho de fortalecimento muscular de grupos específicos tornaram possível a abordagem conjunta para melhora do desempenho nas duas tarefas a partir do treinamento intensivo.

A disponibilidade de recursos terapêuticos e clínicos, a *expertise* dos terapeutas para sua utilização e a disponibilidade dos pais e da equipe escolar para implementar a prática contextualizadas das metas almejadas colaboram para o alcance das metas.

Camada 3 – Prognóstico
As demandas da família para que A.V. aprimore sua capacidade de manter a atenção nos movimentos corporais e utilize suas habilidades cognitivas para modificar seu padrão de movimento, prevenindo desequilíbrios e quedas, nortearam a progressão de mudanças no nível de suporte e a promoção de maior autonomia no desempenho das tarefas-alvo.

A escala *Goal Attainment Scaling* (GAS) foi utilizada para avaliação das metas (1A e 1B) referentes ao uso de escadas nos dois contextos avaliados:

Meta 1A (contexto clínico)
GAS:
- -2: sobe cinco degraus, alternando os pés, em 30 segundos, recebendo solicitações verbais para ajustar a postura e posicionar o pé a cada movimento – terapeuta posicionado no degrau inferior por segurança;
- -1: sobe cinco degraus, alternando os pés, em 30 segundos, sem receber solicitações verbais para ajustar a postura e posicionar o pé a cada movimento – terapeuta posicionado no degrau inferior por segurança;

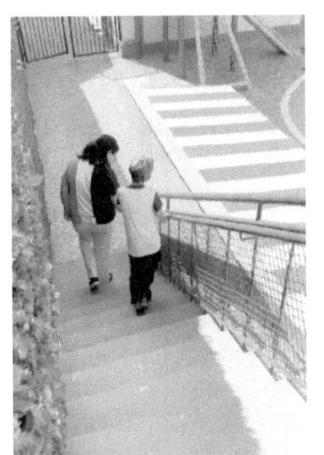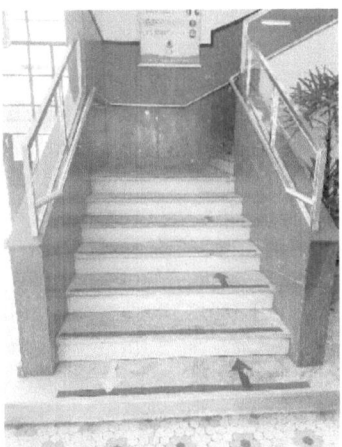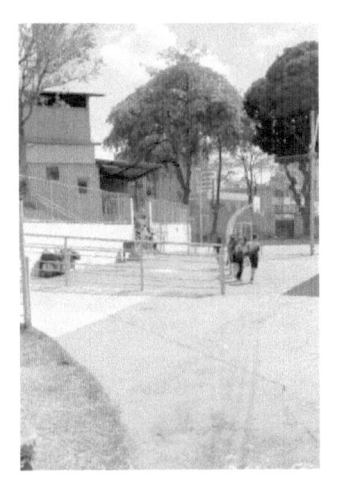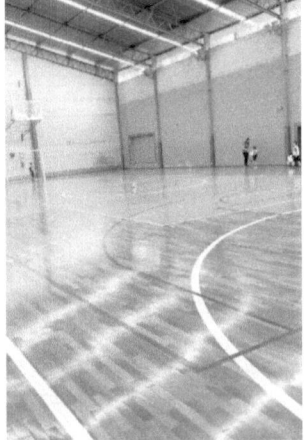

Figura 27.8 Imagens do ambiente escolar e da assistência para mobilidade recebida por A.V.

- **0:** sobe cinco degraus, alternando os pés, em 20 a 29 segundos, sem receber solicitações verbais para ajustar a postura e posicionar o pé a cada movimento – terapeuta posicionado no degrau inferior por segurança;
- **+1:** sobe cinco degraus, alternando os pés, em 10 a 19 segundos, sem receber solicitações verbais para ajustar a postura e posicionar o pé a cada movimento – terapeuta posicionado no degrau inferior por segurança;
- **+2:** sobe cinco degraus, alternando os pés, em menos de 10 segundos, sem receber solicitações verbais para ajustar a postura e posicionar o pé a cada movimento – terapeuta posicionado no degrau inferior por segurança.

Meta 1B (contexto escolar)
GAS:

- **-2:** sobe a escada alternando os pés, segurando com uma das mãos em seu assistente e a outra no corrimão em 31 segundos;
- **-1:** sobe a escada alternando os pés, segurando com as duas mãos no corrimão, em 31 segundos, recebendo solicitações verbais para ajustar a postura e posicionar o pé a cada degrau – assistente posicionado no degrau inferior por segurança;
- **0:** sobe a escada alternando os pés, segurando com uma das mãos no corrimão, em menos de 31 segundos, recebendo solicitações verbais para ajustar a postura e posicionar o pé a cada degrau – assistente posicionado no degrau inferior por segurança;
- **+1:** sobe a escada alternando os pés, segurando com uma das mãos no corrimão, em menos de 31 segundos, sem receber solicitações verbais de seu assistente, que se mantém três degraus distante de A.V.;
- **+2:** sobe a escada alternando os pés, segurando com uma das mãos no corrimão, em menos de 31 segundos, sem assistência.

Camada 4 – Intervenção

Em vista das demandas familiares quanto a melhoras atencionais, facilitadoras da autonomia, segurança na mobilidade e aprimoramento do padrão de movimento de A.V. durante a marcha e o uso de escadas, o treinamento intensivo das tarefas-alvo foi eleito como intervenção-chave para seu treinamento[71].

Intervenção-chave: treino específico da tarefa ("luz verde").
Mecanismo: plasticidade dependente da experiência.
Intervenção adjuvante: fortalecimento muscular ("luz verde").
Mecanismo: especificidade da função muscular.
Intervenção adjuvante: treino de marcha na esteira ("luz verde").
Mecanismo: plasticidade dependente da experiência.
Intervenção adjuvante: treino de mobilidade ("luz amarela").
Mecanismo: plasticidade dependente da experiência.

As abordagens eleitas constituem intervenções efetivas e recomendadas na literatura, sendo congruentes com as expectativas de A.V. e de sua família para a intervenção.

Suporte familiar: além de contribuírem para a problematização das demandas do treinamento proposto, os pais e os membros da equipe escolar se mostraram disponíveis e motivados para implementar a prática da tarefa nos diferentes contextos.

Durante a tarefa de subir escadas, as principais compensações biomecânicas identificadas no padrão motor de A.V. referem-se à incapacidade na transição de peso para o membro inferior esquerdo e precária estabilidade lombopélvica. A falta de estabilidade no apoio unipodal dificulta o avanço do membro inferior direito para o degrau superior, o que ocorre a partir do deslocamento lateral excessivo do tronco para a esquerda. O avanço do membro inferior esquerdo sobre o degrau é realizado com extensão insuficiente de quadril e projeção excessiva do tronco para frente.

A instabilidade do CORE também dificulta o movimento de transição de peso para o lado oposto e o direcionamento do corpo para frente. A fraqueza dos flexores dos quadris e joelhos dificulta o avanço do membro sobre o degrau superior, o que ocorre em padrão de circundução, atingindo o degrau superior em postura acentuada de adução e rotação interna.

A análise dessa tarefa estabelece como alvo terapêutico a melhora da estabilidade do CORE e do membro inferior de suporte, durante atividades de apoio unipodal, além do aumento da força dos extensores e adutores do quadril. O aumento da força flexora do quadril e do joelho para proporcionar o avanço do membro inferior sobre o degrau em velocidade e amplitude de movimento condizente com os requerimentos da tarefa também constitui um alvo terapêutico.

A análise do padrão de marcha em superfície plana indica incapacidade para ativar os músculos da panturrilha na fase de apoio terminal e dos músculos isquiotibiais na fase de pré-balanço, promovendo força impulsiva e aumentando a amplitude de movimento ativa de flexão nos joelhos em *timing* suficiente para o desempenho da tarefa. Favorecer a ativação desses grupos musculares no *timing* apropriado da tarefa representa outro alvo terapêutico.

A fraqueza dos músculos do CORE, mais pronunciada nos estabilizadores lombopélvicos e nos mobilizadores dos quadris e joelhos, acentua os movimentos compensatórios laterais com o tronco e dificulta os movimentos em amplitude ativa e suficiente para realização de movimentos recíprocos otimizados com os membros inferiores. O tempo da fase de apoio é restrito, ocorrendo com extensão excessiva do joelho na fase de médio apoio e flexão insuficiente na fase de resposta à carga.

A análise dessa tarefa indica a necessidade do trabalho específico para aumento de força e potência dos músculos supracitados, favorecendo o *timing* apropriado de ativação muscular em amplitude de movimento condizente com o padrão alternado dos membros inferiores, necessário para realização da tarefa com estabilidade e segurança.

A prática de parte da tarefa, favorecendo o apoio unipodal enquanto o outro membro realiza movimentos de flexão de quadril e joelho em amplitude de movimento progressivamente maior e mantendo o tronco e a pelve em alinhamento biomecânico adequado, promoverá a estabilidade e a realização de movimentos de maior acurácia na marcha.

Para programação de alvos específicos com a intervenção, a análise do nível atual do desempenho das tarefas contribuiu para identificação dos fatores que limitavam o alcance das metas e dos componentes ou habilidades específicas que precisam ser abordados no programa terapêutico, bem como para o estabelecimento de ações necessárias nos diferentes domínios da CIF.

A partir dessa análise foram identificados alvos terapêuticos e ingredientes responsáveis pela promoção de mudanças no funcionamento do paciente. O mecanismo de ação pelo qual os ingredientes da intervenção induziram mudanças nos alvos terapêuticos foram inferidos a partir de processo de raciocínio clínico com base no Sistema de Especificação do Tratamento de Reabilitação (do inglês *Rehabilitation Treatment Specification System* [RTSS]), que forneceu estrutura conceitual para nortear essa análise[72]. Esses componentes estão no Quadro 27.3[71].

Quadro 27.3 Resultados segundo o RTSS

Grupo	Alvos	Ingredientes	Mecanismo de ação
Funções orgânicas	1 – Aumentar a força muscular de grupos específicos	**Fortalecimento muscular** no sistema de polias: os exercícios foram modulados em carga e complexidade progressiva, minimizando padrões compensatórios e desalinhamentos biomecânicos e sendo realizados em amplitude de movimento, velocidade e função muscular similares às necessárias para realizar a tarefa-alvo Aumento progressivo das demandas de força e potência muscular, em velocidade e amplitude movimento condizentes com a tarefa	Especificidade da função muscular
	2 – Ativar músculos isquiotibiais e flexores plantares no *timing* apropriado da marcha	Estimulação Elétrica Neuromuscular (TASES)	Promoção de *input* sensório-motor que favorece a ativação muscular, a percepção do movimento desejado e a execução de movimentos acurados
	3 – Aumentar a mobilidade do movimento articular da pelve/tronco e dos membros inferiores e favorecer a realização de movimentos em grande amplitude	Dispositivos: Sistema de polias (Gaiola) Equipamento *Wall Unit*	Execução de movimentos segmentares ativos, em amplitudes de movimento específicas e alinhamento biomecânico ótimo
Grupo	**Alvos**	**5**	**Mecanismo de ação**
Hábitos e habilidades	1 – Melhorar estabilidade e força muscular do CORE e membro inferior em atividades de apoio unipodal	**Treino específico da tarefa** (treino de parte da tarefa no contexto clínico)	Aprendizado pela experiência
	2 – Fortalecer músculos do CORE em posturas variadas	Treino de mobilidade	Aprendizado pela experiência (variabilidade de prática)
	3 – Treino de marcha e mobilidade	**Veste terapêutica** (utilização diária nas primeiras 2 semanas de treinamento. Critério para desmame: a partir da verificação clínica de maior estabilidade do CORE no desempenho da tarefa)	Aumento de informação sensorial corporal global, alinhamento biomecânico e estabilidade durante tarefas de mobilidade
	4 – Melhorar automaticidade e acurácia da marcha	**Treino de marcha na esteira** (esteira)	Aprendizado pela experiência
	5 – Treino de marcha no solo	Treino específico da tarefa	Aprendizado pela experiência. Variação da prática em diferentes contextos (obstáculos, superfícies, base restrita)
	6 – Treino de escadas	**Treino específico da tarefa** (variações no contexto: clínica/casa/escola)	Aprendizado pela experiência (variabilidade da prática)
Funções mentais, cognitivas e afetivas	1 – Melhorar acurácia requerendo menos ajuda no desempenho das metas	Instruções didáticas por *feedback* verbal acerca dos componentes neuromotores relacionados com o padrão de movimento das tarefas-alvo	Especificação de informações cognitivas e atencionais

Regras de implementação e progressão do treino específico da tarefa (tarefa completa e parte da tarefa)

- **Planejamento inicial da tarefa:** a implementação de ingredientes (extensores para posicionamento de membros, ancoragens na gaiola, vestes terapêuticas, bancos de alturas variadas etc.) foi eleita para que A.V. fosse capaz de realizar a tarefa proposta com compensações biomecânicas mínimas, com maior grau de acurácia e independência possível.

- **Planejamento do tempo total de prática da tarefa:** foi cronometrado o tempo de prática repetida da tarefa até o momento em que AV apresentasse início de compensações biomecânicas moderadas, perdendo acurácia no desempenho devido à fadiga. Nesse momento, a prática foi interrompida e foi medido o tempo total de prática da tarefa.

- **Critérios para progressão:** no momento em que a terapeuta verificasse que A.V. se tornara capaz de realizar a prática repetida da tarefa, no tempo proposto, relatando facilidade no desempenho e sem apresentar nenhuma compensação biomecânica, seria executado novo planejamento do tempo total da tarefa ou diminuído o suporte externo oferecido pelos ingredientes implementados. Em estratégia de resolução de problemas, A.V. foi solicitado a participar dessa tomada de decisões, avaliando seu desempenho e o grau de dificuldade da nova solução proposta.

Exemplos das atividades trabalhadas na sessão terapêutica são apresentados nas Figuras 27.9 a 27.14.

Camada 5 – Modo (planejando a intervenção)

Após a visita escolar e antes do início da intervenção, A.V. iniciou o treino para uso de escadas na escola, segurando-se com as duas mãos no corrimão e recebendo solicitações verbais de seu assistente para ajustar sua postura e posicionar o pé adequadamente no degrau a cada movimento. Seu assistente foi orientado a se posicionar no degrau inferior para garantir a segurança de A.V., lembrando-o, no início da tarefa, que mantivesse a atenção nos componentes qualitativos do padrão motor.

As solicitações verbais de ajustes corretivos deveriam ser oferecidas quando A.V. desviasse o foco de atenção da tarefa e/ou deteriorasse seu padrão de movimento.

O treino da tarefa de subir escadas também foi implementado no contexto clínico, com o objetivo de aumentar a velocidade e diminuir a necessidade de solicitações verbais corretivas do padrão motor. O mesmo critério para oferecimento de solicitações verbais corretivas foi implementado por sua terapeuta no contexto clínico.

A.V. e seus pais sugeriram que o treino da tarefa de subir escadas fosse realizado nos finais de semana, quando não haveria grandes demandas escolares e A.V. poderia descer do elevador no andar inferior para subir o lance de escadas até sua casa. Foram mantidos a forma e o critério para implementação das solicitações verbais corretivas.

O treino de atenção e melhora dos componentes qualitativos do padrão de marcha foi implementado no ambiente domiciliar, ao descer do carro e caminhar na garagem do prédio para chegar ao elevador, por sugestão dos pais e do próprio A.V. No início da tarefa, A.V. deveria ser orientado a "andar devagar, levantando os pés do chão". Durante a tarefa, solicitações verbais corretivas foram oferecidas a partir da deterioração do padrão de movimento.

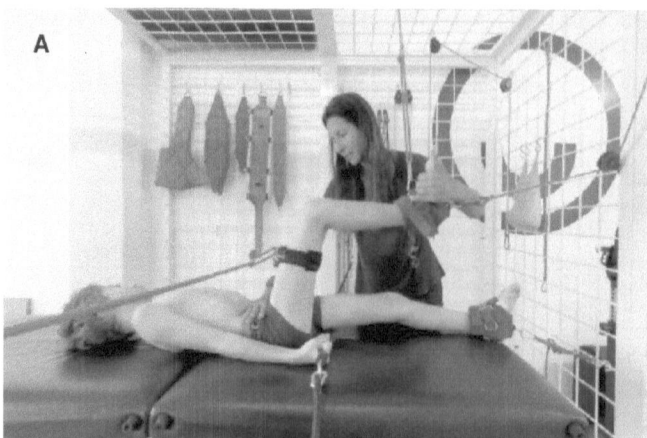
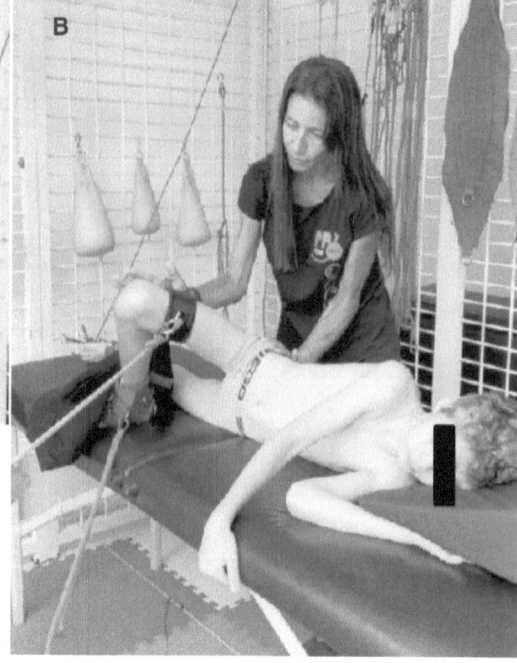

Figura 27.9 Semanas 1 e 2 – trabalho com o sistema de polias da Unidade Universal de Exercícios (Gaiola) com o objetivo de oferecer assistência/resistência a movimentos isolados de membros inferiores em velocidade similar ao da atividade-alvo. A Tripla flexão com membros inferiores dissociados em supino – carga assistida inicial de 1kg. com progressão para resistência à carga de 1,5kg. B Abdução e rotação externa do quadril – carga assistida inicial de 1kg com progressão para resistência à carga de 1kg.

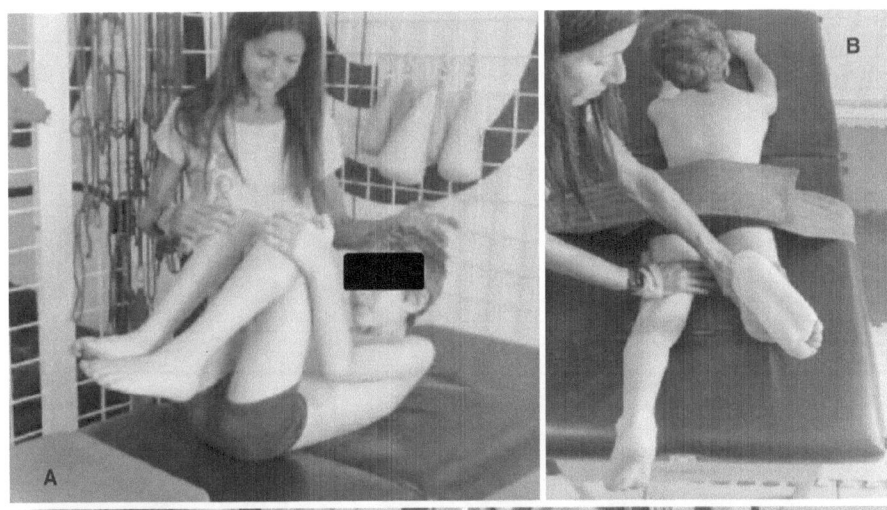

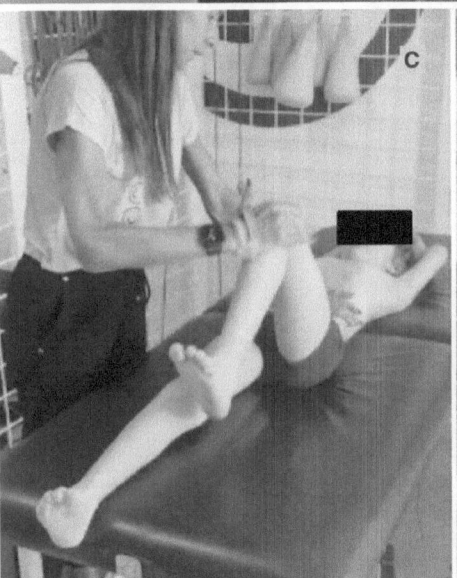

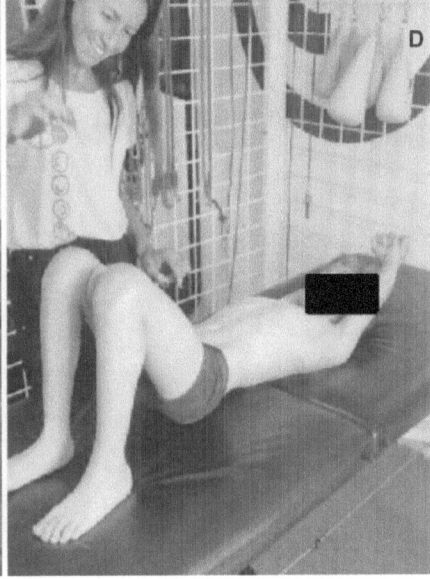

Figura 27.10 Semana 1 de intervenção – realização de exercícios ativos e sustentados para estabilidade do CORE, associados a movimentos alternados com os membros. Oferecidas solicitações para realização de movimentos em *timing* similar ao das atividades-alvo e *feedback* verbal e assistência física para correção do alinhamento corporal.

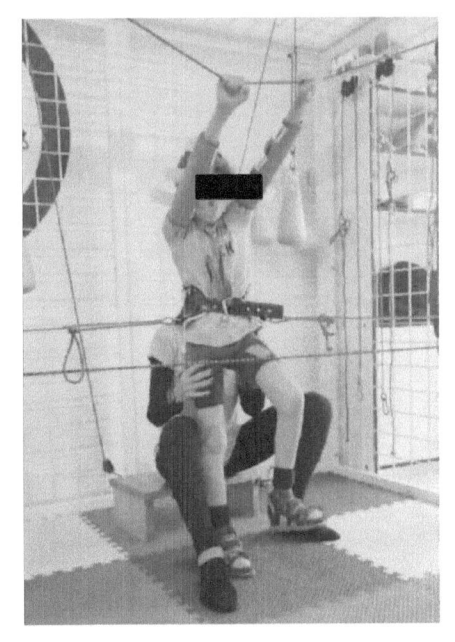

Figura 27.11 Semana 2 – trabalho de estabilidade do CORE em ortostatismo associado a movimentos antigravitacionais com os membros inferiores em *timing* com amplitude de movimento similar ao das tarefas-alvo. Ortostatismo com extensão de tronco e apoio unipodal com suporte e alinhamento por meio da colocação de faixas e elásticos ancorados na gaiola. Exercício de tripla flexão do membro inferior na postura de pé e avanço da perna contra resistência de 1 kg executado no *timing* da tarefa.

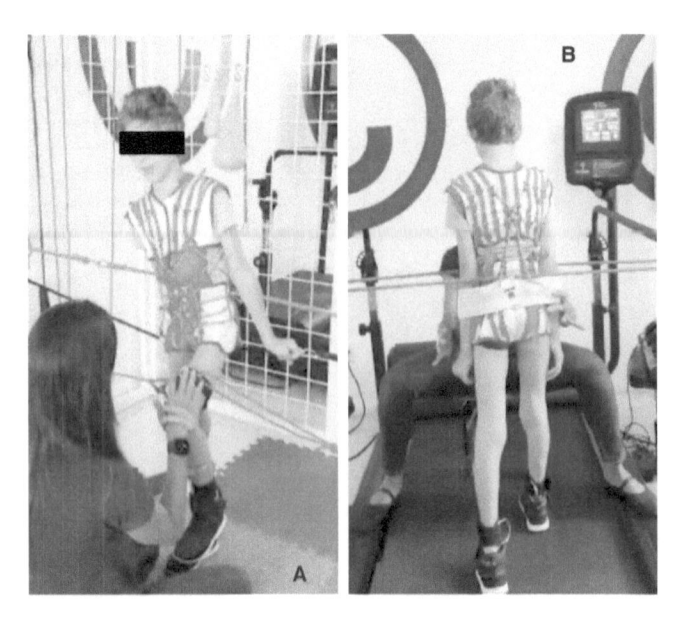

Figura 27.12 Semanas 2 e 3 – treino de mobilidade e treino específico da tarefa associados ao uso de vestes e ao posicionamento com elásticos e faixas na gaiola para alinhamento, equilíbrio e controle postural. Modulação do nível de suporte, possibilitando restrição de movimentos compensatórios e execução da tarefa com acurácia.

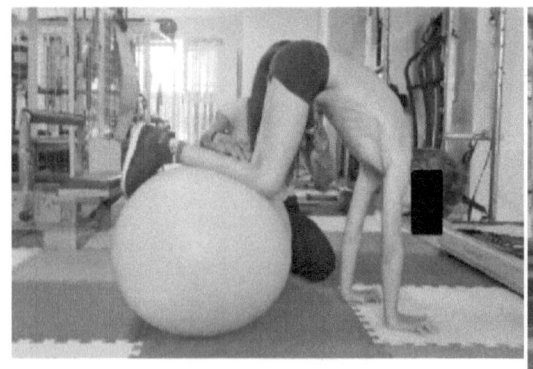

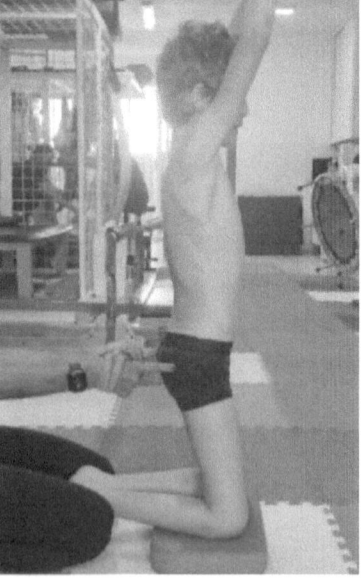

Figura 27.13 Semana 4 – exercícios de estabilidade do CORE em situações dinâmicas, posturas variadas e utilização de acessórios.

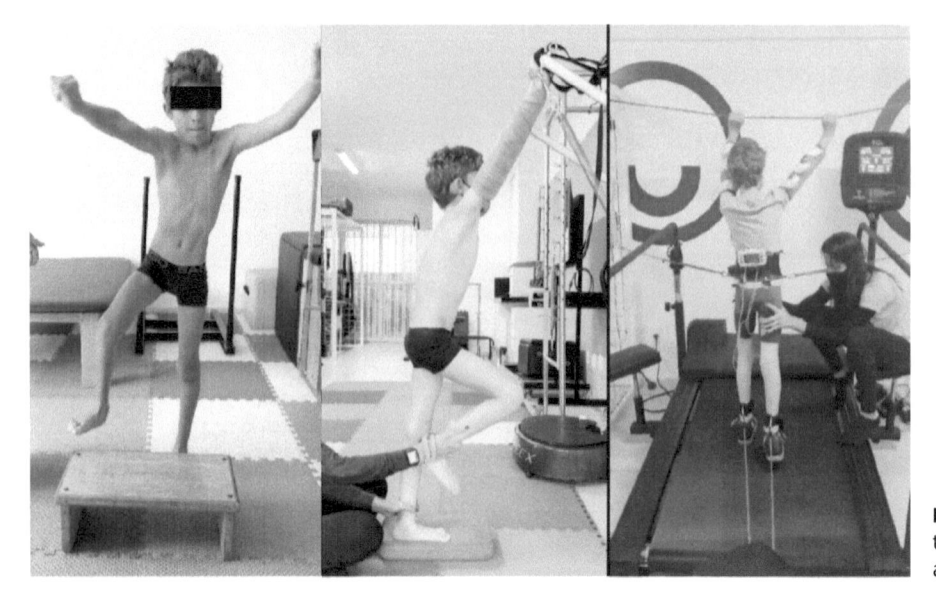

Figura 27.14 Treino específico da tarefa total e parcial. Treino de marcha na esteira associado a eletroestimulação.

Camada 6 – Dose

O treinamento intensivo ocorreu por meio de atendimentos individuais, com a frequência 3 horas diárias de fisioterapia, durante 5 dias da semana, totalizando 4 semanas. A parceria colaborativa com os pais e a escola possibilitou uma contextualização variada da prática e expandiu o treinamento para as situações de vida da criança.

Camada 7 – As metas foram alcançadas?

A.V. tornou-se capaz de subir escadas em menos tempo e com mais equilíbrio. Durante a marcha, está mais estável e com melhor percepção do corpo e dos movimentos. A família também relatou melhora na postura e nos movimentos compensatórios durante a marcha, bem como maiores segurança e atenção ao andar. Os resultados incluíram ganhos na pontuação de desempenho da COPM em ambas as metas:

Meta 1
COPM:
- Inicial – importância: 2/3; dificuldade: 2/3.
- Início – desempenho:5/10; satisfação: 7/10.
- Final – desempenho: 8/10; satisfação: 9/10.

Meta 1A (contexto clínico)
GAS:
- Inicial: -2.
- Final: 0.

Meta 1B (contexto escolar)
GAS:
- Inicial: -2.
- Final: +1.

Meta 2
COPM:
- Inicial – importância 2/3; dificuldade 2/3.
- Início – desempenho 7/10; satisfação: 8/10.
- Final – desempenho: 8/10; satisfação: 9/10.

No final do módulo de treinamento intensivo foi realizada nova entrevista com A.V. e seus pais para demonstrar os resultados comparativos dos desfechos programados e planejar ações futuras na reabilitação.

Os resultados da avaliação observacional da marcha, do desempenho da marcha entre linhas paralelas e da GMFM, bem como o resumo do caso clínico apresentado segundo o modelo READ (veja o Capítulo 2), encontram-se nas Figuras 27.15 e 27.16 e no Quadro 27.4.

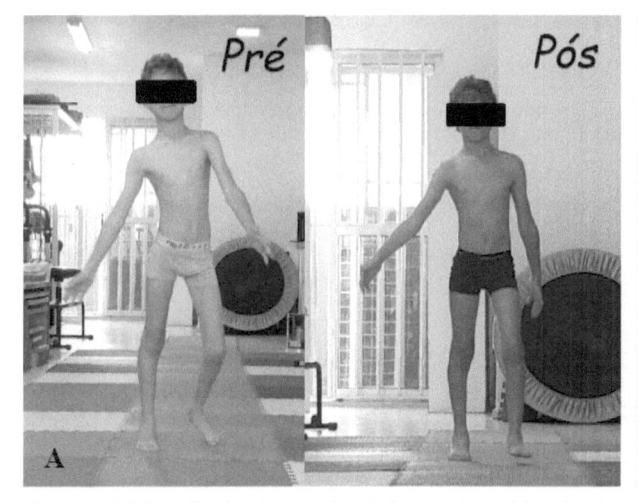 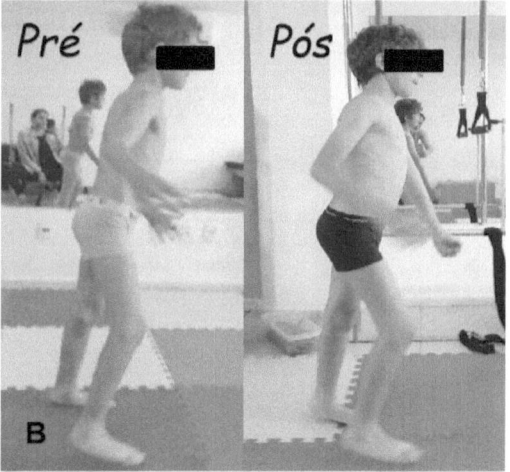

Figura 27.15 Avaliação observacional da marcha evidenciando melhora dos movimentos compensatórios de tronco, no alinhamento do membro inferior direito durante apoio (**A**) e na flexão de quadril e joelho do membro inferior direito (**B**), nos momentos pré e pós-intervenção.

Quadro 27.4 Outros resultados

GMFM-66		
	Pré	Pós
Escore	71,2	74,7
Percentil GMFCS II	75	85
Intervalo de confiança	68 a 74,3	71,2 a 78,3
Desvio padrão	1,8	1,8
Marcha entre linhas paralelas		
Tempo	23s	28s
Número de vezes que toca a linha	8	2

A.V., 7 anos e 10 meses de idade, raça branca, sexo masculino, com diagnóstico de paralisia cerebral (PC) espástica bilateral (diplegia) classificada no nível II do GMFCS II e no nível I do MACS

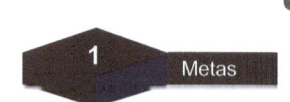

TERAPEUTA: No dia a dia de A.V., o que ele poderia fazer com mais eficiência?
META 1: AUMENTAR A VELOCIDADE, SEGURANÇA E APRIMORAR O PADRÃO DE MOVIMENTO AO SUBIR ESCADAS.
Mãe: "Fico insegura quando A.V. sobe escadas, tenho medo dele cair, mesmo quando segura no corrimão.
A.V.: tem muitas escadas na minha escola e na minha casa também!
META 2: MELHORA NA QUALIDADE DA MARCHA.
Pai: Ele já melhorou a forma de andar, mas ainda "balança" muito.
Mãe: Ele anda rápido e arrasta os pés no chão, com risco de tropeçar! Precisa dobrar mais os joelhos e andar mais elegante!
A.V.: Gosto de futebol! Levantar o pé para andar vai me ajudar a correr melhor?

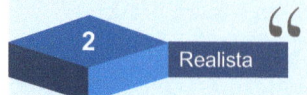

META 1: SIM, segurando no corrimão da escola. Pode ser treinado sem apoio no corrimão na clínica.

META 2: SIM, a melhora da qualidade da marcha é um desfecho já trabalhado progressivamente.

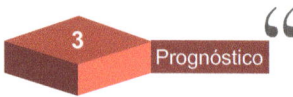

MÃE: Ele é muito desatento! Falo a todo momento para ter cuidado e prestar atenção no corpo.

TERAPEUTA: Vamos programar juntos estratégias para desenvolver maior atenção corporal e diminuir a quantidade de pistas verbais.

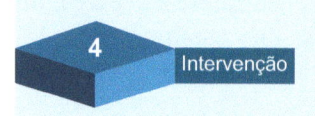

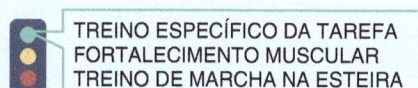
TREINO ESPECÍFICO DA TAREFA
FORTALECIMENTO MUSCULAR
TREINO DE MARCHA NA ESTEIRA

TREINO DE MOBILIDADE

PROGRAMA DE TREINAMENTO INTENSIVO: ênfase no fortalecimento muscular, prática direcionada para o objetivo e tarefas de mobilidade. Treino variado da marcha na esteira e solo.

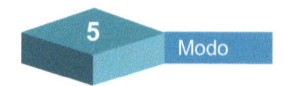

PRÁTICA NO CONTEXTO:
ESCOLA: uso de escadas, segurando no corrimão com uma das mãos, realizada na entrada da escola, ao ir para o pátio e quadra.
CASA: Ao sair do carro e andar na garagem, atenção aos aspectos qualitativos da marcha, minimizando a quantidade de pistas verbais. Descer do elevador no andar inferior e subir um lance de escadas durante os finais de semana.

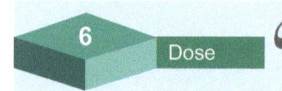

TERAPEUTA: Vamos praticar a partir de um Programa de Treinamento Intensivo com duração de 3 horas/dia, 5 dias/semana, durante 4 semanas.

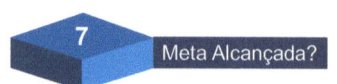

META 1 – AUMENTAR A VELOCIDADE, SEGURANÇA E APRIMORAR O PADRÃO DE MOVIMENTO AO SUBIR ESCADAS
Pontuação COPM: Importância 2/3. Dificuldade 2/3. Início: Desempenho 5/10. Satisfação: 7/10. Final: Desempenho 8/10. Satisfação: 9/10.
Meta IA (contexto clínico): GAS: Início: -2. Final: O
Meta IB (contexto escolar): GAS: Início: -2. Final: +1.

META 2 – MELHORA NA QUALIDADE DA MARCHA
Pontuação COPM: Importância 2/3. Dificuldade 2/3. Início: Desempenho 7/10. Satisfação: 8/10. Final: Desempenho 8/10. Satisfação: 9/10.

TERAPEUTA: Parabéns A.V.! Você está subindo escadas em menos tempo e mais equilibrado! Durante a marcha, está mais estável, percebendo melhor seu corpo!

PAIS: Ele está musculoso e com a postura melhor!! Está também muito mais seguro e atento para andar.
A.V.: Eu estou andando bem! Estou ótimo no futebol!

Figura 27.16 Resumo do caso clínico apresentado segundo o modelo READ.

Referências

1. Rosenbaum PL. The F-words for child development: Functioning, family, fitness, fun, friends, and future. Dev Med Child Neurol 2022 Feb; 64(2):141-2.

2. Rosenbaum P, Gorter JW. The F-words in childhood disability: I swear this is how we should think! Child Care Health Dev 2012 Jul; 38(4):457-63.

3. Shepherd RB. Cerebral palsy in infancy: Targeted activity to optimize early growth and development. Elsevier Health Sciences, 2013. 356 p.

4. Kleim JA, Jones TA. Principles of experience-dependent neural plasticity: implications for rehabilitation after brain damage. J Speech Lang Hear Res 2008 Feb; 51(1):S225-39.

5. McClure P, Tevald M, Zarzycki R et al. The 4-element movement system model to guide physical therapist education, practice, and movement-related research. Phys Ther [Internet] 2021 Mar; 101(3). Disponível em: http://dx.doi.org/10.1093/ptj/pzab024.

6. Moreau NG, Gannotti ME. Addressing muscle performance impairments in cerebral palsy: Implications for upper extremity resistance training. J Hand Ther 2015 Apr-Jun; 28(2):91-9; quiz 100.

7. Bompa TO, Buzzichelli C. Periodization training for sports. Human Kinetics, 2015. 368 p.

8. Classificação Internacional de Funcionalidade, Incapacidade e Saúde: CIF. EdUSP, 2008. 332 p.

9. Fleck SJ, Kraemer WJ. Fundamentos do treinamento de força muscular. 4. ed. Artmed Editora, 2017. 472 p.

10. Faigenbaum AD, Kraemer WJ, Blimkie CJR et al. Youth resistance training: Updated position statement paper from the national strength and conditioning association. J Strength Cond Res 2009 Aug; 23(5 Suppl):S60-79.

11. Verschuren O, Ada L, Maltais DB, Gorter JW, Scianni A, Ketelaar M. Muscle strengthening in children and adolescents with spastic cerebral palsy: considerations for future resistance training protocols. Phys Ther 2011 Jul; 91(7):1130-9.

12. Lloyd RS, Faigenbaum AD, Stone MH et al. Position statement on youth resistance training: The 2014 International Consensus. Br J Sports Med 2014 Apr; 48(7):498-505.

13. American Academy of Pediatrics Council on Sports Medicine and Fitness, McCambridge TM, Stricker PR. Strength training by children and adolescents. Pediatrics 2008 Apr; 121(4):835-40.

14. Eek MN, Beckung E. Walking ability is related to muscle strength in children with cerebral palsy. Gait Posture 2008 Oct; 28(3):366-71.

15. Wiley ME, Damiano DL. Lower-extremity strength profiles in spastic cerebral palsy. Dev Med Child Neurol 1998 Feb; 40(2):100-7.

16. Lieber RL, Theologis T. Muscle-tendon unit in children with cerebral palsy. Dev Med Child Neurol 2021 Aug; 63(8):908-13.

17. Moreau NG, Simpson KN, Teefey SA, Damiano DL. Muscle architecture predicts maximum strength and is related to activity levels in cerebral palsy. Phys Ther 2010 Nov; 90(11):1619-30.

18. Stackhouse SK, Binder-Macleod SA, Lee SCK. Voluntary muscle activation, contractile properties, and fatigability in children with and without cerebral palsy. Muscle Nerve 2005 May; 31(5):594-601.

19. Lieber RL, Friden J. Functional and clinical significance of skeletal muscle architecture [Internet]. Muscle & Nerve 2000; 23:1647-66. Disponível em: http://dx.doi.org/10.1002/1097-4598(200011)23:11<1647::aid-mus1>3.0.co;2-m.

20. Hanssen B, Peeters N, Vandekerckhove I et al. The contribution of decreased muscle size to muscle weakness in children with spastic cerebral palsy. Front Neurol 2021 Jul; 12:692582.

21. Schless SH, Hanssen B, Cenni F et al. Estimating medial gastrocnemius muscle volume in children with spastic cerebral palsy: A cross-sectional investigation. Dev Med Child Neurol 2018 Jan; 60(1):81-7.

22. Schless SH, Cenni F, Bar-On L et al. Medial gastrocnemius volume and echo-intensity after botulinum neurotoxin A interventions in children with spastic cerebral palsy. Dev Med Child Neurol 2019 Jul; 61(7):783-90.

23. Obst SJ, Boyd R, Read F, Barber L. Quantitative 3-D ultrasound of the medial gastrocnemius muscle in children with unilateral spastic cerebral palsy. Ultrasound Med Biol 2017 Dec; 43(12):2814-23.

24. Smith LR, Lee KS, Ward SR, Chambers HG, Lieber RL. Hamstring contractures in children with spastic cerebral palsy result from a stiffer extracellular matrix and increased in vivo sarcomere length. J Physiol 2011 May; 589(Pt 10):2625-39.

25. Pingel J, Bartels EM, Nielsen JB. New perspectives on the development of muscle contractures following central motor lesions. J Physiol 2017 Feb; 595(4):1027-38.

26. Gough M, Shortland AP. Could muscle deformity in children with spastic cerebral palsy be related to an impairment of muscle growth and altered adaptation? [Internet]. Dev Med Child Neurol 2012; 54:495-9. Disponível em: http://dx.doi.org/10.1111/j.1469-8749.2012.04229.x.

27. Gage JR, Schwartz MH, Koop SE, Novacheck TF. The identification and treatment of gait problems in cerebral palsy. John Wiley & Sons, 2009. 665 p.

28. Rose J, McGill KC. Neuromuscular activation and motor-unit firing characteristics in cerebral palsy. Dev Med Child Neurol 2005 May; 47(5):329-36.

29. Özal C, Türker D, Korkem D. Strength training in people with cerebral palsy. In: Cerebral palsy Current steps. InTech, 2016.

30. Koelewijn AD, Van Den Bogert AJ. Antagonistic co-contraction can minimize muscular effort in systems with uncertainty. PeerJ 2022 Apr; 10:e13085.

31. Verschuren O, Peterson MD, Balemans ACJ, Hurvitz EA. Exercise and physical activity recommendations for people with cerebral palsy [Internet]. Dev Med Child Neurol 2016; 58:798-808. Disponível em: http://dx.doi.org/10.1111/dmcn.13053

32. Damiano DL, Vaughan CL, Abel MF. Muscle response to heavy resistance exercise in children with spastic cerebral palsy. Dev Med Child Neurol 1995 Aug; 37(8):731-9.

33. Scholtes VA, Becher JG, Comuth A, Dekkers H, Van Dijk L, Dallmeijer AJ. Effectiveness of functional progressive resistance exercise strength training on muscle strength and mobility in children with cerebral palsy: a randomized controlled trial. Dev Med Child Neurol 2010 Jun; 52(6):e107-13.

34. .Morton JF, Brownlee M, McFadyen AK. The effects of progressive resistance training for children with cerebral palsy [Internet]. Clin Rehab 2005; 19:283-9. Disponível em: http://dx.doi.org/10.1191/0269215505cr804oa.

35. Ryan JM, Cassidy EE, Noorduyn SG, O'Connell NE. Exercise interventions for cerebral palsy. Cochrane Database Syst Rev 2017 Jun; 6(6):CD011660.

36. Merino-Andrés J, García de Mateos-López A, Damiano DL, Sánchez-Sierra A. Effect of muscle strength training in children and adolescents with spastic cerebral palsy: A systematic review and meta-analysis. Clin Rehabil 2022 Jan; 36(1):4-14.

37. Bania TA, Taylor NF, Chiu HC, Charitaki G. What are the optimum training parameters of progressive resistance exercise for changes in muscle function, activity and participation in people with cerebral palsy? A systematic review and meta-regression. Physiotherapy 2022 Oct; 119:1-16.

38. Graber L, Senesac C. Upper extremity strengthening for an individual with dyskinetic cerebral palsy: A case report. Pediatr Phys Ther 2021 Apr; 33(2):E88-93.

39. Elshafey MA, Abdrabo MS, Elnaggar RK. Effects of a core stability exercise program on balance and coordination in children with cerebellar ataxic cerebral palsy. J Musculoskelet Neuronal Interact 2022 Jun; 22(2):172-8.

40. Jahan I, Muhit M, Hardianto D et al. Epidemiology of cerebral palsy in low- and middle-income countries: Preliminary findings from an international multi-centre cerebral palsy register. Dev Med Child Neurol 2021 Nov; 63(11):1327-36.

41. Fowler EG, Ho TW, Nwigwe AI, Dorey FJ. The effect of quadriceps femoris muscle strengthening exercises on spasticity in children with cerebral palsy. Phys Ther 2001 Jun; 81(6):1215-23.

42. MacPhail HE, Kramer JF. Effect of isokinetic strength-training on functional ability and walking efficiency in adolescents with cerebral palsy. Dev Med Child Neurol 1995 Sep; 37(9):763-75.

43. Bania TA, Dodd KJ, Baker RJ, Graham HK, Taylor NF. The effects of progressive resistance training on daily physical activity in young people with cerebral palsy: A randomised controlled trial. Disabil Rehabil 2016; 38(7):620-6.

44. Tedla J. Strength training effects on balance in spastic diplegia subjects: A randomized controlled trial [Internet]. J Ped Neurol 2015; 12:015-28. Disponível em: http://dx.doi.org/10.3233/jpn-140634.

45. Wang TH, Peng YC, Chen YL et al. A home-based program using patterned sensory enhancement improves resistance exercise effects for children with cerebral palsy: A randomized controlled trial. Neurorehabil Neural Repair 2013 Oct; 27(8):684-94.

46. Scholtes VA, Becher JG, Janssen-Potten YJ, Dekkers H, Smallenbroek L, Dallmeijer AJ. Effectiveness of functional progressive resistance exercise training on walking ability in children with cerebral palsy: A randomized controlled trial. Res Dev Disabil 2012 Jan-Feb; 33(1):181-8.

47. Salem Y, Godwin EM. Effects of task-oriented training on mobility function in children with cerebral palsy. NeuroRehab 2009; 24(4):307-13.

48. Lee JH, Sung IY, Yoo JY. Therapeutic effects of strengthening exercise on gait function of cerebral palsy. Disabil Rehabil 2008; 30(19):1439-44.

49. Park EY, Kim WH. Meta-analysis of the effect of strengthening interventions in individuals with cerebral palsy. Res Dev Disabil 2014 Feb; 35(2):239-49.

50. Stubbs PW, Diong J. The effect of strengthening interventions on strength and physical performance in people with cerebral palsy (PEDro synthesis) [Internet]. Brit J Sports Med 2016; 50:189-90. Disponível em: http://dx.doi.org/10.1136/bjsports-2015-094929.

51. Artero EG, Lee DC, Lavie CJ et al. Effects of muscular strength on cardiovascular risk factors and prognosis. J Cardiopulm Rehabil Prev 2012 Nov-Dec; 32(6):351-8.

52. Shortland A. Muscle deficits in cerebral palsy and early loss of mobility: can we learn something from our elders? Dev Med Child Neurol 2009 Oct; 51(Suppl 4):59-63.

53. Peterson MD, Gordon PM, Hurvitz EA. Chronic disease risk among adults with cerebral palsy: The role of premature sarcopoenia, obesity and sedentary behaviour. Obes Rev 2013 Feb; 14(2):171-82.

54. Verschuren O, Ketelaar M, Takken T, Helders PJM, Gorter JW. Exercise programs for children with cerebral palsy: A systematic review of the literature. Am J Phys Med Rehabil 2008 May; 87(5):404-17.

55. Dodd KJ, Taylor NF, Damiano DL. A systematic review of the effectiveness of strength-training programs for people with cerebral palsy. Arch Phys Med Rehabil 2002 Aug; 83(8):1157-64.

56. Scianni A, Butler JM, Ada L, Teixeira-Salmela LF. Muscle strengthening is not effective in children and adolescents with cerebral palsy: A systematic review. Aust J Physiother 2009; 55(2):81-7.

57. Kara OK, Gursen C, Cetin SY, Tascioglu EN, Muftuoglu S, Damiano DL. The effects of power exercises on body structure and function, activity and participation in children with cerebral palsy: An ICF-based systematic review. Disabil Rehabil 2022 Oct: 1-14.

58. Anaby D, Avery L, Gorter JW et al. Improving body functions through participation in community activities among young people with physical disabilities. Dev Med Child Neurol 2020 May; 62(5):610 6.

59. TheraSuit Method [Internet]. Disponível em: https://www.suittherapy.com/. Acesso em: 11 mar 2023.

60. Jackman M, Sakzewski L, Morgan C et al. Interventions to improve physical function for children and young people with cerebral palsy: International clinical practice guideline. Dev Med Child Neurol 2022 May; 64(5):536-49.

61. Russell DJ, Rosenbaum PL, Wright M, Avery LM. Gross Motor Function Measure (GMFM-66 and GMFM-88) User's Manual. Mac Keith Press, 2013.

62. Rancho Los Amigos National Rehabilitation Center. Observational gait analysis handbook. (4. ed.) Dowey: Los Amigos Research and Education Institute Incorporated; 2001.

63. Koman LA, Mooney JF 3rd, Smith BP, Goodman A, Mulvaney T. Management of spasticity in cerebral palsy with botulinum-A toxin: Report of a preliminary, randomized, double-blind trial. J Pediatr Orthop 1994 May-Jun; 14(3):299-303.

64. Dickens WE, Smith MF. Validation of a visual gait assessment scale for children with hemiplegic cerebral palsy. Gait Posture 2006 Jan; 23(1):78-82.

65. Araújo PA, Kirkwood RN, Figueiredo EM. Validity and intra- and inter-rater reliability of the Observational Gait Scale for children with spastic cerebral palsy. Braz J Phys Ther 2009 Jun; 13(3):267-73.

66. Carmick J. Guidelines for the clinical application of Neuromuscular Electrical Stimulation (NMES) for children with cerebral palsy. Pediatr Phys Ther 1997; 9(3):128.

67. TheraSuit Method [Internet]. Disponível em: https://www.suittherapy.com/. Acesso em: 11 mar 2023.

68. El Shemy SA. Trunk endurance and gait changes after core stability training in children with hemiplegic cerebral palsy: A randomized controlled trial. J Back Musculoskelet Rehabil 2018; 31(6):1159-67.

69. Abd-Elfattah HM, Aly SM. Effect of core stability exercises on hand functions in children with hemiplegic cerebral palsy. Ann Rehabil Med 2021 Feb; 45(1):71-8.

70. Moreau NG, Lieber RL. Effects of voluntary exercise on muscle structure and function in cerebral palsy. Dev Med Child Neurol 2022 Jun; 64(6):700-8.

71. Novak I, Morgan C, Fahey M et al. State of the Evidence Traffic Lights 2019: Systematic review of interventions for preventing and treating children with cerebral palsy. Current Neurol Neurosci Rep 2020; 20(2):3.

72. Hart T, Dijkers MP, Whyte J et al. A theory-driven system for the specification of rehabilitation treatments. Arch Phys Med Rehabil 2019; 100(1):172-80.

Seção IV

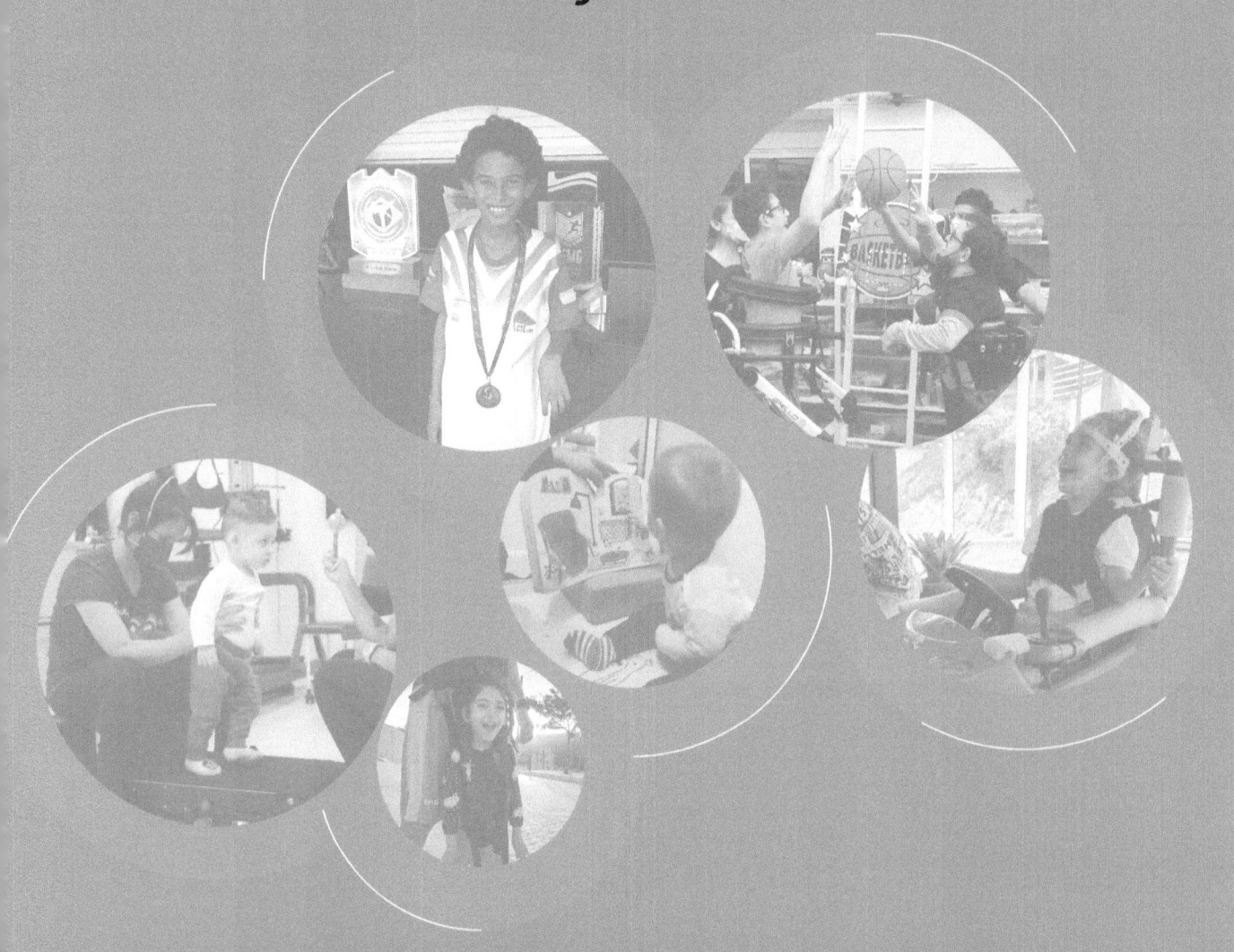

Intervenções Voltadas para Adolescência e Transição para a Vida Adulta

Transição da Adolescência para a Vida Adulta – Como Continuar a Promover a Funcionalidade?

Camila Araújo Santos Santana
Mariane Gonçalves de Souza
Hércules Ribeiro Leite
Ana Carolina de Campos

INTRODUÇÃO

Este capítulo apresenta as definições e os modelos teóricos, os desafios nos cuidados em saúde e as abordagens terapêuticas que enfocam a transição da adolescência para a vida adulta dos indivíduos com paralisia cerebral (PC). Diferentemente dos capítulos que iniciaram as seções anteriores, aqui não serão apresentadas diretrizes clínicas específicas quanto a esta temática, haja vista ainda não estarem disponíveis na literatura. Finalmente, o capítulo sugere ideias e abordagens que tentam responder a seguinte pergunta: "Como continuar promovendo funcionalidade na adolescência e na transição para a vida adulta?"

DEFINIÇÕES E MODELOS TEÓRICOS

Conforme definido pela Estatuto da Criança e do Adolescente (ECA), a adolescência é definida como o período que vai dos 12 aos 18 anos, e a população de adolescentes nessa faixa etária corresponde a 16% da população global – no Brasil, atualmente, são 30.008.235 adolescentes. A adolescência é um período da vida entre a infância e a vida adulta em que ocorrem grandes mudanças biológicas e sociais e que tem início e fim variáveis de acordo com diferentes países, culturas e marcos biopsicossociais[1,2]. Apesar das diversas definições para a faixa etária da adolescência propostas ao longo dos anos, vem sendo observado que esse período está se estendendo por mais anos para os adolescentes do século XXI devido ao atraso na ocorrência dos marcos da vida adulta, como completar os estudos, adquirir independência financeira, casar-se e ter filhos[2].

Em períodos sensíveis do desenvolvimento, certas experiências e ambientes têm forte influência no desenvolvimento do cérebro e do comportamento[3-5]. Embora a infância seja reconhecida como a primeira janela de oportunidade para o desenvolvimento do cérebro, um crescente corpo de evidências científicas vem mostrando que as experiências pessoais e os fatores ambientais se combinam com a genética, moldando também o cérebro dos adolescentes. Assim, o período da adolescência tem sido considerado uma segunda janela de oportunidades para influenciar o desenvolvimento cerebral[5].

Dessa maneira, falhas na promoção de um desenvolvimento de saúde ótimo durante a infância ainda podem ser abordadas durante a adolescência, porém de modo mais eficaz em áreas específicas do desenvolvimento propícias para essa segunda janela, como ajustes pessoais ao ambiente[5]. Assim, a adolescência é um período complexo e de grandes mudanças e aquisições, sendo uma fase sensível para aquisição do potencial de saúde, o qual será administrado para sua manutenção durante a vida adulta e gerenciado em seu declínio na senilidade[3,6].

Seguindo modelos teóricos atuais, a Organização Mundial da Saúde (OMS) propõe, por meio da Classificação Internacional de Funcionalidade, Incapacidade e Saúde (CIF), uma abordagem biopsicossocial para definição de saúde, incluindo uma compreensão mais ampla e integrativa e considerando os fatores biológicos, comportamentais, sociais, contextuais e as interações entre esses aspectos ao longo da vida dos indivíduos[7]. Complementarmente, a teoria de desenvolvimento de saúde ao longo da vida traz para esse cenário a perspectiva de inconstância do *status* de saúde e considera que a condição de saúde se inicia antes mesmo da concepção, sendo mutável e continuamente modificada ao longo de toda a vida dos indivíduos[4].

Assim, a condição de saúde de pessoas com deficiência pode ser vista como um equilíbrio dinâmico entre oportunidades e limitações, influenciado fortemente por condições externas, em especial durante momentos sensíveis de grandes mudanças, como durante a transição para a vida adulta[8].

A transição para a vida adulta ocorre principalmente, mas não exclusivamente, durante a adolescência[2] e pode ser definida como um processo ativo, multifacetado, que abrange as necessidades educacionais, de saúde e psicossociais de adolescentes conforme eles passam da infância para a vida adulta[2,9,10]. Em geral, o processo de transição se estende desde a adolescência até o início da vida adulta[11], período compreendido entre a segunda e terceira décadas de vida[2]. Por se tratar de um período complexo de desenvolvimento de novas habilidades e papéis sociais, há grande variabilidade nos momentos de início da transição e chegada à vida adulta para cada pessoa. Contudo, o processo de transição tende a ocorrer de maneira gradativa e em níveis diferentes para cada pessoa, em cada área da vida.

Conforme proposto em um estudo sobre transição[11], podemos organizar esse processo em três ou quatro fases desenvolvimentais, de acordo com os níveis de aquisição de autonomia em participação atingidos por cada jovem. De modo geral, na fase inicial da transição (fase 1), o jovem apresenta grande dependência da rede de apoio, como familiares, cuidadores e outros, nas mais diversas áreas da vida, como transporte e moradia. Ainda nessa fase, o jovem geralmente não teve experiências de participação ativa em atividades da vida adulta, como solicitar os próprios serviços de saúde. No entanto, a tendência é que ao longo dos anos esses indivíduos comecem a ganhar mais autonomia e realizem, ainda com o suporte parcial da rede de apoio, atividades corriqueiras, como organizar atividades de lazer com amigos fora de casa e obter qualificação profissional, passando, assim, pela fase intermediária de transição (fase 2)[11].

O aspecto multifacetado da transição para a vida adulta faz com que a conclusão do processo de transição (fase 3), marcada genericamente pelo estágio em que o jovem apresenta autonomia completa em todas as áreas mais relevantes da vida adulta, seja variável para cada indivíduo nas diferentes áreas da vida. Assim, é comum que um jovem tenha autonomia completa em algumas áreas (por exemplo finanças

e moradia) e em outras áreas, naquele mesmo momento da vida, ele possa ainda não ter tido nenhuma experiência (fase 0), como vida sexual ativa[11]. A Figura 28.1 ilustra as fases de transição e suas características.

Como o processo de transição para a vida adulta ocorre dentro do contexto de desenvolvimento nas diferentes áreas da vida, a transição para a vida adulta vai exigir mudanças e adaptações de todos os envolvidos em cada área. Quando pensamos no desenvolvimento de saúde e nos cuidados relacionados com a saúde, é necessária a coparticipação dos profissionais de saúde, familiares e do próprio indivíduo com PC para promover a melhor autorregulação possível, indo de um cenário de dependência para um cenário de relacionamento[12,13]. Nesse contexto, um modelo de gestão compartilhada pode estimular de maneira saudável e gradativa a mudança de conhecimento e responsabilidades, dos profissionais de saúde para os familiares, até ser passada para o jovem em transição[14].

Nesse cenário, o papel dos profissionais envolvidos no cuidado em saúde progride de uma situação de maior protagonismo para a de suporte nos cuidados com as famílias e jovens, transformando-se ao longo do tempo mais em consultores e finalmente se tornando uma fonte de recursos. Já o papel dos familiares evolui de responsáveis por providenciar o cuidado para o papel de administradores do cuidado, entrando nos anos seguintes na fase de supervisores do cuidado e finalmente ocupando o papel de consultores. Nesse processo, o jovem que tinha o papel passivo inicial de receber os cuidados passa a participar ativamente dos cuidados recebidos e inicia o aprendizado para manejar os próprios cuidados até atingir o papel de supervisor e executor majoritário ou exclusivo de seus próprios cuidados em saúde[13,14].

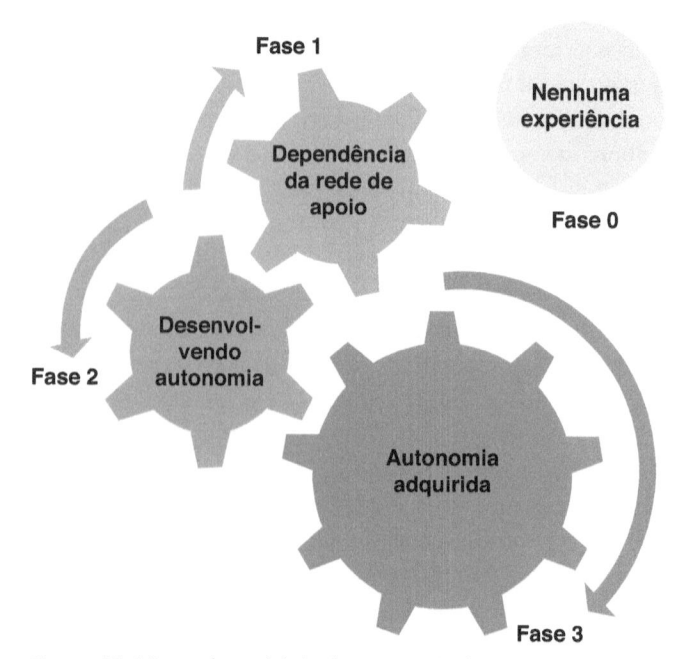

Figura 28.1 Fases de aquisição de autonomia durante o processo de transição para a vida adulta. (Adaptada de Donkevoort *et al.*, 2009.)

Esse processo dinâmico de transição nos cuidados em saúde pode ser associado e imaginado como uma viagem em um balão de ar quente, na qual cada componente do voo e cada participante irão vivenciar juntos os momentos de "preparação", "jornada" e "chegada" à vida adulta[13]. Segundo esse, estão no cesto do balão todas as pessoas envolvidas no processo de transição para a vida adulta do jovem, incluindo ele próprio e sua família, em um contexto de inclusão e flexibilidade. O maçarico, que propicia toda a energia para o voo, é nutrido pelos valores fundamentais necessários para a transição, como colocar o jovem como prioridade, cuidado centrado na família, desenvolvimento de capacidades e planos para o futuro. Todos esses valores preenchem o envelope do balão, fundamentado por evidências científicas para que a jornada de transição contemple os mais eficazes planos e serviços para os jovens[13]. A Figura 28.2 apresenta esse conceito e suas fases.

Em síntese, durante a transição, cada envolvido no processo tem papéis diferentes conforme a fase de desenvolvimento do jovem, indo de um cenário de grande dependência e hierarquia nos cuidados entre as idades de 10 e 13 anos (início da adolescência), iniciando mudanças em busca de novas estratégias para maior independência e troca de informações por volta dos 14 ou 15 anos (meio da adolescência), até atingir um cenário de relativa independência e relação linear entre o jovem e os envolvidos em seu desenvolvimento entre os 16 e os 19 anos (fim da adolescência)[12,14]. Nos anos seguintes, entre os 20 e os 30 anos, essas estratégias e relações devem ser continuamente aprimoradas de acordo com as necessidades de cada jovem adulto.

Contudo, é importante mencionar que para os jovens com comprometimento cognitivo o processo de transição para a vida adulta e os níveis de autonomia que podem ser adquiridos poderão ser diferentes dos conquistados por jovens sem comprometimento cognitivo[15]. Assim, observa-se que uma variedade de fatores afeta e é importante para a transição – por isso, devem ser observadas as características de cada indivíduo.

Considerando a história natural da PC, tem sido descrito que, após um pico de aquisições motoras durante a infância para as crianças com PC de todos os níveis funcionais[16], ainda no início da adolescência (por volta dos 11 anos de idade) os adolescentes com maiores limitações de mobilidade começam a apresentar um declínio que não é observado pelo menos até os 21 anos de idade nos que têm comprometimento menor[16]. Aqueles com maior comprometimento funcional também apresentam alto risco para agravamento de condições musculoesqueléticas, como luxação do quadril e escoliose, relacionadas com quadros de dor e perda da qualidade de vida (veja o Capítulo 1)[17].

Estudos que avaliaram possíveis fatores que influenciam a aquisição de autonomia de jovens com PC apontam que níveis melhores de mobilidade e de habilidades manuais impactam positivamente os níveis de autonomia para moradia independente[18], e as habilidades manuais impactam, também, os níveis ocupacionais e financeiros na vida adulta (veja o Capítulo 1)[19,20].

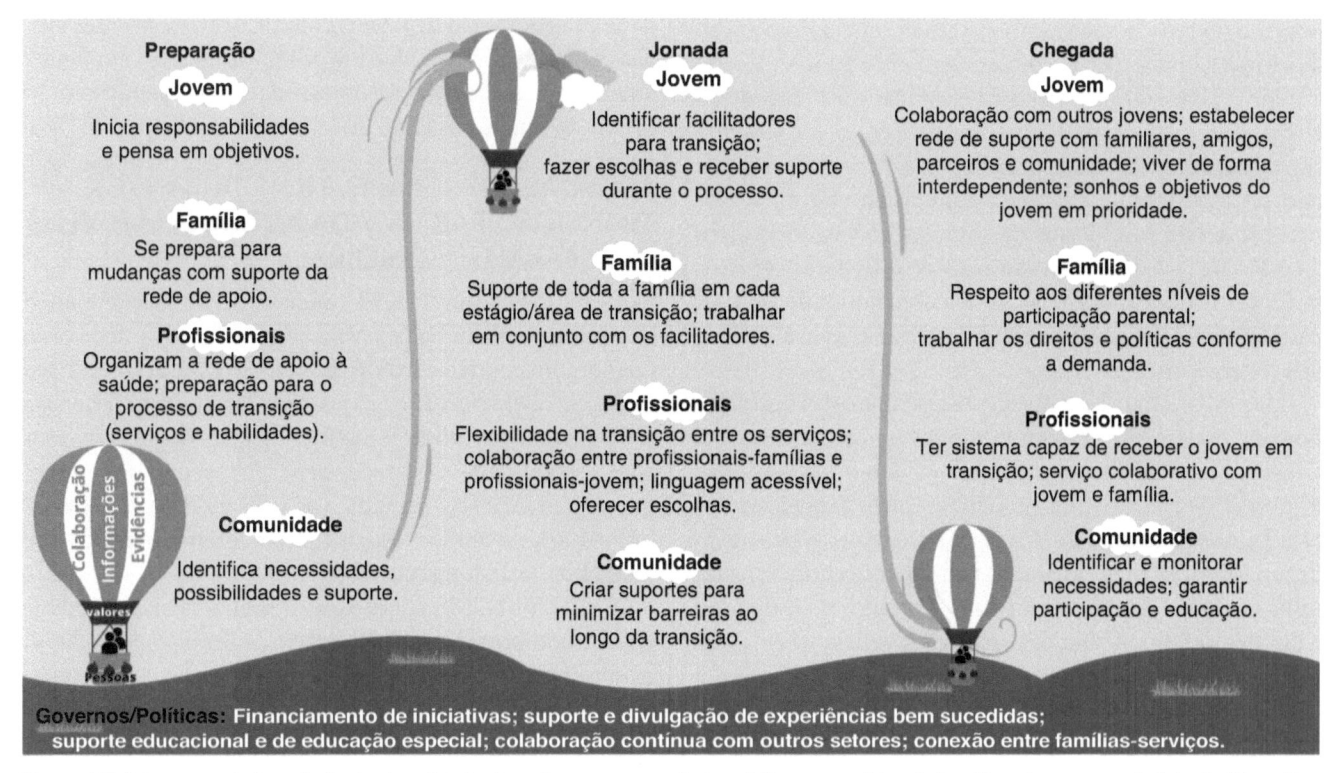

Figura 28.2 Processo de transferência do cuidado durante o processo de transição para a vida adulta. (Com base no conteúdo de "A melhor jornada para a vida adulta" –– conceito do balão de ar quente, de Stewart *et al.*, 2009.)

Fatores contextuais, como acesso educacional de cada jovem, também devem ser observados, uma vez que são importantes potenciais influenciadores[21]. Em adolescentes com média de idade de 15 anos foi observado que os que apresentavam níveis melhores de mobilidade alcançavam níveis educacionais, de responsabilidade, lazer e vida comunitária maiores, comparados aos que apresentavam maiores limitações de função motora grossa, entre os quais era maior a disparidade no quesito empregabilidade[22].

Nesse contexto de aquisição de novas habilidades para que se capacitem para administrar suas próprias vidas, os jovens com deficiência, como a PC, também precisam aprender a administrar seus próprios corpos e condição de saúde, que estão em grande transformação nesse período, o que torna a transição para a vida adulta de jovens com deficiências crônicas um período ainda mais desafiador. Com base nisso, é crucial a adoção de medidas preventivas que visem à manutenção dos níveis de funcionalidade já adquiridos, estimulando, assim, a capacidade de saúde ótima para cada jovem com PC durante a transição para a vida adulta e tornando esses cada vez mais ativos e participativos na sociedade quando adultos.

DESAFIOS NOS CUIDADOS EM SAÚDE DURANTE A TRANSIÇÃO PARA A VIDA ADULTA

Dentro de sua complexidade, a transição para a vida adulta ocorre em vários domínios de participação, incluindo a utilização dos serviços de saúde[23]. Uma transição integrada entre os serviços deve ser estabelecida nesse período, evitando uma simples transferência dos cuidados infantis para o serviço com foco em adultos[9]. Como a maioria das deficiências neurológicas e do desenvolvimento de origem na infância é vista tradicionalmente como distúrbios infantis, grande parte dos serviços ainda não está totalmente adaptada para acomodar as necessidades desses indivíduos nas outras fases da vida além da infância[24]. O descompasso entre os diferentes serviços pode ser muito prejudicial para a continuidade do cuidado, potencialmente acarretando prejuízos para a saúde dos jovens com PC.

Os profissionais da saúde devem estar cientes dos desafios que podem surgir quando um jovem com deficiência atinge as fases adolescente e adulta, e isso exige a adoção de outras abordagens ou intervenções, além daquelas apropriadas nos cuidados pediátricos[25]. No entanto, a passagem de uma abordagem de cuidados pediátricos centrado na família para abordagens de cuidados centrados no indivíduo é um desafio difícil para os jovens com deficiências[24], seus familiares e terapeutas.

Para o planejamento dos cuidados em saúde direcionados aos adolescentes e jovens adultos no período de transição, é importante entender o funcionamento dos jovens, examinando as interações entre sua condição de saúde,

os fatores ambientais, as características e as preferências pessoais de cada um[26]. Durante a fase de transição, a recomendação de ouro para todos os profissionais é, sempre que possível, perguntar diretamente aos jovens sobre o significado e a relevância de várias áreas e aspectos de suas vidas que estejam impactando seu bem-estar e sua saúde física e mental[24].

Formas alternativas de comunicação, como dispositivos de comunicação/linguagem alternativa, devem ser usadas quando necessário para não limitar a comunicação. Essa abordagem ajuda o profissional a direcionar mais seu foco para as escolhas e soluções, em vez de focar apenas em problemas e complicações[24] inerentes à deficiência. Nesse ponto, é importante que desde a infância esteja em curso um processo de empoderamento do jovem, capacitando-o a fazer suas reflexões e escolhas a fim de que atinja o máximo de seu potencial.

Nesse sentido, estratégias que promovam capacidades pessoais, como autodeterminação, habilidades de resolução de problemas e construção de relacionamentos, foram consideradas eficazes para, durante a transição para a vida adulta, capacitar os jovens com deficiências a lidarem com os desafios dessa nova fase[8]. Lições aprendidas com as experiências e percepções de jovens no fim da adolescência mostram que os profissionais de saúde devem envolvê-los ativamente na escolha de métodos de mobilidade, adaptação de tarefas, tecnologia assistiva e modificações ambientais[27].

Assim, perfis funcionais baseados na CIF, e não apenas no diagnóstico médico, são essenciais na elaboração desse planejamento[26], uma vez que os níveis funcionais, de atividade e participação de jovens com PC sofrem grandes mudanças nesse período. Por fim, é importante ter em mente que as necessidades desses jovens devem ter sempre como resultado final o aumento dos níveis de participação.

ABORDAGENS TERAPÊUTICAS DURANTE A TRANSIÇÃO PARA A VIDA ADULTA EM JOVENS COM PARALISIA CEREBRAL

Para um indivíduo com PC, manter-se fisicamente ativo traz inúmeros benefícios para a saúde e o bem-estar, como melhora da aptidão cardiorrespiratória e redução do risco de desenvolvimento de doenças crônicas, como hipertensão arterial e diabetes, além de auxiliar em questões relacionadas com a mobilidade e a independência[28,29], sendo importante que essa prática seja iniciada o quanto antes na vida desses indivíduos, de modo a se consolidar como um hábito que se mantenha ao longo da vida.

Em 2020, a OMS publicou as "Diretrizes para atividade física e comportamento sedentário: num piscar de olhos", com recomendações específicas para crianças e adolescentes com deficiência entre 5 e 17 anos de idade[30]. De acordo com o documento, é recomendada a realização diária de 60 minutos de atividade física de moderada a vigorosa intensidade, a maior parte de exercícios aeróbios. Essa orientação é considerada uma recomendação forte com grau de evidência moderado, de acordo com as diretrizes.

Entretanto, alguns estudos com indivíduos com PC têm demonstrado que essa recomendação não tem sido seguida por parte dessa população. Hulst e cols. (2023)[31], em análise de acelerometria, observaram que apenas 13% dos 54 participantes da pesquisa alcançaram a quantidade recomendada de exercício físico diário. Além disso, foi observado que indivíduos com maior comprometimento motor, de acordo com o Sistema de Classificação da Função Motora Grossa (GMFCS), apresentam níveis mais altos de comportamento sedentário[31]. As barreiras contextuais, como a falta de serviços especializados e acessibilidade e a vulnerabilidade socioeconômica, são fatores que contribuem para o comportamento observado.

Nesse sentido, a Convenção sobre os Direitos das Pessoas com Deficiência de 2007 também aborda e corrobora a importância de garantir que essa população tenha acesso à prática de atividade física[32]. Além dos benefícios já citados, é imprescindível considerar o impacto positivo que a participação em contextos recreativos e esportivos promove nessa população, favorecendo a inclusão e a interação social[33]. O envolvimento e a frequência em uma atividade física podem ser considerados tanto um objetivo final como um ponto de partida para fomentar a alfabetização física (veja o Capítulo 20)[34]. Desse modo, a prática de atividades físicas propicia oportunidades para que o indivíduo desenvolva competências físicas, cognitivas, sociais e psicológicas importantes para se manter ativo por toda a vida[35].

De acordo com um levantamento de 2010 do Instituto Brasileiro de Geografia e Estatística, entre os 45 milhões de indivíduos com deficiência, 4 milhões estão nessa faixa etária de transição para a vida adulta[36]. Conforme citado anteriormente, é necessário também considerar as perdas de habilidades motoras que podem acontecer com indivíduos classificados em níveis mais altos do GMFCS (III a V) na fase de adolescência[16]. Além de outras mudanças físicas, em comparação com a infância, durante o período de transição para a vida adulta os indivíduos com PC apresentam risco maior de sentirem dor, fadiga, contraturas e rigidez muscular[37].

Assim, é essencial a elaboração de abordagens multidimensionais que considerem os aspectos biopsicossociais específicos da fase de transição para a vida adulta de indivíduos com PC. Nesse sentido, é importante investir em intervenções centradas no indivíduo, com atividades significativas que possam auxiliar o desenvolvimento de preferências e o senso de si, a fim de iniciar/manter a participação em diferentes cenários (casa, escola ou comunidade)[38,39].

MODELO DE PARTICIPAÇÃO SPORTS PARA CRIANÇAS E ADOLESCENTES

O modelo SPORTS, desenvolvido por Clutterbuck, Auld & Johnston (2022)[40], descreve um caminho para que as crianças com deficiência realizem a transição entre os serviços de reabilitação para participação em atividades esportivas e recreativas. Essa estrutura permite que a cada estágio sejam oferecidas oportunidades de acordo com a necessidade do indivíduo para que ele construa as habilidades necessárias para avançar às próximas fases de maneira gradual.

O modelo SPORTS tem como referência a CIF e a Família de Construtos Relacionados com a Participação[34] e se fundamenta na relação entre os domínios da CIF e o impacto que a participação em contextos esportivos pode ter na saúde e na qualidade de vida dos indivíduos[41]. Além disso, também foi utilizado como referência no desenvolvimento desse modelo o *Physical Literacy Framework*, desenvolvido pela Australian Sports Commission[41] e que descreve os estágios de desenvolvimento e as habilidades necessárias de cada um dos quatro domínios de "alfabetização física" (físico, psicológico, social e cognitivo).

Dos seis estágios presentes no modelo SPORTS, os dois primeiros – "S" e "P" – tem como foco demandas de saúde, os estágios "O" e "R" enfocam as demandas relacionadas com o bem-estar, e os estágios "T" e "S" visam às demandas relacionadas com o desempenho (Figura 28.3)[41,42]. Nos estágios "S" e "P" acontecem as intervenções conduzidas por profissionais de saúde com intuito de contribuir para a participação em atividades físicas e recreativas, as chamadas intervenções centradas no esporte (veja os Capítulos 20 e 32). Nessa fase devem ser identificadas individualmente as

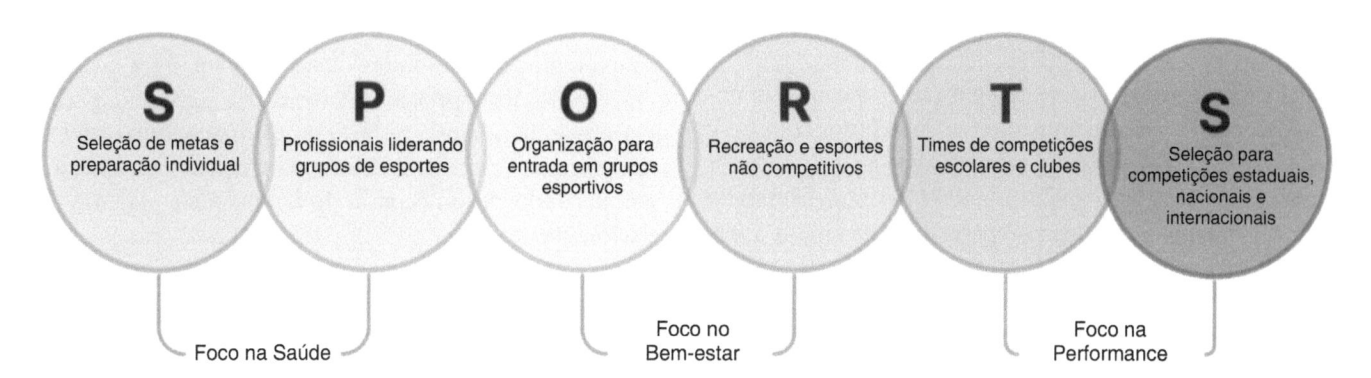

Figura 28.3 Fases do modelo SPORTS. (Adaptada de Clutterbuck *et al.*, 2018.[41])

limitações e barreiras que restringem a participação. Dessa maneira, as intervenções devem ser estruturadas de modo a englobar as questões ambientais, de estrutura e função e de atividade.

Pensando na população de jovens adultos, pode ser um momento para treinar habilidades relacionadas com o contexto esportivo e promover modificações ambientais e adaptações da atividade, podendo, assim, facilitar a transição entre as intervenções individuais para participação na comunidade de acordo com sua capacidade e interesse. Os próximos estágios – "O", "R", "T", e "S" – descrevem diferentes níveis de complexidades para manutenção da participação nesse contexto[42]. Assim, de acordo com as preferências individuais, o terapeuta deverá localizar em qual fase do modelo o cliente está localizado e onde ele deseja chegar, para que sejam estabelecidos objetivos de curto (por exemplo, competições escolares ou atividades recreativas na comunidade) e/ou longo prazo (por exemplo, competições internacionais, como Paralimpíadas).

DIRETRIZES DE ATIVIDADES EM 24 HORAS PARA CRIANÇAS E ADOLESCENTES COM PARALISIA CEREBRAL

Essas diretrizes têm por objetivo fornecer recomendações a respeito do que poderia ser a rotina ideal para essa população, considerando tempo de sono, realização de atividade física e comportamento sedentário[43]. Sabe-se que a quantidade de sono pode interferir na disposição e no desenvolvimento do adolescente e que a realização regular de atividade física favorece padrões de sono melhores. Dessa maneira, essa diretriz reconhece a importância de um equilíbrio entre esses domínios que compõem o dia.

Considerando as 24 horas do dia, Verschuren e cols.[43] desenvolveram um *checklist* para que os profissionais consigam identificar quais aspectos dos hábitos atuais necessitam ser revistos. Nesse sentido, essa *checklist* facilita o reconhecimento de pontos da rotina que estão com problemas, seja por não atingirem o mínimo de atividade física recomendada, seja por problemas de sono ou comportamento sedentário em excesso. Esse instrumento tem como referência o que as diretrizes apontam como necessário para obtenção dos benefícios provenientes da associação entre atividade física regular e sono adequado.

O infográfico tem o intuito de traduzir o conhecimento e favorecer o empoderamento dos indivíduos com PC e suas famílias a respeito dessas recomendações, podendo ser considerado uma ferramenta que auxilia os profissionais no aconselhamento e na educação parental. Além disso, apresenta as recomendações em linguagem simples e direta para facilitar o entendimento do público-alvo. Desse modo, por meio de gráfico ilustrado, informa a quantidade apropriada e recomendada de horas de sono para cada faixa etária: 8 a 10 horas para adolescentes de 14 a 17 anos.

Por meio de ilustrações e gráficos, é ressaltada a importância de se manter ativo e por quanto tempo o exercício/atividade deve ser realizado(a): 60 minutos de atividade de média intensidade diariamente, e de duas a três vezes por semana por um tempo de 20 minutos de atividade vigorosa. Em relação ao comportamento sedentário, descrito como momento sentado, incluindo tempo de uso de tela, recomenda-se que não ultrapasse 2 horas por dia, sendo ressaltada tanto a necessidade de alternar a posição como a inclinação e, se possível, realizar ortostatismo. Além disso, pontua a possibilidade de indivíduos com acometimento motor maior realizarem atividades físicas na posição sentada. No Brasil há um grupo responsável pela tradução e validação dessa *checklist*, a qual, no entanto, ainda não está disponível.

A fase de transição da adolescência para a vida adulta é ainda um período pouco explorado cientificamente em termos de abordagens terapêuticas. Além dos desafios relacionados com os aspectos emocionais, sociais e ambientais, devem ser consideradas as questões físicas que podem impactar a realização de atividades e também a participação desses indivíduos[16]. É importante que a equipe de reabilitação saiba identificar os fatores modificáveis em cada caso e consiga auxiliar o adolescente e sua família a atingirem seus objetivos. Ferramentas como o Modelo de Participação SPORTS e as diretrizes de 24 horas de atividades, apesar de não serem específicas para essa fase de vida, abordam aspectos importantes relacionados com a promoção da participação e atividade física ao longo da vida e não apenas na infância. Por isso, sua implementação é uma forma prática de direcionar as intervenções e estratégias, desenvolvendo um caminho que favoreça a adoção e a manutenção de hábitos de vida saudáveis. A participação em atividades físicas e recreativas pode ser uma alternativa para substituição gradual entre as terapias que cumprem papel importante durante a infância e a adolescência de indivíduos com PC nessa fase de transição para a vida adulta[44].

CONSIDERAÇÕES FINAIS

O aspecto multifacetado da transição para a vida adulta torna variável a conclusão desse processo para cada indivíduo nas diferentes áreas da vida, particularmente considerando os diferentes níveis funcionais dos indivíduos com PC. Essa fase consiste em um período de mudanças para todos os envolvidos nos cuidados de cada jovem. Para facilitar a navegação nesse processo é necessária a coparticipação de profissionais, familiares e do próprio indivíduo com PC para promover a melhor autonomia possível para cada jovem, partindo de um cenário de dependência para um de relacionamento.

Intervenções com foco na transição e os cuidados nessa fase da vida ainda são extremamente negligenciados. Entretanto, cabe ressaltar a importância do investimento em abordagens centradas no indivíduo com atividades significativas que possam auxiliar o desenvolvimento de suas preferências e o senso de si, a fim de promover sua participação e saúde sustentada ao longo da vida, tal como visualizado pelos modelos apresentados no texto.

Esta seção aborda temas como treino específico da tarefa de corrida (Capítulo 29), intervenção focada no contexto (Capítulo 30), *Activate-CP*: uma intervenção de ciclismo multimodal (Capítulo 31), *Sports Stars*: um programa de esportes modificados (Capítulo 32), realidade virtual (Capítulo 33) e condicionamento físico (Capítulo 34). Essas abordagens têm em comum a capacidade de escutar as preferências dos adolescentes e, dentro de uma abordagem biopsicossocial, identificar suas potencialidades e minimizar barreiras de modo a promover maiores funcionalidade e protagonismo.

Referências

1. Brasil. Lei 8.069, de 13 de julho de 1990. Estatuto da Criança e Adolescente. Disponível em: http://www.planalto.gov.br/ccivil_03/leis/l8069.htm. Acesso em: 13 abr 2023.
2. Sawyer SM, Azzopardi PS, Wickremarathne D, Patton GC. The age of adolescence. Lancet Child Adolesc Health 2018; 2(3):223-8. doi:10.1016/S2352-4642(18)30022-1.
3. Halfon N, Hochstein M. Life course health development: An integrated framework for developing health, policy, and research. Milbank Q 2002; 80(3):433-iii. doi:10.1111/1468-0009.00019.
4. Halfon N, Larson K, Lu M, Tullis E, Russ S. Life course health development: past, present and future. Matern Child Health J 2014; 18(2):344-65. doi:10.1007/s10995-013-1346-2.
5. United Nation Children's Fund Office of Research. The adolescent brain: A second window of opportunity. Florence 2017. Disponível em: www.unicef-irc.org.
6. Palisano RJ, Di Rezze B, Stewart D et al. Life course health development of individuals with neurodevelopmental conditions. Dev Med Child Neurol 2017; 59(5):470-6. doi:10.1111/dmcn.13402.
7. World Health Organization. International Classification of Functioning, Disability and Health (ICF), 2001. Disponível em: https://www.who.int/classifications/icf/en/.
8. Gorter JW, Stewart D, Woodbury-Smith M. Youth in transition: Care, health and development. Child Care Health Dev 2011; 37(6):757-63. doi:10.1111/j.1365-2214.2011.01336.x.
9. Blum RW, Garell D, Hodgman CH et al. Transition from child-centered to adult health-care systems for adolescents with chronic conditions. A position paper of the Society for Adolescent Medicine. J Adolesc Health 1993; 14(7):570-6. doi:10.1016/1054-139x(93)90143-d.
10. McDonagh JE. Growing up and moving on: Transition from pediatric to adult care. Pediatr Transplant 2005; 9(3):364-72. doi:10.1111/j.1399-3046.2004.00287.x.
11. Donkervoort M, Wiegerink DJ, van Meeteren J, Stam HJ, Roebroeck ME; Transition Research Group South West Netherlands. Transition to adulthood: Validation of the Rotterdam Transition Profile for young adults with cerebral palsy and normal intelligence. Dev Med Child Neurol 2009; 51(1):53-62. doi:10.1111/j.1469-8749.2008.03115.x.
12. Gorter JW, Morrison A, Hlyva O. Transition to adulthood with cyber guide evaluation study: Emergent transition profiles among youth with chronic health conditions. CanChild Centre for Childhood Disability Research. Hamilton, ON: McMaster University, 2012. Disponível em: www.canchild.ca.
13. Stewart D, Matt F, Law M et al. The best journey to adult life for youth with disabilities – An evidence-based model and best practice guidelines for the transition to adulthood for youth with disabilities. CanChild Centre for Childhood Disability Research. Hamilton, ON: McMaster University, 2009. Disponível em: https://www.canchild.

ca/en/resources/108-transition-to-adulthood-services-and-supports-for-youth-with-disabilities-in-ontario-best-practice-guidelines.
14. Kieckhefer GM, Trahms CM. Supporting development of children with chronic conditions: From compliance toward shared management. Pediatr Nurs 2000; 26(4):354-63.
15. Donkervoort M, Roebroeck M, Wiegerink D, van der Heijden-Maessen H, Stam H; Transition Research Group South West Netherlands. Determinants of functioning of adolescents and young adults with cerebral palsy. Disabil Rehabil 2007; 29(6):453-63. doi:10.1080/09638280600836018.
16. Hanna SE, Rosenbaum PL, Bartlett DJ et al. Stability and decline in gross motor function among children and youth with cerebral palsy aged 2 to 21 years. Dev Med Child Neurol 2009; 51(4):295-302. doi:10.1111/j.1469-8749.2008.03196.x.
17. Gajdosik CG, Cicirello N. Secondary conditions of the musculoskeletal system in adolescents and adults with cerebral palsy. Phys Occup Ther Pediatr 2001; 21(4):49-68. doi:10.1300/j006v21n04_04.
18. Alriksson-Schmidt A, Hägglund G, Rodby-Bousquet E, Westbom L. Follow-up of individuals with cerebral palsy through the transition years and description of adult life: the Swedish experience. J Pediatr Rehabil Med 2014; 7(1):53-61. doi:10.3233/PRM-140273.
19. Michelsen SI, Flachs EM, Damsgaard MT et al. European study of frequency of participation of adolescents with and without cerebral palsy. Eur J Paediatr Neurol 2014; 18(3):282-94. doi:10.1016/j.ejpn.2013.12.003.
20. Jacobson DNO, Löwing K, Hjalmarsson E, Tedroff K. Exploring social participation in young adults with cerebral palsy. J Rehabil Med 2019; 51(3):167-74. doi:10.2340/16501977-2517.
21. Anaby D, Hand C, Bradley L et al. The effect of the environment on participation of children and youth with disabilities: A scoping review. Disabil Rehabil 2013; 35(19):1589-98. doi:10.3109/0963 8288.2012.748840.
22. Smits DW, van Gorp M, van Wely L et al. Participation in social roles of adolescents with cerebral palsy: Exploring accomplishment and satisfaction. Arch Rehabil Res Clin Transl 2019; 1(3-4):100021. doi:10.1016/j.arrct.2019.100021.
23. Kingsnorth S, Lindsay S, Maxwell J et al. Bridging pediatric and adult rehabilitation services for young adults with childhood-onset disabilities: Evaluation of the LIFEspan model of transitional care. Front Pediatr 2021; 9:728640. doi:10.3389/fped.2021.728640.
24. Gorter JW, Roebroeck M. Transition to adulthood: Enhancing health and quality of life for emerging adults with neurological and developmental conditions. In: Ronen GM, Rosenbaum PL (eds.) Life quality outcomes in children and young people with neurological and developmental conditions: Concepts, evidence and practice. Mac Keith Press 2013. Chapter 22.
25. Nieuwenhuijsen C, Donkervoort M, Nieuwstraten W, Stam HJ, Roebroeck ME; Transition Research Group South West Netherlands. Experienced problems of young adults with cerebral palsy: Targets for rehabilitation care. Arch Phys Med Rehabil 2009; 90(11):1891-7. doi:10.1016/j.apmr.2009.06.014.
26. Camargo OK. Systems of care: Transition from the bio-psycho-social perspective of the International Classification of Functioning, Disability and Health. Child Care Health Dev 2011; 37(6):792-9. doi:10.1111/j.1365-2214.2011.01323.x.
27. Palisano RJ, Hanna SE, Rosenbaum PL, Tieman B. Probability of walking, wheeled mobility, and assisted mobility in children and adolescents with cerebral palsy. Dev Med Child Neurol 2010; 52(1):66-71. doi:10.1111/j.1469-8749.2009.03454.x.
28. Quesada JIP, Lucas-Cuevas AG, Belloch SL, Pérez-Soriano P. Effects of exercise in people with cerebral palsy. A review. J Phys Edu Sport 2014; 14(1):36-41. doi:10.7752/jpes.2014.01006.
29. Maltais DB, Wiart L, Fowler E, Verschuren O, Damiano DL. Health-related physical fitness for children with cerebral palsy. J Child Neurol 2014; 29(8):1091-1100. doi:10.1177/0883073814533152.
30. OMS. Diretrizes para atividade física e comportamento sedentário: num piscar de olhos. Tradução: Camargo EM, Añez CRR, 2020.

Disponível em: https://apps.who.int/iris/bitstream/handle/10665/337001/9789240014886-por.pdf.

31. Hulst RY, Gorter JW, Obeid J et al. Accelerometer-measured physical activity, sedentary behavior, and sleep in children with cerebral palsy and their adherence to the 24-hour activity guidelines. Dev Med Child Neurol 2023; 65(3):393-405. doi:10.1111/dmcn.15338.

32. Brasil. Secretaria de Direitos Humanos. Convenção sobre os direitos das pessoas com deficiência. Protocolo facultativo à convenção sobre os direitos das pessoas com deficiência. Brasília: Coordenadoria Nacional para Integração da Pessoa Portadora de Deficiência, set 2007.

33. Shields N, Willis C, Imms C et al. FitSkills: Protocol for a stepped wedge cluster randomised trial of a community-based exercise program to increase participation among young people with disability. BMJ Open 2020; 10(7):e037153. doi:10.1136/bmjopen-2020-037153.

34. Imms C, Granlund M, Wilson PH, Steenbergen B, Rosenbaum PL, Gordon AM. Participation, both a means and an end: A conceptual analysis of processes and outcomes in childhood disability. Dev Med Child Neurol 2017; 59:16-25. doi:10.1111/dmcn.13237.

35. Edwards LC, Bryant AS, Keegan RJ, Morgan K, Jones AM. Definitions, foundations and associations of physical literacy: A systematic review. Sports Med 2017; 47(1):113-6.

36. IBGE. Características gerais da população, religião e pessoas com deficiência. Censo Demográfico 2010.

37. Nystrand M, Beckung E, Dickinson H, Colver A. Stability of motor function and associated impairments between childhood and adolescence in young people with cerebral palsy in Europe. Dev Med Child Neurol 2014; 56:833-8. doi: 10.1111/dmcn.12435.

38. Stewart DA, Law MC, Rosenbaum P, Willms DG. A qualitative study of the transition to adulthood for youth with physical disabilities. Phys Occup Ther Pediatr 2001; 21(4):3-21. doi:10.1300/j006v21n04_02.

39. Kilgour G, Adair B, Stott NS, Steele M, Hogan A, Imms C. Do physical activity interventions influence subsequent attendance and involvement in physical activities for children with cerebral palsy: A systematic review. Disabil Rehabil 2022; 44(9):1682-98. doi:10.1080/09638288.2021.1909151.

40. Clutterbuck L, Auld L, Johnston M. Sports Stars: A practitioner-led, peer-group sports intervention for ambulant children with cerebral palsy. Activity and participation outcomes of a randomised controlled trial. Disabil Rehabil 2022 Mar; 44(6):948-56. doi:10.1080/09638288.2020.1783376;

41. Clutterbuck GL, Auld ML, Johnston LM. Sports Stars study protocol: A randomised, controlled trial of the effectiveness of a physiotherapist-led modified sport intervention for ambulant school-aged children with cerebral palsy. BMC Pediatr 2018; 18(1):258. doi:10.1186/s12887-018-1190-z.

42. Sousa Junior RR, Souto DO, Camargos ACR, Clutterbuck GL, Leite HR. Moving together is better: A systematic review with meta-analysis of sports-focused interventions aiming to improve physical activity participation in children and adolescents with cerebral palsy. Disabil Rehabil 2022: 1-11. doi:10.1080/09638288.2022.2098394.

43. Verschuren O, Hulst RY, Voorman J et al. 24-hour activity for children with cerebral palsy: A clinical practice guide. Dev Med Child Neurol 2021; 63(1):54-9. doi:10.1111/dmcn.14654.

44. Verschuren O, Peterson MD, Balemans AC, Hurvitz EA. Exercise and physical activity recommendations for people with cerebral palsy. Dev Med Child Neurol 2016 Aug; 58(8):798-808. doi:10.1111/dmcn.13053.

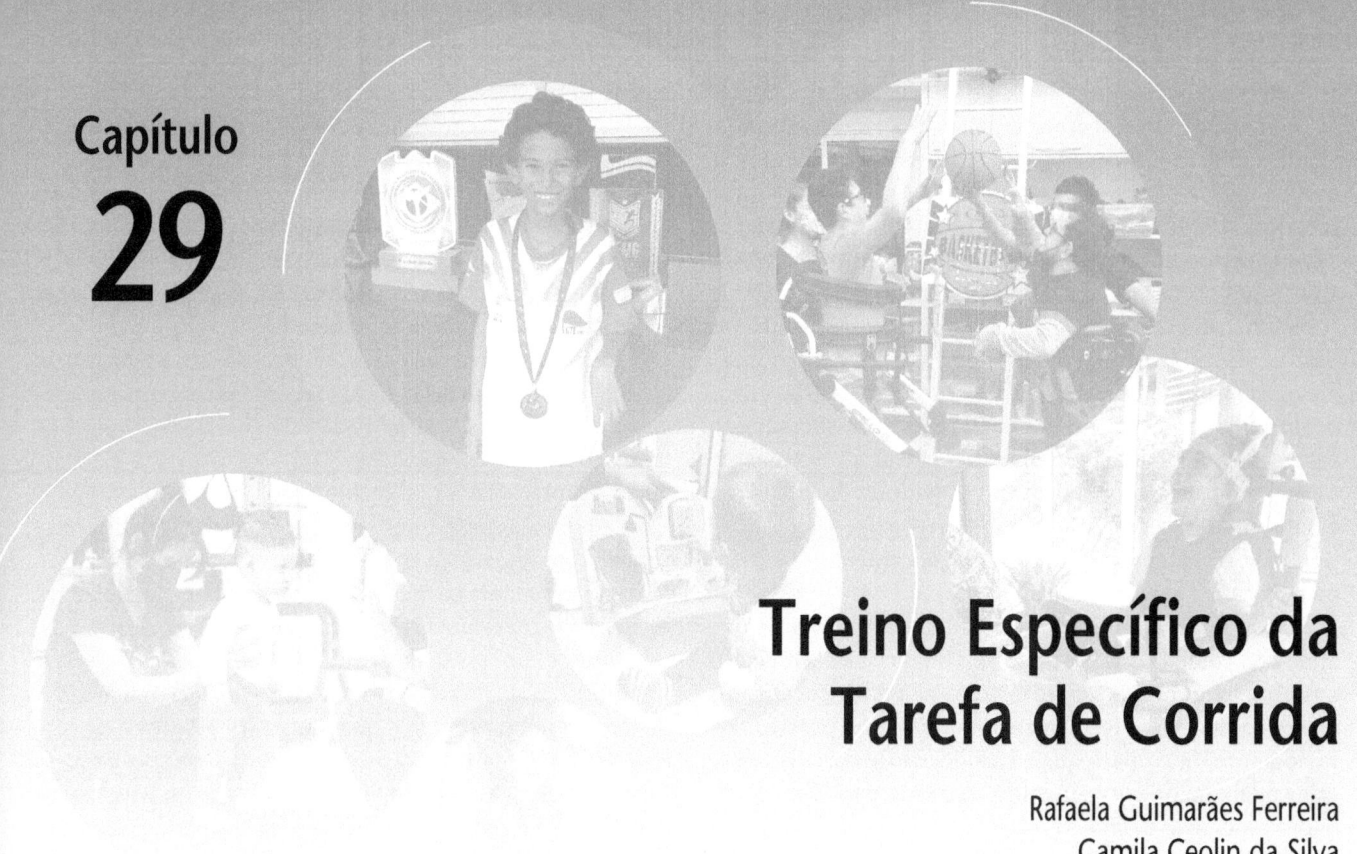

Capítulo 29

Treino Específico da Tarefa de Corrida

Rafaela Guimarães Ferreira
Camila Ceolin da Silva
Rodolfo Alex Teles
Hércules Ribeiro Leite

INTRODUÇÃO

Crianças e adolescentes com paralisia cerebral (PC) e alto nível de mobilidade apresentam maior independência na locomoção e realização de tarefas cotidianas. No entanto, habilidades motoras avançadas, como arremessar, saltar e correr, podem ser desafiadoras para esses indivíduos. Neste capítulo exploraremos o treino específico da tarefa de corrida como uma estratégia para aprimorar essas habilidades motoras em adolescentes com PC classificados nos níveis I e II do Sistema de Classificação da Função Motora Grossa (GMFCS).

PARTE I – DESCRIÇÃO DA INTERVENÇÃO

Entender o desenvolvimento motor é crucial para compreender a aquisição de habilidades motoras. Segundo o modelo teórico de Gallahue, o desenvolvimento motor se divide em quatro fases distintas[1]. A primeira é a fase motora reflexa, que marca o estágio primário do desenvolvimento. A segunda é a fase motora rudimentar, caracterizada por uma sequência de eventos previsíveis, incluindo os estágios iniciais de locomoção, como o rastejar e o engatinhar. A terceira é a fase motora fundamental, que marca o período em que a criança explora sua capacidade motora e tem novas experiências de movimento. Trata-se de uma fase de exploração em que a criança começa a desenvolver habilidades motoras avançadas. A última fase é a motora especializada, que consiste na evolução da fase motora fundamental. Nessa fase, as experiências de mobilidade são aperfeiçoadas e o movimento se torna uma ferramenta aplicada a atividades complexas do cotidiano, esportivas e recreativas[1].

É importante levar em consideração que adolescentes classificados nos níveis I e II do GMFCS, ou seja, capazes de deambular sem dispositivo de auxílio[2], apresentam limitações de atividade principalmente nas fases motoras fundamental e especializada. Tem sido apontado que o desenvolvimento de habilidades mais avançadas nesse subgrupo de crianças e adolescentes é diretamente proporcional à faixa etária, ou seja, quanto maior a idade, melhor a capacidade de execução dessas habilidades. Essa relação é mais evidente para o subgrupo de crianças e adolescentes do nível I do GMFCS, embora tenha sido verificado na literatura que ambos os subgrupos (I e II) são capazes de melhorar essas habilidades mais avançadas longitudinalmente[3]. Desse modo, é importante que os profissionais envolvidos no contexto da reabilitação com essa população estejam atentos ao desenvolvimento dessas habilidades motoras mais avançadas, de modo a maximizar o potencial de aprendizagem e evolução desse público por meio de abordagens específicas, como, por exemplo, o treino específico da tarefa (veja o Capítulo 14)[4].

A corrida é um dos esportes mais populares no mundo, já que o gesto motor da corrida faz parte dos movimentos de muitos outros esportes[5]. Essa atividade é considerada uma meta importante de intervenção, haja vista que integra muitas atividades no contexto escolar ou até mesmo no momento de atravessar uma rua[6]. A corrida, assim como o andar, é definida como um meio de locomoção que envolve o uso de ambas as pernas, alternadamente, para propiciar suporte e propulsão[7]. Pesquisadores diferenciam o andar do correr segundo o período de duplo apoio: no andar, ambos os pés estão apoiados no solo no período de duplo apoio, enquanto ao correr inexiste esse período, passando a ocorrer um período de duplo voo em que ambos os pés estão no ar[8]. Correr exige a geração de uma fase aérea, envolvendo maior deslocamento do centro de massa do que na caminhada[9].

Correr é uma habilidade de mobilidade de alto nível que apresenta características e requisitos biomecânicos específicos. Adicionalmente, a aptidão aeróbia, a potência anaeróbia e a agilidade são elementos importantes no processo de raciocínio clínico para que a habilidade de corrida possa estar relacionada com aumento da participação em atividades esportivas e de recreação[10].

O treino específico da tarefa é baseado nas metas estabelecidas em conjunto com a família e tem foco nas habilidades necessárias para execução da tarefa-alvo em questão[4]. Esse treinamento se assemelha ao objetivo da intervenção e integra princípios da aprendizagem motora, incluindo componentes que podem variar de acordo com as necessidades da habilidade a ser treinada, do ambiente, da tarefa e dos aspectos pessoais da criança ou adolescente[4]. Os ingredientes dessa abordagem incluem a prática ativa, repetitiva e intensiva da tarefa, além de estratégias de motivação[11]. Esses ingredientes, quando manipuladas, podem colaborar para melhorar o desempenho em atividades motoras avançadas (por exemplo, corrida) por meio de mecanismos relacionados com a plasticidade dependente do uso e o aprendizado pela experiência[11]. (Para mais informações sobre ingredientes e mecanismos, veja o Capítulo 2.)

O treino específico da tarefa de corrida precisa ser conduzido de acordo com princípios-chave, para que sejam alcançados melhores resultados. A especificidade dos princípios de aprendizado motor pressupõe que a aprendizagem de uma nova habilidade seja otimizada pela prática que se aproxima da habilidade-alvo. Isso sugere que, para melhorar a capacidade de corrida, a intervenção deve incluir a prática da tarefa da corrida (treino parcial ou completo da tarefa)[10]. Já o princípio da personalização destaca a importância de levar em conta as necessidades e limitações individuais de cada criança ou adolescente durante a intervenção[4]. Além disso, é importante que o treino seja conduzido por uma equipe interdisciplinar que inclua profissionais de reabilitação e educação física envolvidos no contexto de prática de atividade física daquele indivíduo. A participação da família e da escola, bem como de parceiros na comunidade, também é fundamental para garantir o sucesso da intervenção[12].

Para implementação da intervenção de maneira adequada, alguns instrumentos podem ser utilizados para avaliação dessa habilidade ou de componentes importantes dentro desse processo. No Quadro 29.1 é possível visualizar os instrumentos mais utilizados na prática clínica, bem como os domínios avaliados com base na Classificação Internacional de Funcionalidade, Incapacidade e Saúde (CIF)[13].

A avaliação adequada e a identificação das limitações de atividades, possíveis deficiências em estruturas e funções corporais relacionadas, restrições de participação e fatores contextuais são variáveis essenciais para o sucesso da implementação de intervenções na reabilitação de adolescentes com PC[15]. Após essa etapa, é importante estabelecer objetivos claros, em conjunto com o adolescente e sua família, para planejamento e execução adequados da intervenção[15]. Os objetivos estabelecidos devem ser específicos, mensuráveis, alcançáveis, relevantes e com prazo determinado (metas SMART [veja o Capítulo 2])[21]. Com isso, é possível direcionar o treinamento de forma mais específica, o que resulta em progresso consistente e em maior motivação do indivíduo. Para isso, é necessário considerar as habilidades e limitações do indivíduo, suas necessidades e expectativas, bem como a experiência clínica do profissional de reabilitação e as melhores evidências científicas disponíveis[12,21,22].

Recente revisão sistemática concluiu que o treino específico da tarefa é efetivo para melhora da função motora em crianças com PC ("faça"– "luz verde")[11]. Observa-se que a intensidade e a frequência do treino são fatores importantes para o sucesso da intervenção. Novak e cols. (2019)[11] apontaram que intervenções do tipo esportes modificados ("luz amarela") podem ser efetivas em melhorar os seguintes alvos (desfechos): velocidade de corrida, agilidade e marcha (por exemplo, comprimento passo [veja o Capítulo 20]). Ensaios clínicos randomizados (não incluídos no estudo de Novak e cols.) que analisaram a efetividade do treino específico da tarefa de corrida para melhorar essa habilidade em adolescentes com PC não apresentaram unanimidade quanto à dosagem da intervenção, variando em termos de frequência, duração e intensidade do treinamento. O Quadro 29.2 apresenta um resumo dos achados desses estudos.

De acordo com os estudos citados no Quadro 29.2, crianças e adolescentes classificados nos níveis I e II do GMFCS se beneficiaram do treino específico da tarefa corrida em relação à capacidade aeróbia e anaeróbia, agilidade, velocidade de corrida e alcance de metas relacionadas com as próprias demandas biomecânicas[10].

Destacamos aqui o estudo de Gibson e cols.[10], em que as crianças com PC (níveis I, II e III no GMFCS) eram avaliadas inicialmente quanto às características biomecânicas da marcha e seus desvios para elaboração de um programa de intervenção individualizado que atendesse essas demandas. Essa intervenção incluía uma série hierárquica de exercícios que visavam aos três principais grupos musculares responsáveis pela progressão do corpo à frente e a obtenção de uma fase aérea na corrida, ou seja, flexores plantares de tornozelo,

Quadro 29.1 Características dos instrumentos de avaliação e seus desfechos

Instrumento	Domínios da CIF	Observações
Roteiro de entrevista inspirado na Medida Canadense de Desempenho Ocupacional (COPM) *Goal Attainment Scaling* (GAS)	Estes são instrumentos de construtos abertos, porém preconiza-se o foco nos aspectos da funcionalidade do indivíduo	Para mais detalhes sobre esses instrumentos, veja o Capítulo 2[14,15]
Medida da Função Motora Grossa (GMFM)	**Atividade:** avalia atividades relacionadas com as habilidades de andar, correr e pular	Esse instrumento apresenta efeito-teto em crianças e adolescentes com os níveis I e II do GMFCS, sendo preconizado o uso de outros instrumentos[16]
Test of Gross Motor Development – Second Edition (TGMD-2)	**Atividade:** locomoção (corrida, salto sobre um pé, salto horizontal, galope, saltar com os dois pés) e controle de objetos (chutar, arremessar, pegar uma bola em quatro situações diferentes, driblar uma bola, rebater com uma raquete)	Trata-se de um teste padronizado, criado para avaliação de habilidades motoras avançadas em crianças típicas de 3 a 10 anos de idade, e que já foi validado para avaliar crianças e adolescentes com PC com idades entre 6 e 14 anos classificados nos níveis I e II do GMFCS[17]
Teste *Challenge*	**Atividade:** composto por 25 itens que avaliam habilidades de mobilidade avançada, como equilíbrio, corrida, coordenação e controle de objetos. São avaliados aspectos da capacidade de execução da atividade, bem como a precisão e a velocidade de realização	Especificamente criado para avaliar o desempenho de crianças e adolescentes de 5 a 18 anos com PC nos níveis I e II do GMFCS[18]
Medida da Participação e do Ambiente – Crianças e Jovens (PEM-CY)	**Participação:** questionário autorreportado pelos pais, avalia frequência, engajamento e desejo de mudanças nos contextos de casa, escola e comunidade	Para crianças e adolescentes de 5 a 17 anos de idade com PC[19]
Shuttle Run Test 10x5 Sprint Test (10x5mST) *Muscle Power Sprint Test*	**Estrutura e função:** tolerância ao exercício físico, capacidade aeróbia, anaeróbia, potência de membros inferiores e agilidade (testes de campo em que são coletadas variáveis como distância percorrida, velocidade e frequência cardíaca)	Para crianças e adolescentes com PC classificados nos níveis I e II do GMFCS, com idades entre 7 e 17 anos[17]
Padrão da corrida (aspectos biomecânicos)	**Estrutura e função (padrão de marcha):** avaliação objetiva (2D) dos movimentos	Aplicativo (*software*) Kinovea – instrumento válido, confiável e de fácil aplicação na prática clínica[20]

Quadro 29.2 Características dos estudos sobre o treinamento de corrida em crianças com PC

	Verschuren *et al.* (2007)[23]	Capio *et al.* (2015)[24]	Gibson *et al.* (2018)[10]
Amostra	86 participantes	26 participantes	42 participantes
Intervenção	Exercícios aeróbios e anaeróbios Atividades funcionais (corrida, mudança de direção e saltos)	Treino específico da tarefa, incluindo corrida em espaço aberto sem obstáculos	Programa individualizado de exercícios para os principais grupos musculares responsáveis pela propulsão e período aéreo da corrida (flexores plantares de tornozelo e flexores e extensores de quadril) – Intervenção em grupo – Programa domiciliar de exercícios – Treinamento de corrida
Tempo	45 minutos	45 minutos	60 minutos
Frequência	2×/semana	1×/semana	2×/ semana
Duração	32 semanas	4 semanas	12 semanas
Desfechos	Melhora da capacidade aeróbia (SRT), anaeróbia (MPST) e agilidade (10x5mST)	Melhora da velocidade de corrida	Alcance de metas relacionadas com a corrida (GAS) (p. ex., ser capaz de completar uma corrida de 50m em *x* segundos a menos do que o valor da linha de base); ser capaz de elevar a perna afetada a *x* cm do chão; Aumento da frequência de participação na escola

ECR: ensaio clínico randomizado; SRT: *Shuttle Run Test*; MPST: *Muscle Power Sprint Test*; 10x5mST: *10x5 meter Sprint Test*; GAS: *Goal Attainment Scaling*.

flexores do quadril e extensores do quadril. O programa era planejado de acordo com os princípios de aprendizagem motora, em que a prática repetitiva era um ingrediente-chave. Nesse sentido, intervenções adjuvantes eram associadas ao treino específico da tarefa de modo a potencializar o alvo (desempenho da corrida), como o treino de força ("luz verde") e o de condicionamento físico ("luz amarela")[11].

Nos estudos apresentados no Quadro 29.2, o treinamento foi liderado por profissionais de saúde qualificados e com experiência, como fisioterapeutas e profissionais de educação física especializados no atendimento a pessoas com deficiências. É importante que os profissionais envolvidos na intervenção compreendam as limitações e necessidades individuais de cada adolescente, adaptando o treinamento de acordo com essas necessidades. Além disso, é fundamental que monitorem e avaliem o progresso de cada participante durante o período da intervenção, ajustando o programa conforme necessário e garantindo a segurança, a eficácia e o sucesso da intervenção. Nenhum efeito adverso foi reportado nos estudos analisados.

A seguir será apresentado o caso clínico de um adolescente com PC, nível I do GMFCS, para ilustrar o treinamento de corrida.

PARTE II – APRESENTAÇÃO DO CASO CLÍNICO

R.C.S., 17 anos de idade, 174cm de altura, sexo masculino, com diagnóstico de PC espástica unilateral à esquerda, marcha com padrão de flexão plantar, do tipo *dropfoot*, classificado no nível I do GMFCS e no nível II do Sistema de Classificação da Habilidade Manual (MACS). Quanto à habilidade de locomoção, o adolescente é independente em todas as superfícies, recebendo classificação 6 para mobilidade em todos os ambientes (casa, escola e comunidade) na Escala de Mobilidade Funcional (FMS [Veja o capítulo 1]).

R.C.S. nasceu a termo, fruto da primeira e única gestação da mãe. Antes dos 2 anos de idade, R.C.S. apresentou uma lesão cerebral em decorrência de acidente doméstico. Depois do acidente, a família procurou atendimento com médico neurologista que, após análise dos resultados dos exames de imagem, anamnese detalhada e avaliação clínica, diagnosticou R.C.S. com PC espástica unilateral à esquerda.

A partir daí, a família procurou atendimento com outros profissionais, como ortopedista, fisioterapeuta, fonoaudiólogo, terapeuta ocupacional, psicólogo e nutricionista. R.C.S. já passou pelo procedimento cirúrgico de tenotomia do tendão do calcâneo, pois apresentava o padrão de "pé equino" durante a marcha, mas somente aos 12 anos de idade a família procurou o serviço de fisioterapia atual para atendimento. O adolescente faz uso do dispositivo *WalkAide* no membro inferior esquerdo.

A família tem boas condições socioeconômicas e acesso aos serviços de saúde de forma particular e por meio de plano de saúde. Atualmente, o adolescente recebe tratamento fisioterapêutico três vezes por semana e participa do time de basquete de sua cidade. R.C.S. é um adolescente extrovertido, comunicativo, que gosta de participar de atividades recreativas e de lazer em grupo e está sempre empenhado em aprender novas habilidades.

Na escola, participa de todas as atividades, mas apresenta algumas dificuldades em atividades que envolvam corrida.

Camada 1 – Definição das metas

Em conversa com o adolescente a respeito de suas queixas e expectativas, R.C.S. manifestou à equipe seu desejo de participar das provas de corrida da sua cidade e melhorar essa habilidade.

> **Terapeuta:** "R., você pode pensar em algumas atividades que você realmente gostaria de fazer?" (R. é encorajado a estabelecer uma meta.)
> **Adolescente:** "Gostaria de participar da prova de rua da minha cidade, que será em 12 semanas, com mais velocidade, com menos compensações e cansando-se menos."

Camada 2 – Meta realista?

- **As metas são realistas?** Sim. R. está motivado e deseja alcançar a meta elencada.
- **Viáveis?** Sim, o serviço de reabilitação oferece treinamentos comunitários e também em ambulatório.

Considerando a meta estabelecida e dentro do processo de raciocínio clínico, os profissionais elegeram os seguintes alvos ou desfechos:

- **Avaliação Cinemática da Corrida (2D) por meio do aplicativo Kinovea:** a análise da corrida foi realizada com a utilização de tênis usual, a uma velocidade de 8km/h, durante o primeiro minuto de corrida em esteira. Sete marcadores reflexivos foram colocados bilateralmente nos seguintes locais para que ângulos articulares fossem verificados: cabeça do úmero; trocânter maior do fêmur, cabeça da tíbia, tendão de Aquiles, maléolo lateral, hálux e cabeça do quinto metatarso. Os ângulos obtidos podem ser visualizados na Figura 29.1.

  Quando comparamos os ângulos articulares, no momento do contato inicial com o solo, podemos observar que o membro inferior esquerdo (MIE) apresenta os ângulos de flexão de quadril e joelho reduzidos em relação ao membro inferior direito (MID). Quando o MIE está à frente, observamos um comprimento do passo reduzido, bem como uma redução do ângulo de dorsiflexão à esquerda.

- *Muscle Power Sprint Test* **(MPST):** o tempo de cada volta, potência e os resultados de potência média e de pico foram calculados por uma planilha disponibilizadas pelos autores do teste. Os cálculos de potência do MPST estão descritos nos Quadros 29.3 e 29.4. O arquivo da planilha de cálculos pode ser obtido através do QR Code (Figura 29.2).

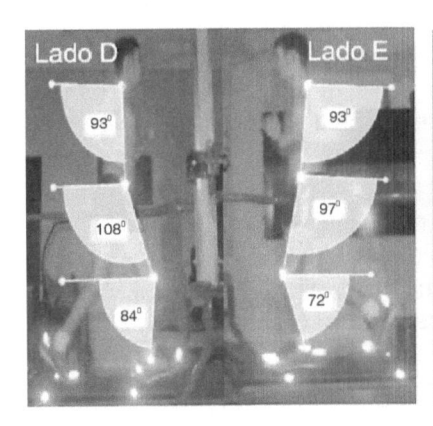 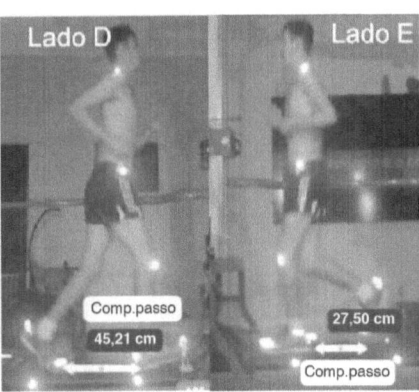 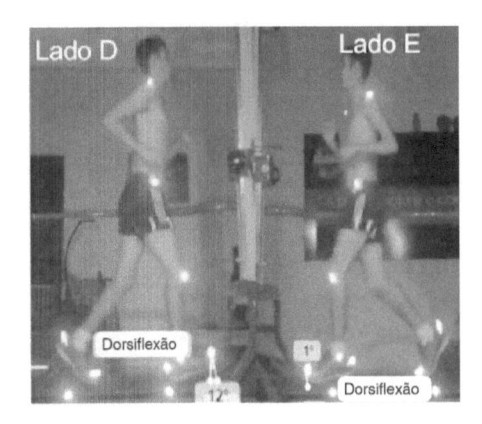

Figura 29.1 Análise biomecânica no primeiro minuto da corrida.

Quadro 29.3 Tempo de cada volta e potência atingida

Volta	Tempo da volta (segundos)	Potência (watts)
1	3,79	310,0
2	3,57	370,9
3	4,00	263,7
4	4,16	234,4
5	3,99	265,7
6	4,01	262,7

Figura 29.2 *QR Code* para acesso à planilha de cálculos do MPST.

Quadro 29.4 Resultados de potência de pico e média obtidos no teste

Potência de pico (watts)	Potência média (watts)
370,9	284,5

De acordo com os valores de referência para o teste[26], o valor médio de potência atingido por R.C.S. se encontra entre os percentis 50 e 75, o que significa que o resultado alcançado se assemelha ao de pouco mais de 50% dos adolescentes com a mesma classificação no GMFCS e altura de R.C.S. (174cm [Figura 29.3]).

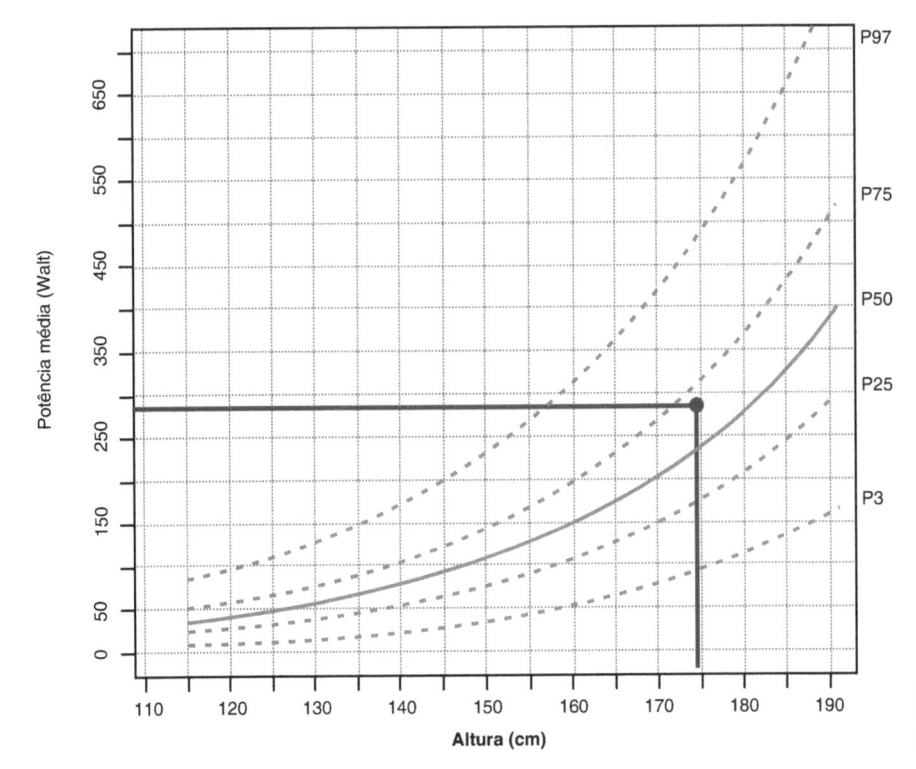

Figura 29.3 Resultado do MPST comparado a valores de referência para a população de meninos com PC do nível I no GMFCS.

Camada 3 – Prognóstico

Crianças e adolescentes com PC classificados nos níveis I e II do GMFCS têm demonstrado capacidade para melhorar suas habilidades de corrida[10], mas é importante que o programa de treinamento seja graduado adequadamente para evitar lesões e fadiga muscular excessiva.

Com os resultados dos testes, a equipe de reabilitação, a família e o adolescente definiram em conjunto duas metas com base nos objetivos apresentados e em parâmetros específicos, seguindo a metodologia SMART e escalonadas segundo a GAS (veja o Capítulo 2).

Meta 1

"Em 12 semanas, R.C.S. deverá ser capaz de correr na rua a distância mínima de uma prova de rua (3km) sem pausa para descanso, com nível de cansaço de moderado a forte (de 3 a 5 na escala de Borg [Figura 29.4])."
GAS:
- **-2:** consegue correr na rua 2,6km em 20 minutos (8km/h), com uma pausa para descanso e nível de cansaço muito forte (8/11);
- **-1:** consegue correr na rua 2,6km em 20 minutos (8km/h), sem pausa para descanso e nível de cansaço forte (6/11);
- **0:** consegue correr na rua 3km em 20 minutos (9km/h), sem pausa para descanso e nível de cansaço forte (5/11);
- **+1:** consegue correr na rua 4,5km em 30 minutos (9km/h), sem pausa para descanso e nível de cansaço moderado (4/11);
- **+2:** consegue correr na rua 5km em 30 minutos (10km/h), sem pausa para descanso e nível de cansaço moderado (3/11).

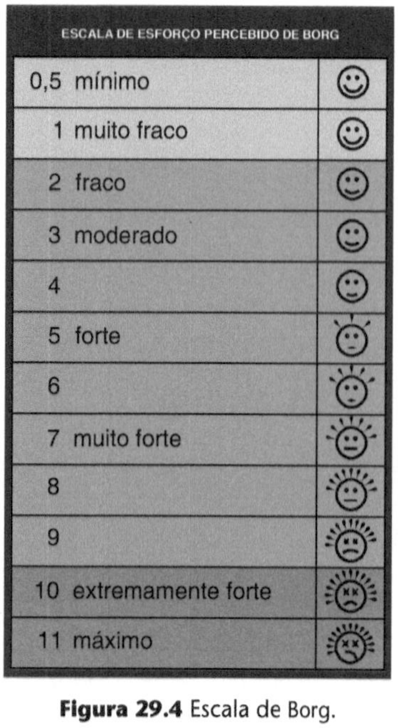

ESCALA DE ESFORÇO PERCEBIDO DE BORG	
0,5 mínimo	☺
1 muito fraco	☺
2 fraco	☺
3 moderado	☺
4	☺
5 forte	☺
6	☺
7 muito forte	☺
8	☹
9	☹
10 extremamente forte	☹
11 máximo	☹

Figura 29.4 Escala de Borg.

Meta 2

"Em 12 semanas, R.C.S. deverá ser capaz de correr em uma esteira por 60s (8km/h), com 100 graus de flexão de quadril (MIE) e 39cm de comprimento de passo (apoio MIE)."
GAS:
- **-2:** corre em uma esteira por 60s (8km/h), com 97 graus de flexão de quadril (MIE) e 29cm de comprimento de passo (apoio MIE);
- **-1:** corre em uma esteira por 60s (8km/h), com 98 graus de flexão de quadril (MIE) e 34cm de comprimento de passo (apoio MIE);
- **0:** corre em uma esteira por 60s (8km/h), com 99 graus de flexão de quadril (MIE) e 39cm de comprimento de passo (apoio MIE);
- **+1:** corre em uma esteira por 60s (8km/h), com 100 graus de flexão de quadril (MIE) e 44cm de comprimento de passo (apoio MIE);
- **+2:** corre em uma esteira por 60s (8km/h), com 101 graus de flexão de quadril (MIE) e 49cm de comprimento de passo (apoio MIE).

Camada 4 – Intervenção

A intervenção foi baseada no estudo de Gibson e cols.[10]. Considerando que no momento da intervenção R.C.S. era o único adolescente com essa meta, não foi possível estabelecer a intervenção em grupo conforme o preconizado (um terapeuta para três crianças). Outras adaptações também foram realizadas em razão dos recursos disponíveis na clínica. Cabe ressaltar que todos os ingredientes preconizados pelos autores do artigo original foram mantidos. As atividades tinham como foco os flexores plantares, flexores e extensores de quadril, considerando avaliação cinemática individual previamente realizada.

Intervenção-chave: treino específico da tarefa de corrida ("sinal verde").
Mecanismo: plasticidade dependente do uso e prática pela experiência.
Intervenção adjuvante: treinamento de fortalecimento muscular (veja o Capítulo 27 ["sinal verde"]).
Mecanismo: hipertrofia muscular e mudança na eficiência do sistema muscular.
Intervenção adjuvante: treinamento de condicionamento físico (veja o Capítulo 34 ["sinal amarelo"]).
Mecanismo: mudança no funcionamento de órgãos (sistemas cardiorrespiratório e muscular).

Camada 5 – Modo (planejando a intervenção)

O treino específico da tarefa de corrida foi realizado três vezes por semana (totalizando 180 minutos/semana) em ambiente ambulatorial (treino no solo e esteira) e comunitário (quadra próxima à clínica). Treino progredido de forma incremental pelo fisioterapeuta. Uma fisioterapeuta realizava a intervenção com apenas um adolescente. A intervenção foi programada para 12 semanas. Na Figura 29.5 são observadas as características das sessões de intervenções e as respectivas progressões do treino de habilidades realizado no solo.

Atividades	Descrição
Alongamentos MMII	Frequência 1x (realizados no início e término das sessões)
Aquecimento - Bicicleta ergométrica	5 min
Exercícios Pliométricos 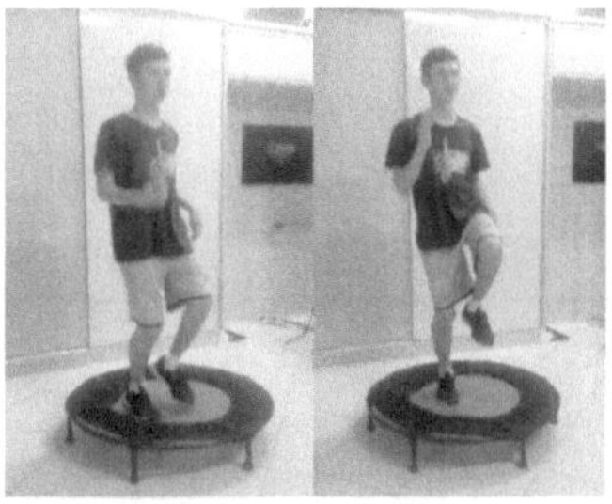 Saltos/gesto motor utilizando uma cama elástica 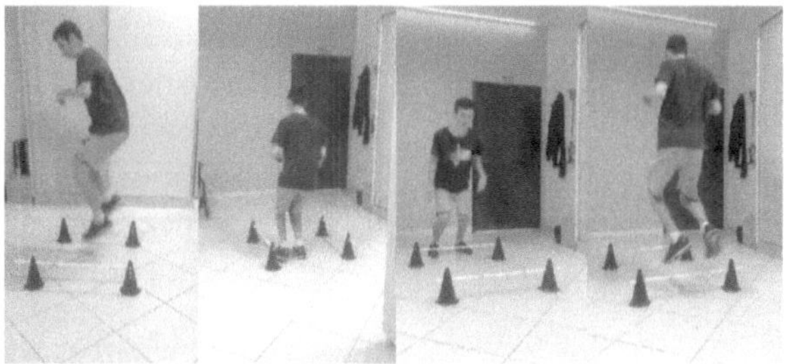 Saltos com cones - frontais e laterais	Início série de 2x3 repetições, progredindo para 3x5 repetições
Agilidade e Mobilidade 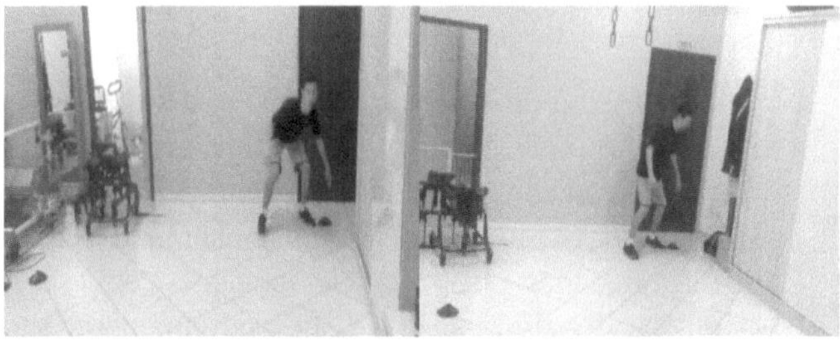 Mudança de direção entre os discos 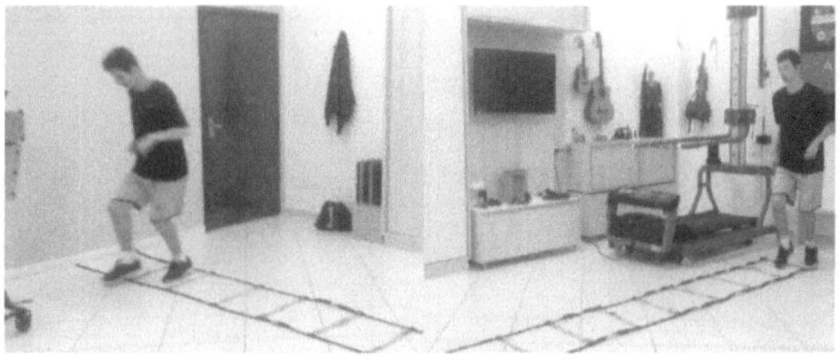 Escada de agilidade *Sprints*/Tiros - corrida anterior e posterior *Sprints*/Tiros intercalados com passada *Sprints*/Tiros com troca de direção rápida	Início série de 2x3 repetições, progredindo para 3x5 repetições
1º Treinos ou estações, 2º Joelhos elevados, 3º Pulos 4º Pular encostando os pés nas nádegas, 5º Pular com os joelhos elevados 6º Exercícios de tornozelo. 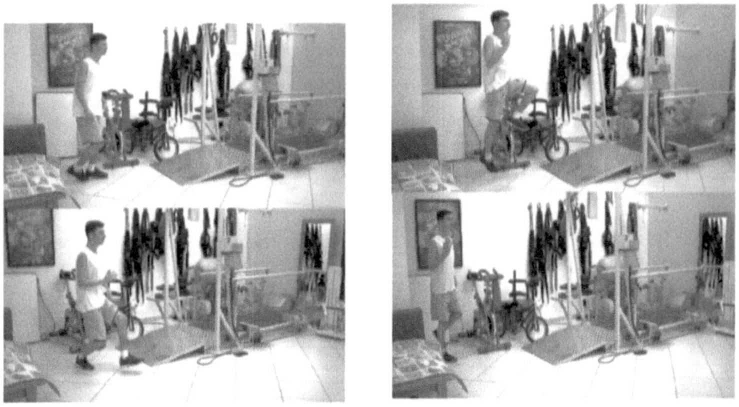	Início com 2x3 repetições, progredindo para 3x5 séries. Realizando no mínimo três por sessão

Figura 29.5 Características das sessões de intervenção e respectivas progressões do treino de habilidades no solo. Para ver exemplos destes *drills* ou treinos, procure no *Youtube* usando palavras-chave em inglês (p. ex., *drills running* etc.).

Camada 6 – Dose

Terapeuta: "R., você precisará comparecer à clínica três vezes por semana durante as próximas 12 semanas (inclui treino em ambulatório e comunidade [total de 3 horas/semana nas próximas 12 semanas]). Como você acha que conseguirá encaixar isso na sua rotina atual?"

R.C.S. e sua família são incentivados a pensar sobre as possíveis barreiras e facilitadores para seu envolvimento no programa de treinamento.

Barreiras percebidas (identificadas por R.C.S. e sua família)

• Agenda de vida ocupada, mas capaz de adiar outros compromissos para arranjar tempo para a intervenção.
• R.C.S. não gosta de se exercitar no calor. Ele prefere correr quando o sol está menos forte.
• R.C.S. pode ficar entediado ao correr dentro da clínica. Uma lista de reprodução com músicas pode ajudá-lo a se manter motivado.

Facilitadores percebidos

• R.C.S. adora músicas e criará uma *playlist* para ouvir durante as sessões.
• Passeios à tarde com os amigos da escola ou familiares poderão ser uma ótima oportunidade para colocar em prática a corrida na comunidade.
• R.C.S. está motivado a acompanhar a distância total que correu durante o programa de intervenção. Ele usará aplicativos para rastrear sua velocidade e distância ao se exercitar na comunidade.
• A família de R.C.S. o apoia e encoraja a seguir em frente com seus objetivos.

Camada 7 – As metas foram alcançadas?

Terapeuta: "Você agora é capaz de correr na rua com um melhor padrão, com velocidade média de 9km/h e cansando-se menos (GAS meta 1: início: -2; após intervenção: +1; GAS meta 2: início: -2; após intervenção -1). Ao iniciar a intervenção, você levava 30 minutos para completar metade dessa distância e parava para descansar com cansaço muito forte. Parece que o treino específico da tarefa de corrida te ajudou a se aproximar do seu objetivo!"

Os resultados obtidos na reavaliação estão escritos a seguir:

Avaliação cinemática da corrida (2D) por meio do aplicativo Kinovea® (Figura 29.6)

• Os ângulos de tronco, quadril e joelho foram maiores em relação à primeira avaliação em ambos os lados.
• O comprimento do passo aumentou em ambos os membros, com ganho de aproximadamente 5cm no MID e 11cm no MIE.
• Permanece uma diferença significativa entre os membros, mas o membro acometido tem comprimento de passo menor.
• Percebe-se diminuição da dorsiflexão em ambos os membros inferiores durante o contato inicial.

Após algumas semanas de treino específico da tarefa de corrida, foi possível perceber uma diminuição da assimetria no gesto motor da corrida.

Muscle Power Sprint Test (MPST [Quadros 29.5 e 29.6])

O valor médio de potência atingido por R.C.S. passou de 284,5W para 666,2W. Isso significa uma melhora significativa do adolescente, que saiu do percentil 50 para o 97, o que significa que o resultado alcançado inicialmente, semelhante ao de pouco mais de 50% dos adolescentes com as mesmas classificação e altura de R.C.S., após o treinamento superou 97% desses adolescentes (Figura 29.7).

Quadro 29.5 Comparação dos resultados de tempo e potência de cada volta do MPST na avaliação e reavaliação

Volta	Tempo da volta (segundos)		Potência (watts)	
	Avaliação	Reavaliação	Avaliação	Reavaliação
1	3,79	3,37	310,0	440,9
2	3,57	3,25	370,9	493,9
3	4,00	3,08	263,7	580,4
4	4,16	2,93	234,4	674,3
5	3,99	2,86	265,7	721,3
6	4,01	2,5	262,7	1086,5

Quadro 29.6 Comparação dos resultados

Potência de pico (Watts)		Potência média (watts)	
Avaliação	Reavaliação	Avaliação	Reavaliação
370,9	1.086,5	284,5	666,2

Ângulos articulares no primeiro minuto de corrida (tronco, quadril e joelho)	
Avaliação	Reavaliação

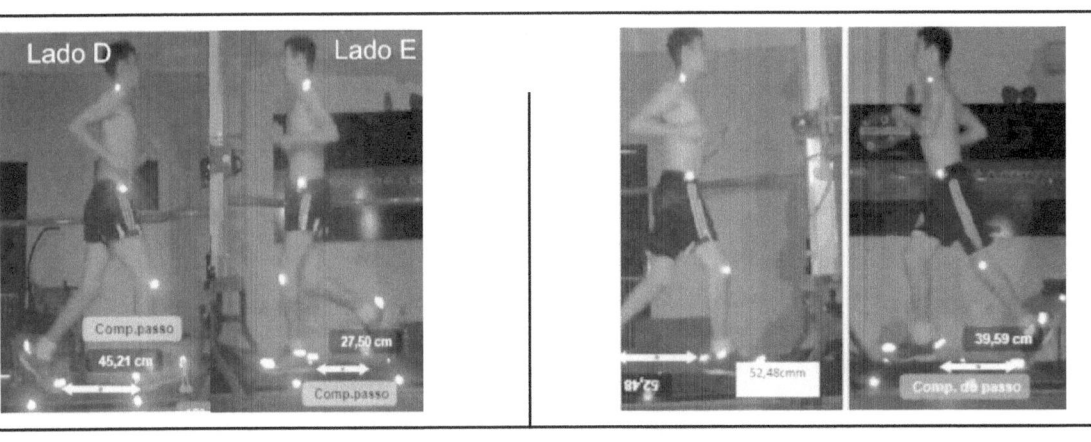

Comprimento de passo no primeiro minuto de corrida

Dorsiflexão no primeiro minuto de corrida

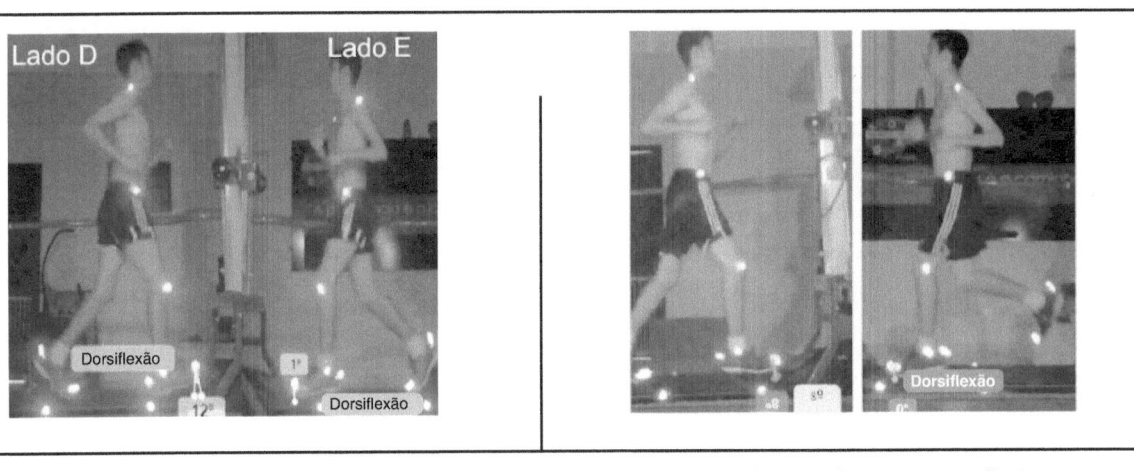

Figura 29.6 Comparação da análise biomecânica no primeiro minuto de corrida na avaliação e na reavaliação.

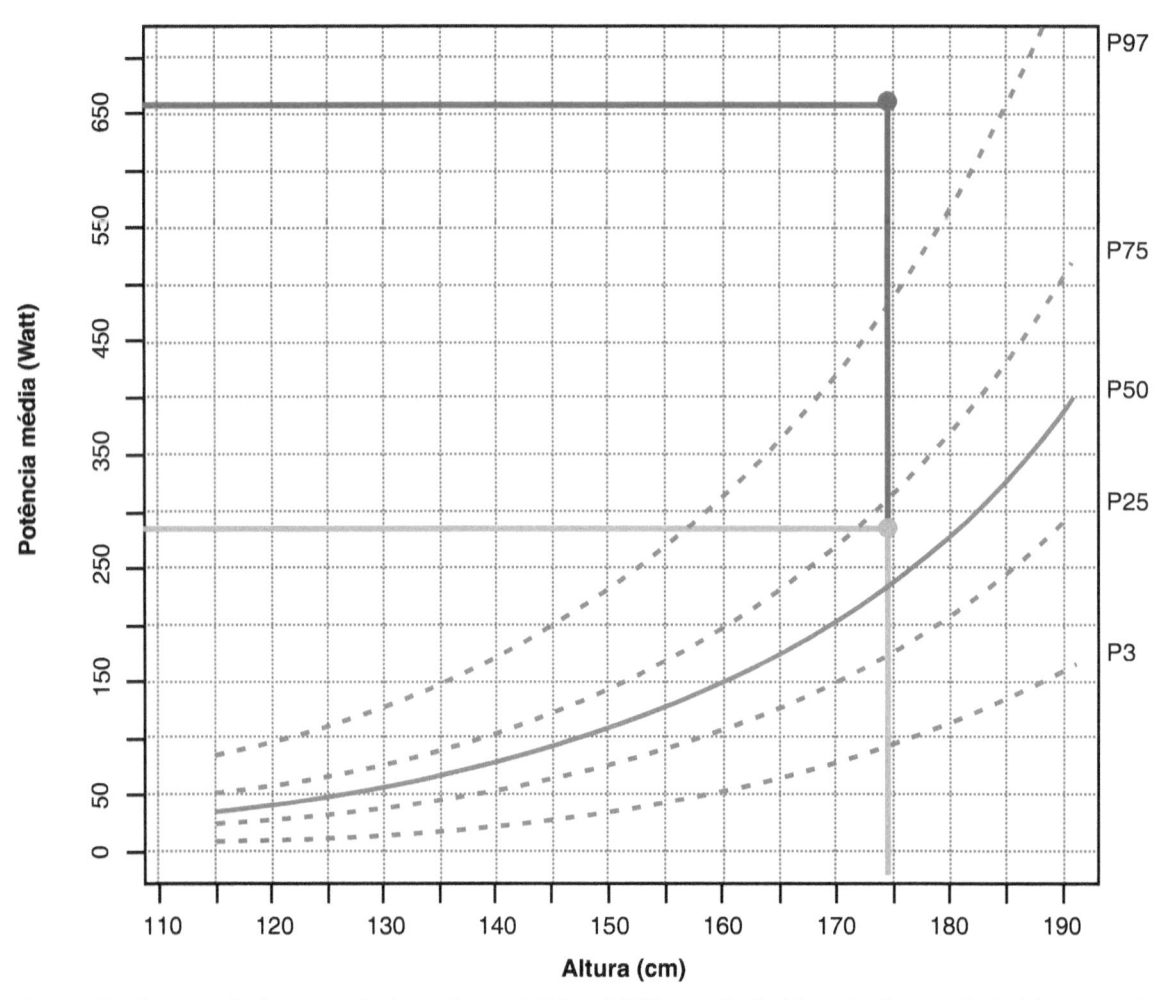

Figura 29.7 Comparação dos percentis alcançados por R.C.S. no MPST na avaliação (cinza claro) e reavaliação (cinza escuro).

CONSIDERAÇÕES FINAIS

O treino específico da tarefa de corrida para adolescentes com PC pode ter muitos benefícios, mas é importante que essa intervenção seja individualizada e adaptada às necessidades e limitações de cada pessoa, levando em consideração fatores como a classificação da função motora grossa, a idade do adolescente, o nível de habilidade preexistente e as metas construídas em conjunto com o indivíduo e a família. O treino deve ser liderado por profissional qualificado, que possa ajustar o programa de treinamento de acordo com a evolução do adolescente.

No caso clínico apresentado (Figura 29.8), R.C.S conseguiu alcançar a meta traçada em conjunto com o profissional de reabilitação que o acompanhava. A partir de então, é necessário cada vez mais que o adolescente, em parceria com a família e a equipe de reabilitação, transfira a habilidade adquirida para seu cotidiano e insira a atividade em seu contexto de maneira sistematizada, buscando alcançar novas metas relacionadas com essa atividade, de modo a realizar seus desejos e suprir suas expectativas para o futuro.

R.C.S., 17 anos de idade, sexo masculino, com diagnóstico de paralisia cerebral (PC) espástica unilateral à esquerda, classificado nos níveis I do GMFCS e II do MACS

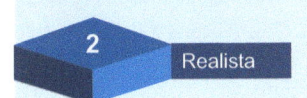

❝ TERAPEUTA: R., Se você pudesse fazer algo de diferente, o que seria?
R.C.S. Gostaria de participar da prova de rua da minha cidade, que será em 12 semanas, com mais velocidade, menos compensações e cansando-se menos.
R. é capaz de correr 2,8km em 20 minutos, mas precisa de pausa para descansos. A distância mínima de uma prova de corrida é de 3km.

REALISTA? SIM. R. está motivado e deseja alcançar a meta elencada.
VIÁVEL? Sim, o serviço de reabilitação oferece treinamentos comunitários e também em ambulatório.

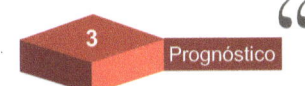

❝ ADOLESCENTE: Se trabalharmos bastante, eu conseguirei correr a prova de rua de 3km?

❝ TERAPEUTA: Sim, você poderá realizar a habilidade de corrida com poucas limitações e melhorá-la com o treinamento.
Foram estabelecidas duas metas GAS relacionadas aos objetivos estabelecidos na camada 1 (GAS META 1 E 2= NÍVEL -2).

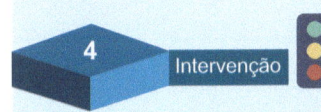

TREINO ESPECÍFICO DA TAREFA para melhorar a habilidade da corrida
MECANISMO: Plasticidade dependente do uso e aprendizado pela experiência
FORTALECIMENTO MUSCULAR
MECANISMO: Produzir hipertrofia e aumentar a eficiência dos flexores plantares, flexores e extensores do quadril

TREINO DE CONDICIONAMENTO FÍSICO
MECANISMO: Mudança no funcionamento de órgãos (sistemas cardiorrespiratório e muscular)

SUPORTE FAMILIAR: A família identificou locais próximos à casa nos quais o adolescente pode treinar a tarefa na rua em segurança, e se comprometeu a acompanhá-lo semanalmente para que ele possa praticar a corrida de rua.

TREINO ESPECÍFICO DA TAREFA: 3x por semana (total 180 min/semana). Este treino será realizado tanto em ambiente ambulatorial quanto em ambiente externo e progredido de forma incremental pelo fisioterapeuta.
1 Fisioterapeuta: 1 criança

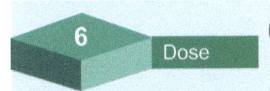

❝ TERAPEUTA: R., você precisará comparecer à clínica 3x por semana durante as próximas 12 semanas (inclui treino em ambulatório e comunidade). Como você acha que conseguirá encaixar isso na sua rotina atual?
R: A minha rotina é ocupada, mas eu e minha família conseguiremos nos organizar para realizarmos a intervenção. Além disso, passeios com os amigos e a família são boas oportunidades para me exercitar e colocar em prática o treinamento!

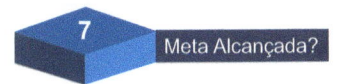

TERAPEUTA: Você é capaz de correr na rua com um melhor padrão, com velocidade média de 9km/h e se cansando menos (GAS meta 1: início: -2; após intervenção: +1; GAS meta 2: início: -2; após intervenção -1). Ao iniciar a intervenção, você levava 30 minutos para completar metade dessa distância e parava para descansar com cansaço muito forte. Parece que o treino específico da tarefa de corrida o ajudou a se aproximar do seu objetivo!

Figura 29.8 Resumo do processo de tomadas de decisões baseadas em evidências – modelo READ (veja o Capítulo 2). (Adaptada de Novak *et al.*, 2021.)

Referências

1. Gallahue D, Ozmund JC, Goodway JD. Compreendendo o desenvolvimento motor: Bebês, crianças, adolescentes e adultos. 7.ed. AMGH Editora, 2013.
2. Palisano RJ, Rosenbaum P, Bartlett D, Livingston MH. Content validity of the expanded and revised Gross Motor Function Classification System. Dev Med Child Neurol 2008; 50(10).
3. Rosenbaum PL, Walter SD, Hanna SE et al. Prognosis for gross motor function in cerebral palsy: Creation of motor development curves. JAMA 2002; 288(11).
4. Toovey R, Bernie C, Harvey AR, McGinley JL, Spittle AJ. Task-specific gross motor skills training for ambulant school-aged children with cerebral palsy: A systematic review. BMJ Paediatr Open 2017; 1(1).
5. Murphy K, Curry EJ, Matzkin EG. Barefoot running: Does it prevent injuries? Sports Medicine 2013; Vol. 43.
6. Verschuren O, Ketelaar M, Takken T, Helders PJM, Gorter JW. Exercise programs for children with cerebral palsy: A systematic review of the literature. Am J Phys Med Rehabil 2008; 87(5).
7. Whittle MW. Gain analysis: An introduction. Library. 2002; Vol. 3.
8. Novacheck TF. The biomechanics of running. Gait and Posture 1998; Vol. 7.
9. Whitall J, Getchell N. From walking to running: Applying a dynamical systems approach to the development of locomotor skills. Child Dev 1995; 66(5).
10. Gibson N, Chappell A, Blackmore AM et al. The effect of a running intervention on running ability and participation in children with cerebral palsy: A randomized controlled trial. Disabil Rehabil 2018; 40(25).
11. Novak I, Morgan C, Fahey M et al. State of the Evidence Traffic Lights 2019: Systematic review of interventions for preventing and treating children with cerebral palsy. Current Neurol Neurosci Rep 2020; Vol. 20.
12. King G, Chiarello L. Family-centered care for children with cerebral palsy: Conceptual and practical considerations to advance care and practice. J Child Neurol 2014; Vol. 29.
13. Dahl TH. International Classification of Functioning, Disability and Health: An introduction and discussion of its potential impact on rehabilitation services and research. J Rehabil Med 2002; 34(5).
14. Law M, Baptiste S, Mccoll M, Opzoomer A, Polatajko H, Pollock N. The Canadian Occupational Performance Measure: An outcome measure for occupational therapy. Can J Occup Ther 1990; 57(2).

15. King GA, McDougall J, Palisano RJ, Gritzan J, Tucker MA. Goal attainment scaling: Its use in evaluating, pediatric therapy programs. Phys Occup Ther Pediatr 2000; 19(2).
16. Russell DJ, Avery LM, Rosenbaum PL, Raina PS, Walter SD, Palisano RJ. Improved scaling of the gross motor function measure for children with cerebral palsy: Evidence of reliability and validity. Phys Ther 2000; 80(9).
17. Clutterbuck GL, Auld ML, Johnston LM. High-level motor skills assessment for ambulant children with cerebral palsy: A systematic review and decision tree. Dev Med Child Neurol 2020; Vol. 62.
18. Glazebrook CM, Wright FV. Measuring advanced motor skills in children with cerebral palsy: Further development of the challenge module. Pediatr Phys Ther 2014; 26(2).
19. Galvão ÉRVP, Cazeiro APM, Campos AC, Longo E. Medida da Participação e do Ambiente – Crianças e Jovens (PEM-CY). Rev Ter Ocup USP 2018; 29(3).
20. Puig-Diví A, Escalona-Marfil C, Padullés-Riu JM, Busquets A, Padullés-Chando X, Marcos-Ruiz D. Validity and reliability of the Kinovea program in obtaining angles and distances using coordinates in 4 perspectives. PLoS One 2019; 14(6).
21. Bexelius A, Carlberg EB, Löwing K. Quality of goal setting in pediatric rehabilitation –A SMART approach. Child Care Health Dev 2018; 44(6).
22. Hertsyk A. Smart goal setting in physical therapy. Educ física, esporte, saúde e saúde na Soc Mod uma coleção Trab científicos 2016; 2(34).
23. Verschuren O, Ketelaar M, Gorter JW, Helders PJM, Uiterwaal CSPM, Takken T. Exercise training program in children and adolescents with cerebral palsy: A randomized controlled trial. Arch Pediatr Adolesc Med 2007; 161(11).
24. Capio CM, Sit CHP, Eguia KF, Abernethy B, Masters RSW. Fundamental movement skills training to promote physical activity in children with and without disability: A pilot study. J Sport Heal Sci 2015; 4(3).
25. Verschuren O, Takken T, Ketelaar M, Gorter JW, Helders PJM. Reliability for running tests for measuring agility and anaerobic muscle power in children and adolescents with cerebral palsy. Pediatric Physical Therapy 2007; 19(2).
26. Verschuren O, Bongers BC, Obeid J, Ruyten T, Takken T. Validity of the muscle power sprint test in ambulatory youth with cerebral palsy. Pediatric Physical Therapy 2013; 25(1):25-8.

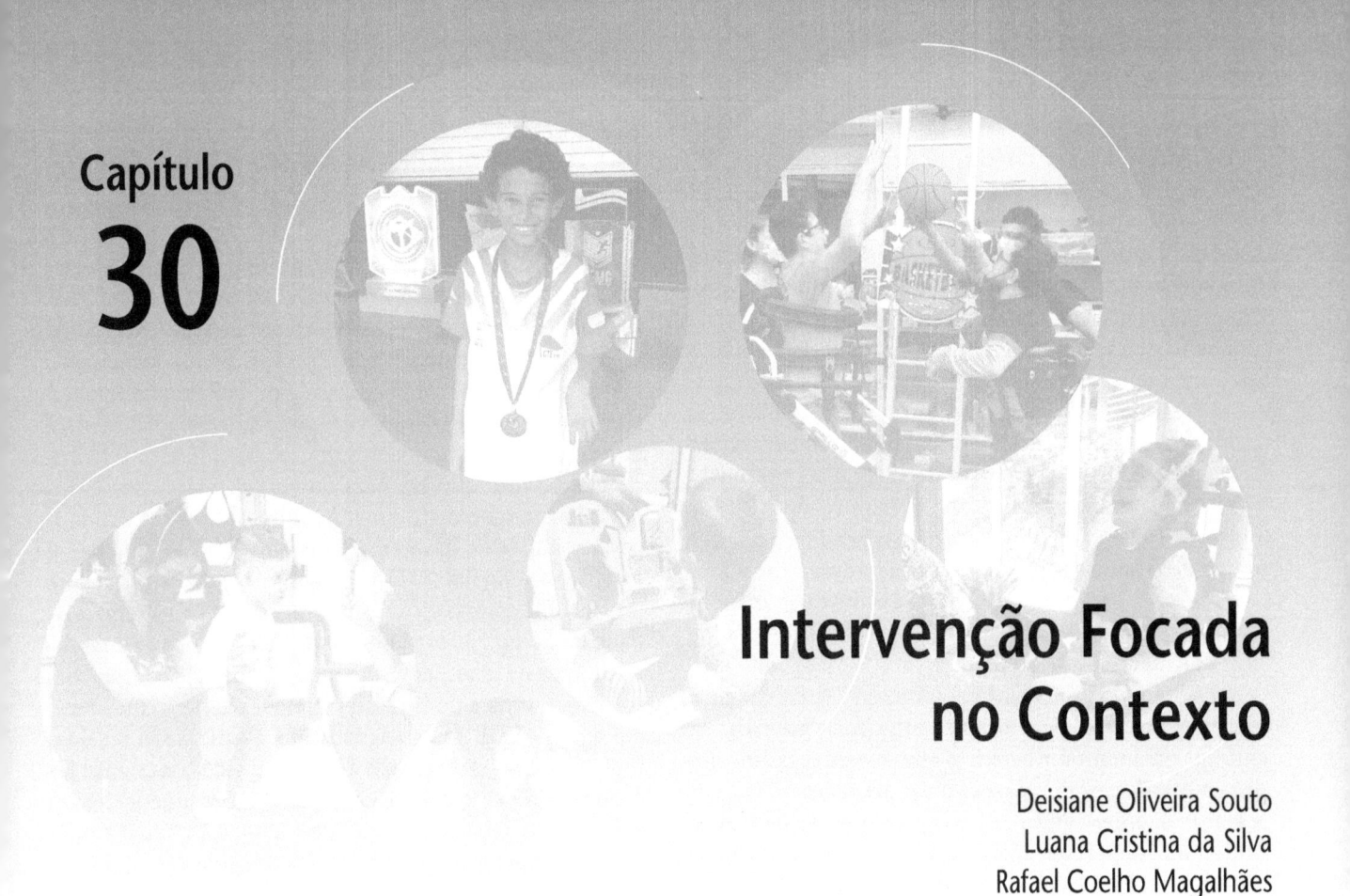

Capítulo 30

Intervenção Focada no Contexto

Deisiane Oliveira Souto
Luana Cristina da Silva
Rafael Coelho Magalhães
Hércules Ribeiro Leite

INTRODUÇÃO

A participação é importante para o desenvolvimento e o bem-estar de crianças, adolescentes e jovens com paralisia cerebral (PC) e tem sido reconhecida como desfecho relevante das intervenções no campo da reabilitação[1]. Existem evidências de que o ambiente (físico, social, atitudinal, familiar e institucional) é uma variável potencialmente modificável para melhorar os níveis de participação de indivíduos com deficiência, como a PC[2,3]. O ambiente pode determinar como as crianças são capazes de participar e, portanto, é uma área de intervenção promissora. Assim, modificações no ambiente podem ser alvo de intervenção para promover a participação de crianças/adolescentes e jovens com deficiências[4].

Nos últimos anos, a prática da fisioterapia e terapia ocupacional tem sido enriquecida a partir da incorporação de intervenções que têm como foco o contexto (ambiente). Intervenções focadas no contexto são estratégias que visam modificar a tarefa ou o ambiente, contrastando com as intervenções que se concentram apenas em mudanças nas estruturas e funções do corpo[4-6]. Essas intervenções, em geral, focam no ambiente natural desses indivíduos, como a casa, a escola e a comunidade, e são consideradas estratégias eficazes para promover a participação em contextos relevantes da vida real[6]. As intervenções focadas no contexto têm emergido como estratégias baseadas em evidências capazes de atender às complexas necessidades das crianças/adolescentes/jovens com PC e suas famílias[4]. A intervenção Caminhos e Recursos para o Engajamento e a Participação (PREP)[4] é um exemplo dessa abordagem.

Neste capítulo serão abordadas as principais características do PREP, uma intervenção focada no contexto que tem apresentado resultados promissores em adolescentes com PC. Uma descrição mais detalhada dessa intervenção, considerando os fundamentos teóricos e práticos, bem como seus ingredientes e mecanismos, pode ser encontrada nos Capítulos 21 e 22. Em seguida, será apresentado um caso clínico que exemplifica como a intervenção pode ser utilizada na prática clínica em um adolescente com PC.

PARTE I – DESCRIÇÃO DA INTERVENÇÃO

O PREP consiste em uma estratégia de intervenção focada no contexto e destinada a melhorar a participação em atividades de interesse da criança/adolescente/jovem e sua família por meio de modificações em fatores ambientais[4,9,10]. É considerada uma abordagem focada no contexto, na qual o prestador de serviço em saúde, juntamente com a criança/adolescente/jovem e pais/cuidadores, identifica aspectos do ambiente e da atividade que apoiam ou dificultam sua participação[4,10].

Desenvolvida por terapeutas ocupacionais, o PREP pode ser utilizado por prestadores de serviço em saúde que atuam em uma variedade de situações de prática. Além disso, a colaboração entre profissionais das diversas áreas da saúde, assim como de treinadores, professores e indivíduos de instituições comunitárias, é essencial para lidar com as barreiras ambientais enfrentadas. Para utilização dessa intervenção, recomenda-se que o profissional leia o manual disponível para compra no *site* da *CanChild* (https://www.canchild.ca/en/shop/25-prep-intervention-protocol) e faça o treinamento *online*, disponível no *link* https://www.prepintervention.ca/. O manual do PREP foi traduzido e adaptado para o português brasileiro por uma equipe de pesquisadores das áreas de terapia ocupacional e fisioterapia da UFPb e UFMG e encontra-se disponível para venda no *link* https://www.canchild.ca/en/shop/25-prep-intervention-protocol.

As sessões do protocolo de intervenção PREP devem se concentrar na implementação de estratégias baseadas em soluções para remover barreiras ambientais e, assim, atingir as metas de participação definidas pelo cliente[4]. Durante as etapas da intervenção PREP, o prestador de serviço em saúde, juntamente com a criança/adolescente/jovem e pais/cuidadores, desenvolve e implementa um plano cujo objetivo é minimizar as barreiras ambientais e construir apoios de modo a possibilitar a participação do cliente em atividades de sua escolha[4].

Estudos envolvendo o PREP têm sido publicados com amostras de adolescentes e adultos jovens e apresentado resultados positivos[4,8,10]. O PREP foi testado em uma população de adolescentes de 12 a 18 anos com diversas deficiências físicas, entre as quais a PC, e se mostrou eficaz em aumentar a participação comunitária, assim como desfechos de estrutura e função do corpo[4,8]. Anaby e cols.[4] mostraram que 28 adolescentes participaram com sucesso das atividades escolhidas, como "fazer compras com amigos" e "andar de bicicleta", além de manter níveis de desempenho maiores nessas atividades após o término da intervenção[4]. Em vista disso, o PREP se mostra capaz de melhorar a participação de adolescentes com PC.

Segurança e eventos adversos

Os riscos associados à intervenção irão variar de acordo com a tarefa de interesse do participante e as estratégias elencadas pela equipe. Os riscos podem ser minimizados a partir de uma avaliação adequada do terapeuta quanto ao contexto em que a tarefa será realizada a fim de identificar os possíveis fatores de risco (tal como para lesões esportivas) e orientar a família e o adolescente sobre como minimizá-los.

PARTE II – APRESENTAÇÃO DO CASO CLÍNICO

D.V.O., sexo masculino, tem 13 anos de idade e foi diagnosticado com PC espástica bilateral, sendo classificado como nível II no Sistema de Classificação da Função Motora Grossa (GMFCS), nível I no Sistema de Classificação da Habilidade Manual (MACS) e nível I no Sistema de Classificação da Comunicação Funcional (CFCS). Além disso, o adolescente apresenta classificação 6 na Escala de Mobilidade Funcional, considerando os contextos casa (5m) e escola (50m), e 5, considerando o ambiente comunitário (500m).

Não foi realizado pré-natal durante a gestação de D.V.O., o qual nasceu prematuramente, com 29 semanas de idade gestacional, ficando internado na Unidade de Tratamento Intensivo Neonatal (UTIN) por 13 dias. No primeiro ano de vida, foi diagnosticado com retinopatia da prematuridade e estrabismo convergente. D.V.O. alcançou a marcha aos 3 anos de idade, apresentando atualmente padrão com rotação interna e flexão de quadris, flexão de joelhos e pés em equino. O diagnóstico de PC foi estabelecido recentemente (2022), porém desde os 7 anos de idade a criança faz acompanhamento com fisioterapeutas. Atualmente, realiza atendimentos fisioterapêuticos e reabilitação visual em regime periódico pelo Sistema Único de Saúde (SUS). Possui um par de órteses tornozelo-pé (AFO) rígidas e óculos de correção de refração.

O adolescente é inteligente, gentil e reservado e se mostra muito sociável com os amigos. Além disso, gosta de jogos *online* e passa a maior parte do dia utilizando dispositivos com telas. Atualmente, não realiza exercícios físicos de maneira periódica, mas já fez natação e participou de um projeto que focava no treino de habilidades esportivas, intitulado *Sports Stars* (veja o Capítulo 20). D.V.O. reside com a mãe, o padrasto e o irmão mais velho. A família é muito participativa e empenhada nos cuidados em saúde do adolescente e mora próximo à casa dos avós maternos, os quais são muito amorosos com D.V.O. Ele frequenta a escola comum da rede regular de ensino, participa ativamente da educação física e tem amigos. Além disso, tem primos na região em que mora, os quais brincam com o adolescente periodicamente.

As demandas do adolescente foram coletadas utilizando a folha de metas das Minhas Palavras Favoritas (*F-words*), na qual foram documentadas as metas relacionadas com função, família, saúde, diversão, amigos e futuro (Figura 30.1). Entre as metas estipuladas, o adolescente apontou demandas de participação com o irmão, os primos e os amigos na prática de basquete e o interesse em andar de *skate*. Assim, uma equipe composta por fisioterapeutas e terapeutas ocupacionais convidou D.V.O. e sua família para participar da intervenção com o protocolo PREP. O passo a passo do processo será descrito a seguir e o resumo do caso clínico pode ser consultado nas Figuras 30.2A e B.

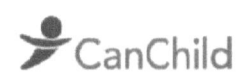 **CanChild** **Folha de Metas das Palavras Favoritas (F-words)**

Nome: *D.V.O.*   **Data:** *12/08/2022*

Instruções: Por favor, use esse formulário para escrever uma meta para cada uma das suas Palavras Favoritas (F-words-Função, Família, Saúde, Diversão, Amigos & Futuro) e explique o por quê elas são importantes para você. Elas podem ser metas que você gostaria de desenvolver em casa, na terapia, na escola e/ou na comunidade. Juntos, vamos em busca das metas que são importantes para você!

FUNÇÃO:

Meta: *Andar até a escola sozinho*

Por quê?! *Eu canso muito rápido quando ando sem ajuda, por isso alguém sempre precisa estar comigo*

FAMÍLIA:

Meta: *Jogar basquete com meu irmão e meus primos*

Por quê?! *Como eu tenho dificuldade para jogar, prefiro não entrar no jogo*

SAÚDE:

Meta: *Cansar menos enquanto participo de brincadeiras que preciso andar rápido ou correr*

Por quê?! *Eu canso rápido e brinco menos*

DIVERSÃO:

Meta: *Andar de skate final de semana*

Por quê?! *Eu acho muito legal*

AMIGOS:

Meta: *Jogar basquete com meus amigos da rua fim de semana*

Por quê?! *Porque eu gosto, me divirto muito com eles e posso brincar quando não tenho nada pra fazer da escola*

FUTURO:

Meta: *Trabalhar*

Por quê?! *Porque eu quero ajudar minha mãe*

CanChild Para maiores informações: www.canchild.ca/f-words[12] Rosenbaum e Gorter[1]; Brugnaro et al[14]

Adaptado de Fuller & Susini, 2015 ©CanChild F-words Research Team, 2017

Figura 30.1 Folha de metas das "Minhas Palavras Favoritas" (*F-words*) preenchida com os objetivos do adolescente.

D.V.O. é um adolescente de 13 anos, com diagnóstico de paralisia cerebral espástica bilateral. Ele é classificado como nível II do Sistema de Classificação da Função Motora Grossa (GMFCS) e como nível I no Sistema de Classificação da Habilidade Manual (MACS)

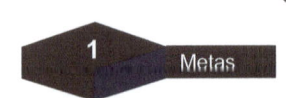

" TERAPEUTA: Tem algum esporte ou brincadeira que você gostaria de praticar? (Instigando D.V.O. a determinar metas)
META 1: Jogar basquete com os amigos na quadra da escola, fora do horário escolar (COPM adaptada nota de performance: 3/10; nota de satisfação: 5/10).
Em 4 semanas, o adolescente deverá ser capaz de jogar basquete com o irmãos, os amigos e os primos na quadra da escola ou do parque ecológico aos finais de semana.

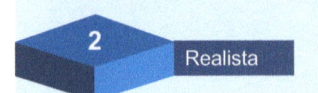

REALISTA? SIM, com adaptações ambientais. NÃO, para jogar da forma padrão.
VIÁVEL? SIM, o protocolo PREP foca em realizar adaptações no contexto real do adolescente.

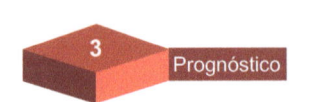

" ADOLESCENTE: Eu gostaria de jogar basquete com meus amigos e primos e fazer dribles com a bola.
TERAPEUTA: Existem vários tipos de dribles no basquete e na maioria deles você vai precisar ter um bom controle de bola e ser ágil. Nós podemos iniciar os treinos por alguns dribles mais simples e ir dificultando de acordo com sua evolução. Caso tenha algum que seja muito difícil, nós podemos adaptá-lo de acordo com o que você for capaz, o que acha?

*Meta especificada para incluir adaptações na tarefa.

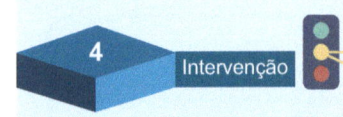

Protocolo PREP para minimizar ou eliminar as barreiras ambientais e desenvolver suportes à participação na meta de escolha
MECANISMO: modificação do ambiente; educação de todos sujeitos envolvidos; estratégias motivacionais; estabelecimento de metas

Treinar os dribles em casa
MECANISMO: aprendizado pela experiência, plasticidade dependente do uso

COMORBIDADE: Retinopatia da prematuridade e estrabismo convergente. O adolescente relata que consegue ver a bola, a cesta e os parceiros de jogo e que não tem dificuldade em jogar devido à visão. Realiza reabilitação visual periodicamente.
SUPORTE FAMILIAR: A mãe do adolescente esteve envolvida durante toda a intervenção, desde a avaliação até a implementação das estratégias traçadas.

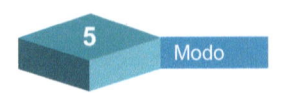

INTERVENÇÕES CONTEXTUAIS: em conjunto com o adolescente e a família, identificar as barreiras e suportes e traçar estratégias para lidar com esses fatores e garantir a participação na meta desejada (treinar dribles, adaptar a altura da cesta, modificar as regras do jogo, entre outros). Depois, implementar as estratégias, dando ferramentas à família e auxiliando no que for necessário.

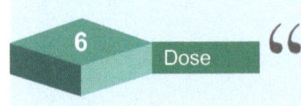

" TERAPEUTA: Nós vamos ter encontros *online* semanalmente para avaliar o progresso da intervenção e a necessidade de implementar novas estratégias para que em 4 semanas D.V.O. possa conseguir realizar a meta. Além disso, D.V.O. irá treinar os dribles em casa por 30 minutos 5 x na semana (segunda à sexta-feira).

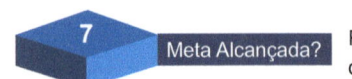

RESULTADO META 1 – Jogar basquete comos amigos e primos na quadra do parque ecológico, fora do horário escolar (COPM adaptada nota de performance: 5/10; nota de satisfação: 8/10)

" TERAPEUTA: Parabéns, você consegue jogar basquete com seus amigos e primos na quadra do parque ecológico. Lembre-se, para que todos possam jogar, divida os times para que cada um tenha até três jogadores e divida o jogo em *sets* de 6 minutos. Sempre que puder, chame seus amigos e divirta-se!

Figura 30.2A Resumo do caso clínico relacionado com a meta 1.

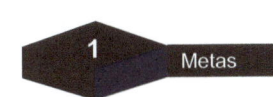
TERAPEUTA: Tem algum esporte ou brincadeira que você gostaria de praticar? (Instigando D.V.O. a determinar metas)
META 2: Andar de *skate* no parque ecológico aos finais de semana (COPM adaptada nota de performance: 2/10; nota de satisfação: 2/10).
Em 4 semanas, o adolescente deverá ser capaz de andar em um *skate* com adaptação ou um patinete aos finais de semana no parque ecológico.

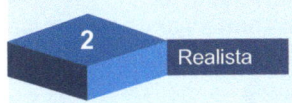
REALISTA? SIM, com adaptações no *skate*. NÃO, para andar em um *skate* comum.
VIÁVEL? SIM o protocolo PREP foca em realizar adaptações no contexto real do adolescente.

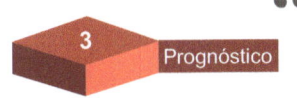
ADOLESCENTE: Eu gostaria de andar em um *skate* comum no parque ecológico, mas eu não consigo me manter equilibrado em um"
TERAPEUTA: "Andar de *skate* é uma tarefa difícil, e exige bastante equilíbrio e estabilidade. Mas uma adaptação no *skate* para que você possa apoiar com as mãos irá facilitar a realização da tarefa. Ou, podemos usar um patinete, o que acha?"
*Meta especificada para incluir adaptações na tarefa.

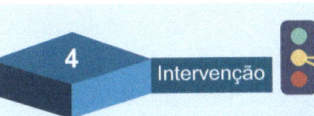
Protocolo PREP para minimizar ou eliminar as barreiras ambientais e desenvolver suportes à participação na meta de escolha MECANISMO: modificação do ambiente. Educação de todos sujeitos envolvidos. Estratégias Motivacionais. Estabelecimento de metas.

Treinar andar de patinete em casa MECANISMO: aprendizado pela experiência, plasticidade dependente do uso.

COMORBIDADE: Retinopatia da prematuridade e estrabismo convergente. O adolescente relata que consegue enxergar o trajeto do patinete, as pessoas ao seu redor e o dispositivo sem dificuldades. Realiza reabilitação visual periodicamente.
SUPORTE FAMILIAR: A mãe do adolescente esteve envolvida durante toda intervenção, desde avaliação até implementação das estratégias traçadas

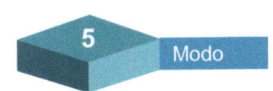
INTERVENÇÕES CONTEXTUAIS: em conjunto com o adolescente e a família, identificar as barreiras e suportes, traçar estratégias para lidar com esses fatores e garantir a participação na meta desejada (adaptar o *skate*, encontrar um local adequado para treinar, entre outros). Após isso, implementar as estratégias, dando ferramentas à família e auxiliando no que for necessário.

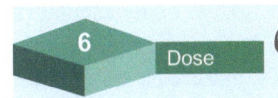
TERAPEUTA: "Nós vamos ter encontros *online* semanalmente para avaliar o progresso da intervenção e a necessidade de implementar novas estratégias para que em 4 semanas o D.V.O. possa estar realizando a meta. Além disso, o adolescente irá treinar andar de patinete na casa da avó por 30 minutos de segunda à sexta-feira."

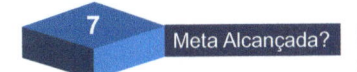
RESULTADO META 2 – Andar de *skate* no parque ecológico aos finais de semana (COPM adaptada nota de performance: 2/10; nota de satisfação: 5/10)

TERAPEUTA: Parabéns, você consegue andar de patinete e sabe as estratégias adequadas para não cair e se machucar. Você pode ir aos finais de semana no parque ecológico com sua mãe ou andar no quintal da casa de sua avó.

Figura 30.2B Resumo do caso clínico relacionado com a meta 2.

Camada 1 – Definição das metas

Para estabelecimento das metas e do nível atual de desempenho e satisfação do adolescente nas tarefas escolhidas, foi aplicada a Medida Canadense de Desempenho Ocupacional (COPM) de maneira adaptada[11], considerando apenas o domínio de "lazer" da medida. As metas de participação em atividades recreativas e/ou esportivas foram determinadas em conjunto entre o adolescente e a mãe, a qual foi responsável pela pontuação do desempenho e da satisfação. As duas metas estabelecidas pelo adolescente e suas respectivas notas para o desempenho e satisfação foram:

- Jogar basquete com os amigos na quadra da escola, fora do horário escolar – desempenho: 3; satisfação: 5.
- Andar de *skate* no parque ecológico aos finais de semana – desempenho: 2; satisfação: 2.

Meta 1

Camada 2 – Meta realista?

Com intuito de determinar se a primeira meta é realista e viável, uma fisioterapeuta e um terapeuta ocupacional conversaram com o adolescente e a família a fim de identificar os suportes e as barreiras relacionadas com a meta de "jogar basquete com os amigos na quadra da escola, fora do horário escolar". Assim, foram discutidos os seguintes tópicos:

- Os pontos fortes do adolescente em relação à tarefa desejada e as experiências prévias: "O adolescente já assistiu jogos de basquete na TV; jogou basquete na educação física na escola (treino de arremesso na cesta); consegue quicar a bola parado e andando; tem bola e cesta de basquete para treinar em casa, porém a cesta ainda não foi fixada na parede; conhece as regras básicas do basquete (objetivo, número de jogadores e impedimentos) e sabe como são feitos alguns passes."
- As partes da atividade que são desafiadoras: "Tem dificuldade em driblar e em acertar a cesta, pois ela é alta."
- O local e o horário em que a atividade poderia ser realizada: "Ele gostaria de jogar na quadra da escola, que fica perto de casa. Essa quadra é grande, acessível, multifuncional e possui cesta de basquete com a altura convencional. A mãe relatou que aos finais de semana a quadra é usada pela comunidade, entretanto não sabe como é feita a reserva. Além disso, tem um parque ecológico é feita a reserva. Além disso, tem um parque ecológico próximo à residência da família, que tem quadras com cesta e outras crianças brincando, e é uma possibilidade de interesse do adolescente. Além disso, ele gostaria de jogar à tarde nos finais de semana."
- Com quem ele gostaria de jogar: "Com os amigos da rua, o irmão e os primos. Ambos moram perto de sua casa. Além disso, o adolescente poderia jogar com outras crianças/adolescentes que estiverem jogando no parque ecológico da comunidade, caso opte por utilizar o local."
- Os materiais necessários: "O adolescente tem a bola e a cesta de basquete, e tem um tênis adequado."
- A necessidade de treinamento e preparação: "Há necessidade, pois os amigos não sabem quicar a bola e driblar."
- Quem poderia fazer parte da equipe de participação: "O irmão mais velho poderia acompanhá-lo até a escola; a mãe e o padrasto podem levá-lo até o parque ecológico. Além disso, profissionais de educação física parceiros da equipe responsável por implementar o protocolo podem treinar o adolescente e os amigos/primos."
- Qual a parte da atividade que ele mais gostaria de fazer: "Fazer dribles."

Além disso, para auxiliar no planejamento das metas e da intervenção, foi utilizada a Medida da Participação e do Ambiente – Crianças e Jovens (PEM-CY)[12]. O questionário foi conduzido para identificação das principais barreiras à participação do adolescente e para traçar o padrão de sua participação em atividades em casa, na escola e na comunidade, considerando a frequência, o envolvimento e o desejo de mudança da mãe. Os resultados do questionário podem ser consultados no Quadro 30.1.

As principais barreiras apontadas pelo questionário estavam relacionadas com a disposição de materiais e informações sobre serviços disponíveis no ambiente escolar, a ausência de programas e serviços disponíveis na comunidade, assim como de informações e materiais, e a falta de tempo e de dinheiro da família para apoiar a participação do adolescente na comunidade.

Camada 3 – Prognóstico

Intervenções contextuais têm se mostrado efetivas para garantir o envolvimento de adolescentes com PC em metas de participação significativas[4,8]. Considerando as barreiras e os suportes identificados na etapa anterior, é possível promover

Quadro 30.1 Resultados da PEM-CY pré e pós-intervenção

Medida de Participação e do Ambiente – Crianças e Jovens (PEM-CY)						
Domínios	**Pré-intervenção**			**Pós-intervenção**		
	Casa	Escola	Comunidade	Casa	Escola	Comunidade
Frequência (média)	5,9	5	3	6,1	4	5
Envolvimento (média)	4	5	4	4	5	4
Atividades realizadas (número)	10	3	5	10	4	2
Desejo de mudança (%)	60	0	40	60	0	30

adaptações no contexto do adolescente de modo a garantir que ele possa jogar basquete com os amigos e os primos. Desse modo, em conjunto com a família e o adolescente, os terapeutas determinaram a seguinte meta específica e alcançável:

Meta 1
"Em 4 semanas o adolescente deverá ser capaz de jogar basquete com o irmão, os amigos e os primos na quadra da escola ou no parque ecológico aos finais de semana."

Camada 4 – Intervenção

O protocolo PREP foi a intervenção-chave utilizada no presente caso, e a intervenção coadjuvante foi o treino domiciliar da tarefa[13]. Durante o período da intervenção, D.V.O. continuou em atendimento no serviço de fisioterapia e de reabilitação visual.

Intervenção-chave: intervenção contextual ("sinal amarelo").
Mecanismo: modificações ambientais para remover/minimizar barreiras e potencializar os suportes à participação.

Intervenção adjuvante: programa de treino específico da tarefa em casa ("sinal verde").
Mecanismo: a aprendizagem motora é dependente da prática sistemática e específica de determinada tarefa.

Camada 5 – Modo

Após levantamento dos suportes e das barreiras relacionados com a meta, foram traçadas estratégias para garantir a participação do adolescente. As barreiras e as respectivas estratégias implementadas estão sumarizadas no Quadro 30.2.

Foi combinado com o adolescente que ele iria treinar o arremesso à cesta de basquete e os dribles em casa, de segunda a sexta-feira, por 30 minutos[13]. Na quarta semana de intervenção, a mãe convidou oito crianças/adolescentes, entre amigos e primos de D.V.O., para jogar basquete no parque ecológico. A fisioterapeuta, em conjunto com dois profissionais de educação física que voluntariamente se dispuseram a treinar o adolescente, bem como os amigos e os primos, organizaram a dinâmica da prática no parque.

Quadro 30.2 Resumo das estratégias relacionadas com a meta 1

Meta 1– Jogar basquete com os amigos na quadra da escola, fora do horário escolar		
Barreiras/suportes ambientais ou de atividades	**Estratégias**	**Comentários**
Disponibilidade da quadra da escola	A mãe e o adolescente optaram por utilizar o espaço do parque ecológico próximo à casa deles, o qual tem várias quadras que podem ser ocupadas a qualquer horário do dia	Essa estratégia funcionou Ambos gostaram do espaço, visto que há várias quadras e outras crianças para brincar
Dificuldade em acertar a cesta na altura convencional	Colocar a cesta de basquete em altura adequada no quintal Treinar o lançamento de bola na cesta em casa Treinar o lançamento de bola na cesta da quadra do parque ecológico (Figura 30.3*A* e *B*)	As três estratégias foram implementadas e funcionaram Em visita ao parque, o adolescente foi capaz de acertar a bola na cesta na altura convencional
Dificuldade em fazer dribles	Treinar dribles simples em casa com vídeos explicativos da internet Receber orientações de um profissional de educação física Durante o jogo, implementar a regra de que um jogador só poderia roubar a bola do outro após o passe	A primeira estratégia não funcionou, pois o adolescente não aderiu aos treinos de dribles em casa A segunda e a terceira estratégias foram implementadas, e D.V.O. tentou realizar dribles Entretanto, durante a prática, não foi capaz de realizar um drible eficiente
Conhecimento de D.V.O., do irmão, dos amigos e primos sobre as técnicas e regras do jogo	Realizar um treino geral com profissionais de educação física e todos os amigos, primos, o irmão e D.V.O. no parque ecológico (Figura 30.4*A* a *C*)	Esta estratégia funcionou Todos compreenderam as técnicas e regras do jogo
Disponibilidade do irmão, dos amigos e dos primos	Realizar o treino nas tardes dos finais de semana Convidar os amigos com antecedência	As duas estratégias funcionaram Participaram da prática oito crianças/adolescentes A mãe do adolescente fará o mesmo nas próximas oportunidades
Potenciais barreiras atitudinais (p. ex., os amigos e primos não permitirem a participação ativa do adolescente, considerando os diferentes níveis de habilidades motoras)	Os profissionais de educação física dividiram os times de modo a garantir maior paridade entre eles, considerando o nível de habilidades dos participantes Dividiram os times com menor número de jogadores (três participantes em cada) Estabeleceram a regra de que a bola precisaria ser lançada para todos os jogadores do time antes de tentar a cesta	Ambas as barreiras foram realmente observadas durante a prática, e as estratégias funcionaram Ao final da intervenção, os profissionais orientaram a mãe quanto às regras implementadas para que ela desse seguimento nos próximos encontros

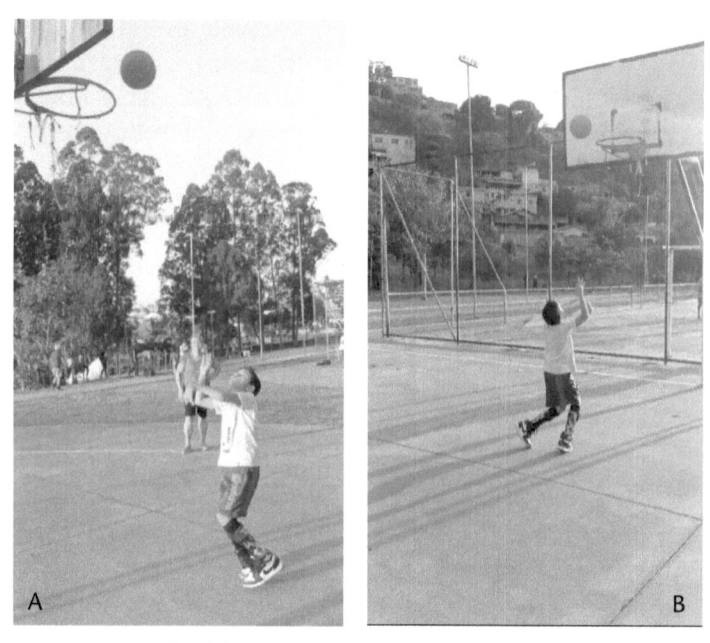

Figura 30.3A e **B** Adolescente treinando o arremesso à cesta. (Acervo da família.)

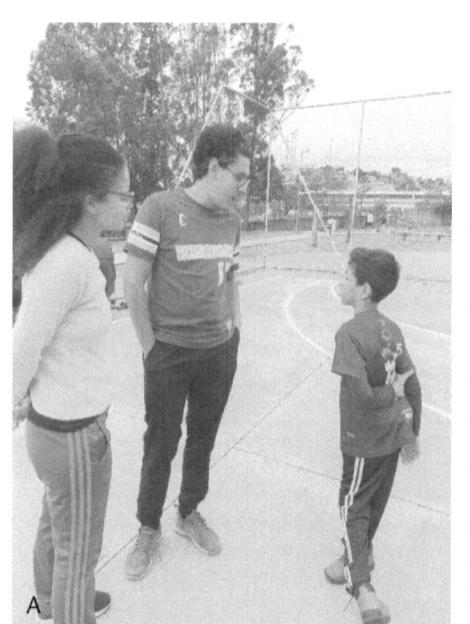
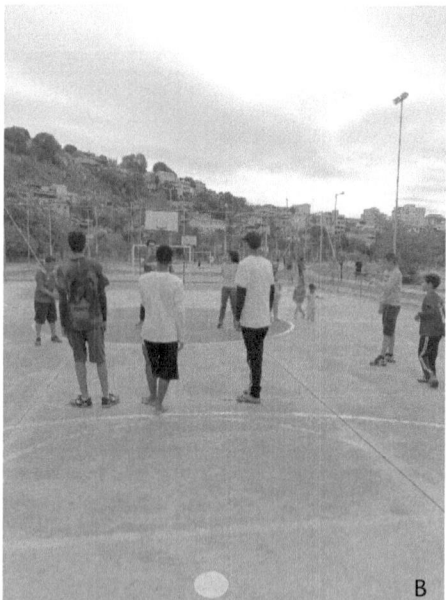
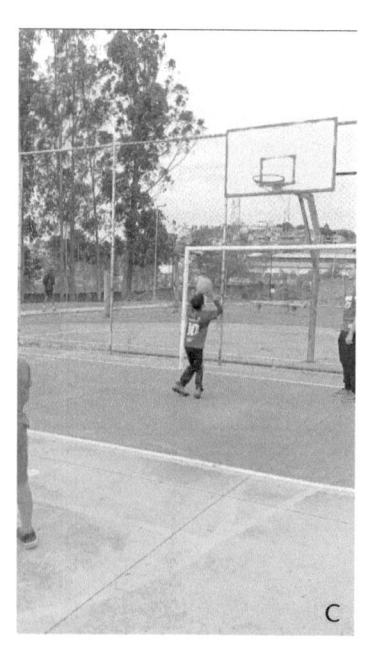

Figura 30.4A a **C** O adolescente e os primos, amigos e irmão jogando basquete sob orientação de profissionais de educação física. (Acervo da família.)

Os participantes foram divididos em três grupos (com três integrantes cada), e o tempo de jogo foi estipulado em *sets* de 6 minutos cada, visto que o D.V.O. se cansava muito durante o jogo. Para garantir a participação ativa de todas as crianças/adolescentes, foi estipulada a regra de que, antes que o time tentasse lançar a bola na cesta, todos os jogadores da equipe deveriam ter dado pelo menos um passe. Além disso, para que D.V.O. tivesse a oportunidade de tentar fazer dribles, foi estipulado que um jogador só poderia "roubar" a bola do outro após ter sido feito o passe, não sendo possível tirar a bola da mão do jogador com a posse de bola. As demais regras da modalidade foram mantidas. Ao final do encontro, a mãe relatou que o adolescente ficou muito feliz e que havia começado a programar novos encontros no parque para jogar basquete.

Seguindo em frente: finalizada a intervenção com a primeira meta, foram discutidas com a mãe e o adolescente as formas de sustentar a participação na prática do basquete. A mãe relatou que promoverá encontros entre D.V.O. e o irmão, os primos e amigos no parque ecológico do bairro e que irá auxiliar a orientação quanto à divisão das equipes e as regras do jogo sugeridas pelos profissionais.

Camada 6 – Dose

A intervenção foi conduzida pelo período de 4 semanas. Foram realizados dois encontros *online*, com duração média de 30 minutos cada, e três encontros presenciais, com duração média de 60 minutos cada, totalizando cerca de 4 horas de reuniões entre os terapeutas e a família. Além disso, D.V.O. treinou duas a três vezes na semana o arremesso à cesta de basquete em casa.

Meta 2

Camada 2 – Meta realista?

Com intuito de determinar se a segunda meta é realista e viável, os terapeutas conversaram novamente com o adolescente e a família a fim de identificar os suportes e as barreiras relacionadas com a meta de "andar de skate no parque ecológico aos finais de semana". Assim, foram discutidos os seguintes tópicos:

- Os pontos fortes do adolescente em relação à tarefa desejada e as experiências prévias: "Já jogou jogos de skate no videogame e já viu outras crianças treinarem. Além disso, tem um patinete, que usava há 2 anos atrás (sic). Sabe as estratégias motoras para andar de patinete e como se proteger de uma queda."
- As partes da atividade que são desafiadoras: "Ficar de pé com equilíbrio em cima do skate."
- O local e o horário em que a atividade poderia ser realizada: "No parque ecológico do bairro em que moram ou na casa da avó."
- Os materiais necessários: "Um skate adaptado ou um patinete."
- A necessidade de treinamento e preparação: "Há necessidade. Precisa treinar a tarefa de andar de skate, pois ele nunca andou. Caso fosse um patinete, não é necessário, pois ele consegue treinar sozinho."
- Quem poderia fazer parte da equipe de participação: "A mãe pode auxiliá-lo no treino da tarefa e na reforma do patinete que ele já possui ou na aquisição de um patinete novo. A avó pode recebê-lo em casa para treinar andar de patinete no quintal da mesma (sic)."

Além disso, os resultados obtidos na PEM-CY realizada previamente foram utilizados no planejamento da presente meta.

Camada 3 – Prognóstico

Intervenções contextuais têm se mostrado efetivas para garantir a participação de adolescentes com PC em metas de participação significativas[4,8]. Desse modo, considerando as barreiras e os suportes identificados na etapa anterior, é possível promover adaptações contextuais de modo a garantir que D.V.O. possa andar de *skate* no parque ecológico aos finais de semana. Assim, em conjunto com a família e o

adolescente, os terapeutas determinaram a seguinte meta específica e alcançável:

Meta 2

"Em 4 semanas o adolescente deverá ser capaz de andar em um *skate* com adaptação ou um patinete aos finais de semana no parque ecológico."

Camada 4 – Intervenção

O protocolo PREP foi a intervenção-chave utilizada no presente caso, enquanto a intervenção adjuvante foi o treino específico da tarefa em ambiente domiciliar[13]. Durante o período da intervenção, D.V.O. continuou em atendimento no serviço de fisioterapia e de reabilitação visual.

Intervenção-chave: intervenção contextual ("sinal amarelo").
Mecanismo: modificação do ambiente; educação de todos os envolvidos; estratégias motivacionais; estabelecimento de metas.
Intervenção adjuvante: programa de treino domiciliar da tarefa ("sinal verde").
Mecanismo: aprendizado pela experiência, plasticidade dependente do uso.

Camada 5 – Modo

Novamente, após levantamento das barreiras e suportes relacionados com a tarefa de "andar de *skate* no parque ecológico aos finais de semana", foram traçadas estratégias, as quais são mostradas no Quadro 30.3.

Durante a intervenção, a mãe do adolescente fez alguns ajustes necessários no patinete que ele já tinha. Foi combinado com D.V.O. que ele iria treinar andar de patinete de segunda a sexta-feira por 30 minutos na casa da avó e que aos finais de semana a mãe o levaria para andar de patinete no parque ecológico[13]. Entretanto, no período da intervenção, o adolescente e a mãe não puderam ir ao parque ecológico por questões pessoais e de saúde de ambos. Ao final da intervenção, a mãe relatou que iria acompanhá-lo ao parque para realizar a prática.

Seguindo em frente: finalizada a intervenção com a meta 2, foram discutidas com a mãe e o adolescente as formas de sustentar sua participação na tarefa de andar de patinete. D.V.O. disse que irá à casa da avó treinar andar no patinete, e a mãe irá levá-lo para o parque ecológico nos finais de semana, quando for possível.

Camada 6 – Dose

A intervenção foi conduzida por um período de 4 semanas com três encontros *online*, com duração média de 50 minutos cada. No período da intervenção, a família teve problemas de saúde e pessoais que impediram um encontro presencial. No período da intervenção, D.V.O. conseguiu andar três vezes de patinete na casa da avó.

Quadro 30.3 Resumo das estratégias relacionadas com a meta 2

Meta 2 – Andar de skate no parque ecológico aos finais de semana		
Barreiras/suportes ambientais ou de atividades	Estratégias	Comentários
Dificuldade em se manter no *skate*	Fazer adaptações em um *skate* convencional, de modo que o adolescente tivesse um apoio manual para ajudar a se manter no *skate* Usar um patinete em vez do *skate* Treinar o uso do patinete na casa da avó durante a semana e aos finais de semana ir ao parque ecológico	A primeira estratégia não foi implementada, pois o adolescente preferiu utilizar o patinete A segunda e a terceira estrategias foram implementadas e funcionaram
Aquisição de um *skate* adaptado ou patinete	Ele pode usar um patinete antigo, que precisa de alguns reparos A mãe pode fazer os reparos no patinete A mãe pode futuramente comprar um patinete	A primeira e a segunda estratégias foram implementadas e funcionaram O adolescente relatou que ainda dava para utilizar o patinete por um tempo
Local adequado para andar de *skate*	Nos dias de semana, ele poderia ir andar no quintal da casa da avó (Figura 30.5A e *B*) Aos finais de semana, a mãe poderia levá-lo ao parque ecológico do bairro	A primeira estratégia foi implementada e funcionou No período da intervenção, o adolescente não pôde ir ao parque ecológico para andar de patinete, mas a mãe ficou de levá-lo em outra oportunidade

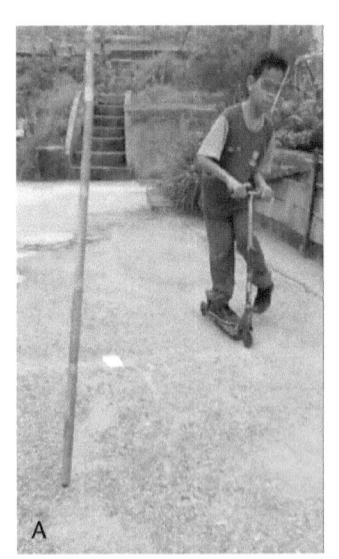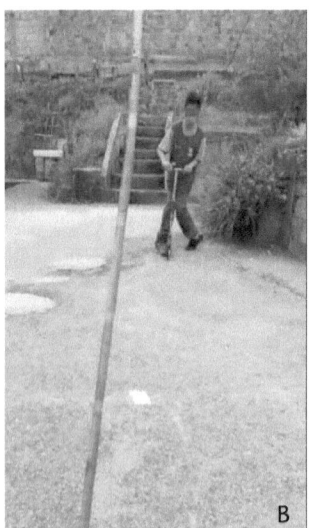

Figura 30.5A e **B** O adolescente andando de patinete. (Acervo da família.)

Camada 7 – As metas foram alcançadas?

Durante todo o período de intervenção, as pontuações de desempenho e satisfação nas metas estabelecidas na COPM foram coletadas semanalmente com a mãe do adolescente. As Figuras 30.6A e B mostram o padrão de mudança nas pontuações desde a linha de base até a reavaliação.

Ao final do período de intervenção, a COPM adaptada foi aplicada novamente, considerando as metas estabelecidas e relembrando para a mãe do adolescente a pontuação dada na primeira avaliação. Além disso, a PEM-CY foi utilizada para reavaliar se houve mudança no padrão de participação do adolescente nas atividades em casa, na escola e na comunidade, considerando a frequência, o envolvimento e o desejo de mudança. Os resultados da COPM foram:

- Jogar basquete com os amigos na quadra da escola, fora do horário escolar – desempenho: 5; satisfação: 8.
- Andar de *skate* no parque ecológico aos finais de semana – desempenho: 2; satisfação: 5.

No Quadro 30.4 estão sumarizados os resultados da COPM na linha de base e na reavaliação, ao passo que os resultados da PEM-CY estão descritos no Quadro 30.1.

Como observado no Quadro 30.2, houve aumento de 2 pontos no desempenho e de 3 pontos na satisfação relacionada com a meta de jogar basquete; e aumento de 3 pontos na satisfação relacionada com a meta de andar de *skate*, não havendo mudança no desempenho do adolescente nesta última.

Como o aumento de 2 pontos na pontuação do desempenho e da satisfação é considerado uma mudança clinicamente relevante nos resultados da COPM, foi observada uma mudança positiva na participação do adolescente após a intervenção com o protocolo PREP. Em relação à PEM-CY, não foi observada mudança significativa na avaliação de base nem na reavaliação, sendo constatado que não houve mudança no perfil de participação do adolescente em casa, na escola e na comunidade.

O PREP objetiva modificar metas específicas de participação, o que pode justificar o fato da PEM-CY não ter sido sensível para detectar mudanças significativas em algum dos três contextos de participação que se propõe a avaliar, visto que cada item engloba uma variedade de possibilidades de participação. Por isso, no caso de D.V.O., o protocolo PREP foi capaz de melhorar o desempenho e a satisfação percebida pela família em metas de participação em atividades recreativas de interesse do adolescente.

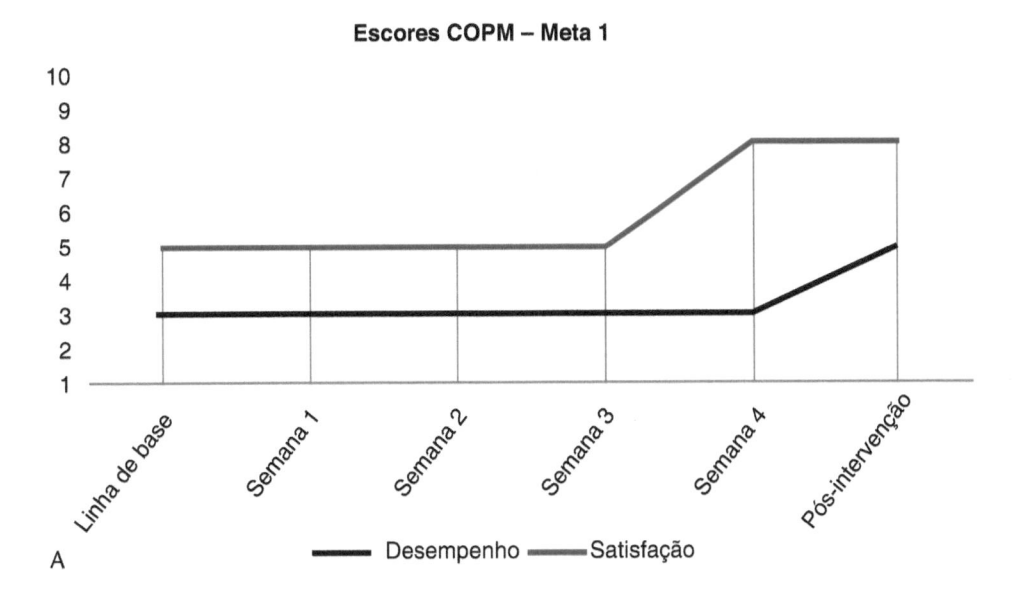

Figura 30.6A e **B** Resultados da COPM coletada semanalmente com a mãe do adolescente e relacionados com as metas 1 e 2.

Quadro 30.4 Resultados da COPM pré e pós-intervenção

Medida Canadense de Desempenho Ocupacional – COPM				
Metas	**Pré-intervenção**		**Pós-intervenção**	
	Desempenho	**Satisfação**	**Desempenho**	**Satisfação**
Jogar basquete com os amigos na quadra da escola fora do horário escolar	3	5	5	8
Andar de *skate* no parque ecológico aos finais de semana	2	2	2	5

CONSIDERAÇÕES FINAIS

Considerando as diferentes barreiras que limitam a participação de crianças e adolescentes com PC em atividades esportivas e recreativas, a utilização de uma intervenção individualizada, focada na família e específica se apresenta como uma alternativa em potencial. Como observado, o PREP foi capaz de garantir que o adolescente alcançasse as metas de participação por ele almejadas e pode ser uma opção para os clínicos que atuam na reabilitação de adolescentes com PC.

Referências

1. Schiariti V, Mâsse LC, Cieza A et al. Toward the development of the international classification of functioning core sets for children with cerebral palsy. J Child Neurol 2013 Feb; 29(5):582-91.
2. Imms C. Children with cerebral palsy participate: A review of the literature. Disab Rehab 2008 Jan; 30(24):1867-84.
3. Shikako-Thomas K, Majnemer A, Law M, Lach L. Determinants of participation in leisure activities in children and youth with cerebral palsy: Systematic review. Phys Occup Ther Ped 2008 Jan; 28(2):155-69.
4. Anaby DR, Law M, Feldman D, Majnemer A, Avery L. The effectiveness of the Pathways and Resources for Engagement and Participation (PREP) intervention: Improving participation of adolescents with physical disabilities. Dev Med Child Neurol 2018 Feb; 60(5):513-9.
5. Ketelaar M, Kruijsen AJ, Verschuren O et al. LEARN 2 MOVE 2-3: A randomized controlled trial on the efficacy of child-focused intervention and context-focused intervention in preschool children with cerebral palsy. BMC Pediatrics 2010 Nov; 10(1).
6. Law MC, Darrah J, Pollock N et al. Focus on function: A cluster, randomized controlled trial comparing child- versus context-focused intervention for young children with cerebral palsy. Dev Med Child Neurol 2011 May; 53(7):621-9.
7. Pollock N, Sharma N, Christenson C, Law M, Gorter JW, Darrah J. Change in parent identified goals in young children with cerebral palsy receiving a context-focused intervention: Associations with child, goal and intervention factors. Phys Occup Ther In Ped 2013 May; 34(1):62-74.
8. Anaby D, Mercerat C, Tremblay S. Enhancing youth participation using the PREP intervention: Parents' perspectives. Intern J Environ Res and Public Health [Internet] 2017 Sep; 14(9):1005. Disponível em: https://www.ncbi.nlm.nih.gov/pmc/articles/PMC5615542/.
9. Anaby D, Vrotsou K, Kroksmark U, Ellegård K. Changes in participation patterns of youth with physical disabilities following the Pathways and Resources for Engagement and Participation intervention: A time-geography approach. Scand J Occup Ther 2019 Jan; 27(5):1-9.
10. Reedman SE, Boyd RN, Trost SG, Elliott C, Sakzewski L. Efficacy of participation-focused therapy on performance of physical activity participation goals and habitual physical activity in children with cerebral palsy: A randomized controlled trial. Arch Phys Med Rehab 2019 Apr; 100(4):676-86.
11. An M, Palisano RJ. Family-professional collaboration in pediatric rehabilitation: A practice model. Disab Rehab 2013 May; 36(5):434-0.
12. Coster W, Bedell G, Law M et al. Psychometric evaluation of the Participation and Environment Measure for Children and Youth. Dev Med Child Neurol 2011 Oct; 53(11):1030-7.
13. Löwing K, Bexelius A, Brogren Carlberg E. Activity focused and goal directed therapy for children with cerebral palsy – Do goals make a difference? Disab Rehab 2009 Jan; 31(22):1808-16.

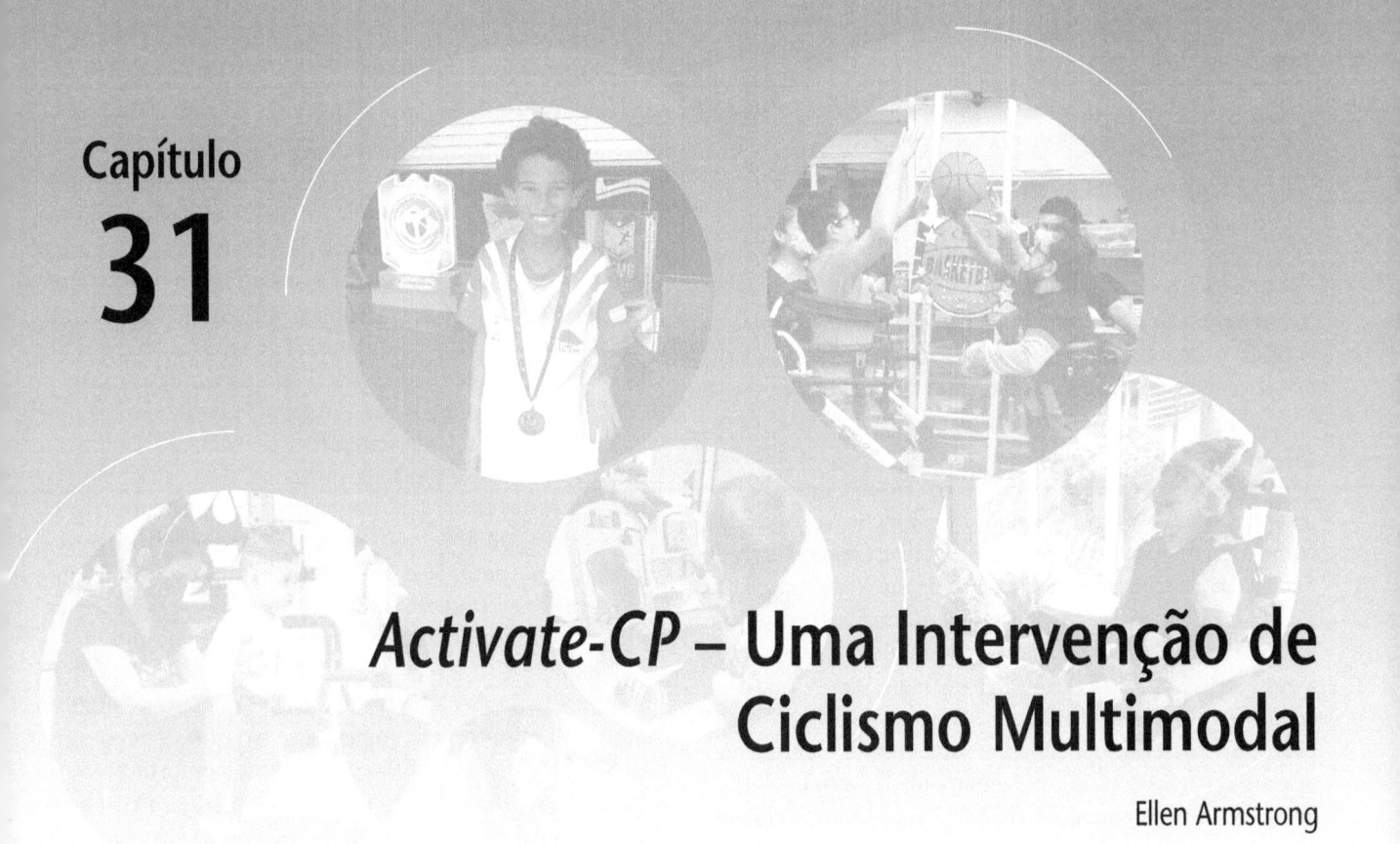

Capítulo 31

Activate-CP – Uma Intervenção de Ciclismo Multimodal

Ellen Armstrong

INTRODUÇÃO

Os jovens com paralisia cerebral (PC) podem experimentar declínios na função motora grossa durante a transição da infância para a adolescência, resultando em perda de independência funcional[1]. Esse fenômeno é mais prevalente em crianças classificadas nos níveis III a V do Sistema de Classificação da Função Motora Grossa (GMFCS [veja o Capítulo 1]) e é preocupante porque a função motora grossa reduzida pode contribuir para redução da qualidade de vida, fadiga e desemprego em adultos com PC[2,3]. O acesso à atividade física regular e a intervenções que maximizam a função motora grossa é, portanto, importante para que as crianças e jovens com PC mantenham a independência funcional ao longo da vida[1,2,4].

O ciclismo adaptado integra uma área crescente de interesse para crianças e adolescentes com PC em todos os níveis do GMFCS por oferecer uma alternativa segura e agradável ao ciclismo de duas rodas. Ciclismo adaptado refere-se a qualquer forma de ciclismo usando equipamento modificado para atender às necessidades de um ciclista individual, como uma criança que necessita de suporte de tronco para manter a posição ereta. Tanto as formas estacionárias como as dinâmicas de ciclismo podem ser adaptadas para atender às necessidades físicas de um indivíduo,

tornando-se uma forma ideal de atividade física para indivíduos que não têm força, coordenação ou equilíbrio para usar uma bicicleta tradicional.

Além dos conhecidos benefícios para a saúde, como melhora da função musculoesquelética e cardiovascular, o ciclismo é um passatempo ativo e agradável na infância[5]. Crianças e adolescentes com PC que participam de intervenções de ciclismo adaptado desfrutaram da liberdade de andar de bicicleta com melhoras relatadas na participação social, no bem-estar e na capacidade de acompanhar os amigos[6-8]. Há, no entanto, evidências insuficientes para sugerir que, isoladamente, as intervenções de ciclismo adaptadas promovam melhora na função motora grossa[9].

Este capítulo apresenta e discute uma intervenção de ciclismo multimodal (*Activate-CP*) comparada aos cuidados usuais em um estudo randomizado controlado (*randomized controlled trial* [RCT]) e projetada para melhorar a função motora grossa e o desempenho no ciclismo em crianças e adolescentes com PC (GMFCS II-IV)[10-12]. Para isso, serão delineados os princípios teóricos que sustentam a intervenção *Activate-CP* e seus mecanismos, bem como discutidos os resultados modificáveis e as medidas de desfechos recomendadas, o público-alvo, a dosagem e os riscos associados.

PARTE I – DESCRIÇÃO DA INTERVENÇÃO

O *Activate-CP* é uma intervenção multimodal individualizada projetada para crianças com PC (níveis II a IV no GMFCS) para melhorar a função motora grossa e atingir objetivos relacionados com o ciclismo e a mobilidade[10]. Embora o ciclismo tenha sido adaptado para atender pessoas com uma variedade de habilidades funcionais, as crianças com PC que têm níveis mais baixos de função motora grossa podem enfrentar uma série de barreiras ao aprender a andar de bicicleta. Além de controle motor, coordenação, equilíbrio e postura prejudicados, as crianças com PC não deambulantes apresentam prevalência maior de condições secundárias, como espasticidade e contratura articular (veja o Capítulo 1). Essas condições resultam em maior gasto energético durante a prática da atividade física e dificultam o domínio de habilidades, como subir e descer da bicicleta, pedalar e a autopropulsão. As barreiras ambientais, como a falta de acesso a equipamentos adaptados e o conhecimento dos pais sobre o ciclismo adaptado, aumentam a complexidade para crianças com PC que têm o objetivo de pedalar[6]. O programa de treinamento *Activate-CP* foi desenvolvido para abordar a complexidade dos fatores que limitam o alcance desses objetivos por crianças com PC, nos níveis do GMFCS já comentados anteriormente, em todos os domínios do modelo da Classificação Internacional de Funcionalidade, Incapacidade e Saúde (CIF).

O *Activate-CP* compreende três ingredientes principais de treinamento: (1) treino de prática repetida (pedalar em ergômetro estacionário reclinado), associado aos ajustes dos parâmetros de eletroestimulação (uso da estimulação elétrica funcional – FES [assistência motora]); (2) estabelecimento de metas (um programa de treinamento orientado ao objetivo e direcionado pelas metas da criança); e (3) treino de prática repetida (participação em ciclismo adaptado) na comunidade (para mais detalhes sobre ingredientes, veja o Capítulo 2). A intervenção inclui 24 sessões de treinamento com a duração de 1 hora, realizadas em um período de 8 semanas (três sessões por semana). Duas sessões por semana são ministradas por um fisioterapeuta em ambiente clínico e a terceira é concluída como um programa de exercícios em casa, supervisionado por um dos pais ou responsável.

As sessões que ocorrem na clínica incluem até 30 minutos de ciclismo-FES em um cicloergômetro estacionário e um programa de treinamento direcionado ao objetivo (duração de 30 minutos). O treino direcionado ao objetivo é adaptado às metas da criança, as quais são estabelecidas em consulta com a criança, a família e o terapeuta, usando a Medida Canadense de Desempenho Ocupacional (COPM [veja o Capítulo 2]). Esse programa de treinamento direcionado ao objetivo inclui então uma combinação de prática de tarefas específicas (por exemplo, subir e descer de uma bicicleta) e exercícios funcionais (por exemplo, sentar e levantar) que são progredidos de modo incremental para promover o aumento da força dos grandes grupos musculares

dos membros inferiores necessários para as metas de atividade (por exemplo, ciclismo, transferências ou mobilidade).

O ciclismo-FES é realizado em bicicleta reclinada estacionária com assistência motora da FES, a qual é administrada por meio de eletrodos de superfície colocados nos músculos quadríceps, isquiotibiais, glúteos, gastrocnêmio e tibial anterior. Uma frequência de estimulação geral de 40 a 50Hz é recomendada para os grandes grupos musculares dos membros inferiores por ter sido bem tolerada por jovens com PC[13-16]. Uma frequência de 50Hz deve promover aumento rápido da força muscular sem causar fadiga muscular indevida, a qual pode ser observada com frequências de estimulação mais altas[13,14,15]. A largura de pulso (normalmente entre 50 e 300 microssegundos) e a amplitude devem ser ajustadas em nível confortável para provocar contração muscular palpável (ou no nível mais alto que a criança tolere)[16].

O protocolo de ciclismo-FES é dividido em três intervalos de 10 minutos, com o primeiro e o último terço consistindo em ciclismo constante em ritmo confortável (50% a 60% da potência máxima) e o terço médio em 10 a 30 segundos de *sprints* (80% a 100% da potência máxima). A potência máxima é determinada por meio de um teste de *sprint* de ciclismo realizado pré-intervenção e na semana 4 do programa de treinamento. Assim, é possível progredir com as metas de treinamento a cada sessão (com base nos picos de potência alcançados na sessão anterior). A intensidade do exercício é acompanhada por meio de um monitor de pulso de frequência cardíaca.

O programa de exercícios em casa, realizado uma vez por semana, inclui: (1) 30 minutos de ciclismo adaptado, que podem ser concluídos em um único bloco ou acumulados ao longo da semana, e (2) prática de tarefas específicas das atividades-alvo da criança em casa ou na comunidade. Para atingir uma dose alta o suficiente para provocar mudanças funcionais e maximizar as oportunidades de alcance de objetivos, as crianças devem ser encorajadas a incorporar a prática de suas atividades-alvo ou exercícios funcionais em rotinas diárias (por exemplo, prática de sentar e levantar como parte de transferências diárias para promover melhora da força dos membros inferiores necessária para transferências na bicicleta). Além disso, as crianças não estão limitadas ao mínimo de 30 minutos de ciclismo adaptado por semana e são incentivadas a usar suas bicicletas adaptadas o quanto quiserem durante o período de intervenção. Um diário pode ser usado para monitorar a dose total durante a intervenção. O Quadro 31.1 apresenta um resumo completo do programa de treinamento *Activate-CP* e seus componentes.

Um ponto central para a intervenção do *Activate-CP* consiste em levar em consideração fatores pessoais e contextuais, incluindo objetivos identificados pela família, bem como os facilitadores e as barreiras[10,11]. Antes do programa de treinamento, o fisioterapeuta fará uma visita domiciliar para: (1) estabelecer os objetivos da criança, (2) identificar barreiras e facilitadores para o engajamento, incluindo

Quadro 31.1 Resumo da intervenção *Activate-CP*

	Sessões clínicas **Liderado por terapeuta** **2 sessões de 1 hora por semana**		Sessões em casa/comunidade **Supervisionado pelos pais** **1 sessão de 1 hora por semana**	
Componente	FES-ciclismo	Treino direcionado ao objetivo	Treino direcionado ao objetivo	Ciclismo recreativo
Nível(is) da CIF	Estrutura e função do corpo Atividade	Estrutura e função do corpo Atividade	Estrutura e função do corpo Atividade	Atividade Participação
Descrição	Ciclismo específico para tarefas em uma bicicleta estacionária reclinada, facilitado pela FES. Progresso incremental adicionando resistência e reduzindo o suporte do motor (FES) quando a velocidade-alvo é alcançada	Exercícios funcionais e treinamento de tarefas específicas relacionadas aos objetivos da COPM. Progredir gradualmente para promover aumento da força dos grupos musculares necessários para as atividades-metas	Atividades-alvo praticadas no ambiente doméstico. As progressões são graduadas pelo terapeuta durante as sessões clínicas e então praticadas como um programa domiciliar	Implementação do treino específico para o ciclismo recreativo na comunidade. O terapeuta oferece suporte com modificações e ajustes de equipamentos para maximizar as oportunidades de sucesso
Fatores contextuais	Incorpore facilitadores e motivadores identificados pela família (p. ex., lista de reprodução de música para ciclismo); estabeleça metas de tempo e distância para cada sessão	Adaptado aos objetivos funcionais da criança. Incorpore motivadores e facilitadores autoidentificados	Adaptado aos objetivos individuais e ao ambiente doméstico. Ajuste para as barreiras e facilitadores percebidos pelo cliente	Incorpore os facilitadores e motivadores identificados (p. ex., uso de um diário de ciclismo ou aplicativos para rastrear a distância pedalada)
Dose	2 sessões de 1 hora por semana 30 minutos por sessão de ciclismo-FES e 30 minutos por sessão para o treino direcionado ao objetivo Parâmetros do ciclismo-FES: Frequência: 40 a 50hz Largura de pulso: 50 a 300µs Amplitude: conforme tolerado Intensidade-alvo: 50% a 60% da potência máxima para ciclismo constante e 80% a 100% para *sprints*		Sessão de 1 hora por semana 30 minutos por sessão de ciclismo adaptado + 30 minutos para o treino direcionado ao objetivo Treino de tarefas específicas adicionais (atividades-metas incorporadas às rotinas diárias)	

preferências pessoais e motivadores, (3) realizar uma varredura ambiental para facilitar o programa de exercícios em casa e (4) verificar a adequação do equipamento de ciclismo da criança. Para conclusão da definição das metas são usados os domínios de autocuidado e lazer da COPM, com foco em mobilidade, transferências e ciclismo. Esse processo de estabelecimento de metas forma a base do programa do treino orientado ao objetivo e é um componente crítico da intervenção[11].

A intervenção *Activate-CP* baseia-se nos princípios da estrutura da CIF (funcionalidade e incapacidade). Como já introduzido anteriormente, os componentes da intervenção *Activate-CP* foram selecionados para direcionar melhorias em cada nível da CIF e para abordar barreiras comuns enfrentadas por crianças com PC que participaram de programas de ciclismo (para mais detalhes sobre a CIF, veja o Capítulo 2)[6-8,17].

No nível da estrutura e função corporal, as crianças com PC podem experimentar co-contrações aumentadas entre os grupos musculares quadríceps/isquiotibiais e tibial anterior/gastrocnêmio, resultando em movimentos de pedalada ineficientes e "esporádicos"[14,18]. Crianças não deambulantes com PC (por exemplo, níveis III e IV do GMFCS) também

demonstram capacidade reduzida de geração de força dos músculos dos membros inferiores, têm aumento do movimento da articulação do quadril e do joelho nos planos frontal e transversal e adotam uma postura de "puxar" em vez de "empurrar" como estratégia de pedalar ao andar de bicicleta[19].

O ciclismo-FES foi selecionado para fornecer dicas sensoriais de modo a reduzir as co-contrações musculares e promover a pedalada coordenada[19] e para evocar contrações musculares mais fortes que ajudem as crianças com função motora prejudicada a melhorarem sua capacidade de autopropulsão[14,19]. Usado dessa maneira, o ciclismo-FES pode ser considerado um trampolim para o ciclismo adaptado, ajudando os participantes a desenvolverem a força muscular e a coordenação necessárias para se impulsionarem em uma bicicleta na comunidade[10,13]. Teoriza-se que o ciclismo-FES possibilitaria que os participantes se exercitassem com segurança em intensidade mais alta do que seria possível, resultando em melhores cadência, capacidade e resistência durante o ciclismo[13].

Apesar da carência de RCT sobre o ciclismo-FES como uma intervenção independente em crianças com PC, há evidências suficientes para demonstrar que se trata de um modo de exercício seguro, viável e tolerável para essa população[10,13,20-22]. Séries de casos e estudos randomizados relataram melhorias imediatas no desempenho do ciclismo quando o FES foi aplicado (aumento da cadência e da potência) e melhores desfechos em longo prazo na cadência do ciclismo, na força muscular de membros inferiores e no gasto energético com menores co-contrações musculares[13,14,20-22]. É importante que os clínicos considerem as evidências disponíveis, seu próprio raciocínio clínico e os princípios relevantes do treinamento físico[23] para adaptar, monitorar e fazer progredir a intervenção.

Em contraste com o ciclismo estacionário, o ciclismo recreativo na comunidade exige habilidades técnicas, como dirigir e frear, e a capacidade de navegar por obstáculos e superar a resistência do solo para se impulsionar para a frente. Mesmo com equipamentos especializados e ajustes ambientais, a "lacuna de habilidades" entre o ciclismo estacionário e o recreativo pode ser considerável para crianças com controle motor prejudicado. O programa de exercícios em casa e os componentes do treino orientado ao objetivo do *Activate-CP* procuram preencher essa lacuna, oferecendo oportunidades para a prática de tarefas específicas das atividades-alvo da criança com o objetivo de melhorar os níveis de atividade e participação da CIF.

Programas de treino orientado ao objetivo são considerados intervenções de luz verde para melhorar a função motora grossa em crianças com PC; no entanto, uma alta dose de treinamento é necessária para a obtenção de melhorias funcionais[24,25]. A iincorporação da prática de metas nas rotinas diárias (além do programa de exercícios em casa) maximizará as oportunidades de atingir as altas repetições necessárias para as mudanças neuroplásticas e o alcance de metas funcionais[25,26].

As medidas de desfechos primários recomendadas para a intervenção *Activate-CP* são a Medida da Função Motora Grossa (GMFM) e a COPM, uma vez que o programa procura especificamente melhorar a função motora grossa, o desempenho e a satisfação. As opções para mensuração da mobilidade (GMFM-66, GMFM-88 e dimensões-alvo) são amplamente utilizadas para avaliação de melhorias na função motora grossa de crianças com PC em todos os níveis do GMFCS. A decisão sobre qual delas usar depende, em grande parte, dos objetivos do cliente, de sua idade e do nível de função[27,28].

O GMFM-88 é uma escala ordinal composta por cinco dimensões que podem ser realizadas separadamente ou combinadas em uma pontuação total (A: deitar e rolar; B: sentar; C: engatinhar e ajoelhar; D: de pé; E: andar, correr e pular)[29]. Cada item é pontuado em uma escala de quatro pontos, com as pontuações mais altas refletindo maior função motora grossa. Em alguns casos, certos domínios podem não ser importantes para um indivíduo porque ele atingiu o teto para aquele domínio ou porque o domínio não é relevante para seu nível de GMFCS (ou seja, o domínio E não seria relevante para uma criança classificada como nível V no GMFCS). Nesses casos, "dimensões-alvo" específicas

podem ser selecionadas pela família e pelo terapeuta, e as pontuações brutas para as dimensões selecionadas podem ser convertidas em escore de "pontuação-meta total"[29].

Uma versão mais curta da GMFM-88 original, a GMFM-66 é pontuada em uma escala de intervalo e não pode fornecer pontuações de dimensões individuais; portanto, é menos sensível a melhorias nas habilidades motoras grossas em crianças com níveis mais baixos de mobilidade (isto é, níveis de III a V do GMFCS).

O que é considerado uma alteração clinicamente significativa na GMFM variará devido à variabilidade na função entre os níveis do GMFCS[27]. Os dados de validação sugerem que uma pontuação de mudança de 5% a 7% na GMFM-88 representa uma "mudança média clinicamente positiva", enquanto uma mudança de 11% a 24% representa uma "mudança positiva grande". Um estudo baseado no julgamento do terapeuta relatou mudança nas pontuações de 9,4, 2,8 e 1,5, correspondendo a "grande melhora", "melhora moderada" e "nenhuma melhora", respectivamente. Como não há "pontos de corte" oficiais para melhora clínica no GMFM-66 ou no GMFM-88, os clínicos e familiares devem interpretar os escores no contexto do desempenho de metas e outras observações funcionais relevantes.

De acordo com os objetivos específicos da criança e da família, o Inventário para Avaliação Pediátrica de Incapacidade – Testagem Computadorizada Adaptativa (PEDI-CAT) e a Medida da Participação e do Ambiente – Crianças e Jovens (PEM-CY) podem ser úteis para rastrear mudanças na participação na comunidade e independência nas atividades da vida diária. Diários de ciclismo e aplicativos móveis podem ser úteis para acompanhar o progresso do ciclismo e ajudar a manter a motivação durante a intervenção.

A eficácia do *Activate-CP* para melhorar a função motora grossa e o desempenho e a satisfação no ciclismo em crianças com PC foi testada em comparação aos cuidados usuais em um RCT australiano (n = 21; média de idade = 10 anos e 3 meses; desvio padrão [DP] = 3 anos; GMFCS II-IV)[10-12]. Comparado a um grupo de tratamento usual, o grupo intervenção pontuou significativamente mais alto em todas as medidas de desfechos primários imediatamente após o treinamento, incluindo a GMFM-88 (diferença média [DM] = 7,4; intervalo de confiança de 95% [IC95%]: 2,3 a 12,6; p = 0,007), GMFM-66 (DM = 5,9; IC95%: 3,1 a 8,8; p < 0,001), escala de desempenho da COPM (DM = 4,4; IC95%: 3,9 a 5,3; p < 0,001) e escala de satisfação da COPM (DM = 5,2; IC95%: 4,0 a 6,4; p < 0,001). Os participantes do grupo de intervenção também alcançaram pico maior de resistência de ciclismo em comparação com o grupo de tratamento usual pós-intervenção; no entanto, não houve diferença significativa entre os grupos para potência de ciclismo, PEDI-CAT, PEM-CY e no teste de sentar e levantar cinco vezes.

Uma avaliação qualitativa da intervenção *Activate-CP* revelou fortes vínculos entre o estabelecimento de metas conduzido pelo participante e o prazer e o envolvimento das crianças no programa de treinamento[11]. Uma relação positiva entre o terapeuta infantil, a abordagem de treino orientado ao objetivo e "fatores de conveniência", como acesso a uma loja de empréstimos e estacionamento gratuito, foi citada como facilitadora para o envolvimento do cliente. As barreiras para o envolvimento do cliente incluíam agendas familiares ocupadas, distância até o local de treinamento e dor e fadiga muscular pós-treinamento. Esses fatores destacam a necessidade de adequação do programa aos fatores pessoais, ambientais e contextuais da criança.

Como o *Activate-CP* é uma intervenção multimodal, não é possível quantificar até que ponto os componentes individuais do treinamento contribuem para mudanças na função motora grossa ou no desempenho e satisfação com o desempenho. Há, no entanto, um apoio crescente às abordagens de terapia multimodal para aumentar os efeitos positivos do treinamento, particularmente onde vários fatores limitantes dos objetivos foram identificados[24]. Como a PC é uma condição complexa e heterogênea, os clínicos devem considerar as evidências disponíveis e aplicar seu próprio raciocínio clínico para determinar a adequação da intervenção (e seus componentes) de modo a alcançar os objetivos do cliente. Para obter resultados ideais, é imperativo que cada componente de treinamento do *Activate-CP* seja adaptado ao indivíduo, levando em consideração seus objetivos e os fatores pessoais e ambientais.

Segurança e eventos adversos

Os riscos e as estratégias de redução de riscos associados ao ciclismo adaptado são semelhantes aos descritos no Capítulo 23. Como em qualquer programa de treinamento, as contraindicações e precauções associadas a cada componente do treinamento (por exemplo, estimulação elétrica) devem ser avaliadas antes que o treinamento seja iniciado e convém obter autorização médica para participar de um programa de exercícios intensivos. Os riscos podem ser minimizados por meio de uma análise do ambiente preliminar, como avaliar o equipamento de ciclismo adaptado e a sensibilidade e amplitude de movimento antes da aplicação da FES, bem como oferecer sessões de familiarização para os participantes que nunca utilizaram a FES ou o ciclismo adaptado.

PARTE II – APRESENTAÇÃO DO CASO CLÍNICO

A. é uma menina de 14 anos com diagnóstico de PC bilateral, nível IV no GMFCS, nível III no Sistema de Classificação de Habilidade Manual (MACS) e classificação 1 em todas as distâncias estabelecidas na Escala de Mobilidade Funcional (FMS). A. é a mais velha de dois filhos do casal. Ambos os pais (com mais de 40 anos) têm nível superior e alto nível socioeconômico. A. tem acesso a serviços de saúde e sua família é muito positiva e envolvida em suas terapias. A. frequenta uma escola regular com seu irmão mais novo, de 10 anos, e tem bom desempenho acadêmico. Ela precisa de ajustes para acessar seu ambiente físico e o currículo HPE (*Health and Physical Education*) devido à sua deficiência física, porém atende ao currículo acadêmico no mesmo nível que seus colegas.

A família de A. procurou o serviço de reabilitação porque percebeu um declínio em sua independência funcional nos últimos 2 anos. Os pais de A. explicaram que antes ela era capaz de se transferir de sua cadeira de rodas de maneira independente e de dar passos com auxílio de um andador em uma distância de mais de 5 metros em casa (cerca de 5 anos atrás). Ela também usava um triciclo vertical como parte de um programa de exercícios em casa. A. não usa mais seu andador e não cabe mais no triciclo que costumava usar.

Os pais de A. gostariam que ela voltasse a andar com um andador e fosse mais independente nas transferências em cadeira de rodas (atualmente necessita da ajuda de um adulto). A. entende os benefícios da atividade física para a saúde, mas prefere passar o tempo com seu cachorro, Missy, e ler livros.

Camada 1 – Definição das metas

Segue um resumo da conversa sobre a definição de metas entre a terapeuta, A. e sua família.

A fisioterapeuta se reuniu com A. e sua família para discutir os objetivos de "ser capaz de caminhar 5 metros em casa usando um andador" e "transferir-se de forma independente de e para sua cadeira de rodas". A terapeuta explicou que não é incomum que crianças com PC classificadas com o nível V do GMFCS experimentem declínio na função motora grossa durante a transição da infância para a adolescência. A terapeuta também explicou que A. poderia melhorar sua função motora grossa, mas seria melhor identificar uma meta funcional que fosse significativa para ela. As crianças são mais propensas a se engajar em um programa quando estão envolvidas no processo de estabelecimento de metas.

> **Terapeuta:** "A., você pode pensar em algumas atividades que você realmente gostaria de fazer?" (A. é encorajada a estabelecer uma meta.)
>
> **Meta 1:** "Conseguir andar de bicicleta por 1 km em menos de 30 minutos para poder levar meu cachorro para passear no quarteirão com minha família em 8 semanas."
>
> **Meta 2:** "Ser capaz de passar da minha cadeira de rodas para o meu triciclo de forma independente (com supervisão rigorosa) em 8 semanas."
>
> **Terapeuta:** "Você já tentou esta atividade antes?"

A. não conseguiu atribuir uma pontuação para o desempenho e a satisfação do objetivo nesse estágio por não caber mais em seu triciclo adaptado, e não tentou suas atividades relacionadas com o objetivo recentemente. Anteriormente, A. gostava de andar em seu triciclo adaptado vertical, mas contava com a ajuda de ambos os pais para levantá-la. Os pais de A. estão felizes por comprar um novo triciclo para o aniversário de A., mas gostariam de receber orientação de um terapeuta para "escolher o certo".

Camada 2 – Meta realista?

- **As metas são realistas?** Incerto. A. não possui um triciclo apropriado e não pedalou recentemente.
- **Viável?** Sim, o serviço de reabilitação oferece treinamentos comunitários e tem uma loja para empréstimo de equipamentos, incluindo bicicletas adaptadas.

A terapeuta marcou um horário conveniente para a família de A. visitar o serviço de reabilitação (clínica) para experimentar algumas bicicletas adaptadas. A. então testa dois triciclos reclinados (Figuras 31.1 e 31.2) e escolhe um com assento mais alto e guidão de "fácil alcance" (Figura 31.1). O assento mais alto facilita a transferência da cadeira de rodas e o guidão mais longo é mais fácil de controlar. As adaptações adicionais incluem alças de pedal para manter os pés nos pedais e um assento com encosto alto para apoio do tronco.

A. é capaz de se impulsionar lentamente em uma superfície nivelada, mas seu joelho esquerdo ocasionalmente "trava" no topo do arco do pedal. Ela parece usar um movimento de puxar em vez de empurrar para impulsionar os pedais e necessita assistência ocasional do terapeuta (empurrando a bicicleta por trás) para manter o impulso de pedalar. Depois de praticar por 10 minutos, o joelho esquerdo de A. começou a cair para dentro e roçar na proteção da corrente enquanto ela cansava (possivelmente devido à espasticidade

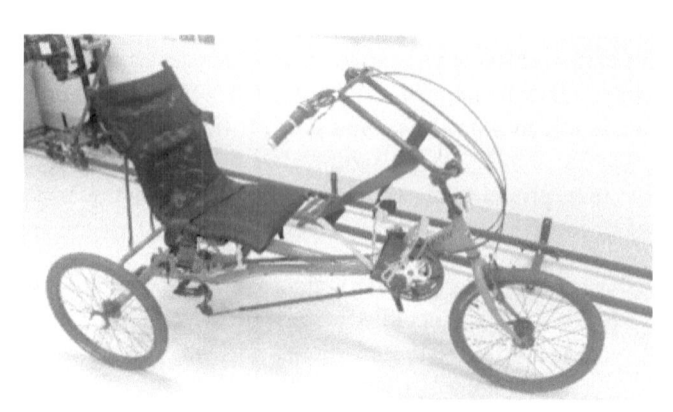

Figura 31.1 Triciclo reclinado com guidão "fácil de alcançar" e assento com encosto alto.

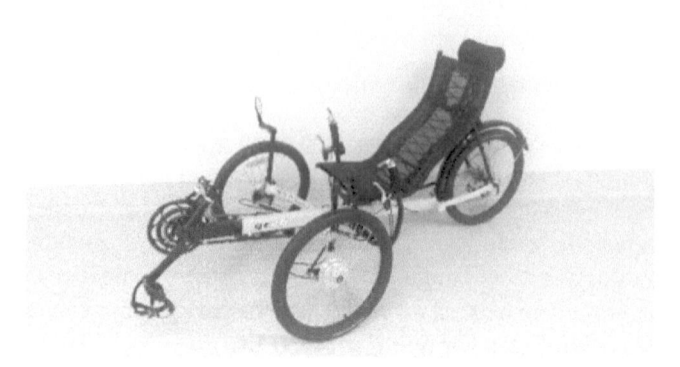

Figura 31.2 Triciclo reclinado estilo *tadpole* com assento reclinado e direção lateral.

do músculo adutor). Esse problema foi corrigido usando um estilo diferente de pedal com um "guia de haste" (ou suporte para panturrilha).

O triciclo adaptado foi emprestado à família de A. e a terapeuta fez uma visita domiciliar para avaliar o desempenho inicial de A. e revisitar seus objetivos. A. pedalou 500 metros em 30 minutos com a ajuda de sua mãe para manter o ritmo e subir um morro perto de sua casa. A. transferiu-se de e para a bicicleta adaptada com ajuda física de sua mãe. A transferência demorou cerca de 3 minutos.

Com base nessa avaliação, A. atribuiu as seguintes pontuações no roteiro de entrevistas inspirado na COPM (veja o Capítulo 2).

Meta 1

"Conseguir andar de bicicleta por 1km em menos de 30 minutos para poder levar o cachorro para passear no quarteirão com a família em 8 semanas."
COPM: desempenho: 3/10; satisfação: 4/10.

Meta 2

"Ser capaz de passar da cadeira de rodas para o triciclo de forma independente (com supervisão rigorosa) em 8 semanas."
COPM: desempenho: 2/10; satisfação: 3/10.

Para entender melhor a capacidade motora grossa basal de A., a GMFM-88 foi concluída. As pontuações de A. foram:

- Dimensão A – Deitar e rolar: 48/51.
- Dimensão B – Sentar: 45/60.
- Dimensão C – Engatinhar e ajoelhar: 7/42.
- Dimensão D – Em pé: 5/39.
- Dimensão E – Andar, correr e pular: 6/72.
- Total da GMFM-88 : 41,4%.

Camada 3 – Prognóstico

Crianças com PC classificadas no nível IV do GMFCS têm demonstrado sua capacidade de deslocamento em triciclo adaptado com os devidos ajustes ambientais e o apoio de um fisioterapeuta[10]. As atividades-alvo de A. são funcionais e se encaixam na rotina de sua família. Como A. não pedala há muito tempo, é importante que seu programa de treinamento seja graduado adequadamente para evitar lesões e fadiga muscular excessiva. As metas de A. também foram incorporadas na escala *Goal Attainment Scaling* (GAS [veja o Capítulo 2]), como mostra o Quadro 31.2.

Camada 4 – Intervenção

A terapeuta considerou as evidências científicas disponíveis e discutiu as intervenções que poderiam ser usadas para atingir o objetivo de A. Depois de considerar os benefícios e as desvantagens de cada intervenção, A. e sua família escolheram uma abordagem de terapia multimodal, semelhante ao programa *Activate-CP*. A família e o pediatra de A. confirmaram que não havia contraindicações para sua

Quadro 31.2 Objetivos na GAS

Pontuação	Meta 1 – 8 semanas	Meta 2 – 8 semanas
-2	Anda em triciclo reclinado com ajuda (500m), com sua família e cachorro depois da escola, em 30 minutos com um intervalo	A. se transfere com assistência física de sua cadeira de rodas para sua bicicleta adaptada em menos de 3 minutos
-1	Anda em triciclo reclinado com ajuda (750m), com sua família e cachorro depois da escola, em 30 minutos com um intervalo	A. se transfere com assistência física de sua cadeira de rodas para sua bicicleta adaptada em menos de 2 minutos
0	Anda em triciclo reclinado com ajuda (1.000m), com sua família e cachorro depois da escola, em 30 minutos ou menos com um intervalo	A. se transfere com supervisão de sua cadeira de rodas para sua bicicleta adaptada em menos de 2 minutos
+1	Anda em triciclo reclinado com ajuda (1.000m), com sua família e cachorro depois da escola, em menos de 30 minutos, sem pausas	A. se transfere independentemente de sua cadeira de rodas para sua bicicleta adaptada em menos de 2 minutos
+2	Anda em um triciclo reclinado sem ajuda (1.000m), com sua família e cachorro depois da escola, em menos de 30 minutos, sem pausas	A. se transfere independentemente de sua cadeira de rodas para sua bicicleta adaptada em menos de 1 minuto

participação no ciclismo-FES, ciclismo estacionário ou treino direcionado ao objetivo. Foram selecionados os seguintes componentes de treinamento:

Intervenção-chave: treino direcionado ao objetivo para atingir metas e melhorar a função motora grossa ("sinal verde").
Mecanismo: plasticidade dependente do uso e aprendizado pela experiência[24].

Intervenção-chave: estimulação elétrica funcional ao pedalar para melhorar a capacidade de ciclagem e coordenação ("luz amarela" para estimulação elétrica quando combinada com prática de tarefa específica; evidência limitada disponível para ciclismo-FES como intervenção autônoma).
Mecanismo: exposição ao estímulo elétrico.

Intervenção-chave: ciclismo adaptado (prática específica da tarefa: intervenção com "luz verde" para melhorar a função motora grossa).
Mecanismo: plasticidade dependente da experiência[24].

Após discutir detalhadamente a intervenção, a terapeuta pediu a A. e à família que pensassem sobre possíveis barreiras e facilitadores para sua participação no programa.

Camada 5 – Modo (planejando a intervenção)

Ciclismo-FES: 2×/semana (total: 60 min/semana), em ambulatório clínico. As sessões serão concluídas em um ergômetro estacionário com assistência motora e progredidas de forma incremental pelo fisioterapeuta[10].

Treino direcionado ao objetivo: 3×/semana (total 90 min/semana): 2×/semana no ambulatório e 1×/semana como programa de exercícios em casa, supervisionados pelos pais. Foi adotado um programa individualizado que incluiu pontes na posição supina, exercícios de sentar e levantar e miniagachamento usando um trilho com supervisão próxima, todos com o objetivo de promover aumento da força dos membros inferiores (necessária para transferências de bicicleta e cadeira

de rodas). Além disso, também se utilizou um treino específico das tarefas de transferências na cadeira de rodas e na bicicleta – prática de tarefa parcial e total.

Ciclismo recreativo: 1×/semana na comunidade (dose mínima de 30 min/semana). Ciclismo adicional é permitido e encorajado para maximizar as oportunidades de sucesso[10,11].

Camada 6 – Dose

Terapeuta: "Você precisará comparecer à clínica duas vezes por semana durante as próximas 8 semanas e concluir um programa de exercícios em casa uma vez por semana (total de 3 horas/semana nas próximas 8 semanas). Como você acha que conseguirá encaixar isso na sua rotina atual?"

A. e sua família são incentivadas a pensar sobre as possíveis barreiras e facilitadores para seu envolvimento no programa de treinamento.

Barreiras percebidas (identificadas por A. e sua família)

- Agenda de vida ocupada, mas capaz de adiar as sessões semanais de hidroterapia para arranjar tempo para a intervenção.
- A. não gosta de se exercitar no calor. Ela prefere pedalar por volta das 16h30 às 17h00, quando o sol está menos forte.
- A. pode ficar entediada ao pedalar no ergômetro estacionário. Uma lista de reprodução com músicas pode ajudar A. a se manter motivada.

Facilitadores percebidos

- A. adora música de Taylor Swift – ela criará uma "lista de reprodução de ciclismo" para as sessões de ciclismo-FES.
- Passeios à tarde com o cachorro são uma rotina familiar. A. usará sua bicicleta adaptada para participar das caminhadas três tardes por semana. Ela usará sua cadeira de rodas motorizada nos dias intermediários para dar tempo para as pernas se recuperarem.

- A. está motivada a acompanhar a distância total pedalada durante o programa de 8 semanas. Ela usará um diário de ciclismo e um aplicativo móvel (APP) para rastrear sua velocidade e distância.
- A família de A. a apoia e a encoraja a seguir em frente com seus objetivos.

A. iniciou o programa de treinamento de 8 semanas.

Ciclismo-FES

A. completou um teste de familiarização na bicicleta-FES (Figuras 31.3*A* e *B*). Um questionário de prontidão para atividade física, a verificação da pele e um teste de sensação foram concluídos antes do início da sessão. A terapeuta estabeleceu os parâmetros básicos de estimulação elétrica de A. com base em seu nível de tolerância. Os seguintes parâmetros foram selecionados:

- **Frequência:** 50Hz para todos os grupos musculares.
- **Largura de pulso:** 200µs.
- **Amplitude:** 18 a 25mA.
- **Grupos musculares estimulados:** músculos bilaterais do quadríceps, isquiotibiais, gastrocnêmio e tibial anterior. A. recusou a estimulação glútea.

Na primeira sessão de A., foi selecionada uma largura de pulso mais estreita (100µs) para os músculos gastrocnêmio e tibial anterior, de modo a melhorar o nível de conforto, e a amplitude foi aumentada com o objetivo de obter contração muscular palpável (resposta motora). A. tolerou a estimulação do nível motor em seus músculos quadríceps, isquiotibiais e gastrocnêmio, mas apenas um nível sensorial de estimulação foi tolerado nos músculos tibiais anteriores.

A potência-alvo de A. para sua primeira sessão (com base em um teste de corrida de bicicleta) foi:

- 50% a 60% de 38W para as fases I e III (ciclagem constante): 18 a 22W;
- 80% a 90% de 38W para a fase II (*sprints*): 30 a 38W.

A. pedalou 3,5km em sua primeira sessão de treinamento, atingindo um pico de potência de 38W (resistência definida em 3,8nM) durante os *sprints*. Sua primeira sessão de ciclismo durou 22 minutos.

A terapeuta progrediu no programa, aumentando a resistência quando A. conseguiu realizar uma sessão de ciclismo completa de 30 minutos e quando a velocidade-alvo foi mantida (30rpm). O ciclismo-FES reduziu automaticamente o nível de suporte motor fornecido quando A. começou a pedalar voluntariamente.

Fatores motivadores: A. gostou de acompanhar seu progresso em uma tela de iPad conectada ao ergômetro FES e criou uma lista de reprodução personalizada com suas músicas favoritas.

Programa de treino orientado ao objetivo

1. **Passar de sentado para de pé:** sentado em uma maca terapêutica com supervisão próxima do terapeuta – 3×8 repetições (nível de linha de base); apenas peso corporal.
2. **"Miniagachamento" usando um corrimão:** sentado em uma maca terapêutica com supervisão próxima do terapeuta – 3×6 repetições (visando a 3×8 repetições, embora limitado pela fadiga); nádegas em direção ao tatame e parada um pouco antes de tocá-lo.
3. **Pontes glúteas em tatame terapêutico:** apoio da terapeuta para estabilizar as pernas/manter o alinhamento – 3×8

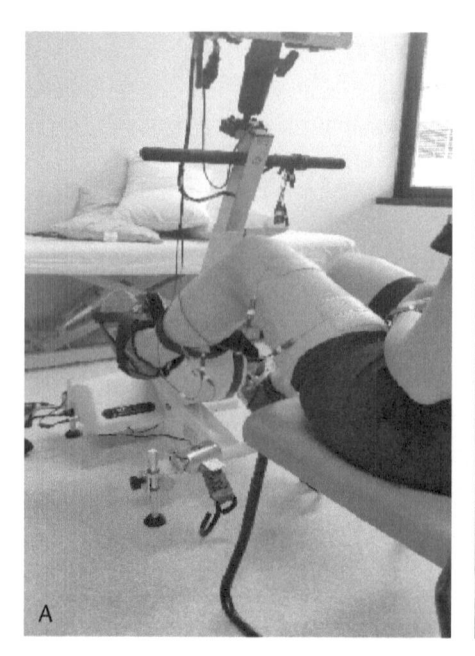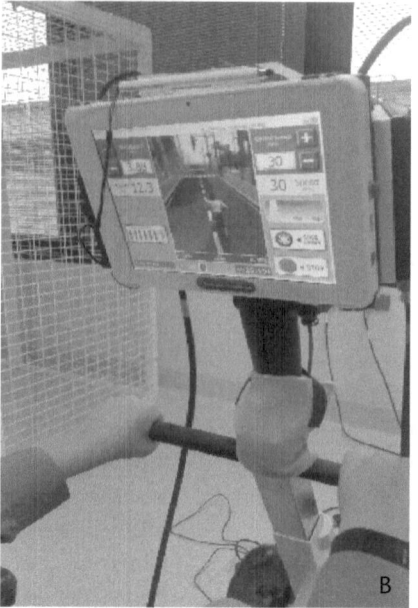

Figura 31.3A e **B** Teste de familiarização na bicicleta-FES.

repetições com tempo de repouso de 2 a 3 segundos no topo.

4. **Transferência da prática de tarefas específicas da cadeira de rodas para a bicicleta adaptada:** prática de tarefas parciais e completas. As transferências foram "replicadas" em sessões clínicas usando cadeiras de diferentes alturas.

Esse programa foi ligeiramente ajustado para o programa domiciliar – onde A. usou sua cômoda e um corrimão no banheiro para passar de sentada para de pé e realizar os miniagachamentos com o apoio de sua mãe. Os exercícios foram progredidos de maneira incremental pela fisioterapeuta usando princípios de treinamento de exercícios e orientações para pessoas com PC[23]. Alguns exercícios foram substituídos por habilidades mais desafiadoras (por exemplo, passo lateral em um corrimão e deslocamento no chão com o uso dos membros superiores – "deslocar de bumbum") conforme A. dominava o programa original e para ajudar a manter seu interesse.

Ciclismo adaptado

A. usou seu triciclo adaptado duas vezes por semana nas primeiras 4 semanas e progrediu para três vezes por semana no restante da intervenção. Para monitorar sua distância total, ela usou um aplicativo de ciclismo móvel e registrou seu progresso em um diário de ciclismo. Depois de usar seu triciclo por 2 semanas, A. relatou que era um desafio manter os pés na posição correta nos pedais mesmo com as correias no lugar. A terapeuta ajudou a família a experimentar um pedal alternativo com uma placa para os pés em forma de "copo" para evitar que os pés escorregassem (Figura 31.4). A. relatou que esse novo acessório de pedal funcionou bem.

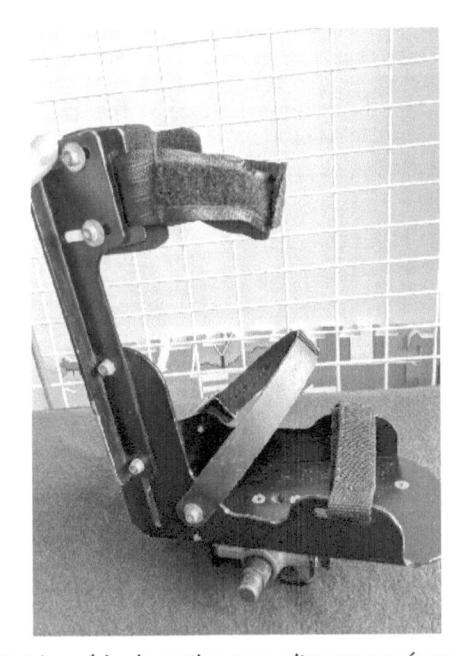

Figura 31.4 Acessório alternativo para evitar que os pés escorreguem.

Camada 7 – As metas foram alcançadas?

Meta 1
"Andar de bicicleta com a família depois da escola." *COPM:* desempenho: 8/10; satisfação: 9/10.

Meta 2
"Transferências em cadeira de rodas." *COPM:* desempenho: 9/10; satisfação: 10/10.

Terapeuta: "Você é capaz de andar com seu triciclo reclinado com assistência (1.000m) em menos de 30 minutos sem pausas, então você pode passear com seu cachorro com sua família depois da escola (GAS – início: -2; após intervenção: +1), e você pode transferir-se independentemente da cadeira de rodas para o triciclo em menos de 1 minuto (GAS – início: -2; após intervenção: +2). Ao iniciar a intervenção, você levava 30 minutos para completar metade dessa distância e parava para descansar. Parece que o programa Activate-CP ajudou a melhorar sua independência funcional."

GMFM-88
- Dimensão A – deitada e rolando: 50/51 (linha de base: 48/51).
- Dimensão B – sentada: 55/60 (linha de base: 45/60).
- Dimensão C – engatinhar e ajoelhar: 15/42 (linha de base: 7/42).
- Dimensão D – em pé: 12/39 (linha de base: 5/39).
- Dimensão E – andar, correr e pular: 9/72 (linha de base: 6/72).
- Pontuação total da GMFM-88 (%): 53,74 (linha de base: 41,4).

Pontuação total de alteração (%): 12,34.

Uma mudança na pontuação na GMFM-88 de 12,34 demonstra melhora clinicamente significativa na função motora grossa. Esse resultado é apoiado por melhorias observáveis na independência funcional, como transferência para dentro e para fora da cadeira de rodas.

Os pais de A. também relataram melhora em sua capacidade de entrar e sair do carro da família e de realizar uma "ponte" glútea para atividades de cuidado e conforto. A. afirma que está muito feliz com suas conquistas e animada para continuar andando de triciclo adaptado na comunidade. A terapeuta forneceu à família um relato dos equipamentos e adaptações da bicicleta utilizados na intervenção para apoiá-la na solicitação de financiamento para seu próprio triciclo adaptado. A. continuará pegando emprestando o triciclo do centro de reabilitação enquanto espera sua própria bicicleta.

Agradecimentos

Agradeço a Profª Roslyn Boyd, A/Prof Christopher Carty, Dr. Sean Horan, Megan Kentish e Prof. Robert Ware por suas contribuições ao RCT Activate-CP discutido neste capítulo.

Referências

1. Hanna SE, Rosenbaum PL, Bartlett DJ et al. Stability and decline in gross motor function among children and youth with cerebral palsy aged 2 to 21 years. Dev Med Child Neurol 2009; 51(4):295.
2. Ryan JM, Cassidy EE, Noorduyn SG, O'Connell NE. Exercise interventions for cerebral palsy. Cochrane Database of Systematic Reviews 2017; (6).
3. Soyupek F, Aktepe E, Savas S, Askin A. Do the self-concept and quality of life decrease in CP patients? Focussing on the predictors of self-concept and quality of life. Disab Rehab 2010; 32(13):1109-15.
4. Damiano DL. Activity, activity, activity: Rethinking our physical therapy approach to cerebral palsy. Phys Ther 2006; 86(11):1534-40.
5. Toovey R, Reid SM, Rawicki B, Harvey AR, Watt K. Ability of independently ambulant children with cerebral palsy to ride a two-wheel bicycle: A case-control study. Dev Med Child Neurol 2017; 59(4):395-401.
6. Pickering DM, Horrocks L, Visser K, Todd G. Adapted bikes – what children and young people with cerebral palsy told us about their participation in adapted dynamic cycling. Disab Rehab: Assistive Technology 2013; 8(1):30-7.
7. Pickering D, Horrocks LM, Visser KS, Todd G. 'Every picture tells a story': Interviews and diaries with children with cerebral palsy about adapted cycling: Cerebral palsy, interviews, cycling. J Paed Child Health 2013; 49(12):1040-4.
8. Pickering DM, Horrocks LM, Visser KS, Todd GL. Analysing mosaic data by a "Wheel of Participation" to explore physical activities and cycling with children and youth with cerebral palsy. Intern J Dev Disab 2015; 61(1):41-8.
9. Armstrong E, Spencer S, Kentish M, Horan S, Carty C, Boyd R. Efficacy of cycling interventions to improve function in children and adolescents with cerebral palsy: A systematic review and meta-analysis. Clin Rehab 2019; 33(7):1113-29.
10. Armstrong E, Boyd R, Horan S, Kentish M, Ware R, Carty C. Functional electrical stimulation cycling, goal-directed training, and adapted cycling for children with cerebral palsy: A randomized controlled trial. Dev Med Child Neurol 2020; 62(12):1406-13.
11. Armstrong E, Boyd R, Kentish M, Carty C, Goodlich B, Horan S. A qualitative analysis of the experiences of children with cerebral palsy and their caregivers in a goal-directed cycling programme. Disab Rehab 2020; 44(12): 2715-22.
12. Armstrong EL, Boyd RN, Horan SA, Kentish MJ, Ware RS, Carty CP. Maintenance of functional gains following a goal-directed and FES-assisted cycling program for children with cerebral palsy. Ped Phys Ther 2022; 34(4):480-7.
13. Sansare A, Harrington AT, Wright H et al. Aerobic responses to FES-assisted and volitional cycling in children with cerebral palsy. Basel, Switzerland; Sensors 2021; 21(22).
14. Harrington AT. The development of a functional electrical stimulation assisted cycling intervention to increase fitness and strength in children with cerebral palsy [Ph.D.]. Ann Arbor: ProQuest LLC, University of Delaware, 2011.
15. Stackhouse SK, Binder-Macleod SA, Lee SCK. Voluntary muscle activation, contractile properties, and fatigability in children with and without cerebral palsy. Muscle & Nerve 2005; 31(5):594-601.
16. Armstrong E, Boyd R, Kentish M, Carty C, Horan S. Effects of a training programme of functional electrical stimulation (FES) powered cycling, recreational cycling and goal directed exercise training on children with cerebral palsy: A randomised controlled trial protocol. BMJ Open 2019; 9(6):e024881.
17. Fowler E, Knutson L, DeMuth S et al. Pediatric Endurance and Limb Strengthening (PEDALS) for children with cerebral palsy using stationary cycling: A randomized controlled trial. Phys Ther 2010; 90(3):367-81.
18. Johnston TE. The biomechanics of cycling in children with and without cerebral palsy [Ph.D.]. Ann Arbor: ProQuest Dissertations & Theses Global, Temple University, 2006.
19. Johnston TE, Prosser LA, Lee SCK. Differences in pedal forces during recumbent cycling in adolescents with and without cerebral palsy. Clin Biomech 2008; 23(2):248-51.
20. Harrington AT, McRae CG, Lee SC. Evaluation of functional electrical stimulation to assist cycling in four adolescents with spastic cerebral palsy. Intern J Ped 2012; 2012:1-11.
21. Peri E, Ambrosini E, Pedrocchi A et al. Volitional cycling augmented by functional electrical stimulation in hemiparetic adolescents: A case series study. J Autom Control 2013; 21(1):37-42.
22. Trevisi E, Gualdi S, De Conti C et al. Cycling induced by functional electrical stimulation in children affected by cerebral palsy: Case report. Europ J Phys Rehab Med 2012; 48(1):135.
23. Verschuren O, Peterson MD, Balemans ACJ, Hurvitz EA. Exercise and physical activity recommendations for people with cerebral palsy. Dev Med Child Neurol 2016; 58(8):798-808.
24. Novak I, Morgan C, Fahey M et al. State of the Evidence Traffic Lights 2019: Systematic review of interventions for preventing and treating children with cerebral palsy. Cur Neurol Neurosci Rep 2020; 20(2):3-24.
25. Novak I, Berry J. Home program intervention effectiveness evidence. Phys Occup Ther Ped 2014; 34(4):384-9.
26. Toovey R, Bernie C, Harvey AR, McGinley JL, Spittle AJ. Task-specific gross motor skills training for ambulant school-aged children with cerebral palsy: A systematic review. BMJ Paed Open 2017; 1(1):e000078.
27. Russell DJ, Hart HM. Gross motor function measure (GMFM-66 & GMFM-88) user's manual. London: Mac Keith Press, 2013.
28. Ketelaar M, Vermeer A, Helders PJ. Functional motor abilities of children with cerebral palsy: A systematic literature review of assessment measures. Clin Rehab 1998; 12(5):369-80.
29. Russell D, Rosenbaum P, Avery L, Lane M. The Gross Motor Function Measure (GMFM-66 and GMFM-88) user's manual. London: Mac Keith Press, 2002.

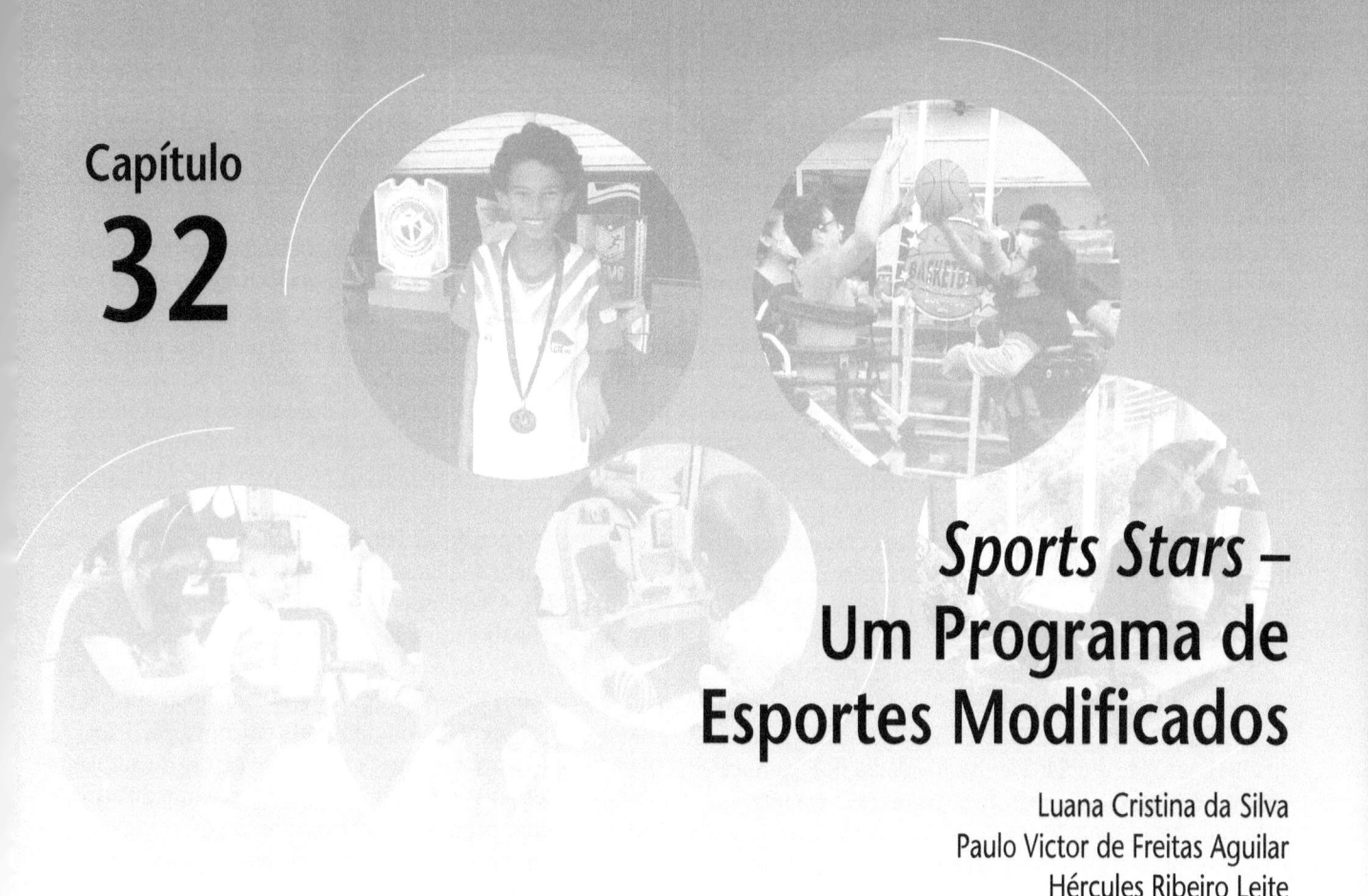

Capítulo 32

Sports Stars – Um Programa de Esportes Modificados

Luana Cristina da Silva
Paulo Victor de Freitas Aguilar
Hércules Ribeiro Leite

INTRODUÇÃO

Adolescentes com paralisia cerebral (PC) classificados com o nível I ou II no Sistema de Classificação da Função Motora Grossa (GMFCS [veja o Capítulo 1]) apresentam restrições na participação em atividades recreativas, além de menores níveis de atividade física quando comparados a seus pares com desenvolvimento típico[1,2]. Entre os fatores que determinam esse cenário podemos citar as limitações motoras que impactam a realização de habilidades motoras avançadas (por exemplo, habilidades de controle de objetos e de locomoção)[3].

Estudos apontam que participar 60 minutos por dia em atividades esportivas e/ou recreativas de intensidade moderada a vigorosa tem o potencial de melhorar os componentes de aptidão física e mobilidade dessa população[4]. Por isso, é necessário o desenvolvimento de intervenções com o objetivo de melhorar o nível de atividade física e a participação em atividades esportivas e recreativas dessa população.

Intervenções centradas nos esportes (veja o Capítulo 20) se mostram efetivas em melhorar a participação em atividades físicas de adolescentes com PC[5]. Uma das hipóteses para explicar esse resultado é que esse modelo de intervenção integra os componentes da alfabetização física, ou seja, os componentes físico, social, psicológico e cognitivo[5]. A alfabetização física é definida com um conjunto de habilidades desenvolvidas para valorizar e ter responsabilidade para o engajamento em atividades físicas ao longo da vida[6]. Consequentemente, os protocolos de intervenção centrados nos esportes têm o potencial de desenvolver habilidades fundamentais para a integração de adolescentes com PC em uma vida fisicamente ativa.

PARTE I – DESCRIÇÃO DA INTERVENÇÃO

Entre as intervenções centradas nos esportes estão as intervenções de esportes modificados (veja o Capítulo 20) que focam no desenvolvimento das habilidades relacionadas com a alfabetização física. Clutterbuck e cols. (2020)[7] desenvolveram um protocolo de intervenção para crianças com PC que tem como base a prática de esportes modificados, e é intitulado *Sports Stars*. Esse protocolo consiste em uma intervenção liderada por fisioterapeutas em parceria com profissionais de educação física e foca no treinamento de habilidades motoras fundamentais de locomoção (correr, saltar, pular, entre outros) e no controle de objetos (arremessar, receber e chutar uma bola, lançar um disco, entre outros) em grupo[7].

Além disso, o *Sports Stars* promove o treino do esporte modificado, utilizando como base quatro esportes culturalmente relevantes no país[7]. Os resultados dos estudos mostraram que a intervenção foi eficaz em melhorar a participação de crianças com PC em atividades físicas de lazer, bem como a capacidade de desenvolver habilidades motoras grossas[8]. Além disso, de acordo com a percepção dos pais/cuidadores, os participantes melhoraram as competências dos domínios social, cognitivo e psicológico da alfabetização física[9]. O mesmo protocolo foi adaptado e está sendo implementado em crianças com PC brasileiras[10].

Os resultados preliminares de um estudo de viabilidade do programa *Sports Stars* em adolescentes com PC são positivos em relação a metas de participação (frequência e envolvimento) em atividades esportivas e recreativas, segundo a Medida Canadense de Desempenho Ocupacional (COPM) com grande efeito para o desempenho e a satisfação. Adicionalmente, foram observadas mudanças positivas quanto à aquisição de habilidades motoras, por meio do Teste de Desenvolvimento Motor Grosso (TGMD-2), porém com efeito pequeno[11].

Nesse estudo, as atividades treinadas foram adaptadas de acordo com o maior nível de habilidade dos adolescentes, comparados às crianças. Entre essas adaptações podem ser citados o nível de dificuldade das atividades de locomoção e controle de objetos e a utilização de regras mais complexas no treino do esporte modificado. Considerando os riscos de lesão relacionados com a intervenção (chance de lesão musculoesquelética decorrente da prática dos exercícios ou lesões de pele decorrentes de queda), a ocorrência de lesões foi monitorada e, quando necessário, os adolescentes foram encaminhados ou orientados a buscar serviços de saúde especializados.

A base conceitual e a descrição dos aspectos práticos da intervenção foram devidamente descritas no Capítulo 20. Como as intervenções de esportes modificados apresentaram resultados positivos ao melhorarem a participação de adolescentes com PC e o protocolo *Sports Stars* se utiliza desse modelo como base da intervenção, o objetivo do presente capítulo é apresentar o caso clínico de uma adolescente com PC que foi submetida a esse protocolo.

PARTE II – APRESENTAÇÃO DO CASO CLÍNICO

A.C.S.F. tem 13 anos de idade, é do sexo feminino e tem diagnóstico de PC espástica unilateral à esquerda. A adolescente é classificada como nível II no GMFCS e no Sistema de Classificação da Habilidade Manual (MACS) e como nível I no Sistema de Classificação da Comunicação Funcional (CFCS). Além disso, é classificada com 5 na Escala de Mobilidade Funcional em todas as distâncias estabelecidas pelo instrumento (5m, 50m e 500m).

A A.C.S.F. apresenta alterações comportamentais que impactam sua interação com outras pessoas. Atualmente, realiza controle medicamentoso, mas não tem diagnóstico psiquiátrico fechado. A mãe relata que a gestação foi tranquila, mas que no primeiro ano de vida observou alguns padrões de movimento que não eram percebidos em outras crianças. Aos 5 anos de idade, A.C.S.F. começou a apresentar convulsões e a família buscou ajuda profissional para investigar a causa e realizar tratamento específico, quando foi diagnosticada com

PC. A adolescente utiliza uma órtese pé-tornozelo (AFO) articulada no membro inferior esquerdo e uma luva de neoprene na mão esquerda, e não realiza reabilitação.

A adolescente é vaidosa, reservada, não gosta de conversar com pessoas diferentes e se irrita facilmente. Além disso, gosta de cachorros e de cavalos, bem como de fazer natação e utilizar o celular. Reside com a mãe e o pai e tem uma cadela. A adolescente frequenta a escola regularmente, e a mãe relata que ela não costuma participar das aulas de educação física.

A.C.S.F. adora jogar basquete, e recentemente os pais compraram bola e cesta de basquete para que ela praticasse em casa. A adolescente não pratica exercícios físicos, mas já fez balé e natação. A família tem acesso aos serviços de saúde por meio de plano de saúde e pelo Sistema Único de Saúde (SUS). A adolescente relata não ter amigos.

As principais demandas terapêuticas de A.C.S.F. e de sua família foram listadas na folha de metas das "Minhas Palavras Favoritas" (*F-words* [Figura 32.1]). As metas apresentadas pela adolescente foram relacionadas com a participação na educação física e em práticas esportivas fora do ambiente escolar. Além disso, trouxe demandas relacionadas com a interação com primos e o desejo de ter amigos.

Considerando as queixas da mãe relacionadas com o nível de atividade física baixo de A.C.S.F., a não participação na educação física e a demanda por maior interação social, da adolescente, a mãe buscou o programa *Sports Stars,* um projeto de extensão desenvolvido na Universidade Federal de Minas Gerais (UFMG), para introduzir a filha no treino de habilidades motoras avançadas. Além disso, o projeto trabalha com a prática de quatro esportes culturalmente relevantes no Brasil: futebol, handebol, basquete e atletismo.

Camada 1 – Definição das metas

Durante a avaliação pré-intervenção, foi solicitado que a adolescente, em conjunto com os pais, estabelecesse três metas relacionadas com a participação em atividades esportivas e recreativas por meio da COPM, utilizada de maneira adaptada[11]. A primeira meta foi relacionada com o desempenho em alguma atividade esportiva ou recreativa, a segunda foi relacionada com a frequência de participação em alguma atividade de interesse da adolescente e a terceira com o envolvimento da adolescente enquanto participa de alguma atividade física recreacional. As metas estabelecidas foram:

> **Meta 1:** "Quicar a bola com uma das mãos."
> **Meta 2:** "Participar mais vezes da educação física na escola."
> **Meta 3:** "Frustrar-se menos ao participar de atividades físicas."

Em seguida, a mãe pontuou o desempenho da adolescente nas metas determinadas, assim como a satisfação com o desempenho, considerando uma escala de 1 (pior desempenho) a 10 (melhor desempenho). As metas e suas respectivas pontuações podem ser consultadas no Quadro 32.1.

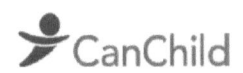

Folha de Metas das Palavras Favoritas (F-words)

Nome: A.C.S.F.   **Data:** 25/01/2022

> Instruções: Por favor, use esse formulário para escrever uma meta para cada uma das suas Palavras Favoritas (F-words-Função, Família, Saúde, Diversão, Amigos & Futuro) e explique o por quê elas são importantes para você. Elas podem ser metas que você gostaria de desenvolver em casa, na terapia, na escola e/ou na comunidade. Juntos, vamos em busca das metas que são importantes para você!

FUNÇÃO:

Meta: Conseguir pentear meu cabelo sozinha

Por quê?! Eu quero arrumar do jeito que eu gosto

FAMÍLIA:

Meta: Fazer mais coisas com meus primos

Por quê?! Queria ficar mais tempo com eles

SAÚDE:

Meta: Queria voltar a fazer natação ou começar a fazer ginástica artística

Por quê?! Porque são os exercícios que eu acho legal fazer, e me sinto bem

DIVERSÃO:

Meta: Fazer educação física sempre

Por quê?! Parece legal mas eu não consigo participar porque tenho medo de passar vergonha

AMIGOS:

Meta: Eu queria uma amiga

Por quê?! Acho que ia ser legal ter alguém pra fazer as coisas comigo

FUTURO:

Meta: Ser influencer

Por quê?! Porque eu sigo algumas que amo e quero ser como elas

CanChild   Para maiores informações: www.canchild.ca/f-words[2]
Rosenbaum e Gorter[1]; Brugnaro et al[4]

Adaptado de Fuller & Susini, 2015
©CanChild F-words Research Team, 2017

Figura 32.1 Folha de metas das "Minhas Palavras Favoritas" (*f-words*) preenchida com os objetivos da adolescente.

Quadro 32.1 Resultados da COPM pré- e pós-intervenção

Medida Canadense de Desempenho Ocupacional (COPM)					
Domínio de participação	Meta	Pré-intervenção		Pós-intervenção	
		Desempenho	Satisfação	Desempenho	Satisfação
Atividades motoras	Quicar a bola com uma das mãos	5	5	9	10
Frequência de participação	Participar mais vezes da educação física na escola	5	3	5	5
Envolvimento ao participar	Frustrar-se menos quando está participando de atividades físicas	3	3	3	5

Camadas 2 e 3 – Meta realista e prognóstico

A partir do estabelecimento das metas, foi realizada uma avaliação por um fisioterapeuta experiente, sendo utilizados instrumentos de medida padronizados e específicos para o perfil da adolescente, considerando as metas estipuladas e o objetivo da intervenção. Assim, foram avaliados os seguintes desfechos:

- As habilidades relacionadas com a prática esportiva, considerando habilidades de locomoção e controle de objetos, utilizando o TGMD-2 (Quadro 32.2). Foram observadas limitações maiores para realizar corrida lateral, rebater uma bola com bastão, fazer um arremesso por cima e por baixo, e quicar uma bola.
- O perfil de alfabetização física, considerando os domínios físico, social, cognitivo e psicológico, por meio do Questionário Perfil de Alfabetização Física (QPAF [Quadro 32.3]). A adolescente alcançou pontuação geral de 33,3%.
- O perfil de participação em casa, na escola e na comunidade, considerando a frequência, o envolvimento e o desejo de mudança dos pais da adolescente, foi avaliado por meio da Medida da Participação e do Ambiente –

Crianças e Jovens (PEM-CY [Quadro 32.4]). Foi observado que a adolescente apresenta pouco envolvimento na maioria das atividades das quais participa e que os pais desejam 100% de mudança do padrão de participação em casa, de 60% na escola e de 70% na comunidade.

Os avaliadores relataram que a condução dos testes foi desafiadora devido ao baixo limiar de irritação da adolescente, que várias vezes, durante a avaliação, se recusou a fazer as atividades orientadas e se irritou.

Em virtude dos resultados da avaliação e dos objetivos definidos pela adolescente e a família, foram determinadas as três metas de tratamento:

1. Em 8 semanas, A.C.S.F. deverá ser capaz de quicar a bola cinco vezes direto com uma das mãos.
2. Em 8 semanas, A.C.S.F. deverá ser capaz de participar de pelo menos uma aula inteira de educação física na semana.
3. Em 8 semanas, A.C.S.F. deverá ser capaz de participar de um jogo de basquete com o pai por 20 minutos sem se frustrar.

Quadro 32.2 Resultados do TGMD2 pré e pós-intervenção

Teste de Desenvolvimento Motor Grosso – Segunda Edição (TGMD2)		
Domínio	Pontuação	
	Pré-intervenção (pontos)	Pós-intervenção (pontos)
Habilidades locomotivas	26	33
Habilidades de controle de objetos	21	29
Total	47	62

Quadro 32.3 Resultados do QPAF pré e pós-intervenção

Questionário Perfil de Alfabetização Física (QPAF)		
Domínio	Pontuação	
	Pré-intervenção (%)	Pós-intervenção (%)
Físico	35,7	35,7
Psicológico	35,7	57
Social	30	50
Cognitivo	30	20
Total	33,3	39,6

Quadro 32.4- Resultados da PEM-CY pré e pós-intervenção

Medida de Participação e do Ambiente – Crianças e Jovens (PEM-CY)						
Domínios	**Pré-intervenção**			**Pós-intervenção**		
	Casa	Escola	Comunidade	Casa	Escola	Comunidade
Frequência (média)	6,2	4	3	5,9	4	3
Envolvimento (média)	2	2	2	3	2	2
Atividades realizadas (número)	10	4	5	10	4	4
Desejo de mudança (%)	100	60	70	100	100	70

Camadas 4 e 5 – Modo (planejando a intervenção) e dose

Como estabelecido pelo protocolo, a intervenção foi realizada em um período de 8 semanas, sendo um encontro semanal com duração de 1 hora, aos sábados pela manhã, em uma quadra poliesportiva. Cada uma das quatro modalidades (futebol, handebol, basquete e atletismo) foi trabalhada em duas sessões, e a estrutura geral da intervenção foi seguida como descrito na Figura 20.2 (veja o Capítulo 20). O treinamento foi realizado em um grupo com mais três adolescentes, classificados como nível I no GMFCS (Figura 32.2). Exemplos dos exercícios realizados, assim como o desempenho e a progressão da adolescente nos aspectos físicos, social, psicológico e cognitivo, são mostrados nos Quadros 32.5 e 32.6 que correspondem ao treino de basquete e atletismo.

Visto que o nível de habilidades motoras de A.C.F.S. e dos outros participantes do grupo era diferente, a etapa do treino de esportes modificados foi estruturada de modo a garantir a participação ativa da adolescente e ao mesmo tempo ser desafiadora para todos os participantes. Ao final da intervenção foi orientado que a família continuasse estimulando a prática de atividades esportivas e recreativas pela adolescente. Além disso, como a mãe questionou a equipe acerca da existência de programas de esportes relacionados com a ginástica artística e a natação, os terapeutas deram sugestões à família sobre possíveis instituições que eles poderiam buscar.

Camada 6 – As metas foram alcançadas?

Uma semana após o fim da intervenção foram realizadas as reavaliações com os mesmos instrumentos de medida utilizados na avaliação pré-intervenção. Os resultados obtidos, assim como a comparação dos resultados pré e pós-intervenção, estão representados nos Quadros 32.1 a 32.4. Em relação às habilidades motoras avançadas, a adolescente apresentou melhora tanto no escore geral do TGMD-2 como nos domínios de habilidades de locomoção e controle de objetos, incluindo a atividade de quicar uma bola (veja o Quadro 32.2). Além disso, houve mudança positiva nos componentes social e psicológico da alfabetização física (veja o Quadro 32.3). Em relação ao padrão de participação em casa, na escola e na comunidade, não houve mudança significativa (veja o Quadro 32.4).

Ao final da intervenção, a adolescente foi capaz de quicar a bola de basquete sete vezes consecutivas com a mão direita, ou seja, a primeira meta foi alcançada. Em relação à segunda e à terceira meta, não houve mudança no desempenho da adolescente, mas a mãe se mostrou mais satisfeita com o desempenho de A.C.S.F. quanto à frequência de participação na educação física e no envolvimento na prática de atividades físicas. De acordo com os avaliadores, a reavaliação foi mais fácil, uma vez que a adolescente se apresentava muito mais colaborativa e engajada na realização das atividades.

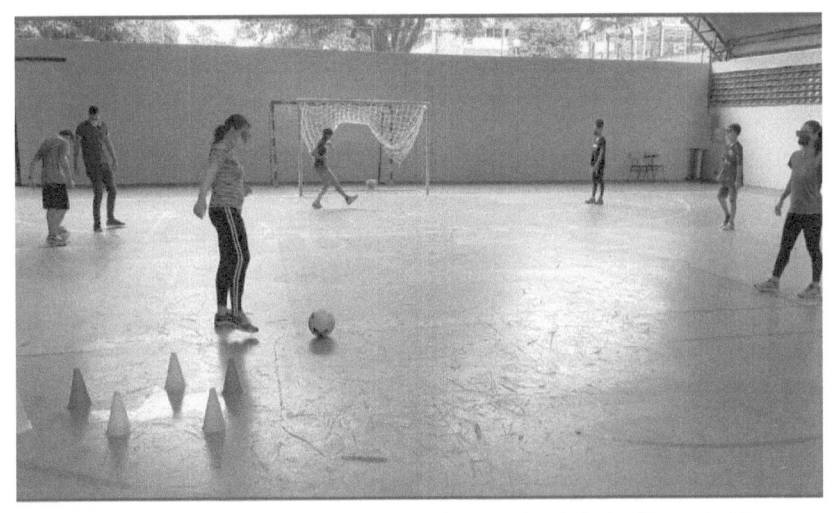

Figura 32.2 Adolescentes realizando treino de controle de bola. (Reproduzida com a autorização dos responsáveis.)

Quadro 32.5 Exemplo das atividades propostas, desempenho da adolescente e progressão da sessão

Semana 6 – Basquete			
Aquecimento (5 minutos) – mobilidade de ombros, alongamento de flexores de joelho, corrida estacionária e polichinelo			
Treino de habilidades de locomoção (15 minutos)			
Atividades	**Descrição do desempenho**	**Componentes social, cognitivo e psicológico da alfabetização física**	**Progressão do treino para a semana 7**
Corrida de revezamento em linha reta	Corre rapidamente e passa o bastão rápido, porém sem coordenação e sem acelerar e desacelerar rapidamente	De modo geral, aplicava as instruções dos terapeutas para melhorar o desempenho nas atividades (p. ex., começar a desacelerar pouco antes de passar o bastão) e aumentar a complexidade; interagiu positivamente com os colegas e se apresentou competitiva e encorajadora. Além disso, mostrou-se confiante para atingir os objetivos das atividades	Continuar executando mais vezes as tarefas em que a adolescente apresenta dificuldade e, naquelas em que melhorou o desempenho e os componentes da alfabetização física, oferecer mais comandos sobre formas de melhorar o desempenho. Além disso, questionar a adolescente ao final de algumas tentativas sobre o que a mesma achou do próprio desempenho, para que ela possa começar a se avaliar e planejar como pode melhorar a execução da tarefa sem auxílio do terapeuta
Costurar em volta dos cones (zigue-zague)	Corre lateralmente e rapidamente entre cones espaçados (distância grande) sem derrubar os cones		
Corrida lateral	Corre de lado sem dificuldades, necessita virar o corpo para se orientar, vai e volta		
Corrida de costas	Corre lentamente de costas, sem necessidade de virar o corpo para se orientar		
Treino de habilidades de controle de objetos (15 minutos)			
Atividades	**Descrição do desempenho**	**Componentes social, cognitivo e psicológico da alfabetização física**	**Progressão do treino para a semana 7**
Arremesso à cesta	Arremessa a bola, cesta em altura média e a 3m de distância	Foi capaz de aplicar as instruções dos terapeutas para melhorar o desempenho nas atividades (p. ex., arremessar mais forte e mais para cima) e aumentar a complexidade; interagiu positivamente com os colegas e mostrou-se confiante para atingir os objetivos das atividades	Continuar executando mais vezes as tarefas para as quais a adolescente apresenta dificuldade e aquelas em que ela melhorou o desempenho e os componentes da alfabetização física e oferecer mais comandos sobre as formas de melhorar o desempenho nas tarefas. Além disso, questionar a adolescente ao final de algumas tentativas sobre o que ela achou do próprio desempenho, para que possa começar a se avaliar e planejar como pode melhorar a execução da tarefa sem auxílio do terapeuta
Quicar a bola com mudança de direção	Corre quicando a bola em linha reta ~5m		
Passagem de bola	Anda quicando, lançando e recebendo a bola, porém sem coordenação		
Treino de esportes modificados (10 minutos)			
Atividades	**Descrição do desempenho**	**Componentes social, cognitivo e psicológico da alfabetização física**	**Progressão do treino para a semana 7**
Descrito na Figura 32.3	O grupo joga em times diferentes cesta em altura média	Foi capaz de aplicar as instruções dos terapeutas para melhorar o desempenho na prática e desenvolveu conexões com o grupo, além de se mostrar mais confiante e motivada a atingir os objetivos da atividade	Continuar adequando as atividades para maior participação ativa e autônoma da adolescente
Desaquecimento (5 minutos): respirações profundas, mobilidade de extremidades e coluna			

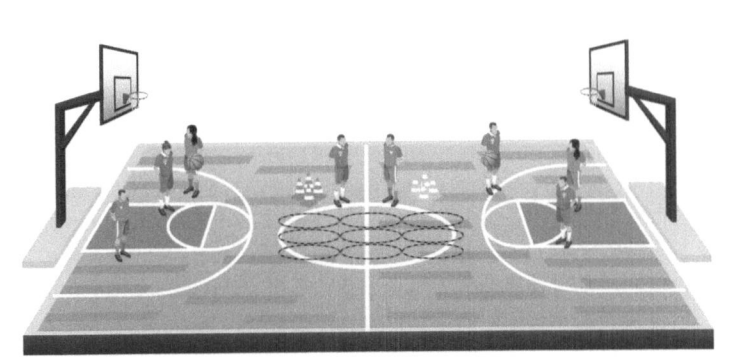

Figura 32.3 Adolescentes e terapeutas divididos em duas equipes de quatro integrantes cada. Uma dupla ficou responsável por jogar no ataque, outro integrante ficou com a função de marcador da dupla adversária e o último integrante da equipe ficou responsável por colocar os cones no jogo da velha. Após o sinal para início da atividade, a dupla responsável pelo ataque tinha como objetivo acertar a cesta, enquanto o marcador adversário deveria impedir que a ação fosse realizada. Caso o ataque fizesse a cesta, o integrante da equipe responsável pelo jogo da velha poderia colocar uma peça na estrutura montada no meio da quadra. Ganhava a equipe que conseguia completar o jogo da velha primeiro dentro do tempo estipulado. Terminada a partida, as funções eram invertidas.

Quadro 32.6 Exemplo das atividades propostas, desempenho da adolescente e progressão da sessão

Semana 7 – Atletismo			
Aquecimento (5 minutos) – mobilidade de ombros, alongamento de flexores de joelho e de quadris e corrida estacionária			
Treino de habilidades de locomoção (15 minutos)			
Atividades	**Descrição do desempenho**	**Componentes social, cognitivo e psicológico da alfabetização física**	**Progressão do treino para a semana 8**
Corrida de revezamento em linha reta	Corre acelerando e desacelerando rapidamente, e com coordenação, e passa o bastão rapidamente	De modo geral, aplicava as instruções dos terapeutas para melhorar o desempenho nas atividades (p. ex.: correr e saltar sem desacelerar) e aumentar a complexidade; interagiu positivamente com os colegas e se apresentou competitiva e encorajadora. Além disso, mostrou-se confiante para melhorar as partes desafiadoras das atividades	Realizar mais tarefas em conjunto com os outros adolescentes
Corrida explosiva	Corre o mais rápido que conseguir em linha reta 10m e retorna		
Corrida na pista curva	Corre na pista curva, se mantém na pista, mas perde a velocidade		
Corrida com obstáculos	Corre e pula o obstáculo na altura do tornozelo		
Treino de habilidades de controle de objetos (15 minutos)			
Atividades	**Descrição da performance**	**Componentes social, cognitivo e psicológico da alfabetização física**	**Progressão do treino para a semana 8**
Lançamento de peso	Lança objeto leve acima da cabeça	Foi capaz de aplicar as instruções dos terapeutas para melhorar o desempenho nas atividades (p. ex., lançar o objeto o mais longe possível), desenvolveu conexões entre o grupo e se mostrou confiante e motivada a atingir os objetivos das atividades	Realizar mais tarefas em conjunto com os outros adolescentes
Lançamento de disco	Gira e lança o objeto longe com coordenação		
Treino de esportes modificados (10 minutos)			
Atividades	**Descrição do desempenho**	**Componentes social, cognitivo e psicológico da alfabetização física**	**Progressão do treino para a semana 8**
Descrito na Figura 32.4	Os participantes correm em uma pista de 20m com obstáculos e fazem lançamento de disco	Foi capaz de aplicar as instruções do terapeuta para acelerar a corrida ou saltar mais alto; estava competitiva e encorajadora. Além disso, estava confiante e motivada a melhorar as partes desafiadoras do esporte	Fazer um circuito na qual os adolescentes façam duplas entre si
Desaquecimento (5 minutos): respirações profundas, mobilidade de extremidades e coluna			

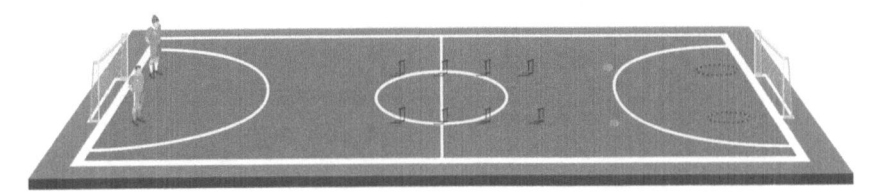

Figura 32.4 Os adolescentes deveriam percorrer um circuito de quatro etapas. A primeira etapa consistia em percorrer o mais rápido possível uma distância aproximada de 15 metros. Cumprida essa distância, tem início a fase de saltos sobre as barreiras, com espaçamento de aproximadamente 2 metros entre elas. Chegando à terceira etapa, os adolescentes deveriam pegar o disco no chão e lançá-lo dentro de um arco posicionado a uma distância de aproximadamente 5 metros. Concluído o lançamento, deveriam retornar correndo diretamente até o ponto inicial. Após um tempo estabelecido pelos terapeutas, o circuito deveria ser repetido.

CONSIDERAÇÕES FINAIS

Finalizada a intervenção com a adolescente, foi percebido que ela apresentou mudanças positivas, considerando a interação social, assim como o componente psicológico da alfabetização física. Um possível fator que poderia ter influenciado esse desfecho é a constante interação da adolescente com outros indivíduos com perfil similar, bem como as estratégias adotadas para aumentar sua inclusão nas atividades.

Além disso, a adolescente alcançou a meta de quicar uma bola de basquete consecutivamente, tarefa essa que foi treinada durante a intervenção. Não houve mudança no padrão de participação em casa, na escola ou na comunidade. Consequentemente, foi possível observar que a intervenção impactou positivamente os domínios social e psicológico da alfabetização física, assim como a capacidade de realizar uma tarefa motora complexa de interesse da adolescente. A Figura 32.5 apresenta um resumo do caso de acordo com o modelo READ (veja o Capítulo 2).

A.C.S.F. tem 13 anos de idade, é do sexo feminino e tem diagnóstico de paralisia cerebral espástica uniletaral à esquerda. A adolescente é classificada como nível II no Sistema de Classificação da Função Motora Grossa (GMFCS) e nível II no Sistema de Classificação da Habilidade Manual (MACS)

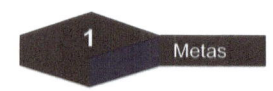 **Metas**
-Quicar a bola com 1 mão;
-Participar mais vezes da educação física na escola;
-Se frustrar menos quando está participando de atividades físicas.

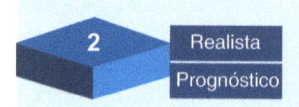 **Realista / Prognóstico**
REALISTA? SIM
VIÁVEL? SIM
ALCANÇÁVEL? SIM
"Em 8 semanas, a A.C.S.F. deverá ser capaz de quicar a bola 5x direto com uma mão."
"Em 8 semanas, a A.C.S.F. deverá ser capaz de participar pelo menos uma aula inteira de educação física na semana.'
"Em 8 semanas, a A.C.S.F. deverá ser capaz de participar de um jogo de basquete com o pai por 20 minutos sem se frustrar."

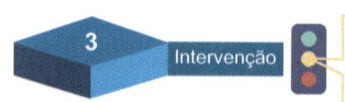 **Intervenção**
Intervenção de Esportes Modificados (*Sports Stars*).
MECANISMO: aprendizado pela experiência e mudança no funcionamento de órgãos (sistemas cardiorrespiratório, muscular e nervoso central)

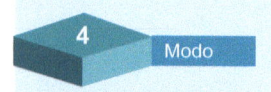 **Modo**
Programa *Sports Stars* Brasil: Treino de habilidades motoras de locomoção e de controle de objetos em grupo juntamente com a introdução a prática esportiva do futebol, handebol, basquete e atletismo

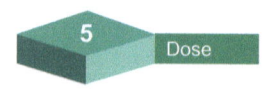 **Dose**
1 hora, 1 vez por semana, durante 8 semanas

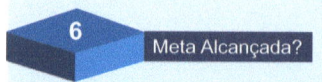 **Meta Alcançada?**
Meta 1 – Quicar a bola com 1 mão.
Pré: Desempenho 5 Satisfação 5.
Pós: Desempenho 9 Satisfação 10.

Meta 2 – Participar mais vezes da educação física na escola.
Pré: Desempenho 5 Satisfação 3.
Pós: Desempenho 5 Satisfação 5.

Meta 3 – Se frustrar menos quando está participando de atividades físicas.
Pré: Desempenho 3 Satisfação 3.
Pós: Desempenho 3 Satisfação 5.

Figura 32.5 Resumo do caso de A.C.S.F. de acordo com o modelo READ.

Agradecimentos

Um agradecimento especial a toda equipe que atuou com empenho, dedicação e criatividade no projeto *Sports Stars* adolescentes: Amanda Cristina Fernandes, Arthur Felipe Barroso de Lima, Flávia Natal Ribeiro Beleza, Júlia Melo Rocha Xavier, João Victor Barbosa de Oliveira, Palloma Pereira Santos, Paulo Victor de Freitas Aguilar e, Ricardo Rodrigues de Sousa Junior.

Sem vocês o projeto não teria sido possível.

Referências

1. Mitchell LE, Ziviani J, Boyd RN. Habitual physical activity of independently ambulant children and adolescents with cerebral palsy: Are they doing enough? Phys Ther 2014 Oct; 95(2):202-11.

2. Maher CA, Williams MT, Olds T, Lane AE. Physical and sedentary activity in adolescents with cerebral palsy. Dev Med Child Neurol 2007 Jun; 49(6):450-7.

3. Palisano RJ, Rosenbaum P, Bartlett D, Livingston MH. Content validity of the expanded and revised Gross Motor Function Classification System. Dev Med Child Neurol [Internet] 2008 Oct; 50(10):744-50. Disponível em: https://www.onlinelibrary.wiley.com/doi/full/10.1111/j.1469-8749.2008.03089.x.

4. Verschuren O, Peterson MD, Balemans ACJ, Hurvitz EA. Exercise and physical activity recommendations for people with cerebral palsy. Dev Med Child Neurol 2016 Feb; 58(8):798-808.

5. Sousa Junior RR, Souto DO, Camargos ACR, Clutterbuck GL, Leite HR. Moving together is better: A systematic review with meta-analysis of sports-focused interventions aiming to improve physical activity participation in children and adolescents with cerebral palsy. Disab Rehab [Internet] 2022 Jul: 1-11. Disponível em: https://pubmed.ncbi.nlm.nih.gov/35853235. Acesso em: 28 Feb 2023.

6. International Physical Literacy Association [Internet]. IPLA 2017. Disponível em: https://www.physical-literacy.org.uk/.

7. Clutterbuck GL, Auld ML, Johnston LM. Sports Stars study protocol: A randomised, controlled trial of the effectiveness of a physiotherapist-led modified sport intervention for ambulant school-aged children with cerebral palsy. BMC Ped 2018 Aug; 18(1).

8. Clutterbuck GL, Auld ML, Johnston LM. Sports Stars: A practitioner-led, peer-group sports intervention for ambulant children with cerebral palsy. Activity and participation outcomes of a randomised controlled trial. Disab Rehab 2020 Jun: 1-9.

9. Clutterbuck GL, Auld ML, Johnston LM. Sports Stars: A practitioner-led, peer-group sports intervention for ambulant, school-aged children with cerebral palsy. Parent and physiotherapist perspectives. Disab Rehab 2020 Jul: 1-10.

10. Sousa Junior RR, Camargos ACR, Clutterbuck GL, Leite HR. Effectiveness of modified sports for children and adolescents with cerebral palsy: A pragmatic study protocol. Ped Phys Ther [Internet] 2022 Jan; 34(1):81-7. Disponível em: https://journals.lww.com/pedpt/Abstract/2022/01000/Effectiveness_of_Modified_Sports_for_Children_and.22.aspx.

11. An M, Palisano RJ. Family-professional collaboration in pediatric rehabilitation: A practice model. Disab Rehab 2013 May; 36(5):434-40.

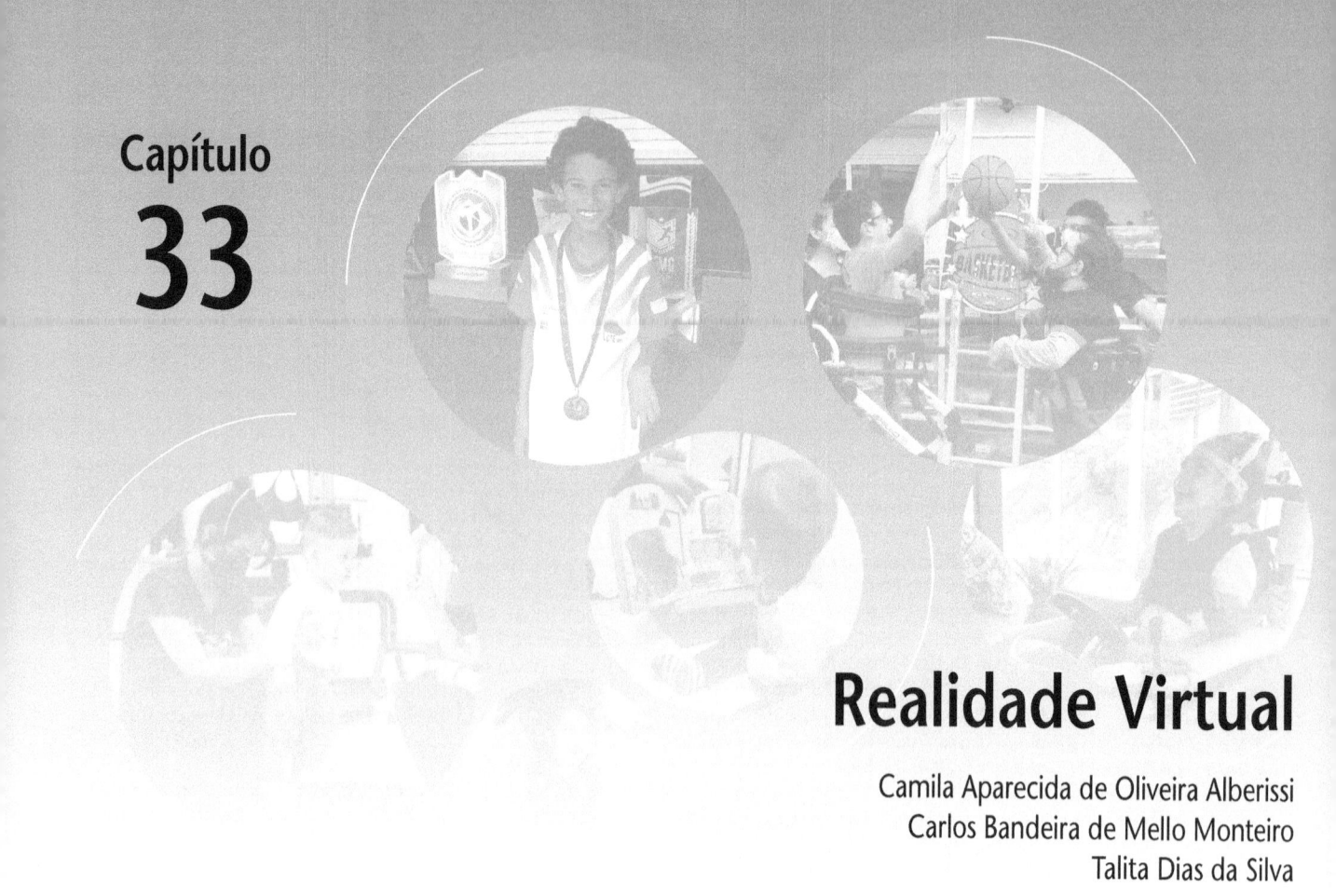

Capítulo 33

Realidade Virtual

Camila Aparecida de Oliveira Alberissi
Carlos Bandeira de Mello Monteiro
Talita Dias da Silva

INTRODUÇÃO

Crianças e adolescentes com paralisia cerebral (PC) apresentam déficits motores que cursam com alteração da função motora e do controle postural[1], fortemente associada a possíveis comorbidades que limitam as atividades de vida diária e restringem a participação social[2]. Essas limitações e restrições são mais substanciais nas pessoas com PC classificadas nos níveis IV e V do Sistema de Classificação da Função Motora Grossa (GMFCS), as quais têm capacidades e oportunidades cerceadas para que possam se tornar ativas continuamente[3].

Em função disso, ocorre um impacto na interação dessas pessoas com o meio físico[4], tornando-se imprescindíveis o desenvolvimento e a utilização de ferramentas tecnológicas disponíveis para reabilitação do indivíduo com PC, como o treinamento com realidade virtual (RV), considerada uma potente ferramenta de aprendizado para crianças com distúrbios neurológicos que apresentam comprometimento psicomotor, principalmente quando o objetivo é atingir melhorias no desempenho das atividades[5].

PARTE I – DESCRIÇÃO DA INTERVENÇÃO

A RV consiste em intervenções construídas em plataformas específicas para atender aos objetivos da reabilitação e abrange o uso de tecnologias de diferentes tipos e complexidades, desde a RV 3D, totalmente imersiva, até videogames ativos ou exergames[6].

A RV é essencialmente uma forma de os usuários se conectarem visualmente, manipularem e interagirem com objetos virtuais gerados por computadores. As simulações interativas nos aplicativos de RV permitem que as crianças e os adolescentes executem e aprendam atividades funcionais enquanto interagem em um ambiente virtual amigável, semelhante a objetos e eventos do mundo real[7-9].

Os três conceitos principais de RV são interação, imersão e envolvimento. A interação entre o usuário e a cena virtual fornece aos usuários sensações semelhantes às provocadas pelo mundo real por meio de *feedback*. A capacidade da pessoa de interagir com objetos virtuais por meio de movimentos do corpo ou dispositivos é o que torna possível essa sensação. A interação em tarefas de realidade virtual pode incluir o uso de dispositivos como *joysticks*, controles remotos, teclados, *mouse*, *webcam* e sensores de movimento, que possibilitam que os usuários manipulem objetos virtuais, explorem ambientes simulados e executem ações específicas dentro do ambiente virtual. Além disso, a interação pode ser visual, sonora ou tátil, permitindo que os usuários se envolvam em experiências sensoriais com diferentes tipos de imersões no ambiente virtual.

Outra possibilidade, que parece ser o futuro da reabilitação da RV para pessoas com PC, é a viabilidade de interação colaborativa, tornando possível que vários usuários (inclusive paciente e terapeuta) interajam em tempo real. Para as crianças com PC, a interação em tarefas de RV pode ser adaptada de acordo com suas necessidades e habilidades motoras, cognitivas e sensoriais. Por exemplo, um terapeuta pode usar sensores para rastrear os movimentos do corpo da criança e adaptar as atividades virtuais para ajudar a melhorar a coordenação, a força e o equilíbrio. Portanto, a interação em tarefas de realidade virtual refere-se à forma como os usuários se comunicam e se envolvem com o ambiente virtual, utilizando uma variedade de dispositivos e tecnologias para manipular objetos virtuais, explorar ambientes simulados e realizar ações específicas, podendo ser adaptada de acordo com as necessidades e habilidades da pessoa com PC e tornando a experiência mais envolvente e benéfica para a reabilitação[9].

Imersão significa a percepção, por parte do usuário, de que ele está inserido no mundo virtual: a RV imersiva consiste na sensação de estar completamente imerso em um ambiente virtual (envolve a utilização de dispositivos de visualização, como óculos de RV, que cobrem completamente os olhos do usuário, bloqueando a visão do mundo real e transportando-o para um ambiente virtual simulado). No entanto, existe a possibilidade de a RV não ser imersiva, possibilitando que o usuário interaja com um ambiente virtual, por exemplo, em uma tela plana, geralmente por meio de um computador, dispositivo móvel ou televisão. O usuário não é completamente transportado para o ambiente virtual, como na RV imersiva, e durante a tarefa não imersiva o mundo real permanece visível ao redor do usuário[9].

O envolvimento em tarefas de RV indica o quanto o usuário está completamente engajado e motivado durante a realização de uma atividade virtual específica. Isso significa que o usuário está totalmente concentrado na tarefa virtual, sentindo-se presente e envolvido no ambiente simulado. Esse envolvimento pode ser medido de várias maneiras, incluindo a avaliação da atenção do usuário, o desempenho na tarefa e sua satisfação com a experiência virtual[10-12] (já existem plataformas em RV que identificam o estado de humor do participante – raiva, desprezo, nojo, medo, alegria, tristeza e surpresa – e conseguem modificar características da tarefa virtual para melhor envolvimento do usuário)[13].

Quando o envolvimento em tarefas de RV é grande, os usuários têm maior probabilidade de desfrutar da experiência virtual e de aprender ou completar com sucesso a tarefa que estão treinando, ou seja, para alcançar alto nível de envolvimento em tarefas de RV é importante garantir que a experiência seja agradável, envolvente e desafiadora o suficiente para manter o usuário engajado e motivado.

Além disso, a tecnologia utilizada deve ser de alta qualidade e oferecer uma experiência imersiva com gráficos, som e interatividade. Quando todos esses elementos são bem-sucedidos, o envolvimento em tarefas de RV pode ser uma experiência gratificante, oferecendo aos pacientes um ambiente mais enriquecido com estimulação sensorial, *feedback* multimodal em tempo real durante tarefas motoras específicas, motivação para realização de práticas mais significativas, aumento da intensidade de movimentos intencionais, refletindo-se em aprendizado motor e neuroplasticidade[14,15].

Para melhorar a função motora e a qualidade de vida de indivíduos com PC, evidências de moderadas a fortes apoiam abordagens baseadas em aprendizagem motora e neuroplasticidade na reabilitação. A aprendizagem motora é definida como um conjunto de processos fundamentados em princípios de neuroplasticidade associados à prática ou experiência que levam a mudanças motoras relativamente permanentes.

Os principais componentes das abordagens baseadas na aprendizagem motora incluem: (1) intervenções intensivas de reabilitação, envolvendo um grande número de repetições de tarefas; (2) aumentos incrementais progressivos na dificuldade da tarefa; (3) intervenções importantes para aumentar a motivação e o envolvimento em terapia; e (4) *feedback* extrínseco sobre a qualidade do movimento ou o desempenho motor. Portanto, os atributos dos ambientes virtuais, como motivação, prática repetitiva e *feedback* aprimorado, os tornam uma modalidade ideal para facilitar a incorporação dos princípios da aprendizagem motora no tratamento de indivíduos com PC[16].

O treinamento com RV, além de enriquecer o ambiente, envolve as vias motoras, sensoriais, cognitivas e perceptivas, fornecendo os componentes críticos da neuroplasticidade para reforçar os resultados da recuperação funcional e promover desfechos positivos para reabilitação da pessoa com PC[10]. Desse modo, o mecanismo de ação da RV é o aprendizado pela experiência e a plasticidade dependente do uso. Essa intervenção contém como ingredientes a prática ativa, repetitiva e intensiva da tarefa, estratégias motivacionais e a modificação do ambiente para proporcionar mudanças esperadas nos desfechos almejados (para mais detalhes sobre mecanismos e ingredientes, veja o Capítulo 2).

A RV, em especial *softwares* que oferecem tarefas virtuais, promovem benefícios como: (1) comunicação dos pacientes com outras pessoas no mundo virtual; (2) motivação e engajamemto dos pacientes de maneira ativa por meio de tarefas e jogos divertidos; (3) maior aderência do paciente às terapias; (4) uso combinado a outras técnicas, recursos ou acessórios; (5) uso por pessoas de baixa renda ou pelo sistema público de saúde, por ser uma técnica de baixo custo; (6) intervir de modo seguro e protetivo com baixo risco; (7) oferecer treinamento de alta intensidade em ambiente multimodal; (8)- possibilitar a personalização e a padronização dos níveis de dificuldade da tarefa; (9) registrar automaticamente o resultado e a qualidade da tarefa e tornar possível o acompanhamento da evolução do paciente; e (10) possibilitar a realização em diferentes contextos, como centros de reabilitação, ambiente hospitalar, escolar ou domiciliar, por meio da telerreabilitação[8,16,17].

Revisões sistemáticas e metanálises apoiam as intervenções baseadas em RV para tratamento de crianças com PC. Efeitos significativos, com nível moderado de evidência, são encontrados nessas publicações como melhora da função de membros superiores[17] e inferiores, do controle postural e do equilíbrio[1,19-23], aumento da velocidade, da resistência e das funções relacionadas com a marcha[24], melhora das habilidades motoras grossas[20,25] e da capacidade funcional nas atividades de vida diária[26] e aumento da capacidade de atividade física[27]. Em síntese, a RV é uma terapia adjuvante que, combinada ao treino específico da tarefa, apresenta luz amarela (veja o Capítulo 2).

Um fator importante para o uso de RV consiste na escolha dos instrumentos de avaliação para mensurar o desempenho nos jogos virtuais e/ou a mudança do desfecho no programa terapêutico ao longo do tempo. O planejamento terapêutico do programa de terapia com RV para pessoas com PC deve apresentar critérios similares aos das terapias convencionais. Inicia-se com uma avaliação minuciosa (anamnese com todas as informações necessárias do paciente), realização de testes funcionais, escalas e questionários específicos para cada caso e estabelecimento de metas e objetivos, em conjunto com o paciente, a família e a equipe multidisciplinar, para detalhar o planejamento terapêutico. Caso o terapeuta opte pela utilização de intervenções com RV no programa de reabilitação, convém estabelecer o objetivo primário e aplicar uma avaliação específica, levando em consideração a Classificação Internacional de Funcionalidade, Incapacidade e Saúde (CIF), tanto para o desfecho relacionado com a função e a estrutura como com a atividade e a participação, uma vez que essa forma de intervenção possibilita atuar em todos os componentes da CIF.

Convém avaliar o domínio de função e estrutura corporal por meio de uma variedade de instrumentos. Considerando o desfecho equilíbrio, os mais utilizados são a Escala de Equilíbrio de Berg e a Escala de Equilíbrio Pediátrica. Para avaliar tolerância ao exercício, utiliza-se o Teste de Caminhada de 6 minutos. Além disso, é possível utilizar outros instrumentos de avaliação da postura[21,28,29].

Para avaliação do domínio de atividade, podem ser utilizados instrumentos como a Medida da Função Motora Grossa (GMFM), o Inventário de Avaliação Pediátrica de Incapacidade (PEDI), o teste de sentar e levantar e o *Timed Up and Go* (TUG), entre outros. Para os membros superiores são usados os testes de caixa e blocos e dos nove pinos[21,28,29].

Além dos desfechos supracitados, é possível avaliar o desempenho dos jogos com as próprias tarefas de RV por meio dos parâmetros fornecidos pelos próprios jogos quando forem desenvolvidos especificamente para avaliação[30-34], como no *MoveHero,* disponível gratuitamente por meio de navegador de internet (www.movehero.com.br).

Uma das principais vantagens da RV como intervenção para pessoas com PC é ser extremamente abrangente em vários aspectos:

1. **Idade:** para definir a partir de que idade a tarefa pode ser realizada, considera-se a capacidade de compreensão da criança. Quando a criança entende a proposta do jogo, ela pode executar a tarefa. Não há idade mínima ou máxima, mas é comum encontrarmos estudos que utilizam RV a partir de 4 anos, sendo importante identificar o tipo de jogo mais apropriado para auxiliar o engajamento durante a terapia.

2. **Comprometimento motor:** outro aspecto interessante do uso de RV consiste em possibilitar a participação da pessoa com PC independentemente do grau de comprometimento motor. Grande parte das técnicas de atuação na PC, especialmente das que focam em atividade, é limitada aos níveis de I a III do GMFCS. Contudo, a intervenção com RV possibilita que pacientes de todos os níveis funcionais realizem a intervenção com simples ajustes e adequações nas tarefas, como posicionamento do paciente e grau de dificuldade do jogo. Ademais, permite que crianças e adolescentes com qualquer subtipo neurológico (espástico, discinético ou atáxico) ou topografia (hemiplegia/unilateral, diplegia/bilateral ou quadriplegia/bilateral) possam participar da intervenção[28,35,36].

Não há recomendações nem diretrizes claras sobre *videogames* ativos e RV como intervenção motora disponíveis para auxiliar terapeutas e famílias na tomada de decisões sobre o uso desses jogos[36], especialmente para desfechos ou populações específicas. Entretanto, algumas recomendações baseadas em outras deficiências podem auxiliar a organização do programa terapêutico. A duração das sessões pode variar de 20 a 120 minutos, mais comumente entre 25 minutos e 1 hora, em associação a terapias convencionais. A frequência semanal também é flexível, variando de duas vezes por semana à frequência diária[28,29,37].

Em razão da carência de recomendações quanto à intensidade dos programas, é possível considerar os desfechos para prescrever a recomendação adequada. Por exemplo, caso o objetivo seja praticar alguma atividade física, é interessante considerar a recomendação da Academia Americana de Paralisia Cerebral e Medicina do Desenvolvimento (AACPDM), que sugere pelo menos 150 minutos de atividade física moderada a cada semana e fortalecimento muscular pelo menos 2 dias por semana[38]. Caso o objetivo seja praticar o ortostatismo, é possível adequar a prescrição, considerando realizar o treinamento de RV em pé por 45 a 90 minutos diariamente, conforme recomendações dos programas pediátricos[39].

Assim como o desfecho pode guiar os parâmetros da prática clínica, a escolha do objetivo da intervenção guiará o profissional que aplicará a intervenção. O uso da RV não está restrito a nenhum profissional específico e permite que qualquer terapeuta da equipe de reabilitação com o conhecimento necessário proponha as tarefas virtuais para alcançar os objetivos propostos e promover os benefícios motores, cognitivos ou psicossociais (isto é, profissionais da fisioterapia, terapia ocupacional, fonoaudiologia, pedagogia, psicologia, educação física, musicoterapia e demais interessados estão aptos a realizar RV nos pacientes com PC).

Cabe ressaltar que os riscos da utilização são mínimos, sendo os *cybersickness*, ou seja, náusea, vômito, tontura ou fadiga, os únicos sintomas relatados, raramente, na literatura e exclusivamente durante o uso da RV imersiva[40].

As intervenções baseadas em tecnologia, incluindo RV e *videogames* ativos, ganharam popularidade na reabilitação por ajudarem a enfrentar alguns desafios das intervenções convencionais de reabilitação, especialmente após a inserção da telerreabilitação, promovendo a descentralização dos atendimentos e o aumento da frequência do treino de habilidades psicomotoras. Os jogos de RV não precisam ser adotados como substitutos da terapia convencional, mas, quando usados em conjunto, podem ser muito eficazes na produção de mudanças significativas nas funções dos pacientes com PC. Portanto, essa abordagem pode ser considerada um complemento às terapias tradicionais de reabilitação e uma perspectiva do futuro da reabilitação[6,14,41].

PARTE 2 – APRESENTAÇÃO DO CASO CLÍNICO

L.A.M., 17 anos de idade, sexo feminino, 56kg, 1,43m de altura, buscou serviço de reabilitação para avaliação fisioterapêutica neurofuncional. Apresenta diagnóstico clínico de PC (CID 10: G80) e diagnóstico cinético-funcional de PC espástica bilateral, classificada com o nível IV do GMFCS, o nível III do Sistema de Classificação da Função Manual (MACS) e no nível I na Escala de Mobilidade Funcional (FMS) em todos os ambientes. A paciente se locomove com cadeira de rodas manual com auxílio mínimo em ambientes internos e com auxílio moderado em ambientes externos e utiliza órteses de membro inferior bilateralmente.

A família relata que L.A.M. foi prematura, nascida de 27 semanas de idade gestacional, com 1,5kg, por meio de cesárea eletiva em decorrência de uma neoplasia pulmonar materna; portanto, a mãe não pôde dar continuidade à gestação para seguir com o tratamento oncológico. Em decorrência da prematuridade, ocorreu hemorragia peri/intraventricular durante os 6 meses em que esteve hospitalizada após o nascimento.

Recebeu o diagnóstico de PC aos 15 meses de idade, quando iniciou o processo de reabilitação com fisioterapia, terapia ocupacional e equoterapia, ao qual deu continuidade até o início de 2020, quando cessou os atendimentos devido à falta de interesse e motivação. A família relata reclamações constantes para realizar as terapias durante toda a fase da adolescência. Aos 6 anos, L.A.M. realizou tenotomia de adutores de quadril e anualmente realizava aplicação da toxina botulínica (enquanto estava em terapia contínua). A adolescente não apresenta nenhuma condição de saúde associada e não faz uso de medicação.

Após 28 meses sem atendimentos, procurou, por vontade própria, um novo centro de reabilitação em busca dos serviços de fisioterapia, terapia ocupacional e psicologia. L.A.M. mora em condomínio na cidade de São Paulo com pai, mãe e animal de estimação e apresenta boas condições socioeconômicas. É filha única do casal e apresenta-se engajada para iniciar as terapias com apoio total da família, que é participativa e colaborativa. Finalizou o ensino regular em escolar particular do bairro onde mora e atualmente está matriculada no curso de ciências da computação da universidade próximo à sua casa.

A universidade oferece acessibilidade e disponibilizou um acompanhante para auxiliar a utilização do banheiro. Para se locomover até a universidade e a clínica, L.A.M. utiliza carro próprio da família, dirigido pelo pai ou pela mãe. Seus *hobbies* incluem leitura e utilização das redes sociais. Não pratica nenhum tipo de esporte ou atividade física adaptada.

L.A.M. encontrou a clínica atual em postagens de amigos e busca um tratamento inovador e diferenciado para motivá-la a dar continuidade. A família se queixa do aumento de peso e sedentarismo nos últimos anos sem atendimentos, o que interfere diretamente nas atividades de vida diária, e refere que gostaria que ela caminhasse na faculdade com andador em vez de cadeira de rodas, pois acredita que isso pode aumentar a inserção social da adolescente.

L.A.M., por sua vez, refere insegurança ao permanecer sentada em bancos sem apoios e dificuldades para realizar atividades manuais, como comer e escovar os dentes, enquanto sentada sem apoio posterior. Na cadeira de rodas, tem mais funcionalidade e não necessita de nenhum auxílio para executar essas atividades.

Camada 1 – Definição das metas

Após anamnese e compreensão do contexto familiar, a adolescente e sua família, em conjunto com o fisioterapeuta, optaram por estabelecer duas metas principais para serem realizadas em curto prazo, considerando as queixas e o cenário atual da paciente.

De acordo com o desejo da própria paciente, após o exame físico foi observado que a insegurança referida é ocasionada pelo déficit de controle postural na posição sentada durante atividades manuais e atividades motoras grossas (ativo) e após perturbação externa (reativo). Assim, o terapeuta questiona o que ela gostaria de fazer sentada, mas que não faz por conta da insegurança. L.A.M. responde: "*pegar o copo de vidro de cima da mesa e beber água, pois minha mãe é quem sempre entrega e retira o copo de plástico descartável da minha mão. Na faculdade, por exemplo, evito beber água com medo de derrubar no chão*".

Meta 1

"Pegar um copo e beber água. Que L.A.M. seja capaz de manter-se sentada em frente à mesa de sua altura com apoio, pegue um copo sobre a mesa, beba o líquido e devolva o copo, sozinha, sendo um objeto de vidro, em 3 minutos, em 8 semanas."
COPM: desempenho: 6/10; satisfação: 4/10.

Foi avaliado no pré-teste que a adolescente não conseguia realizar a tarefa completa sem auxílio e necessitava de 5 minutos para concluir.

Camada 2 – Meta realista?

Considerando a queixa da família, o fisioterapeuta conversou com os pais sobre a importância de reduzir o tempo do sedentarismo e o sobrepeso, bem como de aumentar o nível de atividade física da paciente, por se tratar de uma jovem que deseja estar inserida em atividades semelhantes às de seus colegas sem deficiências e precisa atentar para a saúde de modo a prevenir doenças crônicas e limitações progressivas e complicações motoras que podem ocorrer em adultos com PC.

O terapeuta exaltou a ideia de promover a marcha, conforme os pais haviam solicitado, por ser uma maneira de reduzir o sedentarismo e aumentar a atividade física; entretanto, considerando o nível funcional (nível IV no GMFCS) e as habilidades motoras, não seria possível alcançar o objetivo de substituir a cadeira de rodas pelo andador na faculdade. Os pais compreenderam e estabeleceram juntos outra meta, considerando como prioridade a realização efetiva e independente de atividade física por sua filha, sem o auxílio deles.

Meta 2

"Realizar um jogo na *webcam* do computador que capte (e necessite de) movimentos de tronco e membro superior, sentada na própria cadeira de rodas, durante 12 minutos, com uma pausa, atingindo 30% da frequência cardíaca de reserva e 50% da frequência cardíaca máxima[41], em 8 semanas."
COPM: desempenho: 5/10; satisfação: 5/10.

Foi avaliado no pré-teste que L.A.M. foi capaz de realizar a atividade durante 10 minutos com pausas a cada 5 minutos (duas pausas).

A fim de verificar a possível evolução do controle postural sentada, optou-se por utilizar a Escala de Medida do Controle do Tronco (TCMS), considerando, principalmente, o equilíbrio e o alcance dinâmico. A pontuação total da paciente na avaliação foi 16/58, sendo 7/20 pontos para equilíbrio estático sentada, 6/28 para equilíbrio dinâmico sentada e 3/10 para alcance dinâmico (reações de equilíbrio). Nessa avaliação, observa-se que a paciente é capaz de manter-se sentada por 10 segundos e levantar ambos os braços sem cair, mas compensando com inclinação para trás; mantém-se sentada

com as pernas cruzadas quando colocadas pelo terapeuta, mas não cruza a perna sozinha; é capaz de abduzir o quadril somente com suporte do braço; consegue inclinar-se 45 graus para frente com compensação de aumento da lordose lombar; consegue inclinar-se 45 graus para trás com compensação de aumento da flexão do tronco; faz rotação seletiva parcial do tronco superior e inferior com amplitude diminuída e realiza alcance de alvo coloca a frente e lateralmente, com muito esforço. Nota-se que é incapaz de realizar flexão lateral do tronco, elevar a pelve, deslocar a pelve para frente e para trás e alcançar objeto através da linha média, quando sentada sem apoio.

O nível de intensidade durante exercício físico também foi avaliado, utilizando como parâmetro a mensuração da frequência cardíaca de reserva (frequência cardíaca máxima – frequência cardíaca de repouso) e considerando as variáveis de tempo e as diretrizes de recomendação para atividade aeróbia, por meio do monitor de frequência cardíaca válido. Na avaliação, em virtude das pausas e do tempo limitado de atividade (baixa resistência e capacidade cardiorrespiratória), a paciente atingiu menos de 40% da frequência cardíaca de reserva e menos de 60% da frequência cardíaca máxima, não alcançando o valor estimado para que haja gasto energético e atividade física.

Camada 3 – Prognóstico

Com o acordo entre a paciente, a família e a terapeuta, duas metas realísticas e viáveis foram propostas. Para considerar o prognóstico e o alinhamento de expectativas, foi utilizada a *Goal Attainment Scaling* (GAS).

Meta 1

"Pegar um copo e beber água. Que L.A.M. seja capaz de manter-se sentada em frente à mesa de sua altura com apoio, pegue um copo sobre a mesa, beba o líquido e devolva o copo, sozinha, sendo um objeto de vidro, em 3 minutos, em 8 semanas."
GAS:

- **-2:** um copo é entregue em sua mão, sentada com apoio, bebe água em 5 minutos;
- **-1:** um copo é entregue em sua mão, sentada com apoio, bebe água em 4 minutos;
- **0:** pega o copo à sua frente, sentada com apoio, bebe água em 3 minutos;
- **+1:** pega o copo à sua frente, sentada com apoio, bebe água em 2 minutos;
- **+2:** pega o copo à sua frente, sentada sem apoio, bebe água em 2 minutos.

Meta 2

GAS:

- **-2:** realiza um jogo no computador sentada na cadeira de rodas durante 10 minutos com duas pausas, com menos de 20% da frequência cardíaca de reserva e 30% da frequência cardíaca máxima;

- **-1:** realiza um jogo no computador sentada na cadeira de rodas durante 12 minutos com duas pausas, com menos de 30% da frequência cardíaca de reserva e 40% da frequência cardíaca máxima;
- **0:** realiza um jogo no computador sentada na cadeira de rodas durante 12 minutos com uma pausa, com 30% da frequência cardíaca de reserva e 50% da frequência cardíaca máxima;
- **+1:** realiza um jogo no computador sentada na cadeira de rodas durante 15 minutos com uma pausa, com 40% da frequência cardíaca de reserva e 60% da frequência cardíaca máxima;
- **+2:** realiza um jogo no computador sentada na cadeira de rodas durante 15 minutos sem pausas, com 40% da frequência cardíaca de reserva e 60% da frequência cardíaca máxima.

Camada 4 – Intervenção

O terapeuta responsável pelo caso apresentou o planejamento terapêutico adequado com sugestões, recomendações e orientações para a paciente e a família. Verificada a disponibilidade financeira e de tempo, bem como o interesse, optou-se pelo treino específico da tarefa, ou seja, treino de equilíbrio sentado com diversos recursos disponíveis (meta 1), atividades aeróbias em esteira e bicicleta (meta 2) e, como intervenção-chave, treinamento através de RV (metas 1 e 2).

Essa intervenção foi escolhida ao ser considerado que a RV por si só é capaz de promover melhora do controle de tronco na postura sentada e aumento da atividade física. Além disso, L.A.M. já está familiarizada com o uso de computador, o qual é seu *hobbie*, o que representa um importante motivador para engajamento e melhora da aderência à terapia, possibilitando dar continuidade às atividades em casa, aumentando a frequência e a interação com familiares e amigos e englobando, assim, várias palavras favoritas (*F-Words*) com essa forma de intervenção.

Nesse caso, a RV atua na funcionalidade (caso o objetivo seja atingido, L.A.M. será capaz de desempenhar as atividades e tarefas de maneira mais independente), com a família e os amigos (jogar em conjunto), para diversão (utilizar o *hobbie* no contexto terapêutico), promovendo saúde (aumentando a participação em programas de atividade física) e pensando no futuro (dar continuidade após o programa de intervenção em casa, de forma independente, por tempo indeterminado, isto é, o quanto ela quiser).

Intervenção-chave: treino de realidade virtual.
Mecanismo: plasticidade dependente do uso e aprendizagem motora – vai ao encontro da meta estabelecida.
Intervenção adjuvante: treino do equilíbrio.
Mecanismo: plasticidade dependente do uso – vai ao encontro da meta estabelecida.

Intervenção adjuvante: treino aeróbio com esteira e bicicleta.
Mecanismo: plasticidade dependente do uso e aumento do gasto energético – vai ao encontro da meta estabelecida.

A família questionou a continuidade em casa (orientação do terapeuta) por não ter recursos terapêuticos convencionais, como pranchas e discos de equilíbrio, esteira e bicicleta, optando, então, por realizar somente a intervenção-chave em casa e as intervenções adjuvantes em clínica, caso tivessem um computador com *webcam*.

Suporte familiar: foi informado que a paciente pode utilizar o computador da mãe até que outro seja providenciado, uma vez que se aproxima seu aniversário e, como já estavam sentindo necessidade de outro para auxiliar as atividades acadêmicas, comprariam um novo para permitir que ela realize os exercícios com RV.

Camadas 5 e 6 – Modo (planejando a intervenção) e dose

Estabeleceu-se no planejamento uma intervenção em clínica três vezes por semana, sendo 1 dia (50 minutos) de treino de RV, 1 dia (50 minutos) de treino em esteira (30 minutos) e treino de equilíbrio específico (20 minutos) e 1 dia (50 minutos) de treino em bicicleta (30 minutos) e treino de equilíbrio específico (20 minutos). Outros 2 dias de intervenção específica de RV foram propostos através da telefisioterapia, ou seja, através de uma videochamada, o terapeuta guiará a escolha da atividade, o posicionamento e a intensidade da terapia.

O treino de RV presencial é realizado em diversos contextos: em prono, sentada, em pé com suspensão de peso, durante o treino de marcha em esteira, sozinha ou com o terapeuta e colegas e com variação dos jogos (todos com a finalidade de recrutamento da atividade motora). O jogo de RV sugerido é o *MoveHero* que consiste em uma tarefa de *timing coincident* realizada em computador com *webcam*.

O *MoveHero* exibe esferas que caem de quatro colunas imaginárias na tela do computador a um ritmo musical selecionado pelo terapeuta. A ação consiste em reagir (usando os membros superiores) e não deixar as esferas passarem dos alvos fixos. As esferas só devem ser interceptadas quando atingem os alvos alocados em paralelo (em dois níveis de altura), duas à esquerda (alvos de posição esquerda – A e B) e duas à direita do participante (alvos de posição direita – C e D).

O contato virtual é realizado pelo avatar do indivíduo, ou seja, uma representação do indivíduo aparece na tela do computador. O indivíduo move os braços e o tronco (somente se conseguir mover o tronco) na frente da *webcam* para coincidir com o momento em que a esfera toca o alvo. O indivíduo é posicionado a uma distância de 1 metro e meio do monitor do computador e aguarda a queda das esferas (que caem aleatoriamente em cada alvo). A mão do

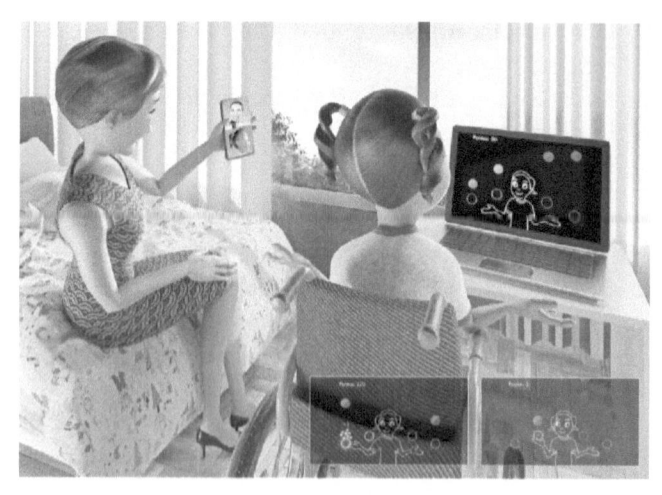

Figura 33.1 Posicionamento da paciente e *design* do jogo. (Reproduzida de Da Silva *et al.*, 2021[30].)

avatar deve atingir a esfera no momento em que ela chega no alvo, e o jogo oferece *feedback* sobre acerto e erro por meio da mudança da cor das esferas – verde para correto e linha vermelha para erro (Figura 33.1)[31].

O treino do equilíbrio incluirá tarefas estáticas, dinâmicas e de alcance funcional para melhora do equilíbrio na postura sentada. O treino de marcha em esteira é realizado com suspensão parcial de peso e apoio do terapeuta. O treino de bicicleta é feito com adaptações para posicionamento adequado e apoio do terapeuta.

As intervenções de RV, esteira e bicicleta em clínica foram realizadas enquanto a frequência cardíaca da paciente era monitorada, buscando atingir em cada tarefa os parâmetros mínimos para a prática de atividade física, observando os sinais de fadiga, reduzindo as pausas de descanso e aumentando de maneira gradativa a capacidade e a resistência da paciente.

Esse treinamento teve duração de 8 semanas, sem faltas. A continuidade e a aderência foram um fator importante para mensurar a evolução da paciente, a qual se mostrou motivada e engajada tanto durante a reabilitação presencial como na telerreabilitação (Figuras 33.2*A* e *B*).

Camada 7 – As metas foram alcançadas?

Após esse período, L.A.M. passou por reavaliação e apresentou ótimos resultados tanto nos testes específicos como segundo sua própria percepção, alcançando as metas desejadas. Para a meta 1, considerou desempenho 10/10 e satisfação 9/10 (COPM), por conseguir concluir de maneira independente, mas ainda acredita que pode melhorar a motricidade fina que envolve a tarefa. Para a meta 2, considerou desempenho 9/10 e satisfação 9/10 (COPM), pois, apesar de atingir o tempo proposto, apresenta sinais de cansaço e necessitaria de uma pausa caso precisasse continuar para aumentar o tempo em uma proposta futura. Atualmente, L.A.M. é capaz de realizar de maneira independente a atividade de beber água, pegando o copo à sua frente e bebendo em 2 minutos quando sentada sem apoio (GAS – início: -2; após intervenção: +2), e de atingir 40% da frequência cardíaca de reserva e 60% da frequência cardíaca máxima em 15 minutos com apenas uma pausa de um jogo de RV no computador (GAS – início: -2; após intervenção: +1).

As Figuras 33.3 e 33.4 apresentam um resumo de todas as camadas do modelo READ (veja o Capítulo 2), usado para detalhar o estabelecimento das metas e o delineamento da intervenção proposta neste caso clínico.

Ao ser mensurada a evolução do controle postural sentada por meio da Escala de Medida do Controle do Tronco, foram encontrados desfechos positivos. A pontuação total da paciente na reavaliação passou de 16/58 para 33/58, sendo 12/20 pontos para o equilíbrio estático sentada, 13/28 para o equilíbrio dinâmico sentada e 8/10 para o alcance dinâmico (reações de equilíbrio). Na reavaliação foi observado que a paciente é capaz de levantar ambos os braços

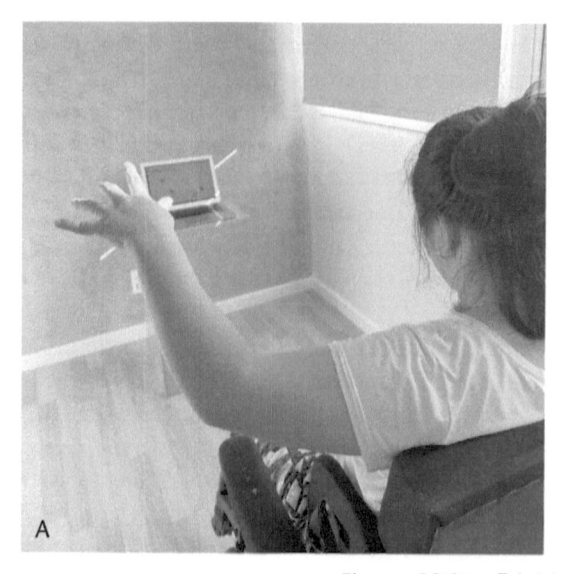
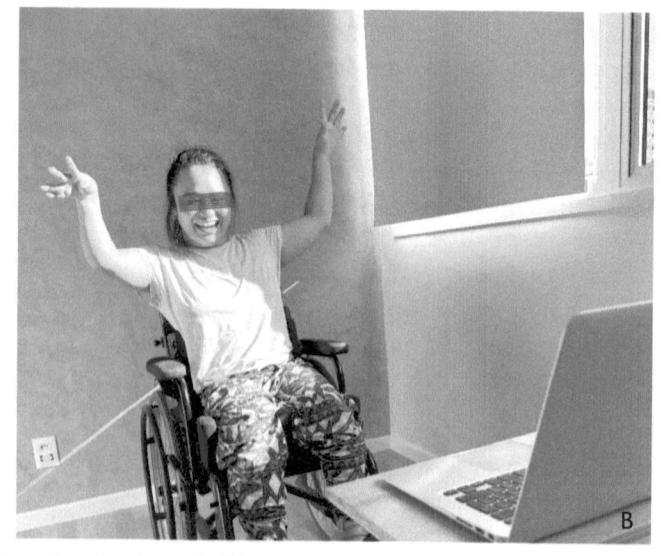

Figuras 33.2A e **B** L.A.M. praticando o jogo de RV em casa.

L.A.M., 17 anos de idade, sexo feminino, com diagnóstico de paralisia cerebral (PC), tipo espástica bilateral, classificada nos níveis IV do GMFCS, III do MACS e I do FMS

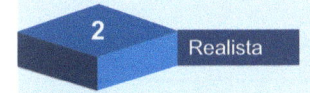

" TERAPEUTA: L., o que você gostaria de fazer sentada mas que não faz por conta da insegurança?

META 1: PEGAR UM COPO E BEBER ÁGUA. Gostaria de pegar um copo sobre a mesa, beber o líquido e devolver o corpo sem oscilar mais rápido.

L. é capaz de realizar a tarefa, mas precisa de auxílio de alguém e necessita 5 minutos para concluir.

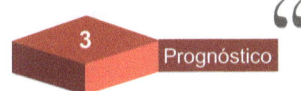

REALISTA?: SIM, com o treino de equilíbrio sentado na clínica e por telefisioterapia através dos jogos de realidade virtual.

VIÁVEL?: SIM, o serviço oferece os recursos necessários e a família providenciará um computador para realização da tarefa.

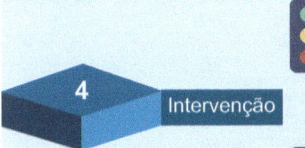

" ADOLESCENTE: Será que conseguirei tomar água sozinha na faculdade sem pedir ajuda para ninguém?

TERAPEUTA: Melhorando o seu equilíbrio sentada, você terá mais segurança para desempenhar essa atividade tanto em casa quanto na faculdade.

TREINO ESPECÍFICO DA TAREFA DE EQUILÍBRIO
TREINO AERÓBICO EM ESTEIRA E BICICLETA
Para melhorar o controle postural sentada e aumentar os níveis de atividade física
MECANISMO: Plasticidade dependente, aumento do gasto energético e aprendizagem motora correspondente ao objetivo

TREINO DE REALIDADE VIRTUAL
Para melhorar o controle postural sentada e aumentar os níveis de atividade física
MECANISMO: Plasticidade dependente, aumento do gasto energético e aprendizagem motora correspondente ao objetivo

SUPORTE FAMILIAR: A família providenciará um computador para a paciente em seu aniversário, que está próximo; enquanto isso, a mãe emprestará o seu próprio para realizar os exercícios.

TREINO DE REALIDADE VIRTUAL:
Presencial 1x por semana em clínica, telefisioterapia 2x por semana
O treino de RV é feito com variações de posicionamento (prono, sentada, em pé, durante a marcha), jogos e contexto (sozinho, com colegas ou terapeuta)

TREINO ESPECÍFICO DE EQUILÍBRIO:
Presencial 2x por semana com tarefas estáticas, dinâmicas e de alcance funcional

TREINO AERÓBICO
Presencial 2x por semana, sendo 1x em esteira com suspensão parcial de peso e 1x em bicicleta ergométrica, realizado com adaptações para posicionamento

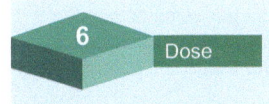

" TERAPEUTA: Vamos realizar o treinamento durante 8 semanas, sendo em clínica 3x por semana, sendo 1 dia 50 minutos treino de RV, 1 dia treino em esteira durante 30 minutos e treino de equilíbrio específico durante 20 minutos, 1 dia treino em bicicleta durante 30 minutos e treino de equilíbrio específico durante 20 minutos e outros 2 dias de intervenção com RV *on-line* durante 50 minutos.

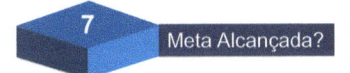

RESULTADO META 1 – PEGAR UM COPO E BEBER ÁGUA.
L. foi capaz de pegar um copo a sua frente, enquanto sentada sem apoio, e beber a água em 2 minutos.

" TERAPEUTA: Parabéns L.A.M. Você está conseguindo realizar essa atividade de maneira independente em vários lugares. Lembra o quanto você gostaria de não precisar de ajuda na faculdade? Você conseguiu!

L.: Sim! Já estou na faculdade, precisava provar para mim mesma que conseguiria. Deu certo.

Figura 33.3 Camadas do modelo READ usadas para detalhar o estabelecimento da meta 1 e o delineamento da intervenção.

L.A.M., 17 anos de idade, sexo feminino, com diagnóstico de paralisia cerebral (PC), tipo espástica bilateral, classificada nos níveis IV do GMFCS, III do MACS e I do FMS

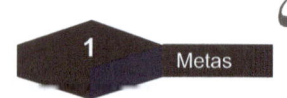

“ TERAPEUTA: Pais, o que vocês gostariam que a L. melhorasse nessa fase em que ela está?
META 2: REALIZAR ATIVIDADE FÍSICA DURANTE 15 MINUTOS SEM PAUSAS, ATINGINDO A QUANTIDADE NECESSÁRIA PARA GASTO ENERGÉTICO. Gostaria que ela diminuísse o sedentarismo utilizando andador na faculdade.
L. é capaz de realizar a tarefa de realidade virtual, mas não atinge a frequência necessária para promoção de atividade física.

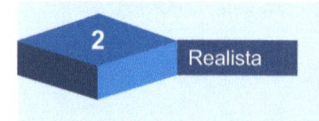

REALISTA? NÃO. O terapeuta exaltou a ideia de promover a marcha para diminuir o sedentarismo e aumentar AF, entretanto não seria possível, considerando o nível funcional, substituir a cadeira de rodas para o andador na faculdade.
SIM, com o treino de realidade virtual e aeróbico é possível alcançar o nível de AF adequado para reduzir o sedentarismo.
VIÁVEL? SIM, o serviço oferece os recursos necessários e a família providenciará um computador para realização da tarefa.

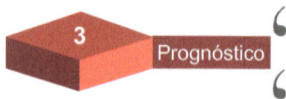

“ ADOLESCENTE: Será que conseguirei realizar a atividade por mais tempo e sem pausas?

“ TERAPEUTA: Faremos o possível para isso, mas lembre-se que você está há mais de 2 anos sem terapias e sem realizar AF; vamos aumentar gradualmente.

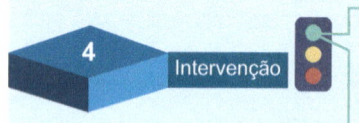

TREINO ESPECÍFICO DA TAREFA DE EQUILÍBRIO
TREINO AERÓBICO EM ESTEIRA E BICICLETA
Para melhorar o controle postural sentada e aumentar os níveis de atividade física
MECANISMO: Plasticidade dependente, aumento do gasto energético e aprendizagem motora correspondente ao objetivo

TREINO DE REALIDADE VIRTUAL
Para melhorar o controle postural sentada e aumentar os níveis de atividade física
MECANISMO: Plasticidade dependente, aumento do gasto energético e aprendizagem motora correspondente ao objetivo

SUPORTE FAMILIAR: A família providenciará um computador para a paciente em seu aniversário, que está próximo; enquanto isso, a mãe emprestará o seu próprio para realizar os exercícios.

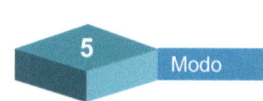

TREINO DE REALIDADE VIRTUAL: Presencial 1x por semana em clínica, telefisioterapia 2x por semana. O treino de RV é feito com variações de posicionamento (prono, sentada, em pé, durante a marcha), jogos e contexto (sozinho, com colegas ou terapeuta)

TREINO ESPECÍFICO DE EQUILÍBRIO: 2x por semana com tarefas estáticas, dinâmicas e de alcance funcional

TREINO AERÓBICO: 2x por semana, sendo 1x em esteira com suspensão parcial de peso e 1x em bicicleta ergométrica, realizado com adaptações para posicionamento

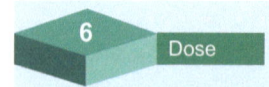

“ TERAPEUTA: Vamos realizar o treinamento durante 8 semanas, sendo em clínica 3x por semana, sendo 1 dia 50 minutos treino de RV, 1 dia treino em esteira durante 30 minutos e treino de equilíbrio específico durante 20 minutos, 1 dia treino em bicicleta durante 30 minutos e treino de equilíbrio específico durante 20 minutos e outros 2 dias de intervenção com RV *on-line* durante 50 minutos.

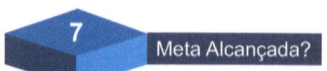

RESULTADO META 2 – REALIZAR UM JOGO DURANTE 15 MINUTOS SEM PAUSAS, ATINGINDO A FREQUÊNCIA NECESSÁRIA.
L. foi capaz de realizar durante 15 minutos com 1 pausa, com 40% de FC de reserva e 60% da FC máxima.

“ TERAPEUTA: Parabéns L.A.M. Você está evoluiu bastante atingindo o nível de AF necessário para sua saúde. Vamos melhorar a resistência para evoluir cada vez mais.

L.: Sim! Estou adorando ter uma atividade física para fazer como meus colegas. Vi muita diferença na minha saúde física e mental.

Figura 33.4 Camadas do modelo READ usadas para detalhar o estabelecimento da meta 2 e o delineamento da intervenção.

sem cair e sem compensação; mantém-se sentada com as pernas cruzadas quando colocada nessa posição pelo terapeuta sem apoio dos braços por 10 segundos; mantém-se sentada cruzando as pernas sozinha com suporte de um braço; consegue inclinar-se 45 graus para frente ou para trás sem compensação; consegue realizar flexão lateral do tronco; faz rotação seletiva esperada do tronco superior e parcial do tronco inferior com amplitude diminuída, mas sem inclinação pélvica; realiza alcance de alvo colocado à frente e lateralmente e retorna a posição inicial sem dificuldade, e consegue alcançar objeto através da linha média com esforço.

Atingir a frequência cardíaca de reserva e a frequência cardíaca máxima esperada faz com que L.A.M. tenha um gasto energético que garante um aumento dos níveis de atividade física. Em longo prazo, com frequência, esse será um aspecto importante para redução de peso e redução dos riscos de doenças metabólicas. Ao atingir esses parâmetros em outras posturas, como em pé, reduzirá o sedentarismo.

Esse conjunto de fatores atua na queixa da família e promove saúde, qualidade de vida e participação. Com esses resultados é possível afirmar que o treino de RV, o treino aeróbio em esteira e bicicleta e o treino específico de equilíbrio funcionaram para as metas estabelecidas no contexto dessa paciente e de sua família.

Referências

1. Fandim JV, Saragiotto BT, Porfírio GJM, Santana RF. Effectiveness of virtual reality in children and young adults with cerebral palsy: a systematic review of randomized controlled trial. Braz J Phys Ther. 2021; 25(4):369-386.

2. Earde PT, Praipruk A, Rodpradit P, Seanjumla P. Facilitators and Barriers to Performing Activities and Participation in Children With Cerebral Palsy: Caregivers' Perspective. Pediatr Phys Ther. 2018; 30(1):27-32.

3. Verschuren O, Hulst RY, Voorman J, Pillen S, Luitwieler N, Dudink J et al. 24-hour activity for children with cerebral palsy: a clinical practice guide. Dev Med Child Neurol. 2021; 63(1):54-59.

4. Russo RN, Goodwin EJ, Miller MD, Haan EA, Connell TM, Crotty M. Self-esteem, self-concept, and quality of life in children with hemiplegic cerebral palsy. J Pediatr. 2008; 153(4):473-7.

5. Lopes JBP, Duarte NAC, Lazzari RD, Oliveira CS. Virtual reality in the rehabilitation process for individuals with cerebral palsy and Down syndrome: A systematic review. J Bodyw Mov Ther. 2020; 24(4):479-483.

6. Demers M, Fung K, Subramanian SK, Lemay M, Robert MT. Integration of Motor Learning Principles Into Virtual Reality Interventions for Individuals With Cerebral Palsy: Systematic Review. JMIR Serious Games. 2021 Apr 7;9(2):e23822.

7. Cassani R, Novak GS, Falk TH, Oliveira AA. Virtual reality and non-invasive brain stimulation for rehabilitation applications: a systematic review. J Neuroeng Rehabil. 2020; 17(1):147.

8. Massetti T, da Silva TD, Crocetta TB, Guarnieri R, de Freitas BL, Bianchi Lopes P, Watson S, Tonks J, de Mello Monteiro CB. The Clinical Utility of Virtual Reality in Neurorehabilitation: A Systematic Review. J Cent Nerv Syst Dis. 2018; 10:1179573518813541.

9. Tieri G, Morone G, Paolucci S, Iosa M. Virtual reality in cognitive and motor rehabilitation: facts, fiction and fallacies. Expert Rev Med Devices. 2018; 15(2):107-117.

10. Hao J, Xie H, Harp K, Chen Z, Siu KC. Effects of Virtual Reality Intervention on Neural Plasticity in Stroke Rehabilitation: A Systematic Review. Arch Phys Med Rehabil. 2022;103(3):523-541.

11. Li Y, Huang J, Tian F, Wang HA, Dai GZ. Gesture interaction in virtual reality. Virtual Reality & Intelligent Hardware. 2019; 1(1):84-112.

12. Vieira GP, Araujo DFGH, Leite MAA, Orsini M, Correa CL. Virtual reality in physical rehabilitation of patients with Parkinson's disease. Journal of Human Growth and Development. 2014; 24(1), 31-41.

13. Aranha RV, Chaim ML, Monteiro CB, Silva TD, Guerreiro FA, Silva WS et al. EasyAffecta: A framework to develop serious games for virtual rehabilitation with affective adaptation. Multimedia Tools and Applications. 2022; 82(2), 2303-2328.

14. Feng H, Li C, Liu J, Wang L, Ma J, Li G et al. Virtual Reality Rehabilitation Versus Conventional Physical Therapy for Improving Balance and Gait in Parkinson's Disease Patients: A Randomized Controlled Trial. Med Sci Monit. 2019; 25:4186-4192.

15. Aramaki AL, Sampaio RF, Reis ACS, Cavalcanti A, Dutra FCMS. Virtual reality in the rehabilitation of patients with stroke: an integrative review. Arq. Neuro-Psiquiatr. 2019; 77(4).

16. Demers M, Fung K, Subramanian SK, Lemay M, Robert MT. Integration of Motor Learning Principles Into Virtual Reality Interventions for Individuals With Cerebral Palsy: Systematic Review. JMIR Serious Games. 2021; 7;9(2):e23822.

17. Moon HJ, Han S. Perspective: Present and Future of Virtual Reality for Neurological Disorders. Brain Sci. 2022; 12(12):1692.

18. Johansen T, Strøm V, Simic J, Rike PO. Effectiveness of training with motion-controlled commercial video games on hand and arm function in young people with cerebral palsy: A systematic review and meta-analysis. J Rehabil Med. 2019; 3;52(1):jrm00012.

19. Afridi A, Malik AN, Tariq H, Rathore FA. The emerging role of virtual reality training in rehabilitation. J Pak Med Assoc. 2022; 72(1):188-191

20. Qian J, McDonough DJ, Gao Z. The Effectiveness of Virtual Reality Exercise on Individual's Physiological, Psychological and Rehabilitative Outcomes: A Systematic Review. Int J Environ Res Public Health. 2020; 17(11):4133.

21. Liu C, Wang X, Chen R, Zhang J. The Effects of Virtual Reality Training on Balance, Gross Motor Function, and Daily Living Ability in Children With Cerebral Palsy: Systematic Review and Meta-analysis. JMIR Serious Games. 2022; 10(4):e38972.

22. Wu J, Loprinzi PD, Ren Z. The Rehabilitative Effects of Virtual Reality Games on Balance Performance among Children with Cerebral Palsy: A Meta-Analysis of Randomized Controlled Trials. Int J Environ Res Public Health. 2019; 28;16(21):4161.

23. Liu W, Hu Y, Li J, Chang J. Effect of Virtual Reality on Balance Function in Children With Cerebral Palsy: A Systematic Review and Meta-analysis. Front Public Health. 2022; 25;10:865474.

24. Booth ATC, Buizer AI, Meyns P, Oude Lansink ILB, Steenbrink F, van der Krogt MM. The efficacy of functional gait training in children and young adults with cerebral palsy: a systematic review and meta-analysis. Dev Med Child Neurol. 2018; 60(9):866-883.

25. Ren Z, Wu J. The Effect of Virtual Reality Games on the Gross Motor Skills of Children with Cerebral Palsy: A Meta-Analysis of Randomized Controlled Trials. Int J Environ Res Public Health. 2019; 16(20):3885.

26. Montoro-Cárdenas D, Cortés-Pérez I, Ibancos-Losada MDR, Zagalaz-Anula N, Obrero-Gaitán E, Osuna-Pérez MC. Nintendo® Wii Therapy Improves Upper Extremity Motor Function in Children with Cerebral Palsy: A Systematic Review with Meta-Analysis. Int J Environ Res Public Health. 2022; 28; 19(19):12343.

27. Mitchell L, Ziviani J, Oftedal S, Boyd R. The effect of virtual reality interventions on physical activity in children and adolescents with early brain injuries including cerebral palsy. Dev Med Child Neurol. 2012; 54(7):667-71.

28. Ravi DK, Kumar N, Singhi P. Effectiveness of virtual reality rehabilitation for children and adolescents with cerebral palsy: an

updated evidence-based systematic review. Physiotherapy. 2017; 103(3):245-258.

29. Vieira C, Ferreira da Silva Pais-Vieira C, Novais J, Perrotta A. Serious Game Design and Clinical Improvement in Physical Rehabilitation: Systematic Review. JMIR Serious Games. 202; 9(3):e20066.

30. da Silva TD, da Silva PL, Valenzuela EJ, Dias ED, Simcsik AO, de Carvalho MG et al. Serious Game Platform as a Possibility for Home-Based Telerehabilitation for Individuals With Cerebral Palsy During COVID-19 Quarantine - A Cross-Sectional Pilot Study. Front Psychol. 2021; 12:622678.

31. Martins FPA, Massetti T, Crocetta TB, Lopes PB, da Silva AA, Figueiredo EF, de Abreu LC et al. Analysis of motor performance in individuals with cerebral palsy using a non-immersive virtual reality task - a pilot study. Neuropsychiatr Dis Treat. 2019; 15:417-428.

32. Leal AF, da Silva TD, Lopes PB, Bahadori S, de Araújo LV, da Costa MVB et al. The use of a task through virtual reality in cerebral palsy using two different interaction devices (concrete and abstract) - a cross-sectional randomized study. J Neuroeng Rehabil. 2020; 17(1):59.

33. Prado MTA, Fernani DCGL, Silva TDD, Smorenburg ARP, Abreu LC, Monteiro CBM. Motor learning paradigm and contextual interference in manual computer tasks in individuals with cerebral palsy. Res Dev Disabil. 201; 64:56-63.

34. da Silva TD, Fontes AMGG, de Oliveira-Furlan BS, Roque TT, Lima AII, de Souza BMM et al. Effect of Combined Therapy of Virtual Reality and Transcranial Direct Current Stimulation in Children and Adolescents With Cerebral Palsy: A Study Protocol for a Triple-Blinded Randomized Controlled Crossover Trial. Front Neurol. 2020; 11:953.

35. Monge Pereira E, Molina Rueda F, Alguacil Diego IM, Cano de la Cuerda R, de Mauro A, Miangolarra Page JC; CONSOLID-ER-Ingenio 2010. Use of virtual reality systems as proprioception method in cerebral palsy: clinical practice guideline. Neurologia. 2014; 29(9):550-9.

36. Lee JW, Chung E, Lee BH. A comparison of functioning, activity, and participation in school-aged children with cerebral palsy using the manual ability classification system. J Phys Ther Sci. 2015; 27(1):243-6.

37. Qurat Ul Ain A, Fatima A, Yousaf F, Shoukat F, Siddiqui K, Ahmed A. Role of virtual reality and active video games in motor and executive functions in cerebral palsy: A systematic review. J Pak Med Assoc. 2022; 72(5):929-934.

38. American Academy for Cerebral Palsy & Developmental Medicine. Fact sheet: physical fitness and exercise for adults with cerebral palsy. Available at: https://www.aacpdm.org/UserFiles/file/fact-sheet-fitness-083115.pdf.

39. Paleg GS, Smith BA, Glickman LB. Systematic review and evidence-based clinical recommendations for dosing of pediatric supported standing programs. Pediatr Phys Ther. 2013; 25(3):232-47.

40. Moon HJ, Han S. Perspective: Present and Future of Virtual Reality for Neurological Disorders. Brain Sci. 2022; 12(12):1692.

41. Qurat Ul Ain A, Fatima A, Yousaf F, Shoukat F, Siddiqui K et al. Role of virtual reality and active video games in motor and executive functions in cerebral palsy: A systematic review. J Pak Med Assoc. 2022; 72(5):929-934.

42. Robert M, Ballaz L, Hart R, Lemay M. Exercise intensity levels in children with cerebral palsy while playing with an active video game console. Phys Ther. 2013; 93(8):1084-91.

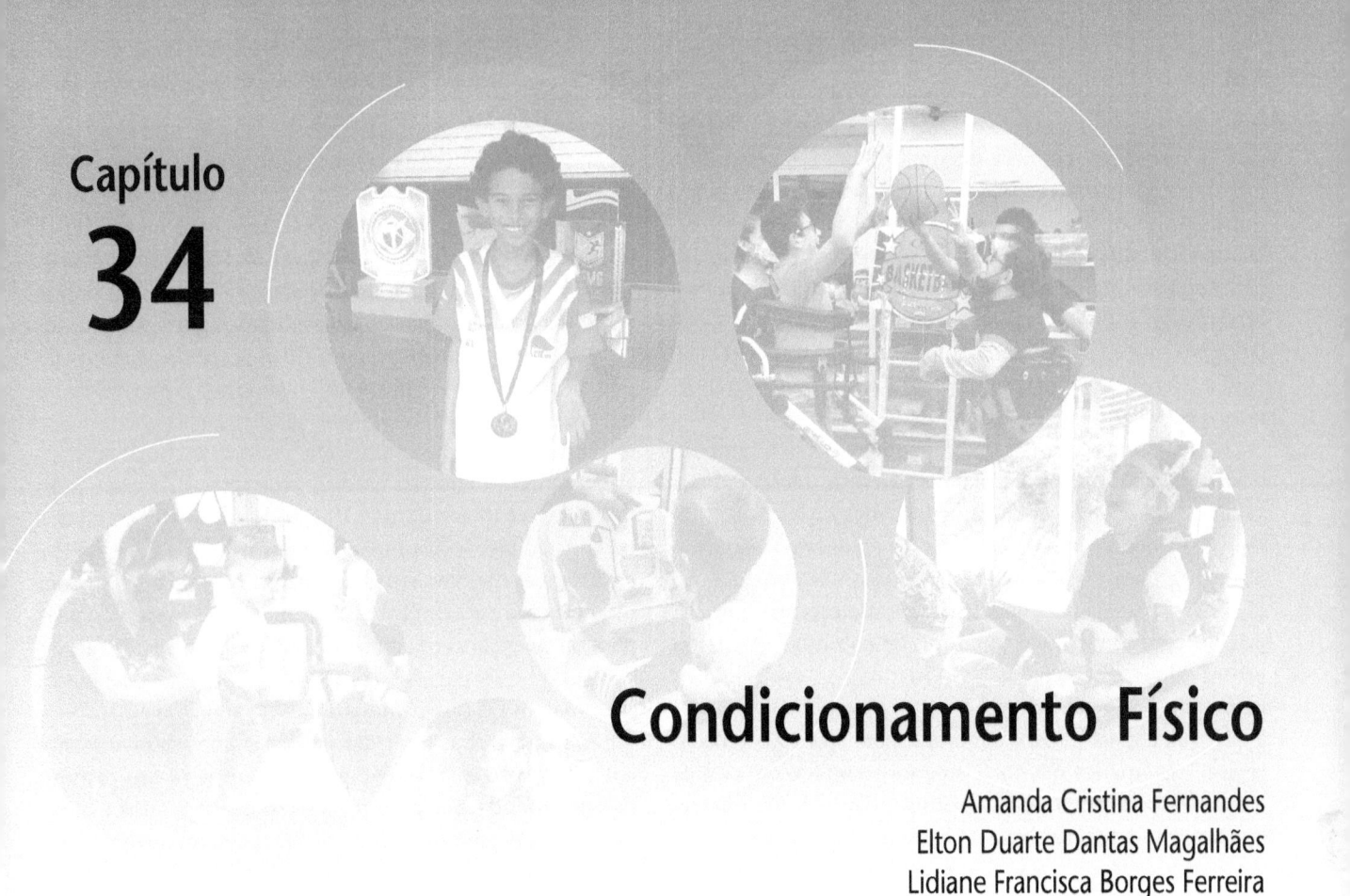

Capítulo 34

Condicionamento Físico

Amanda Cristina Fernandes
Elton Duarte Dantas Magalhães
Lidiane Francisca Borges Ferreira
Hércules Ribeiro Leite

INTRODUÇÃO

O baixo condicionamento físico está entre as principais deficiências na estrutura e função do corpo presentes no desenvolvimento de crianças e jovens com paralisia cerebral (PC), o que pode impactar negativamente atividades do dia a dia, como vestir-se, caminhar e subir e descer escadas, bem como ocasionar restrições na participação[1,2]. A literatura tem apontado que 87% das crianças com PC não cumprem as recomendações internacionais de prática de atividade física leve-moderada[3]. Ademais, esses resultados são reproduzidos em crianças e jovens brasileiros com deficiências físicas, como a PC, dos quais apenas 14% participam das atividades físicas de lazer[4]. Assim, é importante fomentar estratégias que visem promover a atividade física, como as intervenções focadas na promoção do condicionamento físico[2,5].

PARTE I – DESCRIÇÃO DA INTERVENÇÃO

As intervenções com foco no aumento do condicionamento físico ou *fitness* fazem uso de ingredientes que estimulam e aumentam gradativamente o esforço dos indivíduos por meio de mecanismos que promovem mudanças e adaptações em órgãos (por exemplo, sistemas cardiovascular e muscular)[6]. (Para mais detalhes sobre ingredientes e mecanismos, veja o Capítulo 2.) Essas adaptações (mecanismos) ocorrem em diferentes níveis, seja de modo local no músculo esquelético, seja em nível mitocondrial, celular e capilar, auxiliando o corpo no transporte e no uso de oxigênio para gerar energia e potencializando o desempenho em atividades mais intensas e prolongadas ao retardar o início da fadiga muscular[7].

Além disso, o treino de condicionamento físico pode impactar de maneira positiva a capacidade de crianças e jovens com PC desempenharem atividades motoras grossas, velocidade de marcha, equilíbrio e força funcional, como descrito adiante[5,8].

A literatura apresenta diferentes maneiras de mensuração dos alvos (desfechos) modificáveis que uma intervenção focada no condicionamento físico pode apresentar. Portanto, os clínicos têm à disposição instrumentos que avaliam indiretamente as funções dos órgãos (isto é, sistemas cardiovascular e muscular), bem como outros domínios, como atividade (mobilidade) e participação. Muitos desses instrumentos, além de avaliarem a mobilidade do indivíduo, também analisam indiretamente as funções dos órgãos (sistemas cardíaco, respiratório e muscular).

A seguir, veremos que o condicionamento físico pode ser investigado diretamente por meio da mensuração do esforço físico percebido (por exemplo, Escala de Percepção de Esforço [Borg]), de parâmetros clínicos observáveis durante o esforço (por exemplo, consumo de oxigênio [VO$_2$

pico] e frequência cardíaca máxima [FCmáx]), bem como por meio de outras medidas clínicas (por exemplo, força muscular [teste de 1RM)[9-17]. Além disso, há parâmetros relacionados com o condicionamento físico que podem ser avaliados por meio de testes de campo que analisam a mobilidade dos indivíduos (isto é, domínio atividade na Classificação Internacional de Funcionalidade, Incapacidade e Saúde [CIF]) e que também podem inferir, de modo indireto, o condicionamento físico[9-17].

Cabe destacar que o fisioterapeuta pediátrico também poderá elencar outros testes de campo que tornem possível compreender o nível das habilidades motoras fundamentais (locomotoras e de controle de objetos), como o Teste de Desenvolvimento Motor Grosso – segunda edição (TGMD-2)[16], haja vista que crianças e adolescentes com PC podem apresentar níveis menores de habilidade motoras grossas do que seus pares[18]. O Quadro 34.1 apresenta os principais testes de campo:

Novak e cols. (2020)[5] apontaram em sua mais recente revisão sistemática que intervenções com foco em condicionamento físico apresentam recomendação de luz amarela ("provavelmente faça" [veja o Capítulo 2]) no que se refere a ganhos em desfechos (alvos) como condicionamento físico, qualidade de vida, participação, velocidade de marcha e mobilidade em crianças/adolescentes com menos de 19 anos de idade classificados nos níveis de I a IV no Sistema de Classificação da Função Motora Grossa (GMFCS). A seguir, serão detalhados os parâmetros adotados por esses estudos com foco no condicionamento físico ou *fitness*, bem como por outros ensaios clínicos não incluídos[18,19] na revisão de Novak e cols. (2022)[5].

Um programa de condicionamento físico pode aumentar o esforço (demanda cardiorrespiratória) da população de crianças e jovens com PC[20]. Estudos mostram aumentos na capacidade dessas funções que variam de 23% a 41%, em crianças e adolescentes com níveis I e II do GMFCS, em intervenções com duração de 8 semanas e 8 meses[15-17], 18% para intervenções com duração de 3 meses (níveis II e III do GMFCS)[21] e 9% para intervenções com duração de 3 meses (jovens com PC classificados do nível I ao IV do GMFCS)[22].

A dosagem das intervenções varia consideravelmente entre os estudos[15,20-24]. A Figura 34.1 mostra um resumo das recomendações para prescrição de exercícios e atividades físicas para pessoas com PC (particularmente para

Quadro 34.1 Características dos instrumentos de avaliação e seus desfechos

Instrumento	Validade e confiabilidade	Observações
Teste de Caminhada de 6 minutos (TC6min)[9-17]	Boas reprodutibilidade e confiabilidade (CCI 0,94)	Avalia a capacidade da criança/adolescente com PC (níveis I a III do GMFCS) de caminhar uma longa distância. Teste submáximo
Teste de sentar e levantar em 30 segundos[12]	–	Avalia a capacidade de realizar exercícios físicos e a força muscular de membros inferiores
Timed Up and Go (TUG)[9,14]	Boa confiabilidade teste-reteste (> 0,95)[19]	Avalia mobilidade e equilíbrio
Muscle Power Sprint Test[15]	Validado para crianças com PC. Excelentes índices de confiabilidade teste--reteste e interexaminador (CCI = 0,97 a 0,99)	Avalia a capacidade anaeróbica. O terapeuta calcula a velocidade gasta durante o teste e prediz a potência de pico
Ten Times Five Meter Sprint Test[15] (10×5 MST)[16]	Excelente índice de confiabilidade interexaminador e teste-reteste (CCI: 1,00 e 0,97)[15]	Avaliar a capacidade aeróbia e a agilidade
Teste de 1 repetição máxima (1RM)[17]	Confiabilidade de moderada a alta, variando entre 0,79 e 0,99	Avalia a capacidade de um músculo ou grupo muscular gerar força

CCI: coeficiente de correlação intraclasse.

Prescrição de exercícios para pessoas com PC

INDIVÍDUO COM PC	FREQUÊNCIA	INTENSIDADE	FREQUÊNCIA CARDÍACA MÁXIMA	VO₂ DE PICO	TEMPO	DURAÇÃO	FREQUÊNCIA SEMANAL
	2-3X/SEM	ENTRE 60 E 95%	40 E 80%	50 E 60%	20 MINUTOS	8 SEMANAS CONSECUTIVAS	3X/SEMANA
						16 SEMANAS CONSECUTIVAS	2X/SEMANA

Figura 34.1 Sumário das recomendações para elaboração e prescrição de programas com foco na potencialização do condicionamento físico em indivíduos com PC nos níveis I a IV do GMFCS.

as com níveis I a IV do GMFCS), bem como as dosagens mínimas[19]. Ademais, não existem indícios de que crianças menores de 12 anos com PC reajam de maneira diferente a essas intervenções quando comparadas com os adolescentes mais velhos.

A promoção de atividades que aumentem a demanda cardiorrespiratória e musculoesquelética pode ser um desafio, principalmente para as crianças com PC no nível V do GMFCS[19]. Como comentado previamente, os parâmetros e as dosagens para promover condicionamento físico estão bem definidos para os indivíduos de PC nos níveis I a IV do GMFCS, sendo raramente investigadas estratégias que promovam maior gasto energético na população de crianças com PC no nível V[19].

Acreditamos que o foco menor nesse público se deva, principalmente, às limitações maiores de mobilidade. Nesse sentido, tem sido cada vez mais discutida a importância da promoção do gasto energético por meio, por exemplo, de atividades leves, as quais estão alinhadas com o prognóstico desse grupo[19]. Assim, convém diminuir o tempo diante de telas e atividades sentadas e ofertar atividades que promovam movimento, como aquelas realizadas em pé (com os devidos apoio e suporte por meio de tecnologias assistivas), e estimular a realização de atividades (membros superiores e inferiores) que promovam atividades mesmo na postura sentada em cadeira de rodas[19].

Quais os benefícios dessas medidas para as crianças com PC?

- O aumento das atividades basais também aumenta o gasto energético e ao longo do tempo podem auxiliar o controle do peso.
- Algumas atividades basais promovem descarga de peso e, assim, podem aumentar a força/resistência muscular e a densidade mineral óssea.
- O hábito de promover atividades basais pode ser incorporado à rotina da família e o sedentarismo poderá ser desencorajado.
- Curtos períodos de atividade são benéficos para os previamente inativos e que acabaram de iniciar um programa gradual de aumento do condicionamento físico.

O entendimento das recomendações da Organização Mundial da Saúde é muito difícil para os indivíduos com PC (especialmente os dos níveis IV e V do GMFCS [veja o Capítulo 28])[19]. Estudos futuros precisam investigar melhor essa população. Para visualização das estratégias e exemplos de atividades para todos os níveis do GMFCS, o *link* a seguir contém um guia de promoção da atividade física para pais e profissionais da saúde (https://cdpp.ca/resources-and-publications/ability-toolkit).

Diversos estudos têm enfocado o aumento do condicionamento físico de crianças e jovens com PC, sendo importante destacar que alguns protocolos são mais conservadores e visam aumentar o condicionamento por meio de estratégias e abordagens desenvolvidas em nível ambulatorial (com recursos como bicicletas, esteiras, caneleiras, halteres, aparelhos de Pilates ou o próprio corpo como carga), bem como controlam a evolução por meio de parâmetros como FC, Borg, teste de 1RM, além de outros testes de campo (por exemplo, TC6min, TUG e sentar e levantar)[9-14].

Cabe salientar que esses estudos se destinam a melhorar a estrutura e função do corpo (funções dos órgãos cardiorrespiratórios e musculares) e atividade (mobilidade), com benefícios já bem evidenciados na literatura. Entretanto, é importante ressaltar que o ganho em participação pode não ser alcançado diretamente, haja vista a possibilidade de envolvimento de outros fatores[5].

Portanto, é sempre importante ouvir a família e a criança/adolescente e entender suas queixas e desejos. Por exemplo, uma criança que se cansa facilmente e tem dificuldade para acompanhar seus colegas na educação física pode se beneficiar de intervenções como as citadas neste capítulo, mas outras barreiras no ambiente, como regras muito rígidas nos jogos da educação física, atitude dos colegas e do professor de educação física e falta de interesse da criança pelo esporte, podem determinar o sucesso ou o insucesso da intervenção (veja os Capítulos 21 e 22). Além disso, após a alta da fisioterapia, é importante considerar onde essa criança continuará mantendo sua saúde ou nível de condicionamento físico. Essas reflexões são importantes e devem ser levadas em conta tanto pelos clínicos como pelas famílias.

Intervenções com foco no condicionamento físico são implementadas em conjunto pelo terapeuta e os responsáveis pelas crianças e jovens com PC[25]. Algumas preocupações, como o efeito negativo do exercício sobre a espasticidade muscular e alterações dos padrões de movimento, eram consideradas restritivas para a prática de exercícios por essa parcela da população[25].

Vários fatores contribuíram para a mudança dessa perspectiva, e estudos conduzidos com o objetivo de avaliar o efeito dos exercícios em crianças com PC não relataram efeitos adversos nos padrões de movimento[26,27], flexibilidade[27] ou espasticidade[28], o que influenciou positivamente a promoção da prática de atividade física e programas de intervenções com esse foco. O instrumento "Minhas Palavras Favoritas" (*F-words* [veja o Capítulo 2]), que visa demonstrar de forma simplificada os domínios da CIF com as principais áreas da vida de crianças e adolescentes com deficiências (funcionalidade, família, saúde, diversão, amigos e futuro), destaca a importância da promoção de condicionamento físico, representada pela palavra Saúde (*F-Word: Fitness*). No Capítulo 28 são apresentadas também as diretrizes para promoção de atividade física, sono e redução do sedentarismo. Sugerimos a consulta dessas diretrizes para auxiliar a compreensão e a promoção de uma prática de atividade sustentada ao longo da vida.

Neste capítulo é apresentado um caso clínico que ilustra todo o raciocínio clínico para promoção do condicionamento físico.

PARTE II – APRESENTAÇÃO DO CASO CLÍNICO

P.L.L.M. é um adolescente de 12 anos de idade, sexo masculino, 79,10kg de peso, com diagnóstico de PC espástica bilateral, nível II do GMFCS e nível I do Sistema de Classificação da Habilidade Manual (MACS) com as funções de linguagem e cognitiva adequadas para sua idade.

P.L.L.M. apresenta visão subnormal como comorbidade. O paciente não faz uso de nenhuma tecnologia assistiva, e não foram relatadas pela mãe barreiras ambientais importantes.

Segundo o relato da mãe, a gestação ocorreu sem nenhuma intercorrência, e todo o acompanhamento pré-natal foi realizado dentro da conformidade. A mãe entrou em trabalho de parto com 37 semanas de idade gestacional, sendo internada, e a criança nasceu de parto normal. Após 3 dias de observação médica, eles foram liberados para retornar para casa.

Já em seu domicílio, observaram que P.L.L.M. estava com a região perioral cianótica, apresentava hipotonia e não realizava sucção. Nesse momento retornaram à maternidade. Chegando ao hospital, foi constatado que P.L.L.M. apresentava um quadro grave de hipoglicemia e logo após evoluiu com crise convulsiva. Em razão do difícil controle da hipoglicemia, o paciente permaneceu hospitalizado por 30 dias. Segundo a mãe, aos 6 meses de idade ele apresentou atraso no desenvolvimento com dificuldade para atingir os marcos motores esperados. Então, com base em exames de imagem realizados, P.L.L.M. foi diagnosticado com PC e encaminhado para acompanhamento com equipe multidisciplinar.

Camada 1 – Definição das metas

A mãe de P.L.L.M. relata que seu filho apresenta uma corrida lenta e com pouca coordenação; além disso, está em busca de uma atividade física que possa melhorar o condicionamento físico de seu filho, uma vez que ele é um adolescente sedentário que se cansa com facilidade, principalmente durante a prática de corrida na comunidade ou na escola. A fim de auxiliar o estabelecimento de metas relacionadas com o que foi levantado pela família, foi aplicado o perfil das Minhas Palavras Favoritas (Figura 34.2). A partir desse perfil, observamos que a criança gosta de correr, às vezes cai, e que gostaria de praticar judô no futuro.

Após conversa com P.L.L.M. e sua mãe, foi utilizado o roteiro de entrevista inspirado na COPM para mensuração o impacto da intervenção, portanto, foram elencadas as seguintes metas:

Meta 1
"Conseguir correr com maior velocidade."
COPM: desempenho: 6/10.

Meta 2
"Brincar de pega-pega mais vezes com os amigos em casa sem se cansar."
COPM: desempenho: 5/10.

Camada 2 – Metas realistas?

- **As metas são realistas?** Sim, P.L.L.M. está motivado e deseja alcançar as metas estabelecidas.
- **Viáveis?** Sim, o serviço de reabilitação oferece treinamentos em nível ambulatorial que vai ao encontro das metas e demandas da família.

Considerando a meta estabelecida, e dentro do raciocínio clínico, os profissionais também aplicaram os seguintes testes padronizados a fim de compreender os diferentes domínios de funcionalidade do adolescente:

- **TC6min:** avalia a distância caminhada e mensura indiretamente a capacidade aeróbia submáxima do indivíduo.

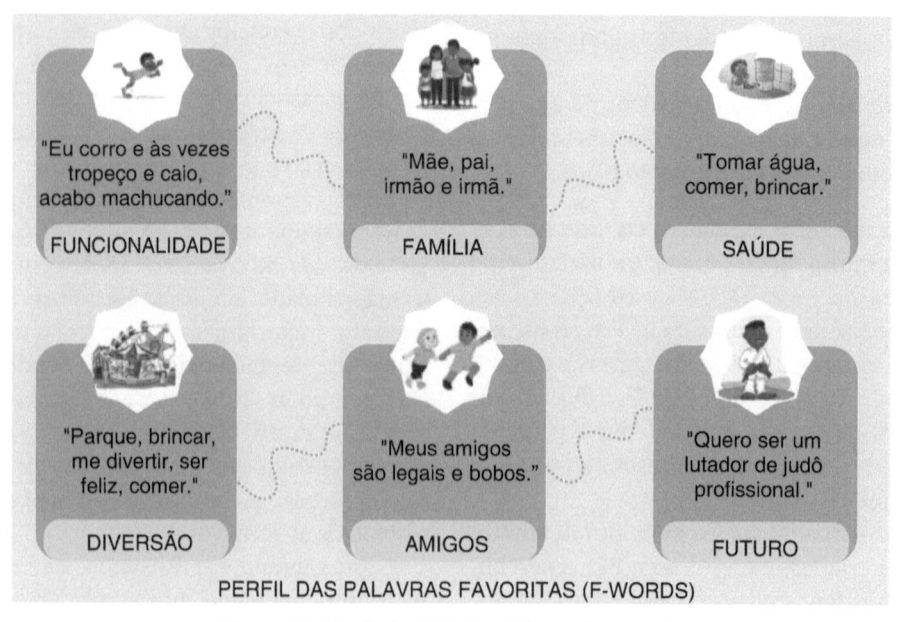

PERFIL DAS PALAVRAS FAVORITAS (F-WORDS)

"Eu corro e às vezes tropeço e caio, acabo machucando." — FUNCIONALIDADE

"Mãe, pai, irmão e irmã." — FAMÍLIA

"Tomar água, comer, brincar." — SAÚDE

"Parque, brincar, me divertir, ser feliz, comer." — DIVERSÃO

"Meus amigos são legais e bobos." — AMIGOS

"Quero ser um lutador de judô profissional." — FUTURO

Figura 34.2 Perfil das "Minhas Palavras Favoritas".

- **Teste de Caminhada de 10 metros:** velocidade de marcha.
- *Ten Times Five Meter Sprint Test* **(10×5 MST) e *Sprint Test:*** potência e resistência muscular.
- **TGMD-2:** avaliação das habilidades motoras fundamentais.

Convém considerar que entre os testes o adolescente pôde descansar por 5 a 10 minutos. Além disso, as avaliações foram conduzidas com tranquilidade e sem intercorrências, e não houve dificuldade para realização e/ou entendimento do paciente. Os Quadros 34.2 e 34.3 descrevem os resultados pré-intervenção de cada teste avaliado.

Camada 3 – Prognóstico

Crianças e adolescentes com PC classificadas nos níveis I e II do GMFCS têm demonstrado capacidade de melhorar sua mobilidade e reduzir o cansaço por meio de treinos de

condicionamento físico[5,8]. É importante que o programa de treinamento seja graduado adequadamente para evitar lesões e fadiga muscular excessiva.

Com os resultados dos testes, a equipe de reabilitação, a família e o adolescente, em conjunto, definiram duas metas (Quadros 34.4 e 34.5) com base nos objetivos apresentados e em parâmetros específicos, seguindo o acrônimo SMART – metas específicas, mensuráveis, alcançáveis, relevantes e temporalmente definidas – e posteriormente as metas foram escalonadas na *Goal Attainment Scaling* (GAS [veja o Capítulo 2]).

Meta 1
"Em 12 semanas, P.L.L.M. conseguirá realizar uma corrida com maior velocidade, em uma distância de 50 metros (foi utilizado o *10×5 MST* como critério quantitativo para o estabelecimento da GAS)."
GAS:
- **-2:** consegue correr uma distância de 50 metros em terreno plano, em 50 segundos;
- **-1:** consegue correr uma distância de 50 metros em terreno plano, em 45 segundos;
- **0:** consegue correr uma distância de 50 metros em terreno plano, em 40 segundos;.
- **+1:** consegue correr uma distância de 50 metros em terreno plano, em 35 segundos.
- **+2:** consegue correr uma distância de 50 metros em terreno plano, em 30 segundos.

Meta 2
"Em 12 semanas, P.L.L.M. conseguirá brincar com seus amigos no quintal de casa sem se cansar. Para se estabelecer o nível -2, a mãe foi perguntada por quanto tempo a criança brincava com os amigos sem se cansar (ou sem pausas para descanso)."

Quadro 34.2 Resultados pré-intervenção

Testes	Pré-intervenção
Teste de Caminhada de 6 minutos	374 metros
Teste de Caminhada de 10 metros	14 segundos
10 x 5 Sprint Test	50 segundos
Muscle Power Sprint Test	Potência de pico: 90,6W Potência Média: 63,8 W

Quadro 34.3 Resultados do TGMD-2 pré-intervenção

Teste de Desenvolvimento Motor Grosso – Segunda edição (TGMD-2)	
Domínio	**Pontuação**
	Pré-intervenção
Habilidades locomotoras	15 pontos
Habilidades de controle de objetos	13 pontos
Escore bruto	28 pontos

Quadro 34.4 Resultados pós-intervenção

Testes	Pré-intervenção	Pós-intervenção	Diferença
Teste de Caminhada de 6 minutos (m)	374	422,50	48,5
Teste de Caminhada de 10 metros (s)	14	8	6
10 × 5 Sprint Test (s)	50	39	11
Muscle Power Sprint Test (watts)	Potência de pico (PP): 90,6 Potência média (PM): 63,8	PP: **156,6** PM: **112,6**	PP: **66** PM: **48,8**

Quadro 34.5 Resultados do TGMD-2 pós-intervenção

Teste de Desenvolvimento Motor - Segunda edição (TGMD-2)			
Domínio	**Pontuação**		
	Pré-intervenção	**Pós-intervenção**	**Diferença**
Habilidades locomotoras	15 pontos	22 pontos	7 pontos
Habilidades de controle de objetos	13 pontos	17 pontos	4 pontos
Escore bruto	28 pontos	39 pontos	11 pontos

GAS:
- **-2:** consegue brincar com seus amigos por 10 minutos sem pausas;
- **-1:** consegue brincar com seus amigos por 15 minutos sem pausas;
- **0:** consegue brincar com seus amigos por 20 minutos sem pausas;
- **+1:** consegue brincar com seus amigos por 25 minutos sem pausas;
- **+2:** consegue brincar com seus amigos por 30 minutos sem pausas.

Camada 4 – Intervenção

O objetivo da intervenção proposta foi aumentar o condicionamento físico para que o adolescente conseguisse correr com maior velocidade e brincar com amigos em casa, cansando-se menos. A partir das avaliações realizadas, por meio dos testes de campo, percebemos que o adolescente apresentava reduzida capacidade aeróbia e anaeróbia, comparado a seus pares[29,30], bem como limitada mobilidade em habilidades motoras avançadas importantes para a idade[31].

Os fisioterapeutas envolvidos no processo de reabilitação, em conversa com a família, selecionaram um protocolo de intervenção com foco no condicionamento físico que apresentava os seguintes mecanismos para produção da mudança no alvo (desfecho):

Intervenção-chave: treino de condicionamento físico ("luz amarela").
Mecanismo: mudança no funcionamento dos órgãos (sistemas cardiorrespiratório e muscular).
Intervenção adjuvante: treino de fortalecimento muscular ("luz verde").
Mecanismo: hipertrofia muscular e mudança na eficiência do sistema muscular.

Nas Figuras 34.3 e 34.4 podem ser visualizados os ingredientes utilizados na intervenção.

Camadas 5 e 6 – Modo (planejando a intervenção) e dose

Para a intervenção o adolescente e sua família deveriam comparecer ao ambulatório do serviço de fisioterapia local, uma vez que seriam necessários equipamentos e espaço físico apropriado. A família apontou para a equipe que essa configuração estava adequada às suas necessidades, e o adolescente se mostrou motivado a iniciar o treinamento com essa equipe, pois estava bastante empolgado para melhorar suas habilidades e se cansar menos.

As sessões foram realizadas duas vezes por semana, durante 8 semanas, com duração de 70 minutos cada. Para realização dos exercícios foram utilizados materiais simples e de fácil acesso, como caneleiras, esteira, bola e cesta de basquete. A carga utilizada para a prática dos exercícios de fortalecimento muscular foi definida com base na tolerância do adolescente, de modo a minimizar possíveis compensações musculoesqueléticas. Também foi utilizada música, sempre escolhida pelo próprio paciente, visando aumentar a motivação (facilitadores).

O tempo de intervenção/dia foi dividido em 5 minutos de alongamentos (aquecimento), 60 minutos de exercícios com foco no condicionamento físico e treino de força/resistência muscular (realizados em circuitos) e um período de relaxamento de 5 minutos ao final da sessão. Todo o acompanhamento foi supervisionado por duas fisioterapeutas.

As etapas consistiram em:

1. **Aquecimento e resfriamento:** as sessões sempre eram iniciadas com alongamento muscular ativo dos músculos abdutores do quadril, extensores e flexores do joelho e alongamento muscular ativo dos músculos gastrocnêmio e sóleo.

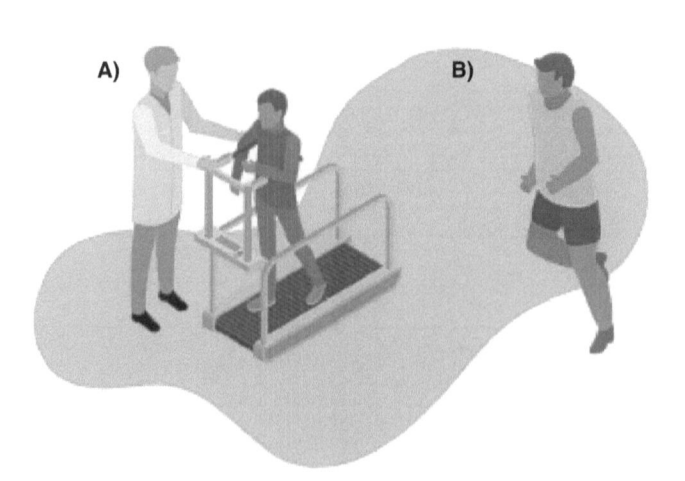

Figura 34.3 Treino de condicionamento físico. **A** Treino ativo, repetitivo e intensivo da tarefa de marcha em esteira ergométrica. **B** Treino ativo, repetitivo e intensivo de corrida recreativa.

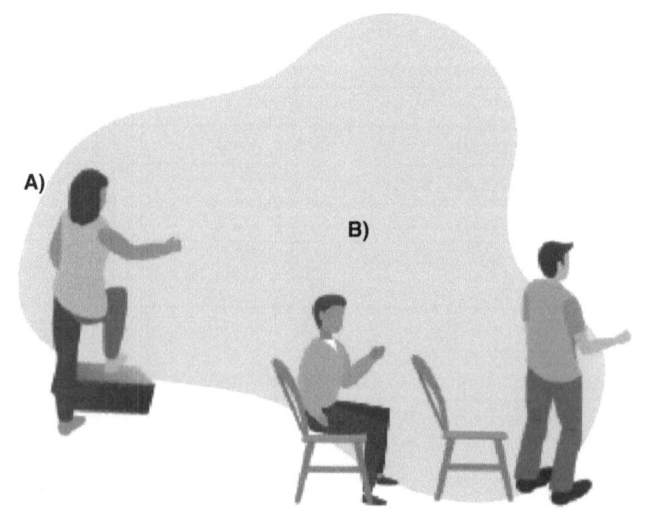

Figura 34.4 Treino de fortalecimento muscular. **A** Treino ativo, repetitivo e intensivo de subir e descer do degrau. **B** Treino ativo, repetitivo e intensivo de levantar e sentar da cadeira. Todas essas tarefas eram progredidas ao longo do tempo.

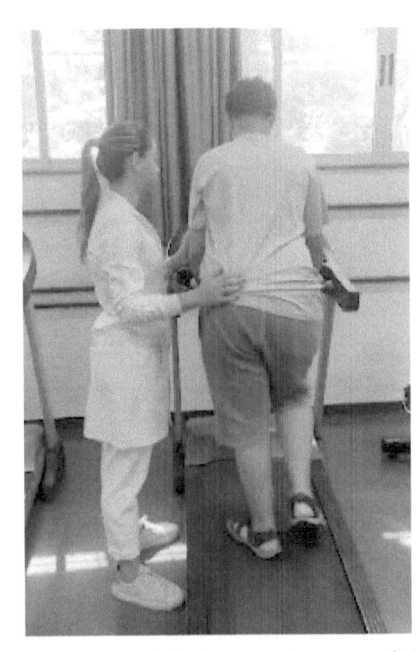

Figura 34.5 Caminhada em esteira ergométrica.

2. **Treino de condicionamento físico:** realizado em esteira e também corrida recreativa no solo. O treinamento consistiu em 20 minutos de caminhada em esteira ergométrica com carga progressiva e ajustada pelo terapeuta, com velocidade de 1,2km/h na primeira sessão e 5km/h na última (Figura 34.5); então, o paciente era incentivado a descansar 5 minutos antes da próxima estação e posteriormente realizar 10 minutos de caminhada/corrida livre no solo, de modo recreativa, e orientado a manter a maior velocidade possível (Figura 34.6). A criança poderia parar quando quisesse. Durante os exercícios eram dados comandos de

voz com palavras de incentivo, visando dar continuidade às atividades. A frequência cardíaca do paciente era monitorada durante todo o atendimento e mantida em 65% a 85% de sua FCmáx, que foi definida previamente usando o cálculo 220 – idade[8]. O tempo total dessa atividade era de 35 minutos (incluído o descanso).

3. **Treino de fortalecimento e resistência muscular:** na primeira semana de intervenção, a criança realizou atividades como exercícios de subir e descer degraus e sentar e levantar sem carga (três séries de oito a 10 repetições e 3 minutos de descanso entre as séries). Os pesos foram sendo adicionados ao longo das semanas; na segunda semana foram adicionados 30% do peso corporal e posteriormente a resistência foi ajustada para 50% a 60% ou 60% a 70% de 1RM a cada 2 semanas[8]. O tempo total era de 25 minutos.

O treino de sentar e levantar da cadeira foi realizado com os pés mantidos totalmente apoiados no solo, em 90 graus de flexão de quadril e aproximadamente 100 graus de flexão de joelhos (o paciente foi orientado a manter, durante todo o arco de movimento, os braços cruzados sobre o peito e a realizar o movimento em um ritmo confortável [Figura 34.7]).

Para realizar o treino de subir e descer do degrau, o paciente foi orientado a permanecer de pé, em frente a um degrau de 15cm, apoiar-se em espaldar ou na parede e então se mover, subindo e descendo de maneira síncrona e ritmada (Figura 34.8). Durante a primeira semana foi realizado treino sem carga, duas séries, oito a 10 repetições, e posteriormente foi colocada carga de 1 e 2kg, com aumento progressivo, sendo realizadas três séries com 20 repetições ao final da última semana.

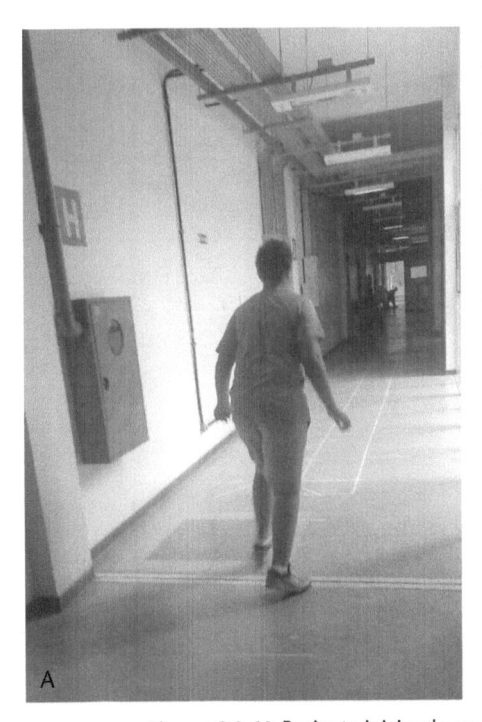
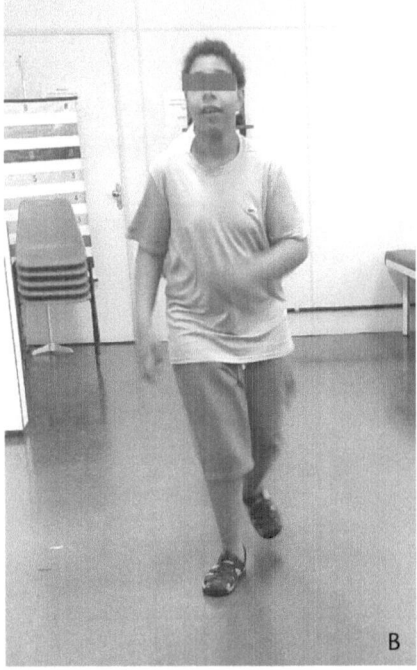

A   B

Figura 34.6A Paciente iniciando corrida. **B** Paciente durante corrida.

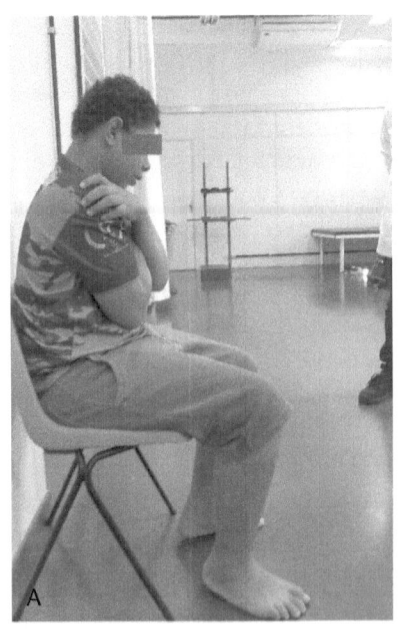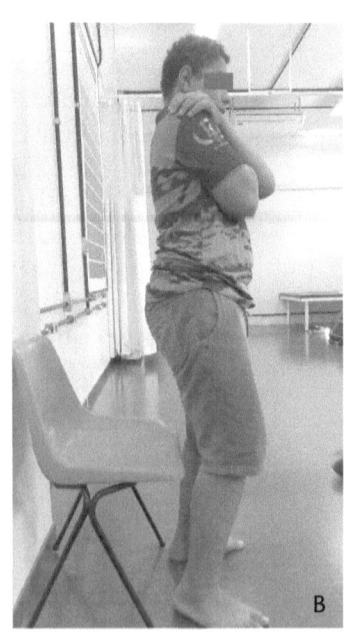

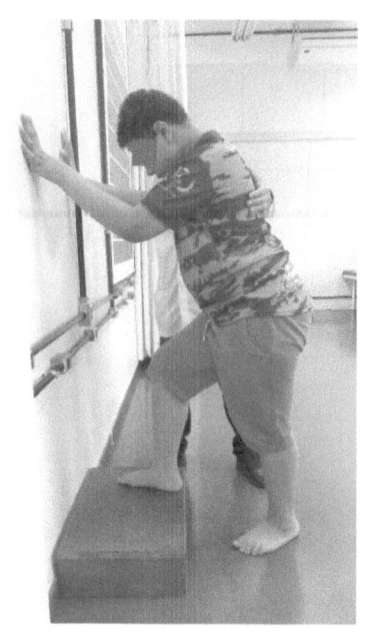

Figura 34.7 Treino de fortalecimento por meio das atividades de sentar e levantar. **A** Paciente passando da posição sentada para a posição ortostática. **B** Paciente passando da posição de ortostatismo para a posição sentada.

Figura 34.8 Treino de subir e descer do degrau.

Camada 7 – As metas foram alcançadas?

Após as 12 semanas de intervenções foram realizadas as reavaliações dos testes motores e das metas propostas (Figuras 34.9 e 34.10). Observamos melhora em todos os desfechos avaliados (os resultados são mostrados nos Quadros 34.4 e 34.5).

Os resultados pós-avaliação indicam níveis maiores de mobilidade e de capacidades aeróbia e anaeróbia, visualizados a partir das diferenças identificadas antes e após a intervenção. Cabe ressaltar que o paciente atingiu valores maiores que aqueles considerados para mudança mínima clinicamente importante no *Muscle Power Sprint Test* (> 18W)[15] e no *10×5 MST* (> 3,2s)[29]. No roteiro de entrevista inspirado na COPM, ambas as metas foram pontuadas como 10 na reavaliação (desempenho e satisfação). Quanto às metas na GAS, observou-se um alcance de 0 e -1 paras as metas 1 e 2, respectivamente.

Todas as etapas da tomada de decisão baseada em evidência encontram-se de maneira resumida na Figura 34.11.

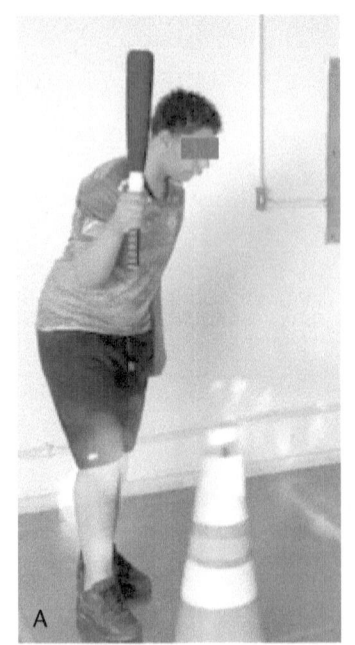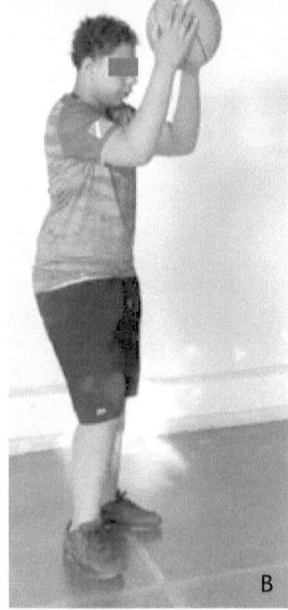

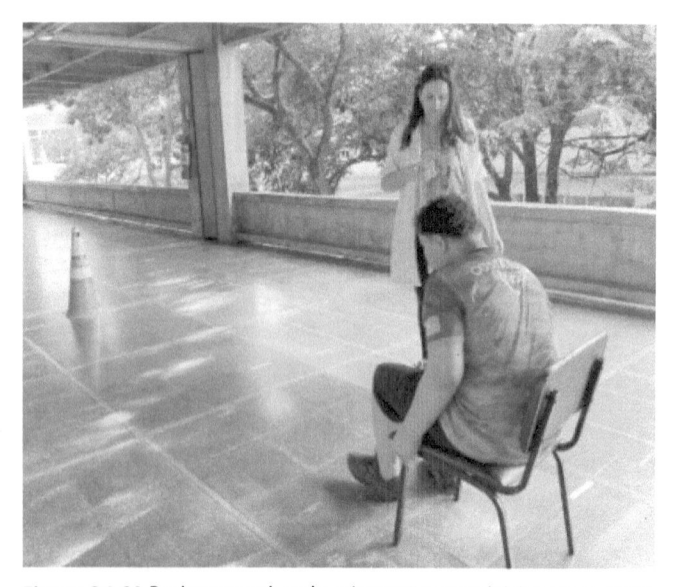

Figura 34.9 Paciente durante TGMD-2. **A** Paciente realizando atividade de rebater uma bola duas vezes. B Paciente realizando atividade de quicar uma bola quatro vezes.

Figura 34.10 Paciente recebendo orientações para iniciar o teste TUG.

P.L.L.M, 12 anos, do gênero masculino, diagnóstico de paralisia cerebral (PC), tipo espástica bilateral, nível II do GMFCS e nível I do MACS.

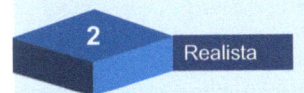

TERAPEUTA: Quais atividades e habilidades vocês gostariam de melhorar?

META 1: "CONSEGUIR CORRER COM MAIOR VELOCIDADE" (NOTA 6/10).
META 2: "BRINCAR DE PEGA-PEGA MAIS VEZES COM OS AMIGOS EM CASA SEM SE CANSAR" (NOTA 5/10).

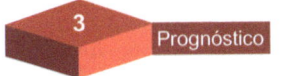

As metas são realistas? Sim. P. está motivado e deseja alcançar as metas estabelecidas.
Viável? Sim, o serviço de reabilitação oferece treinamentos em nível ambulatorial que vão ao encontro das metas e demandas da família.

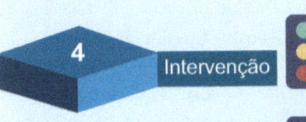

Crianças e adolescentes com PC classificados nos níveis I e II do GMFCS têm demonstrado capacidade de melhorar sua mobilidade e cansaço por meio de treinos de condicionamento físico.

É importante que o programa de treinamento seja graduado adequadamente para evitar lesões e fadiga muscular excessiva.

INTERVENÇÃO-CHAVE: Treino de condicionamento físico.
MECANISMOS: Mudança no funcionamento dos órgãos (sistemas cardiorrespiratório e muscular).

INTERVENÇÃO ADJUVANTE: Treino de fortalecimento muscular.
MECANISMOS: Hipertrofia muscular e mudança na eficiência do sistema muscular.

TREINO NA ESTEIRA: Praticar caminhada na esteira no ambulatório, 2x na semana, em ambiente controlado por um fisioterapeuta.

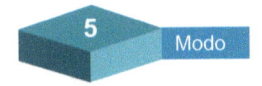

CORRIDA LIVRE: Praticar corrida livre espaço externo do ambulatório, 2x na semana, acompanhado por um fisioterapeuta.
TREINO DE FORTALECIMENTO MMII: Sentar e levantar da cadeira e subir e descer de uma cadeira, 2x na semana, em ambiente controlado por um fisioterapeuta.

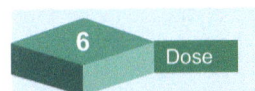

TERAPEUTA: Treinamento 2x por semana, durante 8 semanas, com duração de 70 minutos por dia. Treinamento composto por: 1) 5 min de aquecimento; 2) 35 min de treino aeróbio e anaeróbio (esteira e solo, intercalados com descanso de 5 min); 3) 25 min de treino de força/resistência muscular (com progressão de carga e número de repetições e séries); e 4) um período de resfriamento (5 min).

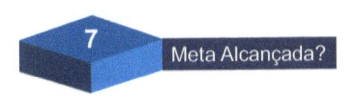

RESULTADO META 1: P.L.L.M foi capaz de de realizar a corrida com maior velocidade. NOTA 10/10.

RESULTADO META 2: P.L.L.M foi capaz de brincar com os amigos por mais tempo sem se cansar. NOTA 10/10.

TERAPEUTA: Parabéns, P.L.L.M! Você conseguiu atingir os objetivos propostos; agora é continuarmos para que você evolua ainda mais.
P.L.L.M.: Sim! Quero brincar ainda mais tempo com meus amigos, sem parar para descansar.
Os pais e o adolescente foram orientados a procurar um local que tivesse treino de judô para que o adolescente continuasse mantendo sua saúde.

Figura 34.11 Resumo do caso clínico, segundo o modelo READ (Veja o Capítulo 2).

CONSIDERAÇÕES FINAIS

Ao final da intervenção, foi possível perceber que P.L.L.M. alcançou os objetivos propostos pelas metas, obtendo mais tempo para brincar com os amigos sem pausas para descansar e maior velocidade para realização de uma corrida. Os pais e a criança foram orientados a procurar uma academia de judô para que o adolescente pudesse continuar com os ganhos obtidos por meio de uma atividade de interesse realizada na comunidade. Podemos concluir que o protocolo utilizado foi adequado para o aprimoramento das habilidades motoras, alcance das metas estipuladas e aumento do condicionamento físico.

Agradecimentos

Agradecemos o graduando de fisioterapia da UFMG Arthur Felipe Barroso de Lima por sua contribuição imprescindível para realização deste capítulo. Nossa sincera gratidão por seu trabalho. Sua habilidade e empenho são um exemplo para todos nós.

Referências

1. Bax M, Goldstein M, Rosenbaum P et al. Proposed definition and classification of cerebral palsy, April 2005. Dev Med Child Neurol 2007 Feb; 47(8):571.
2. Ryan JM, Cassidy EE, Noorduyn SG, O'Connell NE. Exercise interventions for cerebral palsy. Cochrane Database of Systematic Reviews 2017; Vol. 2017.
3. Hulst RY, Gorter JW, Obeid J et al. Accelerometer-measured physical activity, sedentary behavior, and sleep in children with cerebral palsy and their adherence to the 24-hour activity guidelines. Dev Med Child Neurol 2023; 65(3):393-405.
4. Souto DO, Sa CSC, Maciel FKL et al. I would like to do it very much! Leisure participation patterns and determinants of Brazilian children and adolescents with physical disabilities. Pediatr Phys Ther 2023 Jul; 35(3):304-12.
5. Novak I, Morgan C, Fahey M et al. State of the Evidence Traffic Lights 2019: Systematic review of interventions for preventing and treating children with cerebral palsy. Curr Neurol Neurosci Rep 2020; Vol. 20.
6. Brooks GA. Bioenergetics of exercising humans. Compr Physiol 2012 Jan; 2(1):537-62
7. Joyner MJ, Coyle EF. Endurance exercise performance: The physiology of champions. J Physiol 2008; 586:35-44.
8. Peungsuwan P, Parasin P, Siriratawiat W, Prasertnu J, Yamauchi J. Effects of combined exercise training on functional performance in children with cerebral palsy: A randomized-controlled study. Am Phys Ther Assoc 2017; 29(1):39-46.
9. Scalco JC, Martins R, Keil PMR, Mayer AF, Schivinski CIS. Psychometric properties of functional capacity tests in children and adolescents: Systematic review. Rev Paulista de Pediatria 2018 Oct; 36(4):500-10.
10. Fitzgerald D, Hickey C, Delahunt E, Walsh M, O'Brien T. Six-minute walk test in children with spastic cerebral palsy and children developing typically. Ped Phys Ther 2016; 28(2):192-9.
11. Cacau LAP, Santana-Filho VJ, Maynard LG, Neto MG, Fernandes M, Carvalho VO. Reference values for the six-minute walk test in healthy children and adolescents: A systematic review. Braz J Cardiovasc Surg 2016 Sep; 31(5):381-8.
12. Pereira MC, Lima LNG, Moreira MM, Mendes FAR. One minute sit-to-stand test as an alternative to measure functional capacity in patients with pulmonary arterial hypertension. J Bras Pneumol, Soc Bras Pneumol Tisiol 2022; Vol. 48.
13. Gan SM, Tung LC, Tang YH, Wang CH. Psychometric properties of functional balance assessment in children with cerebral palsy. Neurorehabil Neural Repair 2008 Nov; 22(6):745-53.
14. Nicolini-Panisson RA, Donadio MVF. Timed Up Go: test in children and adolescents. Rev Paulista Ped, Soc Ped SP 2013; 31(3):377-83.
15. Verschuren O, Bongers BC, Obeid J, Ruyten T, Takken T. Validity of the muscle power sprint test in ambulatory youth with cerebral palsy. Ped Phys Ther 2013; 25(1):25-8.
16. Verschuren O, Ketelaar M, Gorter JW et al. Exercise training program in children and adolescents with cerebral palsy A randomized controlled trial. Arch Pediatr Adolesc Med 2007; Vol. 161.
17. Pereira MIR, Gomes PSC. Testes de força e resistência muscular: confiabilidade e predição de uma repetição máxima – Revisão e novas evidências. Rev Bras Med Esporte [Internet]. Rev Bras Med Esporte 2003; 9(5).
18. Clutterbuck GL, Auld ML, Johnston LM. High-level motor skills assessment for ambulant children with cerebral palsy: A systematic review and decision tree. Dev Med Child Neurol 2020; 62(6):693-9.
19. Verschuren O, Peterson MD, Balemans ACJ, Hurvitz EA. Exercise and physical activity recommendations for people with cerebral palsy. Dev Med Child Neurol 2016; 58:798-808.
20. Nsenga AL, Shephard RJ, Ahmadi S. Aerobic training in children with cerebral palsy. Int J Sports Med 2013; 34(6):533-7.
21. Unnithan VB, Katsimanis G, Evangelinou C, Kosmas C, Kandrali I, Kellis E. Effect of strength and aerobic training in children with cerebral palsy. Med Sci Sports Exerc 2007 Nov; 39(11):1902-9.
22. Slaman J, Roebroeck M, Van Der Slot W et al. Can a lifestyle intervention improve physical fitness in adolescents and young adults with spastic cerebral palsy? A randomized controlled trial. Arch Phys Med Rehabil 2014; 95(9):1646-55.
23. Van den Berg-Emons RJ, Van Baak MA, Speth L, Saris WH. Physical training of school children with spastic cerebral palsy: Effects on daily activity, fat mass and fitness. Intern J Rehab Res 1998; 21(2):179-94.
24. Garber CE, Blissmer B, Deschenes MR et al.; American College of Sports Medicine position stand. Quantity and quality of exercise for developing and maintaining cardiorespiratory, musculoskeletal, and neuromotor fitness in apparently healthy adults: Guidance for prescribing exercise. Med Sci Sports Exerc 2011; 43(7):1334-59.
25. Verschuren O, Ketelaar M, Takken T, Helders PJM, Gorter JW. Exercise programs for children with cerebral palsy: A systematic review of the literature. Am J Phys Med Rehabil 2008 May; 87(5):404-17.
26. Damiano DL, Kelly LE, Vaughn CL. Effects of quadriceps femoris muscle strengthening on crouch gait in children with spastic diplegia. Phys Ther 1995; 75(8):658-71.
27. Holland LJ, Steadward RD. The effects of weight training and flexibility exercising on the strength, range of motion, and spasticity/muscle tone of elite cerebral palsy athletes. Adapted Physical Activity 1990: 125-9.
28. Fowler EG, Nwigwe AI, Ho TW. Sensitivity of the pendulum test for assessing spasticity in persons with cerebral palsy. Dev Med Child Neurol 2007 Feb; 42(3):182-9.
29. Verschuren O, Bloemen M, Kruitwagen C, Takken T. Reference values for anaerobic performance and agility in ambulatory children and adolescents with cerebral palsy. Dev Med Child Neurol 2010; 52(10):e222-e228.
30. Cacau LAP, Carvalho VO, Pin AS et al. Reference values for the 6-min walk distance in healthy children age 7 to 12 years in Brazil: Main results of the TC6minBrasil Multi-Center Study. Respir Care 2018; 63(3):339-46.
31. Clutterbuck GL, Auld ML, Johnston LM. Performance of school-aged children with cerebral palsy at GMFCS levels I and II on high-level, sports-focused gross motor assessments. Disabil Rehabil 202 43(8):1101-9.

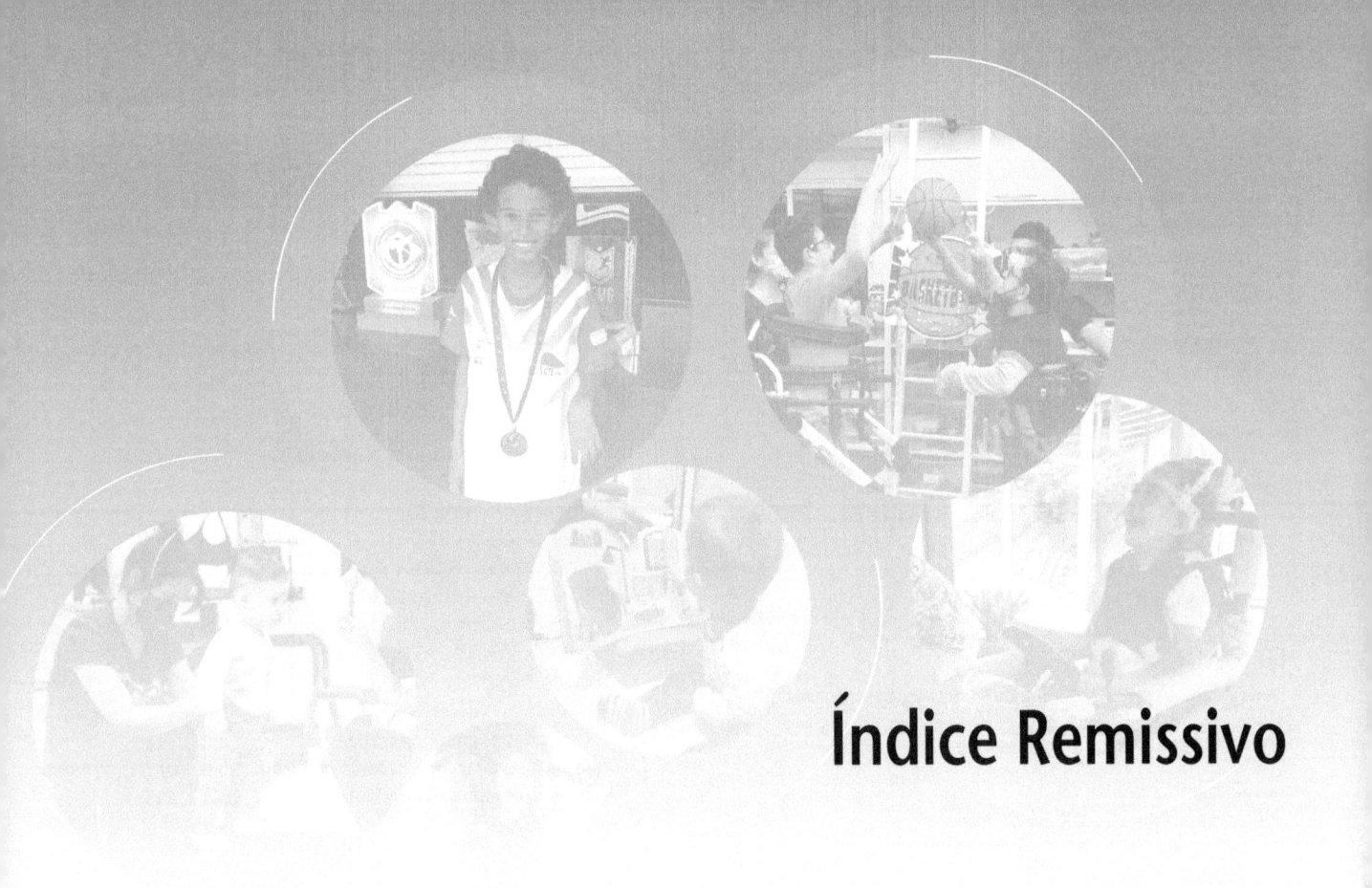

Índice Remissivo